TRAITÉ

DE

THÉRAPEUTIQUE CHIRURGICALE

DES ANIMAUX DOMESTIQUES

PAR

P.-J. CADIOT et J. ALMY

PROFESSEURS A L'ÉCOLE D'ALFORT

TOME PREMIER

CHIRURGIE GÉNÉRALE
AFFECTIONS COMMUNES A TOUS LES TISSUS
AFFECTIONS DES TISSUS. — AFFECTIONS DES RÉGIONS

Avec 280 figures dans le texte

La plupart dessinées par G. NICOLET

Bibliothécaire à l'École d'Alfort

DEUXIÈME ÉDITION

PARIS

ASSELIN ET HOUZEAU

LIBRAIRES DE LA FACULTÉ DE MÉDECINE

et de la Société centrale de médecine vétérinaire

PLACE DE L'ÉCOLE-DE-MÉDECINE

Novembre 1901

TRAITÉ

DE

THÉRAPEUTIQUE CHIRURGICALE

DES ANIMAUX DOMESTIQUES

CORBEIL. — IMPRIMERIE ÉD. CRÉTÉ.

TRAITÉ

DE

THÉRAPEUTIQUE CHIRURGICALE

DES ANIMAUX DOMESTIQUES

PAR

P.-J. CADIOT et J. ALMY

PROFESSEURS A L'ÉCOLE D'ALFORT

TOME PREMIER

—

CHIRURGIE GÉNÉRALE
AFFECTIONS COMMUNES A TOUS LES TISSUS
AFFECTIONS DES TISSUS. — AFFECTIONS DES RÉGIONS

Avec 282 figures dans le texte

La plupart dessinées par G. NICOLET

Bibliothécaire à l'École d'Alfort

DEUXIÈME ÉDITION

PARIS

ASSELIN ET HOUZEAU

LIBRAIRES DE LA FACULTÉ DE MÉDECINE

et de la Société centrale de médecine vétérinaire

PLACE DE L'ÉCOLE-DE-MÉDECINE

—

Novembre 1901

TABLE DES MATIÈRES

DU TOME I

I

CHIRURGIE GÉNÉRALE

II
AFFECTIONS COMMUNES A TOUS LES TISSUS

III

AFFECTIONS DES TISSUS

I

II

III

IV

V

TABLE DES MATIÈRES.

XII

IV

AFFECTIONS DES RÉGIONS

TRAITÉ

DE

THÉRAPEUTIQUE CHIRURGICALE

PREMIÈRE PARTIE

CHIRURGIE GÉNÉRALE

CHAPITRE PREMIER

MOYENS DE CONTENTION DES ANIMAUX

Tous les tissus, ceux de nature épithéliale exceptés, étant pourvus de nerfs sensibles, presque toutes les opérations s'accompagnent de douleur et donnent lieu à des réactions dangereuses pour l'opérateur, pour les aides, pour le patient lui-même. Devant la souffrance provoquée par l'instrument, il n'est point d'animaux dociles ; tous se défendent, et le chirurgien doit se préoccuper d'abord de se mettre à l'abri de leurs atteintes. Le cheval avec ses pieds et ses dents, le bœuf avec ses cornes et ses membres, le chien et le porc avec leurs dents, le chat avec ses griffes et ses canines, peuvent déterminer des blessures redoutables. Nombre de vétérinaires ont payé de leur vie un manque de précautions, une négligence dans l'assujettissement des grands animaux.

En général, c'est aux moyens de contrainte qu'il faut recourir. Cependant, avec de la douceur, des caresses, de la patience, on arrive à maîtriser des animaux que les menaces et la douleur ne feraient qu'exaspérer et rendre plus méchants. La violence, les tortures infligées ont souvent entraîné de graves accidents.

L'animal sera de préférence assujetti debout. Si la contention en position décubitale rend l'œuvre chirurgicale plus facile, elle suscite de vives réactions pouvant déterminer la fracture de la colonne vertébrale ou d'un os des membres et diverses autres lésions fort graves. Les victimes de l'abatage ne se comptent plus.

On ne fera à l'écurie que les opérations peu douloureuses et celles nécessitées par les maladies internes : non seulement le local est d'ordinaire mal éclairé, mais il y a danger de se faire serrer contre le mur ou la paroi de la stalle. On choisira, à proximité, un emplacement convenable, un lieu à sol meuble, gazonné ou recouvert de paille. Sur le pavé, sur une aire glissante et dure, le cheval est exposé à s'abattre et à se couronner.

Il importe de voir clair à la besogne ; autant que possible on opérera au grand jour. La nuit, des lumières éclaireront le champ opératoire. On éloignera les gêneurs, les inutiles. Dans les diverses positions et attitudes que l'on doit prendre, on se tiendra en dehors du champ des mouvements de défense du patient.

I. — ASSUJETTISSEMENT DES SOLIPÈDES

A. — Contention du cheval debout.

Quand le cheval doit être tenu en main, on garnit la tête d'une bride ou d'un licol. Si l'on fait usage de ce dernier, on passe la longe sur les barres, — on embouche l'animal : ainsi on en a plus facilement raison. Le *caveçon* est utile dans quelques cas. — Pour pratiquer certaines opérations, on attache le sujet à un anneau ou à un poteau, à l'aide d'un licol ordinaire ou d'un licol de force ; jamais on ne doit laisser la longe dans la bouche ou sur le nez : le cheval, « tirant au renard », pourrait se couper la langue, se fracturer les sus-maxillaires ou les sus-nasaux. Le bridon et la bride doivent également être proscrits ; ils exposent aux mêmes accidents.

L'animal ainsi préparé, il est possible, par les moyens de douceur aussi bien que par les procédés de contrainte, d'obtenir un calme suffisant pour exécuter diverses opérations peu douloureuses. Mais la plupart des chevaux se défendent ; on est alors obligé d'avoir recours aux moyens violents. Bien souvent on met à profit l'antique aphorisme : « De deux douleurs simultanées, mais non dans le même lieu, la plus forte obscurcit l'autre ». Pour cela, on se sert du *tord-nez*. Veut-on faire une incision, un débridement, ouvrir un abcès, explorer une fistule, exciser un petit néoplasme, avec le lord-nez on enserre la lèvre supérieure : le cheval ressent une souffrance qui l'occupe entièrement ; il ne réagit point sous l'action de l'instrument. Appliqué à l'oreille ou à la lèvre inférieure, ce dérivatif a moins d'action. L'aide qui en est chargé doit se tenir en avant du patient et un peu sur le côté, afin d'éviter les atteintes des membres antérieurs. — Les *morailles* sont utilisées dans le même but. Elles se composent de deux tiges de fer ou de bois réunies à une de leurs extrémités par une corde ou une charnière; placées à cheval sur le bout du nez, on en rapproche les branches, puis on les fixe par un anneau ou une ficelle. — La « *moraille polonaise* », encore appelée « *mors d'Allemagne* », est indiquée quand l'application du tord-nez est difficile, lorsque les chevaux se défendent, frappent ou mordent. On la confectionne avec une corde longue de 3 à 4 mètres, dont l'une des extrémités est terminée par une ganse ou munie d'un anneau ; l'anse formée en engageant l'extrémité de la corde dans l'anneau est passée dans la bouche et sur la nuque : il suffit de tirer sur le chef pour distendre les commissures labiales, comprimer les joues et provoquer une vive douleur. On peut aussi serrer la corde au moyen d'un bâtonnet jouant le rôle de tourniquet. — Quelques auteurs ont conseillé d'introduire le doigt ou une balle de plomb dans l'oreille. Gohier cite le fait d'un étalon très irritable, qu'on ne pouvait ferrer, mais qu'on approchait sans difficulté après lui avoir introduit dans les oreilles « deux balles de fusil réunies par une ficelle ». — Beaucoup de chevaux dangereux deviennent maniables dès qu'on les a momentanément privés de la vue au moyen d'une « *capote* » de toile ou de cuir, ou d'un simple tablier jeté sur le front et noué sous la gorge. — Au cheval qui a l'habitude de mordre, qui cherche à attaquer de la dent, on peut appliquer une *muselière* fixée au licol ou sur la nuque. La corde enroulée sur la partie inférieure de la tête, au niveau du chanfrein et du col du maxillaire, est un moyen moins sûr. — Pour empêcher l'animal de porter les dents sur le poitrail, les membres, les régions latérales du tronc, on peut encore faire usage du *collier à chapelet* ou du *bâton à surfaix*.

Dans certains cas, lorsqu'on opère sur les membres de devant, les régions antérieures du tronc ou la tête, il est prudent de faire tenir celle-ci abaissée par un aide. A cet effet, on peut se servir d'une longe de cuir ou d'une corde fixée au licol; on la passe entre les avantbras, où elle traverse un anneau de la sangle, on exerce sur elle une traction pour abaisser la tête au degré voulu, et on l'arrête à la mentonnière. — La tête sera portée dans l'extension si l'on doit opérer sur le train de derrière.

Pour diminuer la base de sustentation et gêner l'animal qui veut frapper, on fait lever un membre. — S'il s'agit d'une extrémité antérieure, un aide saisit le canon, le fléchit sur l'avant-bras et enserre des deux mains le paturon, ou tient simplement le pied par la région de la pince, le pouce sur la sole ou la voûte du fer, les autres doigts sur la paroi. Un aide vigoureux tient d'ordinaire facilement un membre antérieur, surtout quand le tord-nez est appliqué. Mais si le cheval se défend, réagit sans cesse, ou si l'opération doit durer un certain temps, on utilise la *courroie* ou la *plate-longe*. — La première est d'un usage très répandu dans les ateliers de maréchalerie ; son mode d'emploi et ses avantages sont connus. — Avec la plate-longe, le pied antérieur peut être assujetti de deux manières : 1° fixée au paturon, elle est portée sur le garrot, puis passée autour du thorax, ramenée sous le canon du membre fléchi et tirée horizontalement ; 2° fixée au paturon et le canon fléchi sur l'avant-bras, on l'enroule autour de ces rayons et son extrémité est tenue par un aide. — Au lieu de la plate-longe, on

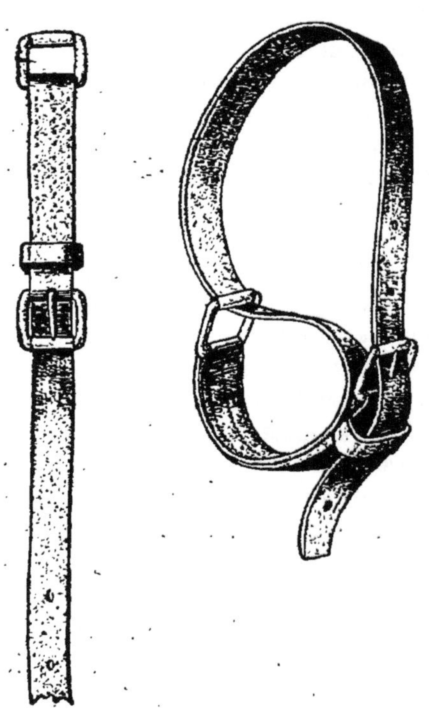

Fig. 1. — Trousse-pied.

peut employer le *trousse-pied*. Celui-ci consiste en une courroie de 0ᵐ,60 de longueur environ, qui porte à l'une de ses extrémités une boucle, et à l'autre de nombreux trous faits à l'emporte-pièce. Il permet de fixer le canon fléchi sur l'avant-bras ; ces parties sont étroitement immobilisées, l'animal ne peut faire usage de son membre. Une longe de cuir ou même une simple corde peuvent servir de trousse-pied. Celui que Trasbot a fait construire se compose d'une courroie longue de 1ᵐ,20, percée de trous, pourvue à une extrémité d'une boucle simple, et sur l'une de ses faces, à environ 25 centimètres de cette extrémité, d'une autre boucle avec ardillon. La courroie, passée dans la première boucle, forme une anse que l'on serre sur le paturon ; elle contourne ensuite l'avant-bras de dedans en dehors et passe dans la seconde boucle où elle est arrêtée (*fig.* 1). Avec le trousse-pied, les chevaux difficiles se fatiguent vite et se laissent ensuite facilement approcher.

Pour lever un membre postérieur, il faut un peu plus de force et d'habileté. Placé au niveau du membre à soulever, l'aide passe d'arrière en avant, à la face interne du canon, la main opposée ; par une traction exercée sur le membre, il le détache du sol, puis le tient en l'appuyant sur sa cuisse et en enserrant de ses mains le paturon. — Pour maintenir le pied, on emploie quelquefois une corde attachée à la queue et passée sous le paturon fléchi. Comme pour les membres antérieurs, on peut faire usage de la *courroie* ou de la *plate-*

longe. Celle-ci est d'abord disposée en anse sur l'encolure et arrêtée par un nœud droit pour éviter la compression de la trachée ; on la dirige en arrière, le long de la colonne vertébrale, on l'enroule et on la croise sur la base de la queue, puis autour du paturon, et l'on fait exercer sur elle une traction en arrière qui soulève le membre. Il est préférable de fixer préalablement, au paturon, un entravon dans l'anneau duquel on passe la plate-longe.

C'est encore à l'aide de la plate-longe que l'on porte en avant l'un des membres postérieurs. On la fixe au canon ou au paturon par un nœud coulant, on la passe entre les avant-bras, puis successivement sur l'épaule opposée, le garrot et la région costale ; on la croise au

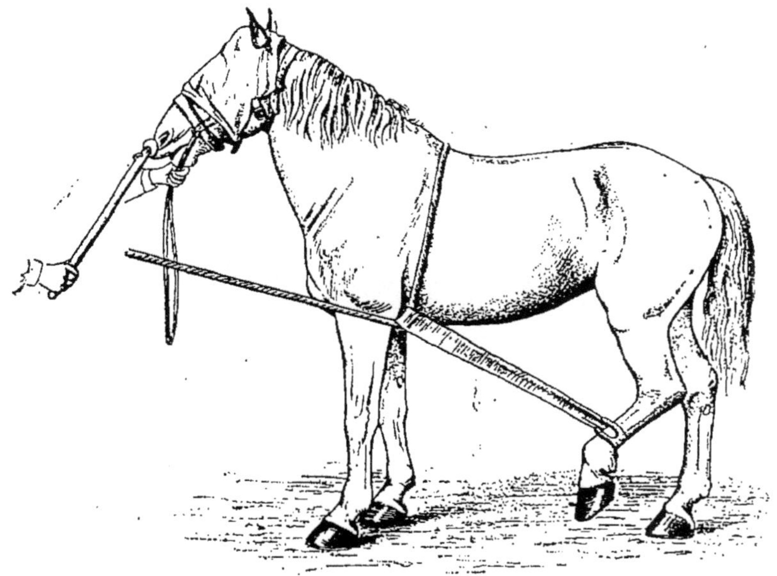

Fig. 2. — Membre postérieur porté en avant à l'aide de la plate-longe.

niveau du coude, enfin on en porte l'extrémité en avant. En exerçant sur elle une traction suffisante, le membre est détaché du sol et immobilisé (*fig*. 2). Le patient ne peut frapper avec le membre congénère.

On peut aussi fixer la plate-longe sur la base de l'encolure par un nœud droit, puis en diriger l'extrémité libre entre les canons postérieurs, la passer dans le paturon du membre à soulever, la croiser en arrière du coude et la tirer en avant. C'est là un procédé peu recommandable : si le cheval se débat, la corde blesse la peau du paturon et quelquefois les tissus sous-jacents.

Pour immobiliser les deux membres postérieurs, on se sert de deux entravons, dont le porte-lacs. On les applique aux paturons postérieurs, l'anneau en avant ; on passe le lacs dans l'entravon simple, ensuite dans l'autre, et on l'arrête par un nœud que l'on serre parfois

sur un bottillon de paille. On dirige le lacs entre les membres antérieurs, on le passe sur l'une des épaules, sur le garrot, et on le croise
au niveau de la côte opposée. Un aide en saisit l'extrémité (*fig.* 3).

Autres moyens : Appliquez au cheval un surfaix pourvu à sa partie
supérieure de deux anneaux latéraux, prenez deux solides cordes ou
deux plates-longes, fixez-les par une extrémité aux deux paturons,
passez-les ensuite chacune dans l'anneau correspondant du surfaix et
nouez-les en avant du chanfrein, sur la muserolle du licol ou du
caveçon. — Plus simplement, entravez les deux paturons comme

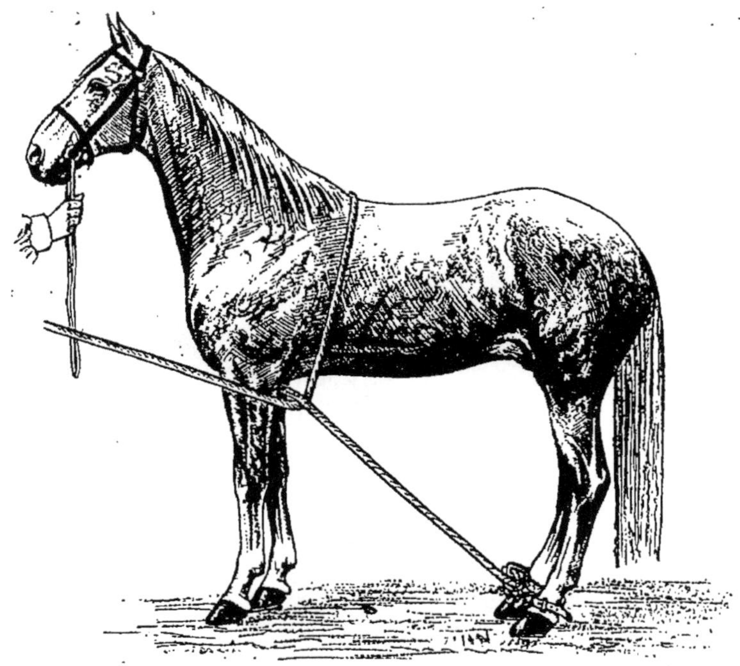

Fig. 3. — Contention des membres postérieurs.

dans le cas précédent, passez chacune des cordes autour de la partie
supérieure de l'avant-bras correspondant et nouez-les en arrière du
garrot.

L'*entrave Le Goff* permet d'immobiliser les membres antérieurs ou
les membres postérieurs. Dans le premier cas, l'appareil, qui a la
forme d'un Y, se fixe aux deux paturons antérieurs et à l'un des postérieurs. Opère-t-on sur l'arrière-main, les entravons sont serrés sur
les deux paturons postérieurs et sur l'un des antérieurs.

Pour limiter les mouvements des membres d'un bipède latéral, on
peut entraver ces membres soit avec deux branches de l'entrave Le
Goff, soit avec une corde ou une courroie terminées par deux nœuds
coulants.

L'*hippo-lasso* ou *lasso-dompteur de Raabe et Lunel*, sorte de camisole de force pour les animaux, se compose d'une bricole et d'une avaloire pouvant être rapprochées par deux lanières latérales, de façon à diminuer graduellement la base de sustentation du cheval (*fig.* 4). En tirant sur les lanières, on limite les déplacements des membres, on peut les faire converger au point que, pour éviter une chute imminente, le sujet évite tout déplacement. Ses avantages sont connus ;

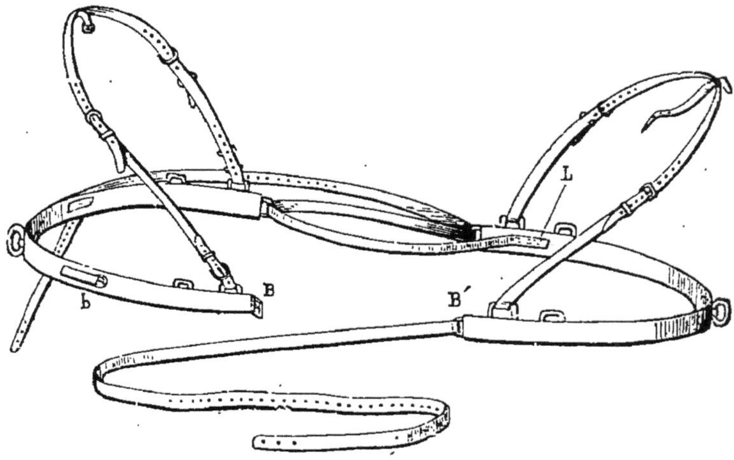

Fig. 4. — Hippo-lasso. — B, B′, b, boucles; L, lanière, son extrémité fixée à l'avaloire.

il n'y a rien à ajouter à ce qu'en ont dit Lecoq, Rey, Bouley et tous les classiques. — On peut le remplacer par une plate-longe ordinaire et deux cordes ou deux lanières assez fortes, longues de 1^m,80 à 2 mètres. La plate-longe est disposée en anse, à la hauteur de la partie supérieure des avant-bras et au-dessus des jarrets; son extrémité terminale, passée dans l'orifice de l'autre bout, est tirée au degré voulu. Les deux cordes sont alors placées à cheval, l'une sur le garrot, l'autre sur les reins, puis fixées à la plate-longe. (Butel.)

Le *mors électrique*, imaginé par de Place pour faciliter la ferrure des chevaux méchants, pourrait être utilisé pour favoriser l'exécution de diverses opérations sur l'animal debout. Il se compose d'une boîte qui contient : une pile au chlorure d'ammonium, une bobine d'induction avec graduateur et trembleur, des fils conducteurs pouvant faire communiquer l'induit de la bobine avec la bouche du cheval, un mors spécial.

C'est un appareil volta-faradique donnant des courants d'induction (*fig.* 5). La pile est attelée par un commutateur D au fil de la bobine, dont l'induit est relié au mors par l'intermédiaire des deux prises de courant A et B. La bobine donne des courants d'induction qui se répètent autant de fois que le trembleur I oscille. Un dispositif spécial consistant en un bouton commutateur E et une troisième prise de courant C, permet à l'opérateur de varier le nombre de secousses dont l'intensité est réglée dans les deux cas au moyen d'un graduateur tubulaire F. Pour mettre l'appareil en marche, il suffit de faire pivoter sur son axe vertical le commutateur D, de manière que son extrémité métallique vienne appuyer sur le bouton H. Si le trembleur n'entrait pas de suite en fonction, il suffirait de l'actionner avec le doigt.

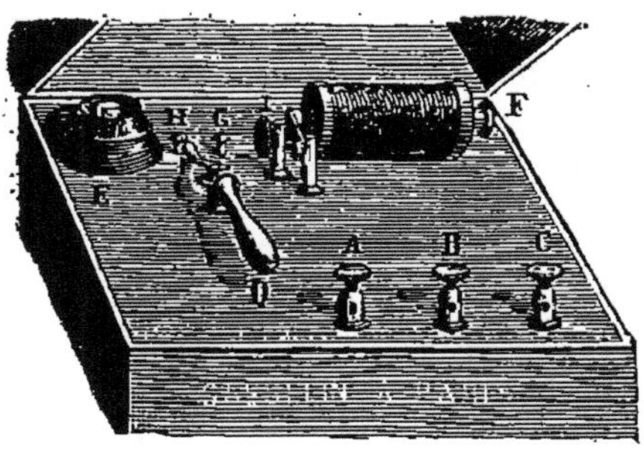

Fig. 5. — Appareil volta-faradique de Place.

Le mode d'emploi de l'appareil est simple. On garnit le cheval d'un caveçon, dont la longe est tenue par un homme vigoureux, on place le mors, et à chacune de ses extrémités on fixe les aiguillettes qui terminent les fils ; les aiguillettes que portent les fils à l'autre bout se placent dans les trous A et B des prises de courant ; on tourne le commutateur D et, tenant la boîte dans le bras gauche replié, on fixe les yeux de l'animal pour le suivre dans ses mouvements s'il y a lieu. On lance la première secousse en appuyant sur le bouton E. Le cheval se cabre et recule ; l'aide le maintient en tirant fortement sur le caveçon. A la moindre velléité de résistance ou d'attaque, on lance de nouvelles secousses.

Le plus souvent, l'animal stupéfié par le courant s'accule et se laisse faire. S'il se défend, on place les aiguillettes des fils dans les prises de courant B et C, et l'on tire plus ou moins le graduateur F. Le courant continu peut être arrêté ou lancé par la manœuvre du commutateur D.

Tandis que la plupart des chevaux de pur sang sont matés à la première secousse, même lorsque celle-ci est donnée légère avec le graduateur non tiré, certains chevaux communs, frappant par méchanceté, supportent toute l'intensité du courant et ne sont réduits à l'obéissance qu'après quelques instants.

Nous ne décrirons point ici les *travails* ordinaires à poteaux, dont les premiers types furent créés par les hippiatres grecs. Très répandus, ils immobilisent bien les opérés, empêchent les déplacements latéraux, les chutes sur le sol, les atteintes des aides et du praticien. — A défaut de travail, on peut procéder de la manière suivante : Prenez une charrette à deux roues et calez solidement ces dernières ; maintenez les brancards à la hauteur voulue à l'aide des chambrières ou d'un tréteau ; introduisez entre eux le cheval à rebours, attachez-le solidement aux ridelles à l'aide de deux longes, puis, dans les anneaux métalliques qui garnissent les extrémités des brancards et servent à fixer les traits, passez une barre transversale solide sur laquelle vous pourrez fixer un membre postérieur de la même façon que dans le travail. (Lucet.)

Vinsot a imaginé un *travail-bascule* avantageux pour pratiquer la plupart des opérations sur l'animal fixé debout ou couché (*fig.* 6.). Pour y entrer le cheval, on l'ouvre en écartant l'une des barres horizontales (*b*). Un aide fait reculer le sujet dans l'aire du travail ; la barre est remise en place. On fixe la tête aux poteaux antérieurs au moyen des longes du licol de force ; sous le thorax est tendu un tablier dont

deux prolongements, passés entre les cuisses, soutiennent le train
postérieur. Les membres sont fixés par des entravons à une solide
chaîne métallique (c) reposant sur le sol, dans l'axe de l'appareil,
et tendue par un treuil. Les antérieurs peuvent être attachés aux
barres latérales, comme dans le travail ordinaire ; les postérieurs
sont amenés contre la barre transversale à l'aide d'un treuil. — Pour
la castration debout, on porte le membre postérieur gauche en
arrière ; l'opérateur s'accroupit sous le flanc correspondant. Les
sétons, les ponctions d'abcès, les opérations dentaires, les amincis-

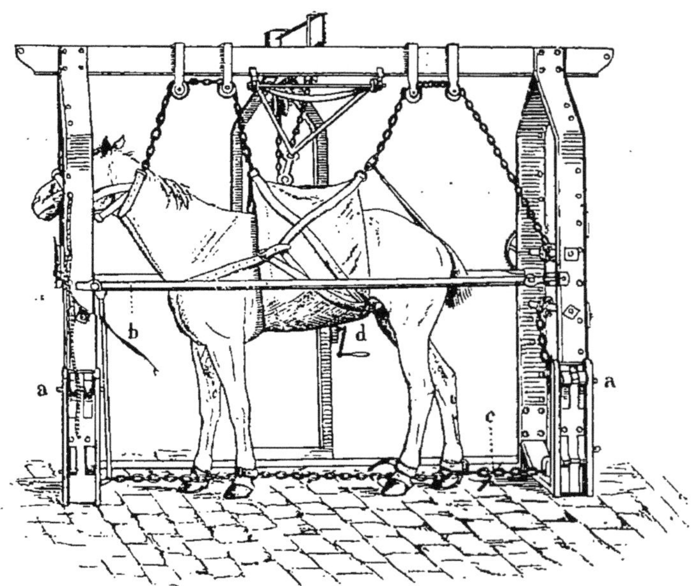

Fig. 6. — Travail-bascule Vinsot. (Modèle primitif.)

sements du sabot et toutes les opérations de pied sont d'une exécution aisée avec cet appareil.

Neuf et Lang ont imaginé des travails qui offrent à peu près les
mêmes avantages.

De Saint-Maurice est l'inventeur d'un travail-bascule en bois, d'une
facile construction et d'un prix de revient beaucoup moins élevé que
les précédents. Avec cet appareil, le cheval peut être assujetti debout,
comme dans le travail ordinaire, et couché, comme sur la planche du
Daviau.

Il s'en faut que nous ayons épuisé la liste des procédés de contention du cheval debout. Mais l'on s'en tient presque toujours
aux moyens les plus simples. Le cheval est amené à l'endroit choisi,
on lui garnit la tête d'une capote, on le « distrait » avec le tord-nez
et l'on fait tenir levé un pied de devant ou de derrière par un aide

solide. Si, dans ces conditions, l'intervention est trop difficile ou dangereuse, on assujettit l'animal en position décubitale.

B. — Contention du cheval en position couchée.

1° Abatage par les entravons.

Lorsque l'opération doit être longue, douloureuse, ou qu'elle exige une étroite immobilisation de l'animal, il faut coucher celui-ci.

Dans la pratique rurale, l'abatage se fait d'ordinaire sur un lit de paille assez épais pour éviter les fractures par chute. On couche fréquemment les animaux dans une prairie voisine de l'écurie, dans une cour ou sous un hangar, après avoir disposé sur le sol une couche de paille. Si celui-ci est dur, pavé, on devra préparer un lit très épais.

La contention sur la paille a l'inconvénient de rendre malaisée l'asepsie des plaies ; aussi a-t-on préconisé l'emploi de matelas spéciaux. Celui que Merle a recommandé chez nous est formé de quatre sacs en forte toile imperméable, bourrés de paille, ayant chacun 3 mètres de long sur $0^m,60$ de large et réunis par des crochets couverts. Quand on veut retourner l'animal, il suffit de détacher les sacs situés sous les membres et de les reporter du côté opposé. Le prix de ce matelas est modique et la désinfection en est facile. — Une simple bâche étendue sur la couche de paille a les mêmes avantages.

Le cheval, à jeun, la tête garnie d'une bride ou d'un licol à double longe et d'une capote, est amené sur le lit même, près du bord, où il est tenu par un aide. On applique aux membres les entravons, boucles convergentes ; l'entravon porte-lacs est fixé au membre antérieur opposé au côté sur lequel l'animal doit être couché. On passe le lacs dans l'entravon du pied postérieur correspondant, puis successivement dans ceux de son congénère et de l'antérieur correspondant, enfin dans la boucle de l'entravon porte-lacs. Une plate-longe est passée autour du tronc, en arrière du garrot ; deux aides en tiennent les extrémités. Un autre aide saisit les crins de la queue pour agir dans le même sens que ceux qui sont à la plate-longe et à la tête (*fig.* 7). Pour éviter que l'animal tombe violemment sur le sol, on doit diminuer le plus possible sa base de sustentation ; il faut le « rassembler », soit en le faisant reculer, soit en portant successivement en avant les membres postérieurs ; le lacs, légèrement tendu, est tenu par trois ou quatre hommes prêts à tirer sur lui. Au signal convenu, une action commune se produit : dès que les membres sont rapprochés, l'animal, sentant sa chute imminente, en fléchit les rayons ; les tractions exercées sur le tronc, la queue et la tête entraînent la masse du corps. La tête doit être immédiatement portée dans l'extension.

On maintient les membres rapprochés en passant un porte-mousqueton, un anneau fixateur ou toute autre tige d'arrêt *ad hoc* dans l'une des mailles de la chaîne.

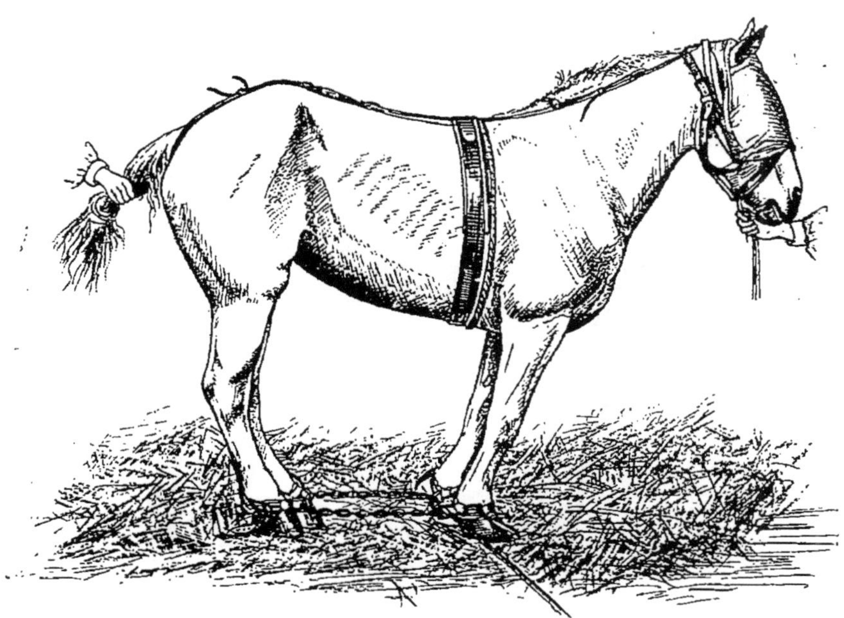

Fig. 7. — Abatage du cheval. Procédé ordinaire.

Pour tenir la tête étendue sur l'encolure, éviter la voussure en contre-haut de la colonne vertébrale et les violentes réactions, l'appareil Bernadot et Butel est avantageux (*fig.* 7).

Le procédé d'abatage usité à la clinique chirurgicale de Berlin diffère du précédent, d'abord en ce que le lit de paille est remplacé par un large matelas en cuir, mais aussi par la manière de placer la platelonge : celle-ci forme à son milieu une anse passée sous l'épaule du membre opposé à celui sur lequel l'animal doit tomber (*fig.* 8).

Quand on a affaire à des chevaux irritables ou très vigoureux qui ont été déjà couchés et opérés, il faut aller vite. Dès qu'ils sentent un entravon, ils se défendent, frappent du pied et ne peuvent être abordés sans danger. C'est pour ces sujets que l'on a préconisé le troussepied appliqué au membre antérieur du côté opposé à celui sur lequel l'abatage doit avoir lieu. La courroie fixée, on laisse faire au cheval, tout en le guidant, quelques tours sur le lit de paille ; il se défend, se cabre, bondit ; bientôt il est fatigué et ne réagit plus ; on place alors les entravons, le porte-lacs au paturon postérieur correspondant au membre levé. Le lacs est passé dans l'entravon du membre antérieur à l'appui, puis dans celui du membre postérieur du même côté, enfin ramené dans l'entravon porte-lacs (*fig.* 9). Le cheval ainsi abattu avec trois entravons, le membre muni du trousse-pied restant libre, ne peut se livrer à des réactions aussi violentes que dans le cas où les quatre

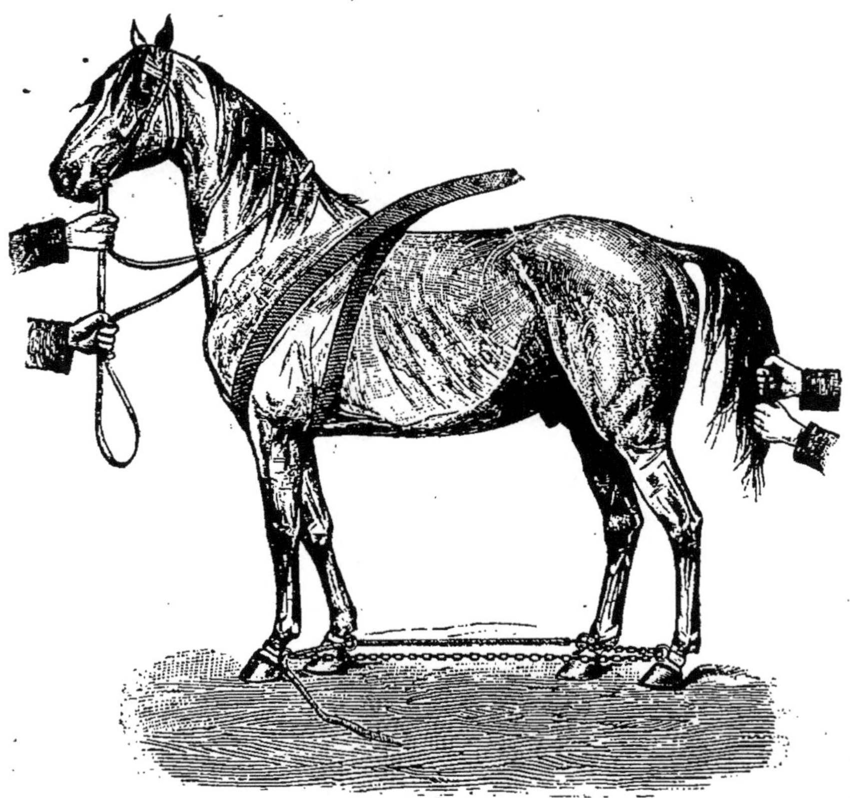

Fig. 8. — Procédé d'abatage employé à l'École de Berlin. (Möller.)

membres sont réunis. Ce procédé expose moins que les autres aux fractures par contraction musculaire.

Une fois le cheval couché, souvent il faut ensuite déplacer un membre. Pour les opérations qui doivent être pratiquées sur la région inguinale, le membre postérieur superficiel est porté en avant, sur l'épaule correspondante. Une plate-longe fixée au canon est passée sur le garrot, puis sous l'encolure, ramenée en arrière, passée en dessus de sa première partie qu'elle croise obliquement, puis sous la jambe, de dessous en dessus, et tirée dans la direction de la croupe.

Pour opérer commodément dans la région inguinale (hernie, cryptorchidie), il convient de porter fortement dans l'abduction le membre postérieur superficiel ; à cet effet, deux plates-longes fixées sur le canon et passées dans des anneaux scellés ou autour de solides piliers sont tirées, l'une dans la direction du garrot, l'autre perpendiculairement à la colonne vertébrale.

S'il s'agit de déplacer un membre antérieur sur le postérieur superficiel, la plate-longe, fixée au canon du premier, est dirigée vers la partie inférieure de la jambe, passée de dessus en dessous, ensuite portée en avant et passée sous la partie supérieure de l'avant-bras.

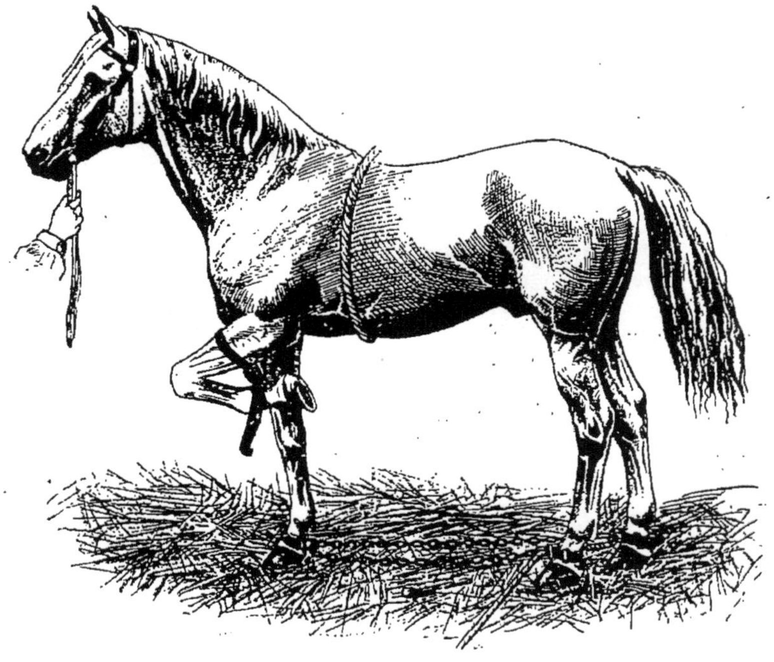

Fig. 9. — Abatage avec le trousse-pied.

Deux aides tirent sur l'extrémité de cette plate-longe, dans la direction du garrot, dès que le pied est sorti de l'entravon (*fig.* 10), puis le membre, porté à hauteur voulue, est fixé par deux tours croisés en X et un tour circulaire.

Si c'est un membre postérieur qui doit être porté en avant, la plate-longe, fixée sur le canon de ce membre, est passée sur le tiers inférieur de l'avant-bras, de dessus en dessous, puis amenée sous la jambe et tirée par deux aides dans la direction de la croupe. Une autre plate-longe fixée et tendue au-dessus du genou favorise la manœuvre (*fig.* 11).

On peut encore soit entraver en huit au-dessus du genou ou du jarret les membres antérieurs ou postérieurs, soit porter un membre en avant ou en arrière au moyen du bâton à entraves.

Il est quelquefois nécessaire de placer le cheval en position dorsale.

Pour cela, le lacs, passé dans un anneau ou sur une poulie fixée à la voûte de la salle d'opérations, est tiré et tenu par des aides. — On

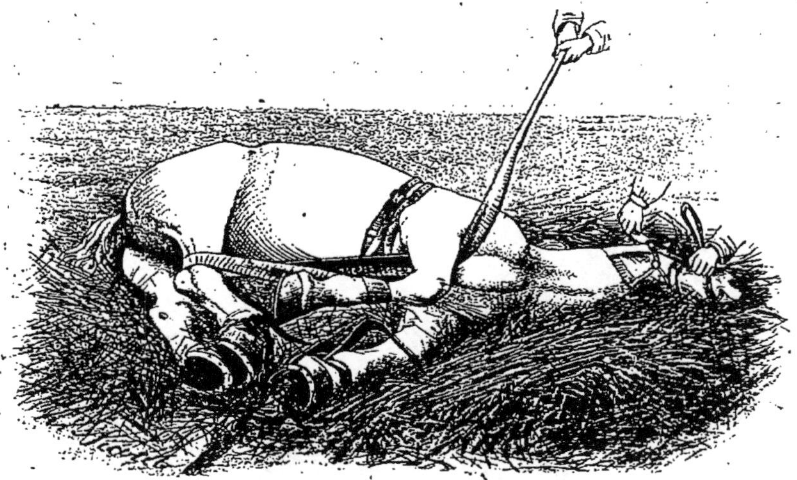

Fig. 10. — Le membre antérieur droit est porté sur le postérieur correspondant.
(D'après une photographie.)

peut aussi passer une barre entre les membres antérieurs et ceux de derrière, mettre le cheval sur le dos en soulevant les extrémités, et l'y fixer en faisant tenir la barre perpendiculairement à l'axe du corps.

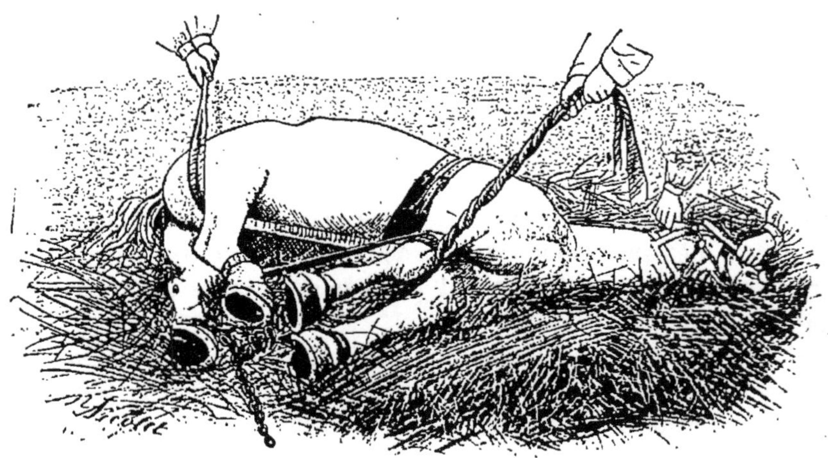

Fig. 11. — Le membre postérieur droit est porté sur l'antérieur correspondant.
(D'après une photographie.)

Pour désentraver, l'opérateur et un aide, placés un peu au delà de l'extrémité des membres, en face de la région plantaire des pieds, débouclent d'abord les entravons inférieurs, puis les autres, en agissant simultanément, sans mouvement brusque qui pourrait porter le sujet à réagir.

Chedhomme a apporté aux entravons une modification qui facilite leur enlèvement : « l'ardillon de la boucle, au lieu d'être rigide et d'une seule pièce, porte au milieu de sa longueur une articulation qui permet de désentraver très rapidement ». Mais cette articulation peut manquer de solidité ; aussi préfère-t-on généralement les entravons anglais, dont l'usage se répand de plus en plus.

Les *entravons anglais* permettent de relever facilement le cheval

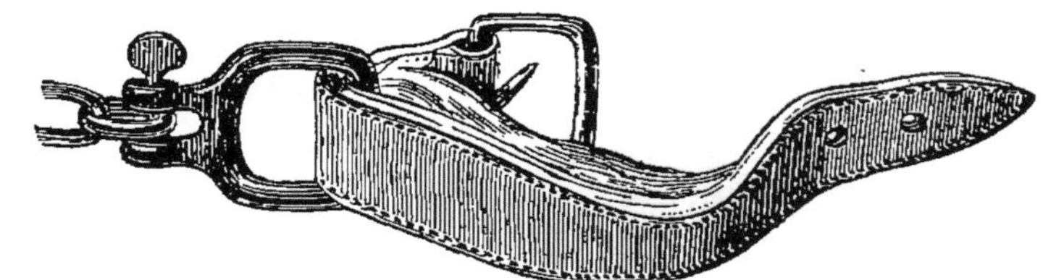

Fig. 12. — Entravon de Bracy-Clark.

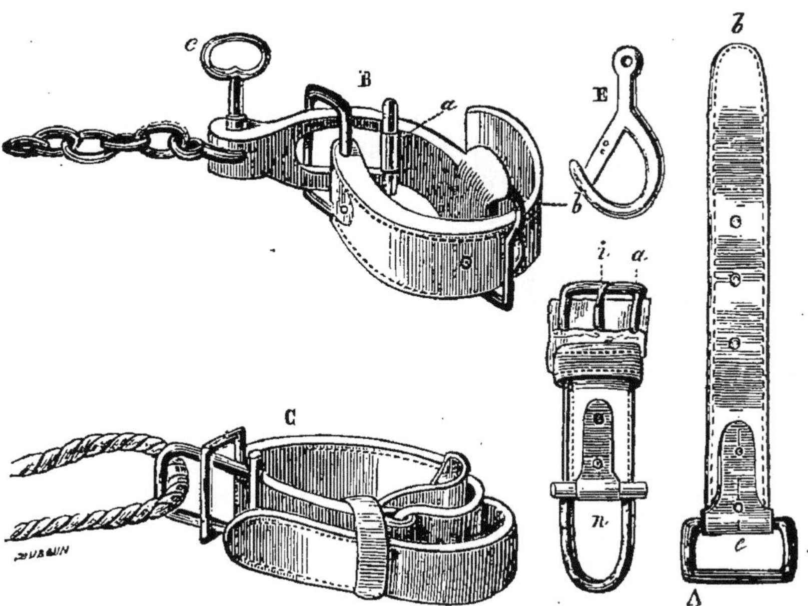

Fig. 13. — Entravons anglais. — A, entravon démonté ; *b e*, grande courroie ; *i n*, petite courroie ; *a*, boucle avec ardillon. — C, disposition de l'entravon bouclé et placé. — B, entravon porte-lacs ; *c*, clef. — E, porte-mousqueton. (Peuch et Toussaint.)

en supprimant une partie de l'opération — le débouclement sur l'animal couché. Ceux de Bracy-Clark sont semblables aux entravons ordinaires, mais la chaîne est fixée à l'entravon porte-lacs au moyen d'une vis dont l'enlèvement libère immédiatement les membres (*fig.* 12).

L'animal se relève avec les entravons fixés aux paturons. Pour les retirer, on fait lever un membre antérieur. — Les entravons anglais actuels se détachent du paturon au moment même où le cheval se relève. Ils se composent de deux courroies d'inégale longueur réunies par une boucle avec ardillon ; la plus courte porte à son extrémité libre un anneau, et la plus longue une boucle pouvant livrer passage à cet anneau (*fig.* 13). Les entravons sont placés sur les paturons, les anneaux introduits dans les boucles ; il suffit de passer rapidement le lacs dans ces anneaux pour les maintenir en place.— L'animal abattu, les membres sont tenus rassemblés en fixant le porte-mousqueton sur la chaîne, dans la maille la plus rapprochée des entravons. — Pour relever le sujet, on ôte la vis comme dans le procédé Bracy-Clark, puis on tire sur le lacs : les entravons se détachent d'eux-mêmes. Quelquefois ils sont projetés au loin par la détente des membres postérieurs ; aussi doit-on éviter de se tenir en arrière du cheval.

Les entravons Bouquet ont les mêmes avantages que les précédents. C'est encore le lacs qui les maintient en place ; dès que l'on a retiré la vis qui fixe ce dernier, ils tombent sur la litière.

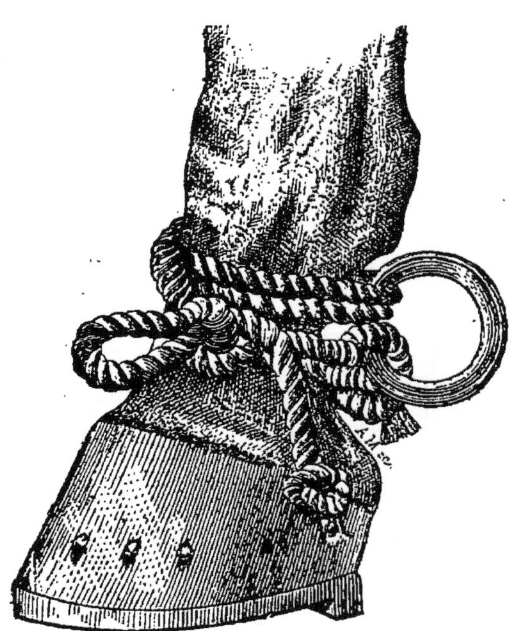

Fig. 14. — Entravon improvisé de Deneubourg
(Peuch et Toussaint.)

A l'exemple de Deneubourg, on peut improviser des entravons. Prenez quatre anneaux semblables à ceux des entravons ordinaires, quatre bouts de corde et un lacs. Chaque anneau est fixé au paturon, en arrière pour les membres antérieurs, en avant pour les membres postérieurs, par une corde que l'on enroule trois ou quatre fois sur cette région et que l'on arrête par un simple nœud (*fig.* 14). L'abatage se fait comme avec les entravons ordinaires.

Suykerbuyck emploie un système d'entravons très simples, dont nous empruntons la description à Degive. Chaque entravon (*fig.* 15, A, B, C) est formé par un faisceau de ficelles tressées ou par une longue et double corde souple, du volume d'un crayon, dont les chefs, enroulés l'un sur l'autre, sont réunis par un nœud d'arrêt de

forme arrondie. Cette double corde doit mesurer entre le nœud et
l'anse terminale 75 centimètres. Un anneau y est fixé par quelques
tours de ficelle. Les figures *B* et *C* permettent de saisir la façon dont
l'entravon doit être appliqué sur le membre du cheval. Cette application peut être faite de deux manières : 1° on donne à l'entravon la
disposition représentée en *B*, puis on le fixe sur le membre en faisant simplement passer l'anneau dans l'anse double *b* ; 2° on prend

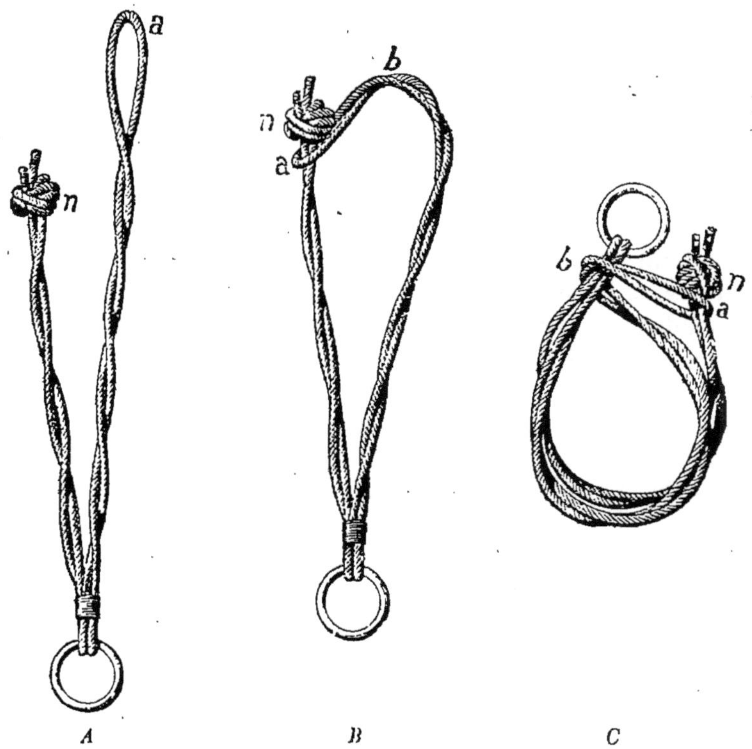

Fig. 15. — Entravons de Suykerbuyck.

l'entravon ouvert, disposé comme le montre la figure *A* ; on l'applique
contre la face interne du paturon, l'anneau placé en arrière (membre
antérieur), ou en avant (membre postérieur), puis, après avoir passé
la corde près de l'anneau, de manière à former l'anse double *b*, on
ramène l'anse simple *a* sur le nœud d'arrêt *n*. — Il est aisé de
détacher l'appareil : les membres étant préalablement rapprochés
pour relâcher l'entravon, une seule main suffit pour faire passer
l'anse *a* sur le nœud *n* et pour dégager du même coup le membre
enlacé. — L'entravon Suykerbuyck forme une sorte de nœud coulant
qui s'adapte à tous les paturons, quelles qu'en soient les dimensions. Il est assez grand pour être appliqué à un gros cheval ; il

peut également servir pour les sujets de petite taille, les poneys et les poulains.

Pour ces derniers animaux, on peut encore employer les entravons improvisés : on prend quatre bouts de corde que l'on fixe successivement par un nœud droit sur chacun des paturons, en laissant entre les cordes et la peau assez d'espace pour que le lacs puisse glisser.

La *méthode danoise* est avantageuse pour pratiquer certaines opérations sur la région inguinale. On garnit le cheval d'un surfaix et d'un collier reliés par trois courroies. Le premier, rembourré dans sa moitié supérieure, est pourvu de deux anneaux, l'un fixé au niveau du garrot et disposé suivant l'axe du corps, l'autre à la partie inférieure et dirigé en sens inverse, tous deux exactement situés sur la ligne médiane. On applique un entravon à chacun des paturons du bipède latéral sur lequel le cheval doit être couché. L'entravon porte-lacs est fixé au pied antérieur du côté opposé. Au paturon postérieur correspondant est appliqué un entravon pourvu d'une longue corde. Pour coucher le cheval à gauche, le lacs est passé dans l'anneau des entravons antérieur et postérieur gauches, puis dans l'anneau sternal du surfaix et tiré en avant; la corde de l'entravon postérieur droit est passée dans l'anneau dorsal du surfaix et tirée à gauche. Un aide, placé à gauche du cheval, saisit de la main gauche l'oreille droite, et de la main droite les rênes passées sur l'encolure. Au signal donné, des tractions sont exercées sur les lacs, la corde et la tête : le cheval tombe à gauche, entraîné de ce côté par la traction effectuée sur la tête.

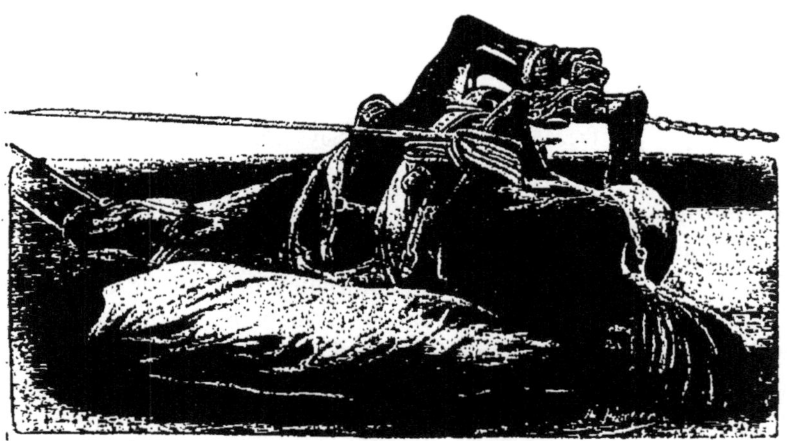

Fig. 16. — Abatage par la méthode danoise. Position dorsale.

Après avoir fixé le membre postérieur gauche et les deux antérieurs en passant le porte-mousqueton dans l'un des anneaux de la chaîne,

on tire le pied postérieur droit vers l'anneau supérieur du surfaix, où
on le fixe en passant cinq ou six fois la corde autour du boulet et en
faisant plusieurs tours en huit autour du jarret et du pied (*fig.* 16).
Ainsi toutes les articulations du membre postérieur droit sont fortement fléchies. A l'aide d'une autre corde, le pied postérieur droit
peut être fléchi de la même façon.

La position latérale simple convient pour la castration et diverses
autres opérations. Dans certains cas, la position dorso-latérale est préférable. Dans l'assujettissement par ce procédé, les membres sont
fléchis, les muscles des extrémités et de la colonne vertébrale ne
peuvent se contracter violemment, les fractures de celle-ci sont
évitées. La cuisse gauche est portée dans l'abduction ; la région inguinale est largement découverte.

Pour relever le cheval, on enlève d'abord le porte-mousqueton et
les entravons des trois membres qui étaient réunis par le lacs. On
détache ensuite le membre postérieur droit. Lorsque ce dernier a été
longtemps maintenu dans l'abduction forcée, il est engourdi et soustrait à l'appui, mais en quelques instants ces troubles disparaissent.

L'*appareil Daviau* permet l'assujettissement facile en position
décubitale et expose beaucoup moins aux fractures et aux déchirures

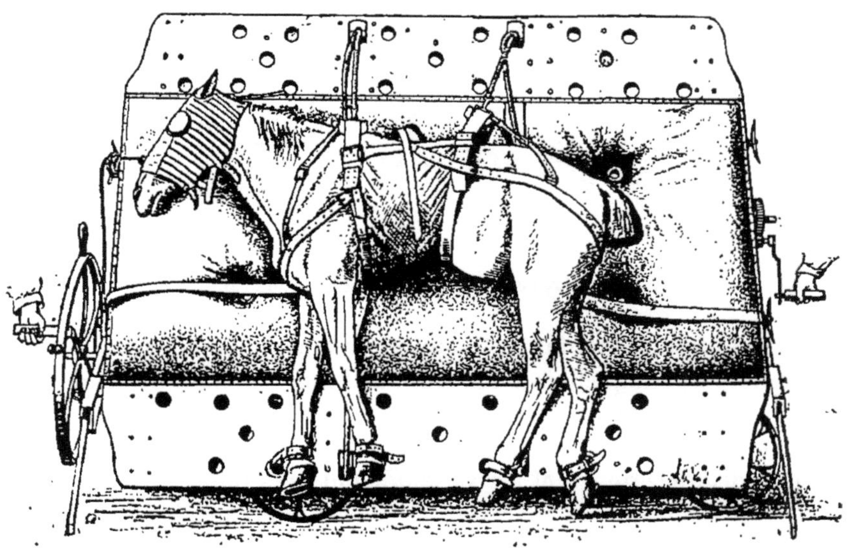

Fig. 17. — Appareil Daviau.

musculaires que l'abatage ordinaire. Il consiste en un solide plateau
en chêne, garni de cuir souple, rembourré, qu'un mécanisme
spécial fait basculer autour d'un axe horizontal. — Muni de la capote,
l'animal est amené près du plateau verticalement placé, où il est

d'abord immobilisé au moyen de sangles, puis entravé (*fig.* 17).
Toutes les cordes sont arrêtées à des chevilles disposées sur la face
postérieure du plateau. Quand le cheval est assujetti, il suffit de faire
fonctionner une manivelle pour amener la table en situation horizontale, à hauteur convenable pour l'action chirurgicale. En général, les
animaux réagissent peu. — Avec l'ancien appareil, pour retourner le
patient, il fallait le relever, le placer en sens inverse près de la planche,
puis recommencer la manœuvre. — L'appareil perfectionné, monté
sur roues et que l'on peut fixer solidement sur le sol au moment
de s'en servir, permet de retourner le cheval sans le relever, sans
modifier l'horizontalité de la planche.

Avec l'*appareil Vinsot*, le cheval peut également être couché sans
secousse. Il est fixé comme pour les opérations debout, la tête

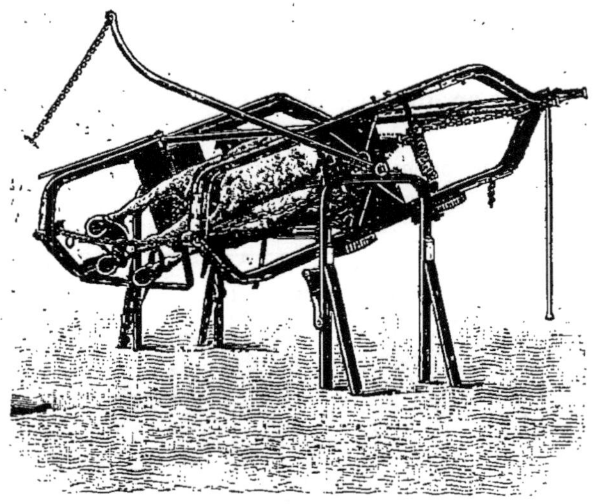

Fig. 18. — Travail-bascule Vinsot. (Modèle actuel.)

attachée à l'un des montants, le tablier et la chaîne tendus. A la barre
horizontale sur laquelle va reposer le tronc, on adapte un double
coussin formant une sorte de table. Par le fonctionnement du grand
treuil (*d*), l'appareil bascule, pivote autour d'un axe (*a a*) situé à une
certaine distance du sol et arrive lentement près de terre. Il est aisé
de détacher ensuite les membres et de les fixer aux barres ou aux
traverses. Le praticien peut opérer assis, le membre est solidement
fixé ; on n'a pas les poussières du lit de paille : l'asepsie est facile. —
Pour relever le cheval assujetti dans l'appareil primitif, on passait
l'extrémité de la grande chaîne dans l'œil médian du levier et l'on
faisait fonctionner le treuil qui la meut ; le travail graduellement
soulevé revenait en position verticale. Quand il fallait retourner l'animal couché, les manipulations étaient assez longues. Tel qu'il est

construit actuellement (*fig.* 18), l'appareil bascule dans les deux sens — à droite ou à gauche. On retourne le cheval sans le désentraver.

Les travails de Neuf et de Lang, ainsi que l'appareil Vinsot actuel, permettent de retourner facilement et rapidement le cheval sans le désentraver.

Nous avons dit que les manœuvres de l'abatage, même bien pratiquées, entraînent parfois des accidents. Aucune méthode n'en met sûrement à l'abri. Mais ils sont beaucoup plus rares avec ces appareils que sur le lit de paille.

2° ABATAGE SANS LES ENTRAVONS.

Dans le *procédé Rohard*, on prend une corde longue de 7 à 8 mètres ou deux plates-longes attachées bout à bout. A 2^m,50 environ de l'une des extrémités de cette corde, on fait un « nœud-anneau » et un « nœud d'arrêt », de manière à pouvoir disposer en anse cette partie du lacs. Si l'on veut coucher le cheval sur le côté gauche, on applique l'anse sur la base de l'encolure, les nœuds placés à la face externe du bras droit ; le lacs contourne d'arrière en avant les avant-bras et enserre les membres antérieurs ; il est passé en-suite de dehors en dedans dans le paturon du membre postérieur gauche, puis ramené le long de la côte droite vers la partie posté-rieure du garrot. L'opérateur passe du côté gauche et se place un peu en arrière de l'épaule sans quitter le lacs. Il tire doucement sur celui-ci en même temps qu'il frappe légèrement de son pied droit les régions inférieures du membre postérieur gauche du patient : ce membre ne tarde pas à se lever ; il est porté en avant sans secousse, par une traction continue exercée sur le lacs. Dès que l'animal se défend, l'aide placé à la tête et l'opérateur tirent vers le sol. « Le che-val glisse pour ainsi dire sur le ventre de l'opérateur » et tombe sans danger. C'est aussi avec le lacs que l'on fixe les membres postérieurs.

Le *procédé russe* actuel est analogue au précédent. Il consiste à soulever un membre postérieur et à exercer, dans la direction où l'on veut faire tomber le sujet, des tractions sur la tête et le tronc. Si le cheval doit être couché sur le côté droit, on lui passe autour du cou une solide corde dont les extrémités sont arrêtées sur un anneau, à la hauteur du coude gauche. Une autre corde ou une longe de cuir, fixée à l'anneau, contourne le paturon postérieur droit de dedans en dehors, elle est ramenée dans l'anneau, puis tirée en arrière et du côté opposé (*fig.* 19). L'opérateur, placé du côté où l'animal doit tomber, tire d'une main sur le bridon et de l'autre sur la longe ; une force modérée suffit pour amener le cheval à se coucher.

Le *procédé de Wurmbrandt*, que Bayer a décrit dans les *Monatshefte für Thierheilkunde*, permet de coucher le cheval par des tractions qui portent la partie inférieure de la tête vers le poitrail,

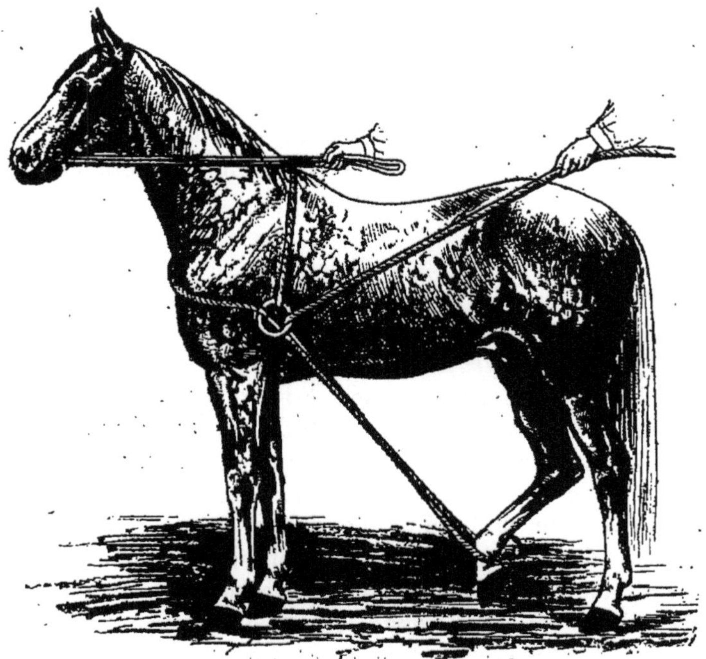

Fig. 19. — Abatage par la méthode russe.

les quatre membres demeurant libres. — On garnit la tête d'un licol pourvu de deux forts anneaux latéraux à chacun desquels est fixée

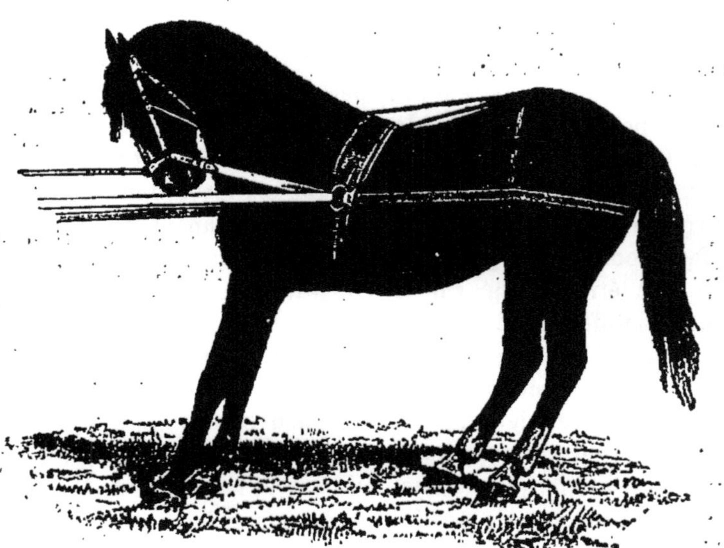

Fig. 20. — Abatage par la méthode de Wurmbrandt.

une longue corde. On applique sur la partie antérieure du thorax un

surfaix également pourvu de deux anneaux latéraux ; une croupière
et une longe de cuir passée sur les fesses l'empêchent de glisser vers
les épaules. De chaque côté, la corde fixée au licol est passée dans
l'anneau correspondant du surfaix et tirée en avant par un ou plusieurs
aides vigoureux, placés à 2 ou 3 mètres de la tête du cheval.
Sous l'influence de cette traction continue, la tête est portée vers le
poitrail, l'encolure se fléchit (*fig.* 20), l'animal s'accroupit peu à
peu et finit par se coucher, en général sans réaction notable. Au
moment où le décubitus va se produire, la tête est tirée à droite ou
à gauche, — du côté sur lequel le cheval doit être couché.

Le procédé suivant convient pour les ânes et les chevaux des petites
races. Prenez une plate-longe, fixez-la d'abord par une de ses extré-

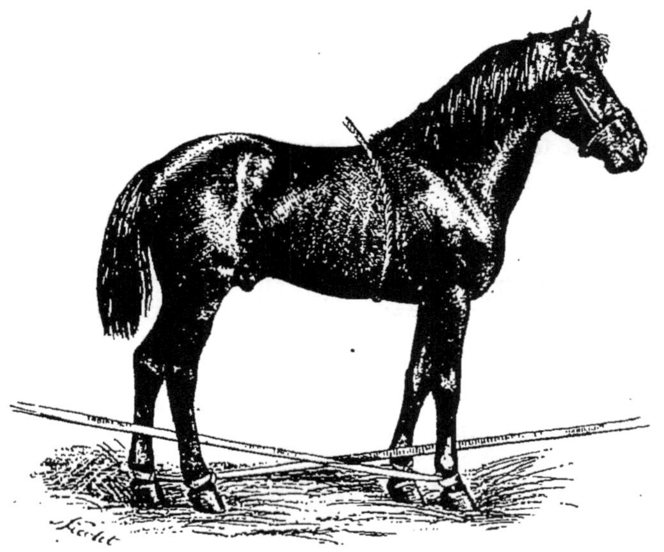

Fig. 21. — Abatage avec deux plates-longes.

mités à un paturon antérieur, puis au paturon de l'autre membre de
devant. Avec une deuxième plate-longe, réunissez de la même manière
les deux paturons postérieurs. Passez la première longe entre les deux
membres postérieurs, et l'autre entre les deux membres de devant
(*fig.* 21). En faisant tirer sur ces cordes, sur la tête et la queue, le
cheval tombe. Rapprochez les longes, tordez-les ensemble et faites-les
tenir par un aide.

II. — ASSUJETTISSEMENT DES BOVIDÉS

A. — Contention du bœuf debout.

Presque toutes les opérations se font sur l'animal debout. On se
méfiera des cornes et des membres postérieurs.

1° *Fixation de la tête*. — S'agit-il d'une opération simple — de l'examen de l'œil ou de la bouche, par exemple, — un aide se place à gauche de l'animal et maintient de la main gauche la corne correspondante ; la droite, passée entre les deux cornes, saisit le mufle : le pouce introduit dans une narine, l'index et le médius dans l'autre, le serrent plus ou moins fortement. Ainsi la tête peut être tenue élevée.

Autre moyen : Fixez à la base des cornes une solide corde, enlacez successivement avec cette corde le thorax et l'abdomen et arrêtez-la à la base de la queue ; si l'animal veut abaisser la tête, il éprouve des sensations douloureuses qui l'empêchent d'effectuer ce mouvement.

Lorsque la bête est difficile, il faut fixer étroitement la tête à un anneau, à un arbre ou à un poteau. Trois ou quatre tours de corde passés sous les cornes et dans l'anneau ou autour du poteau suffisent d'ordinaire. On peut en outre enrouler la corde autour de la partie inférieure de la tête. Parfois on assujettit l'animal en l'attelant au joug avec un autre sujet de même espèce.

2° *Contention des membres antérieurs*. — **Comme pour le cheval,**

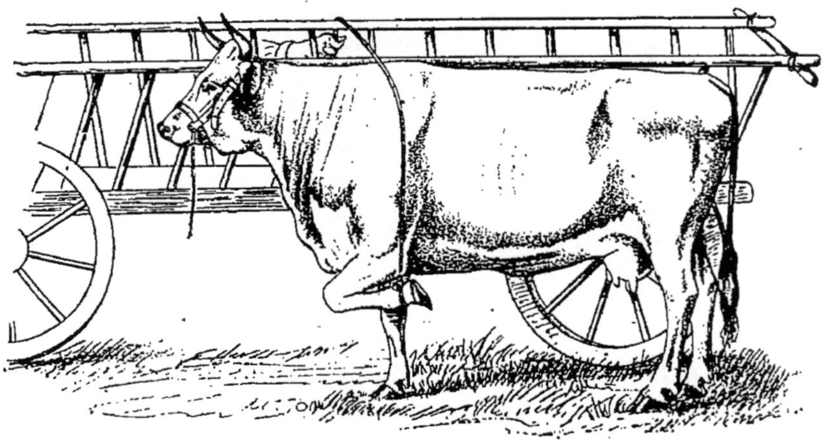

Fig. 22. — Contention d'un membre antérieur. (Hess.)

on tient levé un membre antérieur avec la main seule, ou en se servant soit d'une corde, soit d'une courroie passée autour de l'avant-bras et du paturon.

On peut aussi amener l'animal contre un chariot, faire tenir la tête par un aide ou la fixer au véhicule. Une corde attachée au paturon est passée sur le dos de la bête et tirée, par un aide, de l'autre côté de la voiture (*fig*. 22).

Pour limiter les mouvements des membres on fait parfois usage de l'entrave Le Goff.

3° Contention des membres postérieurs. — La disposition anatomique de la région coxo-fémorale du bœuf ne permet guère les coups de pied en arrière, mais il faut craindre ceux portés en avant et de côté, — les « coups de pied en vache ». — Pour s'en préserver, on peut réunir les deux membres au-dessus des jarrets avec une corde disposée en anse. On aura soin de ne faire que quelques tours ou même un seul, et de confier l'extrémité de la longe à un aide, lequel cède si la bête menace de s'abattre.

La queue, passée successivement en dedans, en avant et en dehors du membre, puis tirée en arrière, empêche la projection du pied en avant.

Une perche tenue par deux aides, en avant des jarrets, est un moyen fréquemment usité. En appuyant cette perche sur le sol en même temps que l'autre extrémité repose sur ses épaules, l'aide peut à la fois immobiliser l'animal contre un mur et prévenir les coups de pied en avant. On peut encore, à l'aide d'une plate-longe, détacher de terre le membre postérieur dont on veut se garantir, puis le fixer à l'avant-bras correspondant ou aux cornes.

Il est parfois difficile de porter un membre en arrière et de l'y maintenir. Quand on doit pratiquer une opération de pied, on peut recourir à l'un des procédés suivants :

Une anse de corde solide est passée au-dessus du jarret, puis tordue à l'aide d'un fort bâton long de 1ᵐ,50 environ. Ce moyen de contention a une première action comparable à celle du tord-nez ; la région enserrée est le siège d'une vive douleur ; les mouvements du membre sont très limités. Quand les tendons sont suffisamment comprimés, une extrémité du bâton est ramenée en avant du membre à lever, puis passée en arrière du congénère. Deux aides saisissent les bouts, portent le membre en arrière et le maintiennent à portée du chirurgien. Si, au cours de l'opération, la bête menace de se laisser tomber, on abandonne le membre à lui-même.

Attelez l'animal et son compagnon, sous le joug, à un tombereau ou à un chariot, de façon que le membre à lever se trouve en dehors ; attachez-les ensuite à un arbre, à un solide poteau ou à un anneau. Avec une corde, faites un nœud coulant au-dessus du jarret du membre à lever, puis un autre dans le pli du paturon ; un aide tire cette corde en arrière et l'enroule autour du moyeu de la roue correspondante. Avec une barre passée en avant du jarret et dont l'extrémité s'appuie sur le timon de la voiture, un autre aide maintient le membre levé.

Plus simplement, employez soit la corde, soit la barre seulement.

Fixez sur le train antérieur de la charrette, à la hauteur du plancher, une solide barre transversale dont une extrémité dépasse le côté correspondant du véhicule, et attachez le membre à cette

barre, comme dans le travail, par un ou deux tours de corde (*fig.* 23).
Faites soutenir l'animal par une autre barre passée sous le ventre.

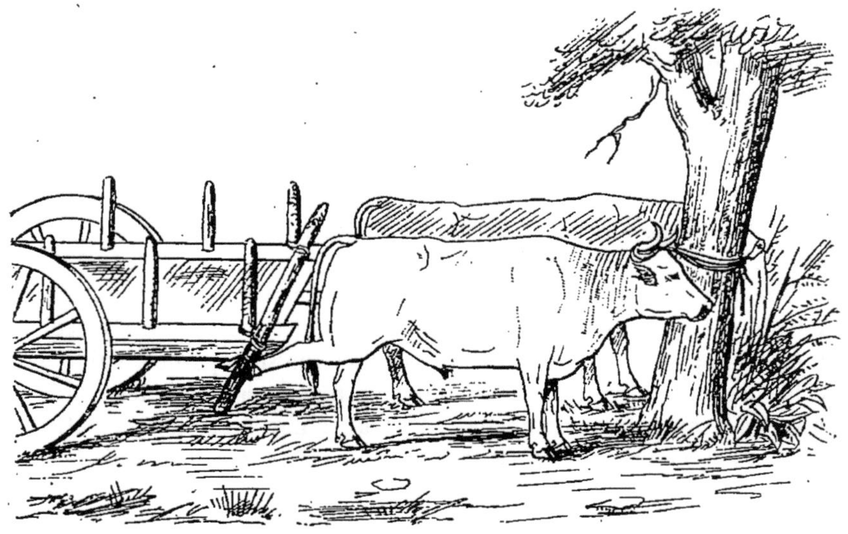

Fig. 23. — Fixation d'un membre postérieur à une barre. (Guittard.)

Placez le bœuf contre un chariot, la tête tenue par un aide ou
attachée au véhicule, le corps libre ou fixé par une corde sur laquelle

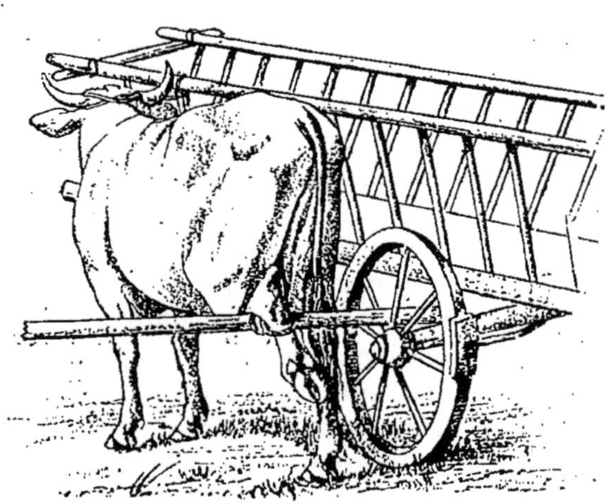

Fig. 24. — Fixation d'un membre postérieur à l'aide d'une barre tenue par deux
aides. (Hess.)

tire un aide placé de l'autre côté du chariot. Le membre qui doit être
tenu levé est fixé, par le jarret, sur une barre dont une extrémité est
ensuite engagée entre deux rayons de la roue, au-dessus de l'essieu,
et l'autre tenue par deux aides (*fig.* 24). — Si l'animal est très indo-

cile ou méchant, assujettissez-le plus étroitement en faisant tenir levé le membre antérieur opposé à celui sur lequel l'opération doit être faite. Pour cela, une corde fixée au paturon de ce membre est passée sur l'une des ridelles et tirée horizontalement par un aide (*fig.* 25).

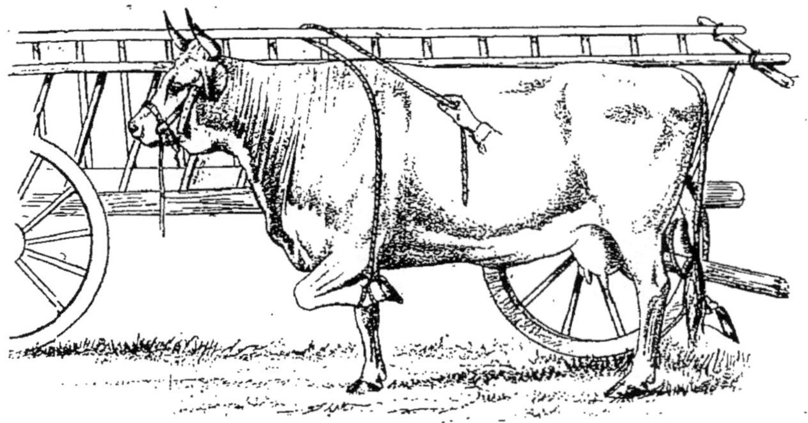

Fig. 25. — Fixation d'un membre antérieur et d'un membre postérieur. (Hess.)

Les *travails* destinés à l'assujettissement du cheval peuvent être employés pour les bovidés; il suffit d'y ajouter un joug permettant de fixer la tête. — Goiffon a décrit un travail spécial pourvu, d'un côté, de poteaux mobiles à l'aide desquels on enserre étroitement le sujet. — Si le bœuf placé au travail s'abandonne sur la sangle ou menace de se laisser choir, on recommande soit de faire approcher un chien ou d'employer l'aiguillon, soit d'introduire « quelques gouttes d'eau dans les oreilles ou une cuillerée de vinaigre dans chaque narine ».

B. — Contention du bœuf en position couchée.

On opère comme pour le cheval, en employant de petits entravons que l'on fixe au paturon ou au canon. Il faut disposer sous la tête une épaisse couche de paille afin d'éviter la fracture de la corne.

Pour coucher sans les entravons, servez-vous de deux cordes. Avec l'une, liez les membres antérieurs en les rapprochant le plus possible; avec l'autre, fixez de même les membres postérieurs. Passez ensuite la première corde entre les membres postérieurs, et la deuxième entre les membres antérieurs. Faites exercer une traction sur les deux lacs, pendant qu'un aide tire la tête du côté où l'animal doit être couché, et qu'un autre le pousse par la hanche. L'animal couché, croisez les cordes et nouez-les.

Rueff conseille de se servir simplement d'une corde de 10 à 12 mètres de longueur. Un nœud coulant, préparé à l'une des extrémités, enserre la base des cornes, puis la corde est dirigée sur le bord dorsal de l'encolure jusqu'au tiers postérieur de celle-ci, où on l'enlace. Un deuxième enlacement est fait derrière les épaules, un troisième au niveau du flanc. Le bout de la corde est dirigé en arrière,

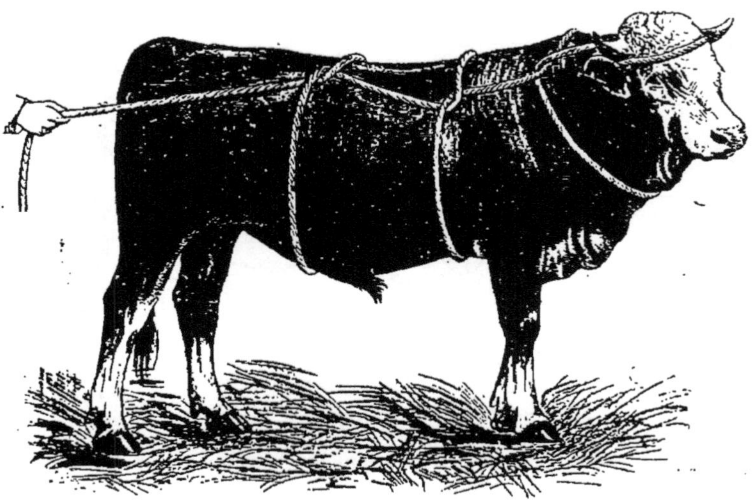

Fig. 26. — Abatage du bœuf. (Rueff.)

le long du sacrum, du côté droit de la queue si l'on veut coucher la bête à gauche, et *vice versa*. Deux aides tirent sur la corde (*fig.* 26). En quelques secondes, l'animal se couche.

Les bovidés dangereux, surtout les taureaux, peuvent être aisément dirigés et maîtrisés à l'aide de la *pince-mouchette* ou de l'*anneau nasal*. — Ces engins

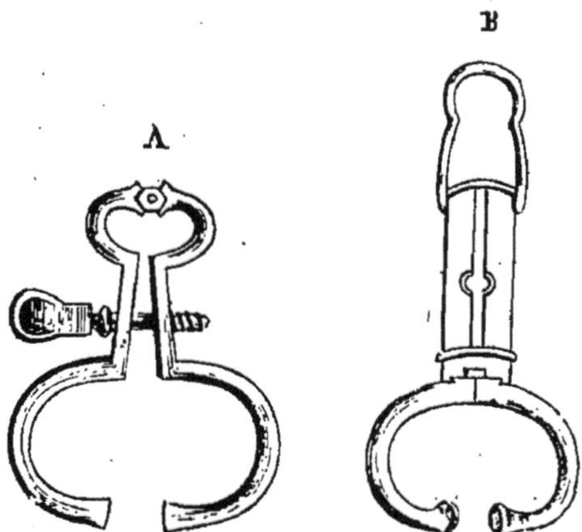

Fig. 27. Pince-mouchette. — A, pince à vis. — B, pince à curseur.

et le mode d'application de la mouchette sont connus. — Pour placer l'anneau, traversez à l'aide d'un gros trocart le cartilage nasal, retirez la tige, introduisez dans la canule un bout de l'anneau et poussez ce dernier en même

temps que vous retirez la gaine du trocart. L'anneau engagé dans la cloison
nasale est sorti de la canule, puis ses extrémités sont affrontées et fixées,
rivées ou vissées.

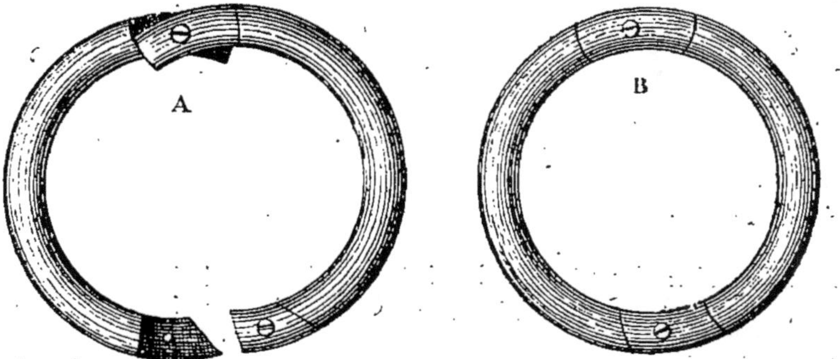

Fig. 28. — Anneau nasal. — A, anneau ouvert. — B, anneau fermé.

Le *bâton conducteur* se compose d'une tige de bois de 1^m,30 à 1^m,50 de longueur, qui porte à une extrémité une armature métallique pouvant se fixer à

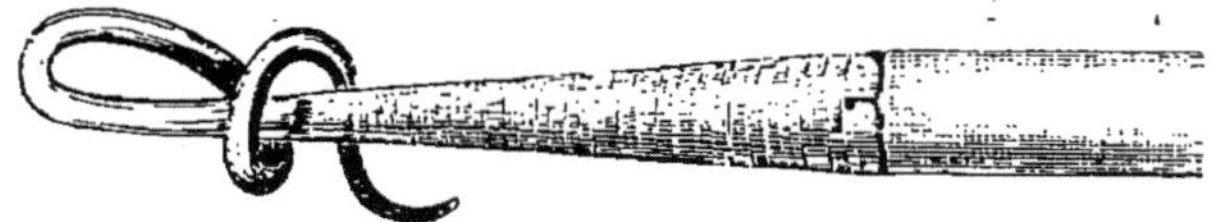

Fig. 29. — Bâton conducteur. (Roland.)

l'anneau nasal. Roland se sert d'une sorte d'S qui permet d'appliquer et
de retirer le bâton à distance de l'animal.

L'*appareil Vigan* agit comme un levier du second genre ou interrésistant.
Il s'oppose à l'abaissement de la tête et permet de conduire les taureaux
les plus difficiles.

III. — ASSUJETTISSEMENT DES PETITS ANIMAUX

Il est aisé d'assujettir le *mouton* en toutes positions. Pour la
castration, l'animal est tenu sur son séant, le ventre tourné vers
l'opérateur; un aide le serre entre ses jambes et, avec chacune de ses
mains, fixe un bipède latéral. Quand on veut le transporter, on lie
d'abord ensemble les membres de chaque bipède latéral, puis on les
réunit par un ou plusieurs tours de corde.

On saisit habituellement le *porc* par un membre postérieur, au-
dessus du jarret. Pour le renverser, on se fait assister par un aide qui
agit sur les oreilles. Si l'on doit examiner la cavité buccale, on profite
des cris que pousse l'animal, pour introduire dans la bouche un bâton
dont on se sert comme levier. L'exploration du pharynx nécessite
l'emploi d'une mordache. On utilise aussi chez le porc une sorte de
tord-nez à l'aide duquel on serre les mâchoires.

Autre procédé: Deux hommes saisissent le porc par les oreilles ; tandis que l'animal crie, on introduit dans la bouche une anse de corde disposée en nœud coulant que l'on serre sur la mâchoire supérieure, le plus près possible des commissures, en arrière des crochets. On attache ensuite l'animal à un arbre ou à un anneau, assez haut pour tenir la tête dans l'extension forcée. Le sujet « tire au renard » : il n'y a pas à craindre qu'il se détache. On peut réunir les deux mâchoires par une ficelle serrée au-dessus du groin, ou les tenir écartées par une planchette ou une mordache. (Faure.)

Pour le *chien*, dans toutes les interventions qui s'accompagnent de quelque douleur, on doit faire usage de la muselière ou de la bande enroulée sur les mâchoires et fixée en arrière des oreilles. On pratiquera les principales opérations sur la gouttière ou la table. — Les chiens dangereux (suspects de rage ou enragés) sont saisis à l'aide d'une longue pince-collier dont les mors concaves enserrent le cou.

Pour la castration et diverses autres opérations faites sur le *chat*, un aide prend d'une main la peau du cou, de l'autre celle de la région lombaire, et tient le sujet « doucement comprimé » sur une table. On peut encore, selon les cas, l'emmailloter partiellement, l'introduire jusqu'au rein dans un sac étroit ou dans une botte. Les opérations de longue durée se font également sur la table ou la gouttière.

Outre les blessures de la peau et les contusions des couches souscutanées, on peut observer, comme *accidents de l'abatage*, des *ruptures musculaires, tendineuses* ou *aponévrotiques*, des *lésions des gros vaisseaux* ou *des nerfs* et des *paralysies* consécutives, des *fractures*, des *luxations*. — Si la stricte observation des règles de la contention et de l'abatage met à l'abri de la plupart de ces accidents, il en est que les dispositions les plus sages, les précautions les plus minutieuses ne sauraient conjurer. Leur étude sera faite dans des chapitres spéciaux.

Bibliographie. — A. Assujettissement des Solipèdes. — Bourgelat, *Essai sur les appareils et sur les bandages propres aux quadrupèdes.* Paris, 1770. — Lafosse, *Cours d'hippiatrique.* Paris, 1772. — Von Sind, *Vollstandiger Unterricht in Wissenschaften eines Stallmeister.* Göttingen, 1775. — Gohier, *Travail pour la ferrure et les opérations chirurgicales.* Lyon, 1813. — Bracy-Clark, *One Casting horses with a description of the new casting hobbles.* London, 1814. — Balassa, *Die Zähmung des Pferds.* Wien, 1835. — Gloag, *The veterinarian,* 1837. — Godine, *Journal de méd. vét. théorique et pratique,* 1831. — Rouard, *Recueil de méd. vét.,* 1831. — Prud'homme, *Ibid.,* 1844. — Rey, *Journal de méd. vét.,* 1845. — Bouley, *Recueil de méd. vét.,* 1853 et 1859. — Patté, *Ibid.,* 1854. — Benjamin, *Ibid.,* 1857. — Bourgeois, *Ibid.,* 1859. — Lafosse, *Journ. des vét. du Midi,* 1855. — Defosse, *Annales de méd. vét.,* 1857. — Levi, *Giornale di med. vet.,* 1857. — Rarey, *Die moderne Kunst der Pferdezähmung.* Berlin, 1858. — Raabe et Lunel, *Hippo-lasso,* brochure in-8. Paris, 1859; et *Recueil de méd. vét.,* 1859. — Rodet, *Journal de* *méd. vét.*, 1859. — Schneider, *Wochenschr. für Thierheilkunde*, 1860. — De Montigny, *Clinique vét.*, 1861. — Naudin, *Ibid.*, 1863. — Adam, *Wochenschrift*, 1862. — Fauerbach, *Ibid.*, 1864. — Deisinger, *ibid.*, 1865. — Obich, *Ibid.* — Adam, *Ibid.*, 1867. — Goubaux, *Bull. de la Soc. cent. de méd. vét.*, 1871. — Butel, *Recueil de méd. vét.*, 1874. — Chedhomme, *Bull. de la Soc. cent. de méd. vét.*, 1879. — Bernadot et Butel, *Archives vét.*, 1881. — Degive et Bouquet, *Annales de méd. vét.*, 1881. — Deneubourg, *Ibid.*, 1881. — Chelchowsky, *Koch's Monatsschrift*, 1884. — Kalning, *Der Hufschmied*, 1884. — Lungwitz, *Ibid.* — Lucet, *Recueil de méd. vét.*, 1890. — Moulé, *Bull. de la Soc. cent. de méd. vét.*, 1891. — Kaufmann et Merle, *Ibid.*, 1892. — Degive, *Annales de méd. vét.*, 1892. — Leclerc, *Recueil de méd. vét.*, 1892. — Degive et Suykerbuyck, *Annales de méd. vét.*, 1894. — Fournier, *Bull. de la Soc. cent. de méd. vét.*, 1896. — Vinsot, *Ibid.* — Lang, *Ibid.* — König, *Zeitschr. für Veterinarkunde*, 1896. — Trapp, *Strassburger Neueste Nachrichten*, 1897. — Pfeiffer, *Monatshefte für prakt. Thierheilkunde*, 1897-98. — Bayer, *Ibid.*, 1898-99.

D'Arboval, *Dictionnaire vétérinaire*, t. 1. — Gourdon, *Éléments de chirurgie vétérinaire.* — Bouley, art. Assujettissement du *Dictionnaire de Médecine et de chirurgie vét.*, t. I. — Hering, *Handbuch der thierärztlichen Operationslehre*, 1879. — Peuch et Toussaint, *Précis de chirurgie.* 2e édit., 1887. — Lanzillotti-Buonsanti, *Trattato di Tecnica e Terapeutica chirurgica.* 1889. — Möller. *Allgemeine Chirurgie u. Operationslehre.* — Bayer, *Operationslehre* in *Handbuch der thierärtlichen Chirurgie*, 1900.

B. Assujettissement des Ruminants. — Berger, *Recueil de méd. vét.*, 1833. — Rueff, *Repertor. für Thierheilkunde*, 1849. — De Guaita, *Journal d'agricult. pratique*, 1857. Roland, *Ibid.* — May, *Das Rind.* München, 1863. — Bailleux, *Annales de méd. vét.*, 1864. — Scheler, *Ibid.*, 1865. — André, *Ibid.*, 1890. — Coret, *Recueil de méd. vét.*, 1885. — Brissot, *Ibid.*, 1886. — Faure, *Progrès vét.*, 1890. — Guittard, *Ibid.*, 1890. — Jourand, *Ibid.*, 1890. — Bax, *Ibid.*, 1890.

Hess, *Die Fusskrankheiten des Rindes und die Anwendung der Zwangsmittel.* Zurich, 1887. — Lanzillotti-Buonsanti, *Trattato di Tecnica e Terapeutica chirurgica.*

CHAPITRE II

ANESTHÉSIE

L'idée de soustraire les blessés à la douleur est aussi ancienne que l'art de guérir. A toutes les époques, l'une des préoccupations des chirurgiens a été d'atténuer les souffrances dans les opérations. Mais longtemps les essais faits dans ce but sont restés vains, et il y a un demi-siècle à peine on n'espérait guère l'atteindre. Éviter la douleur dans les opérations, disait Velpeau, « est une chimère qu'il n'est pas permis de poursuivre : instrument tranchant et douleur sont, en médecine opératoire, des mots qui ne se présentent point l'un sans l'autre et dont il faut nécessairement admettre l'association ».

Quelques années plus tard, cette chimère dont parlait Velpeau était devenue une réalité. Le 14 octobre 1846, Warren pratiquait, en présence des étudiants de la Faculté de médecine de Boston, la première opération faite sous l'anesthésie. A un malade auquel Morton faisait respirer l'éther et qui s'endormit au bout de quelques minutes, il enleva, sans provoquer la moindre réaction, le moindre cri, une tumeur du cou qui exigea une longue et laborieuse dissection. Revenu à lui, le patient déclara qu'il n'avait ressenti aucune douleur. Telle fut la première application importante de la découverte de Morton. Elle ouvre l'ère de l'anesthésie chirurgicale. (Forgue et Reclus.)

Le mois suivant, l'éthérisation était connue en Europe. Boots et Lister les premiers l'employèrent en Angleterre. Le 12 janvier 1847, Malgaigne fit part à l'Académie de médecine de plusieurs opérations qu'il venait de pratiquer sans que les malades eussent ressenti aucune douleur. Les faits se multiplièrent vite, favorables à la méthode, qui bientôt fut répandue dans tous les pays. Au cours de l'année 1847, on institua des expériences sur l'anesthésie des animaux. Renault, Bouley, Thiernesse, Rey, publièrent les premières observations démontrant les avantages que l'on peut tirer de l'éthérisation dans les grandes opérations faites chez le cheval.

Le 10 novembre 1847, Simpson révélait les propriétés anesthésiques du chloroforme ; se basant sur une série de cinquante opérations, il déclarait cet agent supérieur à l'éther. On reprocha à celui-ci sa grande volatilité, son inflammabilité, son odeur pénétrante qui gêne l'opérateur, les aides, et la nécessité, pour pallier ces inconvénients, de faire usage d'appareils spéciaux d'inhalation. Dans les essais comparatifs faits avec ces deux agents, le chloroforme l'emporta ; c'est lui qui a été généralement employé jusqu'à l'époque actuelle par les chirurgiens de l'homme. Cependant l'éther a toujours eu ses partisans et ses indications. Si le chloroforme est moins volatil, moins odorant, moins inflammable, si son action est plus prompte et plus énergique, il est plus dangereux que l'éther. Avec ce dernier le sommeil est plus lent, moins profond ; il y a une phase d'excitation plus accusée ; mais en raison de son action excitante sur le cœur, l'éther expose moins que le chloroforme à la syncope primitive. Bien administré, il est presque toujours inoffensif.

On a essayé nombre d'autres substances et d'autres procédés pour obtenir la narcose chez les sujets des diverses espèces domestiques. On a expérimenté notamment le mélange d'éther et de chloroforme, l'éther administré par la voie rectale, la morphine, — le chloral en injections intraveineuse, rectale ou intrapéritonéale, — le chloroforme associé à la morphine et à l'atropine, la benzine, l'hypnone, l'uréthane, le paraldéhyde, le bichlorure de méthylène, l'amylène, le bromure d'éthyle, le pental.

Par l'*anesthésie générale*, on plonge le patient dans un sommeil artificiel plus ou moins profond. Mais il n'est pas toujours nécessaire d'agir sur l'organisme tout entier. Souvent l'on a recours à l'*anesthésie locale*, à des agents qui n'insensibilisent que la partie du corps où doit porter l'acte opératoire, et dont les principaux sont le froid (neige, glace, mélanges réfrigérants, pulvérisation de certains liquides), la cocaïne, l'eucaïne et le gaïacol.

I. — ANESTHÉSIE GÉNÉRALE

Les *indications* de l'anesthésie sont beaucoup plus restreintes pour les animaux que pour l'homme. Sans doute nous devons nous efforcer d'épargner la douleur à nos opérés ; mais, en général, notre intervention doit être aussi économique que possible, et la narcose a ses dangers. Avec les moyens d'assujettissement dont nous disposons, nous pouvons faire presque toutes les opérations sans recourir aux anesthésiques. Ceux-ci sont cependant utiles, dans certains cas, pour atténuer ou pour supprimer les défenses, les mouvements brusques et désordonnés auxquels se livrent les animaux au cours des opérations douloureuses. Parfois les réactions rendent impossible l'exécution de certaines manœuvres (réduction des hernies, accouchements dystociques); elles peuvent occasionner des échappées de la main seule (opérations intra-abdominales) ou armée d'un instrument — échappées souvent redoutables si l'on travaille dans une région à zone dangereuse, renfermant des organes qui ne doivent subir aucune atteinte. L'anesthésie est encore avantageuse pour les interventions délicates sur l'œil et pour toutes les grandes opérations faites sur les chevaux de sang, dont les réactions sont particulièrement violentes. Pour les ruminants, on n'y a guère recours que dans les accouchements laborieux. Pour les petits animaux, la laparatomie, les parturitions dystociques, les amputations et les opérations pratiquées sur les yeux peuvent la nécessiter.

Comme *contre-indications* de l'anesthésie générale, nous mentionnerons les *affections du cœur* (lésions des valvules ou du myocarde) et celles *de l'appareil respiratoire* (emphysème, pneumonie et pleurésie chroniques, — états morbides qui prédisposent à la syncope précoce et à la syncope tardive. — Selon Arloing, l'éther serait l'anesthésique de choix pour les sujets atteints d'emphysème avec dilatation du cœur droit; le chloroforme conviendrait mieux lors d'affection du cœur gauche, et le chloral lorsqu'il y a des intermittences. Expérimentant sur des chevaux atteints d'affections chroniques du poumon et du cœur, Guinard a trouvé le chloroforme dangereux alors que l'éther était bien supporté ; il estime que l'éthérisation est, pour les animaux, le procédé anesthésique de choix.

Au cours des opérations sanglantes pratiquées sur la face (sinus et cavités nasales), si le patient est anesthésié, on placera la tête en position déclive, afin d'éviter la pénétration du sang dans les voies respiratoires et la suffocation.

La narcose étant le résultat de l'action spéciale qu'exercent directement sur les centres nerveux les agents qui la provoquent, une condition indispensable à sa réalisation, c'est l'arrivée à ces centres d'une suffisante quantité de l'agent anesthésiant.

Tandis que les anesthésiques fixes peuvent être administrés par des voies diverses (veines, muqueuses, séreuses, tissu conjonctif sous-cutané), les anesthésiques volatils, pour produire tous leurs effets, doivent pénétrer par la muqueuse respiratoire. Injectés dans les organes ou dans les veines, les premiers traversent les capillaires pulmonaires sans déperdition sensible et agissent massivement sur les centres. Les autres s'échappent en forte proportion à travers les parois de ces vaisseaux, et il n'en reste pas assez dans le sang artérialisé pour amener l'anesthésie; au contraire, si ces agents sont introduits à l'état de vapeurs dans les voies respiratoires, ils pénètrent en grande quantité dans le sang qui descend au cœur gauche; cette quantité passant intégralement dans l'arbre artériel, l'anesthésie se produit vite.

Les anesthésiques volatils directement portés dans les voies respiratoires provoquent une série de phénomènes qui se succèdent d'ordinaire dans un ordre constant et que l'on a groupés en trois périodes : 1° *période d'excitation ;* 2° *période d'anesthésie,* de *tolérance anesthésique* ou *période chirurgicale ;* 3° *période de collapsus* ou *d'intoxication.*

La période d'*excitation*, due à l'action des vapeurs anesthésiques sur les extrémités nerveuses de la muqueuse des voies respiratoires supérieures, puis sur les centres eux-mêmes, s'accuse surtout par de l'agitation et des signes d'hyperesthésie des organes sensoriels. Des réactions violentes se produisent, la respiration et la circulation s'accélèrent, les muqueuses s'injectent, la pupille se dilate ; mais bientôt le cœur se ralentit, la respiration devient plus régulière, plus facile, plus large, les pupilles se contractent, l'agitation s'apaise, le sommeil commence. Pendant ce premier stade, les vapeurs anesthésiques peuvent déterminer, chez quelques prédisposés, la *syncope respiratoire*, la *syncope cardiaque* ou l'*asphyxie par spasme de la glotte.*

Durant la période d'*anesthésie*, l'activité des centres — des lobes cérébraux, de la moelle et du mésocéphale — est suspendue. Le patient est endormi ; les centres excito-moteurs sont paralysés, les muscles sont dans la résolution : si l'on soulève les membres, ils retombent inertes sur le sol. La respiration se ralentit, les mouvements des côtes sont bornés et ceux du flanc plus étendus qu'à l'ordinaire. Le cœur s'accélère dès que son centre modérateur est paralysé, mais le pouls reste régulier et plein jusqu'au moment où le stade d'intoxication arrive. Les yeux sont déviés, les pupilles demeurent contractées et immobiles. Les réflexes cessent aux diverses régions à mesure que la sensibilité s'y éteint. L'anesthésie ne se produit pas simultanément dans tous les tissus et en toutes les régions, mais successivement aux organes à sensibilité spinale — membres, tronc, — aux organes des sens, dans ceux innervés par des branches d'origine bulbaire, enfin dans le domaine du grand sympathique. C'est aux muqueuses nasale, buccale, oculaire, et dans la sphère génitale que l'on constate les derniers réflexes. — Chez des sujets dont l'anesthésie paraît complète, parfois au premier coup de bistouri donné dans la région malade, une réaction se produit, due à ce que certains tissus altérés, très endoloris, sont encore sensibles, alors qu'autour d'eux tous les tissus dorment. Quand l'intervention doit porter sur des parties enflammées, la zone opératoire peut donc être l'*ultimum dormiens,* la dernière à perdre sa sensibilité sous l'action des anesthésiques. — Dès que la narcose est complète, il suffit, pour la prolonger, de continuer l'administration à très petites doses de l'agent anesthésiant ; avec des doses fortes, elle entre bientôt dans la troisième période.

Produite par l'absorption d'une quantité trop considérable de vapeurs anesthésiques, la période de *collapsus* ou d'*intoxication* a pour principaux signes le ralentissement de plus en plus accusé de la respiration, de la circulation, et la dilatation brusque de la pupille. Les mouvements respiratoires sont superficiels et cessent par instants ; les systoles cardiaques s'affaiblissent ; le pouls est petit, mou, irrégulier. Enfin le bulbe, l'*ultimum moriens,* est intoxiqué ; la respiration s'arrête et le cœur cesse de battre.

Suivant que l'on fait usage de l'éther, du chloroforme ou d'autres agents, les phénomènes de l'anesthésie offrent de notables différences. Avec l'éther, nous l'avons dit, la période d'excitation est plus prononcée et plus longue qu'avec le chloroforme. Dans la narcose par les anesthésiques fixes, la phase d'excitation est tantôt à peine marquée, tantôt très accusée. Tandis que le chloral en injection intraveineuse provoque immédiatement une anesthésie profonde, sans période d'agitation, les sels de morphine donnent lieu parfois à une vive surexcitation qui se prolonge pendant plusieurs heures. Mais ces différences dans la marche de la narcose réalisée avec les différents anesthésiques intéressent beaucoup plus le physiologiste que le praticien. Ce qui préoccupe légitimement celui-ci, c'est le degré de toxicité de ces agents, ce sont les dangers qu'ils font courir à l'opéré, et tous les anesthésiques généraux ne sont pas sans exposer à quelques périls.

Anesthésie du cheval.

Anesthésie par l'éther. — Il y a deux modes d'administration de l'éther : 1° la *méthode rapide, forte* ou *massive,* qui est dangereuse et doit être rejetée ; 2° la *méthode douce,* qui consiste à faire pénétrer dans les voies respiratoires un mélange d'air et de vapeurs d'éther ; c'est la seule recommandable.

Faire pénétrer l'éther par doses progressives ; au besoin, interrompre les inhalations à certains moments ; les suspendre ou ne les continuer que par intervalles dès que l'anesthésie est obtenue ; pendant toute la durée de celle-ci, surveiller la respiration et les réflexes : telles sont les principales règles.

Le cheval, tenu à jeun, est abattu puis débarrassé de tout lien pouvant gêner la respiration, comprimer la gorge, le bord inférieur de l'encolure ou le thorax. On se sert d'un tampon d'étoupe, d'ouate, ou mieux d'une compresse que l'on place près des naseaux. Un aide verse par petites quantités l'éther sur cette compresse. On rapproche ou l'on éloigne celle-ci des naseaux suivant que l'on veut faire pénétrer l'anesthésique en plus ou moins grande abondance.

La muqueuse des voies respiratoires supérieures est intolérante ; les premières vapeurs d'éther provoquent de l'agitation : l'animal hennit, se débat, se livre à des efforts quelquefois très violents ; la respiration et la circulation s'accélèrent. Ces phénomènes persistent souvent de quinze à vingt minutes. Sur quelques chevaux, on observe du pirouettement des yeux ; sur d'autres les paupières se ferment pour s'entr'ouvrir de nouveau dès que l'éthérisation est complète. La période d'excitation passée, si des troubles respiratoires ou circulatoires se produisent, si la respiration devient précipitée ou si elle est entrecoupée d'arrêts, si les pulsations sont petites, irrégulières ou intermittentes, il faut suspendre les inhalations.

La disparition de la sensibilité, l'inertie musculaire, les caractères du pouls et de la respiration, les variations du champ pupillaire, la persistance ou la cessation du réflexe palpébral permettent de reconnaître le degré de la narcose. Complète, elle est caractérisée surtout par la disparition du réflexe conjonctival et l'atrésie de la pupille. Quand elle est poussée à ce degré, l'attouchement de la conjonctive et de la cornée ne provoque plus la contraction de l'orbiculaire palpébral, — le dernier réflexe de la vie de relation. Celui-ci est considéré comme le régulateur de l'anesthésie ; dès qu'il a cessé de se produire et tant qu'il demeure aboli, on doit suspendre les inhalations ; on les recommence dès qu'il reparaît. Il est doublement précieux : il accuse un sommeil profond, et l'on est encore loin des accidents toxiques. Les variations de la pupille fournissent également des indications utiles. A mesure que l'anesthésie s'accentue, la pupille qui était agrandie (mydriase) à la période d'excitation, se contracte (myosis) ; elle demeure rétrécie et immobile tant que le sommeil se prolonge ; elle se dilate lentement lorsque la sensibilité reparaît. Sa dilatation brusque au cours d'une anesthésie avancée est un signe d'intoxication bulbaire et d'imminence de syncope. — Quand le réflexe palpébral est aboli et la pupille contractée, la sensibilité a disparu et tous les muscles sont inertes. Si la respiration et la circulation s'accomplissent d'une façon régulière, l'anesthésie peut être longtemps continuée sans danger, en administrant, par intermittences, de nouvelles doses d'éther.

L'opération terminée, on désentrave le patient et on l'abandonne à lui-même jusqu'à ce qu'il se relève.

L'éther étant très volatil, pour éviter sa déperdition, on a conseillé l'usage de l'appareil de Junker, que quelques-uns emploient aussi pour administrer le chloroforme. Réduit à sa plus simple expression, cet appareil se compose d'un flacon gradué contenant l'anesthésique et fermé par un bouchon de caoutchouc, percé de deux trous dans lesquels sont engagés deux tubes de verre coudés. Sur l'un, qui plonge dans le liquide, on fixe le tube d'une soufflerie de Richardson (s) ; sur l'autre, qui n'arrive pas au contact du liquide, est également adapté un tube de caoutchouc terminé par deux renflements piriformes (r) que l'on introduit dans les naseaux (fig. 30). Dès que l'on fait

fonctionner la soufflerie, l'air barbote dans le liquide et se charge de
vapeurs anesthésiques qui sont amenées sans déperdition à l'entrée
des voies respiratoires ; néanmoins, il est très difficile d'obtenir la narcose, même en se servant d'un appareil pourvu de deux conduits de

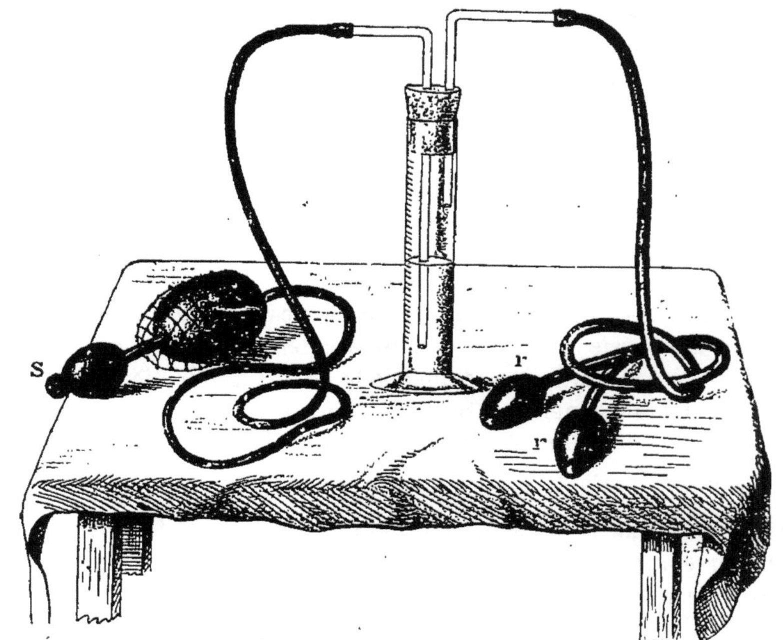

Fig. 30. — Inhalateur pour l'éthérisation et la chloroformisation.

dégagement. — On a remplacé les tubes de verre par des tubes métalliques et le flacon a été entouré d'un fourreau de cuir, muni d'un crochet, qui permet à l'aide de suspendre l'appareil à sa boutonnière. —
Les inhalateurs à soupape sont abandonnés. Quant à la muselière en
cuir, aux masques en fer-blanc, aux inhalateurs sacciformes, on leur
préfère généralement la simple compresse.

Pour provoquer le sommeil, souvent il faut une quantité considérable d'éther : 250 à 500 grammes, quelquefois davantage. Le réveil
est aussi plus lent qu'avec le chloroforme, et l'animal reste hébété
pendant un temps plus long. Ces inconvénients sont compensés par
une nocivité moindre.

Pour être moins dangereux que le chloroforme, l'éther n'est cependant pas
innocent, comme quelques-uns le prétendent. Dans la chirurgie de l'homme,
bien qu'on l'ait beaucoup moins employé que le chloroforme, il a fait un certain nombre de victimes. Si Ollier, sur un total de 40 000 anesthésies pratiquées à l'Hôtel-Dieu de Lyon, n'a pas eu une seule mort, il s'agit là d'une
longue « série heureuse ». A Lyon même, de 1857 à 1878, il y a eu six cas de
mort imputables à l'éther (Vallas). Les statistiques résumées plus loin
montrent qu'avec l'éther les cas de mort sont environ six fois moins nombreux
qu'avec le chloroforme.

L'anesthésie par l'introduction de vapeurs d'éther dans le rectum, essayée d'abord sur les animaux (Dupuy, Thiernesse), préconisée chez l'homme par Pirogoff et récemment par Daniel Mollière (1884), a été recommandée par Cagny, pour le cheval, surtout dans le but de provoquer un certain degré d'assoupissement devant faciliter l'abatage ou permettre l'exécution facile de diverses opérations dans la position debout. L'application en est simple. Un flacon ou un tube à essai effilé à sa partie supérieure est partiellement rempli d'éther. Sur son goulot est adapté un tube de caoutchouc dont l'autre extrémité est introduite dans le rectum. Le récipient contenant l'anesthésique est placé dans l'eau à 50°. Les vapeurs d'éther se dégagent immédiatement, pénètrent dans le rectum et sont vite absorbées par la muqueuse : 30 à 50 grammes d'éther suffisent. — Mais l'expérience n'a pas confirmé les avantages attribués à ce moyen. Souvent, au lieu de la demi-anesthésie que l'on veut provoquer, il survient des phénomènes de vive excitation; quelquefois le cheval fait de violents efforts expulsifs pouvant amener le prolapsus rectal. Chez l'homme, maintes fois on a vu se produire de la cyanose, du collapsus et une véritable asphyxie.

ANESTHÉSIE PAR LE CHLOROFORME. — Chez le cheval, lorsqu'on veut obtenir une anesthésie rapide et complète, on se sert du chloroforme. Celui-ci n'est pas, pour les solipèdes, aussi dangereux qu'on l'a prétendu. Dès 1847, Rey s'assurait qu'on pouvait en faire usage pour endormir ces animaux. Möller a anesthésié plusieurs centaines de chevaux sans un seul accident. Il a fait sur la narcose du cheval par le chloroforme de nombreuses expériences relatées dans les *Monatshefte für praktische Thierheilkunde.*

Compulsant les résultats obtenus sur une première série de 126 chevaux (31 entiers, 38 juments, 57 hongres) qui, tous, furent anesthésiés jusqu'à cessation du réflexe oculaire, Möller a trouvé que la quantité moyenne de chloroforme dépensée avait été de 110 grammes par sujet, soit 25 grammes par 100 kilos d'animal ; le temps nécessaire pour produire la narcose a été en moyenne de vingt minutes, et sa durée également de vingt minutes. — Des poulains âgés de un à deux ans furent anesthésiés en sept à huit minutes avec 15-20 grammes de chloroforme. Pour certains chevaux, il fallut prolonger les inhalations pendant trente-cinq à quarante minutes et employer 200 à 250 grammes de chloroforme.

Vingt-huit chevaux reçurent 50 centigrammes de morphine en injection hypodermique une demi-heure avant de commencer les inhalations. L'anesthésie fut obtenue — chiffres moyens — en quinze minutes avec 95 grammes de chloroforme. Pour huit chevaux, on employa un mélange d'éther et de chloroforme : il fallut une demi-heure et 210 grammes du mélange.

La plupart des sujets qui reçurent de la morphine et du chloroforme manifestèrent des phénomènes de plus vive agitation qu'avec le chloroforme ou le mélange d'éther et de chloroforme.

Preipitsch-Freiberg a expérimenté sur les animaux les chloroformes purs de Pictet et d'Anschütz. Avec eux, la période d'excitation est très courte et ses phénomènes peu accusés, le sommeil est calme, la circulation peu troublée, le réveil rapide. Pour le cheval, la dose anesthésique moyenne est de 125 à 150 grammes.

On administre le chloroforme, comme l'éther, au moyen d'une éponge, d'un tampon d'étoupe ou d'une compresse. La *méthode rapide, forte* ou *massive* est dangereuse. La *méthode douce*, qui consiste à faire pénétrer dans les voies respiratoires un mélange d'air et de vapeurs de chloroforme, est la seule recommandable. L'aide doit débiter l'anesthésique très lentement, — quelques gouttes par seconde. De temps en temps on essuie le pourtour du naseau et la pituitaire avec un tampon d'ouate, afin de les soustraire à l'action irritante du chloroforme. Dans le même but, on peut enduire de vaseline le pourtour du naseau. Roux, Gresswell, Föhringer, Zangger, Hirzel ont conseillé l'usage d'appareils spéciaux ; mais la plupart empêchent l'accès de l'air et exposent à des accidents. Si l'on fait tomber le chloroforme goutte à goutte sur la compresse, il n'est pas nécessaire d'entrecouper les inhalations par de courtes intermittences.

La période d'excitation ne dure que quelques minutes ; il est des sujets chez lesquels elle est très peu accusée. Bientôt l'animal dort, et le sommeil est plus profond qu'avec l'éther. En répétant les inhalations, on peut prolonger l'anesthésie aussi longtemps qu'il est nécessaire.

Quand la chloroformisation a été poussée loin, il peut survenir des arrêts momentanés de la respiration. Möller a noté des suspensions de trente à quarante-cinq secondes. La fustigation des lèvres et des joues avec la main ou un linge mouillé suffit à provoquer des réflexes et le rétablissement de la respiration.

Quelques sujets sont très susceptibles vis-à-vis du chloroforme ; chez eux, les premières vapeurs déterminent des phénomènes de vive agitation et la marche de l'anesthésie est irrégulière. Mais, hormis des exceptions infiniment rares, le chloroforme n'est dangereux que lorsqu'il est mal donné ou administré à des animaux atteints d'affections cardio-pulmonaires. A l'autopsie d'un cheval mort pendant la chloroformisation, Kemp trouva une hypertrophie énorme du cœur et une endocardite valvulaire avec anévrysmes des sigmoïdes aortiques.

Tandis que le chloroforme pur et bien conservé provoque rapidement le sommeil, s'il est impur, l'anesthésie est plus lente, moins complète, semée d'alertes, et les syncopes sont à redouter.

Pour éviter les altérations du chloroforme, on l'additionnera d'une petite quantité d'alcool, on le répartira dans des flacons de verre bleu ou jaune, d'une contenance de 80 à 100 grammes, fermés à l'émeri et placés à l'abri de la lumière.

Les différents *mélanges anesthésiques*, entre autres ceux de Billroth (3 parties de chloroforme, 1 d'éther sulfurique, 1 d'alcool) et de Wachsmuth (5 parties de chloroforme et 1 d'essence de térébenthine rectifiée) ne valent pas le chloroforme pour l'anesthésie du cheval (Negotin). — Les mélanges titrés d'air et de chloroforme (méthode de Clover et de P. Bert) ont l'inconvénient d'exiger l'emploi d'appareils spéciaux. Ils sont inusités pour les animaux.

La *méthode mixte* de Dastre et Morat — les inhalations de chloroforme après *injection de morphine et d'atropine* — peut être utilisée pour l'anesthésie des solipèdes (Almy et Desoubry). A un cheval de taille moyenne, on injecte d'abord 10 à 15 centigrammes de chlorhydrate de morphine et 5 milligrammes de sulfate d'atropine en solution dans 10 grammes d'eau distillée. Une demi-heure après, on le couche et l'on commence l'administration du chloroforme. L'anesthésie se produit rapidement. Dans les expériences que l'un de nous a faites avec Desoubry, elle a été obtenue le plus souvent en sept à huit minutes avec 65 grammes de chloroforme; administré seul, celui-ci n'amenait la narcose qu'au bout de quinze minutes et la quantité nécessaire était de 120 grammes. — Cette méthode supprime ou abrège la période d'excitation et conjure la syncope. Les troubles cardiaques de l'anesthésie chloroformique peuvent aussi être évités par l'injection préalable de spartéine ou d'oxyspartéine.

En donnant le chloroforme au cheval debout, au moyen d'une musette en cuir percée de trous et contenant une éponge imprégnée de l'anesthésique, on obtient vite l'assoupissement et il est facile de procéder à l'abatage avec un minimum de réactions. Si l'on veut ensuite réaliser l'anesthésie complète, la période d'excitation est évitée.

Chez l'homme, les cas de mort dans l'anesthésie par le chloroforme sont rares. Beaucoup de chirurgiens qui pratiquent journellement de grandes opérations dans les hôpitaux n'ont jamais eu de décès. König a endormi au chloroforme 7 000 opérés et Nussbaum 15 000 sans un seul cas de mort imputable à cet agent. Lorsque Billroth perdit son premier sujet, il en était à sa 12 500ᵉ anesthésie. Cependant, déjà une statistique générale des chirurgiens allemands accusait des pertes notablement plus sensibles : 99 décès sur 285 380 anesthésies, soit 1 pour 2 880. En 1894, au congrès allemand de chirurgie, Gürlt a communiqué une statistique portant sur 163 490 anesthésies avec 61 cas de mort, soit une mortalité moyenne de 1 p. 2 680. Pour 32 725 chloroformisations il y a eu 17 morts, soit 1 p. 1 924 : avec le mélange d'éther et de chloroforme la mortalité a été de 1 p. 8 014 et avec l'éther de 1 p. 26 268. Comparant les résultats de 524 000 chloroformisations et de 314 000 éthérisations, Julliard trouve que le taux de la mortalité a été pour le chloroforme de 1 p. 3 258, et pour l'éther de 1 p. 14 987. La statistique de Glück accuse pour le chloroforme 1 mort sur 2 907 anesthésies et pour l'éther 1 sur 14 646. Lépine fait remarquer qu'en tenant compte des accidents non livrés à la publicité, « on peut présumer qu'il y a un cas de mort sur 1 200 chloroformisations ». Aussi Körte, Landau, Vogel, Poncet, Augagneur, Gangolphe, puis beaucoup d'autres ont-ils cherché à faire prévaloir l'éthérisation.

A l'école vétérinaire de Berlin, pendant l'année scolaire 1898-99, Fröhner a opéré 142 chevaux sous le chloroforme. Il ne s'est produit aucun accident. Sur un total de 800 chevaux anesthésiés par le chloroforme, cet auteur signale 1 cas de mort par intoxication, 1 cas « d'asphyxie grave », 2 cas de pneumonie, plusieurs cas de vomissement et de paralysie des cordes vocales.

Anesthésie par le chloral. — Comme anesthésique du cheval, le chloral s'emploie seul, en injection intraveineuse, ou en lavement après une injection hypodermique de morphine.

Injections intraveineuses. — Les recherches d'Oré et de Vulpian ont montré que le chloral, en solution au 1/3° ou au 1/5°, injecté dans l'appareil veineux, produit très rapidement l'anesthésie complète. Ce procédé, que Colin a déclaré dangereux, que les chirurgiens de l'homme (Gosselin, Trélat, Lefort) ont immédiatement proscrit, a été conseillé en France et en Danemark pour le cheval, animal chez lequel l'injection intraveineuse est d'une facile exécution à la jugulaire.

Étudié dès 1875 par Humbert, qui a anesthésié un grand nombre d'animaux sans accident, préconisé par lui en 1884, ce procédé est excellent pour obtenir la narcose profonde sur les chevaux d'expérience et sur les sujets qui servent aux exercices de chirurgie (Nocard). On peut se servir de l'appareil de Dieulafoy et d'une solution filtrée au 1/10°, au 1/5° ou au 1/3°, dont on injecte dans la jugulaire une quantité variable suivant le poids des sujets.

Pratiquée dans un but thérapeutique, l'injection intraveineuse exige la désinfection de la région et l'asepsie du trocart ou de l'aiguille. Tout étant préparé, un aide comprime la veine à la partie inférieure de la gouttière jugulaire, l'opérateur tend la peau en exerçant sur elle une traction vers la tête avec l'une des mains ; de l'autre, il introduit obliquement de haut en bas, dans le vaisseau distendu, l'aiguille creuse ou le trocart. Un aide tient la canule inclinée. On pousse lentement dans la veine la quantité de chloral qui doit être injectée. On retire la canule par une action brusque de la main, en évitant de soulever la peau.

La dose anesthésique est de 8 à 10 grammes par 100 kilos d'animal. En peu d'instants le cheval dort, l'immobilité est absolue, la résolution musculaire complète ; les muqueuses ont une teinte légèrement cyanosée, la respiration et la circulation un moment troublées reviennent vite à leur rythme normal. Suivant la quantité de chloral injectée, la durée de la narcose varie de une à trois heures. — Le réveil est lent ; le sujet éprouve parfois des tremblements généraux. Il se relève en chancelant ; des phénomènes comateux peuvent persister pendant une à deux heures.

Quand la dose injectée a été trop forte ou que le sujet est anormalement susceptible à l'égard du chloral, le sommeil est très profond, la teinte des muqueuses se fonce de plus en plus, la pupille se dilate, la respiration et la circulation se ralentissent, la température s'abaisse, la mort peut arriver.

Lorsque l'opération est mal pratiquée, du chloral peut s'épancher dans le tissu périveineux : des accidents graves sont à redouter. Presque tous les vétérinaires qui ont essayé ce moyen ont vu se produire des complications de phlébite et l'ont abandonné. La phlébite apparaît généralement du deuxième au quatrième jour ; elle se manifeste par une tuméfaction diffuse de la gouttière jugulaire, puis la suppuration survient ; fréquemment il y a des lésions nécrotiques. Dans un cas, nous avons vu la veine, détruite, s'éliminer dans presque toute l'étendue de l'encolure. — On a encore reproché au chloral son action vaso-dilatatrice, qui augmente l'hémorragie dans les opérations sanglantes. — Enfin, bien qu'on l'ait peu employé, il a, comme les autres anesthésiques, sa table mortuaire. Des chevaux auxquels Möller avait injecté 50 grammes de chloral dans la jugulaire ne se sont pas réveillés. Sans doute on peut objecter que ces animaux n'ayant pas été pesés, la dose de chloral a été trop forte. Mais nous avons eu un cas de mort avec la dose classique. En 1889, un de nos confrères nous demanda de l'assister pour mettre le feu à un de ses chevaux. Celui-ci étant extrêmement irritable, il fut convenu que nous l'anesthésierions par une injection intraveineuse de chloral. La dose employée ne fut pas supérieure à 10 grammes par 100 kilogrammes d'animal. Pendant la première partie de la cautérisation, il y eut quelques légères réactions. Au bout de quinze à vingt minutes, alors que l'opération était presque terminée, la respiration s'arrêta, et quelques instants plus tard, malgré des pressions méthodiques effectuées sur le thorax pour conjurer l'asphyxie, la mort survint.

Bien que l'injection intraveineuse pratiquée aseptiquement et par des mains expérimentées soit déclarée inoffensive, elle a malheureusement donné à beaucoup de praticiens de tels désastres qu'ils ont dû y renoncer. Chez l'homme, dit Dujardin-Beaumetz, « les accidents graves qui se sont produits ont fait abandonner cette méthode ». Peuch déclare qu'elle restera « un procédé de laboratoire » ; Trasbot et Möller la condamnent. Quant à nous, nous en avons définitivement restreint l'emploi pour les sujets qui servent aux travaux pratiques de chirurgie.

Chloral et morphine. — Afin d'éviter les accidents auxquels expose l'injection intraveineuse de chloral, Cadéac et Malet ont proposé de réaliser l'anesthésie par l'association de cet agent avec la morphine. Dans leurs expériences, ils ont obtenu l'anesthésie complète en injectant, dans le tissu conjonctif sous-cutané, une solution de 80 centigrammes à 1 gramme de chlorhydrate de morphine, et en donnant au bout de dix minutes un lavement de 80 à 100 grammes de chloral. Mais la narcose survient lentement, et parfois elle est précédée d'une assez longue période d'excitation. Esser conseille ce moyen pour les cas où le chloroforme est contre-indiqué. — Nous y avons souvent recours pour assoupir les chevaux irritables qui doivent être assujettis en position décubitale. Une demi-heure avant de les coucher, nous leur injectons dans le tissu conjonctif de 20 à 40 centigrammes de morphine, et dans le rectum un lavement contenant de 30 à 60 grammes de chloral. — C'est aussi le procédé auquel Fröhner accorde actuellement la préférence. Il injecte dans le rectum un lavement contenant de 100 à 150 grammes de chloral (eau bouillie, 3 litres; chloral hydraté, 100-150 grammes; gomme arabique, 75 grammes). — On évitera l'emploi de solutions trop concentrées; elles sont irritantes pour la muqueuse et peuvent déterminer le renversement du rectum.

L'inhalation de vapeurs de chloral ne produit pas l'anesthésie, pas même l'assoupissement. — Donné par la bouche, à la dose de 40 à 80 grammes, en solution étendue, le chloral provoque de l'engourdissement, de la somnolence, de l'incoordination des mouvements, mais non l'anesthésie complète. C'est là, du reste, un mode d'administration qui n'est point à recommander.

Anesthésie par la morphine. — Chez le cheval, les injections souscutanées de chlorhydrate de morphine ont été recommandées pour provoquer une demi-anesthésie devant faciliter l'exécution de diverses opérations sur les animaux assujettis debout. Suivant leur taille, on injecte de 20 à 60 centigrammes de ce sel. Les doses plus fortes sont inutiles. Chez certains chevaux, la morphine amène de la somnolence, de l'engourdissement et une résolution musculaire plus ou moins prononcée; quelques animaux irritables, indociles ou dangereux, deviennent calmes, faciles à manier; mais chez d'autres, même avec de fortes doses, le but est manqué, et il peut survenir des phénomènes d'excitation qui persistent pendant plusieurs heures : les sujets s'agitent violemment, se livrent à des mouvements désordonnés, ruent, secouent la tête ou poussent au mur, comme dans l'indigestion compliquée d'hyperémie encéphalique. Nous avons vu des chevaux chez lesquels ces phénomènes ont duré plusieurs heures. Beaucoup de praticiens ont observé des faits semblables. Toutefois, ce moyen peut rendre des services, et quand la dose injectée n'est pas excessive, il n'expose à aucun danger.

Le *bichlorure de méthylène*, expérimenté par Negotin dans l'anesthésie du cheval, a été reconnu inférieur au chloroforme. Il en a été de même pour l'*hypnone*, l'*uréthane*, le *bromure d'éthyle*, le *pental* et la *benzine*. Des inhalations de ce dernier agent provoqueraient d'abord un stade d'excitation, puis de la somnolence au bout d'environ dix minutes, et plus tard un sommeil.

tranquille qui pourrait être longtemps prolongé par de nouvelles inhalations. (Harms.)

Mentionnons encore l'*anesthésie brométhylchloroformique* recommandée par Pavlow. On commence l'anesthésie avec le bromure d'éthyle, et le sommeil obtenu, on le prolonge par le chloroforme. C'est un procédé qui n'est ni sans inconvénients, ni sans danger.

Le *sulfonal* est avantageux pour assoupir le cheval et faciliter l'abatage. Une demi-heure avant celui-ci, on le donne à la dose de 25 à 40 grammes, mélangé à un litre d'avoine mouillée (Desoubry).

Anesthésie des ruminants et du porc.

Chez les RUMINANTS et le PORC, on n'emploie que très exceptionnellement les anesthésiques.

Les expériences de Tabourin et Saunier ont montré que les grands ruminants peuvent être soumis à l'éthérisation et à la chloroformisation ; mais, pour ces animaux, l'éther et le chloroforme sont aujourd'hui justement délaissés. L'éther est dangereux pour le bœuf, et le chloroforme provoque presque invariablement chez le mouton une broncho-pneumonie mortelle (Negotin, Preipitsch-Freiberg). — Pour le bœuf, Negotin a recommandé le chloral (50-75 grammes) donné par la bouche, et Harms les inhalations de benzine. — Pour tous les animaux de consommation, lorsque, dans un but chirurgical, on doit obtenir un certain degré d'anesthésie, on emploiera de préférence les liquides alcooliques, afin de pouvoir, en cas d'insuccès opératoire, livrer la viande à la consommation. — Pour les sujets de l'espèce bovine, le procédé le plus simple consiste à faire prendre, en breuvage, une forte dose d'eau-de-vie ou de rhum (1/2 litre à 1 litre). Au bout de cinq à dix minutes, l'engourdissement commence et s'accentue peu à peu. L'ivresse amène la résolution musculaire.

Anesthésie du chien et du chat.

Dans les laboratoires, souvent on anesthésie le chien pour l'exécution des opérations que nécessitent les études de physiologie et de pathologie expérimentale (ablation de la rate, du rein, du pancréas, du foie, résection de l'estomac, extirpation des glandes thyroïdes et parathyroïdes). Mais pour les interventions chirurgicales, il en va autrement. Les vétérinaires préfèrent opérer à huis clos, les sujets en pleine connaissance ; ils évitent ainsi toute surprise fâcheuse et une perte de temps. Sauf la laparatomie, l'opération césarienne, l'abaissement, la discision ou l'extraction du cristallin et l'ablation de tumeurs malignes volumineuses, les opérations que l'on est appelé à faire sur le chien peuvent être aisément pratiquées sans l'anesthésie. Même la kélotomie est d'une exécution très simple sans la narcose.

Les uns recommandent l'éther, les autres le chloroforme ; c'est encore celui-ci qui mérite la préférence. Chez les carnassiers, la respiration pouvant se faire par la bouche comme par le nez, il est dangereux de supprimer la première voie d'introduction de l'air en tenant les mâchoires rapprochées avec les mains ou au moyen d'une ligature.

Le *chien* sera tenu en position costale, les mâchoires libres ou écartées par un mors spécial ; on donnera le chloroforme par les narines ou à la fois par le nez et la bouche, au moyen d'un tampon d'ouate ou d'une petite éponge. — L'éther est administré de la même manière.

Pour obtenir plus rapidement la narcose et en diminuer les dangers, on a conseillé d'associer la morphine à l'éther ou au chloroforme. Möller injecte d'abord sous la peau 5 à 10 centigrammes de chlorhydrate de morphine, puis au bout d'un certain temps il éthérise. D'autres emploient la morphine et le chloroforme. Laborde préfère le mélange de chloroforme et d'éther (9 parties de chloroforme pour 1 d'éther). Cagny fait pénétrer les vapeurs d'éther par la muqueuse rectale.

Comme chez le cheval, l'injection intraveineuse de chloral est dangereuse. — Cadéac et Malet, Esser, Guinard, emploient la morphine en injection sous-cutanée et le chloral en lavement :

Chlorhydrate de morphine .... 5 milligr. par kilo.
Chloral............................ .... 1 gr.   —

Les inconvénients sont les mêmes que pour le cheval : anesthésie souvent lente, hémorragie abondante, danger de prolapsus rectal.

Ch. Richet a recommandé les injections intrapéritonéales de chloral seul ou associé à la morphine :

Chlorhydrate de morphine.............. 2 milligr. 5 par kilo.
Chloral........................... ,...... 5 décigr.   —

Injecté dans le péritoine, le chloral produit, en dix minutes environ, une anesthésie complète. On fait l'injection avec la seringue de Pravaz aseptisée : l'intestin fuit sous l'aiguille et le péritoine supporte bien le chloral dilué.

En associant le chlorhydrate de morphine et le chloral on obtient une anesthésie de plus longue durée (une heure environ), et la syncope est peu à craindre.

Mais le procédé de choix est celui de Dastre et Morat. Il consiste à employer le chloroforme après avoir fait une injection d'atropomorphine. La morphine supprime l'excitation du début de l'anesthésie, et l'atropine conjure la syncope en suspendant la fonction du centre modérateur cardiaque, des fibres d'arrêt du pneumogastrique, voie centrifuge du réflexe syncopal. On injecte d'abord sous la peau la solution d'atropomorphine, à raison de 1/2 centimètre cube par kilo d'animal :

Chlorhydrate de morphine .... 2 décigr.
Sulfate d'atropine. .... 2 centigr.
Eau distillée......... .... 10 gr.

Au bout de vingt à vingt-cinq minutes, on commence les inhalations de chloroforme. Quelques grammes suffisent pour obtenir une anesthésie complète qui se prolonge pendant une à deux heures.

Pour l'homme, Aubert a conseillé l'emploi de la solution suivante, qui renferme une proportion moindre de morphine et surtout d'atropine.

Chlorhydrate de morphine.. .... 10 centigr.
Sulfate d'atropine............................. 5 milligr.
Eau distillée.................................. 10 gr.

Pour le chien aussi, cette solution doit être préférée à la première. On en injecte un demi-centimètre cube aux chiens de petite taille, 1 à 2 centimètres cubes aux sujets de taille moyenne, 3 à 4 aux chiens des grandes races. Au bout de quinze à vingt-cinq minutes, on administre le chloroforme.

Ce procédé donne un sommeil profond, de longue durée ; il n'expose à aucun danger de syncope. (Kaufmann, Desoubry.)

Langlois et Maurange ont remplacé l'atropomorphine par la spartéomorphine. Bien moins toxique que l'atropine, la spartéine prévient la syncope par son action cardiotonique.

Le *chat* est très sensible aux divers anesthésiques. La mort est à craindre lorsqu'on les lui administre à dose un peu forte, ou trop rapidement, ou lorsqu'on prolonge les inhalations.

Un premier procédé commode consiste à placer l'animal sous une cloche de verre et à y introduire de petites éponges ou des tampons d'ouate imbibés de chloroforme : bientôt le patient chancelle et tombe ; on l'enlève et l'on pratique l'opération. Mais ce moyen ne donne qu'un court sommeil, et si l'on répète les inhalations, l'animal peut succomber. — Preipitsch-Freiberg affirme que le chat peut être anesthésié sans danger par les chloroformes de Pictet et d'Anschütz.

C'est encore la méthode de Dastre et Morat qui est le procédé de choix ; toutefois, le chat étant extrêmement sensible à l'action de la morphine, qui produit chez lui une très vive excitation, la dose de cet agent ne doit pas être supérieure à $0^{gr},0005$ (au lieu de $0^{gr},005$) par kilo. Guinard, qui donne ces indications, a recommandé un autre procédé permettant d'obtenir une narcose de plus longue durée. Il fait une injection hypodermique de chlorhydrate de morphine, puis, dès que les phénomènes d'excitation s'apaisent (au bout d'un quart d'heure à vingt minutes), il place le chat sous une cloche avec quelques éponges imprégnées de chloroforme. On prend l'animal dès qu'apparaissent des signes de narcose, et l'on continue quelques instants les inhalations. On peut obtenir de cette manière une anesthésie de quarante-cinq minutes. L'excitation morphinique du début reparaît au réveil et persiste assez longtemps.

Anesthésie du singe.

Le vétérinaire peut être appelé à pratiquer certaines opérations (ponction d'abcès, ablation de tumeurs, résection des canines) sur des singes entretenus en captivité. Parmi ces animaux, il en est qui sont dociles, qui se laissent assujettir et pour lesquels la narcose est inutile; il en est d'autres, fort agressifs et dangereux, qu'il est nécessaire d'anesthésier. On emploie le chloroforme. Le singe est enfermé dans une cage étroite sur laquelle on étend une couverture; en soulevant un coin de celle-ci, on jette dans la cage, à des intervalles d'une demi-minute à une minute, des tampons d'ouate ou d'étoupe imbibés de chloroforme. Le sujet ne tarde pas à ressentir les effets des vapeurs anesthésiques : engourdi, chancelant, il s'appuie contre les parois de sa cage ou s'affaisse. Le moment de le saisir est arrivé. Il se laisse prendre sans défense.

Si l'opération doit durer un certain temps, on couche le patient et l'on continue les inhalations. L'animal doit être remis dans sa cage avant d'être entièrement revenu à lui.

Anesthésie des oiseaux.

Pour les oiseaux, la narcose est facile. Le chloroforme est l'anesthésique de choix. On place l'oiseau sous une cloche de verre légèrement soulevée en un point, pour permettre l'accès de l'air; de petits tampons d'ouate imbibés de chloroforme sont ensuite projetés sous la cloche. Bientôt le sujet chancelle et s'endort sans avoir manifesté de phénomènes d'excitation.

Si l'opération dure un certain temps, on peut répéter les inhalations.

ACCIDENTS DE L'ANESTHÉSIE.

A moins d'avoir affaire à un sujet doué d'une très grande susceptibilité à l'égard des anesthésiques, à un de ces disposés à la syncope qui se rencontrent dans toutes les espèces, pour éviter les alertes et conjurer les *accidents* qui peuvent survenir, il suffit d'observer les règles que nous avons formulées : ne soumettre à l'anesthésie que les animaux à jeun, employer un produit exempt d'altérations, faire pénétrer lentement les vapeurs d'éther ou de chloroforme tout en permettant l'entrée d'une suffisante quantité d'air, pousser avec lenteur la solution de chloral si l'on a cru devoir employer cet agent, enfin surveiller les réflexes.

Dans l'anesthésie par l'éther ou le chloroforme, il y a souvent, à la période d'excitation, quelques quintes de toux et des inspirations haletantes, mais ces phénomènes sont généralement de courte durée. Cependant, à ce stade, l'irritation de la muqueuse des premières voies peut provoquer une *syncope respiratoire*, laquelle est également possible au moment où les vapeurs anesthésiques impressionnent les éléments encéphaliques, et, plus tard, par intoxication bulbaire. La syncope respiratoire est annoncée par des inspirations courtes, précipitées, ou très rares et incomplètes. Tant que le cœur bat, on peut ranimer la respiration par divers moyens : fustigation des lèvres, de la face, du cou ; pressions méthodiques exercées sur les parois thoraciques, tractions rythmées de la langue (Laborde), respiration artificielle. Dans l'anesthésie complète, on observe de courtes pauses respiratoires qui n'ont rien de syncopal.

De même que la syncope respiratoire, la *syncope cardiaque* est précoce, secondaire ou terminale, selon qu'elle est amenée par l'irritation de la pituitaire, par l'action brusque de l'anesthésique sur l'encéphale ou par saturation bulbaire. Elle est annoncée par des systoles artérielles précipitées, très petites, qui deviennent ensuite intermittentes. Dès que le pouls est irrégulier et les muqueuses pâles, la syncope cardiaque est imminente. On doit cesser les inhalations, placer la tête en position déclive, entretenir la respiration et pratiquer la traction rythmée de la langue.

Tout au début de l'anesthésie, au stade d'excitation, on a quelquefois observé des phénomènes alarmants (raideur généralisée, fixité des yeux, cyanose des muqueuses, arrêt de la respiration) que l'on a rapportés à l'*occlusion de la glotte* par un spasme des muscles laryngiens. Lorsque ces troubles apparaissent, on doit suspendre l'anesthésie, faire des affusions froides sur la tête et pratiquer la fustigation faciale ou thoracique avec des linges trempés dans l'eau froide, même la trachéotomie.

Chez les petits animaux, durant le sommeil anesthésique, il peut arriver que la base de la langue occlue le larynx en poussant l'épiglotte. La respiration s'embarrasse, puis ses bruits cessent tout à coup. Si cet accident se produisait, il faudrait dégager l'ouverture laryngienne en exerçant une traction sur la langue.

L'intoxication par inhalation d'une trop grande quantité d'éther ou de chloroforme n'est à craindre que quand l'anesthésie est mal pratiquée ou poussée trop loin.

A la suite de la narcose chloroformique, on a observé, chez le cheval, des lésions inflammatoires de la pituitaire, de la muqueuse des sinus et la pneumonie. (Jacobi, Ries, Fröhner.)

II. — ANESTHÉSIE LOCALE

Les dangers de l'anesthésie générale ont suscité la recherche de moyens permettant d'insensibiliser la seule région sur laquelle on doit opérer. La compression prolongée des tissus et la compression médiate des cordons nerveux étaient des procédés fort imparfaits. La glace, les mélanges réfrigérants, les pulvérisations d'éther, ont été longtemps exclusivement employés, Enfin est venue la cocaïne, dont l'usage s'est vite généralisé.

ANESTHÉSIE PAR LE FROID. — 1° *Mélanges réfrigérants.* — L'action prolongée du froid sur les tissus superficiels y produit des modifications amenant de l'ischémie, de l'engourdissement, une diminution et même l'abolition de la sensibilité.

On l'a mise à profit pour pratiquer quelques opérations de courte durée, sur la peau et les premières couches sous-cutanées des régions, où la réfrigération pouvait être réalisée sans inconvénient. En vétérinaire, on l'a utilisée pour les opérations faites sur les parties inférieures des membres. De la glace et du sel marin concassés sont mélangés en parties égales ou dans la proportion de 2 pour 1. On place ce mélange dans un sachet improvisé ou sur une serviette dont les bords sont ensuite repliés en se recouvrant, et on l'applique sur la région où l'on doit opérer. Au bout de quelques minutes, surtout si la compresse réfrigérante exerce une pression sur la peau, celle-ci est insensibilisée.

L'action chirurgicale, quand elle n'est pas trop profonde, ne provoque ni douleur, ni hémorragie notable. Mais il faut opérer rapidement : l'anesthésie est de courte durée.

2° *Pulvérisations d'éther.* — On a cherché à obtenir l'anesthésie locale en projetant des vapeurs d'éther sur le champ opératoire. Pour augmenter les effets de l'éther, on répandait celui-ci en nature sur la peau ; on l'y faisait tomber goutte à goutte et l'on en provoquait l'évaporation rapide soit par un fort courant d'air, soit au moyen d'un soufflet. Ensuite on a employé le pulvérisateur de Richardson. Avec l'éther à 40°, on obtient, au moyen de cet appareil, une ischémie et une anesthésie locales qui permettent de pratiquer sans douleur de petites opérations (diérèses et exérèses cutanées). Son action est plus rapide et plus complète si, avant de faire la pulvérisation, on comprime les tissus avec la bande d'Esmarch. — Mais il était assez difficile d'insensibiliser les régions enflammées; pour celles-ci, on préférait recourir aux mélanges réfrigérants.

Le *sulfure de carbone* n'a aucun avantage sur l'éther. — Le *chlorure de méthyle*, employé chez l'homme contre les névralgies rebelles, a une puissante action réfrigérante. Il anesthésie la peau en quelques secondes, mais souvent il la congèle et produit une escarre plus ou moins étendue. — Le *chlorure d'éthyle*, qui bout à + 10° C., est livré en petits tubes scellés à la lampe ou en ampoules fermées à vis. La chaleur de la main suffit pour vaporiser le liquide : celui-ci est projeté en un mince jet sur la région à insensibiliser. L'anesthésie est obtenue en quelques minutes.

Anesthésie par la cocaïne. — Dès 1862, Schroff montra que l'on peut insensibiliser la muqueuse linguale par une solution de cocaïne. Fauvel reconnut que cette substance exerce la même action sur la muqueuse pharyngienne. En 1884, Koller recommanda la cocaïne comme un bon anesthésique des muqueuses oculaire et laryngée. Vulpian et Panas la vulgarisèrent en France. Reclus en a étudié le mode d'emploi et les applications. Labat a montré qu'elle peut rendre des services chez les animaux.

Les propriétés anesthésiques de la cocaïne sont augmentées par une injection préalable de morphine. — La cocaïne n'a aucune action sur les cellules nerveuses. Elle agit exclusivement sur les fibres des branches sensitives. (Arloing.)

La cocaïne est presque insoluble dans l'eau, mais la plupart de ses sels s'y dissolvent en toutes proportions. Le plus usité est le chlorhydrate de cocaïne en solution à 1 p. 100. L'addition d'une faible quantité de bichlorure de mercure assure la conservation de la préparation. Nous employons la formule recommandée par Reclus :

Chlorhydrate de cocaïne	10 centigr.
Sublimé	2 milligr.
Eau distillée	10 gr.

Quelques gouttes de ce collyre instillées entre les deux paupières insensibilisent en trois minutes les couches superficielles de la cornée. En répétant les instillations à deux minutes d'intervalle, l'anesthésie de la cornée, de la conjonctive et des paupières est souvent complète en moins de dix minutes et dure un quart d'heure ; la pupille se dilate ; mais d'ordinaire l'iris n'est insensibilisé que par l'injection faite dans la chambre antérieure. Après l'emploi de la cocaïne, la ponction de la cornée et l'extraction des corps étrangers fixés dans cette membrane sont faciles. Cinq ou six injections sous-conjonctivales faites autour du globe oculaire permettent l'ablation de l'œil sans grande douleur.

L'action de la cocaïne n'est pas moins remarquable sur les autres muqueuses. Aussi l'usage de cet alcaloïde est-il indiqué dans les inflammations douloureuses de ces membranes.

En injections sous-cutanées ou sous-muqueuses, la cocaïne insensibilise les tissus superficiels ; elle a une action vaso-constrictive, et l'anesthésie produite peut durer une demi-heure, quelquefois davantage. — Par les injections en traînées linéaires ou circonférencielles, on peut étendre à volonté l'aire anesthésique : on adapte à la seringue de Pravaz une longue et fine aiguille ; celle-ci est introduite dans le tissu conjonctif sous-cutané, ou mieux dans l'épaisseur du derme, suivant la direction de l'incision que l'on veut pratiquer ; on la retire graduellement en refoulant le piston par coups successifs, de manière à laisser derrière elle une traînée de la solution (Reclus).

Les injections de cocaïne faites sur le trajet des nerfs insensibilisent les régions auxquelles se distribuent ceux-ci (Krogius). On peut anesthésier le pied du cheval en faisant une injection de cocaïne au niveau de chacun des nerfs plantaires, au-dessus du boulet ; c'est un moyen avantageux pour préciser le siège de certaines boiteries. — L'*anesthésie médullaire* par injection sous-arachnoïdienne lombaire d'une solution de cocaïne n'est pas usitée chez les animaux.

La *méthode de Schleich* (anesthésie par infiltration) consiste en l'injection, dans les tissus sous-cutanés et aussi dans les couches profondes, d'une solution contenant de la cocaïne, de la morphine et du chlorure de sodium :

Cocaïne... 2 à 20 centigr.
Chlorhydrate de morphine................... 1 à 25   —
Chlorure de sodium.......................... 20   —
Eau distillée.................................. 100 gr.

Nous l'employons fréquemment, et, comme Bayer, Fröhner, Negotin, Podkopajen, nous en obtenons de bons résultats. La sensibilité disparait dans tout le territoire infiltré par la solution. La durée de l'anesthésie est de trente à quarante minutes. — Les injections sous-cutanées de solutions de sel marin à 6-8 p. 1 000 et d'acide phénique à 1 p. 100 peuvent être utilisées dans le même but, mais leurs effets sont loin d'être aussi prononcés.

La toxicité de la cocaïne varie suivant les espèces animales. Chez le chien, il convient de ne pas dépasser la dose de 5 centigrammes. Les solutions fortes n'offrent d'ailleurs aucun avantage. A tous les degrés de concentration, les préparations cocaïnées perdent plus ou moins complètement leurs propriétés anesthésiques lorsqu'elles deviennent acides; on les leur restitue en neutralisant le liquide.

On a cherché à substituer à la cocaïne diverses substances jouissant de propriétés anesthésiques locales, entre autres le *gaïacol* et l'*eucaïne*.

Le *gaïacol* a été employé d'abord par Lucas-Championnière, en solution au 1/10e ou au 1/20e dans l'huile d'olive stérilisée. On injecte le contenu d'une seringue de Pravaz, soit 5 ou 10 centigrammes de gaïacol suivant le taux de la solution. L'analgésie est complète au bain de cinq à huit minutes. Mais l'action de cette substance est moins rapide que celle de la cocaïne, et sa puissance analgésique est plus faible (Reclus). L'huile gaïacolée au 1/20e, en instillations, est recommandée pour anesthésier les muqueuses, notamment celles de l'oreille, du nez et du larynx.

L'*eucaïne* a été également reconnue inférieure à la cocaïne. La solution à 1 p. 100, injectée sous la peau, produit une légère cuisson; mais son action anesthésique est moins prononcée que celle de la cocaïne et sa durée ne dépasse pas trois quarts d'heure. Contrairement à ce qu'ont avancé divers auteurs, elle n'est pas moins toxique que la cocaïne ; elle serait même plus dangereuse (Pouchet). Ses seuls avantages sont une plus grande stabilité et la facilité de la stérilisation par l'ébullition (Legueu). — Pour analgésier les plaies douloureuses et les surfaces endolories des muqueuses, on peut employer l'onguent eucaïné (chlorhydrate d'eucaïne, 1 gramme; huile d'olive, 2 grammes; lanoline, 10 grammes).

Bibliographie. — A. ANESTHÉSIE EN GÉNÉRAL : JACKSON et MORTON, *Boston medical and Surgical Journal*, 1846. — WARREN, *Ibid.*, 1847. — MALGAIGNE, *Bull. de l'Acad. de méd.*, 1847. — BLANDIN, *Sur les applications de l'éther dans les opérations chirurgicales*. Paris, 1847. — SÉDILLOT, *De l'éthérisation et des opérations sans douleur*. Strasbourg, 1847. — FLOURENS et MAGENDIE, *Comptes rendus de l'Acad. des sciences*, 1847. — SIMPSON, *Account of a new anæsthesic as substitute for sulf. Ether in Surgery and Midwifery*. Edinburgh, 1847. — MAURICE PERRIN, Art. *Anesthésie* du *Dict. encyclopéd. des sciences médicales* (Dechambre). Paris, 1866. — GIRALDÈS, Art. *Anesthésie* du *Dict. de méd. et de chir. pratiques* (Jaccoud). Paris, 1865. — CLAUDE BERNARD, *Leçons sur les anesthésiques*. Paris, 1875. — ARLOING, *Étude sur les anesthésiques*. *Journ. de méd. vét.*, 1879. — DASTRE, *Les anesthésiques*. Paris, 1890. — FORGUE et RECLUS, *Thérapeutique chirurgicale*. Paris, 1892. — MALGAIGNE et LEFORT, *Précis de médecine opératoire*, 9e édit. Paris, 1889. — GÜRLT, *Deutsche med. Zeitung*, 1894 an. *in Berlin. thierärztl. Wochenschrift*, 1894. — LÉPINE, *Semaine médicale*, 1894. — KÖRTE, LANDAU, VOGEL, *Ibid.*, 1894. — PONCET, AUGAGNEUR, GANGOLPHE, *Mercredi médical*, 1894. — PNEITTSCH-FREIBERG, *Monatshefte für prakt. Thierheilkunde*, 1895. — GUINARD, *Journal de méd. vét.*, 1893 et 1885. — MALZEW,

Archives vét. de Pétersbourg, 1897. — Hölscher, *Archiv für klin. Chirurgie*, 1898.
— Dorsprung-Zelizo, *Thèse de Jurjew*, 1899.
B. Anesthésie des animaux domestiques. — Lafosse, *Journ. des vét. du Midi*, 1847. —
Lavocat, *Ibid.* — Thiernesse, *Journ. vét. et agric. de Belgique*, 1847-48, Hering,
Repertorium, 1847. — Mayhew, *The Veterinarian*, 1847. — Percivall, *Ibid.* —
Fiedl, *Ibid.*, 1848. — Rey, *Journal de méd. vét.*, 1848. — Saint-Leduc, *Ibid.*, 1851.
— Tabourin et Saunier, *Ibid.*, 1853. — Bouley, *Recueil de méd. vét.*, 1853. —
Reynal, *Bullet. de la Soc. cent. de méd. vét.*, 1853. — Jenisch, *Magazin*, 1856. —
Levi, *Il veterinario*, 1858 et *Giornale di méd. vét. prat.*, 1858. — Richardson, *The
Veterinarian*, 1859. — Waller, *Ibid.* — Rabot, *Recueil de méd. vét.*, 1864. — Trasbot,
Ibid., 1868. — Sanson, *Ibid.*, 1869. — Peuch, *Journal de méd. vét.*, 1869. —
Vogel, *Repertorium*, 1871. — Decroix, *Recueil de méd. vét.*, 1873. — Linhart,
Ibid, 1878. — Claude, *Journ. de méd. vét.*, 1876. — Arloing, *Ibid.*, 1879. — Va-
chetta, *Berlin. klin. Wochenschrift*, 1883. — Humbert, *Recueil de méd. vét.*, 1884.
— Zschokke, *Schweizer Archiv*, 1884. — Putz, *Centralblatt f. Thiermedicin*, 1884.
— Popow, *Journ. vét. de Charkow*, 1884. — Roberts, *The vet. Journal*, 1885. —
Cagny, *Bull. de la Soc. cent. de méd. vét.*, 1884; *Ibid.*, 1884; *Ibid.*, 1886; *Ibid.*,
1888. — Picheney, Salonne et Ferrand, *Ibid.*, 1888. — Möller, *Monatshefte für
Thierheilkunde*, 1890. — Cadéac et Malet, *Revue vét.*, 1884. — *Ibid.*, 1891. — Gui-
nard, *Journal de méd. vét.*, 1891. — Bouchet, *Bull. de la Soc. cent. de méd. vét.*,
1893. — Almy et Desoubry, *Ibid.*, 1894. — Desoubry, *Ibid.*, 1895. — Alix, *Ibid.*,
1895. — Ries, *Ibid.*, 1896. — Cagny, *Ibid.* — Negotin, *Monatshefte für Thierheilkunde*,
1895. — Preipitsch-Freyberg, *Ibid.*, 1895. — Fröhner, *Ibid.*, 1895. — Guinard,
Journ. de méd. vét., 1893 et 1895. — Laborde, *Semaine médicale*, 1894. — Hobday,
Journal of Comp. Pathol. and Therap., 1895. — Albrecht, *Wochenschr. für
Thierheilkunde*, 1896. — Morey, *Journal de méd. vét.*, 1896. — Hendrickx, *Annales
de méd. vét.*, 1897. — Dorsprung-Zelizo, *Thèse de l'Institut vétérinaire de Jurjew*,
1899. — Mac Kellar, *American veterinary Review*, 1899. — Ehrhardt, *Schweizer
Archiv*, 1899.
Lanzillotti-Bugnsanti, *Trattato di Tecnica e Terapeutica chirurgica*. Milano, 1889.
— Kaufmann, *Traité de thérapeutique vétérinaire*, — Bayer, *Operationslehre*, 1900.
C. Anesthésie locale. — Simpson, *Province med. Journal*, 1848. — Richardson, *Med.
Times and Gazette*, 1859. — Malgaigne et Lefort, *Précis de méd. opérat.*, Paris,
1889. — Forgue et Reclus, *Thérapeutique chirurgicale*. Paris, 1892. — Bouley,
Recueil de méd. vét., 1885. — Schlampp, *Koch's Monatsschrift*, 1885. — Bayer,
OEsterr. Zeitschr. f. wiss. Veterinärkunde, 1888. — Labat, *Revue vét.*, 1891. —
Guinard, *Journ. de méd. vét.*, 1894. — Lucae-Championnière, *Journ. de méd. et de
chirurgie pratiques*, 1895. — Frick, *Archiv. für Thierheilkunde*, 1894. — Krogius,
Centralblatt für Chirurgie, 1899. — Hobday, *Journal of comparat. Pathol. an
Therap.*, 1895; — *The vet. Journal*, 1897. — Langlois et Maurange, *Journ. de
méd. vét.*, 1895. — Legueu, *Presse médicale*, 1896. — Reclus, *Ibid.*, 1896-97. —
Schleich, *Journ. de méd. vét.*, 1897. — Gartner, *Berliner thierhärztl. Wochenschrift*,
1897. — Höfnagel, *Ibid.*, 1897. — Bardet, *Presse médicale*, 1898. — Soulier et
Guinard, *C. R. de la Société de biologie*, 1898. — Podkopajew, *Thèse de l'Institut
vétérinaire de Jurjew*, 1899.

CHAPITRE III

ANTISEPSIE ET ASEPSIE CHIRURGICALES

Les complications infectieuses des traumas ont fixé de tout temps l'attention des chirurgiens, mais jusqu'à l'époque moderne on a ignoré leur nature,
leur cause intime, et l'art était impuissant à les conjurer. Durant le tiers
moyen de ce siècle, on les avait rattachées à l'action, sur les plaies exposées,
de l'air impur, vicié, surtout de l'*atmosphère d'hôpital*, de l'air *chargé des
miasmes de la putréfaction*. Les travaux de Pasteur et de Tyndall confirmèrent
la justesse de cette conception, en montrant toutefois que ce n'est pas l'air

lui-même qui les provoque, mais bien les germes qu'il tient en suspension.

Tandis que les matières organiques exposées à l'action de l'air entrent immédiatement en fermentation, elles ne subissent aucune altération au contact d'un air optiquement pur, filtré sur la ouate. Ce sont les corpuscules animés en suspension dans l'atmosphère — les *microbes* — qui provoquent la décomposition de ces matières et la putréfaction qui s'empare des tissus dès que la vie les a quittés. Sans micro-germes, pas de décomposition, pas de putréfaction. On fut logiquement porté à penser que les choses devaient se passer de la même manière dans les tissus blessés, livrés à l'action de l'air et de ses bactéries. Les phénomènes qui caractérisent les complications septiques des plaies devaient être semblables, dans leur essence, à ceux des fermentations.

Les premières recherches importantes faites dans le but de prévenir ces complications sont relativement récentes. C'est en 1865 que Lister, inspiré par les travaux de Pasteur sur la fermentation, institua les expériences qui devaient le conduire à la création de la *méthode antiseptique*, et en 1870 que A. Guérin, guidé par ces mêmes travaux et par ceux de Tyndall, imagina le *pansement ouaté*. On doit à la vérité de dire que, dès 1865, Lefort avait dénoncé la *contagion* comme la grande cause de ces complications.

Guérin réalisait aux plaies les conditions expérimentales qui préservent les matières organiques des altérations dont les microbes de l'atmosphère sont les agents ; par d'épaisses couches d'ouate, il mettait les tissus divisés à l'abri des germes. — Lister s'attachait à détruire, par des substances chimiques, les microbes qui souillaient les plaies ou ceux qui auraient pu y être déposés pendant les opérations ; il protégeait ensuite ces plaies par un pansement antiseptique.

Voyons d'abord le pansement ouaté.

Au début, Guérin ne tentait pas la réunion immédiate ; il cherchait seulement à réduire au minimum les sécrétions de la plaie et à éviter les accidents infectieux. L'hémostase assurée, il lavait le trauma avec de l'eau tiède, puis avec un mélange d'eau et d'alcool camphré ; dans certains cas, il en suturait les lèvres et coupait au ras les fils, ensuite il le recouvrait de plusieurs couches d'ouate. Après les grandes opérations faites sur les membres, ceux-ci étaient enveloppés d'épaisses lames d'ouate superposées, serrées à l'aide de bandes de toile correctement appliquées et assez fortement comprimées pour que le bandage, à la fois ferme et élastique, donnât à la percussion « une résonance comparable à celle de la cage thoracique normale ». Les jours suivants, si le degré de compression était reconnu insuffisant, on appliquait de nouvelles bandes ; de même, si le pansement était traversé par les sécrétions de la plaie, on le recouvrait de nouvelles couches d'ouate. D'abord on laissa cet appareil à demeure de vingt à vingt-cinq jours ; plus tard on le remplaça au bout de douze à quinze jours. En général, à la levée du premier pansement, la plaie était granuleuse dans toute son étendue. Avec un second ouaté, laissé huit à dix jours, souvent la cicatrisation était complète.

Diverses modifications furent apportées au procédé, qui permirent d'obtenir la réunion adhésive. On fit notamment une hémostase plus rigoureuse et l'on fixa plus étroitement les lèvres de la plaie avec des fils résorbables (catgut), les uns superficiels, les autres profonds.

A côté de nombreux avantages, le pansement ouaté avait l'inconvénient de dérober au chirurgien l'état du trauma. Sans doute les indications thermométriques l'avertissaient des complications qui pouvaient s'y produire, mais comme il survient parfois des ascensions thermiques assez prononcées chez les blessés dont les plaies suivent une marche normale, en découvrant des blessures en voie de guérison on perdait du temps, et l'on faisait courir certains dangers aux opérés. D'autre part, si en protégeant les plaies par des couches d'ouate on empêchait les germes de l'air d'arriver sur les tissus divisés, on ne détruisait pas ceux qui y avaient été déposés pendant l'opération, et, bien qu'ils s'y trouvassent « mal à l'aise », ils y pullulaient néanmoins, souvent avec une grande activité. — Comparé aux vieux pansements, l'appareil ouaté constituait un grand progrès dans l'art chirurgical : pourtant il ne se répandit guère ; il dut céder le pas au pansement listérien, plus pratique et plus fidèle dans les résultats.

Pour conjurer l'infection de la plaie, Lister s'efforçait de créer autour de celle-ci un milieu dépourvu d'éléments infectieux, de détruire les germes atmosphériques qui auraient pu y tomber, ceux qui souillaient le champ opératoire, les mains du chirurgien et des aides, les instruments, les éponges, les compresses, les objets de pansement. Exempte de germes, la plaie était recouverte de matériaux imprégnés d'une substance antiseptique, et des précautions étaient prises pour y empêcher l'accumulation des liquides sécrétés par les tissus blessés.

Comme agents microbicides, Lister employait surtout l'acide phénique en solution à 1 p. 20 (solution forte) ou à 1 p. 40 (solution faible). Avec la solution forte, il désinfectait les instruments, les éponges, la région ; avec elle aussi, une fois l'opération terminée, il lavait la plaie et en détergeait les recoins. La solution faible servait aux ablutions des mains, à l'imbibition des éponges et à leur nettoyage au cours de l'opération.

Pour empêcher la souillure de la plaie par les germes atmosphériques avant et pendant l'intervention, un nuage phéniqué — le *spray*, — obtenu par l'appareil de Richardson ou par un pulvérisateur à vapeur et la solution forte d'acide phénique, couvrait le champ opératoire. — Après l'opération et avant la cessation du spray, une fois l'hémostase réalisée par des ligatures au catgut coupées au ras du nœud, les lèvres de la plaie affrontées avec des fils de même nature et des drains fixés pour permettre l'écoulement des liquides sécrétés, on appliquait le pansement. La région opératoire était d'abord recouverte d'une bande de *protective* — étoffe de soie mince, gommée, imperméable, destinée à empêcher l'action prolongée, sur la plaie, de l'acide phénique trop irritant ; par-dessus, on disposait de la gaze phéniquée pliée en huit doubles, dont les deux derniers étaient séparés par une lame de *mackintosh*, tissu de coton caoutchouté, imperméable, devant s'opposer à l'évaporation de l'acide phénique et obliger les liquides exsudés à parcourir toute l'étendue du pansement avant d'arriver au dehors. Ces matériaux étaient fixés par des bandes de gaze phéniquée. — L'action de l'acide phénique sur les tissus vifs provoquant une abondante sécrétion, on devait lever le pansement au bout de vingt-quatre à quarante-huit heures, examiner la plaie, l'état des sutures et des drains, au besoin enlever ceux-ci, les replacer après les avoir lavés à l'eau phéniquée forte, et appliquer un nouveau pansement, tout cela sous le spray. — On faisait les pansements ultérieurs plus ou moins fréquents et avec les mêmes précautions ; on procédait à l'examen de la plaie s'il survenait de la douleur ou une forte élévation de la température. — Telle était la méthode pour les *plaies opératoires* faites dans des tissus vierges de toute souillure.

Aux lésions traumatiques anfractueuses, l'application du pansement était précédée d'un lavage soigné fait avec une solution phéniquée à 1 p. 10. Les plaies suppurantes étaient curettées et minutieusement détergées avec une solution de chlorure de zinc à 1 p. 10 ; pour elles, l'action irritante de l'acide phénique n'étant pas à redouter, on supprimait le protective.

Préconisé par Lucas-Championnière et Terrier en France, par Volkmann et Billroth en Allemagne, le pansement listérien se répandit vite dans tous les pays. Partout il remplaça les vieux procédés ; mais, si avantageux qu'il fût, on ne tarda pas à lui trouver des défauts : minuties et durée de l'application, prix de revient trop élevé, toxicité de l'acide phénique. De tous côtés les chirurgiens s'ingénièrent à le perfectionner, surtout à le simplifier, tout en respectant les grandes règles établies par son inventeur. A l'acide phénique, Thiersch substitua l'acide salicylique ; Lewin, l'acide thymique ; Kocher, le chlorure de zinc et le sous-nitrate de bismuth ; Bergmann, le sublimé ; Mosetig-Moorhof, l'iodoforme. La gaze phéniquée fut remplacée par la tarlatane brute conservée dans la solution phéniquée faible jusqu'au moment de son emploi (Bardeleben), par la mousseline immergée pendant une semaine dans la solution phéniquée forte (Boeckel). Neuber proposa d'employer pour le drainage des tubes d'os décalcifiés qui se résorbaient, irritaient peu les tissus et permettaient d'éviter le renouvellement trop fréquent du pansement. Le protective fut reconnu inutile, et l'on n'eut plus recours au drainage que dans le cas où la réunion immédiate paraissait incertaine. On a varié à l'infini la technique du pansement, les agents microbicides, le degré de concentration des solutions.

Guérin, s'en tenant à la principale indication qui paraissait découler de la doctrine nouvelle, empêchait l'accès de la plaie aux germes de l'air ; l'infection par les mains, les instruments, les objets de pansement, le préoccupaient moins ; et s'il obtenait quand même de bons résultats, il le devait en grande partie « à la propreté », à l'excellente habitude qu'il avait, avant de travailler, de se laver soigneusement les mains et de faire nettoyer, au savon et à l'alcool camphré, la région opératoire ainsi que la zone environnante.

Plus sûre était la méthode de Lister ; mais elle aussi avait ses imperfections et ses erreurs. Les brillants succès qui marquèrent le début de l'antisepsie n'étaient pas dus exclusivement à l'acide phénique ; on attribuait à ce dernier une action bactéricide énergique qu'il ne possédait pas. La croyance à la rapide et complète désinfection, par l'acide phénique, des instruments, des mains, du champ opératoire, était illusoire. Dans la pratique de Lister, comme dans celle de Guérin, ce qu'il y avait de plus important, c'était la rigoureuse propreté des mains, des instruments, des objets de pansement. Malgré l'acide phénique, « l'antisepsie ne serait jamais sortie des limbes, si la propreté ne l'avait aidée à faire son entrée dans le monde ». (Terrillon et Chaput.)

Les promoteurs de l'antisepsie s'efforçaient de soustraire les plaies à l'action des germes de l'air. Or, des recherches ultérieures ont appris que l'infection des plaies est presque toujours produite par les mains de l'opérateur et des aides, par les instruments, les solutions détersives, les objets de pansement, et non par les germes atmosphériques. Contrairement à ce que l'on a enseigné au début de l'antisepsie, les microbes de l'air sont négligeables ; lorsqu'ils tombent épars sur une plaie, les phagocytes suffisent à leur destruction ; ceux qui y sont portés « en légions » par « les mains sales », les instruments mal nettoyés, les matériaux de pansement n'ayant subi aucune préparation, sont infiniment plus dangereux. Une foule de faits empruntés à la pathologie vétérinaire pourraient témoigner en faveur de la doctrine « du germe contage ». La septicémie, qui jadis éclatait si fréquemment aux plaies opératoires faites dans nos hôpitaux, n'était pas due, comme on le croyait, au dépôt des germes de l'air dans le trauma ; elle était inoculée par les instruments malpropres qui passaient, en toute franchise ou après un semblant d'ablution, de la salle d'autopsies à la salle d'opérations. Nous pouvons journellement enfreindre la vieille règle prescrivant de respecter les collections séro-sanguines du cheval, parce que nous les ouvrons avec des instruments aseptiques. De même que les spores septicémiques, que de fois celles du tétanos ont été inoculées par les instruments! Pour ne parler que de la castration, combien de victimes faites par les pinces à torsion, dont les mors, malgré les « bons lavages », retenaient dans leurs anfractuosités le redoutable virus.

Le principal mode de contamination des plaies étant connu, la préparation des instruments, des mains, des objets de pansement, fut surveillée de très près. Mais on ne tarda pas à s'apercevoir que la désinfection par les agents chimiques n'était pas toujours complète, même lorsqu'on employait des solutions concentrées. Les matières organiques ne sont pas facilement pénétrées par les liquides antiseptiques ; si mince que soit la couche qu'elles constituent, il est possible que sa partie profonde reste virulente malgré l'action prolongée de ces liquides. On conserva l'usage de ceux-ci pour la désinfection de la région opératoire et des mains ; on eut recours à la chaleur pour stériliser les instruments, les ligatures, les drains et autres objets de pansement.

Dans la pratique hospitalière, on se servit de l'autoclave de Chamberland et des étuves sèches, — le premier pour la stérilisation des objets conservés dans les liquides (120-150°). Le flambage, l'immersion dans l'eau bouillante, dans la glycérine ou l'huile portées à 120-150° devinrent les moyens de stérilisation les plus usités. Le plus simple et le plus pratique est certainement l'emploi de l'eau bouillante : si elle ne donne pas une absolue sécurité — certaines spores résistant à la température de 100°, — elle offre des garanties presque toujours suffisantes.

Alors que sur le vieux continent on pratiquait l'antisepsie à outrance et que l'on en multipliait les agents, les chirurgiens anglais et américains abandonnaient les substances chimiques bactéricides : ils délaissaient l'*antisepsie* pour l'*asepsie*. Précisons le sens de ces termes. Par l'*asepsie*, on prévient l'infection des plaies opératoires en détruisant par la chaleur ou en éloignant mécaniquement les germes qui pourraient les contaminer pendant l'intervention. Par l'*antisepsie*, on purifie les plaies souillées ; on cherche à détruire chimiquement les microbes que les mains, les instruments, les compresses, les objets de pansement pourraient déposer ou ont déposés aux plaies opératoires pendant ou après l'intervention. — Loin de s'exclure, les deux méthodes se complètent mutuellement et leur association est souvent nécessaire. Il faut recourir à l'antisepsie lorsque la région où l'on va travailler est le siège d'une plaie suppurante, d'un trajet fistuleux, d'un ulcère, et après les interventions dans lesquelles la réunion par première intention a été manquée ; on utilise d'ordinaire ses agents pour désinfecter le champ opératoire, les mains, souvent aussi les instruments, et pour préparer les matériaux de pansement. On doit s'en tenir à l'asepsie quand on divise des tissus indemnes de toute souillure et pour lesquels les antiseptiques sont irritants ; mais si, lorsqu'on est sûr de l'asepsie, il est inutile de mettre des solutions antiseptiques en contact avec les tissus sains, avec les surfaces cruentées, bien souvent, au cours des opérations, ces solutions doivent être employées pour purifier les tissus accidentellement souillés.

Des deux formules actuellement en présence : « asepsie avant, antisepsie pendant », « asepsie avant et pendant », la dernière tend à prévaloir. Mais dans la pratique vétérinaire, durant les opérations et en raison même des conditions dans lesquelles on les exécute, il est difficile d'éviter l'infection de la plaie, des mains et des instruments.

Même dans la chirurgie de l'homme, où l'asepsie rigoureuse peut être beaucoup plus aisément obtenue, grâce à des locaux bien aménagés et à des appareils spéciaux, où l'opérateur est assisté par des aides d'élite et un personnel exercé, on n'a pas abandonné l'antisepsie. En thèse générale, dit

Terrier, « dans le but d'avoir plus de garanties au point de vue opératoire, il serait bon de conserver l'antisepsie pour un certain nombre de choses, et c'est à la méthode mixte qu'on doit accorder la préférence.... : Étant donnée notre insuffisante organisation hospitalière, la méthode mixte nous paraît offrir plus de sécurité que la méthode aseptique pure ». Récemment encore, Lucas-Championnière a justement fait remarquer que « si l'on y regarde de près, la pratique aseptique n'existe pas, qu'elle n'a en réalité jamais existé pour la chirurgie générale ; qu'aucune chirurgie courante n'est faite sans antiseptiques. »

Parmi les microorganismes qui provoquent les infections chirurgicales, il en est qui se présentent sous une forme unique (microcoques) ; d'autres ont des caractères morphologiques différents suivant leur stade évolutif. Alors que les premiers sont en général rapidement anéantis par la chaleur et les principaux antiseptiques, les autres opposent une résistance variable aux causes de destruction, selon qu'ils existent sous la forme bacillaire ou à l'état de corpuscule-germe. Adultes, ils sont facilement tués ; sous leur forme sporulée, ils possèdent une très grande résistance vis-à-vis des agents bactéricides. Certaines spores (tétanos, septicémie) sont douées d'une extraordinaire vitalité.

Tous les microbes résistent mieux et plus longtemps à la chaleur et aux antiseptiques dans les milieux secs que dans les milieux humides. Un excellent moyen d'en préparer ou d'en opérer la destruction, c'est de faire agir sur eux la chaleur humide. Tandis que la vapeur d'eau tue la plupart des microbes pathogènes, il faut, par la chaleur sèche, pour obtenir le même résultat, des températures de 130 à 150°. Avec le concours de l'humidité, l'action des hautes températures est considérablement augmentée : la plupart des microbes pathogènes adultes ne résistent pas à la température de 100° pendant quelques minutes ; l'eau bouillante suffit donc pour les détruire. Beaucoup meurent à 80, 70, même 65° ; mais pour détruire les spores tétaniques, septiques et quelques autres, il faut des températures notablement supérieures à 100°.

Le tableau suivant indique les températures auxquelles périssent, en milieu humide, les agents pathogènes qui nous intéressent plus particulièrement.

Le staphylocoque doré est tué en dix minutes par une température de		58°
— blanc	—	— 62°
— citrin	—	— 62°
Le streptocoque de l'érysipèle...	—	— 55°
— de la gourme...	—	— 60°
Le bacille du tétanos.	—	— 75°
— de la tuberculose.....	—	— 75°
— de la morve..........	—	— 55°
La bactéridie.....	—	— 55°
Les spores tétaniques..........	—	— 100°
— charbonneuses......	—	— 100-120°
— septiques	—	— 100-120°

Le *virus tétanique* (spores) est détruit en dix minutes à une température de 100°, et en cinq minutes à 115°. Il résiste pendant près de dix heures, à froid, dans la solution phéniquée forte (5 p. 100), et pendant plus de trois heures dans la liqueur de Van Swieten.

Le *virus septicémique* frais est tué en quelques minutes à une température de 100°. Desséché, il n'est détruit qu'au bout de dix minutes par une température de 120°.

Le *virus frais du charbon symptomatique* est détruit en deux minutes par l'immersion dans l'eau bouillante. Desséché, il résiste dix minutes à une température de 120°.

De même, le virus frais du *charbon bactéridien* (spores) est détruit en quelques minutes par une température de 100-105°. Desséché, pour obtenir le même résultat, il faut le soumettre pendant dix minutes à une température de 120°.

Principaux agents antiseptiques.

Examinons sommairement les principaux *agents antiseptiques*, en indiquant leurs usages et leurs modes d'emploi.

Avec l'*acide phénique*, on fait des solutions à 1, 2 ou 5 p. 100. — La solution forte peut être utilisée pour désinfecter les instruments, la région opératoire, pour déterger les abcès, les plaies suppurantes. Elle doit être proscrite pour les plaies opératoires et les traumas récents dont on veut obtenir la cicatrisation par première intention : elle irrite fortement les tissus et détermine un abondant exsudat qui empêche la réunion immédiate ; elle peut aussi causer des accidents d'intoxication. Les solutions faibles (2 p. 100) conviennent pour l'irrigation des plaies récentes, pour la désinfection des mains et les lavages de celles-ci pendant l'opération. On se sert de la solution à 1 p. 100 pour la désinfection de certaines muqueuses et pour les opérations obstétricales.

Le *bichlorure de mercure* est l'un des plus puissants antiseptiques chimiques. Koch a reconnu que la solution à 1 p. 1 000 détruit en quelques minutes les bactéries et la plupart des microorganismes à spores. En raison de sa toxicité, surtout pour les bovidés, on ne l'emploie guère que pour la désinfection de la peau et de la muqueuse vaginale. — On peut cependant l'utiliser avec avantage pour l'irrigation des plaies opératoires et accidentelles ; il irrite moins les tissus que l'acide phénique. L'usage en est contre-indiqué pour la désinfection des instruments métalliques ; il les noircit, en altère le poli et le tranchant. — Quelques praticiens le remplacent par le biiodure de mercure pour les opérations obstétricales et par l'oxycyanure de mercure pour la préparation de l'appareil instrumental.

La solution aqueuse forte de sublimé a pour formule :

Sublimé..	1 gr.
Acide tartrique................................	5 —
Eau bouillie...................................	1 000 —

La solution faible est obtenue en ajoutant 1 000 grammes d'eau à la précédente. On peut utiliser les solutions de 1 p. 3 000 à 1 p. 5 000 pour l'asepsie de la plupart des muqueuses. Avec les paquets et les papiers de sublimé, il est facile de préparer extemporanément ces solutions.

La *solution alcoolique de sublimé*, recommandée pour la désinfection des mains du chirurgien et des aides, de la région opératoire, et la *vaseline au sublimé* se formulent ainsi :

Solution alcoolique de sublimé.

Sublimé... 2 gr.
Alcool à 90°................................... 1 000 —

Vaseline au sublimé.

Sublimé... 1 gr.
Alcool.. 10 —
Vaseline.. 100 —

Le *biiodure de mercure*, dont la puissance germicide est plus forte que celle du sublimé, s'emploie en solution à 1 p. 10 000-20 000 pour la désinfection des muqueuses oculaire et utérine. Cette solution n'est irritante ni pour les mains, ni pour les lèvres des plaies, et elle n'altère pas les instruments.

Le *chlorure de zinc*, préconisé autrefois dans le traitement des plaies de mauvaise nature, est un antiseptique énergique. En solution à 5 p. 100, il détruit rapidement la plupart des spores (Koch), mais il est caustique. La solution à 1 p. 10 est avantageuse pour désinfecter les fistules, les abcès, les plaies suppurantes ou septiques. La pâte de Socin (50 parties d'oxyde de zinc, 50 parties d'eau, 5 à 6 parties de chlorure de zinc) constitue pour les traumas aseptiques suturés un vernis protecteur qui peut servir de pansement, surtout lors de plaie de la tête ou des régions supérieures du tronc.

Le *chlorure de chaux* est beaucoup plus actif que les chlorures de sodium et de potassium, même que le sublimé. La solution à 1 p. 1 000 aurait un pouvoir bactéricide égal à la solution de sublimé à 1 p. 100. Tandis que la plupart des liquides antiseptiques coagulent les mucosités et les exsudats, provoquant ainsi la formation d'une sorte de vernis qui protège les microorganismes, le chlorure de chaux fluidifie ces produits. les entraîne et déterge parfaitement les surfaces sécrétantes.

Le *permanganate de potasse* est également un bon antiseptique, qui doit ses propriétés microbicides à l'oxygène qu'il dégage. Soluble en toute proportion dans l'eau, il est d'un usage commode. Il n'irrite pas les tissus et peut être employé pour la plupart des plaies, notamment pour celles des muqueuses. — En solution à 1 p. 1 000, il convient pour la désinfection de la bouche, des cavités nasales, du vagin, du rectum et des plaies cavitaires (séreuses). On utilise la solution forte (10 p. 100) pour les plaies infectées et pour l'asepsie des mains. La teinte que prennent celles-ci s'efface en les plongeant dans une solution de bisulfite de soude à 10 p. 100, aiguisée de quelques gouttes d'acide chlorhydrique.

L'*eau oxygénée officinale* dégage de 10 à 12 fois son volume d'oxygène. C'est un agent d'une très grande puissance bactéricide, qui imprègne la couche superficielle des tissus et dont l'usage doit être recommandé dans les cas de plaies infectées, suppurantes ou putrides. On l'utilise en lotions ou en irrigations, avec ou sans pansement, non diluée de préférence si l'on veut une action énergique. Aucune autre substance ne peut rivaliser avec elle pour combattre la suppuration et les phénomènes septiques, pour déterger les foyers anfractueux, pour purifier les voies génitales infectées. (Lucas-Championnière.)

L'*iodoforme* est usité depuis longtemps dans le traitement des blessures et des ulcères (Demarquay, Lallier, Besnier, Féréol). A la fois antiseptique et analgésique, il active la cicatrisation des plaies, entrave la décomposition des liquides qu'elles sécrètent et atténue la douleur. Il se décompose lentement : par l'iode mis en liberté, il agit à la fois sur les microbes et sur leurs poisons. Pulvérisé en petite quantité sur les tissus cruentés avant leur affrontement, il n'empêche pas la réunion immédiate. Étalé, même en couche mince, dans les traumas avec perte de substance, il y entretient un état aseptique pendant cinq, six, sept jours, constituant ainsi une sorte de réserve d'incessante désinfection (Forgue et Reclus). Déposé en grande quantité aux plaies récentes, chez les sujets pourvus de couches adipeuses, chez les chiens obèses notamment, il peut être dissous par la sécrétion sanguinolente, par les graisses, et donner lieu à des intoxications. Il a l'inconvénient de répandre une odeur désagréable et d'être d'un prix relativement élevé pour la chirurgie vétérinaire. — On l'emploie le plus souvent en poudre finement porphyrisée, mais fréquemment aussi sous d'autres formes. Voici les préparations les plus usitées.

Éther iodoformé.

Iodoforme	7 à 10 gr.
Éther	100 gr.

Émulsion glycérinée.

Iodoforme	10 gr.
Glycérine	100 —

Pommade iodoformée.

Iodoforme	1 à 2 gr.
Vaseline	10 gr.

On fixe l'iodoforme sur la gaze et l'ouate. Les *gazes iodoformées* sont celles qui servent habituellement dans les pansements antiseptiques. Elles contiennent 10, 20, 30 p. 100 d'iodoforme. On les emploie

pour tamponner les plaies cavitaires, les abcès et dans les pansements appliqués à la suite d'opérations diverses.

Le *diiodoforme*, succédané de l'iodoforme, et dans la constitution
duquel entre 95 p. 100 d'iode, tandis que l'iodoforme n'en renferme que
69 p. 100, est une poudre insoluble dans l'eau, peu soluble dans
l'alcool, très soluble dans la plupart des hydrocarbures, se conservant
indéfiniment à l'abri de la lumière, mais très sensible à l'action de
celle-ci. — Inodore et antiseptique, c'est l'un des cicatrisants les plus
énergiques que l'on connaisse. Son pouvoir microbicide est assez
faible. (Maquenne.)

L'*iodol*, moins odorant et moins toxique que l'iodoforme, jouit de
propriétés analogues et s'emploie dans les mêmes circonstances. On
prépare de la gaze, de la vaseline et du collodion iodolés.

L'*iodosol* est une poudre jaunâtre, très ténue, insoluble dans l'eau
et dans l'alcool, peu soluble dans l'éther, qui possède les propriétés
de l'iodoforme et a sur ce dernier l'avantage de ne répandre aucune
odeur désagréable. C'est un excellent agent de pansement pour
nombre de plaies compliquées. Dans les cas de nécrose cartilagineuse ou tendineuse, la poudre d'iodosol forme avec l'îlot mortifié
une escarre sèche dont la disjonction s'opère lentement et laisse
d'ordinaire une surface partout granuleuse. Au contact de l'ouate ou
de tout autre tissu amidonné et sous l'influence des bases organiques,
l'iodosol, par l'iode mis en liberté, donne naissance à de l'iodure
d'amidon. On l'emploie généralement en poudre; on peut l'utiliser
aussi en émulsion dans le collodion ou la glycérine. (Mouneyrat.)

Le *formol* ou *formaldéhyde* est un gaz obtenu par le passage des
vapeurs d'alcool méthylique sur le charbon porté au rouge, gaz très
soluble dans l'eau et dans l'alcool. — On le livre en solution alcoolique
à 40 p. 100 avec laquelle on fait des solutions aqueuses plus ou moins
étendues (1 p. 4000 à 1 p. 200). Le formol est un antiseptique puissant, aussi actif que le sublimé. On en conseille l'usage pour la
désinfection des plaies suppurantes et des instruments.

Produit de condensation du formaldéhyde sur l'acide tannique, le
tannoforme est une poudre blanc rougeâtre, insipide et inodore, insoluble dans l'eau, soluble dans l'alcool et l'éther. Moins cher que
l'iodoforme, il a les mêmes propriétés antiseptiques et cicatrisantes.
Dans l'intestin, il se décompose en acide tannique et en formaldéhyde;
antiseptique et astringent, on l'administre à l'intérieur avec succès
pour combattre diverses affections gastro-intestinales.

Le *créosoforme* est obtenu par la combinaison de l'aldéhyde for-
mique et de la créosote (Brissonnet). Il contient 96 p. 100 de créosote
et 4 p. 100 de formol. C'est une poudre jaune verdâtre, qui jaunit peu
à peu au contact de l'air, inodore, insipide, insoluble dans l'eau et
l'éther, peu soluble dans l'alcool, soluble dans un mélange d'alcool

et de chloroforme. Il a des propriétés antiseptiques et cicatrisantes
à peu près égales à celles de l'iodoforme. En raison de sa très faible
toxicité, on peut le donner à l'intérieur pour la désinfection de
l'intestin.

Le *salol* (salicylate de phényle) est une poudre blanche qui contient
environ 40 p. 100 d'acide phénique. Employé surtout en poudre comme
l'iodoforme, sur les plaies récentes ou en voie de granulation, il a sur
ce dernier l'avantage de ne dégager aucune odeur désagréable. Il sert
à la confection de gaze et d'ouate antiseptiques. — La vaseline
au salol (1 p. 8) est un bon topique cicatrisant.

Parmi les *crésols*, produits retirés du goudron de houille, le *crésyl*
et la *créoline* sont les plus usités en chirurgie vétérinaire. D'un prix
modéré, miscibles en toute proportion à l'eau, à l'alcool et à la glycérine, ne possédant qu'une très faible toxicité, n'attaquant ni les
instruments, ni les mains, ils sont d'un emploi facile et avantageux.
La solution forte (3-5 p. 100) sert à la désinfection du champ opératoire, des mains, des instruments, des traumas infectés. La solution
faible (1 p. 100-200) est excellente pour les plaies cruentées et pour
les muqueuses; on en fait un large usage dans les opérations obstétricales et pour la désinfection de l'utérus. — Le crésyl et la créoline ne
conviennent pas pour préparer le bain d'immersion des instruments
pendant les opérations; ils les rendent glissants et l'émulsion blanchâtre qu'ils forment empêche de les distinguer.

Voici la formule des deux préparations les plus usitées :

Alcool crésylé.

Crésyl....... .... 1 gr.
Alcool à 90°............... .... 10 —

Vaseline crésylée.

Crésyl.. 1 gr.
Vaseline.. 10 —

Le *lysol*, qui possède des propriétés à peu près semblables, est
employé en solution aqueuse à 1-3 p. 100. — Le *solvéol*, d'un pouvoir
désinfectant au moins égal aux produits précédents, donne une solution limpide et ne rend onctueux ni les instruments ni les mains. —
Le *tricrésol* donne des solutions aqueuses, limpides, qui ne lubrifient
pas les mains, ni les instruments, et sa valeur désinfectante serait trois
fois supérieure à celle de l'acide phénique. — Dérivé de l'iode et
du crésol, le *traumatol* est un antiseptique pulvérulent, inodore,
non irritant et dépourvu de toxicité. Sur les plaies très douloureuses,
il exerce une action anesthésique marquée.

Le *naphtol* β, en solution à 1 p. 1 000, est un faible antiseptique. —

La *naphtaline*, qui a les mêmes propriétés, exerce une action excitante sur les tissus et active le bourgeonnement des plaies.

Produit obtenu en faisant agir l'iode sur le gallate de bismuth, l'*airol* est une poudre grisâtre très fixe, inodore, presque insipide, peu soluble dans les dissolvants ordinaires, beaucoup moins toxique que l'iodoforme dont elle possède les propriétés antiseptiques. On pourrait l'administrer comme désinfectant intestinal, mais il est peu usité à l'intérieur.

Le *trichlorure d'iode* est un antiseptique presque aussi actif que le sublimé (Langenbuch, Kitasato). On peut l'employer pour la désinfection des mains, du champ opératoire, des instruments et des objets de pansement.

La *teinture d'iode* pure peut remplacer les solutions antiseptiques fortes pour la désinfection des plaies suppurantes.

Le *chloral*, en solution à 1 p. 100, ne s'emploie guère que dans l'antisepsie de la bouche et du rectum.

Le *nitrate d'argent*, en solution forte (1 p. 50-100) ou faible (1 p. 1 000), est utilisé avec succès pour opérer la désinfection de certaines muqueuses enflammées.

L'*acide borique*, en solution saturée (3-4 p. 100), ne possède pas, bien s'en faut, les propriétés antiseptiques que lui avait attribuées Lister. Environ cinq fois moins actif que l'acide phénique et cent fois moins que le sublimé, il n'est employé que dans l'antisepsie des muqueuses (œil, cavités nasales et buccale, oreille, rectum, vagin, vessie).

La *microcidine* (naphtolate de soude) s'emploie en solution à 1-5 p. 100 pour la désinfection des instruments par l'ébullition, pour dégraisser les mains ou la peau des régions où l'on veut opérer et pour pratiquer des injections dans certaines cavités.

Le *thymol* en solution à 1 p. 1 000-2 000 est un bon désinfectant pour certaines muqueuses.

Le *camphre* jouit de propriétés antiseptiques qui l'ont fait recommander pour combattre les processus ulcéreux et nécrotique. L'*essence de térébenthine*, l'*eucalyptol*, le *baume du Pérou*, produisent des effets analogues.

Le *naphtol camphré* est un produit jaune clair ou jaune brun, sirupeux, préparé en triturant une partie de naphtol avec deux parties de camphre. — Le *salol camphré*, liquide blanchâtre, s'obtient en chauffant un mélange à parties égales de salol et de camphre pulvérisés. — Le *thymol camphré*, liquide presque limpide, se prépare en triturant une partie de thymol avec deux parties de camphre. — Ces trois produits sont utilisés dans le traitement des plaies suppurantes.

L'*alcool* jouit de propriétés antiseptiques plus ou moins actives suivant son degré de concentration. On l'a recommandé d'abord dans la désinfection des mains et de la région opératoire, pour dégraisser la peau et permettre une action plus énergique des antiseptiques. On lui a reconnu ensuite des effets bactéricides réalisés par une sorte de déshydratation des microbes (Fürbringer). L'alcool à 55° aurait une action antiseptique égale à celle de l'acide phénique à 3 p. 100 et un peu inférieure à celle du sublimé à 1 p. 1 000. On utilisera de préférence la dilution acidulée, à 80 p. 100. (Salzwedel, Elsner, Fischer.)

L'eau bouillie salée (6-7 grammes de chlorure de sodium par litre d'eau) est excellente dans les opérations faites sur la cavité abdominale, pour les irrigations péritonéales. (Kocher, Tavel.)

Il faut mentionner encore le *dermatol*, le *chlorol*, *l'eau chlorée*, le *sanitor*, certaines *essences*, le *tanin*, *l'acide salicylique* et le *sous-nitrate de bismuth*, ces trois derniers employés en couches minces ou insufflés sur les plaies.

Ajoutons que l'on peut augmenter la force bactéricide des antiseptiques en les mélangeant entre eux. Bouchard et Lépine ont montré que, par le mélange ou la combinaison de certains de ces agents, on accroît leur pouvoir microbicide sans que leur toxicité augmente dans les mêmes proportions. Laplace, mélangeant divers acides au sublimé et à l'acide phénique, a obtenu des composés plus actifs. De Christmas, en créant le *phénosalyl*, a donné de ce fait une nouvelle démonstration. Ce produit contient de l'acide phénique, de l'acide salicylique, de l'acide lactique, du thymol, du mentol, de l'eucalyptol et de la glycérine. Très soluble dans l'eau, il est trois fois plus actif et trois fois moins toxique que l'acide phénique.

Instruments. — Matériel de pansement.

On emploiera de préférence des *instruments* entièrement métalliques, lisses, sans rainures inutiles, aussi simples que possible. La plupart des instruments compliqués ou imaginés en vue de l'exécution de certaines opérations spéciales ne sortent guère des vitrines des fabricants, des écoles ou des musées. Le vétérinaire doit s'habituer à s'en passer ; ils ne sont d'ailleurs nécessaires qu'aux opérateurs maladroits. Tous les praticiens savent qu'avec le simple bistouri boutonné on incise plus facilement le collet de la gaine vaginale qu'avec les herniotomes de tous modèles. L'un de nous a montré que l'arsenal complexe inventé il y a quelque trente ans pour l'ovariotomie des grandes femelles domestiques n'offre plus qu'un intérêt historique. Le chassaignac bien construit et bien manié vaut tous les écraseurs perfectionnés. A ces exemples, nous en pourrions ajouter beaucoup d'autres.

Dans la pratique rurale surtout, un outillage chirurgical décoratif serait un luxe inutile.

Le *matériel de pansement* comprend l'ouate, le jute ou l'étoupe, la gaze, les drains, la soie, le crin de Florence, le crin de cheval ou le fil de Bretagne, les éponges et les compresses, la bande ou la tarlatane.

L'*ouate hydrophile* est une excellente substance de pansement ; peu irritante pour les tissus, elle possède des propriétés absorbantes remarquables. Malgré son prix de revient, on doit l'employer chez les grands animaux pour faire les premières couches du pansement aux plaies opératoires ou accidentelles. — L'*ouate de tourbe* est très absorbante, souple, élastique et bon marché (moins chère que l'étoupe). — L'*ouate de bois* possède les mêmes propriétés. — L'*étoupe* est inférieure à l'ouate de tourbe, à l'ouate de bois et au jute. — Les *gazes*, très absorbantes et peu irritantes, sont employées surtout comme première couche des pansements et pour assurer le drainage. — Les drains de caoutchouc rouge sont préférables à tous les autres. — La plupart des sutures se font avec la *soie* ou le *fil de Bretagne* ; le *crin de Florence*, le *crin de cheval* et le *catgut* sont d'un emploi plus restreint. On fait usage de soie ordinaire ou de soie plate tressée. Le commerce en fournit de différentes grosseurs ; on se munira des numéros 1, 3 et 6. — Pour cerner le champ opératoire, on se sert de compresses préparées avec de la tarlatane, de la gaze ou de la toile hors d'usage ; pour assécher les plaies, les petites compresses ou les tampons d'ouate sont préférables aux éponges. — On peut fixer le pansement avec de la bande ordinaire ou avec de la tarlatane découpée en lanières larges de 6 à 8 centimètres.

Ce matériel de pansement doit avoir subi une préparation spéciale : il doit être aseptique. Voici comment il est recommandé de procéder à cette préparation.

Les *éponges* sont placées pendant dix à douze heures dans une solution de permanganate de potasse à 1 p. 1 000, ensuite déposées dans la solution phéniquée forte, où elles doivent séjourner pendant au moins deux semaines avant d'être utilisées. Au moment de s'en servir, on les lave à l'eau bouillie, afin de les débarrasser de l'excès d'acide phénique qui les imprègne. — Aujourd'hui, on leur préfère généralement les *compresses de gaze* ou de *tissu éponge* et les *tampons d'ouate* hydrophile ou d'ouate de tourbe stérilisés à l'autoclave ou dans l'eau bouillante.

Beaucoup de vétérinaires se servent habituellement d'*étoupe* ; celle-ci ne convient que si elle a été débarrassée des corps durs qu'elle renferme, ensuite stérilisée soit par la chaleur sèche, soit par l'immersion dans l'eau bouillante ou dans une solution de soude. Éloire la stérilise dans le « four à rôtir » : il bourre celui-ci d'étoupe et surveille la chauffe, qui est continuée jusqu'au moment où l'étoupe commence à roussir.

La stérilisation des *fils de soie* se fait en les immergeant pendant une demi-heure dans l'eau bouillante ou en les portant dans l'autoclave à 105-110°. L'immersion pendant un quart d'heure dans la solution phéniquée forte est suffisante. On les conserve dans la solution phéniquée à 5 p. 100 ou dans le sublimé à 1 p. 1000.

Après avoir dégraissé à l'éther les *fils de catgut*, on les laisse sécher, on les enroule sur des bobines, on les stérilise à la *chaleur sèche* et on les conserve dans une solution antiseptique forte (phéniquée ou sublimée) ou dans l'huile d'olive bouillie.

Les *crins de Florence* sont également dégraissés à l'éther ; on les laisse pendant une demi-heure dans l'eau bouillante et on les place dans des tubes remplis d'une solution de sublimé à 2 p. 1000.

Le *fil paraffiné* se prépare en plongeant dans de la paraffine fondue du fil de chanvre préalablement imbibé d'éther ou d'essence de térébenthine (Pécus). Un peu baveux quand il est refroidi, il est bon de le lisser avec un linge. — Ce fil est souple et n'absorbe pas les liquides organiques.

Après avoir lavé les drains dans une solution concentrée de permanganate de potasse, on les laisse pendant vingt minutes dans l'eau bouillante, on les immerge dans une solution de sublimé à 2 p. 1 000, et on les stérilise en les soumettant à une température de 120° pendant une demi-heure.

Mais pour stériliser les objets de pansement, la plupart de ces manipulations ne sont pas nécessaires. On se borne généralement à l'immersion pendant cinq à dix minutes dans les solutions phéniquée, crésylée ou sublimée fortes, portées à l'ébullition.

TECHNIQUE

1° Avant l'opération.

Désinfection des mains. — Les expériences de Fürbringer ont montré que l'asepsie des mains n'est pas chose facile. Elle est pourtant d'importance capitale, car souvent c'est la main qui est l'agent de l'infection des plaies opératoires. Le chirurgien qui ne veut pas s'exposer à des mécomptes doit avoir les mains parfaitement propres. La sertissure des ongles, les espaces sous-unguéaux, les gerçures, les rides, les orifices des glandes cutanées sont de véritables « repaires à microbes », et pour y détruire la totalité de ceux-ci, il faut des soins minutieux. Il est même des cas où, quoi qu'on fasse, les mains ne sauraient sur-le-champ être rendues complètement aseptiques. Selon Kümmel, Fürbringer, Terrillon, Quénu, lorsqu'elles ont été souillées par du pus ou des liquides septiques, il est impossible de les rendre stériles avant quarante-huit heures. C'est là une donnée dont il importe de tenir grand compte lorsqu'on doit pratiquer une opération intra-abdominale (laparotomie, cryptorchidie, ovariotomie) ; elle commande de différer l'intervention de quelques jours, ou de redoubler de précautions dans les cas où l'indication d'agir est expresse ; elle rend compte des revers qui surviennent parfois, alors que l'on croyait avoir réuni les conditions du succès. Toutefois, ainsi que l'ont soutenu récemment, à la *Société de chirurgie*, Bazy, Delbet, Reynier, Rochard, Routier, même après une opération septique on peut, en général, se désinfecter assez rapidement les mains, et au bout d'un certain nombre d'heures pratiquer des interventions aseptiques.

On commence la toilette des mains par un curage mécanique des ongles à sec ; ensuite on se lave les mains et les avant-bras au savon et à l'eau bouillie chaude, avec la brosse ou une serviette de grosse toile ; pour les opérations intra-abdominales, il est recommandé de faire un second lavage à l'alcool à 80°, puis un troisième dans la solution de sublimé à 1 p. 1 000. L'emploi de l'alcool à 80° est très avantageux pour dissoudre les matières grasses qui empêchent l'action du bain antiseptique. Le plus souvent on se borne au curage des ongles, au savonnage des mains à l'eau bouillie, au décapage de la peau par un lavage à l'alcool, puis à un autre lavage dans la solution de sublimé à 1 p. 1 000.

Les mains doivent rester exemptes de souillures pendant toute la durée de l'intervention : « aseptiques elles doivent être, aseptiques elles doivent rester ». On évitera de les porter sur la peau des régions non préparées, sur la table, sur la paille, sur des objets non désinfectés. Même lorsqu'elles n'ont touché aucun corps suspect, il convient, au cours de l'opération, de les plonger de temps à autre dans le Van Swieten, et dès qu'une faute a été commise, dès qu'elles ont été souillées, il faut immédiatement les purifier. Ce précepte doit être surtout rigoureusement observé lorsqu'on va effectuer des manœuvres dans la cavité péritonéale. Ici, une simple négligence peut entraîner la mort du malade.

Vêtu d'une blouse ou d'un sarrau, l'opérateur aura les manches retroussées haut. A ceux qui veulent se livrer à des opérations délicates et obtenir des réunions adhésives, on conseille d'entretenir barbe et cheveux courts ; à ceux qui doivent travailler dans l'abdomen et qui ont l'habitude de porter des bijoux, on recommande de déposer la bague, voire l'alliance.

Désinfection des instruments. — Les instruments à manche métallique sont d'une facile aseptisation. On se défiera surtout des parties qui peuvent recéler des matières infectieuses, des mors cannelés et des encoignures des pinces, du cul-de-sac terminal de la sonde, du chas des aiguilles. On délaissera les instruments compliqués, difficiles à nettoyer. Pour les sutures, les aiguilles de Reverdin, de Larger ou de Lamblin méritent la préférence. L'entonnoir en verre muni d'un tube de caoutchouc désinfecté convient pour les irrigations. — Une foule de moyens et d'agents ont été recommandés pour rendre aseptiques les instruments. On peut se servir de la solution phéniquée ou crésylée forte, mais l'acide phénique altère le tranchant des bistouris, le crésyl rend les instruments glissants, et l'opacité de l'émulsion empêche de les distinguer dans le vase où ils sont déposés. L'immersion dans l'eau bouillante est un bon procédé. On prévient toute altération des instruments métalliques en additionnant l'eau de 1 p. 100 de soude caustique. — On peut élever le degré d'ébullition de l'eau en y ajoutant du sel marin, du borate de soude, du carbonate de soude (Berg-

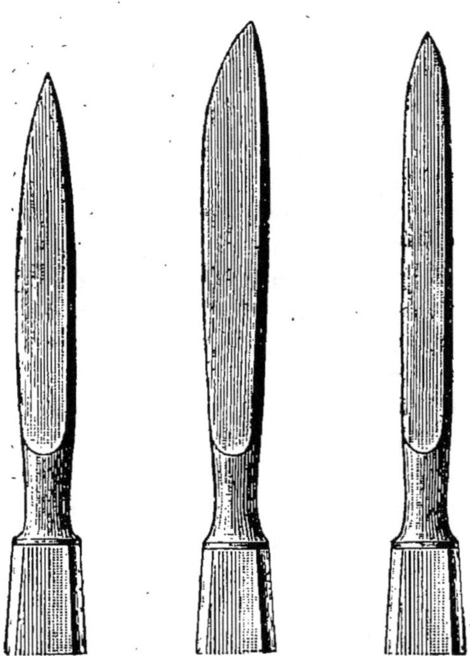

Fig. 31. — Bistouris à manche métallique.

mann, Schimmelbusch), du carbonate de potasse (Terrier), du chlorure de calcium (Redard). Les bains d'huile, de glycérine, de vaseline liquide, portés à la température de 120-130°, permettent d'obtenir une complète désinfection. Lorsque les instruments sont souillés par des matières virulentes, le meilleur moyen de les aseptiser, c'est de les plonger pendant dix minutes à un quart d'heure dans le bain d'huile ou de glycérine. Hormis ce cas, le bouillissage dans l'eau ordinaire ou dans la solution de carbonate de soude (104°) est suffisant. Les instruments à manche en bois se détériorent par l'ébullition ; pour eux, on fera un nettoyage soigné du manche ; la lame sera désinfectée dans l'eau bouillante. — L'autoclave, les étuves humides ou sèches, sont des appareils de laboratoire ou de chirurgie hospitalière. — Le flambage à l'alcool — le « punch aux instruments » — est encore un mode de désinfection rapide de l'outillage opératoire. On dispose les instruments sur le fond d'un plat métallique, on les arrose d'un peu d'alcool et l'on allume : en quelques instants ils sont stériles. On les submerge dans une solution antiseptique ou dans l'eau bouillie. Excellent pour l'écraseur, les pinces, les sondes, les stylets, ce procédé a l'inconvénient d'exposer à la détrempe des bistouris, des feuilles de sauge et des ciseaux. — Les sondes en gomme seront lavées à l'alcool à 70°, ensuite au sublimé à 1 p. 1 000.

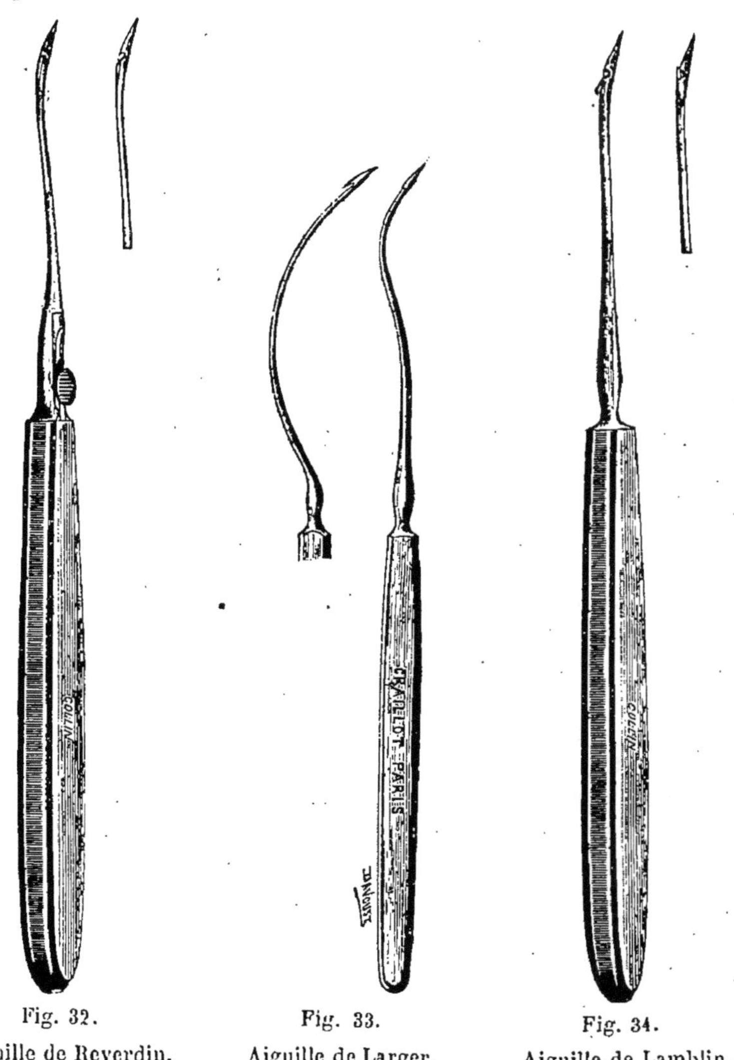

<table>
<tr><td>Fig. 32.</td><td>Fig. 33.</td><td>Fig. 34.</td></tr>
<tr><td>Aiguille de Reverdin.</td><td>Aiguille de Larger.</td><td>Aiguille de Lamblin.</td></tr>
</table>

Désinfection du champ opératoire. — La région et ses environs doivent être soigneusement aseptisés. Chez tous les animaux, la peau est habitée à sa surface par de nombreux microbes; les staphylocoques y sont particulièrement abondants. Si elle est saine, les poils seront coupés aux ciseaux, puis le tégument sera savonné, rasé, brossé et lavé à l'eau bouillie. Après l'avoir essuyé avec une compresse stérilisée, on fait une friction à l'alcool ou à l'éther pour le débarrasser des matières grasses déposées à sa surface. On achève cette toilette par un lavage avec la solution phéniquée forte ou la solution de sublimé à 1 p. 1 000. — Si la peau est infectée, si la région est le siège d'un ulcère, d'un trauma suppurant, d'une fistule, il faut au préalable faire avec la curette le raclage de la plaie, puis procéder comme il vient d'être indiqué. — Ces deux méthodes principales ne sont pas applicables à toutes les surfaces. Souvent on doit les modifier.

Pour permettre l'action plus complète des solutions antiseptiques sur les *muqueuses,* on y fera d'abord un lavage à l'eau bouillie, qui enlèvera le mucus déposé à leur surface.

La *bouche* est riche en microbes; la désinfection en est malaisée. Chez les animaux, on se borne aux lavages à grande eau et aux détersions avec les solutions d'acide borique (2-4 p. 100), de thymol (1 p. 2 000), de permanganate de potasse (1 p. 1000) ou de chloral (1 p. 100). Chez le chien, on extraira les dents branlantes et les chicots; au besoin, on fera sur les gencives des attouchements avec la teinture d'iode.

L'*antisepsie intestinale* comporte la purgation, la demi-diète ou le régime lacté et l'administration de substances antiseptiques : purgatifs salins donnés à petites doses pendant quelques jours, ensuite naphtol, benzo-naphtol, salicylate de naphtol ou crésyl (50 centigrammes à 1 gramme pour les petits animaux, 5 à 10 grammes pour le cheval et le bœuf). Le régime lacté diminue considérablement le nombre des microbes de l'intestin (Gilbert et Dominici). Les lavements avec une solution de permanganate de potasse (1 p. 1 000), de crésyl (1 à 2 p. 100), de sublimé (1 p. 2 000) ou d'acide borique (4 p. 100) complètent l'antisepsie préopératoire. — Pendant les diérèses intestinales, les anses sorties du ventre seront étalées sur des compresses chaudes stérilisées; on évitera la souillure du péritoine par les matières qui s'échappent de l'incision ; on ne rentrera l'intestin qu'après s'être assuré de l'occlusion parfaite de la plaie et avoir touché la séreuse, au voisinage de la suture, avec la solution phéniquée forte, afin de provoquer là une légère phlegmasie adhésive. — Après l'opération, pendant huit à dix jours, le malade ne recevra comme nourriture que des aliments liquides donnés en petite quantité (lait, bouillon pour les petits animaux; lait, thé de foin pour les autres); ensuite on le remettra à son régime ordinaire.

Pour l'*antisepsie du rectum,* on instituera pendant quelques jours un régime diététique et l'on emploiera les mêmes agents que pour l'antisepsie intestinale; on utilisera particulièrement les irrigations rectales.

On désinfectera les *cavités nasales* par des lavages à l'eau stérilisée tiède, puis par des injections d'une solution de sublimé à 1 p. 5 000 ou de permanganate de potasse à 1 p. 1 000.

L'*œil* est un organe dont l'asepsie est délicate. On emploiera, en lavages, l'eau stérilisée ou boriquée, le crésyl à 1 p. 150-200, le

sublimé à 1 p. 4000 — sans alcool — (Trousseau), ou la solution suivante de biiodure de mercure, recommandée par Panas :

<pre>
Biiodure de mercure......................... 5-10 centigr.
Alcool absolu...............................   20 gr.
Eau filtrée bouillie........................   1 000 —
</pre>

On ne fera usage du sublimé qu'en solution très étendue. Les instruments seront parfaitement stérilisés, surtout si l'intervention doit
porter sur le globe oculaire.

Pour la *désinfection du conduit auditif*, on se servira également de
solutions antiseptiques faibles. On nettoiera le tégument à l'eau tiède et
au savon, on fera ensuite des injections d'acide borique (3-4 p. 100),
de permanganate de potasse (1 p. 1000) ou de sublimé (1 p. 5000).
Si la sécrétion est abondante, les poudres de bismuth, de salol, de
dermatol et le baume du Pérou sont avantageux.

L'*antisepsie du vagin* est facile dans la généralité des cas. On la
commence par un nettoyage de la muqueuse avec l'eau savonneuse ;
on fait ensuite des irrigations avec une solution boriquée, crésylée
(1 p. 100) ou sublimée (1 p. 2000). On répète ces irrigations pendant
quelques jours. Les lavages avec une solution chaude de bicarbonate
de soude à 3 p. 100 sont utiles pour dissoudre les glaires, parfois très
abondantes dans la partie profonde de ce conduit. Au lieu de faire
usage de la seringue, il est préférable d'utiliser un irrigateur composé
d'un réservoir en verre et d'un tube de caoutchouc dont l'extrémité
est introduite dans le vagin. — La désinfection vaginale est difficile
lorsque la muqueuse est le siège de polypes, de tumeur ulcérée,
et dans le cas où elle a été souillée par le délivre putréfié. Alors on
emploiera l'eau oxygénée ou la solution de permanganate de potasse
à 1 p. 1000.

L'*antisepsie de l'utérus* comporte d'abord les indications que nous
venons de donner pour le vagin. A l'aide d'un tube de caoutchouc désinfecté, on fait dans la cavité utérine des irrigations tièdes
avec des solutions inoffensives (acide borique, crésyl). On peut aussi
se servir de l'eau oxygénée, de la solution de permanganate de potasse
à 1 p. 1000-2000 ou du biiodure de mercure (1 p. 20000).

En dehors du cathétérisme, nous pratiquons très peu d'opérations
sur la *vessie*. Ici, ce qui est important, c'est l'asepsie prophylactique.
On n'a pas suffisamment insisté jusqu'à présent sur les dangers
auxquels expose le cathétérisme urétral, tel qu'on le pratique habituellement. La cystite aiguë et ses diverses complications peuvent être
la conséquence de l'introduction, dans la vessie, de sondes malpropres, jamais nettoyées, plus ou moins septiques. — Les sondes urétrales seront désinfectées par l'immersion prolongée dans une solution antiseptique forte et conservées dans un étui spécial.

L'*antisepsie du pied* comporte le détachement du fer, le curage de la région plantaire, la section des poils aux ciseaux ou à la tondeuse sur toute la région phalangienne, le nettoyage du sabot et de la peau par un savonnage à l'eau chaude, puis avec un liquide antiseptique, ou par l'immersion dans celui-ci pendant un quart d'heure à vingt minutes, enfin l'emmaillotement humide antiseptique.

2° Pendant l'opération.

Avant de commencer l'opération, on disposera dans un plateau stérilisé les fils destinés aux ligatures, aux sutures, et les objets de pansement ; deux autres plateaux ou deux vases, remplis d'une solution antiseptique, recevront les instruments et des tampons d'ouate pour étancher le sang.

Dès que la peau est incisée, le sang sourd ; à mesure que le bistouri divise les tissus, il s'écoule plus abondant et voile le champ opératoire. Tant que l'hémorragie se fait en nappe, par des vaisseaux de petit calibre, un aide étanche le sang avec des tampons d'ouate aseptique. Les irrigations avec la solution phéniquée forte favorisent l'hémostase : les tissus se crispent, les orifices vasculaires se resserrent ; mais elles irritent fort les tissus. Sauf le cas de plaie suppurante ou septique, l'eau bouillie simple ou additionnée d'un peu de sel marin est le meilleur bain pour l'immersion de ces tampons. Lorsque des artérioles ou des veinules d'un certain calibre sont coupées, on en oblitère les orifices par des pinces ou par des ligatures avec des fils de soie ou de catgut. Dans la plupart des tissus enflammés, une hémorragie abondante se produit sans qu'il y ait section de gros vaisseaux : là, il peut être avantageux de passer légèrement sur les lèvres de la plaie la lame rouge du cautère pour arrêter le sang. Une escarre mince et aseptique n'empêche pas la réunion immédiate. Il en est de même des ligatures abandonnées au sein de la plaie ; elles sont digérées en quelques jours par les tissus (catgut), ou elles s'enkystent et sont lentement résorbées (soie).

Si l'on veut obtenir la cicatrisation adhésive, on prendra les précautions requises pour éviter toute souillure de la plaie. L'hémostase parfaite et l'affrontement exact des lèvres sont deux conditions essentielles. Une mince couche de sang aseptique interposée entre les lèvres ne s'oppose pas à la réunion primitive ; les tissus la tolèrent, l'utilisent même pour le processus de réparation ; mais les caillots volumineux se résorbent difficilement et constituent un terrain des plus favorables à la pullulation des microbes pyogènes. Les surfaces cruentées, aussi complètement asséchées que possible, devront être étroitement rapprochées dans toute leur étendue ; il faut un contact uniforme et total. — Lorsque l'accolement n'existe pas dans la profondeur de la plaie, il s'y forme un espace mort où s'accumulent du sang et de la sérosité, milieu « antiplastique » où les germes prolifèrent activement. — Dans les cas où la plaie intéresse plusieurs couches de tissus, pour maintenir ceux-ci étroitement affrontés il faut associer aux sutures superficielles quelques points profonds (suture à bourdonnet, en capiton ou de soutien). Il n'y a plus qu'à laver la couture avec la solution de sublimé, à l'essuyer avec des tampons d'ouate et à la recouvrir d'une couche de collodion iodoformé ou d'un pansement ouaté.

Aux plaies où l'affrontement intime des surfaces n'est pas possible et dans tous les traumas avec perte de substance, il faut assurer l'écoulement des sécrétions de la plaie par le drainage, effectué soit avec un tube de caoutchouc (drainage tubulaire), avec des crins de cheval désinfectés ou du crin de Florence (drainage capillaire) ou avec de la gaze (tamponnement drainant). Les drains de caoutchouc fixés aux lèvres de la plaie par un fil de soie ou un crin de Florence permettent de faire des injections antiseptiques sans toucher aux sutures.

Telles sont les mesures que comporteraient l'asepsie et l'antisepsie pour mettre sûrement les opérés à l'abri de l'infection. Et nous avons laissé de côté bien des minuties et les superfluités.

Dans la plupart des services hospitaliers humains, une parfaite installation, des appareils spéciaux de désinfection et des précautions infinies assurent le succès de l'intervention, permettent à l'opérateur d'obtenir toujours, quand il le veut, la réunion par première intention, et rendent inoffensives les longues manipulations dans la cavité abdominale. — Presque toutes les écoles vétérinaires de l'Europe et du Nouveau Monde possèdent également des salles d'opérations pourvues d'un matériel qui rend facile la pratique de l'asepsie et de l'antisepsie : appareils Daviau, Vinsot ou coussin d'abatage pour les grands animaux ; tables spéciales à revêtement métallique pour les autres ; autoclave, étuves, réservoirs fixes ou mobiles pour les liquides antiseptiques.

Mais il n'est pas nécessaire de suivre rigoureusement cette technique pour avoir de longues séries de succès dans toutes les espèces animales, sans faire exception pour les opérations qui se pratiquent sur le ventre. Lorsque nous avons à faire la castration des cryptorchides ou celle des grandes femelles, bien souvent nous nous bornons, pour les mains, au savonnage dans l'eau naturelle ou bouillie, suivi d'un lavage dans la solution de sublimé ou dans l'alcool à 80°, et pour les instruments, à l'immersion dans l'eau bouillante. — Même chez l'homme, quand l'intervention est apportée en dehors de l'hôpital, le chirurgien, avec des moyens moins compliqués, sait réaliser une antisepsie suffisante et s'assurer une « presque complète immunité ». Sans un tel étalage d'instruments, de vases, d'agents antiseptiques et d'objets de pansement, on peut assurer des conditions d'asepsie suffisantes et de bons résultats opératoires. Il est du reste des urgences opératoires, des circonstances où l'intervention doit être immédiate et effectuée avec les moyens que l'on a sous la main.

En ce cas, voici comment il convient de procéder. On opérera sous un hangar ou en plein air. On évitera que des poussières répandues par les réactions du sujet ne viennent se déposer en masse au foyer opératoire ; pour cela, une légère aspersion du lit est de bonne précaution. Deux grandes casseroles serviront à préparer une solution stérilisée de sel marin (6-7 p. 100) et de l'eau bouillie. La région, tondue ou rasée, sera nettoyée par un savonnage, par le raclement avec un linge un peu rude, puis lavée à l'eau bouillie salée. Le chirurgien, après avoir curé ses ongles, se nettoiera les mains et les avant-bras par un savonnage dans ce liquide. Une cuvette flambée et remplie d'eau bouillie servira pour les ablutions au cours de l'opération.

On désinfectera les instruments par le flambage sur une lampe à alcool ou en mettant le feu à une poignée de paille, en projetant sur eux un peu d'alcool que l'on allume ensuite, ou encore en les immergeant pendant cinq minutes dans une solution bouillante de carbonate de soude à 1 p. 100. L'eau de lessive, qui contient des sels de soude, convient pour cet usage.

Pour la désinfection des serviettes, des tampons hémostatiques, des fils, de l'étoupe, on emploiera l'eau salée bouillante.

La plaie opératoire doit être protégée par un *pansement*. On la recouvrira de gaze, puis de couches d'ouate ou d'étoupe, disposées d'une façon variable suivant les cas et fixées au moyen de bande. Pour les opérations de pied, l'emmaillotement est bien supérieur aux antiques « plumasseaux » soutenus par des fers pathologiques *ad hoc*.

Les pansements appliqués sur les régions supérieures des membres devront être modérément serrés ou couvrir toute la partie située au-dessous du siège de la lésion, afin d'éviter l'arrêt de la circulation et la gangrène.

Le premier pansement est fort important ; souvent il décide de la marche du trauma. On le laissera à demeure un temps variable : si l'état général du blessé est bon, la fièvre traumatique modérée, l'hyperthermie peu accusée ; si, d'autre part, le pansement reste sec, on ne le renouvellera qu'au bout de douze à quinze jours en hiver, de huit à dix jours en été. On enlèvera successivement la bande ou la tarlatane et l'ouate ; lorsque la couche profonde de celle-ci adhère à la peau, elle devra être ramollie et décollée par un liquide antiseptique tiède, ou, lorsqu'il s'agit d'un pansement de pied, en plaçant l'extrémité dans un seau rempli de ce liquide. La peau sera nettoyée avec des tampons d'ouate.

Dans les cas où l'on a obtenu la réunion immédiate, en général la plaie est cicatrisée à la levée du premier pansement; si elle est seulement en bonne voie, on en applique un nouveau, en prenant les mêmes précautions que pour le premier. On évitera les tiraillements

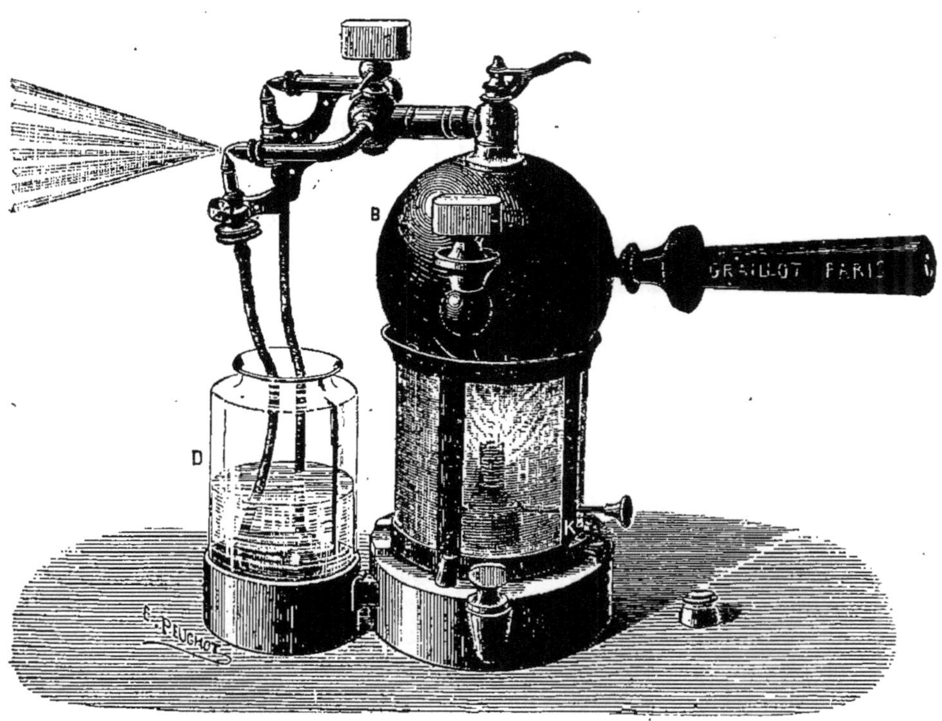

Fig. 35. — Pulvérisateur de Lucas-Championnière. — B, chaudière; H, lampe à alcool; D, vase contenant la solution antiseptique.

des lèvres; on supprimera le drain ou on le remplacera par un autre de plus faible calibre.

Lorsque la plaie suppure, on doit couper les sutures, enlever le drain et faire une irrigation antiseptique, en évitant de blesser la couche granuleuse; tantôt on applique un nouveau pansement avec ou sans drainage, tantôt on traite à ciel ouvert par les antiseptiques liquides et pulvérulents; ces derniers absorbent les sécrétions de la plaie, entravent la pullulation des germes à sa surface et diminuent la résorption des produits toxiques.

Des indications variables se présentent lorsque des complications

locales (abcès, décollements, phlébites, lymphangites, nécrose, carie)
sont survenues. La balnéation prolongée dans les solutions antiseptiques chaudes est le moyen de choix pour purifier les traumas infectés
des extrémités, et les pulvérisations avec les mêmes liquides excellent
à désinfecter les foyers anfractueux, les plaies, les nécroses exposées
des autres régions. Pour faire ces pulvérisations, le meilleur appareil
est celui de Championnière. Il se compose d'une chaudière sphérique
avec support, d'une lampe à alcool et d'un récipient en verre contenant une solution antiseptique. La chaudière est pourvue : 1° d'un
orifice en forme d'entonnoir par lequel on la charge; 2° de deux
tubulures horizontales sur lesquelles sont adaptés les becs pulvérisa-
teurs. Pour le faire fonctionner, on remplit la chaudière d'eau bouillante (afin d'abréger la durée de la chauffe) jusqu'à ce que le liquide
affleure le fond de l'entonnoir, dont l'orifice est ensuite clos herméti-
quement ; on ferme les robinets de la chaudière, on remplit le récipient avec la solution antiseptique, et l'on allume. — Dès que l'appareil est en pression, on ouvre les robinets : le jet de vapeur
produit sur les becs une aspiration qui fait monter le liquide antiseptique, lequel est pulvérisé par la vapeur. On peut activer ou ralentir la
pulvérisation en augmentant ou en diminuant la flamme.

D'une façon générale, en vétérinaire, l'antisepsie doit être simple
et économique ; mais on n'hésitera pas à en faire les frais lors de
plaies pénétrantes du thorax, de l'abdomen, des articulations, des gaines
tendineuses, de lésions des tendons, des cartilages, des os. Ce que nous
devons surtout lui demander, c'est de mettre nos blessés et nos opérés
à l'abri des graves complications infectieuses des traumas, car les
conditions défavorables dans lesquelles nous intervenons habituellement et l'indocilité de la plupart des animaux rendent incertaine la
cicatrisation adhésive des plaies opératoires.

Et s'il n'est pas nécessaire de pratiquer aussi rigoureusement l'asepsie et l'antisepsie dans les milieux ruraux qu'à l'hôpital, partout où
l'on s'arme du bistouri, les négliger totalement serait une faute
d'autant moins excusable que nous en connaissons mieux les conséquences possibles. En tous lieux, aujourd'hui comme par le passé,
quand nous commettons cette faute, la plus petite incision faite à la
peau est une porte ouverte aux infections et à la mort. Si nous ne
pouvons satisfaire à toutes les exigences de l'antisepsie, du moins
devons-nous en observer les grandes règles, opérer proprement et ne
pas nuire à nos malades. C'est là le premier précepte de l'art : *Primo
non nocere.*

Bibliographie. — Forgue et Reclus, *Traité de Thérapeutique chirurgicale.* Paris,
1892. — Terrier et Péraire, *Manuel d'asepsie et d'antisepsie.* Paris, 1893. — Terrillon et Chaput, *Asepsie et antisepsie chirurgicales.* Paris, 1893. — Schwartz, *La*

pratique de l'asepsie et de l'antisepsie en chirurgie. Paris, 1894. — REVERDIN.
Antisepsie et asepsie chirurgicales. Paris, 1894.

PASTEUR, *Comptes rendus de l'Académie des sciences,* 1860-1880. — LEMAIRE, *De l'acide phénique.* Paris, 1861. — LISTER, *The Lancet,* 1867 ; *OEuvres réunies* (traduction française), Bruxelles, 1882; *Archives vétérinaires,* 1882. — TYNDALL, *Revue scientifique,* 1871 ; *Les Microbes,* Paris, 1882. — PASTEUR, JOUBERT et CHAMBERLAND, *Comptes rendus de l'Académie des sciences,* 1878. — GOSSELIN, *Ibid.,* 1883. — LUCAS-CHAMPIONNIÈRE, *Chirurgie antiseptique.* Paris, 1880. — KOCH, GAFFKY u. LÖFFLER, *Mittheil. aus dem kaiserl. Gesundheitsamt,* 1884. — MAC-CORMAC, *Chirurgie antiseptique* (trad. française). Paris, 1882. — NEUBER, *Anleitung zur Technik der antiseptischen Wundbehandlung.* Kiel, 1883. — MORISANI, *Il Morgagni,* 1883-1886. — FISCHER, *Handbuch der allgemeinen Verbandlehre.* Stuttgart, 1884. — NUSSBAUM, *Zur antiseptischen Wundbehandlung.* Stuttgart, 1887. — BOUCHARD, *Thérapeutique générale des maladies infectieuses.* Paris, 1889. — TERRIER, *Éléments de pathologie chirurgicale générale.* Paris, 1885. — KUMMEL, *Deutsche Med. Wochenschrift,* 1885. — POINSOT, Art. PANSEMENTS du *Traité de pathologie externe de* BOUCHARD (de Bordeaux). Paris, 1888. — LEFORT, *Manuel de médecine opératoire de Malgaigne* (préface de la neuvième édition). Paris, 1889. — TILLMANNS, *Lehrbuch der allgemeine Chirurgie.* Leipzig, 1888. — FURBRINGER, *Deutsche Med. Wochenschrift,* 1888. — DUPLAY, *Recueil de méd. vét.,* 1890. — LE DENTU, *Ibid.,* 1893. — MÜLLER, *Stockfleth's Chirurgie,* 1892. — LUCAS-CHAMPIONNIÈRE, *Bulletin de l'Acad. de médecine,* 1898.

ERNES, *Recueil de méd. vét.,* 1869. — DELSOL, *Ibid.,* 1872. — CANE, *Ibid.,* 1878. — HUMBERT, *Journal de méd. vét. milit.,* 1871. — LABBÉ, *Recueil de méd. vét.,* 1881. — BAYER, *OEsterr. Monatsschrift,* 1880; *Die aseptische Castration. Ibid.,* 1881. — POPOW, LUTKIN, *Sur le traitement des plaies,* Pétersbourg, 1881 (en russe) ; an. in *Jahresbericht,* 1881-82. — HOFFMANN, *Repertorium,* 1884 et *Wochenschrift,* 1886. — ADAM, *Wochenschrift,* 1882. — ENGEL, *Ibid.,* 1883. — PROGER, *Sächs. Bericht,* 1883. — MULLER, *Ibid.,* 1884. — VIGEZZI, *La Clinica vet.,* 1883. — VOGEL, *Repertorium,* 1884-86. — CADIOT, *Archives vét.,* 1884; *Recueil vét.,* 1887; *Ibid.,* 1893. — CHUCHU, *Bullet. Soc. cent. de méd. vét.,* 1885. — WEBER, *Ibid.,* 1886. — AUREGGIO, *Ibid.,* 1886. — ROY, *Revue vét.,* 1887. — JENSEN, SAND, *Deutsche Zeitschr. für Thiermed.,* 1887. — ESSER, *Wochenschrift,* 1887. — LUNDGREEN, *Clinique de Stockholm,* an. in *Jahresbericht,* 1886. — FRÖHNER, *Archiv für Thierheilkunde,* 1887. — KORTUM, *Lydtin's Mittheil.,* 1888. — NOCARD, *Recueil de méd. vét.,* 1888. — ALBRECHT, *Adam's Wochenschrift.* — FRICK, *Die aseptische Castration; Deutsche Zeitschr. f. Thiermed.,* 1888. — CADIOT et WALDTEUFEL, *Bullet. Soc. cent. de méd. vét.,* 1889. — MAURI, *Revue vét.,* 1889. — MOSSELMANN, *Annales de méd. vét.,* 1889. — HOFFMANN, *Deutsche Zeitschr. für Thiermed.,* 1889. — BARUCHELLO. *Giornale di Veterinaria militare,* 1889. — LABAT, *Revue vét.,* 1890. — GUTMANN, *Die aseptiche Castration, Monatshefte für Thierheilkunde,* 1891. — MAZURE et GOETHALS, *Gazette hollandaise,* 1890. — LORENZ, *Zeitschr. für Veterinärkunde,* 1890. — CAGNY, *Recueil de méd. vét.,* 1890. — *Bull. de la Soc. cent. de méd. vét.,* 1891. — DUPUIS, *Annales de méd. vét.,* 1891. — SCHWARZNECKER, *Zeitschr. f. Veterinärkunde,* 1891. — REPIQUET, *Progrès vét.,* 1892. — ELOIRE, *Ibid.,* 1892, *Ibid.,* 1892. — FAURE, *Ibid.,* 1892. — CADÉAC et GUINARD, *Journ. de méd. vét.,* 1893. — HOFFMANN, *Berlin. thierärztl. Wochenschr.,* 1894. — TONDEUR, *Ibid.,* 1894. — LE CALVÉ, *Recueil de méd. vét.,* 1894. — HOFFMANN, KELKMANN, *Berlin. thierärztl. Wochenschrift,* 1894. — GABEAU, *Bull. Soc. cent. de méd. vét.,* 1896. — CAGNY, *Ibid.* — PRIETSCH, RÖDER, *Sächs. Bericht,* 1898. — EBER, *Zeitschr. für Thiermedicin,* 1898.

MÖLLER u. FRICK, *Lehrbuch der Chirurgie,* 1899. — FRÖHNER, *Allgemeine Chirurgie,* 1900.

CHAPITRE IV

HÉMOSTASE

Réduire au minimum l'hémorragie qui se produit pendant les
opérations et conjurer celle qui peut survenir à leur suite sont des
règles importantes de chirurgie générale. La nappe rouge formée par
le sang issu des petits vaisseaux sectionnés voile les tissus, les organes
que l'instrument doit éviter, et oblige l'opérateur à de fréquents
arrêts. Les hémorragies artérielles ou veineuses, primitives ou secon=
daires, peuvent déterminer des déperditions sanguines abondantes et
entraîner la mort, si elles ne sont pas promptement taries. On doit
s'efforcer de les prévenir et savoir intervenir pour les arrêter définitivement. Quand du sang s'accumule dans les traumas après l'affrontement des lèvres, ordinairement la suppuration a lieu et la production
des accidents généraux d'ordre infectieux est favorisée. L'hémostase
parfaite est particulièrement importante dans les opérations pratiquées
sur les organes abdominaux ; si du sang s'épanche en abondance dans
la cavité péritonéale, il peut provoquer l'inflammation de la séreuse.

1. *Hémostase préventive.* — On y a recours surtout pour les opérations qui se pratiquent sur les membres et la queue. Chez les animaux,
nous employons peu la compression digitale, les tourniquets, les
compresseurs. Le *garrottage* et le *procédé d'Esmarch* sont les moyens
usuels.

Pour le cheval, on se borne habituellement à la constriction circulaire et totale du membre, réalisée au moyen d'une anse de garrot,
placée au paturon ou au canon, anse dont on réduit l'étendue par la
torsion effectuée avec un fer, une tige métallique quelconque ou un
bâtonnet. La forte compression exercée sur les vaisseaux, au point
où le garrot est appliqué, interrompt la circulation ; l'hémorragie qui
se produit au début de l'opération s'arrête bientôt. Elle a une autre
action utile : la conductibilité des filets nerveux comprimés se fait
moins librement, la sensibilité des régions situées au-dessous de la
ligature est diminuée, la douleur est moins vive pendant l'opération.

La striction avec un tube ou une bande de caoutchouc est préférable
au garrottage. On se sert d'un fort tube de caoutchouc, long de 50 à
60 centimètres ; on l'enroule autour du membre, au-dessus du genou
ou du jarret, en lui faisant subir une élongation qui le tende à un
degré suffisant, on en réunit les extrémités avec un fil solide, par un
simple nœud, ou l'on arrête la première par croisement, et l'autre sous
le dernier tour du lien. On fabrique des tubes et des bandes hémosta-

tiques en caoutchouc, dont les extrémités sont pourvues, l'une d'un crochet, l'autre d'une chaîne métallique, disposition qui permet facilement de les fixer et d'exercer le degré de compression nécessaire.

La méthode d'Esmarch est avantageuse quand, ayant à effectuer l'excision d'organes fortement hypérémiés (utérus prolabé) ou l'amputation d'un membre sur un petit animal, on veut opérer à sec. Son inventeur l'a fait connaître en 1873 sous le nom d'*ischémie artificielle*. Elle consiste en l'emploi d'une bande élastique (caoutchouc

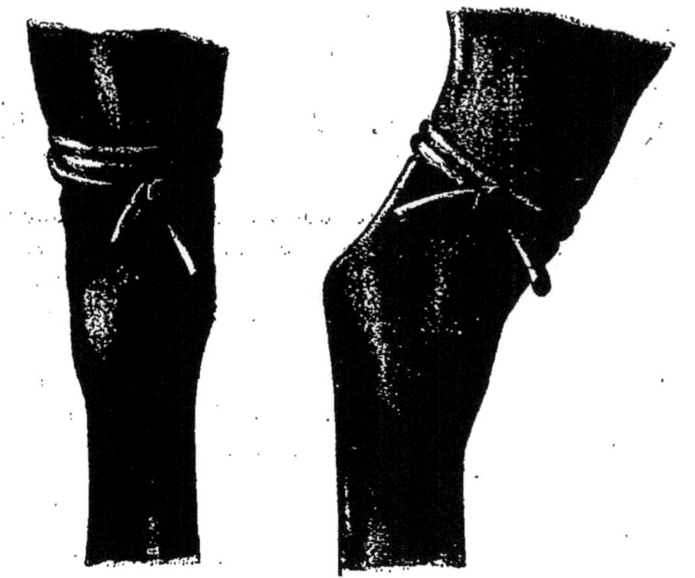

Fig. 86. — Hémostase préventive. Liens de caoutchouc appliqués au-dessus du genou et du jarret.

vulcanisé, fil de caoutchouc recouvert d'un tissu de coton), que l'on enroule autour du membre ou de la tumeur à exciser, en commençant par son extrémité libre. Les spires de la bande, contiguës ou se recouvrant en partie, doivent exercer sur les tissus une forte pression qui refoule graduellement le sang vers le tronc. Lorsque les tissus sont exprimés du sang qu'ils contenaient, on fixe immédiatement au-dessus du bandage un fort lien de caoutchouc, bien tendu, qui aplatit les artères, en efface la lumière, fait par conséquent l'office de garrot. On peut ensuite retirer la bande et pratiquer l'ablation à sec, au-dessous du lien. Deux moyens hémostatiques sont ainsi associés : l'ischémie artificielle, réalisée par le refoulement centripète du sang, qui est conservé à l'organisme ; la striction, qui maintient exsangues les tissus en s'opposant à tout passage du sang artériel et assure « l'anémie opératoire ». Quand la partie que l'on veut soumettre à l'esmarchisation est le siège d'une plaie plus ou moins étendue, on doit nettoyer celle-ci et la recouvrir d'une couche d'ouate ou d'une compresse avant d'y passer la bande.

L'opération terminée et les vaisseaux ligaturés, on enlève le lien constricteur. Souvent alors, si l'on n'a pas cautérisé le moignon, il se produit, par les petites artérioles et par les nombreux capillaires divisés, une abondante hémorragie en nappe due à une paralysie vasomotrice, effet de la compression prolongée. On la tarit par les irrigations froides phéniquées, la cautérisation ou un pansement compressif.

Dans la pratique, souvent on s'en tient à la constriction circonférentielle. En général, c'est ainsi qu'il faut agir lorsque les tissus sont gravement altérés, infiltrés de pus ou de liquides septiques, dont le reflux, par la compression, pourrait amener de sérieux accidents ; toutefois, comme l'hémorragie est abondante, en raison de la stase veineuse il convient d'appliquer un second lien constricteur à l'autre extrémité du champ opératoire.

La compression médiate, avec les doigts, du principal tronc artériel qui distribue le sang à la région opératoire est rarement usitée. Pour assurer l'hémostase définitive dans les cas où les bouts des artérioles sectionnées sont difficiles à découvrir, on diminue la constriction : des jets de sang indiquent à l'opérateur la situation de ces vaisseaux.

Soumettre les animaux à la diète absolue pendant les vingt-quatre heures qui précèdent le moment de l'intervention est encore un moyen de réduire l'hémorragie durant les opérations.

II. *Hémostase pendant et après l'opération.* — La plupart des procédés dont nous venons de parler ne sont applicables qu'à un petit nombre de régions, et bien souvent, pendant l'opération, le sang coule abondamment par les nombreux petits vaisseaux divisés, par des veinules ou des artérioles.

L'hémorragie est faible ou nulle quand on emploie les procédés de l'exérèse non sanglante : cautère, thermocautère, écrasement linéaire, arrachement, dissection mousse, ligature élastique.

Le cautère cultellaire est un bon agent de diérèse hémostatique, pour effectuer certaines opérations. Avec le cautère chauffé à blanc, la section des vaisseaux est trop rapide, leur oblitération parfois incomplète ; rouge sombre, il coupe ces vaisseaux en provoquant un retrait des tuniques : c'est la température la plus favorable pour obtenir une bonne hémostase. — Plongé dans les tissus, le cautère se refroidit vite ; il faut en répéter l'application un certain nombre de fois pour diviser une couche peu épaisse ou pour exciser une tumeur. Aussi le thermo ou le galvano-cautère sont-ils des instruments plus avantageux que le simple couteau de feu ; avec la lame rouge du zoocautère, on peut faire des ponctions, des incisions profondes et des excisions sans hémorragie.

L'*écraseur de Chassaignac*, presque délaissé par les chirurgiens de l'homme, est d'un fréquent usage en vétérinaire. Il mâche, broie les tissus mous, les divise par écrasement et aussi un peu à la façon de la scie : le tissu conjonctif, les muscles, les vaisseaux, les couches fibreuses, cèdent à l'étreinte progressive de l'écraseur et se coupent sans hémorragie si l'instrument est manœuvré avec la lenteur voulue. Son action est surtout remarquable sur les vaisseaux : les tuniques moyenne et interne des artères se rompent, se rétractent, tandis que la couche externe s'étire et s'accole par sa face profonde. La section trop rapidement effectuée ne met pas à l'abri de l'hémorragie, mais si l'on agit lentement, si l'on coupe les tissus en rétrécissant l'anse d'un maillon seulement chaque 20-30 secondes, selon leur degré de vascularité, il ne se produit pas d'écoulement sanguin notable. Très vive une fois les tissus fortement comprimés, la douleur s'atténue dès que la section commence. La plaie se cicatrise un peu moins vite que celle faite avec le bistouri ; les éléments anatomiques de la couche superficielle se nécrosent.

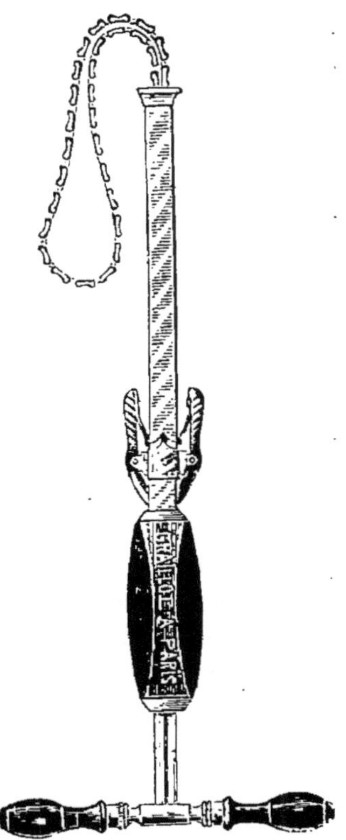

Fig. 37. — Écraseur de Chassaignac.

Les *angiotripteurs* de Doyen, de Tuffier, de Faure, produisent dans les pédicules des lésions d'attrition profonde, qui assurent l'hémostase. Ainsi que les *pinces-écraseurs*, on peut les employer pour la castration du cheval. Dans l'opération de la cryptorchidie, nous nous en servons pour écraser le cordon avant de le couper.

L'*arrachement* et la *déchirure* sont surtout employés dans les ablations de tumeurs bien délimitées, peu adhérentes aux tissus adjacents. La peau incisée, on isole le néoplasme par des pressions ou des tractions effectuées avec les doigts, qui décollent, séparent les parties en déchirant le tissu conjonctif, ou par un double mouvement de traction et de torsion, ou encore en combinant ces manœuvres. Avantageux parce qu'il permet de ménager les vaisseaux et les nerfs principaux, l'arrachement est douloureux dans les régions riches en ramuscules nerveux ; il ne permet pas l'ablation totale des néoplasmes envahissants, propagés aux lymphatiques, il laisse de la « graine à récidive » qui donne vite des tumeurs secondaires.

La *dissection mousse* — l'*énucléation* de Percy — se fait avec l'extrémité de la sonde cannelée ou à l'aide d'une spatule. C'est la sonde que l'on emploie généralement : on imprime un mouvement de va-et-vient à l'instrument, dont la pointe déchire le tissu conjonctif et isole les organes sans causer d'hémorragie. Procédé excellent quand on opère dans les régions à périlleux voisinages, il est surtout usité pour isoler les vaisseaux (ligature de la jugulaire) et les nerfs (névrotomies). Les plaies produites par la déchirure ou l'énucléation se cicatrisent presque aussi facilement et aussi vite que les sections nettes.

Le *raclage* est un mode d'ablation dans lequel on se sert de la rénette ou de la curette tranchante. Il permet d'exciser, sans hémorragie abondante, les granulations, les fongosités qui tapissent les fistules, les cavités suppurantes, et d'évider les os cariés.

Les différents procédés de *ligature* sont fréquemment employés pour provoquer la mortification et l'élimination de tumeurs, d'organes ou de portions d'organes (vagin, utérus). Le plus avantageux est la ligature élastique.

Mais ces moyens d'exérèse ne sont utilisables que dans des cas en somme assez restreints. C'est le bistouri que l'on emploie d'ordinaire, et souvent il divise des tissus dans lesquels l'hémostase préventive n'a pu être réalisée. Aussi le sang coule, ou en nappe ou en jet, suivant que l'instrument tranche des vaisseaux de petit calibre ou des artérioles.

Les hémorragies capillaires s'arrêtent d'ordinaire spontanément : les très petits vaisseaux sont affaissés par la rétraction des tissus, leurs bouches microscopiques sont bientôt oblitérées. Si elles persistent, on peut les tarir par des affusions d'eau bouillie chaude, faites au moyen d'une éponge ou d'une compresse aseptiques, tenues au-dessus de la plaie et que l'on exprime graduellement. Plus actives sont les lotions avec les solutions alcooliques, phéniquées ou sublimées, qui produisent une sorte de « jambonnage » des surfaces vives, coagulent les liquides et arrêtent les suintements capillaires. La solution phéniquée forte est la plus avantageuse. — Pour n'être pas gêné par l'hémorragie, on fait usage de petits tampons d'ouate immergés dans l'eau bouillie ou dans une solution antiseptique légère. Avec ces tampons, successivement employés après expression du liquide qui les imbibe, un aide étanche le sang, assèche les surfaces, permet ainsi à l'opérateur de poursuivre méthodiquement sa besogne. — Nous ne ferons que rappeler les hémostatiques démodés et tant surfaits de la vieille chirurgie : la neige, la glace, l'éther, le chloroforme, l'alun, les sulfates métalliques, le perchlorure de fer, le nitrate d'argent, le vinaigre, l'eau de Rabel et les nombreuses « eaux hémostatiques », les poudres absorbantes, y compris la farine et la cendre de bois chauffée, l'agaric, l'amadou et la dangereuse toile d'araignée.

Lorsque des artérioles, des veinules ou des canaux de plus fort calibre sont divisés, pour arrêter le sang on peut employer la *compression* ou le *tamponnement*, la *cautérisation*, la *ligature*, la *torsion* et la *forcipressure*.

La *compression* rend des services dans les cas où l'on ne veut pas s'attarder à la recherche du vaisseau coupé. On la pratique comme il a été dit plus haut, au sujet de l'hémostase préventive : au voisinage de la plaie ou sur l'une de ses lèvres, on comprime soit avec le doigt, soit avec un tampon d'ouate, la partie où est situé le vaisseau ouvert. L'opération terminée, on est obligé de recourir à un autre procédé pour réaliser l'hémostase définitive.

La *cautérisation* des surfaces vives et des vaisseaux coupés n'est hémostatique qu'en provoquant une escarre plus ou moins épaisse, des phénomènes inflammatoires intenses et une abondante suppuration.

La *ligature des vaisseaux* se fait avec des fils de soie ou de catgut. Dans les excisions, lorsque l'on doit couper une artère visible, isolée, on jette sur elle deux liens entre lesquels on la sectionne. Si le vaisseau — artère ou veine — est accidentellement divisé, on en saisit les bouts ou seulement celui qui saigne, au moyen d'une pince ou d'un ténaculum, et on les lie solidement en arrêtant les fils par un nœud droit. La constriction opérée sur une artère a pour effet de diviser les tuniques moyenne et interne, qui se rétractent en s'incurvant vers l'axe du vaisseau et en rétrécissent la lumière ; la tunique externe se plisse, se fronce, s'applique étroitement sur elle-même et ne se divise qu'au bout de quelques jours. Qu'on emploie le catgut ou la soie, les chefs du lien peuvent être coupés au ras du nœud ; si l'asepsie est douteuse, on coupe près du nœud l'un des bouts de la ligature, l'autre est amené au dehors de la plaie ; on le retire avec l'anse quand celle-ci est devenue libre par la section du vaisseau. Les pinces hémostatiques à mors larges, coniques ou cylindro-coniques sont commodes pour effectuer ces ligatures vasculaires : à mesure qu'on le serre, le fil glisse jusqu'au delà des mors et s'applique sur le vaisseau. La ligature immédiate mérite toujours la préférence. Dans les cas où les bouts du vaisseau coupé sont difficiles à isoler, on en fait la ligature médiate : avec une aiguille courbe on passe, sous le vaisseau et les parties molles qui le recouvrent, un fil dont les chefs sont réunis par un nœud droit.

Recommandée par Amussat et plus récemment par Tillaux, la *torsion* peut remplacer la ligature pour les artérioles de petit calibre et les veinules. Avec une pince, on saisit les bouts du vaisseau coupé, on les attire légèrement en dehors des tissus, où on les tord en faisant pivoter la pince sur son axe. Afin de réaliser plus complètement l'oblitération du vaisseau, quelques chirurgiens continuent la torsion jusqu'à rupture du tourillon (*illimited torsion* des Anglais). Comme par la ligature, les tuniques moyenne et interne se retournent en doigt de gant et sont refoulées dans l'intérieur du conduit; la tunique externe, étirée et tordue, forme un cul-de-sac, une sorte de capuchon qui coiffe le caillot et l'immobilise. Mais la ligature est un procédé plus sûr que la torsion; aux artérioles de fort calibre notamment, la détorsion de la tunique adventice peut donner lieu à une hémorragie secondaire.

La *forcipressure* consiste en l'application, sur les bouts des vais-

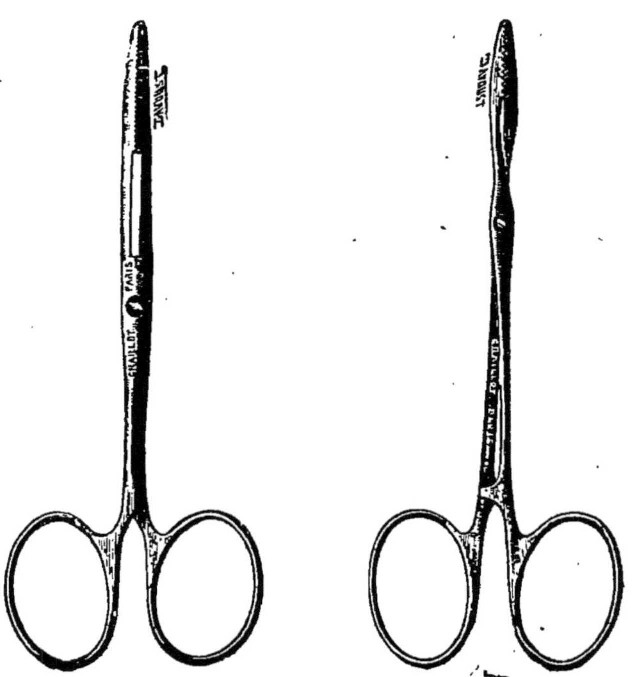

Fig. 38. — Pinces à forcipressure.

seaux sectionnés, de pinces à arrêt, qu'on peut laisser à demeure jusqu'à ce que les vaisseaux soient oblitérés par un caillot, ou seulement pendant la durée de l'opération, l'hémostase définitive étant ensuite réalisée par la ligature.

Préconisée surtout par Kœberlé et Péan, la forcipressure multiple, employée comme moyen d'hémostase passagère ou définitive, est aujourd'hui universellement répandue. [Parmi les diverses sortes de pinces hémostatiques, les plus solides et les plus commodes sont celles du modèle américain, à mors longs, cylindro-coniques.

Au cours des opérations, dès que le sang jaillit par les bouts d'une artériole divisée, immédiatement on les oblitère avec ces pinces, qu'un aide tient en dehors du champ d'action du bistouri : grâce à leur emploi, les diérèses qui portent sur des tissus richement irrigués peuvent se faire sans arrêt et sans perte notable de sang. On les applique en nombre variable suivant les besoins ; toutes, d'ailleurs, ne séjournent pas dans la plaie jusqu'à la fin de l'opération ; les très petites artérioles sont pressées seulement pendant quelques minutes ; les pinces enlevées, elles ne saignent plus, et si l'on a ouvert des vaisseaux de fort calibre, on peut aussi, après les avoir aveuglés provisoirement, en pratiquer la ligature ; on évite ainsi l'encombrement du champ opératoire. Les pinces sont parfois laissées à demeure pour opérer l'hémostase définitive, lorsqu'on les a appliquées sur des canaux profondément situés, difficiles à isoler et à lier ; elles sont fixées entre les pièces du pansement et par les lèvres affrontées du trauma ou libres dans celui-ci quand il est pansé à découvert (plaies inguinales). On les enlève au bout de vingt-quatre à quarante-huit heures, suivant le calibre des vaisseaux qu'elles oblitèrent.

Il va sans dire que les pinces, les fils et les autres instruments ou objets employés doivent être aseptiques, si l'on veut conjurer tout accident infectieux.

Pour les plaies cavitaires dont les parois saignent abondamment, le *tamponnement à la gaze iodoformée* est un excellent procédé d'hémostase post-opératoire.

La LIGATURE ÉLASTIQUE constitue un bon moyen d'exérèse hémostatique. Employée d'abord dans la chirurgie de l'homme (Dittel, Grandesso Silvestri), elle a été préconisée en vétérinaire par Guérin, Rossignol, Nocard, Cagny, qui en ont fixé les indications. Appliqué sur une certaine épaisseur de tissus vivants, le lien de caoutchouc tendu agit d'une manière continue, jusqu'à ce qu'il soit revenu à ses dimensions primitives ; au fur et à mesure que les tissus se coupent, l'anse diminue de diamètre et exerce son action diérétique sur les couches plus profondes. C'est là un avantage considérable sur la simple ligature, dont l'action immédiate s'affaiblit vite et s'épuise sur les gros pédicules. Dès que les couches superficielles sont sectionnées, la ficelle n'agit plus que comme corps étranger ; pour achever l'ablation, souvent il est nécessaire de faire une seconde ligature ou de resserrer la première.

L'anse élastique est sans action sur les corps inertes, même peu résistants, et sur les tissus morts, mais elle divise tous les tissus vivants : peau, muscles, vaisseaux, tendons, os. Rien ne lui résiste, et la diérèse se fait sans hémorragie ; les parois des vaisseaux s'affaissent avant de se couper, leur lumière s'oblitère par la thrombose. Souvent la plaie est relativement peu étendue et la cicatrisation rapide.

'Le manuel en est simple. On emploie soit le caoutchouc tubulaire vulcanisé, soit des fils pleins, cylindriques ou prismatiques, de calibre proportionné à la masse à diviser. Les poils coupés sur la ligne d'excision et la peau soigneusement aseptisée, un aide tient l'un des chefs, l'opérateur saisit l'autre, tend le lien et l'enroule sur le pédicule ; trois ou quatre tours suffisent. Pour arrêter les deux bouts, il les croise, les fait tenir par l'aide, puis passe en dessous de l'entre-croisement un fil ordinaire avec lequel il les fixe par un nœud droit.

Pour l'extirpation des néoplasmes bien pédiculés, l'application de l'anse élastique est facile. Lorsque la tumeur est plus ou moins étalée, il convient d'en transpercer la base par une ou deux aiguilles métalliques qui assurent la fixité de la ligature.

Depuis les essais de Rossignol et de Cagny, la castration des agneaux par la ligature élastique est très répandue. Deux mille castrations faites sur des agneaux de deux à trois mois, pendant les fortes chaleurs, n'ont donné à Rossignol que trois cas de tétanos. Ce procédé est évidemment supérieur à l'arrachement ; il est beaucoup plus simple que le bistournage et ne donne pas de *ratés*. — Il convient également pour les bovidés. En Égypte, au cours de l'année 1885, Piot a opéré par ce procédé près de deux mille taureaux ou buffles sans accident ou complication d'aucune sorte. La désinfection de la région scrotale et l'immersion du lien dans le Van Swieten ; les jours suivants, des lavages antiseptiques ; du sixième au huitième jour, la section de la partie mortifiée et l'application sur le moignon d'une couche de goudron préalablement porté à l'ébullition : telles ont été les précautions prises. Généralement les opérés étaient remis en service du quinzième au vingtième jour.

On a essayé la ligature élastique dans la castration des solipèdes. Appliquée sur le cordon dénudé, comme dans la castration à testicules couverts, l'anse de caoutchouc le coupe en deux ou trois jours. — Mais des complications graves (tétanos, septicémie, péritonite) ont fait rejeter ce procédé. En 1880, sur 20 châtrés, Tapon eut 5 morts. — Pinel dit avoir été plus heureux en réunissant par une ficelle les deux liens de caoutchouc : de cette façon, les cordons ne peuvent remonter dans les canaux inguinaux, riches en tissu conjonctif et par suite facilement inoculables. Sur plus de 400 chevaux ainsi opérés, en s'entourant de précautions aseptiques, ce praticien n'aurait pas observé un seul accident grave. — L'application du lien de caoutchouc sur les cordons recouverts par la peau amène la chute des testicules en trois ou quatre jours, mais il en résulte une large plaie occupant toute la zone scrotale.

Ce mode d'exérèse a encore d'autres applications. Quand le renversement de la matrice ne peut être réduit ou que cet organe présente de trop graves altérations, on peut appliquer à sa base une forte ligature de caoutchouc, amputer quelques centimètres au-dessous, désinfecter le moignon, puis le rentrer. Il est possible de prévenir toute perte de sang en pratiquant, avant l'amputation, l'esmarchisation de l'utérus prolabé.

Cagny a recommandé la ligature élastique dans l'amputation de la queue chez le cheval. Le temps le plus douloureux de cette opération n'est pas la section des tissus, mais leur cautérisation, et sur les chevaux de sang, souvent l'application du brûle-queue donne lieu à de très violentes réactions. On peut se dispenser de cautériser si, avant de couper, on applique un fil de caoutchouc sur la queue tonsurée, immédiatement au-dessus du point où la section doit être faite. Ce lien est enlevé au bout de vingt-quatre à quarante-huit heures.

Enfin, nous l'avons dit, le lien élastique est employé comme hémostatique dans les opérations exécutées sur les membres. Placé au-dessus du champ opératoire, il assure l'hémostase temporaire et facilite ainsi l'exécution des manœuvres chirurgicales.

Bibliographie. — I. **Hémostase.** — ESMARCH, *Wolkmann's Sammlung klin. Vor-*

Iräge. Leipzig, 1873. — Forgue et Reclus, *Traité de thérapeutique chirurgicale*. Paris, 1892. — Malgaigne et Lefort, *Manuel de médecine opératoire*, 9e édit. Paris, 1889. — Peuch et Toussaint, *Précis de chirurgie vétérinaire*, 2e édit. Paris, 1887. — Möller u. Frick, *Lehrbuch der Chirurgie*. Stuttgart, 1899. — Doyen, *Sur l'angiotripsie*. Paris, 1897. — Faure, Tuffier, *Bull. de la Soc. de chirurgie*. 1898. Lafosse, *Mémoires de l'Acad. des sciences*, 1754. — Dard et Renault, *Recueil de méd. vét.*, 1829. — Dard, *Ibid.*, 1830. — Renault et Bouley, *Ibid.*, 1839-40. — Stilling, *Magazin*, 1835. — Gielen, *Ibid.*, 1836. — Amussat, *Recueil de méd. vét.*, 1845. — Goubaux, *Bull. de la Soc. cent. de méd. vét.*, 1853; *Ibid.*, 1854. — Lister, an. in *Recueil de méd. vét.*, 1870. — Tillaux, an. in *Ibid.*, 1871. — Terrier, an. in *Ibid.*, 1878. — Vogt, *Journal de méd. vét. milit.*, t. V. — Mauri. *Revue vét.*, 1876. — Degive, *Annales de méd. vét.*, 1877. — Methereli, *The vet. Journal*, 1883. — Kaufmann, *Recueil de méd. vét.*, 1896.

II. **Ligature élastique.** — Grandesso Silvestri, *Gazzetta med. ital.*, 1862. — Daniele. *Il medico vet.*, 1863. — Valette, *Recueil de méd. vét.*, 1871. — Guérin, *Ibid.*, 1876. — Guérin et Cagny, *Ibid.*, 1877. — Rossignol, *Ibid.*, 1877; et *Archives vét.*, 1877. — Friedberger, *Pütz's Zeitschrift*, 1874. — Vachetta, *Dell' ischemia temporaria procurata col metodo dell' Esmarch*. Pisa, 1875. — Cagny, *Recueil de méd. vét.*, 1878. — Peuch, *Journal de méd. vét.*, 1876. — Brugel, *Ibid.*, 1878. — Tapon, *Archives vét.*, 1880. — Nocard, *Ibid.*, 1881 et art. *Ligature* du *Dictionnaire de méd. et de chir. vét.*, t. XII. — Cagny, *Bull. de la Soc. cent. de méd. vét.*, 1881: *Ibid.*, 1885. — Piot, *Ibid.*, 1889. — Reul, *Annales de méd. vét.*, 1885. — Gallier, *Recueil de méd. vét.*, 1886. — Girardot, *Ibid.*, 1888. — Pinel, *Ibid.*, 1888. — Moreau, *Ibid.*, 1889. — Guilloury, *Progrès vét.*, 1888. — Robert, *Ibid.*, 1888. — Rossignol, *Ibid.*, 1888. — Bax, *Ibid.*, 1888. — Colin, *Recueil de méd. vét.*, 1891.

CHAPITRE V

CAUTÉRISATION

Nous ne nous arrêterons pas à la cautérisation par les substances chimiques. Très employée autrefois pour escarrifier les tissus altérés et pour détruire les néoplasies, elle est presque abandonnée aujourd'hui. Longue, douloureuse, elle ne convient même pas pour la plupart des tumeurs : sous la couche détruite, le néoplasme irrité s'accroît sans cesse, bourgeonne, irradie au voisinage. Certaines tumeurs cutanées bénignes, les ulcères rebelles et le « crapaud » constituent à peu près les seules indications actuelles des caustiques.

Dès l'origine de l'art, à Cnide et à Cos, la cautérisation au fer fut considérée comme l'agent thérapeutique le plus énergique. C'est ainsi que l'a jugée Hippocrate dans l'un de ses aphorismes : « Ce que les médicaments ne guérissent pas, le fer le guérit ; ce que le fer ne guérit pas, le feu le guérit ; ce que le feu ne guérit pas doit être regardé comme incurable. » — Après avoir été employée *larga manu*, la cautérisation fut délaissée pendant de longs siècles. Solleysel la réhabilita pour nos malades et en formula les premières règles dans son « *Parfait Mareschal* ». « Pour bien donner le feu, il faut observer trois choses : que celui qui le donne ait la main légère, qui est de ne point appuyer avec le couteau de feu sur la raie qu'il fait, voilà la première ; la seconde, que les couteaux soient seulement rouges et non flambants ; la troisième, de ne les chauffer qu'avec du charbon de bois... J'ai fait donner cent fois le feu en beaucoup d'endroits avec bon succès ; les chevaux en ont reçu toujours du soulagement... Il est de très grande conséquence d'empêcher les chevaux de se gratter, frotter, mordre, lécher et écorcher les endroits brûlés, car pour dextrement que le feu ait été donné, si l'on n'apporte ces précautions, la partie restera difforme... En donnant le feu, à moins d'une grande nécessité, et presque jamais hors des endroits nécessaires, il ne faut percer le cuir, mais le brûler peu à peu sans se presser, jusqu'à ce qu'il devienne couleur de cerise... Il faut du temps pour bien donner le feu, et il réussit infiniment mieux de le donner avec des couteaux médiocrement chauds, et repasser plutôt cinq ou six fois sur une même raie, n'appuyant pas avec le couteau de feu, que de faire tout en un coup avec un couteau fort chaud, ou bien de ne brûler que le poil, comme beaucoup de maréchaux font... Quand on a donné le feu, on peut mettre sur les endroits brûlés, un ciroine ou de la cire jaune fondue et mêlée avec de la poix noire fondue ; au bout de neuf, dix ou douze jours, il faut les laver tous les jours avec de l'eau-de-vie... Chacun a sa méthode pour donner le feu, les uns se servent de couteaux d'argent, les autres d'une pièce de quatre pistoles, quelques-uns de couteaux de cuivre : je crois cette dernière la plus à propos, car le cuivre est fort ami des plaies... Les effets du feu ne sont pas prompts : j'ai vu des chevaux auxquels l'effet du feu n'a paru en son plus haut point que six mois après qu'il a été donné : c'est un résolutif insensible. L'effet du feu dure vingt-sept jours, neuf pour son augmentation, neuf pour l'état et neuf pour le déclin ; le moins qu'on puisse donner de repos pour en voir réussir de bons effets est dix-huit jours... Il y a vingt-cinq ans que parler de donner le feu à un cheval et parler de l'envoyer à l'écorcheur, c'était tout de même ; présentement, ce n'est pas une affaire ; j'ai fait perdre l'appréhension qu'on en avait ; on s'est rendu à l'expérience. »

Dans son « *Nouveau parfait Mareschal* », Garsault reproduit les préceptes donnés par Solleysel et conseille de mettre le feu « le plus qu'on peut'en biaisant le sens du poil, parce qu'ensuite le poil recouvrira la raye ». Il recommande aussi le feu préventif, dont l'usage s'est perpétué dans les pays orientaux. « La seule raison qui empêche souvent dans ce païs-cy de mettre le feu aux jambes par précaution, comme on fait dans plusieurs païs, est que les marques du feu déprisent un cheval quand on le veut vendre ensuite, mais quand on veut garder son cheval, le feu aux jambes ne lui fera que du bien. »

Les derniers hippiatres ont abusé de la cautérisation. Ne possédant que de sommaires et vagues notions d'anatomie, ils préféraient ce procédé hémostatique aux méthodes sanglantes. Si l'usage s'en est beaucoup restreint dans le courant de ce siècle, la cautérisation reste encore, en vétérinaire, une méthode thérapeutique très répandue et journellement employée avec succès contre une foule d'affections qui ont résisté aux autres moyens. Sans doute elle provoque d'assez vives souffrances, elle exige un certain temps de repos et laisse parfois des marques indélébiles, mais comparés aux avantages qu'elle procure, ces inconvénients ne comptent guère.

Parmi les *indications* de la cautérisation actuelle, les plus fréquentes sont les affections chroniques des gaines tendineuses, des os, des articulations : synovites, hydarthroses, entorses, luxations, exostoses, périostoses, cals volumineux, carie, nécrose. Pour les lésions tendineuses, certaines amyotrophies, les altérations inflammatoires chroniques du tissu conjonctif, diverses sortes de kystes, le feu est l'agent curatif le plus usité. C'est encore avec lui que l'on traite habituellement les indurations lymphangitiques et phlébitiques anciennes, les fistules, les ulcères rebelles, les plaies d'été, les plaies virulentes, les tumeurs charbonneuses, les engorgements septiques.

On distingue une *cautérisation superficielle* et une *cautérisation pénétrante*, chacune d'elles comprenant un certain nombre de procédés. La *cautérisation en surface* n'est point entrée dans la pratique, et les corps en ignition — les moxas — sont maintenant délaissés. Nous en dirons autant de la *cautérisation par rayonnement*, de la *méthode par les liquides chauds* et de la *cautérisation médiate*.

Les seuls procédés usités aujourd'hui sont :

1° La *cautérisation superficielle*, ponctuée ou cultellaire, dans laquelle l'instrument ne franchit pas les couches moyenne ou profonde du derme ;

2° La *cautérisation en pointes fines pénétrantes*, procédé qui consiste à traverser la peau en un ou plusieurs coups de cautère ;

3° La *cautérisation en aiguilles*, dans laquelle l'instrument attaque ou pénètre les tissus malades : muscles, tendons, os, synoviales.

4° La *cautérisation sous-cutanée*, pratiquée à la faveur d'une incision de la peau.

I. — Cautérisation des Solipèdes.

Pour la *cautérisation en raies*, on se sert d'instruments dont la partie active a la forme d'un prisme triangulaire. On les choisira de petit calibre pour les animaux à peau fine, un peu plus volumineux pour les sujets à peau épaisse. Voici les dimensions moyennes de la partie active : Longueur de la base, 5 centimètres ; du tranchant, 4 centimètres ; hauteur mesurée de la base au tranchant, 4 à 5 centimètres ; épaisseur de la base, 1 centimètre ; épaisseur du tranchant, 1 à 2 milimètres. Le bord cautérisant doit être légèrement convexe, mousse dans toute son étendue, arrondi à ses angles ; il est bon aussi que la tige soit modérément incurvée. Avec des instruments ainsi confectionnés, il est aisé de suivre les inégalités de la région

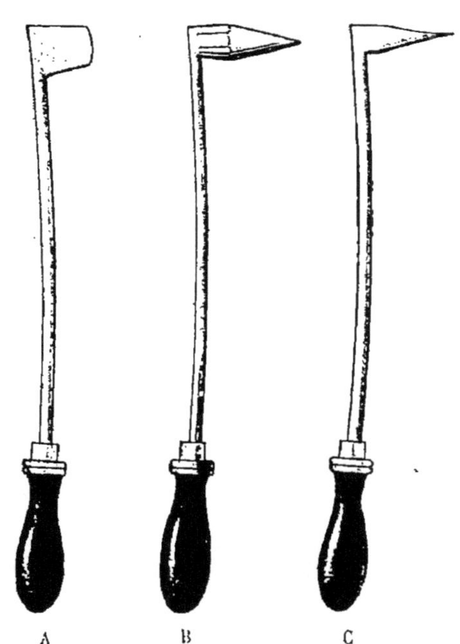

Fig. 39. — A, Cautère cultellaire ; B, Cautère en pointe ; C, Cautère à pointe fine.

et de répartir uniformément le calorique. — La partie active du *cautère en pointe* est disposée en cône plus ou moins allongé. Son volume peut varier ; son extrémité doit avoir un diamètre d'environ 2 millimètres, — Pour le *feu en pointes pénétrantes*, on emploie un cautère plus effilé que le précédent. Abadie se servait de cônes de 18 millimètres de diamètre à la base et terminés par une longue pointe de 2 millimètres de diamètre ; avec ces instruments, il traversait la couche conjonctive sous-cutanée et pénétrait loin dans les tissus. Quand on ne doit pas dépasser le tissu conjonctif sous-cutané, des cautères ordinaires à pointe effilée suffisent. — La *cautérisation en aiguilles* exige des pointes très fines, avec lesquelles on peut pénétrer profondément dans presque tous les tissus. Au début de la méthode, on employait des aiguilles en fer, de 1 à 2 millimètres de diamètre, de 1 à 2 décimètres de longueur, qui, chauffées au rouge, étaient saisies avec des pinces et implantées dans les tissus. Bianchi, Lenck, Foucher, ont recommandé des cautères présentant une partie olivaire terminée par une pointe en fer ou en platine. La plupart des instruments à aiguille indépendante se refroidissent trop rapidement et cautérisent la peau autour de la perforation. Pour protéger le tégument, Watrin disposait en dessous de l'épaulement du cautère un petit disque de fer battu.

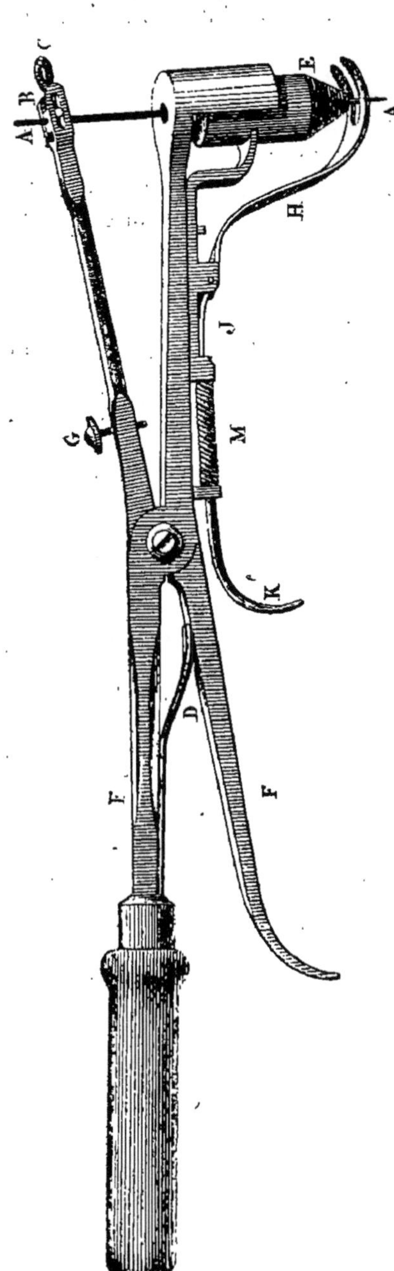

Fig. 40. Cautère Bourguet. — FF, branches du cautère ; D, ressort ; G, vis limitative ; AA, aiguille ; B, porte-aiguille ; C, vis de pression ; E, porte-chaleur ; H, écran ; J, coulisse, à ressort ; K, gâchette ; M, ressort à boudin.

Bourguet, Vasselin, Hermann, Ehret ont imaginé les premiers cautères à aiguille mobile et à chauffage indépendant. Celui de Bourguet est bien supérieur à tous les autres. A la clinique d'Alfort, où nous l'employons souvent, nous en obtenons les meilleurs résultats. Une vis G règle la pénétration de l'aiguille; celle-ci s'échauffe dans l'intérieur du porte-chaleur, une légère pression de bas en haut sur la branche F l'en fait sortir; aussitôt retirée des tissus, on la laisse rentrer dans la masse incandescente. Cette dernière est fixée par un ressort M. Un écran garantit la peau. Malgré sa complexité apparente, cet instrument est remarquable par sa solidité et la régularité de son fonctionnement.

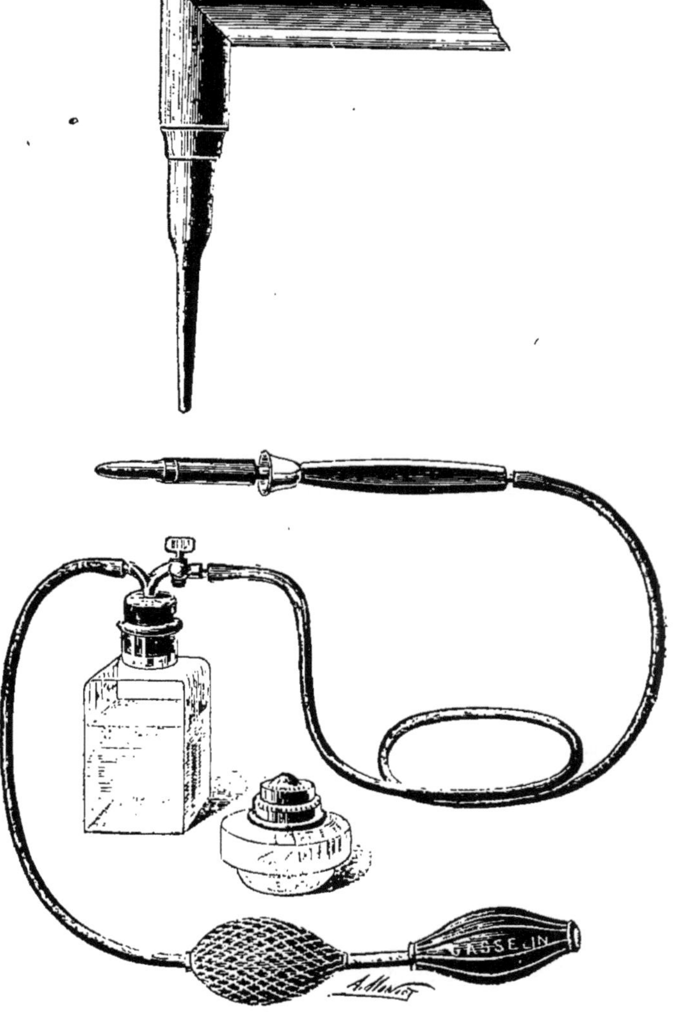

Fig. 41. — Cautère Paquelin.

Le *cautère Paquelin* est fondé sur la propriété que possède le platine, une fois porté à une certaine température, de devenir incandescent au contact d'un mélange d'air et de vapeurs hydrocarbonées, et de s'y maintenir aussi longtemps que dure son contact avec le mélange. La partie cautérisante est vissée sur la tige. Selon les besoins, on emploie la pointe, l'aiguille ou le couteau. — L'allumage en est simple. On chauffe d'abord la pointe dans la flamme d'une lampe à alcool, et au bout de quelques minutes on fait jouer la soufflerie : la pointe de platine rougit aussitôt. Le Paquelin ordinaire est un peu faible pour les grands animaux; souvent, au moment d'une réaction, la pointe se coude ou se brise; parfois aussi la tige est faussée.

Le *zoocautère* est plus solide et mieux approprié à nos besoins. Sa construction repose à la fois sur la propriété que possède le platine de demeurer incandescent sous l'action des vapeurs hydrocarbonées et aussi sur la remarquable conductibilité de ce métal. Le réservoir A contient une éponge imbibée d'une petite quantité d'essence minérale; sur l'une de ses extrémités s'adapte une soufflerie de Richardson; sur l'autre, se visse un branchement muni d'un cautère en pointe ou en raie dont la base est percée d'orifices latéraux lui permettant

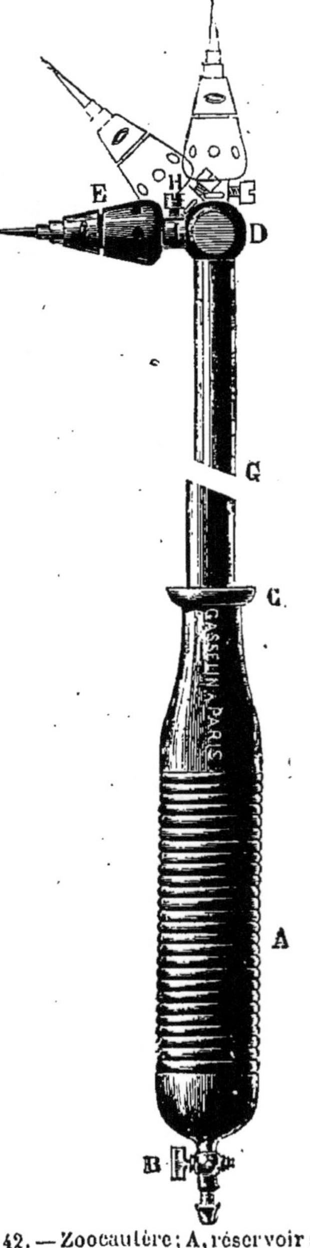

Fig. 42. — Zoocautère; A, réservoir; B, robinet; G, tige creuse; E, foyer pointe; H, vis de réglage.

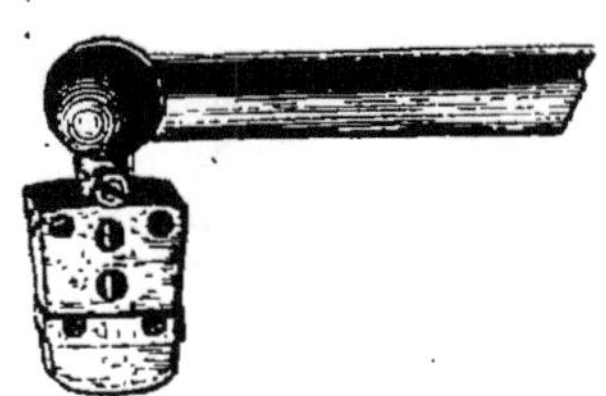

Cautère cultellaire.

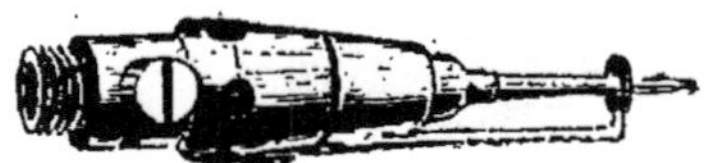

Cautère à pointe fine.

de faire l'office de chalumeau. Un tube intérieur conduit les vapeurs d'essence à la pointe de platine; une vis H permet de faire brûler l'essence dans le chalumeau ou de limiter son arrivée par le tube central.

Pour faire fonctionner l'appareil, on verse une petite quantité d'essence sur l'éponge, on chasse l'excédent, on visse le cautère sur le réservoir, on adapte la soufflerie, puis l'on ouvre la vis H et le robinet B. La soufflerie actionnée, on allume les vapeurs d'essence qui s'échappent par les orifices latéraux du chalumeau, et l'on tourne graduellement le robinet B jusqu'à ce que les flammes ne sortent plus. Bientôt le tube central rougit; il suffit alors de supprimer le chalumeau en fermant la vis H pour que la pointe du cautère rougisse à son tour. Au fur et à mesure que la quantité d'essence diminue dans l'éponge, il faut, pour obtenir un chauffage suffisant, ouvrir davantage le robinet.

Ce cautère est commode; il permet l'application rapide des feux superficiels et pénétrants; mais bien que l'aiguille soit construite en platine iridié, elle se coude, tout comme celle de Paquelin. C'est là un inconvénient autrement sérieux que « la fatigue de l'aide chargé de la soufflerie ».

L'*auto-cautère Dechery*, qui utilise, comme le Paquelin, la propriété du platine de rester incandescent sous l'action d'un courant d'air carburé, lorsqu'il a été chauffé préalablement, est caractérisé par l'absence de soufflerie. Il fonctionne automatiquement. Le manche creux forme un réservoir pour le combustible. Le liquide usité de préférence est l'éther à 65 ou 66°. Le débit des vapeurs d'éther est réglé par une longue aiguille que meut le bouton terminal du manche.

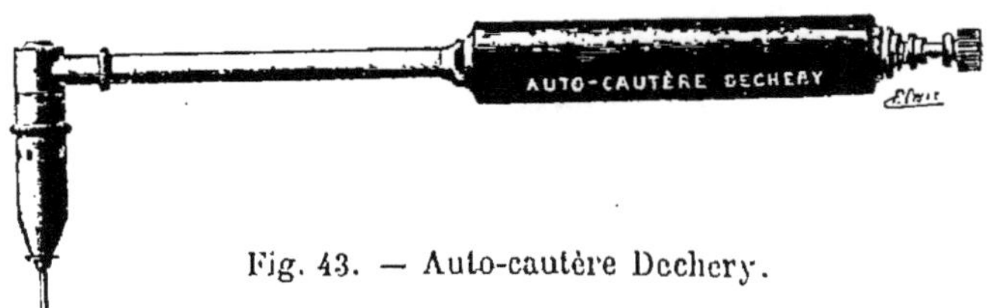

Fig. 43. — Auto-cautère Dechery.

Pour mettre le cautère en marche — le réservoir étant rempli d'éther et le régulateur fermé, — on chauffe sur une lampe à alcool, pendant deux à trois minutes, la tête et la première partie de la tige du cautère, puis on ouvre légèrement le régulateur tout en continuant à chauffer; bientôt la tête et la pointe sont rouges. Il peut être mis instantanément au repos, ne consomme rien tant qu'il y demeure et reste prêt à servir au moment voulu. Il n'expose à aucun accident, mais son jeu est assez délicat, sa pointe se fausse ou se coude facilement, comme celles du Paquelin et du zoocautère. Toutefois, comme cette pointe, en cuivre rouge, est vissée sur la tête du cautère, on peut aisément la remplacer si elle est hors d'usage.

Dans le *cautère Paquelin-de Place*, le calorique est également fourni par la combustion de vapeurs hydrocarbonées. Pour l'application du feu en aiguilles, on emploie des aiguilles pleines, en fer, de 3 millimètres de diamètre et de 8 centimètres de longueur. En pressant sur la tige avec le pouce, on fait sortir l'aiguille de la chambre, où elle s'est chargée du calorique qu'elle va porter dans les

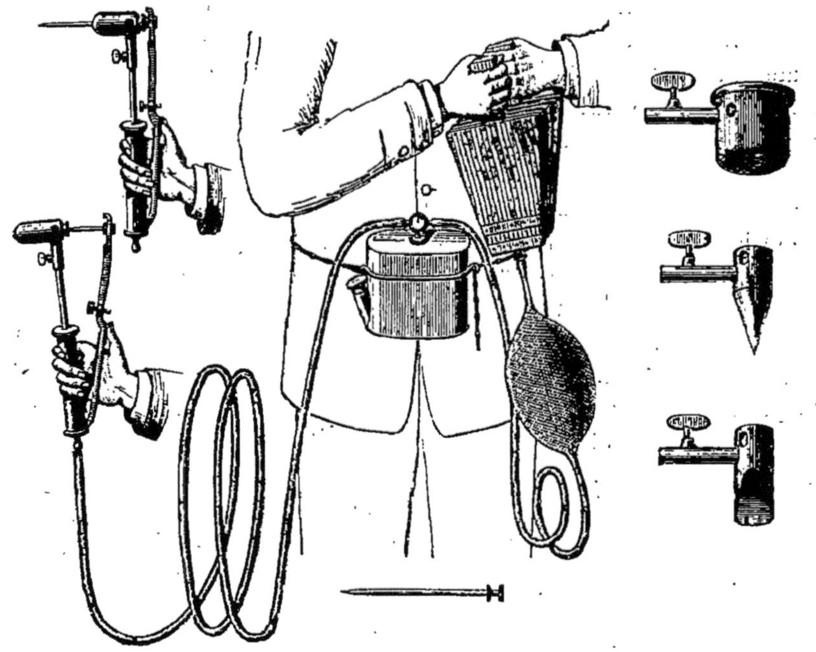

Fig. 44. — Cautère Paquelin-de Place.

tissus. Dès que la pression du pouce cesse, un ressort fait rentrer l'extrémité de l'aiguille dans le foyer. — Ce cautère n'est pas sans avantages : l'action cautérisante des pointes massives de fer ou d'acier est plus intense que celle des pointes creuses de platine ; mais il est moins facile à manier que le thermo et le zoocautère.

Pour le *chauffage* des cautères ordinaires, on se sert habituellement d'une forge ou d'un réchaud. Le charbon de bois est préférable au coke et au charbon de terre. L'instrument chauffé au degré convenable, l'aide lui donne un coup de lime et le présente à l'opérateur.

Lagriffoul, Faugère, Perrin, ont conseillé l'usage d'éolypiles analogues à celui de Paquelin. Ces instruments sont commodes et ont l'avantage de ne pas encrasser les cautères. Mais ils ne sont pas sans danger, ainsi qu'en témoignent maints accidents. L'éolypile Lagriffoul (*fig.* 45) est fixé sur une planchette, laquelle porte également une sorte de cheminée où se concentre la flamme et où les cautères sont

maintenus par des supports. — Rien de plus simple que l'allumage
de ces éolypiles. On remplit la lampe d'essence minérale, on en
verse un peu sur le couvercle et l'on y met le feu : l'appareil ne tarde
pas à se mettre en marche et fonctionne pendant un temps variable
(une demi-heure à deux heures). Les derniers modèles d'éolypiles

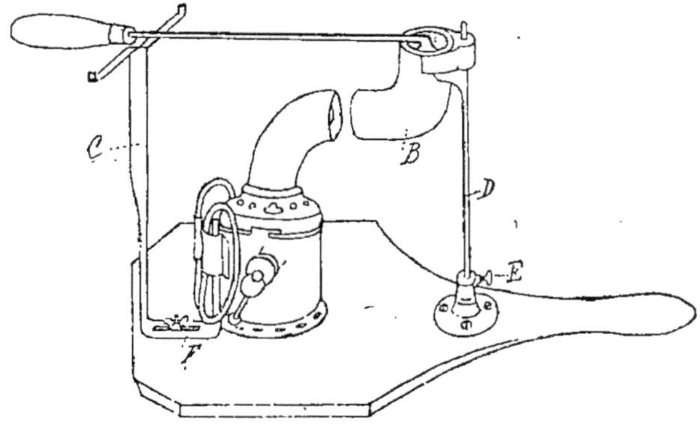

Fig. 45. — Éolypile.

sont pourvus d'un régulateur permettant de graduer la flamme et de
l'éteindre facilement.

Quel que soit le mode de cautérisation mis en œuvre, certaines
règles générales sont à observer. Si les circonstances le permettent,
on choisira un moment favorable au résultat de l'opération. Le printemps et l'automne sont les époques de l'année où le feu « donne
bien ». Pendant la saison chaude, l'inflammation est souvent excessive, le prurit intense : les animaux se frottent, se grattent, se mordent
aux régions cautérisées ; il en résulte parfois des accidents fort graves.
La *préparation de l'animal* est importante. Le sujet qui doit être
couché sera tenu à jeun ; s'il est très vigoureux, pléthorique, on diminue la ration pendant quelques jours et l'on administre des laxatifs.
—La région devra être nettoyée, débarrassée des croûtes s'il en existe ;
les poils seront coupés avec la tondeuse ou les ciseaux, à quelques millimètres de la peau pour la cautérisation superficielle : ainsi les pointes
et les raies seront limitées par une mince couche carbonisée, le cautère conique glissera dans les trous, le cultellaire déviera moins ;
— ils seront coupés au ras du tégument pour la cautérisation pénétrante. — Si le cautère doit pénétrer dans une synoviale, quelques
soins aseptiques sont utiles : plus le tégument sera propre, moins
il y aura de danger d'infection post-opératoire. Dans le but d'éviter
tout méfait de l'infection et de réduire dans la mesure du possible
les marques de feu chez les chevaux de luxe, la peau sera préalablement rasée, désinfectée, et, l'opération terminée, la surface cauté-

risée sera recouverte d'une couche d'iodoforme ou d'éther iodoformé. — Quand on applique le feu en certaines régions où la peau est très mobile, il est bon de marquer avant l'abatage les limites de la surface à cautériser.

Les chevaux dociles, peu irritables, supportent bien l'application du feu; on les assujettit debout, un tord-nez à la lèvre supérieure et un pied tenu levé, ou par la contention dans le travail.

Mais la cautérisation détermine de vives douleurs, et souvent il est préférable de coucher l'animal. Si l'on doit opérer sur la face externe d'un membre, il faut l'abattre sur le côté opposé; si le feu doit entourer une région, on couche le sujet sur le membre malade et l'on commence par la face interne. Quand on doit cautériser en une seule séance les membres d'un même bipède diagonal, on commence par la face externe de l'un et la face interne de l'autre; pour la seconde partie de l'opération, il faut avoir soin de protéger la surface cautérisée qui repose sur la litière.

L'assujettissement varie avec chaque cas particulier: généralement on laisse dans l'entravon le membre à cautériser; si l'on opère sur la face interne, on porte le congénère en avant ou en arrière. — Quand le feu doit recouvrir le paturon ou la couronne, le mieux est d'entraver les deux membres congénères en huit, au-dessus du genou ou du jarret, de sortir le membre malade de l'entravon, puis de le faire tirer en avant ou en arrière par un aide, au moyen d'une plate-longe fixée au sabot. Le bâton à entraves n'est pas nécessaire.

Voyons la technique de la *cautérisation superficielle transcurrente.*

Le cheval assujetti et la région préparée, on trace le feu. Renault recommandait des lignes parallèles à la direction des poils; Bouley, comme Garsault, les préférait un peu obliques; le procédé anglais, à raies transversales, vaut les précédents et ne tare pas davantage. — Le dessin du feu a peu d'importance. On a abandonné les couronnes, les lyres, les roues, les étoiles, les emblèmes de toutes sortes, tant goûtés des hippiatres. — Ce qui importe, c'est de tracer des lignes droites, équidistantes, qui dépassent les limites de la zone malade. Les raies convergentes ne doivent ni s'entrecouper, ni se réunir; au niveau des angles formés par la jonction des raies, la peau subirait trop fortement l'action du calorique et se mortifierait. Quand le feu doit être appliqué sur toute une région d'un membre, on pourra tracer une raie verticale en avant et une autre en arrière, de façon que les lignes obliques d'une face latérale n'empiètent point sur la face opposée. Les intervalles laissés entre les raies varient selon la finesse de la peau et l'étendue de la région à cautériser. On préfère les raies rapprochées et superficielles aux raies écartées et profondes. On les espace généralement de 1 centimètre à 15 millimètres.

Le feu tracé, il faut cautériser au degré convenable. Les lames chauffées au rouge sombre ou au rouge vif — température maxima — sont glissées lentement dans les raies, sans appuyer, en abaissant ou en élevant la main suivant la conformation des parties, et en tenant toujours le cautère perpendiculairement aux surfaces. On manœuvrera l'instrument dans le sens des raies, en le tirant à soi ou en le poussant ; en le dirigeant à rebrousse-poil, on dévierait les bulbes.

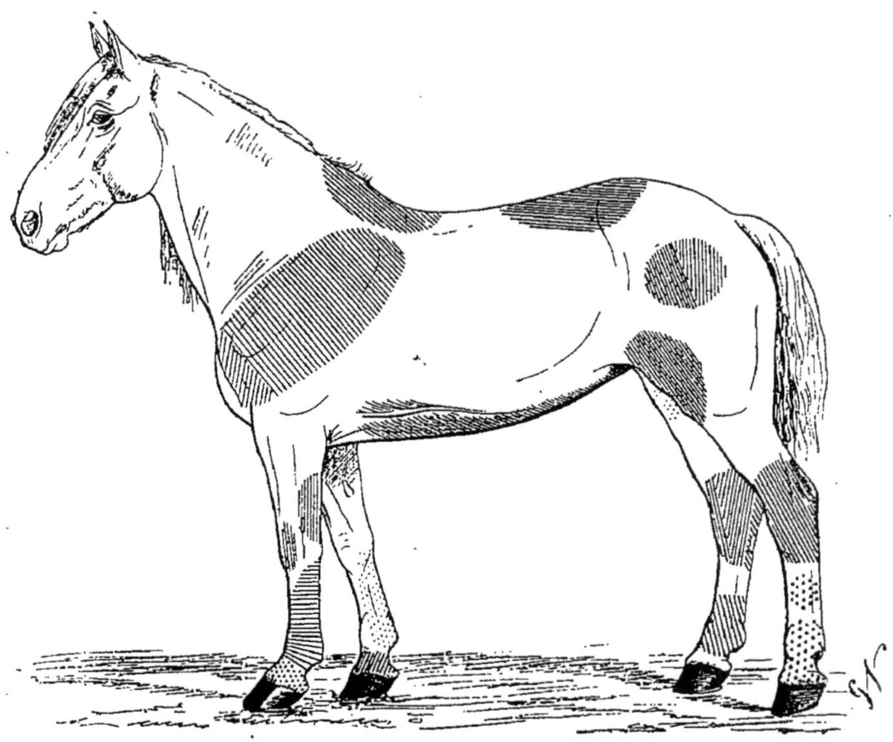

Fig. 46. — Cautérisation des principales régions où le feu est ordinairement appliqué. — Canon, boulet, paturon et couronne du membre postérieur gauche : feu en pointes superficielles ; — paturon et couronne du membre antérieur gauche : feu en pointes fines ; — tendon et grasset des membres droits : feu en aiguilles.

Il est défendu de passer deux fois de suite dans le même sillon ; on doit commencer par les premières raies d'un côté ou de l'autre du feu, passer successivement dans toutes, puis revenir aux premières, et toujours ainsi jusqu'à la fin de l'opération. De cette façon, on n'a pas à redouter l'action désorganisatrice du calorique. Quand la surface cautérisée est très réduite, après avoir porté l'instrument dans toutes les raies, il est bon d'attendre un certain temps avant de recommencer une nouvelle application du calorique.

A quels signes reconnaît-on que la cautérisation est suffisante ? L'aspect du fond des raies, l'exsudation dont elles sont le siège, l'état d'infiltration de la peau et le décollement de l'épiderme renseignent exactement, à la condition toutefois que le feu ait été appliqué en observant les règles établies. — A cet égard, on distingue trois degrés dans la cautérisation. Dans le premier, les raies, peu profondes, laissent suinter quelques gouttelettes de sérosité; leur fond est *jaune brun*; la peau est peu infiltrée, l'épiderme est encore adhérent. Dans le second, les raies sont plus profondes, leur fond est *jaune doré*, l'exsudation est plus accusée, l'épiderme s'enlève facilement. Dans le troisième, le tégument est presque entièrement coupé; les bords des sillons tendent à s'écarter, et de leur fond, *jaune paille*, suinte une abondante sérosité; souvent, entre les raies, la peau est couverte de phlyctènes. — Chauffé au rouge-cerise, le cautère doit être porté dans chaque raie cinq ou six fois pour un feu léger, huit à dix fois pour un feu ordinaire, douze à quinze fois pour un feu fort. Mais le nombre des passes doit aussi varier avec la température du cautère et le degré d'épaisseur de la peau.

La *cautérisation ponctuée superficielle* peut être effectuée en beaucoup de régions sur l'animal debout. L'opérateur dispose les pointes « en quinconce » : celles d'une ligne quelconque doivent correspondre à l'entre-deux des pointes des lignes voisines. En général, pointes et lignes sont séparées par des intervalles de 1 centimètre à 15 millimètres. On peut les rapprocher davantage aux surfaces où l'action du calorique doit être plus intense.

On répète l'application de l'instrument un nombre variable de fois suivant l'intensité que l'on veut donner au feu. Comme dans la cautérisation transcurrente, on en reconnaît les degrés à la nuance du tégument au fond des pointes, à l'abondance de la sérosité qui transsude, à l'état de l'épiderme. Passer seulement deux ou trois fois, avec des cautères effilés, et recouvrir la région d'une préparation vésicante est un procédé recommandable pour les chevaux de sang et les animaux de luxe que l'on veut laisser indemnes de tares. Peu de follicules pileux sont détruits; le feu ne laisse pas de traces.

Déjà Solleysel et Garsault appliquaient le feu « en perçant le cuir » lorsque les autres procédés étaient restés insuffisants. Mais ils avaient eu peu d'imitateurs, et cette pratique était oubliée quand U. Leblanc fit connaître la *cautérisation en pointes fines pénétrantes*. Dans ce procédé, le cautère traverse la peau et s'arrête dans le tissu conjonctif sous-cutané. Les pointes sont disposées en quinconce, un peu plus rapprochées que dans le feu superficiel. La main doit appuyer assez sur le cautère pour que la peau soit perforée en un ou deux coups.

Ce mode de cautérisation a pour principaux avantages la rapidité

d'exécution et une action plus intense du calorique. Leblanc traversait
la peau en deux, trois ou quatre coups de cautère, et complétait l'action de celui-ci par une application vésicante. Pendant l'été, surtout
durant les périodes où la température atmosphérique est très élevée,
il convient de ne passer qu'une ou deux fois dans les pointes, et l'on
ne doit faire usage des vésicants que le lendemain ou quelques jours
plus tard, si l'action du feu est insuffisante.

En vétérinaire, longtemps le respect absolu des synoviales fut enseï-
gné comme un dogme. Basch, Bœttger, Fischer, Robertson, Bruche,
avaient traité avec succès des hydropisies synoviales par d'étroites ponctions au fer rouge, mais cette pratique était regardée comme dangereuse. On savait que de nombreux insuccès n'avaient pas été publiés.
Dès 1847, Rey affirmait l'innocuité des ponctions faites dans les
synoviales avec de fines aiguilles incandescentes. Vingt ans plus tard,
Bianchi communiqua les résultats de ses essais de *traitement des
hydropisies synoviales par les « aiguilles rougies »*. Étudiée et défendue d'abord par Abadie, Bouley, Foucher, Peuch, Lenck, la méthode
nouvelle eut à ses débuts de nombreux adversaires. Elle a résisté
à leurs attaques, et le nombre de ses partisans augmente tous les jours.
Bien pratiquée, elle est inoffensive, même pour les synoviales articulaires, et comme intensité d'action, comme valeur thérapeutique, elle
l'emporte sur les vieux procédés. Il est indispensable de faire usage
de *pointes très fines*, dont le diamètre, régulièrement calibré, ne doit
pas dépasser un millimètre et demi. Aux cautères ordinaires effilés
on préférera les aiguilles de diamètre uniforme. Le Bourguet est
l'instrument de choix.

Les piqûres sont disposées plus ou moins régulièrement, en quinconce, écartées d'un centimètre au plus. Portée au rouge, l'aiguille est
rapidement implantée dans les tissus et tout de suite retirée. Sur le
trajet des vaisseaux et des nerfs, elle ne dépassera pas le tissu conjonctif sous-cutané. Il n'y a aucun inconvénient à répéter l'introduction
de l'aiguille quand on pénètre dans les tissus fibreux ou osseux, et il
est indiqué de le faire si l'on veut provoquer des effets intenses, mais
pour les synoviales, même avec de fines aiguilles, cette pratique est
dangereuse. Nous avons vu se développer une synovite carpienne à la
suite d'un feu de tendons appliqué en réitérant l'application du cautère. — Avec le Bourguet, jamais nous n'avons eu ni arthrite, ni synovite, en pratiquant chaque ponction en un seul temps, sans y revenir.
Aseptiques sont les piqûres faites au fer rouge dans les synoviales ;
aseptiques elles restent dans leur profondeur quand on a les a faites
étroites, d'un seul coup, avec une aiguille suffisamment fine. Il n'est
d'ailleurs pas nécessaire, pour les hydropisies synoviales, que toutes
les piqûres soient *perforantes*.

Donner un seul coup de cautère par piqûre pour les synoviales, deux ou trois pour les autres tissus, puis, en certains cas, compléter l'opération par une application vésicante : telles sont les règles de la cautérisation en aiguilles.

On a conseillé l'application de topiques émollients sur les régions cautérisées ? Les observations de Renault, de Favre, de Bouley, de Gourdon, de Peuch, ont montré que les substances grasses favorisent la suppuration, retardent la cicatrisation, augmentent l'étendue des plaies et des cicatrices. Leur emploi immédiatement après la cautérisation est condamné. — Lorsque le deuxième ou le troisième jour la surface cautérisée reste sèche ou n'est le siège que d'une légère exsudation, le feu est insuffisant ; on doit le compléter par une friction vésicante (vésicatoire, vésicatoire mercuriel ou pommade au biiodure de mercure). — Une inflammation réactionnelle trop intense, l'aspect parcheminé de la peau et l'absence d'exsudation ou l'apparition au fond des pointes ou des raies d'un exsudat jaune clair, visqueux, sont des signes de cautérisation excessive.

Les *phénomènes consécutifs à la cautérisation* varient notablement avec le procédé opératoire. — Si l'on a appliqué un *feu superficiel*, transcurrent ou ponctué, les jours suivants la région se tuméfie, une exsudation plus ou moins abondante se produit, surtout dans les raies ou dans les pointes ; le liquide desséché forme des croûtes jaune grisâtre qui recouvrent toute la région ; l'appui sur le membre est douloureux, la boiterie accusée, le prurit assez vif. Tant que dure celui-ci, les animaux doivent être étroitement surveillés ; il faut les empêcher de se mordre, de se gratter, de se frotter contre les corps durs à leur portée, les attacher court au râtelier, mettre un collier à chapelet, un bâton à surfaix ou un bandage protecteur. — Les croûtes se détachent du huitième au quinzième jour ; pour activer leur chute, on fera de simples lotions d'eau chaude ou une application d'onguent populéum ; si la peau tend à se crevasser, on l'enduira de vaseline boriquée ou de glycérine. Plus tard, les escarres produites par le cautère s'éliminent à leur tour ; quand elles intéressent une grande partie de l'épaisseur du derme, elles sont parfois fort adhérentes, et leur élimination se fait par une inflammation suppurative, laquelle laisse des plaies bourgeonneuses, exubérantes, suivies de tares indélébiles, que les poils ne doivent plus recouvrir.

Pendant que ces phénomènes se produisent à la surface de la peau, les tissus sous-cutanés s'enflamment, s'hypérémient ; un abondant exsudat les infiltre, une active prolifération cellulaire s'y produit ; puis surviennent la résorption, la densification, la compression, résultats ultimes et salutaires de l'action du calorique.

Les effets du *feu en pointes pénétrantes* sont plus accusés que ceux de la cautérisation superficielle. L'engorgement du membre est souvent plus considérable, bien que la sérosité s'écoule abondante par les perforations de la peau. — Celles ci laissent dans la peau et le tissu conjonctif autant de petites cicatrices très rapprochées, qui forment une sorte d'appareil compressif permanent. La rétraction des îlots inodulaires exerce, par l'intermédiaire de la peau, une compression active sur les tissus malades, semblable à celle que produirait une solide bande élastique.

Les phénomènes consécutifs à l'application du *feu en aiguilles* varient suivant la profondeur des piqûres et la nature des tissus atteints. Mais, à la région cautérisée, toujours une vive inflammation se développe, le membre se tuméfie fortement, devient parfois très chaud, très douloureux, et l'animal est sous le coup d'une réaction fébrile plus ou moins prononcée. Quand le feu a été appliqué sur une hydropisie synoviale, à la sérosité s'ajoute de la synovie qui forme, sur les régions inférieures du membre, une large traînée visqueuse, jaune grisâtre.

Au bout de deux ou trois jours, cette sérosité se concrète, les trous s'oblitèrent, l'écoulement cesse. Les croûtes tombent dans le courant de la deuxième semaine, les escarres s'éliminent vers le vingtième jour, laissant à leur place de petites cicatrices rosées. Le gonflement de la région persiste parfois longtemps ; on en active la résolution par la promenade et le massage. Les poils repoussent vite et masquent bientôt les points glabres, stigmates des coups de cautère. C'est là encore un avantage de la méthode.

Quels que soient le degré de la cautérisation et le procédé employé, on accorde à l'opéré un certain temps de repos. En général, au bout de huit à quinze jours, il convient de le promener quotidiennement vingt minutes à une demi-heure. Une à deux semaines plus tard, on le remet en service. Pour les lésions tendineuses, l'éparvin et diverses autres affections, un long repos est avantageux.

Les *accidents de la cautérisation* sont multiples. Il suffit de signaler la section de la peau par le cautère cultellaire, les hémorragies capillaires et les excoriations de la surface cautérisée. Dus à des fautes de technique, ces accidents sont toujours évitables.

Très graves sont les chutes de peau et les cicatrices défectueuses, effets ultimes d'une cautérisation excessive. Lorsqu'il y a danger de sphacèle, il faut intervenir vite et activement. Les douches froides en pluie, fréquemment répétées, constituent l'un des moyens les plus usités : elles nettoient la région et enlèvent l'exsudat irritant qui exagère les phénomènes inflammatoires. Les lotions et les compresses astringentes (eau blanche, eau alunée) ont aussi des partisans. On leur préférera les irrigations antiseptiques tièdes et les projections de poudre d'iodoforme, d'un mélange de poudre d'iodoforme et de tanin ou les pulvérisations d'éther iodoformé (Nocard), qui diminuent le prurit et atténuent l'infection. — Les hémorragies dues à la ponction d'une veine ou d'une artériole par l'aiguille sont sans danger ; elles s'arrêtent bientôt ou cèdent à un pansement. Quant aux javarts tendineux ou cartilagineux, aux arthrites, aux synovites, nous avons indiqué les moyens de les prévenir.

Employée pour combattre les boiteries anciennes de l'épaule ou de la cuisse, la *cautérisation sous-cutanée* comporte deux temps principaux : incision et décollement de la peau ; application du feu.

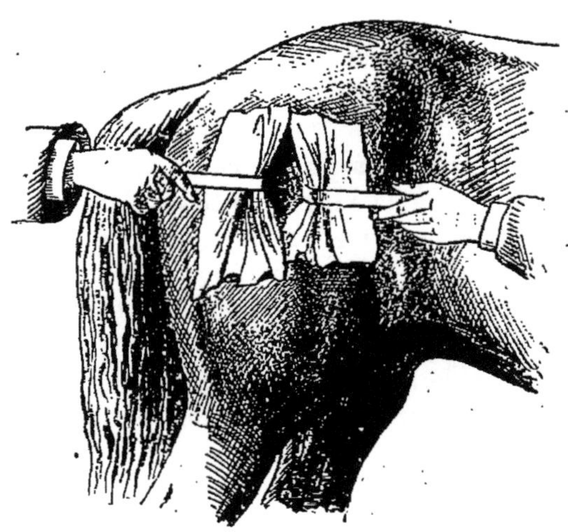

Fig. 47. — Cautérisation sous-cutanée. (Lanzillotti-Buonsanti.)

1° *Incision et décollement.* — Les poils rasés à la région où le feu doit être appliqué, on fait à la peau, verticalement ou dans le sens des poils, une incision de 8 à 10 centimètres. De chaque côté, la peau est détachée des tissus sous-jacents sur une certaine surface, puis les lèvres, recouvertes d'un linge mouillé, sont écartées au moyen d'érignes plates.

2° *Application du feu.* — Sur les parties mises à nu, on applique un certain nombre de pointes superficielles ou profondes, en observant les règles prescrites pour les modes ordinaires de cautérisation. Pour le feu superficiel, il suffit de passer cinq ou six fois dans les pointes. — Avec un cautère spécial à bouton (*fig.* 48), Lanzillotti escarrifie une mince couche de tissus. — Brambilla faisait à la peau un certain nombre de petites incisions, et au niveau de chacune d'elles il appliquait une pointe de feu.

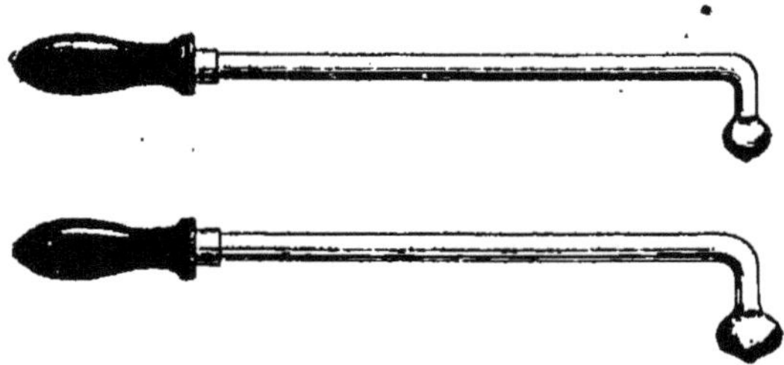

Fig. 48. — Cautères à bouton. (Lanzillotti-Buonsanti.)

Les soins consécutifs sont ceux qu'il convient de donner aux plaies suppurantes. Généralement l'opération ne laisse qu'une marque linéaire peu apparente ou une légère dépression. Parfois il persiste une cicatrice épaisse et irrégulière.

II. — Cautérisation des Bovidés.

Pour les *animaux de l'espèce bovine*, on use moins de la cautérisation que pour les solipèdes. Les salutaires effets du feu chez ces animaux ont été cependant établis par des travaux déjà anciens, notamment par les publications de Cruzel, de Roche-Lubin, de Festal et de Lafosse.

La technique diffère peu de celle de la cautérisation du cheval. La peau, épaisse et très vasculaire, peut supporter plus longuement l'action du fer rouge sans danger d'accidents. Mais l'épaisseur du derme est loin d'être uniforme ; en certaines régions, elle est trois à quatre fois plus forte qu'en d'autres. A ce point de vue, Bouley a composé une échelle ascendante des principales régions sur lesquelles on opère généralement : *Premier degré*, région inguinale ; — *deuxième*, face interne du jarret, canon, face postérieure du genou ; — *troisième*, pointe de l'épaule et dehors du grasset ; — *quatrième*, face externe des jarrets, boulets, paturons, couronnes ; — *cinquième*, front, dos, lombes ; — *sixième*, articulation de la hanche ; — *septième*, face antérieure du genou.

Avant de soumettre le bœuf à l'opération, on doit le tenir à la diète pendant douze à quinze heures au moins, et s'assurer qu'il a ruminé après son dernier repas, afin d'éviter la météorisation ; même lorsque ces précautions ont été prises, celle-ci peut encore survenir, surtout si la cautérisation est de longue durée. — Ces mesures ne sont pas indispensables quand on opère sur l'animal debout, et, en général, il suffit de le fixer solidement dans un travail, au joug ou contre un chariot. On coupe les poils au ras de la peau sur toute la région. — Il convient de faire usage d'instruments dont la pointe ou la partie tranchante n'augmente pas trop rapidement de volume : le cautère, devant aller profondément, laissera des plaies moins larges.

Pour les cautérisations transcurrente et en pointes superficielles, on observera les mêmes règles que chez le cheval, en augmentant, pour chacun des degrés du feu, d'un tiers environ le nombre des passes. On tiendra d'ailleurs compte de la région sur laquelle on opère. Les signes des trois degrés de la cautérisation, ainsi que les phénomènes consécutifs, n'offrent rien de spécial. Lorsque les escarres se détachent, la peau est déjà cicatrisée au-dessous d'elles, et il n'est pas rare d'y voir poindre les poils. Rarement elles sont éliminées par la suppuration. Avec sa langue, l'animal peut se faire des blessures sérieuses ; on doit prendre les précautions nécessaires pour les prévenir.

Le feu en pointes pénétrantes et la cautérisation en aiguilles donnent d'excellents résultats chez le bœuf. On emploie les cautères ordinaires à pointe effilée, le Bourguet ou le zoocautère. D'un seul coup, on enfonce à une profondeur de 2 à 3 centimètres l'aiguille chauffée au rouge clair, et l'on passe l'instrument quatre à six fois dans chaque perforation lorsque l'opération est faite pour des lésions tendineuses. ou osseuses. Pour les synoviales, on ne donne qu'un seul coup de cautère.

Après l'application du feu sur les altérations osseuses ou tendineuses, on peut, comme pour le cheval, user des vésicants. Faulon, qui a une longue pratique de la cautérisation des bovidés, fait habituellement trois embrocations successives de pommade d'iodure de plomb :

<pre>
Iodure de plomb............................ 10 grammes.
Iode.......................................   2   —
Axonge..................................... 30   —
</pre>

Sur les dilatations synoviales et les engorgements tendineux et articulaires, surtout si le feu est léger, il passe un tampon imprégné de l'une des préparations suivantes :

<pre>
Huile de laurier........................... 30 grammes.
  — de croton............................. 0gr,05

Essence de térébenthine.................... ⎞ ãã
Huile de laurier........................... ⎠
</pre>

Pendant les premiers jours, les opérés sont laissés à l'étable sur une litière propre; les croûtes tombent du dixième au quinzième jour, et les escarres au bout de vingt à vingt-cinq jours.

Cautérisation du chien.

La cautérisation est peu employée dans le traitement des affections des petites espèces domestiques. On rencontre cependant sur le *chien* des lésions osseuses, articulaires, et des paralysies pour lesquelles le feu peut être efficace ; mais souvent son action est insuffisante contre les altérations articulaires chroniques, notamment contre l'arthrite sèche fémoro-tibio-rotulienne, si commune dans cette espèce.

Le feu superficiel peut donner la guérison de boiteries déterminées par des exostoses. Les feux en raies et en pointes superficielles seront appliqués avec des cautères légers, à bord mince ou à pointe fine. Pour les malades de nos services, nous utilisons habituellement la pointe pénétrante ou l'aiguille du zoocautère, et pour les os, les tendons, comme pour les synoviales, nous ne donnons qu'un seul coup.

Afin de soustraire la région cautérisée à l'action de la langue et des dents, il importe de la recouvrir d'un pansement ouaté ou de la protéger le mieux possible. Souvent on est obligé de faire usage de la muselière.

Bibliographie. — A. Chez le cheval. — I. Cautérisation en général et cautérisation superficielle. — Solleysel, Le *Parfait Mareschal*, édit. de 1775. — Garsault, *Le Nouveau Parfait Maréchal*, 1741. — Lafosse fils, *Cours d'hippiatrique*. Paris, 1770. — Fromage de Feugré, *Correspondance*, t. I, 1810. — Gellé et Dutrosne, *Comptes rendus de l'École d'Alfort*, 1812. — Vatel., *Pathologie*. Paris. 1828. — Gellé, *Recueil de méd. vét.*, 1828. — Gaullet, *Ibid.*, 1828. — Renault, *Ibid.*, 1829-31. — Favre, *Ibid.*, 1830-31. — Oger, *Ibid.*, 1842. — Mercier, *Ibid.*, 1843. — Prangé, *Ibid.*, 1852. — Percivall, *The Veterinarian*, 1842. — Gourdon, *Chirurgie*, t. I. Paris, 1855. — Bock, *Gurlt u. Hertwig's Magazin*, 1856. — Ercolani e Vella, *Giorn. di med. vet.*, 1856. — Naudin, *Journal de méd. vét. milit.*, 1862 ; an. in *Recueil de méd. vét.*, 1863. — Lanzillotti-Buonsanti, *Causticazione negli animali* in *Enciclopedia medica italiana*. — Bouley, *Recueil de méd. vét.*, 1875. 1877. 1885 ; et *Nouveau Dictionnaire prat. de méd. et de chir. vét.*, t. III. — Peuch, *Journal de méd. vét.*, 1876. — Fogliata, *Giornale di Anat. fisiol. e patol. degli animali*, 1876. — Berdez, *Brennen* in *Koch's Encyclopädie*. Leipzig. 1885. — Vigezzi, *Sopra la Cauterizzazione*. Pisa, 1887. — Lagriffoul, Lauraint et Vallet, *Bull. de la Soc. cent. de méd. vét.*, 1888. — Lagriffoul, *Ibid.*, 1889 et *Répertoire*, 1889. — Faugère, *Revue vét.*, 1889. — Perrin, *Bull. de la Soc. cent. de méd. vét.*, 1890. — Cagny, *Recueil de méd. vét.*, 1889. — Nocard, *Bull. Soc. cent. méd. vét.*, 1891. — Barthélemy, *Journ. de méd. vét.*, 1894. — Peuch, *Ibid.*, 1896. — Jacoulet. *Recueil d'hygiène et de méd. vét. mil.*, 1896. — Degive. *Annales de méd. vét.*, 1896. — Déchery, *Recueil de méd. vét.*, 1897. — Peuch et Toussaint, *Précis de chirurgie vétérinaire*.

II. Cautérisation en pointes fines et en aiguilles. — Leblanc, *Journ. de méd. vét. théorique et pratique*, 1836 ; *La Clinique vét.*, 1863. — Bianchi, *Journ. de méd. vét.*, 1865. — Abadie, *Ibid.*, 1878. — Aureli, *Giornale di med. vet. prat.*, 1868. — Foucher, *Journal de méd. vét. milit.*, t. XIV. — Gerlach, *Hannover. Jahresbericht*, 1870. — Peuch, *Journal de méd. vet.*, 1877-78. — H. Bouley, *Recueil de méd. vét.*, 1877-78, 1879 et 1885. — Foucher, *Ibid.*, 1877-78. — Henry, *Ibid.*, 1878. — Bourguet, *Ibid.*, 1877. — Bianchi, *Ibid.*, 1878. — Bugniet, *Ibid.*, 1878. — Peuch, *Ibid.*, 1878. — Barreau, *Ibid.*, 1878. — Lenck. *Ibid.*, 1878. — Mongazon, *Ibid.*, 1878. — Strebel, *Koch's Monatsschr.*, 1878. — Leblanc, *Bull. de la Soc. cent. de méd. vét.* 1877. — Pietrement, *Ibid.*, 1877. — Salle, *Ibid.*, 1877. — Nocard, *Ibid.*, 1878. — Leblanc, *Archives vét.*, 1878. — Lydtin, *Lydtin's Mittheilungen*, 1879. — Lorge, *Annales de méd. vét.*, 1879. — Degive, *Ibid.*, 1880-84. — Bourguet, *Revue vét.*, 1879. — Bellon, *Ibid.*, 1881. — Cagny, *Bull. de la Soc. cent. de méd. vét.*, 1882. — Micellone, *Giornale di Anat. fis. e patol. degli animali*, 1883. — Vigezzi. *Ibid.*, 1887. — Humbert, *Recueil de mém. et observ. sur l'hygiène et la méd. vét. milit.*, 2e série, t. XI. — Soula, *Revue vét.*, 1889. — Trincheva, *La Clinica vét.*, 1897.

III. Cautérisation sous-cutanée. — De Nanzio, *Recueil de méd. vét.*, 1837. — Bouley jeune, *Ibid.*, 1839. — Olivier, *Ibid.*, 1844. — Viramond, *Bulletin de l'Acad. de méd.*, 1838-39. — Carrière, *Journal des vét. du Midi*, 1847. — Rey, *Journal de méd. vét.*, 1847. — Adenot, *Ibid.*, 1867. — Mauri, *Journ. des vét. du Midi*, 1866. — Lorge, *Annales de méd. vét.*, 1869. — Leone, *Cauterizzazione sottocutanea*. Napoli, 1873. — Burck, *Journal de méd. vét. milit.*, t. XIII. — Coculet, *Recueil de méd. vét.*, 1890. — Bottazzi, *Il Moderno Zooiatro*, 1892. — Rabbaghietti. *Giornale di veterinare militare*, 1892. — Lanzillotti-Buonsanti, *Trattato di tecnica e terapeutica chirurgica*.

B. Chez le bœuf. — Roche-Lubin, *Journal de méd. vét. pratique*, 1836. — Festal, *Journal des vét. du Midi*, 1841. — Lafosse, *Ibid.*, 1850. — Bouley, art. *Cautérisation* du *Dictionnaire*, t. III. — Faulon, *Bull. de la Soc. cent. de méd. vét.*, 1890 et 1893.

DEUXIÈME PARTIE

AFFECTIONS COMMUNES A TOUS LES TISSUS

CHAPITRE PREMIER

INFLAMMATION. — GANGRÈNES. — CORPS ÉTRANGERS

I. — INFLAMMATION

État morbide qui constitue le fond de la plupart des affections chirurgi-cales, l'*inflammation* détermine, dans les tissus où elle évolue, deux ordres de phénomènes : des troubles cellulaires (les seuls observés aux tissus invascu-laires) et des troubles de la circulation. Dans les tissus vasculaires, dès que la cause irritante a fait sentir son action, les capillaires et les artérioles se resserrent d'abord, puis s'élargissent ; la circulation se ralentit dans les vaisseaux dilatés ; la colonne sanguine n'y est pas uniforme; on y distingue deux courants : l'un central, rapide, qui entraîne les hématies ; l'autre, marginal, de plus en plus lent, formé de globules blancs qui glissent le long des parois vasculaires. La stase s'accuse davantage, le sérum filtre à travers les parois des capillaires distendus et se répand dans le tissu. Bientôt les leucocytes franchissent aussi ces parois : accumulés dans la zone plasmatique, ils finissent par s'arrêter, se fixent à la paroi, s'insinuent peu à peu dans son épaisseur en se déformant et parviennent à la traverser (diapédèse). Souvent l'exode des leucocytes est très actif; en peu de temps le réseau capillaire ainsi que les veinules sont entourés d'une épaisse couche de ces éléments. Doués de mouvements amiboïdes, ils se répandent dans les espaces intervasculaires et infiltrent bientôt tout le tissu enflammé. On admet qu'ils se frayent un passage à travers la paroi vasculaire en s'in-sinuant entre les cellules endothéliales ; ils creuseraient ainsi des stomates qui ne s'occluraient pas immédiatement et par lesquels les érythrocytes pourraient également sortir des vaisseaux. — Tous les éléments cellulaires dont l'exsudat inflammatoire est chargé ne proviennent pas du sang; ils dérivent en partie de la prolifération des cellules fixes du tissu conjonctif. Les élé-ments spécialisés éprouvent des altérations régressives qui entraînent leur destruction. En sorte que ce tissu enflammé se montre constitué de vais-seaux gorgés de sang, d'un exsudat infiltré de cellules rondes et de détritus résultant de la destruction d'éléments cellulaires et de fibres.

L'exsudat ne demeure pas toujours interstitiel; tantôt il se dépose en partie sur une membrane enflammée — peau, muqueuse, séreuse — tantôt il s'accumule en plus ou moins grande quantité dans une cavité préexistante.

Il est qualifié de *séreux* quand il est liquide, limpide, citrin ; — de *muqueux* quand à la matière transsudée des vaisseaux s'ajoutent les sécrétions des glandes muqueuses et des détritus épithéliaux ; — de *fibrineux* ou *croupal* lorsqu'il est jaunâtre, consistant et superficiel ; — de *diphtérique*, quand il est profond, interstitiel, accompagné de nécrose des éléments du tissu enflammé ; — d'*hémorragique*, quand il est rougeâtre, mélangé de sang ; — de *purulent*, lorsqu'il contient les éléments du pus.

Dans les tissus invasculaires, l'inflammation suscite une prolifération cellulaire plus ou moins active, accompagnée d'autres phénomènes qui diffèrent suivant qu'on les étudie dans le cartilage, la cornée ou les épithéliums. — Dans le tissu cartilagineux, les cellules se multiplient, les capsules s'agrandissent et la substance fondamentale se résorbe ; dans une certaine étendue, le tissu cartilagineux est ainsi remplacé en peu de temps par du tissu embryonnaire dont les éléments se nécrobiosent ensuite ou s'organisent et constituent un petit ilot fibreux. Lors de phlegmasie infectieuse, souvent le tissu enflammé se nécrose, et la mortification s'étend graduellement, de proche en proche, dans le cartilage lésé, comme cela s'observe à la suite des traumatismes qui intéressent le fibro-cartilage du pied. Au cas de lésions traumatiques de la cornée, les cellules fixes de la zone irritée prolifèrent et donnent naissance à des éléments embryonnaires qui se répandent plus ou moins loin entre les lames cornéennes ; mais généralement le tissu enflammé se vascularise : des capillaires s'y développent, qui partent de la conjonctive ou de la sclérotique et s'avancent dans le tissu cornéen, de la périphérie vers le centre.

Les très nombreuses causes capables de provoquer l'inflammation se rangent naturellement en quatre groupes : 1° *Agents mécaniques* (traumatismes, pressions, frottements, corps étrangers) ; 2° *Agents physiques* (froid, chaleur, électricité) ; 3° *Agents chimiques* (acides, bases, sels caustiques) ; 4° *Agents microbiens.*

Les agents mécaniques, physiques ou chimiques peuvent déterminer l'inflammation en désorganisant les tissus, en altérant plus particulièrement les éléments eux-mêmes, les vaisseaux, ou les uns et les autres. Les traumas superficiels ou profonds, avec ou sans solution de continuité de la peau, le froid, la chaleur, les caustiques, de nombreuses substances toxiques et les venins peuvent provoquer des phlegmasies, mais la plupart de ces causes ne font que favoriser la pénétration, dans les tissus, de microorganismes phlogogènes.

Presque toutes les phlegmasies chirurgicales sont infectieuses ; presque toutes sont la conséquence de l'irruption, dans ces tissus, de microbes qui y parviennent soit à la faveur d'une plaie, soit par les voies du sang, soit en forçant les parois des glandes cutanées ou muqueuses. On sait que le streptocoque, la bactéridie, le vibrion septique, le bacille du charbon symptomatique, le bacille de la tuberculose et beaucoup d'autres microorganismes engendrent des inflammations spécifiques offrant une évolution et des caractères particuliers ; on sait que la plupart des inflammations chirurgicales sont l'œuvre des staphylocoques et des streptocoques ; que l'actynomycose, la botryomycose, l'aspergillose, sont provoquées par des parasites spéciaux.

Tandis que les phlegmasies amicrobiennes, bénignes, accusées par des troubles légers, ont une tendance nettement prononcée vers la guérison, celles de nature infectieuse sont en général violentes, envahissantes et désorganisatrices.

La pénétration de microbes phlogogènes dans les tissus n'est pas une condition suffisante pour le développement de l'inflammation. La quantité et la virulence de ces microbes, l'état du tissu envahi, de l'organisme lui-même, influent sur les suites de cette pénétration. — Si les microbes sont peu virulents ou inoffensifs, ils sont vite détruits par les cellules, par les *phagocytes*, et la réaction locale est très faible ou nulle. — Lorsqu'ils possèdent une virulence moyenne, ils donnent naissance à des toxines qui provoquent une nécrobiose cellulaire et, par irritation des extrémités nerveuses, une série d'actes réflexes (hypérémie, exsudation, diapédèse), véritable défense de l'organisme contre l'agression des germes pathogènes. Les leucocytes sortis des vaisseaux ne cheminent pas au hasard : ils se dirigent vers les points où pullulent les microbes, attirés là par les substances que sécrètent ceux-ci (chimiotaxie positive). L'îlot nécrobiosé est bientôt entouré d'une zone d'active prolifération dont les éléments circonscrivent d'ordinaire l'infection et en réparent les dégâts. — Doués d'une virulence très active ou exaltée, ils secrètent des substances qui empêchent la vaso-dilatation, l'exsudation, la diapédèse, ou qui repoussent les leucocytes (chimiotaxie négative). L'infection générale peut alors se produire sans réaction inflammatoire locale bien accusée. — Les invasions microbiennes sont favorisées par la nutrition imparfaite des éléments anatomiques, par les troubles circulatoires, l'apport insuffisant du sang, par la présence dans les tissus envahis de substances étrangères à leur constitution ou l'existence en proportion anormale de certains de leurs principes constituants et par divers états morbides généraux (anémie, albuminurie, diabète).

Les manifestations cliniques des processus inflammatoires sont divisées en locales et générales. Dans le cas de phlegmasie aiguë, on observe au point envahi quatre phénomènes principaux : la *rougeur*, la *tuméfaction*, la *douleur* et la *chaleur*, — les quatre signes cardinaux de l'inflammation.

Plus ou moins accusée suivant l'intensité du processus et la profondeur du foyer, tantôt limitée, tantôt diffuse, la *rougeur* est habituellement masquée chez le cheval par la pigmentation de la peau. Elle est produite par l'hypérémie des tissus et par l'extravasation du sang lorsqu'il existe des déchirures vasculaires; elle s'efface peu à peu, en même temps que les autres symptômes ; parfois elle laisse des taches cuivrées ou grisâtres. — La *tuméfaction* est constante, légère ou forte selon les tissus intéressés et l'acuité de l'inflammation. Toujours très prononcée aux tissus superficiels, notamment aux lèvres, à la langue, aux paupières, au scrotum, elle l'est d'autant plus que les tissus sont plus richement vascularisés ; elle atteint parfois des proportions énormes à la nuque, à l'encolure, au garrot, lors de nécrose profonde des tissus durs de ces régions. Elle est due à la distension des vaisseaux des tissus enflammés, à l'exsudation, à la diapédèse ; elle reste stationnaire si la suppuration se produit; elle diminue d'ordinaire avec les autres signes ; souvent elle ne disparaît pas complètement : il persiste une induration qui ne se résout qu'à la longue. — La *douleur* est très variable dans son intensité et ses caractères. Brûlante, lancinante ou gravative, elle est d'autant plus vive que les tissus sont plus richement innervés. Effet de la compression et des altérations que subissent les extrémités nerveuses, elle prend une acuité particulière dans les tissus dont la trame est serrée, dans ceux dont l'intumescence est empêchée par des membranes fibreuses ; elle est particulièrement violente dans les inflammations traumatiques des os et dans celles des tissus sous-cornés. — La *chaleur* de la région enflammée est augmentée, sans s'élever jamais notablement au-dessus de la température du sang. Cette hyperthermie locale est due à la congestion active des tissus et à une énergie plus grande des combustions organiques. Elle est surtout appréciable aux lésions superficielles, mais, même en cas d'inflammation de tissus profondément situés, la température de la peau peut s'élever de plusieurs dixièmes de degré. En raison des différences de température que l'on constate normalement aux diverses régions superficielles, pour apprécier le degré de l'hyperthermie on doit comparer la température de la partie enflammée à celle de la région saine correspondante.

Outre ces phénomènes, on peut observer des troubles fonctionnels variés : des boiteries, des contractures, des paralysies, l'exagération ou la diminution de la sécrétion des glandes voisines de la région affectée et une réaction fébrile plus ou moins intense.

Selon le degré d'intensité des phénomènes locaux et généraux, la rapidité de leur évolution, les agents qui les provoquent, on distingue des *inflammations aiguës, subaiguës* et *chroniques, aseptiques, infectieuses* et *spécifiques*.

Les terminaisons principales sont la *délitescence*, la *résolution*, la *suppuration*, l'*ulcération*, la *gangrène* et l'*induration*. — Quand l'inflammation est légère, elle peut s'arrêter dans son cours et se dissiper rapidement : elle s'est terminée par *délitescence*. — Après avoir persisté un certain temps, les symptômes disparaissent d'ordinaire totalement, l'exsudat se résorbe, les tissus frappés reviennent à leur état primitif : il y a eu *résolution*. Le foyer inflammatoire a pu se déblayer, les radicules lymphatiques ont livré passage aux déchets — sérosité, leucocytes, détritus cellulaires, — lesquels ont été peu à peu déversés dans le sang. Les éléments détruits sont remplacés par d'autres nés de la prolifération cellulaire, et la perte de substance se répare. Toutefois, cette réparation est en général imparfaite ; certains éléments spécialisés ne se reconstituant pas, l'inflammation laisse après elle un certain degré de sclérose. — Lorsqu'il y a *suppuration, ulcération* ou *gangrène*, le tissu phlogosé se désagrège, se nécrobiose ou se détruit en masse. — L'*induration* et l'*hypertrophie* sont le résultat de l'inflammation chronique : les éléments néoformés subsistent nombreux au foyer inflammatoire, des faisceaux connectifs s'y organisent, des vaisseaux s'y développent, le tissu reste tuméfié et se densifie de plus en plus, alors que la rougeur, la chaleur anormale et la douleur ont disparu.

Le *pronostic* des états inflammatoires est subordonné à leur nature, à leur ntensité, à l'importance et à l'étendue des tissus frappés. Ce qui fait surtout la gravité des phlegmasies, c'est le degré de virulence, de nocivité des bactéries avec lesquelles les éléments organiques sont aux prises. — Les inflammations microbiennes, outre leur acuité, ont tendance à se propager par continuité et par contiguïté. Sur les muqueuses et les séreuses, elles diffusent rapidement. Développées dans les tissus à proximité desquels se trouvent une séreuse ou un viscère important, elles peuvent atteindre ceux-ci et amener des complications redoutables : les inflammations purulentes des tissus périarticulaires peuvent se propager aux jointures ; celles des parois abdominales et de l'intestin, au péritoine ; celles des parois thoraciques et du poumon, à la plèvre ; celles de la boîte crânienne, aux méninges ; celles des membranes kératogènes, à la troisième phalange.

Quelque conception que l'on ait de l'inflammation, si diverses qu'en soient les formes et si variés les agents, elle n'a pas cessé d'être le processus que l'on rencontre dans une foule d'états morbides très fréquents ; elle est toujours « le principal phénomène de la pathologie », et, comme par le passé, il convient de formuler des préceptes généraux qui permettent de la combattre efficacement.

La suppression de la cause ou l'atténuation de ses effets immédiats est la première indication du traitement. Si l'inflammation est provoquée par un corps étranger retenu dans les tissus, on procédera à l'extraction de celui-ci; si des irritations mécaniques l'entretiennent, — le collier chez le chien, les harnais chez les animaux de travail, le fer pour certaines lésions du pied, — il faut y mettre un terme; enfin si, comme cela s'observe dans quelques maladies de la peau (eczéma) et d'autres tissus (rhumatisme), l'inflammation est sous la dépendance d'une cause dyscrasique ou infectieuse, on doit instituer un traitement interne.

Une autre indication commune à toutes les inflammations au début, c'est d'assurer l'immobilisation de la partie malade, de la tenir dans un état de repos aussi complet que possible.

Les *inflammations traumatiques aseptiques* sont rarement violentes et tendent naturellement vers la résolution. Même les plus vives ne résistent pas longtemps à un traitement bien dirigé. A leur premier stade, elles sont ordinairement combattues par le *froid* : on cherche à les limiter, à modérer l'afflux sanguin, à prévenir les hémorragies interstitielles. Le froid (eau, glace, neige) produit une constriction des tissus, un resserrement des vaisseaux ; il modère l'hypérémie, l'exsudation et la diapédèse ; sous son influence, la chaleur, la rougeur, la douleur, la tuméfaction diminuent. Mais il faut que l'application en soit prolongée ou continue ; si elle est fréquemment interrompue, à la sédation momentanément produite succède une réaction : le bénéfice de l'intervention est perdu. C'est surtout dans les phlegmasies circonscrites que les réfrigérants sont vraiment utiles. Que l'on emploie les immersions prolongées ou l'irrigation continue, l'action de l'eau froide est toujours salutaire et généralement elle suffit pour les phlegmasies simples.

Les mélanges réfrigérants, fort utilisés autrefois, sont maintenant délaissés. On a également abandonné les pulvérisations de liquides réfrigérants (éther) faites sur les surfaces enflammées. Les expériences de Bayer ont montré que les irrigations et les bains froids sont supérieurs à tous les autres procédés. La bouillie d'argile additionnée de sel marin et de vinaigre est irritante pour la peau ; elle peut provoquer des crevasses, surtout au niveau des surfaces de flexion des jointures. — Les solutions astringentes (alun, sulfates métalliques, sel de plomb, mélange d'alun et d'extrait de saturne), très utilisées autrefois pour combattre certaines inflammations traumatiques, sont beaucoup moins avantageuses que le froid.

Le froid et les astringents ne sont d'ailleurs pas indiqués contre toutes les affections inflammatoires externes et à toutes leurs phases. Lors de phlegmasie infectieuse, non seulement ils sont d'ordinaire insuffisants, mais ils peuvent être nuisibles quand, dans la région intéressée, existent de graves désordres, quand de nombreuses voies vasculaires sont oblitérées, quand les tissus, meurtris et ischémiés, paraissent en imminence de gangrène.

Pour favoriser le rétablissement de la circulation et ranimer ces tissus, d'autres moyens sont nécessaires, parmi lesquels la *chaleur humide* vient en première ligne. L'eau chaude (40-50°) rend les plus grands services dans le traitement des inflammations externes, notamment dans celles qui ont pour siège les régions inférieures des membres. Les affusions chaudes, les compresses humides, la balnéation ont une action des plus favorables dans la généralité des cas de phlegmasie récente, particulièrement lorsque la tension des tissus est prononcée et la douleur aiguë : les phénomènes inflammatoires se circonscrivent et s'atténuent, la tuméfaction et les souffrances diminuent. Quand celles-ci sont vives, il est avantageux d'appliquer sur les tissus enflammés des substances narcotiques ou analgésiques. On délaissera les onguents de la vieille pharmacopée pour les préparations à base de vaseline : vaseline, 100 grammes ; cocaïne, 2 grammes ; — ou vaseline, 100 grammes ; acide borique, 10 grammes ; iodoforme, 2 grammes.

Dans la plupart des cas où l'on a d'abord employé le froid, dès que les phénomènes aigus, l'hyperthermie et la douleur, sont suffisamment atténués, c'est aussi à la chaleur humide que l'on s'adresse pour activer la résorption des exsudats.

Les tissus sous-cutanés ou sous-muqueux enflammés peuvent devenir phlegmoneux, être infectés, même quand le tégument n'offre à leur niveau aucune solution de continuité apparente. L'eau chaude convient encore pour conjurer cette complication ; elle ramollit les matières grasses desséchées à la surface de la peau, les détache et exerce une légère action antiseptique.

On emploie parfois les irritants — révulsifs ou vésicants — lorsqu'on veut précipiter la marche du processus ou substituer une phlegmasie artificielle à une phlegmasie morbide. C'est ainsi que nous activons l'inflammation réactionnelle provoquée par les « cors », en appliquant à leur pourtour une préparation vésicante ; c'est ainsi encore que l'on peut intervenir efficacement contre la dermatite eczémateuse aiguë, par la cautérisation légère des surfaces malades avec les solutions de nitrate d'argent ou d'acide azotique. — Parfois, lorsque les tissus sont fortement tuméfiés, les mouchetures sont utiles : du sang et de la sérosité s'en échappent, la tension des parties enflammées est moins forte, la douleur moins intense ; mais elles ont l'inconvénient d'exposer à l'infection si l'on n'a pas soin de les faire aseptiquement et de recouvrir la région d'un pansement ou de compresses humides antiseptiques. Des mouchetures profondes peuvent donner naissance au javart cartilagineux lors d'inflammation de la peau de la couronne, au mal de garrot ou de nuque si la phlegmasie siège en ces régions ; dans l'un et l'autre cas, la complication est souvent le fait d'une inoculation produite pendant ou après l'opération.

Presque toutes les inflammations chirurgicales aiguës sont *infectieuses*. Leur prophylaxie se résume en deux mots : *asepsie des plaies opératoires, antisepsie des plaies accidentelles*. — Dès qu'une phlegmasie microbienne existe, il faut, par un traitement antiseptique, chercher à détruire les agents qui l'ont provoquée ou à entraver leur pullulation. Un premier moyen consiste à faire sur la partie enflammée de fréquentes lotions chaudes avec les solutions de sublimé, d'acide phénique ou de créoline ; elles sont particulièrement utiles dans les maladies inflammatoires de la peau et des muqueuses, où il y a danger d'extension du processus à la couche conjonctive sous-cutanée. Ce traitement purifie les surfaces, les aseptise et peut conjurer les complications.

Quand la région s'y prête, on doit recourir à l'application de compresses trempées dans ces solutions et souvent renouvelées. Si l'on emploie les cataplasmes, on les préparera avec de l'eau bouillante additionnée de phénol ou de créoline. — Les immersions ou la balnéation prolongée dans une solution antiseptique chaude sont des plus utiles chez tous les animaux. Pour les sujets des grandes espèces, on peut en faire usage lorsque l'inflammation siège au pied ou à la partie inférieure d'un membre : on se sert d'un grand vase, d'une « botte » ou d'un seau remplis d'une solution de créoline (2 p. 100), d'acide phénique (2 p. 100) ou de sublimé (1 p. 1 000) ; on y maintient la partie malade pendant vingt minutes à une demi-heure.

Les compresses, les irrigations et les bains antiseptiques chauds donnent les meilleurs résultats dans le traitement des phlegmasies de la peau et des muqueuses (vulve, vagin, rectum), dans les inflammations périarticulaires, les lésions ulcéreuses, les plaies avec exsudat diphtéroïde, et en général dans toutes les inflammations microbiennes. Le liquide absorbé par les bouches cutanées pénètre dans les tissus, dans les lymphatiques, et exerce une action des plus remarquables : le gonflement diminue, les douleurs s'apaisent, la tension est moindre ; la phlegmasie se limite et rétrocède bientôt. Dans nombre de cas qui paraissaient menaçants, où la suppuration semblait devoir se produire abondante, la guérison survient en quelques jours, et si un abcès se forme, il est de petites dimensions. — Pour les lymphangites des membres, si fréquentes chez le cheval à la suite de plaies de la région digitée, c'est **la balnéation chaude** qui mérite la préférence. Durant les intervalles des bains, la partie malade doit être recouverte de compresses antiseptiques.

Il est des inflammations spécifiques qui réclament une très prompte intervention et des moyens plus énergiques : telles les phlegmasies charbonneuses ou septiques, lorsqu'elles siègent à une région superficielle et sont reconnues à temps. Pour elles, il faut recourir à la destruction des parties phlogosées, ou y faire des mouchetures, des ponctions au cautère, et porter profondément dans les tissus les liquides bactéricides. (V. *Gangrène septique* et *Charbon.*)

Dans les inflammations des tissus sous-cutanés — couches conjonctives, muscles, tendons, articulations et tissus périarticulaires, — quand la douleur est faible ou qu'on a réussi à l'apaiser, la *compression* et le *massage* constituent un excellent traitement sur lequel nous aurons souvent à revenir. Suivant la disposition de la région malade et le degré d'intensité des phénomènes inflammatoires, la compression sera réalisée par un pansement ouaté, par l'application de bandes de flanelle, de toile ou de la bande élastique. Pour peu qu'elle soit énergique, notamment si l'on fait usage de bande de caoutchouc, on ne doit l'employer que par intermittences, autrement elle pourrait amener de la nécrose cutanée par ischémie. — Avant d'appliquer le bandage compressif, il est avantageux de masser méthodiquement la partie engorgée. La technique du massage est simple. On recouvre la région de vaseline et l'on y effectue des pressions soit avec la main tout entière, soit avec la face palmaire des pouces. Ces manœuvres doivent toujours être faites dans le sens des courants veineux et lymphatique. En diverses régions, en particulier aux membres, il est nécessaire, pour n'être pas gêné par les poils, de recouvrir la peau d'une étoffe mince ou d'une feuille de parchemin. La durée des séances sera de cinq à dix minutes. On commence par de légères pressions qui engourdissent la partie tuméfiée, puis l'on augmente graduellement la force de ces pressions. Ces manœuvres activent la résolution de l'inflammation : les caillots sanguins des lames conjonctives sont écrasés, les exsudats étalés, répartis dans un territoire plus étendu ; la résorption des infiltrats séro-sanguins peut se faire par de plus nombreuses voies.

Les *inflammations subaiguës* et *chroniques* sont traitées par la chaleur humide, la compression, le massage, et par les applications fondantes, les exutoires ou le feu. La cautérisation est le moyen le plus avantageux pour obtenir la fonte des indurations produites par les phlegmasies d'ancienne date.

Certaines inflammations chroniques sont provoquées par des parasites végétaux. A ce groupe appartiennent l'actinomycose et la botryomycose. Jusqu'en ces dernières années, le seul traitement des néoformations provoquées par ces processus mycosiques était l'extirpation. Aujourd'hui, on les combat par une médication spécifique :

par l'administration d'iodure de potassium et par la teinture d'iode en badigeonnages ou en injections. (V. *Actinomycose* et *Botryomycose.*)

Chez le cheval, l'administration d'iodure de potassium ou de sodium et les injections de teinture d'iode pure ou diluée (teinture d'iode, 4 ; iodure de potassium, 5 ; eau, 20) donnent parfois rapidement la guérison de certaines phlegmasies purulentes anciennes qui ne relèvent pas de la botryomycose.

II. — ABCÈS

L'extrème diversité des caractères cliniques et anatomiques qu'offrent les collections purulentes a fait distinguer : — des *abcès chauds* ou *aigus* et des *abcès froi ls* ou *chroniques* ; — des *abcès superficiels* et des *abcès profonds* ; — des *abcès essentiels* ou *idiopathiques* et des *abcès symptomatiques* ; — des *abcès par congestion* se constituant en des régions déclives ; — des *abcès généraux* survenant au cours de maladies infectieuses (gourme, morve); des *abcès métastatiques*, qui se développent dans les viscères, secondairement à une lésion suppurante, paraissent être le résultat d'une « métastase » du pus et caractérisent la pyémie ; — des *abcès critiques*, qui apparaissent au décours de certaines maladies internes et coïncident avec une amélioration de l'état général ; — des *abcès soudains*, qui, chez certains animaux épuisés par l'âge, le travail ou des maladies antérieures, se constituent tout à coup, sans réaction locale appréciable ; — des abcès *urineux*, *stercoraux*, qui succèdent à l'infiltration de l'urine ou des matières fécales au sein des tissus.

A l'exception de quelques organes à vitalité obscure (épiderme, sabot, dents, cartilages), tous les tissus peuvent être le siège d'abcès. Ceux-ci se rencontrent donc à peu près partout dans l'organisme. Ils sont fréquents en certaines régions (auge, nuque, encolure, garrot, pointe de l'épaule, sections inférieures des membres), rares dans d'autres (poitrail, flanc, croupe, fesse, cuisse). Les abcès veineux et lymphatiques sont beaucoup plus communs que les artériels. Les muscles et les os sont bien moins souvent envahis par la suppuration que la peau et le tissu conjonctif. En général, c'est dans celui-ci que l'abcès se développe et que s'effectue la progression du pus.

I. — Abcès chauds.

L'inflammation suppurative est généralement consécutive soit à des actions traumatiques, à des contusions, à des frottements, qui réalisent une effraction du tégument ou de la couche épidermique permettant la pénétration des agents pyogènes, soit à l'introduction dans les tissus de corps étrangers infectés (corps métalliques, échardes, liquides thérapeutiques injectés, infiltration de salive, de matières fécales ou d'urine). C'est à des actions traumatiques que se rattachent habituellement les abcès chauds essentiels ou idiopathiques. Fréquents aussi sont les abcès déterminés par des corps étrangers, — par des projectiles, des aiguilles dégluties, des clous et divers autres corps métalliques aigus ingérés par les bêtes bovines et qui ont traversé le réseau, le diaphragme en se dirigeant vers les côtes; par des épillets de graminées qui ont franchi la muqueuse buccale ou se sont engagés dans les canaux salivaires. — Certains abcès sont consécutifs à la propagation de processus infectieux ; l'extension de ceux-ci se fait souvent par contiguïté, l'abcès se développe au voisinage de la lésion primitive; elle s'opère aussi communément à la faveur des canaux lymphatiques; l'abcès se produit plus ou moins loin, en un point quelconque de ces canaux ou au niveau des ganglions collecteurs. — Au cours de certaines maladies spécifiques, mais plus spécialement de la gourme, il se développe souvent des abcès ganglionnaires multiples, et aux régions les plus diverses (sous la parotide, dans la profondeur de l'encolure, du garrot, aux membres). Les myosites du surmenage peuvent suppurer sans l'intervention d'aucune cause traumatique; ici, les microbes pyogènes sont apportés au foyer inflammatoire par le sang. Les abcès critiques et les abcès soudains sont la manifestation d'un effort de l'organisme pour se débarrasser d'éléments nocifs.

La suppuration ne se produit pas avec une égale facilité dans les diverses espèces domestiques. Il existe de notables différences dans ce que l'on a appelé leur « faculté pyogénique ». Considérés sous ce rapport, on peut les ranger dans l'ordre suivant : cheval, mouton et porc, chien et chat. — Chez le cheval, les abcès chauds et les abcès froids de toutes dimensions sont très communs. Mais la prédisposition du cheval à la suppuration a été fort exagérée, et l'on sait maintenant que, chez lui, comme dans les autres espèces, les plaies exposées ne suppurent pas fatalement. Chez le bœuf, les abcès sont beaucoup plus rares, moins rapides dans leur évolution et d'ordinaire entourés d'une épaisse couche indurée ; cependant, on y rencontre aussi, en particulier chez les jeunes sujets, des phlegmons aigus diffus. Chez le chien, les abcès étalés, « en nappe », à pus sanguinolent, accompagnés d'œdème volumineux, sont fréquents. — On a noté de semblables différences, quoique moins accusées, entre certaines races d'une même espèce. Les faits journaliers de la chirurgie hippique témoignent que la suppuration des plaies et les abcès sont choses plus rares chez le cheval de sang que chez le cheval commun. Il y aurait encore à signaler les influences dues à l'âge et aux conditions de vie, — régime, habitation, mode d'utilisation. Mais toutes ces conditions étiologiques, sur lesquelles on a tant insisté autrefois, n'ont plus qu'une importance secondaire depuis que l'on connaît les agents des suppurations.

Les recherches bactériologiques de Rosenbach, Ogston, Straus, Roser, Socin et Garré ont établi la nature microbienne des suppurations chirurgicales. Toutes les phlegmasies qui aboutissent à la suppuration sont l'œuvre des microbes pyogènes. Les staphylocoques blanc et doré, les streptocoques pyogène et gourmeux sont les plus fréquents. Le staphylocoque flavescent, le staphylocoque citrin, le bacille pyogène fétide, le micrococque ténu, le microbe pyogène de Pasteur, le colibacille et quelques autres, dont la présence a été constatée dans le pus de certains abcès, ont un rôle beaucoup plus effacé. Selon Lucet, chez les bovidés, les abcès ordinaires seraient provoqués par des microorganismes spéciaux. Il est fréquent de rencontrer dans les abcès aigus plusieurs espèces microbiennes, surtout le staphylocoque et le streptocoque ou le colibacille ; mais généralement le staphylocoque seul y pullule et les autres disparaissent. Aussi le pus des abcès anciens est-il d'ordinaire monomicrobien.

L'apport des éléments pyogènes dans les tissus se fait par trois voies : 1° l'*effraction*, réalisée par les traumas de toute sorte qui portent sur les membranes tégumentaires, les divisent ou produisent une solution de continuité de leur revêtement épithélial, dont la surface est toujours fort peuplée de microbes chez les animaux ; 2° la *progression* le long des conduits naturels ; 3° l'*embolisation* par les voies sanguines ou lymphatiques. Les microbes que le sang charrie y demeurent le plus souvent inertes jusqu'au moment où ils peuvent se fixer en un point quelconque de l'économie.

La suppuration ne survient pas inévitablement dans tous les cas où les tissus sont envahis par les microbes. A moins de causes adjuvantes (anémie locale, altérations des éléments anatomiques), les inoculations positives nécessitent d'ordinaire un nombre considérable de microbes. Fehleisen a reconnu qu'il faut parfois un centimètre cube d'une culture de staphylocoques ou de streptocoques pour amener la suppuration. Watson Cheyne estime que pour obtenir un abcès chez le lapin — animal dont « l'aptitude pyogénique » est cependant bien marquée, — il lui a fallu introduire dans les tissus environ 250 millions de coques, et Bujwid, pour arriver au même résultat, a dû injecter plusieurs milliards de staphylocoques.

Quelques auteurs (Ponfick, Grawitz, de Bary, de Christmas) ont réussi à provoquer la suppuration chez les sujets de quelques espèces en injectant aseptiquement sous la peau ou dans l'œil des substances irritantes amicrobiennes (nitrate d'argent, mercure, essence de térébenthine) ou des cultures stérilisées de microbes pyogènes. On a reconnu que les produits sécrétés par les germes du pus sont eux-mêmes phlogogènes et pyogènes. Arloing a constaté que les toxines élaborées par le staphylocoque doré déterminent une active hyperplasie cellulaire, la mort rapide des cellules néoformées, la dissolution de la substance intercellulaire et, par action réflexe, une vaso-dilatation qui active la diapédèse. En dernière analyse donc, les microbes agiraient par les substances pyogènes qu'ils engendrent, et la suppuration ne serait que l'effet d'une réaction des tissus contre certaines substances irritantes, qu'elles soient produites par des êtres vivants ou de nature purement chimique.

Mais si intéressantes que soient ces données de l'expérimentation, il n'y a pas à en tenir compte au point de vue pratique. Toutes les inflammations suppuratives que nous rencontrons chez nos malades doivent être réputées microbiennes. Toutes doivent être regardées comme le résultat de processus infectieux.

Dans les tissus qui sont le siège d'une phlegmasie infectieuse aiguë devant se terminer par la formation d'un abcès, la fonte purulente n'est pas brusque et générale d'emblée. Il se produit d'abord, en des points multiples, de petits foyers de suppuration isolés, que séparent des travées plus ou moins épaisses : c'est le stade d'*infiltration purulente*. A mesure que le pus augmente, la substance intermédiaire diminue, les travées s'amincissent et finalement disparaissent, les foyers deviennent ainsi confluents et constituent une collection purulente unique : l'abcès est définitivement formé. Il offre alors à considérer deux parties : un contenu — le *pus*, — et son contenant — la *membrane pyogénique*.

Les caractères du pus sont très diversifiés et relèvent de nombreux facteurs. Tantôt il est consistant, crémeux (pus louable, de bonne nature). Sa couleur dépend de conditions multiples, mais surtout du tissu où il se forme et des microorganismes qu'il contient. Le pus du tissu conjonctif est d'ordinaire blanc jaunâtre; celui des os, grisâtre et graisseux ; celui du foie, un peu rougeâtre; celui du cerveau, jaune verdâtre ; celui des tissus sous-cornés, noirâtre, blanchâtre ou rougeâtre suivant les cas. Le pus jaunâtre renferme généralement le staphylocoque doré ; le pus blanchâtre, le staphylocoque blanc; souvent on trouve ces microorganismes associés. La coloration vert bleuâtre du pus est due au bacille pyocyanique. Quand des hématies sont jetées en grand nombre dans le foyer suppurant, le pus est rougeâtre, rouillé, quelquefois noir. Il peut encore offrir des teintes particulières dues à des produits qui lui sont associés (synovie, urine, matières fécales). L'odeur du pus de bonne nature est fade; celle du pus altéré peut être aigrelette, ammoniacale, fétide, putride. La matière contenue dans les abcès des glandes salivaires, de la bouche, du pharynx, de l'intestin, du bassin, des articulations, a une odeur très fétide, produite soit par le passage dans l'abcès de gaz ou de matières en décomposition, soit par la présence dans le pus de certains microorganismes (bacille pyogène fétide, spirilles divers). — Quand le pus est longtemps retenu dans les tissus, il peut subir une série de modifications qui aboutissent à sa résorption : il perd sa partie liquide, ses éléments solides subissent la dégénérescence graisseuse, puis forment un foyer caséeux (inspissation et caséification) qui peut disparaître lentement ou subir la calcification.

Les parois de l'abcès sont d'abord formées d'un tissu enflammé, qui subit un ramollissement progressif jusqu'au moment où le processus destructeur s'arrête par l'ouverture de la collection purulente. Alors elles sont infiltrées de leucocytes, de cellules proliférées, et leur surface est tapissée de fibrine en certains points. Bientôt toute la surface interne du foyer purulent offre les caractères d'une couche de granulations ; elle est exclusivement formée de capillaires et d'éléments embryonnaires. Les vaisseaux lymphatiques sont fermés par la néoplasie inflammatoire, et, dans les cas ordinaires, il ne se produit pas de complications infectieuses. Des travées ou des cordons plus ou moins volumineux, formés par des débris de tissus enflammés, par des nerfs ou des vaisseaux, traversent parfois en divers sens la cavité purulente. Cette membrane pyogénique n'est qu'une couche de bourgeons charnus disposée en sac. — Une fois l'abcès ouvert, un bourgeonnement actif se fait dans toute l'étendue de cette membrane ; une petite quantité de pus se forme encore à sa surface ; mais peu à peu la cavité se comble, comme celle d'une plaie avec perte de substance. Le tissu cicatriciel forme un îlot dense, induré ; la peau qui le recouvre est adhérente. Dans la suite, souvent ces altérations finissent par s'effacer presque complètement. Certaines cavités purulentes s'oblitèrent vite par un mécanisme spécial : une fois le pus évacué, les parois du foyer s'affaissent, se juxtaposent et sont bientôt réunies. D'autres ne se cicatrisent qu'incomplètement et se fistulisent.

Les abcès provoqués par des microbes très virulents peuvent acquérir de grandes dimensions, creuser les muscles, atteindre une aponévrose, un tendon, un os, une séreuse, englober des divisions vasculaires ou nerveuses importantes. Ces organes réagissent de façon différente suivant les cas. En général, ils se recouvrent d'une couche protectrice qui les met à l'abri de l'action nécrosante du pus ; mais néanmoins celui-ci les atteint assez fréquemment.

Quand l'extension de la suppuration qui se produit en tissu plein ne peut se faire régulièrement, empêchée par un plan résistant — os ou aponévrose, — la collection s'étale : le pus fuse dans les interstices organiques, le long des plans conjonctifs, dissèque les muscles, isole les tendons, les cordons vasculo-nerveux, jusqu'au moment où il trouve une voie d'échappement. C'est surtout lors d'abcès sous-aponévrotiques des membres que le pus engendre ces désordres. La perforation de l'aponévrose finit cependant par s'accomplir ; à la nappe purulente profonde s'ajoute un abcès superficiel, et souvent la communication entre les deux cavités n'est établie que par une étroite perforation (abcès en bouton de chemise).

Les phlegmons constituent en général des accidents isolés, à évolution plus ou moins rapide ; il n'est toutefois pas rare d'en observer plusieurs simultanément sur le même sujet, tantôt à la même région, tantôt en des points éloignés. Nous avons vu chez le cheval et chez le chien, sur tout un membre, de nombreux abcès cutanés et sous-cutanés provoqués par les deux staphylocoques. Eberhardt a décrit chez le cheval une sorte de « diathèse phlegmoneuse » qui, dans un cas, se traduisit pendant sept mois par des abcès aux quatre membres. Hübner a traité un cheval sur lequel, dans l'espace de deux mois, se développèrent plus de 250 abcès dont quelques-uns avaient les dimensions d'une tête d'enfant.

Les *symptômes* varient suivant que les abcès sont *superficiels* ou *profonds*, développés au voisinage de certaines *cavités* (rectum, bouche, pharynx) ou dans les *membres*.

Les *abcès superficiels* s'accusent localement par les signes de l'inflammation aiguë. La tuméfaction est circonscrite ou un peu diffuse ; dès que le pus se forme, elle devient œdémateuse. Alors la tumeur inflammatoire présente une partie centrale ferme, dense, et une autre périphérique, molle, œdémateuse ; à ce stade, elle est toujours fort douloureuse. Peu à peu, l'œdème filtre vers les parties déclives où il forme une saillie molle, de volume variable. Bientôt la tumeur primitive se ramollit et devient uniformément molle, *fluctuante*, sauf à la périphérie, où existe une zone indurée formée par les tissus enflammés qui constituent les parois de la poche. — Les symptômes généraux sont d'ordinaire peu marqués ou nuls.

Les *abcès profonds*, communs en certaines régions (encolure, garrot), où ils se développent sous d'épaisses couches musculaires, sont exprimés d'abord par des symptômes généraux. Toujours il y a un mouvement fébrile très accusé, qui peut faire supposer l'éclosion d'une maladie viscérale. On ne constate encore ni tuméfaction, ni autres phénomènes inflammatoires locaux. L'attention est attirée par la gêne dans les mouvements de la région où l'abcès se forme, quelquefois aussi par de l'œdème déclive. — Bientôt les signes locaux se dessinent : l'inflammation a progressé, provoquant une tuméfaction diffuse, en même temps que l'œdème augmentait. Tantôt la fièvre s'atténue, tantôt elle persiste intense. — Plus tard, quand le pus, fusant entre les tissus, a gagné la couche sous-cutanée, les abcès profonds se caractérisent extérieurement par les mêmes symptômes que les abcès superficiels. — Des troubles fonctionnels alarmants peuvent être provoqués par des collections purulentes profondes qui englobent les troncs nerveux ou une artère importante, qui compriment la moelle (abcès de la nuque) ou les parois de certaines cavités (pharynx, œsophage, rectum). Souvent les abcès péripharyngiens ou périlaryngiens entravent la déglutition, la respiration, et exposent à la mort par asphyxie.

Les *abcès du bassin*, qui, principalement au cours de la gourme, se développent dans le tissu conjonctif périrectal, donnent lieu à de la constipation et à des coliques. Au toucher, on reconnaît que le rectum n'a plus sa souplesse normale ; il est rétréci, ses parois sont affaissées. En certains cas, on peut percevoir une fluctuation nette ; dans d'autres, celle-ci est obscure. L'abcès peut s'ouvrir dans le rectum lui-même, au pourtour de l'anus, ou il atteint le péritoine et le perfore.

Les *abcès superficiels des membres* se comportent comme ceux du tronc, à cette différence près pour les collections purulentes développées aux régions inférieures (au-dessous du genou ou du jarret), que la douleur y est plus accusée et les complications plus fréquentes, en raison de l'épaisseur et de la trame serrée du chorion. A signaler aussi que l'œdème remonte souvent fort au-dessus de l'abcès. — Les *abcès profonds* s'expriment d'abord par une claudication intense, allant parfois jusqu'à la perte de l'appui. Peu à peu se développe une tuméfaction très douloureuse, qui souvent envahit toute la hauteur du membre : ne pouvant se collecter dans les parties déclives, l'œdème s'accumule au-dessus de l'abcès. Le membre est agité par des lancinations, et souvent la fièvre est vive. Si le pus se forme sous une couche aponévrotique lui opposant une grande résistance, il macère les tissus, fuse le long des interstices musculaires jusqu'au moment où, l'aponévrose étant traversée, il s'étale en dehors de celle-ci. — En diverses régions musculaires des membres, on peut percevoir une fausse fluctuation quand les manœuvres sont effectuées dans le sens transversal. Aussi est-il de règle de pratiquer l'exploration dans le sens vertical de la région qui paraît être le siège de l'abcès, et de tenir compte des caractères anatomiques normaux de cette région.

Longtemps on a cru que le pus se dirigeait naturellement vers les membranes tégumentaires — peau ou muqueuses, — et l'on conseillait d'attendre l'ouverture spontanée des collections purulentes. Mais si les pulsations artérielles et le mouvement d'expansion des organes poussent vers l'extérieur le pus des abcès superficiels, en réalité celui-ci progresse dans la direction où il rencontre le moins de résistance ; il suit de préférence les espaces intermusculaires, les plans conjonctifs reliés à la couche sous-tégumentaire, où il finit par aboutir ; et s'il a une tendance marquée à se diriger vers les téguments, parfois il trouve une voie plus facile dans la profondeur des régions, où il peut causer de très graves lésions. — Les abcès à streptocoques diffusent en général plus vite et entrainent de plus graves désordres que les foyers staphylococciques. — Les complications septiques sont rares, en raison de l'occlusion des lymphatiques, dans toute l'épaisseur de la membrane pyogénique ; elles ne surviennent guère qu'aux abcès de la bouche, de l'intestin, du rectum. — Certains abcès peuvent s'accompagner d'hémorragie abondante, même mortelle, si une artère ou une veine importante est détruite par la suppuration, avant d'être solidement oblitérée par la thrombose. Cette complication est également rare : les gros canaux sanguins baignés par le pus sont habituellement recouverts d'une couche protectrice qui les préserve de l'ulcération. — L'inflammation suppurative des séreuses splanchniques et des synoviales est possible lorsque l'abcès se développe au niveau de ces membranes ; toutefois, dès que le pus les atteint, les séreuses s'épaississent, un exsudat se fait à leur surface, qui peut conjurer l'inflammation diffuse de la membrane intéressée ; il est même possible que les deux feuillets d'une séreuse se soudent et que le pus la traverse à ce niveau sans se répandre dans la cavité ; mais ce fait, quelquefois observé pour la plèvre et le péritoine, est tout exceptionnel. L'inflammation suppurative diffuse des séreuses atteintes par les abcès aigus est la règle. — La nécrose des organes durs est une complication plus commune. Elle résulte de l'action destructive du pus sur ces organes : os, aponévroses, tendons, ligaments, cartilages, — si l'ouverture des abcès n'est pas faite hâtivement. C'est ainsi que l'on voit survenir la nécrose du ligament cervical à la suite d'abcès du garrot, de la nuque, de l'encolure ; — celle du fibro-cartilage du pied lors de collection purulente de la couronne ou d'inflammation suppurative du tissu podophylleux ; — la nécrose du sternum, des vertèbres, des côtes, dans les cas de collections purulentes développées au voisinage de ces os.

Le *diagnostic* des abcès chauds est basé sur les seuls phénomènes locaux ou sur la simultanéité des symptômes objectifs et des phénomènes généraux dont ils s'accompagnent.

On peut les confondre avec diverses lésions, principalement avec les *kystes*, les *tumeurs sanguines*, les *anévrismes*, les *hydropisies synoviales* et les *hernies*. — Le diagnostic différentiel est en général facile. Les *kystes* se développent lentement, ils sont uniformément fluctuants et très ordinairement dépourvus de caractères inflammatoires ; la zone fluctuante des abcès est entourée d'un fort bourrelet périphérique qui fait défaut dans les kystes. — Les *tumeurs sanguines* s'accusent par une tuméfaction pâteuse, rénitente, élastique, crépi-

tante, et souvent le tégument est excorié à leur niveau. — Rares chez les animaux, les *anévrismes* sont situés sur le trajet d'un vaisseau artériel;
on y perçoit un souffle et des mouvements d'expansion. — Les *dilatations
synoviales* sont assez souvent le siège de phénomènes inflammatoires aigus et
revêtent les caractères des tumeurs phlegmoneuses; mais les données anatomiques et un examen attentif permettent encore le diagnostic. — Les *hernies*
partielles récentes forment une masse uniformément fluctuante, sans symptômes inflammatoires ; ensuite des phénomènes phlegmasiques s'y développent qui leur impriment les caractères des tumeurs sanguines ou des abcès :
tuméfaction inflammatoire et infiltration œdémateuse déclive. Quand elles
ont acquis leurs attributs définitifs, la tumeur qu'elles constituent est uniformément fluctuante ou pâteuse, sans œdème déclive et sans phénomènes inflammatoires.

On se rappellera que certaines tumeurs molles et certains tissus enflammés peuvent donner la sensation de la fluctuation. Dans tous les cas où le
diagnostic est hésitant, il faut recourir à la ponction exploratrice faite aseptiquement à l'aide d'un fin trocart ou de l'aiguille aspiratrice. Le résultat
négatif de la ponction peut d'ailleurs être dû à l'obstruction, par un grumeau,
de l'aiguille ou de la canule du trocart. A défaut de ces instruments, on fera
à la peau une légère incision et l'on creusera dans les tissus qui recouvrent
l'abcès un trajet avec la sonde cannelée préalablement désinfectée. On peut
sans inconvénient répéter l'introduction de la sonde et explorer la région en
divers sens.

Le traitement antiseptique des traumas de toute nature est le
moyen le plus sûr de conjurer nombre d'abcès. Pendant l'hiver et les
périodes pluvieuses, les plaies des régions inférieures des membres,
souillées par la boue, se compliquent souvent de phlegmons gangreneux. On peut prévenir ceux-ci en désinfectant les blessures et en
les recouvrant ensuite soit d'un pansement, soit d'une couche d'huile
de cade, de goudron ou d'un corps gras.

On a vu les agents auxquels il convient de recourir pour combattre
l'inflammation aiguë qui menace d'aboutir à la suppuration. Par les
compresses tièdes antiseptiques, les bains chauds, les préparations
émollientes ou analgésiques, si la douleur est vive, et les mouchetures
pratiquées avec soin, on arrive quelquefois à empêcher la transformation du phlegmon en abcès ; mais ce but n'est atteint que dans
un petit nombre de cas. Quand la phlegmasie est d'essence infectieuse,
le traitement abortif échoue presque toujours. Une fois les microbes
pyogènes engagés en masse dans les tissus phlogosés, la suppuration
est à peu près inévitable. — Jadis on tentait assez fréquemment la
résolution des phlegmons récents, par des applications répétées de
pommade camphrée. Ce traitement était très infidèle, même en cas
d'inflammation subaiguë.

Pour activer la pyogénie, pour réduire au minimum la durée du
stade d'infiltration purulente et précipiter la formation de l'abcès, on
utilise tantôt les émollients, tantôt les vésicants. En général, dès que
le tissu enflammé suppure, la douleur provoquée par l'inflammation

diminue ; lorsqu'elle persiste vive, on peut, pour les sujets irritables, continuer les moyens que l'on dirige d'ordinaire contre l'inflammation aiguë. Longtemps, les pommades de peuplier, de belladone, de camphre, les huiles camphrée ou opiacée, ont été les agents les plus usités. Aujourd'hui on leur préfère les préparations émollientes et analgésiques à base de vaseline. Et quand la région s'y prête, rien ne vaut les bains ou les compresses humides et tièdes ; les bains chauds surtout donnent d'excellents résultats dans le traitement des phlegmons des membres.

L'emploi des vésicants dans le but d'accélérer la marche du processus pyogène est très fréquent en vétérinaire. Ces agents attisent l'inflammation, précipitent la fonte purulente du tissu ; on hâte ainsi le moment où l'abcès pourra être ouvert, et conséquemment, pour les animaux de travail, celui de la remise en service.

L'abcès est formé ; il s'accuse par une fluctuation évidente. Faut-il dans tous les cas le ponctionner immédiatement, ou doit-on attendre son ouverture spontanée? — On a conseillé d'abandonner à euxmêmes les abcès superficiels et, d'une façon générale, ceux dont le pus peut facilement progresser vers la peau. Mais l'expectation a des inconvénients : elle retarde la guérison, entraîne une nécrose cutanée plus ou moins étendue, et elle n'est pas sans exposer à de sérieux dangers. Les abcès développés au voisinage des articulations ou des gaines tendineuses peuvent s'ouvrir dans ces cavités ; ceux des ganglions prépectoraux et des parois thoraciques, dans la plèvre ; ceux des parois abdominales, dans le péritoine. Nos publications renferment de nombreux exemples d'accidents mortels ainsi produits. Aussi, actuellement, la ponction de l'abcès est-elle une règle absolue.

A quel moment doit-elle être effectuée? — Le plus souvent, on attend que l'abcès soit *mûr*. Si la ponction est faite alors que le pus n'est pas entièrement collecté, des foyers secondaires peuvent se constituer dans la zone enflammée et nécessiter d'autres interventions.

Il est cependant des cas où l'on doit pratiquer hâtivement l'ouverture des collections purulentes. C'est ainsi qu'il faut agir pour les abcès situés profondément, sous des fascia aponévrotiques ou au voisinage d'une cavité splanchnique, d'une synoviale, d'une gaine tendineuse, ou à proximité d'un gros vaisseau, d'un os, d'un tendon, d'une corde ligamenteuse, des fibro-cartilages du pied. La séduisante théorie de la progression constante du pus vers les membranes tégumentaires a vécu. Les exemples ne sont pas rares d'inflammations des grandes séreuses, des articulations, ou de nécrose d'organes à nutrition languissante, déterminées par des abcès dont l'ouverture a été trop longtemps différée. On fera aussi la ponction précoce aux abcès salivaires, stercoraux, urineux, où de nombreux bactériens s'associent pour amener des accidents gangreneux ou septiques. De même encore les collections purulentes développées en des régions où elles peuvent entraver des fonctions importantes doivent être ouvertes aussitôt que dénoncées par des signes évidents. Signalons dans ce groupe les abcès sous-parotidiens, qui gênent la déglutition et la respiration ; ceux développés dans le bassin et qui compriment le rectum ; ceux de la région scrotale qui peuvent effacer la cavité du fourreau, empêcher la sortie du pénis et la miction. Chez le cheval, la même règle est à observer pour les abcès de la région digitée et pour les collections purulentes sous-cornées : les premiers ont parfois un développement rapide ; sous le chorion cutané très résistant, le pus s'étale, cause de vives douleurs, macère les tendons, les fibro-cartilages, les os, et parfois fuse dans l'une des jointures phalangiennes ; dans les autres, ne pouvant se faire jour à travers l'enveloppe cornée, le pus désengrène rapidement celle-ci de la membrane tégumentaire sous-jacente et, avant de s'échapper à la couronne, provoque souvent de graves désordres dans les tissus du pied.

Les abcès peuvent être ouverts par le *bistouri*, le *trocart* ou le *cautère*.

C'est le plus souvent avec le *bistouri droit* qu'on en fait la ponction. L'instrument sera tenu en archet ou en plume à écrire ; le pouce et l'index appliqués sur les faces de la lame, plus ou moins loin de la pointe selon la profondeur de la cavité à atteindre, limiteront la pénétration de la lame. Pour les abcès superficiels, une étroite incision suffit ; s'ils sont volumineux, la ponction est complétée par un débridement. Pour certains abcès profonds, surtout aux régions où existent des organes qu'il importe de respecter, les tissus seront incisés couche par couche ; en quelques cas, il est prudent, une fois la peau coupée, de déposer le bistouri et de diviser les couches sous-jacentes avec le bec de la sonde cannelée ; on agrandit ensuite l'ouverture avec les ciseaux ou avec une lame boutonnée. — En général, l'incision est faite parallèlement aux muscles et aux troncs vasculo-nerveux de la région.

Lorsqu'on ouvre une collection purulente du canon, du boulet ou de la région digitée, le tranchant du bistouri doit toujours être dirigé vers l'épaule. Si on le tourne vers le pied et que l'animal, insuffisamment assujetti ou surpris par la douleur, opère un brusque mouvement de retrait du membre, les tissus s'incisent sur une grande étendue, quelquefois profondément, et quand l'abcès siège sur les côtés du boulet, les vaisseaux digités peuvent être coupés, les ligaments ou les tendons blessés, une synoviale ouverte. Nous avons vu trancher ainsi l'artère digitale.

Il est des régions où la ponction, si simple qu'elle paraisse, expose à de sérieux dangers lorsqu'elle n'est pas méthodiquement effectuée. Avant d'y plonger l'instrument, il faut se rendre exactement compte de la situation des vaisseaux, et se rappeler que ceux-ci peuvent être soulevés ou déviés latéralement par la collection purulente. En introduisant profondément le bistouri en ces régions, on peut blesser une artère, une veine ou un nerf, provoquer une hémorragie difficile à arrêter ou une paralysie locale. La phlébite suppurative a été maintes fois la conséquence de ponctions pratiquées sans avoir pris de suffisantes précautions.

L'ouverture de l'abcès doit être faite au point le plus déclive de la cavité, afin de permettre la libre sortie du pus. Il n'est pas nécessaire qu'elle soit très large : l'écoulement qui s'y produit jusqu'à cicatrisation l'entretient béante. L'habitude d'introduire le doigt dans la poche et de rompre les cloisons ou les brides que l'on y perçoit est mauvaise : on détruit des tissus qui peuvent concourir à la cicatrisation ; quelquefois on rupture des divisions vasculaires ou nerveuses. Cette exploration ne doit être pratiquée que pour juger de sa disposition, pour reconnaître s'il existe quelque corps étranger ou un bas-fond, des diverticules, des décollements où le pus séjournerait. — Il faut ensuite déterger l'abcès avec une solution antiseptique. On emploie de préférence l'acide phénique (3-5 p. 100), le sublimé (1 p. 100), le crésyl (3-5 p. 100) ou la teinture d'iode diluée. — Quand la ponction a été faite à la partie inférieure de la poche et que le pus s'échappe au fur et à mesure qu'il est formé, la guérison survient vite. Mais si la cavité purulente est de grandes dimensions, il est avantageux, après l'avoir lavée avec une solution antiseptique, de placer dans l'ouverture un *drain de caoutchouc* à parois épaisses et de calibre assez fort pour laisser passer les flocons albumineux, les grumeaux, les débris de tissus nécrosés, drain que l'on fixe aux bords cutanés de la plaie par un point de suture. — Nous ne ferons que mentionner le drainage par les mèches de chanvre, de crin désinfecté ou de crin de Florence. Le tube de caoutchouc est préférable : l'écoulement du pus est plus facile ; d'une pratique plus commode aussi sont les injections faites dans la cavité pour en opérer la détersion.

Dans les cas où il existe un bas-fond plus ou moins spacieux, le pus s'y accumule ; on ne peut l'en faire sortir qu'en exerçant des pressions au-dessous de la plaie ; l'inflammation persiste vive dans la région et le bourgeonnement est retardé. Pour mettre un terme à cette stagnation du pus, deux moyens peuvent être employés : l'agrandissement de la plaie et l'établissement d'une contre-ouverture. Si le bas-fond est étroit et si, au-dessous de la ponction, la section des tissus est sans danger, on se borne à faire un débridement ; dans les autres cas, il faut pratiquer une ou plusieurs *contre-ouvertures*. Celles-ci sont souvent indispensables aux abcès profonds de la gorge, de l'encolure, de la nuque, du garrot, des parois abdominales, des membres ; pour peu que l'intervention ait été différée, un large décollement est vite produit, dont le fond est d'ordinaire bien au-dessous du point où la ponction a été faite. — On peut les effectuer en introduisant dans l'abcès une sonde courbe qui, poussée au bas de la poche, soulève les tissus, lesquels sont divisés de dehors en dedans. Si l'on ne fait pas usage de la sonde, on se rend compte avec le doigt de la situation exacte du fond de la cavité ; ensuite, en un point correspondant, on ponctionne de dehors en dedans la peau et les tissus sous-cutanés. On place ensuite un drain fenêtré, fixé aux lèvres de la plaie par un point de suture.

Pour ponctionner les abcès des cavités muqueuses, on se servira d'un trocart ou d'un bistouri droit dont la lame sera entourée d'étoupe ou d'ouate jusqu'à 2 ou 3 centimètres de la pointe. Quelques abcès du rectum peuvent être ouverts avec l'extrémité de l'index poussé brusquement dans la zone de fluctuation, à travers la muqueuse rectale amincie. Pour les autres, on se sert des bistouris à lame cachée ou à curseur spécialement destinés à la ponction du vagin dans l'ovariotomie.

Longtemps on a conseillé l'emploi du *cautère* pour ponctionner les abcès chauds. Ce procédé a l'avantage de ne donner lieu qu'à une très faible hémorragie et de ne pas exposer aux échappées, à la section des nerfs ou des gros vaisseaux si l'animal vient à réagir brusquement ; mais, pas plus que le bistouri, il ne respecte les troncs vasculaires ou nerveux fixés dans le foyer inflammatoire, lorsqu'il est introduit sur la ligne de ces organes. — Le manuel en est simple. On se sert d'un cautère à longue pointe, celle-ci chauffée à blanc est appliquée sur le centre de la tumeur, dans laquelle on la fait pénétrer par un double mouvement de pression et de semi-rotation jusqu'à ce que l'on perçoive une sensation de résistance vaincue — signe que l'instrument est entré dans la cavité.

Le *trocart* a été recommandé pour ouvrir les abcès situés profondément ou en des régions renfermant de grosses branches vasculo-nerveuses que le bistouri pourrait sectionner. De même que le cautère, il ne respecte pas toujours ces organes, et dans les zones que l'on qualifie de « périlleuses », en particulier dans la région parotidienne, mieux vaut creuser au pus une voie d'échappement au moyen d'une sonde mousse et en procédant de la manière suivante. Avec la pointe du bistouri droit, faites au centre de la tumeur phlegmoneuse une simple ponction cutanée, portez-y l'extrémité de la sonde cannelée, faites-lui traverser les tissus jusqu'à ce qu'elle pénètre dans la cavité purulente ; imprimez à l'instrument des mouvements de latéralité pour élargir le trajet ; remplacez ensuite la sonde par des ciseaux à pointe mousse et, en les retirant, écartez-en brusquement les branches : vous dilacérerez ainsi les tissus sans danger de lésions d'organes importants, et vous ouvrirez une large issue au pus. Si vous devez pratiquer une contre-ouverture, procédez de la même manière. Cette technique est supérieure à toutes les autres.

Dans les jours qui suivent l'ouverture de l'abcès et jusqu'à comblement de la cavité, on y fait quotidiennement, à la faveur du drain, deux ou trois injections détersives. Il va sans dire que ces injections seront d'autant plus fréquentes que l'odeur fétide du pus et le siège de l'abcès exposeront davantage aux complications infectieuses. Quand l'écoulement tend à se tarir, on supprime le drainage. — Parfois la suppuration persiste longtemps, la cavité ne se comble pas, la plaie se fistulise : diverses lésions secondaires peuvent exister. Tantôt il s'agit d'un corps étranger qu'il faut extraire ou d'un décollement dont les parois doivent être modifiées, tantôt d'une lésion nécrotique qui cédera aux injections de liquides antiseptiques forts, aux pulvérisations d'éther iodoformé, ou qui nécessitera une nouvelle intervention.

On ouvrira hâtivement les phlegmons septiques ou gangreneux, et s'ils contiennent des îlots de tissus nécrosés, on les excisera. On utilisera ensuite les solutions désinfectantes fortes ou l'irrigation continue.

Après décapage de la membrane pyogénique, une douce compression mettant en contact ou rapprochant les surfaces opposées de la poche activerait la cicatrisation. Certains auteurs, assimilant la membrane limitante de l'abcès chaud aux lèvres d'une plaie récente, ont conseillé d'en affronter les parois soigneusement détergées, dans le but d'en obtenir l'adhésion rapide. Cette pratique échouait invariablement ; elle avait toutefois l'avantage de réduire les dimensions de la cavité et d'abréger la durée de la cicatrisation. — Avec l'antisepsie, on a de nouveau tenté la réunion adhésive des parois de l'abcès après les avoir curettées, puis désinfectées avec la solution phéniquée forte. Les résultats n'ont pas été encourageants. Dans la généralité des cas, les surfaces ainsi préparées et affrontées continuent à suppurer.

Parfois les tissus où l'abcès s'est développé restent longtemps tuméfiés, durs, anormalement sensibles. Pour ces indurations consécutives, la cautérisation en pointes pénétrantes est le traitement le plus efficace.

Le « *phlegmon hémorragique* » des bêtes bovines est généralement produit par des coups d'aiguillon ; quelquefois on l'aurait vu apparaître à la suite d'une violente contusion ou même sans cause manifeste (Guittard). Tantôt il occupe les plans superficiels, tantôt il est profondément situé dans les interstices musculaires.

Caractérisé d'abord par une tuméfaction volumineuse, diffuse, rénitente, plus ou moins douloureuse, il devient plus tard fluctuant. — On peut facilement le distinguer des épanchements de sérosité et des tumeurs crépitantes du charbon symptomatique.

Son traitement est celui des abcès chauds : antiphlogistiques, vésicants, ponction et injections antiseptiques.

II. — Abcès froids.

Les *abcès froids* se différencient des précédents par l'absence ou par le faible degré de la réaction inflammatoire. Ils se développent lentement, sous l'influence d'une phlegmasie subaiguë ou affectant d'emblée le type chronique. Peu douloureux ou indolores, ils persistent longtemps à l'état de tumeurs indurées ou se ramollissent graduellement et s'ouvrent en ulcérant la peau ou la muqueuse qui les recouvre.

Leur nature et leur étiogénie ne sont pas moins complexes que celles des abcès aigus. De même que ces derniers, ils sont divisés en *primitifs* et *secondaires*, en *locaux* et *généraux*.

Les *causes* les plus fréquentes des abcès primitifs sont les actions contondantes légères et répétées, les pressions et les frottements réitérés exercés en diverses régions. Chez le cheval, les irritations produites par les harnais déterminent fréquemment des abcès de la nuque, de l'encolure, du garrot, de l'épaule. Par les heurts de la branche interne du fer, il s'en développe à la couronne, au boulet, au canon, au coude. Sur les animaux qui conservent longtemps l'attitude décubitale, on rencontre des collections purulentes chroniques à la face externe du coude, aux côtes, à la face externe du jarret, à la hanche. — Des *abcès secondaires locaux* surviennent dans le cours d'affections très diverses : mentionnons principalement les phlébites, les lymphangites, les nécroses, les blessures des canaux salivaires, de l'œsophage, de l'intestin, du rectum, de l'urètre. Les abcès par congestion ne sont pas rares. — Les *abcès secondaires généraux* relèvent du lymphatisme et des maladies infectieuses : de la gourme, de la morve, de la tuberculose. — La plupart des abcès critiques et soudains sont froids.

Comme les abcès chauds, tous sont de nature microbienne, provoqués par les agents pyogènes ordinaires (staphylocoques, streptocoques) ou par des microbes spécifiques. Les autres influences étiologiques n'interviennent qu'à titre de causes adjuvantes.

Considérés sous le rapport de leurs caractères anatomo-cliniques, on les divise en *abcès froids durs* et en *abcès froids mous*. — Dans les premiers, le noyau purulent est entouré d'une épaisse couche de tissu induré; dans les autres, le pus est abondant et la paroi mince.

Assez souvent les abcès durs évoluent avec les signes d'une inflammation subaiguë. Ils s'accusent par une tuméfaction circonscrite, un peu chaude, un peu douloureuse, œdémateuse à sa périphérie. Peu abondant, l'œdème filtre vers les parties déclives, puis se résorbe; il ne reste qu'une tumeur uniformément dure dans toute son étendue, sans aucun point de fluctuation, et à laquelle la peau est plus ou moins adhérente. — Quand les abcès froids durs apparaissent d'emblée avec leurs caractères propres, ils se présentent sous l'aspect de tumeurs denses, fermes, dépourvues de caractères inflammatoires; on n'y observe ni œdème, ni chaleur, ni sensibilité morbides. — Sous l'influence de traumatismes ou d'irritations agissant sur la région qui en est le siège, ces abcès se transforment peu à peu en abcès chauds.

Les *abcès froids mous* se constituent originairement avec leurs caractères définitifs ou ils résultent de la transformation purulente de certains kystes. Ce sont des tumeurs uniformément fluctuantes, offrant d'ordinaire un peu de sensibilité et de chaleur anormales, ainsi qu'un léger empâtement périphérique.

Le *diagnostic* des abcès froids est en général facile, en raison de leur siège aux régions exposées à des traumatismes, — frottements ou pressions. On peut cependant confondre les *abcès durs* avec les *tumeurs vraies* et les *abcès mous* avec les *kystes*. — Les abcès durs ont une évolution plus rapide que les néoplasmes; ils sont moins nettement délimités à leur périphérie, et la peau qui les recouvre perd vite sa mobilité. — Les abcès mous se distinguent des kystes par une délimitation moins nette de leur contour. Dans les cas douteux, le diagnostic est assuré par la ponction exploratrice.

Lorsque des tumeurs multiples se développent simultanément en diverses régions du corps, il ne s'agit pas toujours, comme on le croit généralement, de collections purulentes froides. Parfois ce sont de véritables néoplasmes; les sarcomes sous-cutanés peuvent évoluer assez rapidement et simuler des abcès froids. Nous avons observé chez le cheval plusieurs faits de ce genre.

Les *abcès froids durs* provoqués chez le cheval aux régions qui supportent les pièces du harnachement ne guérissent que par la ponction. La collection purulente centrale y est souvent de petites dimensions; pour l'ouvrir, des explorations multipliées peuvent être nécessaires. On les pratique avec un bistouri à lame étroite, que l'on introduit profondément dans la tumeur; dès que l'on a pénétré dans le foyer, si le pus existe en quantité notable, il s'engage dans le trajet et apparait à l'extérieur. Mais la ponction *blanche* n'exclut point l'existence d'un abcès ; assez souvent le bistouri passe à côté du noyau purulent, et parfois le pus, épaissi, caséeux, n'a aucune tendance à s'écouler par la voie qu'on lui a ouverte. On ne craindra pas de multiplier les ponctions ; en faisant plusieurs trajets dans la zone centrale de la masse indurée, il est rare que l'on ne pénètre pas dans la cavité purulente; et si les ponctions exploratrices sont restées infructueuses, l'inflammation qu'elles provoquent dans le foyer morbide n'est pas sans effet utile; le processus pyogène est activé; le pus finit par atteindre l'une des voies creusées pour lui donner issue. La condition de la persistance de la tumeur inflammatoire est supprimée; cette dernière diminue graduellement de dimensions et finit par disparaître.

Dans nombre de cas, il est nécessaire d'élargir le trajet qui donne écoulement au pus, en pratiquant un débridement avec le bistouri guidé sur la sonde cannelée ou en y introduisant un cautère chauffé à blanc. Si l'on s'est servi du bistouri, il convient de placer ensuite dans la plaie une mèche ou un drain à paroi épaisse, que l'on fixe à la peau au moyen d'un point de suture. Le drain, qui assure l'écoulement du pus et permet de faire des injections antiseptiques ou irritantes selon le cas, est ici encore préférable à la *mèche* de filasse ou de gaze.

Beaucoup de praticiens ouvrent les abcès froids avec le cautère à pointe effilée et chauffée à blanc. Celle-ci est introduite dans la partie centrale de la tumeur par un double mouvement de pression et de rotation. On applique ensuite un certain nombre de pointes profondes qui activent la résorption du tissu néoformé, et souvent on complète l'action de la cautérisation par une friction vésicante (onguent vésicatoire simple ou mercuriel, pommade au biiodure de mercure). — Ces derniers moyens peuvent être mis en œuvre lorsque les ponctions exploratrices n'ont pas ouvert le foyer purulent.

Quand l'abcès froid occupe une région renfermant des organes importants (vaisseaux, nerfs, synoviales), on ne doit y plonger profondément ni le bistouri, ni le cautère. Les remarques faites à propos des abcès chauds pourraient être répétées ici. La ponction avec la sonde cannelée, après incision de la peau, est encore le procédé de choix.

Les *abcès froids mous* seront ouverts en leur partie déclive, drainés et irrigués avec des solutions antiseptiques fortes.

Au cours de la gourme, on peut voir apparaître, en des régions multiples, de volumineux abcès froids qui deviennent rapidement fluctuants et renferment d'ordinaire une quantité considérable de pus. Leur traitement ne diffère pas de celui des abcès ordinaires : ponction, débridement ou contre-ouverture, drainage et injections antiseptiques.

Pour les collections purulentes secondaires locales, y compris les *abcès par congestion*, l'intervention est la même. Il faut en outre remplir l'indication causale, variable selon les cas (nécrose, carie, phlébite, inflammation des synoviales ; plaies de l'œsophage, du rumen, de l'urètre). — Les abcès des régions inférieures des membres s'accompagnent parfois d'engorgement de l'extrémité et peuvent entraîner le fibrome éléphantiasique, quand on n'obtient pas la résolution rapide de la phlegmasie par la balnéation antiseptique.

Lors d'abcès froids liés à un état diathésique, il convient de recourir à une médication générale (bonne hygiène, régime fortifiant, préparations arsenicales et iodurées).

Bibliographie. — I. ABCÈS EN GÉNÉRAL. — BOULEY, *Dictionnaire de médecine et de chirurgie vét.*, t. I. — TERRIER, *Éléments de pathologie chirurgicale générale.* — FORGUE et RECLUS, *Thérapeutique chirurgicale.* — RECLUS, *Traité de chirurgie.* — PEUCH et TOUSSAINT, *Précis de chirurgie vétérinaire.* — FRÖHNER, *Allgemeine Chirurgie.*

II. ABCÈS CHEZ LE CHEVAL. — VATEL, *Journal pratique de méd. vét.*, 1827 ; *Recueil de méd. vét.*, 1828-29-30. — GAULLET, *Ibid.*, 1828. — OLIVIER, *Ibid.*, 1836. — GURLT, *Magazin*, 1836. — DUPUY et PRINCE, *Journal de méd. vét. théorique et pratique*, 1836. — CARRÈRE, *Journal des vét. du Midi*, 1838. — HONALD, *Repertorium*, 1842. — MULLER, *Ibid.*, 1843. — GRUWEL, *The Veterinarian*, 1844, p. 11. — FREY, *Magazin*, 1849. — *Repertorium*, 1852. — SCHMELZ, *Ibid.*, 1854. — VIOLET, *Journal de méd. vét.*, 1862. — PEUCH, *Ibid.*, 1870. — JEPPESEN, *Repertorium*, 1871. — BARREAU, *Journal*

de méd. vét. milit., 1873. — FRANÇOIS, *Ibid.*, 1873. — HAFNER, *Bad. Mittheil.*, 1885.
— OSGOOD, *Americ. Vet. Review*, 1885. — HÜBNER, *Sächs. Bericht*, 1886. — SCHÄFER,
Berliner Archiv, 1866. — JOUQUAN, *Bull. de la Soc. cent. de méd. vét.*, 1888. —
MACGILLIVRAY, *Veterinary Journal*, 1890. — CHÉNIER, *Revue vét.*, 1892. — PLASSIO
et BONARDI, *Giornale di vet. milit.*, 1893. — LUCET, *Recueil de méd. vét.*, 1894. —
JOUBERT, *Ibid.*, 1896. — COLIN, *Ibid.*, 1897. — LABAT, *Revue vét.*, 1897. — VERLINDE,
Annales de méd. vét., 1897. — TRINCHEVA, *La Clinica vét.*, 1897.
III. ABCÈS CHEZ LES AUTRES ANIMAUX. — PAULEAU, *Recueil de méd. vét.*, 1828. — STEINLER,
Journal de méd. vét., 1851. — SCHNEIDER, *Zundel's Bericht*, 1884. — JACQUOT et
LEGRAIN, *Recueil de méd. vét.*, 1888. — GUITTARD, *Progrès vét.*, 1889. — LAMIÈRE,
Journal des Sciences méd. de Lille, 1891. — GREY, *The Journal of comp. pathol.
and therap.*, 1892. — LUCET, *Recueil de méd. vét.*, 1893. — BOURNAY, *Revue vét.*,
1896. — HESS, *Schweizer Archiv*, 1896. — RIECK, *Sächs. Bericht*, 1896.

III. — GANGRÈNES

Les *gangrènes* sont des états morbides caractérisé s par l'extinction de toute
manifestation vitale dans un territoire plus ou moins étendu de l'organisme ;
ce sont des mortifications limitées ou envahissantes, mais toujours doublées
d'infection et de putréfaction. Si les tissus qui se mortifient sont à l'abri de
l'infection, ils subissent la *nécrobiose* ; ils éprouvent les altérations régressives
qui surviennent aux *infarctus* aseptiques. — Nombreux sont les cas où les
microorganismes jouent le rôle primordial dans la mortification des tissus,
et quand ils n'ont pas contribué à cette mortification, ils envahissent rapidement les parties nécrosées, dont ils provoquent la putréfaction.

Nous diviserons les gangrènes en *gangrènes septiques*, dues à la pullulation
locale de microorganismes, et en *gangrènes primitivement aseptiques*. Les gangrènes aseptiques sont *directes* quand la cause produit son action nécrosante
au point où elle est appliquée, et *indirectes* lorsque la mortification survient
par suite de troubles circulatoires, nerveux ou d'altérations du sang.

Les *gangrènes septiques* sont provoquées par le vibrion septique, le bacille
de la nécrose, la bactéridie charbonneuse, le bacille du charbon symptomatique, les streptocoques, les staphylocoques. — Le *vibrion septique* est l'agent
de la gangrène gazeuse ou septicémie chirurgicale, — l'une des complications
les plus redoutables des plaies. (V. *Gangrène traumatique.*) — Découvert par
Löffler, bien étudié par Bang, le *bacille de la nécrose* a été rencontré, chez le
cheval, dans la dermatite gangreneuse, le javart cartilagineux et la diphtérie
du côlon ; chez les bovidés, dans la gangrène de l'espace interdigité (panaris),
la gangrène sèche des trayons, l'entérite diphtérique des veaux, la diphtérie
de l'utérus et du vagin, dans les foyers de gangrène du poumon, du foie et du
cœur ; chez le porc, dans la gangrène des muqueuses nasale et buccale et dans
les foyers de pneumo-entérite ; chez le lapin, dans des lésions ulcéreuses de la
face. Bien que l'action pathogène de ce bacille soit encore discutée, on admet
généralement qu'il joue un rôle actif dans toutes ces affections. — Quand la
bactéridie charbonneuse se développe localement, elle donne naissance à des
accidents gangreneux, — à la *pustule maligne*. — Le *bacille du charbon
symptomatique* suscite la production de tumeurs gangreneuses crépitantes.
— Les *streptocoques* et les *staphylocoques* ne font de la gangrène que par
occasion. Introduits dans les tissus, ils amènent d'ordinaire la suppuration ;
mais si l'organisme est affaibli, incapable de réaction suffisante, ou si leur
virulence est exaltée, ils deviennent nécrogènes. Parfois ils déterminent des
processus mixtes : les phlegmons gangreneux en sont le type.

Les *gangrènes primitivement aseptiques* peuvent être directement produites
par les traumatismes, les brûlures, les gelures, les caustiques, les venins.

Les *traumatismes* détruisent la vitalité des éléments anatomiques ou déterminent de graves troubles vasculaires et nerveux. La *compression* est fréquemment en cause chez le cheval, ainsi qu'en témoignent les cors de la nuque, de l'encolure, du garrot, du dos, et la gangrène décubitale, surtout fréquente à l'angle de la hanche et au niveau de l'articulation temporo-maxillaire. — La production de ces gangrènes est favorisée par les micro-organismes qui pullulent dans les tissus contusionnés et dans tous les foyers traumatiques exposés.

Les *brûlures* et les *gelures* du troisième degré se traduisent par la gangrène d'un territoire plus ou moins étendu. La *cautérisation*, dont nous faisons un usage si fréquent en thérapeutique, amène parfois, durant la saison chaude, la mortification du tégument. — Les *caustiques* ont une action mortifiante plus ou moins violente : l'acide sulfurique s'empare de l'eau des tissus, coagule le sang dans les vaisseaux et donne une escarre noirâtre ; l'acide azotique, en se combinant avec les tissus qu'il détruit, leur imprime une couleur jaunâtre ; les bases (potasse, soude) produisent une escarre molle, grisâtre. — Les *venins* suscitent dans les tissus où ils sont déposés une inflammation violente, souvent gangreneuse.

On a accusé certains liquides organiques (bile, urine) d'amener la mortification des tissus dans lesquels ils se sont infiltrés. Normalement aseptiques, ces liquides sont incapables à eux seuls d'amener la gangrène ; ils n'agissent qu'en diminuant la résistance locale des tissus et en favorisant la pullulation des germes.

Les *gangrènes aseptiques par causes indirectes* sont le résultat de troubles circulatoires, artériels, veineux, cardiaques, de lésions nerveuses ou d'altérations du sang : diabète, albuminurie, ergotisme.

Parmi les troubles circulatoires, les *obstacles à la circulation artérielle* sont les plus graves (ligature, compression, artérite, artério-sclérose, thrombose, embolie). Mais pour que la gangrène se produise, il faut, ici encore, l'intervention des microbes. Tandis que le bistournage aboutit à l'atrophie simple du testicule, si, avant de pratiquer cette opération, on injecte un liquide septique dans les veines, les testicules seront frappés de gangrène (Chauveau). Bien que l'infarctus soit privé de sang artériel, il ne se gangrène pas forcément ; s'il reste aseptique, il subit des altérations régressives et atrophiques, qui se traduisent plus tard par une simple dépression cicatricielle. — Les *oblitérations veineuses* jouent un rôle beaucoup moins important, en raison des voies multiples de la circulation de retour. — Les *maladies du cœur* agissent soit en provoquant des embolies, soit en diminuant l'impulsion artérielle et en favorisant les stases.

La gangrène par *perturbation nerveuse* a été tour à tour acceptée et contestée. Brown-Séquard a montré que la section du sciatique, chez le lapin, est suivie de lésions gangreneuses si l'on n'a pas soin de protéger le membre contre les germes extérieurs. Roger a constaté que l'inoculation du streptocoque sous la peau de l'oreille d'un lapin, quand en même temps on sectionne le nerf auriculo-cervical qui fournit la sensibilité à cette région, produit, non plus un simple érysipèle, mais une inflammation gangreneuse. Si l'on rapproche de ces faits expérimentaux la fréquence des escarres cutanées dans les paralysies et les troubles trophiques qui succèdent à la névrotomie chez le cheval, on est conduit à cette conclusion que la suppression ou la perversion de l'influx nerveux favorise l'évolution des processus gangreneux.

Certaines dystrophies et les altérations du sang aident puissamment à la mortification des tissus. La fréquence des gangrènes diabétiques est bien connue ; on les a rapportées tour à tour à l'*artérite*, à la *vitalité amoindrie des éléments anatomiques*, à des *névrites périphériques* ; mais le diabète exerce une influence

surtout en favorisant, par la proportion anormale de sucre que contiennent
les humeurs, la pullulation des microorganismes dans les tissus. — La leu-
cocytose agit par les embolies globulaires ; l'albuminurie diminue la résistance des tissus et favorise les infections.

Non seulement la pathogénie des gangrènes est d'ordinaire complexe,
mais parfois elle reste indécise. On ignore encore si la gangrène de l'ergotisme est due à une altération du sang, à une artérite ou à une contraction
permanente des petits vaisseaux.

Toutes les parties du corps qui communiquent avec l'extérieur peuvent être
frappées de gangrène. — La *peau* est très souvent atteinte : on sait la fréquence des javarts cutanés et encornés, des « cors » de l'encolure et du garrot,
des gangrènes décubitales. Parfois tout un membre est mortifié par suite
d'oblitération artérielle due à une thrombose, à une embolie, à un pansement de fracture mal appliqué. — La *gangrène des muqueuses* n'est pas rare.
A la suite de la maladie du jeune âge, chez le chien, on voit parfois survenir
une gangrène de la bouche, analogue au *noma* des enfants. La stomatite
ulcéreuse donne lieu à des mortifications limitées de la muqueuse buccale.
Dans l'appareil respiratoire, on rencontre la *bronchite gangreneuse* et la
gangrène pulmonaire. Quant à l'intestin, il peut être mortifié dans une partie
de son épaisseur (gangrène de la muqueuse) ou dans ses trois tuniques
(étranglement herniaire).

La gangrène se présente sous différentes formes ; les deux types principaux
sont la *gangrène sèche* et la *gangrène humide*.

La *gangrène sèche* est une véritable momification des tissus : la peau est
sèche, dure ; les tissus sous-cutanés se ratatinent et se dessèchent ; par suite
de leur pauvreté en eau, la putréfaction est peu accusée, sans odeur marquée ;
on y trouve en plus ou moins grand nombre de petits grains noirs (corpuscules gangreneux), constitués par des cellules ratatinées et des granulations
hématiques.

Lors de *gangrène humide*, les tissus, de teinte gris terne ou violacée, riches
en liquides, se désagrègent, tombent en déliquium, forment une sanie qui
dégage une odeur putride très accusée.

Les foyers gangreneux contiennent des produits volatils odorants et des
ferments qui élaborent des substances nocives, des poisons solubles. Les
phénomènes généraux sont dus à l'absorption de ces produits toxiques formés
dans les tissus mortifiés.

On groupe en trois périodes les *symptômes locaux* de la gangrène : 1° période de *mortification* ; 2° période de *délimitation* de l'escarre ; 3° période
de *cicatrisation*.

Dans la mortification sèche, les tissus revêtent des nuances sombres, se
dessèchent et diminuent de volume ; dans la gangrène humide, ils sont
violacés, noirâtres, augmentés de volume, gorgés de liquides. La douleur
est d'abord intense, mais dès que la gangrène est réalisée, les tissus qu'elle
a frappés sont insensibles et froids. — La délimitation accuse la réaction des
tissus sains à la limite des parties mortes. Un sillon disjoncteur se creuse
entre eux, de la surface vers la profondeur ; la séparation s'opère vite dans
les tissus mous, lentement dans les tissus fibreux, les tendons, les cartilages
et les os. Cette période est féconde en accidents : hémorragie secondaire,
nécrose tendineuse ou osseuse, synovite et arthrite suppurées. — L'escarre
éliminée, la cicatrisation se fait par granulation.

Le *diagnostic* de la gangrène est facile. La coloration des tissus, le refroidissement, l'arrêt de la circulation sanguine et la suppression de la sensibilité sont des signes caractéristiques. Mais souvent on ne saurait préciser où

s'arrêtera le processus : à la zone primitivement mortifiée, l'infection peut ajouter des alluvions gangreneuses successives.

Rien n'est plus variable que le *pronostic* de la gangrène. Au point de vue de la gravité, les différences sont grandes entre les mortifications circonscrites ou limitées au tégument et le sphacèle d'un membre, et entre ces formes extrêmes il y a de nombreux intermédiaires.

En raison de la multiplicité des causes et de la pathogénie complexe des gangrènes, on conçoit que les indications préventives varient beaucoup suivant les circonstances. Remarquons, toutefois, que les *gangrènes d'origine nerveuse* (amenées par la névrite ou par des lésions des centres), les gangrènes *athéromateuse, diabétique*, ainsi que celles provoquées par les *thromboses* et les *embolies*, sont rares chez les animaux.

Nous allons exposer d'abord le traitement des gangrènes envisagé à un point de vue général ; nous examinerons ensuite la thérapeutique des deux principales formes de sphacèle des tissus mous.

La *prophylaxie* de la gangrène, déduite des nombreuses influences étiologiques susceptibles de la déterminer, consiste à atténuer ou à annihiler ces influences, et à enrayer les processus qui peuvent aboutir à la mortification des tissus. Chez les animaux de travail, on préviendra la gangrène cutanée des régions comprimées par les harnais en veillant à la bonne confection de ceux-ci, à l'entretien de leur souplesse, à leur exacte adaptation sur les parties qui les supportent. — Pour les malades que les souffrances condamnent à la position décubitale pendant de longues journées, on obtiendra le même résultat en leur assurant d'une façon continue une épaisse couche de litière exempte de corps vulnérants, et en les faisant reposer alternativement sur l'un et l'autre côté du corps. — On se rappellera que les vésicants et les caustiques appliqués sans mesure ont souvent une action violente qui, s'étendant fort au delà des effets prévus, détermine la mortification du tégument et des premières couches sous-cutanées ; que le cautère, dont nous faisons un si fréquent usage, entraîne facilement de semblables accidents s'il est manœuvré à l'encontre des règles établies, porté à une trop haute température ou laissé trop longtemps en contact avec la peau. — Lors de lésions des membres qui nécessitent l'application d'un bandage à demeure, d'un pansement plus ou moins serré, on conjurera le sphacèle par arrêt de la circulation, soit en n'exerçant qu'une compression méthodique et modérée sur la région vulnérée, soit en étendant l'appareil à toute la partie du membre comprise au-dessous de cette région et en commençant l'application de la bande sur la région digitale. — Dans les cas d'inflammation vive de la peau et des tissus sous-cutanés, on s'efforcera d'y assurer la continuation d'une circulation suffisante et d'y prévenir les désordres profonds, les altérations incompatibles avec la persistance de la vie,

en combattant activement les phénomènes phlegmasiques et l'infection, surtout en employant les moyens que nous offre l'antisepsie.
Parfois on devra recourir aux scarifications profondes, au débridement des aponévroses qui compriment les tissus tuméfiés. — Pour les
violentes contusions et les plaies contuses avec écrasements étendus
ou avec une large zone ischémiée, on utilisera les compresses
humides ou les bains chauds antiseptiques : l'innervation pourra se
rétablir, la circulation collatérale se fera active, les éléments anatomiques, un moment en péril, recouvreront peu à peu leur vitalité, et
aux plaies contuses, la mortification, qui menaçait d'être étendue,
sera réduite au minimum, emportant seulement quelques lambeaux
meurtris des bords du trauma. — La prévention de diverses gangrènes,
en particulier de celle provoquée par l'ergot, a été connue le jour où
les faits ont révélé la connexion étroite qui existe entre l'ingestion
d'aliments avariés, toxiques, et la production d'accidents gangreneux
chez les sujets qui consomment ces aliments. Cesser immédiatement
l'usage de ceux-ci, changer la nourriture ou faire émigrer les animaux :
telle en serait la formule. Mais la raison économique, qui domine
toutes les questions relatives à l'entretien et à la conservation de ces
derniers, rendrait souvent fort difficile la mise en pratique de ces
moyens, si la gangrène par l'ergot n'était devenue très rare dans
la plupart des pays de l'Europe. Quant aux accidents nécrotiques
auxquels exposent les troubles nerveux centraux ou périphériques, les thromboses, les embolies, ils n'ont guère de prophylaxie
efficace.

Certaines gangrènes sont d'autant plus difficiles à conjurer que
des causes multiples s'associent pour les déterminer. Même dans la
genèse des mortifications dites aseptiques, une part revient aux
microbes qui ont pénétré dans les tissus à la faveur d'une solution
de continuité tégumentaire ou qui y ont été apportés par le sang,
et dès que l'inflammation disjonctive a commencé le creusement de
la tranchée qui doit séparer le mort du vif, les bactéries interviennent, jouant un rôle plus ou moins actif dans les phases ultérieures
du processus.

Il n'y a pas, à proprement parler, de *traitement curatif* de la gangrène. On ne saurait, en effet, ramener la vie dans les tissus nécrosés.
Mais diverses indications doivent être remplies pour hâter la chute des
parties mortes et diriger le travail de réparation.

Limiter l'extension de la gangrène, favoriser l'élimination des escarres, activer la cicatrisation des plaies qui en résultent : telles sont les
principales règles de l'intervention.

Quand la mort s'est emparée d'une étendue plus ou moins considérable de tissus, l'indication qui s'impose tout d'abord si l'on veut

limiter la destruction, c'est de faire cesser l'action des causes qui l'ont produite. En mettant un terme aux compressions qui ont amené la gangrène d'un îlot cutané, on arrête l'extension de celle-ci en étendue et en profondeur. Par une intervention énergique dans les gangrènes par phlegmasie intense, on peut éviter la formation de nouvelles escarres au voisinage du foyer de mortification. Remarquons, d'ailleurs, que si certaines gangrènes infectieuses sont envahissantes, les sphacèles vulgaires n'ont qu'une faible tendance à l'irradiation. On n'emploie guère le bistouri ou le cautère que pour permettre le dégorgement des escarres infiltrées de liquides septiques, ou l'introduction dans leur trame de solutions désinfectantes afin d'en empêcher la putréfaction. Dans la grande majorité des cas, on se borne à des lotions sur les tissus morts et les parties adjacentes, avec des solutions antiseptiques chaudes, ou à la balnéation prolongée dans ces solutions. — A ce stade, on peut juger des désordres provoqués par la gangrène. Il est des cas où le sphacèle, très étendu en surface et en profondeur, a produit de tels dégâts que la guérison ne doit pas être tentée. Les gangrènes dues à l'oblitération des troncs vasculaires commandent l'abatage immédiat. Celles qui n'intéressent que les tissus superficiels — peau et premières couches sousjacentes — sont quelquefois graves par leurs conséquences, quand elles siègent au niveau des jointures et des tendons ; elles peuvent entraîner des synovites, des arthrites, la nécrose d'organes à nutrition languissante, et tardivement des rétractions cicatricielles. Il faut prévoir ces complications et prendre au plus vite une décision qui fixe le sort du blessé.

Dès que la gangrène a terminé son œuvre, les parties adjacentes s'enflamment, et, par leur réaction, le territoire mortifié se délimite. C'est là un phénomène naturel et constant, qui s'accomplit plus ou moins rapidement suivant l'étendue du sphacèle et la vitalité des tissus intéressés. Si la disjonction se fait lentement, on l'activera par des topiques irritants (vésicatoire, autres préparations cantharidées, teintures, styrax) ; si, au contraire, l'élimination de l'escarre s'accompagne d'une réaction inflammatoire intense, accusée par un fort gonflement des tissus voisins, on aura recours aux lotions chaudes souvent répétées, faites avec des solutions antiseptiques additionnées ou non de substances narcotiques suivant le degré d'acuité de la douleur. Quand celle-ci est très vive, les préparations cocaïnées sont utiles.

A mesure que se creuse le sillon délimitateur, le pus augmente ; lorsque son écoulement est empêché, qu'il s'accumule dans la tranchée disjonctive, il faut prescrire de fréquents lavages désinfectants, l'usage de poudres absorbantes ou antiseptiques, faire au besoin des débridements ou des contre-ouvertures et placer des drains. Les escarres

gorgées de liquides se putréfient vite ; elles déversent dans la plaie
un ichor qui répand une odeur repoussante, favorise les infections et
intoxique l'organisme. En pareil cas, l'irrigation continue est avantageuse. C'est encore à elle ou aux antiseptiques qu'il faut recourir
quand, dans la profondeur, existent des organes importants jusque-là
indemnes. — Souvent on excise la plus grande partie des tissus sphacélés ou on les détruit par le feu. On préfère avec raison cette destruction extemporanée à l'action des caustiques que l'on déposait
autrefois sur l'escarre et qui, se combinant à celle-ci, la rendaient
imputrescible. Déposés en petite quantité sur des escarres étendues
et épaisses, les caustiques sont inoffensifs, mais ils peuvent en dépasser les limites et corroder les tissus sains. On a prétendu qu'ils avaient
une affinité spéciale pour les tissus altérés, et que, employés sans
excès, leur action destructive se bornait aux parties gangrenées,
comme au tissu osseux suppurant ou carié. Maints accidents très
graves ont montré ce que vaut cette légende des « caustiques intelli-
gents ». — Lors de sphacèle étendu, au lieu de détruire la totalité de
l'escarre, on y peut pratiquer, au fer rouge, des scarifications rapprochées : on la brûle en partie et on la recouvre ensuite de poudres
désinfectantes.

Quand le travail d'élimination est achevé, la plaie qui résulte de la
chute des tissus mortifiés est tantôt simple, entièrement recouverte
d'une couche de granulations actives, vivaces, et doit être traitée
comme toutes les solutions de continuité avec perte de substance ;
tantôt elle est compliquée d'altérations nécrotiques (aponévrose, tendon, ligament, os), de thrombose artérielle ou veineuse, d'inflammation d'une synoviale ou d'une séreuse splanchnique.

Un *traitement général* n'est indiqué que pour les gangrènes d'origine dyscrasique ou infectieuse. L'emploi des narcotiques est limité
aux cas où les souffrances sont vives. Les antiseptiques sont toujours
utiles lors de sphacèles étendus exposant à des accidents infectieux.
Mais la désinfection locale est beaucoup plus importante que toutes
les médications internes.

Suivant la forme que revêt la gangrène, le traitement comporte
certaines règles particulières. Qu'elles soient provoquées par l'action
compressive des harnais ou par le décubitus prolongé, les *gangrènes
sèches*, rencontrées fréquemment chez les animaux, s'accompagnent
en général de vives douleurs pendant que s'effectue le travail de
disjonction. Selon leur siège, elles sont traitées tantôt par des applications de pommades émollientes ou narcotiques, tantôt et plus
souvent par des topiques vésicants, qui, plus que les autres, activent
le travail d'élimination des escarres. Celles-ci, ordinairement desséchées, parcheminées, ne se putréfient que sur leurs bords, où elles sont

macérées par le pus; elles n'exposent pas, comme dans la forme humide, aux accidents infectieux; il n'y a aucun inconvénient à les laisser entières jusqu'à ce que la disjonction en soit achevée. Cependant, l'excision partielle est à recommander pour les volumineux cors du garrot et de l'encolure, qui répandent une odeur des plus fétides. Si la suppuration est abondante, on insistera sur les lavages désinfectants. En aucun cas, on ne doit *arracher* les cors, non plus que les autres escarres résultant d'une mortification sèche; cette pratique expose à des nécroses secondaires dans les régions cervicale, dorsale, et à la partie inférieure des membres; au niveau d'une jointure, elle peut entraîner l'ouverture de la synoviale. Si le sillon disjoncteur est profond, le pus abondant et son écoulement difficile, on fera un ou plusieurs débridements.

Lors de *gangrène humide*, comme dans la forme précédente, il faut abandonner à la nature l'œuvre de la délimitation et de l'élimination de l'escarre. L'intervention est ici encore assez restreinte; il n'y a qu'à favoriser le travail de démarcation et à prévenir, par les désinfectants, les accidents pouvant résulter de la putréfaction des tissus morts. — On détergera fréquemment la plaie avec l'eau oxygénée ou les solutions fortes d'acide phénique, de créoline, de permanganate de potasse, de chlorure de zinc ou de chaux; ainsi on peut conjurer les accidents infectieux et supprimer l'odeur fétide exhalée par les tissus en putréfaction. Les poudres de charbon ou de coaltar, projetées sur les parties mortifiées et dans la tranchée, sont encore utiles pour atténuer cette odeur. — Dès que l'escarre est partiellement détachée, on peut détruire ses couches superficielles par le feu, les exciser avec le bistouri ou les ciseaux, en évitant d'entamer les parties saines. Si la douleur est vive, on recouvrira les tissus enflammés de vaseline boriquée ou iodoformée, additionnée de cocaïne. On continuera les lavages antiseptiques jusqu'à ce que la plaie soit tapissée, dans toute sa surface, d'une couche granuleuse. — Les débridements et les contre-ouvertures sont beaucoup plus compromettants que dans la gangrène sèche; on n'en pratiquera qu'en cas d'urgence absolue, de préférence avec le cautère.

La *gangrène diabétique* (chien) doit être combattue par le même traitement local que la gangrène humide. On instituera en outre un régime antidiabétique (exercice, alimentation lactée et carnée), et l'on prescrira à l'intérieur les alcalins ou les arsenicaux.

IV. — ULCÈRES

Prise dans sa signification la plus compréhensive, l'expression d'*ulcère* s'applique à toute plaie récente ou ancienne sans tendance à la cicatrisation. Tantôt la lésion est entretenue par une inflammation chronique banale :

c'est le cas de l'ulcère de l'oreille chez le chien ; tantôt elle est sous la dépendance d'un processus spécifique : les ulcères tuberculeux, morveux, cancéreux, sont des types de cette variété.

On range les ulcères en deux groupes principaux : 1° les *ulcères primitifs, idiopathiques* ou *essentiels* ; 2° les *ulcères secondaires* ou *symptomatiques*.

Le groupe des *ulcères idiopathiques* a été singulièrement restreint par les progrès de l'anatomie pathologique. Exception faite pour les lésions entretenues par des irritations répétées, il ne comprend plus que les ulcères de cause inconnue, qui semblent être la conséquence de lésions artérielles, veineuses ou nerveuses diminuant la résistance des tissus et liées le plus souvent à quelque état diathésique. Ces derniers sont infiniment plus rares chez les animaux que chez l'homme. Tandis qu'on rencontre chez ceux-là des ulcères trophoneurotiques, les ulcères variqueux y sont exceptionnels ; on n'y voit rien d'analogue à l'ulcère variqueux de la jambe de l'homme.

Au point de vue thérapeutique nous distinguerons : 1° des *ulcères inflammatoires*, qui sont le siège de phénomènes phlegmasiques plus ou moins intenses ; 2° des *ulcères fongueux*, caractérisés par des granulations exubérantes ; 3° des *ulcères atones* ou *torpides*, sans réaction des tissus lésés ; 4° des *ulcères calleux*, à bords indurés, comme cartilagineux, dus à une inflammation chronique de longue durée ; 5° des *ulcères phagédéniques*, dont l'aire s'étend rapidement par suite d'une continuelle mortification des bords.

Un grand nombre d'ulcères, en particulier ceux qui sont le résultat d'une simple phlegmasie chronique ou d'irritations répétées, guérissent facilement ; pour cela, il suffit de placer la région malade dans des conditions favorables, de la préserver des influences qui ont créé et entretiennent le processus. L'ulcère de l'oreille du chien, l'ulcère de la queue chez le chien et le bœuf, certains ulcères des extrémités, guérissent par le repos ou l'immobilisation des parties qui en sont le siège. L'ulcère de la cornée chez le chien se cicatrise d'ordinaire si, par des instillations répétées d'une solution de cocaïne, on supprime les frottements et les grattages. D'autres, malgré des moyens énergiques, ne guérissent qu'au bout d'un temps souvent fort long. Suivant les cas, on emploiera les antiseptiques, les excitants, le bistouri, la curette, les caustiques ou le cautère.

Les *ulcères inflammatoires douloureux, éréthiques*, doivent être traités par les pulvérisations ou les bains antiseptiques chauds, par les applications de vaseline cocaïnée ou iodoformée. Un pansement ouaté, recouvert d'une bande élastique permettant d'exercer une douce compression, est souvent avantageux.

Contre les *ulcères fongueux*, les astringents peuvent donner de bons résultats. Mais parfois il faut détruire les granulations par les caustiques (nitrate d'argent, sulfate de cuivre, acide chromique, chlorure de zinc), par le cautère, ou les enlever avec les ciseaux, le bistouri, la curette. L'antisepsie et la compression font le reste.

Les *ulcères atoniques* seront traités par les cautérisations légères et répétées avec le nitrate d'argent ou le fer rouge, puis par les pansements antiseptiques.

Pour provoquer aux *ulcères calleux* une vascularisation active et y entretenir l'hypérémie nécessaire au bourgeonnement, on peut employer la chaleur humide, seule ou combinée à la compression élastique ; il est des cas où la guérison n'est obtenue qu'en excisant ou en cautérisant les bords de la plaie.

Les *ulcères phagédéniques* commandent une prompte intervention. On les combat soit par l'eau oxygénée, par les solutions fortes d'acide phénique, de créoline, de chlorure de zinc, employées en lotions ou en bains, soit par les pansements iodoformés fréquemment renouvelés. Si ces agents sont impuissants à arrêter la marche envahissante de l'ulcération, il faut recourir au fer rouge.

La thérapeutique des *ulcères symptomatiques* se confond avec celle de l'affection dont ils dépendent. Dans certains cas, il suffit d'instituer un traitement local ; dans d'autres, il faut recourir à la fois à des moyens locaux et à une médication interne (toniques, alcalins, arsenicaux). — Les ulcères développés sur les néoplasmes exigent l'ablation de ceux-ci. — Le traitement des ulcères tuberculeux sera exposé dans un chapitre spécial. (V. *Tuberculose.*)

V. — FISTULES

Les classifications modernes établies dans les fistules sont basées sur l'étiologie, la pathogénie et les caractères anatomo-pathologiques de ces lésions. On distingue des *fistules congénitales* et des *fistules pathologiques* ; — des *fistules par défaut de cicatrisation* et des *fistules par cicatrisation défectueuse* ; — des *fistules purulentes* et des *fistules de sécrétion* ou *d'excrétion*. — Les *fistules congénitales* les plus communes sont celles de l'ombilic, de l'urètre, et celles qui établissent une communication entre le rectum ou la vessie et le vagin. — Les *fistules pathologiques* comprennent de nombreuses variétés. On les divise en *fistules borgnes, incomplètes* ou *non communicantes*, et en *fistules complètes* ou *communicantes*. Les premières sont dites *idiopathiques* lorsqu'elles succèdent à des abcès, *symptomatiques* quand elles résultent d'autres lésions ; elles sont *borgnes externes* quand elles s'ouvrent sur la peau, *borgnes internes*, quand elles s'ouvrent sur une muqueuse. — Dans les *fistules communicantes* on distingue : 1° les *fistules séreuses*, qui aboutissent profondément dans l'une des grandes cavités viscérales, dans une synoviale articulaire ou tendineuse, dans une bourse sous-cutanée naturelle ou accidentelle ; 2° les *fistules muqueuses*, qui s'ouvrent dans un réservoir ou dans un canal excréteur. Généralement les fistules complètes sont *cutanées* et *muqueuses* ou *séreuses* ; l'un de leurs orifices est creusé sur la peau, l'autre sur une muqueuse ou une séreuse ; elles peuvent être *bimuqueuses* ou *bicutanées*. — Les *fistules purulentes* comprennent toutes celles qui sont le résultat d'une inflammation suppurative entretenue par une plaie cavitaire, par des tissus nécrosés ou par des parasites (actinomycètes, botryomycètes). — Les *fistules de sécrétion* ou *d'excrétion* sont la conséquence de la blessure d'une glande, d'un conduit excréteur ou d'une muqueuse (fistules salivaire, œsophagienne, gastrique, intestinale, vésicale, urétrale, lactaire, lacrymale).

Malgré l'extrême diversité des fistules, leur pathogénie peut être ramenée à deux processus : elles sont la conséquence d'un *défaut de cicatrisation* ou d'une *cicatrisation défectueuse*. — Toutes les fistules borgnes consécutives à des abcès, à des décollements, à des nécroses, à la présence de corps étrangers, sont l'expression d'un arrêt dans le travail de réparation, soit que le pus s'écoule continuellement par la plaie et maintienne celle-ci béante, soit que l'écartement mécanique des parois d'une fistule cavitaire ou l'extrême mobilité des surfaces enflammées, granuleuses, créent un obstacle à la cicatrisation. Nombre de fistules complètes sont aussi entretenues par le passage incessant ou fréquemment répété des liquides ou de matières qui empêchent les parois de s'affronter et de se réunir : telles les fistules salivaires, mammaires, urétrales, intestinales. Dans certains cas, l'induration des parois de la plaie canaliculaire ou la constitution à leur surface d'une pseudo-muqueuse ne permettent plus la cicatrisation. — Les fistules par cicatrisation défectueuse sont observées aux régions où la muqueuse d'un réservoir ou d'un conduit est adossée soit à une autre muqueuse, soit au tégument, ou séparée d'eux seulement par une faible épaisseur de tissus. Ce sont de simples trous, d'étroites pertes de substance avec des lèvres minces qui, après la blessure initiale et la cessation de l'irritation traumatique, ont été rapidement recouvertes d'un vernis cellulaire provenant des épithéliums limitrophes. Ces fistules sont souvent dépourvues de tout caractère inflammatoire. On peut les observer sur la face, où elles pénètrent dans les sinus ; sur le bord antérieur du cou, où elles aboutissent dans la trachée ; sur l'abdomen, où elles communiquent avec l'intestin, l'estomac ou la vessie ; dans le vagin, où elles mettent ce conduit en communication avec le rectum ou la vessie, et au niveau du canal de l'urètre.

Les plaies fistuleuses offrent certains caractères communs, mais il convient, au point de vue des symptômes qui les expriment, de considérer séparément : 1° les *fistules purulentes*; 2° les *fistules de sécrétion* ou d'*excrétion*.

Aux *fistules purulentes*, la disposition de l'orifice extérieur est très variable. C'est généralement une *plaie étroite*, creusée à fleur de peau, avec des bords plus ou moins indurés; récente, elle peut être masquée par des granulations ; ancienne, elle est ordinairement située au fond d'un infundibulum formé par la rétraction des tissus. Dans les nécroses, il existe habituellement plusieurs orifices fistuleux, et parfois des îlots cicatriciels, vestiges de fistules oblitérées. — L'exploration des orifices avec le doigt ou la sonde révèle l'existence de *trajets canaliculaires* plus ou moins profonds, réguliers ou élargis par places, rectilignes ou sinueux, simples ou ramifiés. Certaines fistules ramifiées de la profondeur vers la peau s'ouvrent par de nombreux orifices externes (fistules *en arrosoir*). — Pour effectuer le sondage, on peut se servir du doigt indicateur si la fistule est assez large et peu flexueuse ; dans le cas contraire, on emploie la sonde cannelée ordinaire ou la sonde en plomb. L'injection d'eau ou d'un liquide quelconque dans le conduit fistuleux permet de reconnaître la profondeur ou l'ampleur des cavités auxquelles aboutissent les fistules, si ces dernières sont simples ou diverticulées, et lorsqu'il existe plusieurs orifices fistuleux, si les trajets qui leur font suite communiquent ou non entre eux.

L'abondance du pus contraste avec les faibles dimensions des orifices fistuleux ; c'est un signe qu'il existe un décollement, un bas-fond, une source purulente profonde. L'écoulement du pus est le plus souvent continu ; parfois il est intermittent et n'a lieu que sous l'influence des mouvements qui s'accomplissent dans la région où siège la fistule. Généralement le pus est séreux, mal lié, grisâtre ; quelquefois il est verdâtre ou rougeâtre ; il peut tenir en suspension des débris de tissus mortifiés (ligament, aponévrose, cartilage) ; son odeur est souvent fétide. Dans d'autres cas, il est mélangé au liquide sécrété par l'organe lésé (muqueuse ou séreuse) ; tantôt c'est du pus synovial visqueux, grumeleux ; tantôt ce sont des matières provenant de l'intestin.

La région où existe la fistule est le siège d'un *fort gonflement* qui s'indure peu à peu. La tuméfaction reste ordinairement limitée pour les fistules consécutives aux abcès, aux décollements ; elle est plus diffuse dans le cas de nécrose d'organes durs (javarts, maux de nuque, d'encolure ou de garrot). Son étendue est en rapport avec celle du trajet fistuleux ; elle s'accroît avec les progrès du mal.

Les fistules purulentes s'accompagnent toujours d'une vive sensibilité de toute la région tuméfiée et due à la compression de nombreux filets nerveux. Aussi l'exploration est-elle redoutée des blessés, qui cherchent à s'y soustraire et souvent se défendent.

Les *fistules de sécrétion* et *d'excrétion* déversent à l'extérieur des liquides de nature très variée (salive, aliments, excréments, urine, lait). Aux fistules glandulaires, gastriques, intestinales, vésicales, l'écoulement est continu ; aux fistules des conduits excréteurs (canal de Sténon, urètre), il est intermittent. — Les tissus de la région où existent ces fistules sont normaux ou enflammés, mais, exception faite pour certaines fistules intestinales et urinaires, le gonflement y est faible ou nul ; la douleur aussi fait souvent défaut. En général, l'orifice fistuleux est étroit, creusé à fleur de peau ou au fond d'une étroite dépression ; ses bords sont glabres si le liquide qui en sort est irritant ; dans le cas contraire, il peut être masqué par les poils.

La thérapeutique des fistules comprend une foule de procédés ou de moyens qui ont leurs indications particulières. On conçoit que des lésions de nature et d'origine aussi diverses comportent des traitements différents. Les fistules symptomatiques ne sont pas justiciables des mêmes moyens que les fistules idiopathiques ; pour les fistules qui débouchent dans les séreuses, il serait dangereux d'intervenir comme on le fait d'ordinaire pour celles qui s'ouvrent sur une muqueuse ou dans un conduit excréteur, et parmi ces dernières, beaucoup réclament une intervention spéciale.

Les *fistules purulentes idiopathiques*, souvent entretenues par l'état particulier de leurs parois, par l'atonie de leur couche granuleuse, quelquefois par les sinuosités de leur trajet, par l'existence d'un décollement sous-cutané ou intermusculaire, par l'extrême mobilité des plans organiques de la région où elles existent, ne résistent pas à un traitement rationnel. La tuméfaction plus ou moins accusée de la région, la quantité et les qualités du pus, l'exploration du conduit fistuleux, permettent de reconnaître la condition de la persistance de celui-ci. S'il est entretenu par un décollement dont les parois sont le siège de fréquents mouvements, on peut, après avoir soigneusement détergé canal et diverticule, tenter la guérison par la compression et l'immobilisation de la région. Mais souvent la cavité purulente s'étend fort au-dessous de la fistule ou la compression n'est pas applicable.

Dans ces cas, il faut pratiquer une contre-ouverture déclive et assurer l'écoulement du pus par le drainage.

Qu'il y ait ou non décollement, si le trajet fistuleux est ancien, organisé, tapissé par un revêtement épithélial, la cicatrisation ne peut être obtenue qu'en détruisant la couche superficielle des parois du conduit et en y provoquant une active granulation. On répond à ces indications par les *injections,* le *séton* et la *cautérisation.* — Un grand nombre d'agents thérapeutiques ont été employés en injections pour susciter le bourgeonnement des fistules : citons particulièrement les teintures, les sulfates métalliques et les antiseptiques en solutions plus ou moins concentrées. Les plus usités sont la liqueur de Villate, la teinture d'iode, la solution alcoolique de sublimé, les solutions aqueuses de chlorure de zinc ou d'acide phénique à 5 p. 100. Si la cicatrisation se fait lentement, il est bon de varier les injections. — Lorsque ces moyens échouent, on peut introduire dans les fistules des caustiques solides : trochisques de minium, crayons de nitrate d'argent, pâte de sublimé ou de chlorure de zinc. — Pour les fistules bicutanées rebelles, une bonne pratique consiste à passer dans le trajet une mèche imprégnée d'une préparation irritante, escarrotique ou vésicante (liqueur de Villate, teinture d'iode, essence de térébenthine, vésicatoire, pommade au biiodure de mercure, basilicum), mèche que l'on renouvelle tous les deux ou trois jours et dont on diminue graduellement l'épaisseur. — La cautérisation au fer rouge de la paroi des trajets fistuleux est un vieux moyen qui n'est pas à dédaigner. On l'effectue avec un cautère à longue pointe effilée, une sonde mousse ou une tige métallique quelconque : le couteau du thermo ou du zoocautère convient pour les trajets peu profonds. — En certains cas, il est avantageux de recourir à l'incision et au curettage. Le débridement favorise la cicatrisation des conduits sinueux et des fistules à embranchements multiples. Les callosités développées sur les parois des trajets canaliculaires d'ancienne date exigent d'ordinaire l'ablation avec la curette et le bistouri. Quelques-unes de ces fistules réclament des opérations spéciales : celle creusée dans le kéraphyllocèle, par exemple, ne cède qu'à l'extirpation de la tumeur cornée.

Le traitement des *fistules symptomatiques* est subordonné à leurs causes. Il en est qui sont dues à la rétention d'un corps étranger venu de l'extérieur ou d'un fragment d'os nécrosé; on les reconnaît au pus peu abondant et de bonne nature qui s'en échappe; elles guérissent facilement : il n'y a qu'à élargir le trajet par un débridement, à saisir le corps irritant et à l'extraire. — La plupart sont l'expression d'une nécrose intéressant un os, un cartilage, un tendon, un ligament ou une aponévrose; elles sécrètent en abondance du pus liquide, grisâtre, souvent grumeleux et fétide. En général, le siège de la plaie, l'étendue de l'induration et le sondage permettent de déterminer exactement la nature de la lésion. Tantôt on se borne à débrider la fistule et à prescrire des injections escarrotiques ; tantôt, pour favoriser l'action de celles-ci et permettre la libre issue du pus, li est indispensable de faire une ou plusieurs contre-ouvertures et de drainer ; tantôt enfin, lorsque la lésion est superficielle, surtout s'il s'agit d'une altération osseuse, il est préférable de tarir immédiatement la source de la suppuration en réséquant l'îlot nécrosé. On veillera ensuite à ce que le pus ne séjourne pas au contact des tissus à nutrition languissante, proie facile pour les microbes pyogènes. — La cautérisation du foyer morbide, moyen emprunté à l'hippiatrie et prôné jusqu'à notre époque, est de beaucoup inférieure à l'extirpation immédiate : elle laisse une escarre qui s'élimine lentement, et dans les tissus fibreux, le pus peut provoquer un nouveau foyer de nécrose. — Chez le cheval et le bœuf, quelquefois le produit de sécrétion des parois fistuleuses se concrète et forme dans le trajet un corps étranger qui peut entretenir longtemps la suppuration. Nous avons observé un remarquable exemple de ce genre sur un cheval atteint d'une vieille fistule du flanc.

Parmi les *fistules séreuses*, il en est qui guérissent assez rapidement par le débridement et les injections antiseptiques ; celles des bourses séreuses et des gaines tendineuses peu étendues rentrent dans ce groupe. Mais les trajets fistuleux qui débouchent dans de vastes synoviales tendineuses ou articulaires sont d'une haute gravité chez les animaux, en raison des difficultés que nous éprouvons pour opérer la désinfection de ces cavités ; c'est pour eux que l'on préconisait autrefois les injections d'égyptiac et la cautérisation par le fer rouge ou par les crayons de nitrate d'argent. A ces moyens insuffisants ou dangereux, on préfère justement le traitement antiseptique. (V. *Plaies articulaires* et *Arthrites.*) — Très rares sont les fistules des grandes séreuses ; elles ne s'observent que quand les traumas auxquels elles succèdent ont donné lieu à une phlegmasie circonscrite de ces membranes et à la production d'adhérences qui limitent le territoire séreux suppurant. Dans ces cas, c'est encore aux injections irritantes qu'il convient de recourir.

Nous serons brefs sur les procédés de traitement des *fistules muqueuses*; nous y reviendrons en faisant l'étude de ces lésions en particulier. Celles de ces fistules qui sont entretenues intentionnellement par un corps étranger se ferment d'elles-mêmes dès qu'on enlève celui-ci. Les fistules muco-cutanées des sinus, consécutives à la trépanation, s'obturent en quelques jours dès qu'on cesse l'usage des bouchons ou des drains. Si celles qui sont sous la dépendance de la carie dentaire ou de l'alvéolite suppurée mettent un temps plus long à se fermer après l'extraction de la dent malade, cela tient à la lenteur des phénomènes de l'ostéite et au séjour, dans la cavité alvéolaire, de matières alimentaires et de salive. Certaines fistules œsophagiennes sont rebelles et nécessitent une intervention chirurgicale. Les fistules intestinales, rectales, recto-vaginales et vésico-vaginales, réclament des traitements spéciaux.

Il est des *fistules des conduits excréteurs* qui tendent naturellement vers la cicatrisation : celle du périnée consécutive à l'urétrotomie en est un exemple. Mais presque toutes doivent être l'objet d'une intervention active. On a le choix entre trois procédés principaux : 1° *rétablir le cours normal du liquide*; 2° *lui créer une voie artificielle*; 3° *en tarir la source*.

Si la fistule est récente, on peut recourir aux moyens du premier procédé : application sur l'orifice fistuleux d'un bandage occlusif, frictions vésicantes, cautérisation légère et répétée ou suture de ses bords, dilatation du conduit par des injections, par les sondages répétés ou par les tiges de laminaire. L'occlusion, la vésication, la suture, ont été maintes fois employées avec succès pour les fistules salivaires ou urétrales récentes. — Le deuxième procédé n'est applicable que dans un petit nombre de cas. Il est particulièrement indiqué lors de fistule du canal de Sténon ouverte sur la joue. Pour frayer à la salive un chemin nouveau et tarir la fistule cutanée, on perfore les couches profondes de la joue au niveau même de la plaie, et l'on occlut celle-ci par une suture ou par un emplâtre à la poix : la salive s'écoule dans la bouche et fistulise la nouvelle voie qui lui est ouverte. Le succès est plus certain si l'on draine le trajet buccal en même temps qu'on oblitère la plaie cutanée. — Le dernier procédé donne la guérison des fistules en provoquant l'atrophie de la glande. Pour les fistules salivaires qui ne se prêtent point au traitement précédent, on a employé avec succès les injections irritantes faites dans la parotide et la ligature du canal excréteur.

Les fistules stercorales et vésicales s'accompagnent d'érythème des régions souillées par les matières qui s'en écoulent. A leur voisinage, la peau devra être nettoyée plusieurs fois par jour avec une solution antiseptique tiède, puis recouverte de vaseline boriquée ou de glycérine.

Chez quelques sujets, il peut être utile d'instituer un traitement général approprié. Une bonne alimentation et les toniques sont toujours avantageux pour les malades débilités, affaiblis par une suppuration abondante et de longue durée. La cicatrisation de certaines fistules est favorisée par une médication interne (liqueur de Fowler, iodure de potassium, huile de foie de morue).

VI. — CORPS ÉTRANGERS

Parmi les *corps étrangers* que l'on rencontre chez les animaux, il en est qui se sont formés dans l'économie, sous l'influence de processus morbides divers (esquilles, séquestres, calculs, tumeurs pédiculées du péritoine); mais la plupart viennent du dehors et ont pénétré dans l'organisme soit par les orifices naturels, soit en traversant la peau ou une muqueuse. Ce sont ces derniers que nous aurons surtout en vue.

Les phénomènes provoqués par les corps étrangers sont très diversifiés selon le degré de tolérance des tissus qui en subissent le contact et suivant les propriétés plus ou moins irritantes de ces corps, leur état aseptique ou septique.

Le tube digestif est la principale voie d'introduction des corps étrangers; sa muqueuse est l'une des moins susceptibles. Parmi les corps qui s'engagent dans la *bouche*, il en est qui s'y arrêtent; fixés dans les gencives, les joues, la langue, ils provoquent la suppuration ou des abcès (Haan, Dehaye). D'autres perforent les parois de cette cavité : dans un abcès de la salière droite, Lapoussée rencontra une pelote d'arêtes de blé; d'une même lésion de la fosse temporale, Klintmann retira des brins de paille. — Les centres nerveux sont quelquefois atteints par des corps vulnérants qui ont franchi les parois de la bouche ou du pharynx. A l'autopsie d'un cheval, Rodez et Renard ont trouvé le crâne perforé par un épi de graminée. Chez un porc, Durréchou a vu un abcès intracranien causé par une aiguille. A l'autopsie d'un chien mort d'une méningo-encéphalite, nous avons constaté, avec les lésions de cette maladie, une otite profonde suppurative provoquée par un corps métallique qui, après avoir perforé le voile du palais, s'était engagé dans la trompe d'Eustache. Les larves d'œstres peuvent produire des désordres analogues.

La plupart des corps étrangers introduits dans la bouche s'engagent dans le *pharynx* et l'*œsophage* ; parfois ils s'arrêtent dans le premier ou tombent dans la trachée (Degive, Bournay). Métivet a traité un cheval dont le gosier était barré par un bâton. On connaît la fréquence de l'obstruction œsophagienne chez le bœuf. — Les corps qui arrivent dans l'*estomac* peuvent y séjourner sans déterminer de troubles manifestes ; le fait, très ordinaire chez les ruminants, est signalé dans toutes les espèces. — A l'autopsie d'une jument, Garde trouva dans l'estomac 75 cailloux pesant ensemble 4 kilogrammes. Nichoux a autopsié un chien dans l'estomac duquel une pièce de cinq francs et une de deux sous auraient séjourné douze ans sans occasionner de désordres notables. Nous avons observé un sujet de même espèce qui conserva pendant onze mois deux toupies dans l'estomac. — Parfois il survient des troubles divers : chez les ruminants, des météorisations ; chez le chien, des vomissements auxquels font suite l'inappétence et l'amaigrissement. D'ordinaire le chien finit par vomir les corps accidentellement avalés. Weber a relaté l'histoire d'un malade qui, un matin, rendit ainsi « un louis et deux pièces de cinq centimes ». — Quand l'objet dégluti n'offre pas un trop gros volume, il peut franchir le pylore, cheminer dans le conduit intestinal et être éliminé. André cite le cas d'un cheval qui rejeta ainsi une gourmette ; le chien dont Leblanc a rapporté l'observation put rendre par l'anus un silex de colossales dimensions ; celui de Mathis, après des coliques prolongées, expulsa un bouchon de champagne. Lorsque le corps étranger est trop volumineux, il s'arrête et peut déterminer des symptômes rabiformes ; toutefois, ce sont généralement des phénomènes de profonde dépression qui dominent. S'il s'enclave, il entraîne bientôt une vive inflammation et la nécrose des tuniques intestinales.

En général, les corps métalliques acérés introduits dans le tube digestif s'implantent dans ses parois et les traversent. Sortant de l'œsophage, ils peuvent blesser l'aorte antérieure (Olivier) ou l'aorte postérieure (Daigney), déterminer un anévrisme (Olivier) ou une hémorragie mortelle. Chez les ruminants, ils franchissent les parois de la panse ou du réseau ; suivant la direction qu'ils prennent, ils atteignent le foie, la rate, les parois abdominales, le diaphragme, le péricarde, le cœur, le poumon, les muscles de l'épaule ou du bras, la colonne vertébrale, même la moelle épinière. C'est là l'étiologie banale de la péricardite traumatique des bovidés. Guillaumin, Robinson, Aubry, Mottet, Lanusse, Berger, Bru, Morot, Lucet, ont traité des abcès du thorax ou de l'abdomen provoqués par des corps étrangers déglutis. La vache dont parle Mottet avait avalé deux longues aiguilles, l'une de 46 centimètres, l'autre de 34 ; l'extrémité de la première vint soulever la peau de la partie moyenne du flanc droit ; une semaine plus tard, l'autre apparut au niveau des dernières côtes gauches ; c'est à peine si la bête en fut incommodée, les trajets se cicatrisèrent rapidement. — A l'autopsie d'un cheval, Salle trouva une volumineuse tumeur épiploïque dont le centre était creusé d'une cavité remplie de pus dans lequel flottait une « ficelle longue de 25 centimètres ».

La *muqueuse vaginale* possède une assez grande tolérance ; celles de la *matrice*, de la *vessie*, de l'*urètre*, sont plus irritables ; cependant, les corps métalliques introduits dans l'utérus pour combattre la nymphomanie sont parfaitement supportés (Éloire). — Les *muqueuses oculaire* et *respiratoire* réagissent toujours violemment contre les corps étrangers.

Les *tissus cellulaire, fibreux, musculaire, glandulaire*, tolèrent bien les corps aseptiques. Fréquemment les plombs de chasse et les balles n'y suscitent que des phénomènes d'enkystement. Les projectiles de petit calibre peuvent séjourner ainsi dans les tissus durant de longues années sans entraîner aucun trouble. Les corps infectés (bois, cuir, étoffe) déterminent habituellement une vive inflammation.

Les *os* supportent les corps métalliques de petites dimensions ; toutefois l'enkystement se voit plus communément aux os longs qu'aux os plats et aux os courts. Lorsqu'il s'agit de corps autres que des projectiles ou des pointes métalliques, souvent le tissu osseux s'enflamme et suppure.

Les troubles provoqués dans les *viscères* par les corps étrangers dépendent des propriétés de ceux-ci et du degré d'irritabilité de ces organes. Si certaines régions du cerveau (masse des hémisphères, parties commissurales blanches) sont assez tolérantes, en général, l'encéphale, la moelle, les nerfs, ne souffrent pas le contact des corps étrangers.

Les *séreuses* possèdent une remarquable tolérance à l'égard des corps formés dans leur cavité (corps mobiles intra-articulaires, tumeurs pédiculées du péritoine) ; elles supportent également bien le contact des corps étrangers aseptiques, mais elles sont d'une extrême susceptibilité à l'égard de ceux qui sont souillés, plus ou moins septiques : l'action de ces derniers y détermine invariablement une inflammation généralisée. Le péritoine traversé par des aiguilles nues ne s'enflamme pas ; il devient le siège d'une phlegmasie diffuse au contact d'une aiguille dont le chas est garni d'un fil infecté. Même marche des phénomènes et mêmes différences pour les corps vulnérants, aseptiques ou septiques qui, après division des parois abdominale ou thoracique, atteignent le péritoine ou la plèvre. — Chez une vache, Klob a trouvé, dans le ventricule droit du cœur, une lame de lancette longue de 3 centimètres, large de 2, qui, longtemps auparavant, s'était détachée de l'instrument pendant la saignée à la jugulaire et avait été entraînée par le courant sanguin. — Les synoviales articulaires ou tendineuses ne se comportent pas autrement que les séreuses splanchniques.

La tolérance des *milieux de l'œil* dépend surtout de l'état aseptique ou infecté du corps qui s'y est engagé. L'iris, le corps vitré, la rétine sont plus susceptibles que le cristallin et la séreuse de la chambre antérieure.

Dans le *pied* du cheval, les corps étrangers provoquent presque toujours rapidement de graves troubles, en raison du caractère ordinairement infectieux du trauma et de la compression à laquelle sont soumises les parties vulnérées.

Les *corps étrangers animés* déterminent des phénomènes très différents suivant l'espèce, le nombre, les propriétés de ces corps et les tissus où ils sont fixés. — A l'égard des *corps étrangers liquides*, la susceptibilité des organes n'est pas moins variable. Aucun trouble grave n'est d'ordinaire provoqué par la sérosité épanchée dans les lésions traumatiques closes. Les liquides aseptiques non toxiques injectés sous la peau, dans les muscles, dans les séreuses, dans les vaisseaux, sont de même parfaitement supportés. Mais les tissus se montrent fort susceptibles au contact des liquides organiques infectés sortis de leurs voies naturelles (urine, bile, salive). Les solutions médicamenteuses injectées dans le tissu conjonctif avec des précautions insuffisantes d'asepsie entraînent habituellement la suppuration ou d'autres accidents infectieux.

Considérés comme corps étrangers, les *gaz* offrent peu d'intérêt. Sauf ceux qui possèdent des propriétés toxiques, les autres sont inoffensifs, et pour eux la tolérance des tissus est parfaite. On connaît la bénignité de l'emphysème traumatique. Des phénomènes d'intolérance ne surviennent que quand les gaz tiennent en suspension des agents infectieux.

La thérapeutique des corps étrangers comporte des indications subordonnées à la nature de ces corps, à leur siège, à leur volume, à leur état aseptique ou infecté. Les considérations qui précèdent témoignent de l'innocuité relative des corps métalliques, comparés aux corps organiques, et de la remarquable tolérance des tissus pour les premiers, lorsqu'ils sont de petit volume et aseptiques. L'organisme ne fait rien pour s'en débarrasser ; il se borne à une légère défense contre leur contact ; il les isole par une néoformation cellulaire aboutissant à l'édification d'une membrane d'enkystement. Pour eux, on s'abstiendra de toute intervention immédiate, à moins qu'ils n'occupent un siège très superficiel, cas où l'extraction n'offre pas de sérieuses difficultés. Il n'y a qu'à laisser s'accomplir le travail d'enkystement, en surveillant la marche des phénomènes. C'est en conformité de cette règle que les petits projectiles et autres corps métalliques sont laissés dans les tissus. On se gardera d'explorer les plaies de pénétration avec des instruments ou des doigts malpropres. Couper les poils autour du trauma, le désinfecter par une irrigation antiseptique, puis le recouvrir de collodion iodoformé et, si possible, d'un pansement ouaté : telle est la conduite à tenir. L'extraction n'est indiquée que pour les projectiles à fleur de peau, ne nécessitant qu'un étroit débridement. Les corps étrangers qui peuvent être facilement saisis doivent être immédiatement retirés en prenant les précautions nécessaires ; les blessures résultant de leur pénétration seront traitées comme les piqûres. (V. *Plaies par armes à feu* et *Plaies par instruments piquants.*)

Les *corps étrangers infectés* dont le siège n'est pas trop profond seront extraits à l'aide de pinces, après détersion et débridement de la plaie canaliculaire qu'ils ont creusée. L'intervention est semblable pour la plupart des corps de même nature logés profondément dans une région musculaire — encolure, épaule, croupe, fesse, cuisse, — où l'on n'a à éviter que les vaisseaux et les nerfs importants. — Les *abcès* produits par des corps étrangers qui, après avoir traversé la muqueuse de la bouche, du pharynx, de l'œsophage, de l'estomac, de l'intestin, ont migré dans les tissus, ne comportent aucune indication spéciale. Qu'ils soient situés à la tête, au cou, sur le thorax ou l'abdomen, dès que la fluctuation est manifeste, il faut les ponctionner, extraire les corps étrangers qu'ils renferment et utiliser les antiseptiques. Généralement la cicatrisation des trajets canaliculaires se fait rapidement ; parfois il persiste une fistule.

Pour les *corps étrangers animés*, on doit recourir à des traitements spéciaux. On provoque la chute des tiques du chien en les touchant avec un petit tampon imbibé de benzine, d'essence de térébenthine ou d'acide phénique. Contre les linguatules, on fait dans les cavités nasales des injections avec les solutions de crésyl, d'ammoniaque ou de benzine. On expulse du tissu conjonctif, par des pressions énergiques, les hypodermes du bœuf et du cheval. Les anthelminthiques, les purgatifs chassent les parasites du tube digestif, et les fumigations de goudron ceux de l'appareil respiratoire.

Les *liquides aseptiques* accumulés dans des cavités creusées au sein des tissus peuvent se résorber, ou au contraire y séjourner longtemps sans éprouver de modifications notables. Le plus souvent, il est indiqué de leur donner issue par une ponction aseptique. — Les liquides physiologiques altérés et certains liquides pathologiques épanchés dans les tissus ou dans les cavités naturelles doivent être promptement évacués. On prescrira ensuite un traitement antiseptique.

Quant aux *gaz*, ils sont en général graduellement résorbés ou éliminés. Selon les cas, on s'en tient à l'expectation, on favorise leur expulsion par le massage ou on leur ouvre une issue par la ponction. (V. *Emphysème sous-cutané.*)

Bibliographie. — Olivier, *Journal pratique de méd. vét.*, 1829.— Girard, *Recueil de méd. vét.*, 1830. — Noirit, *Ibid.*, 1834. — Lapoussée, *Ibid.*, 1836. — Delaroque, *Ibid.*, 1837. — Viramond, *Journal des vét. du Midi*, 1838. — Moureau, *La Clinique vét.*, 1844. — Garde, *Ibid.*, 1844. — Guillaumin, *Ibid.*, 1844. — Nichoux, *Repertorium*, 1847. — Dusseau, an. in *Journal de méd. vét.*, 1853. — Robinson, *The Veterinarian*, 1849, an. in *Recueil de méd. vét*, 1850. — Aubry, *Recueil*, 1857. — Garnier, *Ibid.*, 1858. — Salle, *Ibid.*, 1859. — Raynaud, *Ibid.*, 1859. — Hahn, *Adam's Wochenschrift*, 1858. — Goubaux, *Bull. de la Soc. cent. de méd. vét.*, 1859. — Schaack, *Journal de méd. vét.*, 1859. — Rodet, *Ibid.*, 1860. — Coulon, *Recueil de méd. vét.*, 1861. — Straub, *Repertorium*, 1861. — Kretschmar, *Sächs. Bericht*, 1861. — Klintmann, an. in *Journal de méd. vét.*, 1862. — Bergemann, *Magazin*, 1863. — Thierry, *Recueil de méd. vét.*, 1865. — Watson, *The Veterinarian*, 1868 ;

an. in *Recueil de méd. vét.*, 1864. — Hamon, *Recueil*, 1865-66. — Larcher, *Ibid.*, 1869-73. — Renard, *Journal de méd. vét.*, 1870. — Harms, *Magazin*, 1871. — Vachetta, *Gazzetta med. vet.*, 1871. — Weber, *Bull. de la Soc. cent. de méd. vét.*, 1872.. — Mégnin, *Ibid.*, 1875. — Leblanc, *Ibid.*, 1875. — Friedberger, *Adam's Wochenschrift*, 1871 ; *Pütz'sche Zeitschrift*, 1874. — Prietsch, *Sächs. Bericht*, 1875. — Lanusse, *Recueil de méd. vét.*, 1870. — André, *Ibid.*, 1875. — Claude, *Journal de méd. vét.*, 1877. — Berger, *Recueil de méd. vét.*, 1877. — Félizet, *Ibid.*, 1877. — *Clinique de l'École de Munich*, an. in *Revue vét.*, 1877. — Siedamgrotzky, *Sächs. Bericht*, 1877-82. — Johne, *Ibid.*, 1878. — Trasbot, *Bull. de la Soc. cent. de méd. vét.*, 1878. — Clerc et Jacotin, *Archives de méd. vét.*, 1882. — Degive, *Annales de méd. vét.*, 1878-85. — Courtoy, *Ibid.*, 1879. — Haselbach, *OEsterr. Monatsschrift*, 1884. — Biéler, *Journal de méd. vét.*, 1885. — Haan, *Ibid.*, 1888. — Dieterich, *Repertorium*, 1886. — Brauer, *Sächs. Bericht*, 1887. — Bru, *Revue vét.*, 1890. — Daigney, *Répertoire de police sanit.*, 1890. — Morot, *Journal de méd. vét.*, 1890 ; *Bull. de la Soc. cent. de méd. vét.*, 1891. — Lucet, *Recueil de méd. vét.*, 1891. — Métivet, *Ibid.*, 1891. — Hopsomer, *Progrès vétérinaire*, 1892. — Éloire, *Ibid.*, 1892. — Dehaye, *Annales de méd. vét.*, 1892. — Degive, *Ibid.*, 1892. — Kolb, *Wochenschr. für Thierheilkunde*, 1891, an. in *Journal de méd. vét.*, 1892. — Welgast, *Berlin. thierärztl. Wochenschrift*, 1892. — Mathis, *Journal de méd. vét.*, 1892. — Bournay, *Ibid.*, 1893. — Durréchou, *Revue vét.*, 1893. — Hendrickx et Liénaux, *Annales de méd. vét.*, 1894. — Uhlich, *Sächs. Bericht*, 1894. — Labat, *Revue vét.*, 1895. — Lucet, *Recueil de méd. vét.*, 1896 et 1897. — Bartels, *Deutsche thierärztl. Wochenschrift*, 1897. — Hinrichsen, *Berliner Archiv*, 1897. — Mathis, *Journ. de méd. vét.*, 1897. — Hendricx, *Annales de méd. vét.*, 1897. — Cuillé et Sendrail, *Revue vét.*, 1898.
Terrier, *Éléments de pathologie générale*. Paris, 1885.

CHAPITRE II

LÉSIONS TRAUMATIQUES. — PLAIES EN GÉNÉRAL

Section Première.

LÉSIONS TRAUMATIQUES

Les *lésions traumatiques* sont des affections circonscrites, accidentelles, produites par des agents mécaniques, physiques ou chimiques, mais succédant le plus souvent à une violence extérieure et présentant une tendance naturelle à la réparation spontanée.

Les *causes physiques* (chaleur, froid, électricité) et *chimiques* (caustiques) déterminent des lésions particulières (brûlures, froidures, fulguration, commotion), que nous étudierons dans des chapitres spéciaux. — Les accidents provoqués par les *agents mécaniques* — les traumatismes proprement dits — résultent de l'action d'un corps animé d'une certaine quantité de mouvement (corps vulnérant) sur une partie de l'organisme dont la résistance a été surmontée (corps vulnéré). Ils ont pour siège soit la région ou le point même où la force est appliquée (lésions directes), soit un point plus ou moins éloigné de celui où cette force a agi (lésions indirectes ou par contre-coup). Parfois le traumatisme est de cause interne : une contraction musculaire exagérée peut fracturer un os. En d'autres circonstances il est chirurgical : le manuel opératoire n'est que la réglementation de traumatismes faits dans un but thérapeutique. — Les agents vulnérants agissent par pression (piqûres, coupures, contusions, écrasements) ou par traction (ruptures, déchirures, arrachements); dans certaines lésions on trouve combinés l'écrasement, l'arrachement, la contusion et la rupture. — Les tissus vulnérés constituent le *foyer traumatique*, dont les caractères sont fort diversifiés. Le plus souvent la diérèse est immédiate, produite par l'action directe de l'agent vulnérant (diérèse primitive) ; parfois elle s'effectue tardivement, par disjonction d'une partie nécrosée ou escarrifiée (diérèse consécutive) ; il peut y avoir perte de substance ou exérèse.

L'ancienne division établie dans les lésions traumatiques doit être conservée, si on les considère au point de vue de leur mode de réparation et des indications thérapeutiques qu'elles comportent. Il faut distinguer des *lésions traumatiques externes, ouvertes* ou *exposées*, dans lesquelles les téguments — peau ou muqueuses — sont divisés, et des *lésions traumatiques internes, sous-cutanées* ou *interstitielles*, sans solution de continuité de la peau ou des muqueuses. Les unes et les autres peuvent s'ouvrir dans des cavités préexistantes, dans des réservoirs ou des conduits naturels ; elles sont dites alors *cavitaires* et distinguées en *externes* et *internes*.

Tout foyer traumatique offre à étudier un contenu et des parois. Le contenu varie avec la gravité des lésions : le plus souvent il est réduit à quelques débris de tissus et à de menus caillots sanguins ; parfois il renferme des lambeaux de tissus broyés, mêlés à des liquides exsudés ou épanchés (sang, lymphe, urine, bile, matière fécale) ; il peut s'y trouver des corps étrangers.

On distingue d'ordinaire dans les parois du foyer traumatique trois zones : 1° une *zone mortifiée* ou *gangrenée* dont l'existence est constante, mais dont l'étendue est extrêmement variable ; parfois très minime, représentée par de petits îlots nécrobiosés ou réduite à la mince couche des éléments anatomiques qui ont subi directement l'action du corps vulnérant (coupures, piqûres), elle n'empêche pas la réunion immédiate ; d'autres fois, très étendue, formée de tissus broyés, infiltrés de sang et de sérosité, elle expose à de redoutables complications ; — 2° une zone dite *stupéfiée* ou *ischémiée*, qui entoure la précédente et dans laquelle la vitalité des tissus est amoindrie, zone dont les éléments peuvent vite récupérer leur activité, mais qui devient facilement la proie de la gangrène si l'inflammation s'y développe intense ; — 3° une *zone irritée*, périphérique, qui va être le théâtre d'une vive hypérémie, d'une exsudation et d'une immigration leucocytaire plus ou moins abondantes, zone où commencent les actes qui préparent la réparation de la plaie et d'où partent également ceux qui l'achèvent.

Les phénomènes complexes qui se déroulent aux lésions traumatiques offrent des modalités qui dépendent de causes multiples : de leur exposition à l'air ou de la protection du foyer par la membrane tégumentaire, de leur étendue, de leur profondeur, de la nature des tissus intéressés et du degré des désordres qu'ils ont éprouvés, de leur état aseptique ou de l'intervention de microorganismes pathogènes, enfin de la constitution du blessé, des diathèses ou des affections organiques dont il peut être atteint.

L'intégrité du tégument (peau ou muqueuses) à la surface des lésions traumatiques a une importance capitale. Les contusions et les plaies contuses diffèrent considérablement, envisagées dans leurs symptômes, leurs complications, leur traitement. Aussi ne pousserons-nous pas plus loin cette étude générale des lésions traumatiques. Nous étudierons séparément les *plaies* et les *contusions*, et dans les considérations qui vont suivre, nous aurons exclusivement en vue les lésions traumatiques exposées.

Les *lésions traumatiques exposées* — les *plaies* — sont des solutions de continuité de la peau ou des muqueuses, limitées à ces membranes ou se prolongeant plus ou moins dans les couches sous-jacentes. Elles peuvent intéresser les tissus les plus divers, les parois des cavités splanchniques et les viscères.

On reconnaît des *plaies sans perte de substance* ou *diérèses*, et des *plaies avec perte de substance* ou *exérèses* ; — des *plaies cavitaires* ouvertes dans une cavité naturelle ou accidentelle; — des *plaies pénétrantes* qui débouchent profondément dans une grande séreuse ou dans une cavité articulaire. — Suivant leurs causes, on distingue des plaies par *instruments tranchants* ou *coupures*; des plaies par *instruments piquants* ou *piqûres* ; des plaies par *instruments contondants* ou *plaies contuses* ; des *plaies par armes à feu*; des *plaies par arrachement*; des *plaies empoisonnées* ; des *plaies envenimées;* des *plaies ulcéreuses*; des *plaies granuleuses.....* — Les plaies sont *longitudinales, transversales* ou *obliques,* suivant leur direction relativement à l'axe de la région où elles existent.

Les phénomènes qui surviennent aux plaies sont groupés en *primitifs* et *consécutifs.* On divise les premiers en *locaux, distants* et *généraux.*

Les *phénomènes primitifs locaux* sont la *douleur,* l'*hémorragie* et l'*écartement des lèvres.*

Exception faite pour les lésions traumatiques limitées aux tissus de nature épithéliale, toutes les solutions de continuité s'accompagnent de *douleur* qui, en général, s'atténue vite et disparaît (algostase). Dans les diérèses, elle est très variable suivant l'étendue, la profondeur de la lésion, la nature, la forme du corps vulnérant, le degré de sensibilité des parties atteintes. Les plaies des extrémités et celles des parois des orifices naturels sont fort douloureuses parce que le tégument y est richement innervé. Pour la même raison, les solutions de continuité de la peau s'accompagnent d'une douleur plus vive que celle des muqueuses, des muscles, des tendons. Les plaies des os sont presque toujours fort douloureuses; de même celles qui intéressent des tissus enflammés. Les muqueuses de l'intestin, de la trachée, du col de la matrice, sont très peu sensibles aux irritations mécaniques. — La douleur est moins vive aux plaies nettes, faites rapidement par des lames bien affilées, qu'aux plaies contuses ou produites par des instruments tranchants émoussés. — Elle varie aussi avec la susceptibilité des sujets : les nerveux la ressentent plus vivement que les lymphatiques. Dans toutes les espèces, on rencontre des individus beaucoup plus impressionnables que d'autres.

L'*hémorragie* est plus ou moins abondante suivant la richesse vasculaire des tissus intéressés, la nature et le calibre des vaisseaux lésés, les qualités du sang de l'individu blessé. — Les *hémorragies capillaires* résultent de la section de très petits vaisseaux. Le sang s'écoule avec une couleur foncée et en nappe. Si les blessures de la peau saignent moins que celles des muqueuses, c'est surtout parce que la première est moins riche en capillaires que les autres. Dans les tissus malades, une telle hémorragie peut devenir considérable. L'hémostase survient plus lentement chez le cheval que chez les ruminants et le chien; elle peut être empêchée par certains états pathologiques (leucémie, hémophilie). — Les *hémorragies veineuses,* dues à l'ouverture ou à la section de veines volumineuses, sont caractérisées par l'écoulement abondant et continu d'un sang noirâtre. La blessure d'un gros tronc veineux constitue un accident toujours dangereux, quelquefois mortel. Lorsqu'une veine est complètement divisée, le sang ne s'échappe d'ordinaire que par le bout périphérique ; il peut s'écouler aussi par le bout central, quand le vaisseau a été coupé immédiatement en amont d'une collatérale. La blessure d'une grosse veine située dans la zone aspirante du thorax expose à la pénétration de l'air dans l'appareil circulatoire, — accident accusé par un bruit particulier, par une sorte de gargouillement ou de sifflement, et qui peut provoquer une syncope mortelle. — Les *hémorragies artérielles* sont caractérisées par un écoulement de sang rouge, qui se fait en jet saccadé, actionné par les systoles cardiaques. Lorsqu'une artère a été complètement divisée, le calibre du jet est inférieur à celui du vaisseau, en raison de la rétraction des parois de celui-ci au niveau de la section. La pression sanguine diminuant à mesure que l'hémorragie se prolonge, il se peut que celle-ci finisse par s'arrêter spontanément, mais, à moins d'une intervention immédiate, les blessures des grosses artères sont ordinairement mortelles. — Les *hémorragies parenchymateuses*, assez abondantes et en nappe, résultent de la section d'artérioles et de veinules dont les orifices restent béants. Elles se produisent dans les organes dits érectiles (corps caverneux) et dans certains tissus altérés par l'inflammation chronique.

L'écartement des bords de la plaie est dû à la pénétration du corps vulnérant dans les tissus, à la rétractilité et à la contractilité de ces derniers. La peau renferme une forte proportion d'éléments élastiques ; l'écartement y est plus accusé qu'aux plaies des muqueuses. Dans les muscles et les tendons, il est faible si la direction de la plaie est celle des fibres, parfois énorme dans le cas contraire. Aux blessures intéressant des organes dépourvus d'élasticité, comme les os, les cartilages, il n'y a que l'écartement produit par l'action directe du corps vulnérant. — L'écartement des lèvres est modifié par les mouvements de la région où existe la diérèse : il est plus fort aux plaies profondes qu'aux plaies superficielles, aux plaies transversales qu'aux plaies longitudinales, et, au niveau des jointures, aux plaies situées du côté de l'extension qu'à celles qui occupent le côté de la flexion. — Le degré d'écartement des lèvres des traumas influe sur la marche de la cicatrisation. L'infection est d'autant plus à craindre que la plaie est plus étendue, plus profonde, plus largement béante.

Les *phénomènes secondaires locaux* se passent principalement dans les vaisseaux du tissu lésé et dans ce tissu lui-même. Ils président à la *cicatrisation*, à la formation d'un tissu nouveau interposé entre les lèvres de la solution de continuité. La cicatrisation est naturelle aux tissus organiques, et dans le traitement des plaies, le plus souvent il suffit de seconder la réaction des parties vulnérées.

Tantôt la cicatrisation se fait vite, sans suppuration. Les lèvres aseptiques de la plaie s'accolent, se ramollissent dans leur couche superficielle et se soudent : c'est la *cicatrisation rapide, adhésive*, par *première intention, per primam*. — Plusieurs conditions sont indispensables pour l'obtenir : — il faut que la plaie soit récente ou avivée ; — qu'elle soit aseptique ; — qu'elle ne récèle aucun corps étranger et que l'hémorragie soit arrêtée ; — que ses lèvres soient nettes, bien irriguées, sans zone mortifiée, exactement affrontées et maintenues en contact par une suture correcte ; — que la couture soit recouverte d'un enduit collodionné ou d'un pansement. — De facile réalisation aux plaies opératoires faites sous le couvert de l'asepsie, la cicatrisation adhésive exige aux plaies accidentelles une rigoureuse désinfection. — Quand elle se produit, il ne survient aux lèvres du trauma que des phénomènes inflammatoires très modérés. On observe quelquefois une coloration bleuâtre des bords de la plaie, due à une gêne de la circulation ; mais, en général, les troubles vasculaires sont peu appréciables. Entre les bords de la plaie s'est épanché un exsudat gélatiniforme (lymphe plastique), issu des capillaires voisins et des espaces lymphatiques ; au bout de quelques jours, ces bords sont réunis par un tissu embryonnaire dont les cellules dérivent en partie du sang, par diapédèse, en partie de la multiplication des cellules fixes du tissu conjonctif et des éléments qui constituent les parois des vaisseaux sanguins et lymphatiques. Ce tissu embryonnaire est pénétré de bourgeons vasculaires provenant des capillaires des parois de la plaie, bourgeons qui, par leurs anastomoses, forment le réseau sanguin de la cicatrice. Plus tard ces néocapillaires disparaissent pour la plupart ; la cicatrice, d'abord rosée, pâlit et prend son aspect définitif.

Lorsque la réunion adhésive est manquée ou que, la zone ischémiée étant fortement meurtrie, écrasée, ou partiellement gangrenée, on ne la tente pas, la cicatrisation se fait lentement, par *suppuration* ou par *deuxième intention*. — Au bout de vingt-quatre heures, la plaie se présente généralement avec des bords hypérémiés, un peu gonflés, sensibles à la pression. A la surface des lèvres, les différents tissus divisés offrent encore leurs caractères spéciaux ; cependant on y peut remarquer des points jaunâtres ou de nuance sombre, représentant autant de petits îlots nécrosés ou en voie de mortification. Peu à peu le gonflement et la sensibilité s'accentuent, la sécrétion purulente s'établit, les parties gangrenées se détachent : le trauma se nettoie. — Quand les parties mortifiées sont entièrement éliminées, la plaie apparaît partout recouverte de granulations fermes, rouges, qui s'accroissent peu à peu et arrivent au niveau du tégument ; là s'arrête d'ordinaire leur poussée. Leur surface s'égalise, se densifie et se recouvre d'un revêtement épidermique. — La cicatrice est constituée exclusivement de cellules, de faisceaux connectifs et de capillaires. Tout d'abord largement irriguée, elle perd une grande partie de ses vaisseaux, prend une teinte plus pâle, se densifie et acquiert une consistance de plus en plus fibreuse. Récente, elle ne contient pas d'éléments spécialisés ; le derme nouveau reste indéfiniment privé de glandes sudoripares ou sébacées et de follicules pileux. Au bout d'un temps variable la cicatrice possède des lymphatiques et des filets nerveux. — Les phénomènes histologiques de la cicatrisation par deuxième intention sont identiques à ceux de la cicatrisation adhésive : les bourgeons charnus sont constitués par des éléments provenant du sang, de la prolifération des cellules du tissu conjonctif et des parois vasculaires ; leurs vaisseaux émanent des capillaires adjacents.

Dans la *cicatrisation mixte*, la réunion se produit en certains points par deuxième intention, en d'autres par adhésion. Elle s'observe aux plaies étendues ou profondes qui ne sont pas correctement suturées : aux points où l'affrontement des bords est parfait, la réunion est immédiate ; ailleurs, les lèvres bourgeonnent.

La *cicatrisation par troisième intention* consiste en la réunion des lèvres des plaies au moyen de matériaux déjà préparés. Ces lèvres sont recouvertes de bourgeons charnus et ont suppuré ; bien détergées et correctement affrontées, elles peuvent se réunir par adhésion ; les anses vasculaires de nouvelle formation finissent par communiquer.

Dans la *cicatrisation sous-crustacée*, observée aux plaies superficielles, les granulations se développent sous la croûte formée par la dessiccation de l'exsudat.

La *cicatrisation intermédiaire* ou *par dessiccation* est une variété de cicatrisation par deuxième intention, avec minimum de bourgeonnement et de sécrétion. Elle s'observe aux plaies avec perte de substance, protégées par un pansement antiseptique. Celui-ci absorbe l'exsudat au fur et à mesure de sa production ; les tissus sont peu irrités. La plaie est tapissée de fines granulations qui s'accroissent lentement et sont recouvertes d'un peu de sérosité sanguinolente.

Les *symptômes distants* apparaissent dans des organes plus ou moins éloignés du foyer traumatique. Ils se produisent soit par continuité de tissu, soit par l'intermédiaire des systèmes vasculaire ou nerveux. — Une ecchymose peut suivre les lames conjonctives et se montrer en un point plus ou moins éloigné du foyer primitif. — La thrombose d'une artère comprise dans celui-ci s'accompagne d'ischémie et quelquefois de gangrène dans le territoire

irrigué par ce vaisseau ; les thromboses veineuses entraînent des phénomènes congestifs et exposent à des embolies. L'inflammation des lymphatiques donne assez souvent lieu à l'abcédation des ganglions voisins. —
La lésion d'un nerf peut entraîner des troubles paralytiques ou trophiques dans les parties auxquelles ses branches se distribuent, quelquefois
une névrite qui se propage jusqu'à l'origine des cordons nerveux et atteint
ainsi les centres (névrite ascendante).

Les *symptômes généraux* caractérisent la fièvre traumatique. Longtemps
on l'a crue nécessaire à la réparation des plaies. On sait aujourd'hui qu'elle
résulte le plus souvent de l'infection de la blessure (fièvre septique). Toutefois on peut la constater, en dehors de toute infection, à la suite de
lésions traumatiques sous-cutanées. La fièvre aseptique est déterminée par
la résorption, au sein du foyer traumatique, de substances provenant du sang
épanché et des éléments meurtris. — Verneuil distinguait des *fièvres épitrau-
matiques*, dues tantôt à une phlegmasie intercurrente provoquée indirectement
par la violence extérieure (arthrite consécutive à un traumatisme local, méningite succédant à une plaie de tête), tantôt au rappel d'une maladie antérieure (traumatisme amenant une attaque de rhumatisme articulaire).

Les lésions aseptiques des *tissus sains*, sur des *sujets sains*, placés dans des
milieux sains, tendent naturellement vers la guérison. Mais la *marche* des
plaies est subordonnée à de nombreux facteurs. Elle dépend surtout : 1° de
la *blessure*; 2° du *blessé* ; 3° du *milieu*.
La gravité d'une *blessure* est fonction de son étendue, de l'état aseptique
ou infecté de l'agent vulnérant, de l'organe atteint : une piqûre superficielle
est sans gravité, tandis qu'une large plaie pénétrante de l'abdomen faite avec
un instrument septique comporte un pronostic des plus sombres. Les blessures
des séreuses (plèvre, péritoine, arachnoïde, synoviales) et du tube digestif
sont particulièrement graves.
Un grand nombre d'états physiologiques ou pathologiques du *blessé* peuvent retentir sur la cicatrisation des plaies. Les jeunes sujets sont fort
sensibles aux hémorragies, mais ils réparent plus rapidement leurs traumatismes que les animaux âgés. Chez ces derniers, la nutrition des tissus est
ralentie, il y a souvent des lésions dégénératives (dégénérescence graisseuse et sclérose viscérale) qui exposent aux hémorragies et aux accidents
infectieux. — La réparation des plaies est hautement influencée par l'état
général des blessés, par les infections, les diathèses et par diverses organo-
pathies.
On sait peu de chose, en vétérinaire, des modifications qu'impriment aux
traumatismes les infections, les états morbides généraux, et de l'influence
exercée sur ceux-ci par les premiers. De nombreux faits témoignent cependant que les choses se passent absolument chez les animaux comme chez
l'homme. C'est en expérimentant sur le lapin que Max Schüller montra
l'influence qu'exercent les traumatismes sur les déterminations tuberculeuses,
élucidant ainsi la pathogénie des arthrites bacillaires. — Chez les animaux
qui ont eu des accidents de nature rhumatismale, le traumatisme peut provoquer des localisations nouvelles ou un réveil de la diathèse, notamment
des inflammations articulaires lorsqu'il siège au niveau d'une jointure. Réciproquement, chez ces sujets, on peut voir survenir aux plaies certains phénomènes insolites. — Chez les individus sous le coup de la diathèse cancéreuse,
un trauma fait parfois naître le cancer dans la région vulnérée. En général,
la marche et la cicatrisation des plaies ne paraissent pas être notablement
influencées par la carcinose tant que l'organisme n'est pas en déchéance ;

nous voyons assez fréquemment, dans l'espèce canine, des plaies consécutives à l'ablation de tumeurs épithéliomateuses se cicatriser rapidement sans récidive *loco vulnerato* ; mais lorsque la carcinose est ancienne, lorsqu'elle est en voie de généralisation ou qu'elle a amené la cachexie, les traumas ne se réparent qu'avec lenteur et souvent alors ils précipitent la marche de l'infection. — Il en est de même pour la sarcomatose. L'un de nous a relaté l'histoire d'un chien atteint d'un sarcome de la tête du fémur, chez lequel la généralisation de la néoplasie se fit rapidement à la suite de la cautérisation pénétrante appliquée sur la tumeur primitive, dont la nature était restée méconnue. — Chez les diabétiques, les tissus ne sont pas seulement imprégnés de sucre ; ils sont encore altérés dans leur nutrition : des ulcères spontanés peuvent se produire ; on en a cité des exemples chez le chien. Ces ulcères et tous les traumas accidentels exposent fort aux accidents gangreneux et septiques. En revanche, certains traumatismes donnent naissance au diabète ; citons notamment les blessures du crâne ou de la partie supérieure du cou, qui refoulent le liquide céphalo-rachidien et contusionnent secondairement le plancher du quatrième ventricule (Cl. Bernard), les lésions graves de la colonne vertébrale, les violentes contusions du thorax et de l'abdomen, entraînant des troubles fonctionnels du pancréas ou du foie. — Les blessés albuminuriques sont prédisposés aux œdèmes, aux inflammations phlegmoneuses, aux lymphangites et aux adénites suppurées. Chez eux, les hémorragies traumatiques sont d'ordinaire abondantes et les hémorragies secondaires fréquentes ; chez aux aussi, les plaies prennent fréquemment le caractère ulcéreux ou se compliquent soit de phlegmons diffus, soit de gangrène. Il est reconnu que les grandes plaies suppurantes, les altérations osseuses en particulier, peuvent donner naissance à ·des lésions rénales (néphrite infectieuse) entraînant l'albuminurie. — Chez les sujets atteints d'hémophilie ou de leucémie, de légers traumatismes s'accompagnent souvent d'hémorragies considérables, parfois mortelles ; chez les chiens atteints de leucémie ganglionnaire (adénie), l'extirpation d'un seul ganglion est suivie d'hémorragie abondante, très difficile à arrêter. Les traumas opératoires ou accidentels exposent encore aux complications inflammatoires ou septiques.

Parmi les affections viscérales, les cardiopathies donnent lieu à une gêne circulatoire accusée par de la dyspnée, des œdèmes, l'ascite, l'hydrothorax ; aussi, chez les sujets atteints de ces affections, les plaies saignent-elles abondamment ; parfois, d'ailleurs, il existe des altérations vasculaires. L'œdème qui survient chez les cardiaques expose, comme chez les albuminuriques, aux lymphangites, à l'érysipèle, aux phlegmons. Chez ces malades, les traumatismes peuvent amener des phénomènes d'asystolie. — Les *affections du foie* (cirrhose, dégénérescences graisseuse et amyloïde) entraînent des désordres multiples — gêne de la circulation, troubles de la digestion, altérations du sang, — qui influent sur la marche des traumas. Ceux-ci sont le siège d'une hémorragie difficile à tarir, puis d'inflammation diffuse ; ils se compliquent souvent d'érysipèle, de lymphangites, de suppuration profuse, de pyémie ou de septicémie. Et les traumatismes ne sont pas toujours sans influence sur l'évolution des affections hépatiques ; ils peuvent provoquer une aggravation subite de celles-ci.

Toutes les *maladies aiguës* qui s'accompagnent d'une fièvre intense, en particulier les infections, retentissent sur les traumas et entravent le processus réparateur. Signalons encore l'influence de l'âge, de l'espèce, de la race.

Les *lésions traumatiques des tissus malades* offrent quelques particularités et exposent à des accidents variables suivant les altérations qu'ont subies ces tissus. Aux parties hypérémiées ou atteintes d'inflammation aiguë,

l'hémorragie est toujours abondante et la cicatrisation par première intention
rare ; les complications d'inflammation diffuse, de phlébite, de lymphangite,
sont fréquentes. Les blessures des plaies suppurantes exposent particulièrement à l'érysipèle, aux lymphangites, à la pyémie, au tétanos ; aussi, autant
que possible, doit-on se garder de « blesser les blessures ». — Lorsque les
traumatismes intéressent des tissus déjà altérés par une inflammation chronique, tantôt les phénomènes consécutifs sont à peu près semblables à ceux
qui se produisent en tissus sains ; tantôt on observe un retour de la phlegmasie au type aigu, la suppuration peut survenir abondante, puis la guérison
avoir lieu ; tantôt enfin la plaie prend le caractère ulcéreux.

Le *milieu* dans lequel se trouve placé un blessé ou un opéré influe sur la
réparation de la plaie. Pour expliquer cette action, on a d'abord invoqué
la température et l'état hygrométrique de l'air ; mais le milieu agit surtout
en favorisant l'infection. La gangrène traumatique était fréquente jadis aux
hôpitaux d'Alfort (Renault, Bouley), parce que les mains des opérateurs, les
instruments, les objets de pansement, inoculaient le vibrion septique. La
fréquence du tétanos dans certaines contrées est due à la richesse du sol en
spores tétaniques.

Les *complications* des plaies sont fréquentes et fort diversifiées. Nous les
étudierons plus loin, avec les détails qu'elles comportent, classées en deux
groupes : les *complications aseptiques* (syncope, choc, stupeur locale, hémorragie et anémie, névralgie, thrombose et embolie, emphysème) et les *complications septiques* (érysipèle, infection purulente, septicémies, gangrène gazeuse,
tétanos).

Au point de vue thérapeutique, nous distinguerons : 1° des plaies
opératoires ou accidentelles aseptiques; 2° des plaies suspectes d'infection ; 3° des plaies infectées.

Aux *plaies aseptiques*, on recherchera la cicatrisation adhésive.
Nous avons énuméré plus haut les conditions nécessaires pour l'obtenir : — plaie récente ; lèvres nettes, bien irriguées, bien vivantes,
correctement affrontées, sans aucun corps étranger; hémostase parfaite ; protection et repos de la plaie.

Si le trauma existe depuis quelques jours, l'écartement des bords
peut être assez considérable pour gêner ou empêcher leur affrontement;
de plus, la surface des lèvres a eu le temps de granuler et de s'infecter; toutefois, dans beaucoup de cas, il suffirait, pour obtenir la
cicatrisation adhésive, d'en aviver les bords au moyen du bistouri,
puis de les réunir par une suture. Lorsque les lèvres de la plaie
sont gravement meurtries, presque toujours la cicatrisation adhésive est manquée; elle ne peut être obtenue que si la zone mortifiée est peu épaisse et non infectée : les éléments détruits sont alors
résorbés par les phagocytes. C'est ainsi que les tissus divisés par le
thermocautère peuvent adhérer par première intention. On sait d'ailleurs que certaines parties complètement détachées du corps, par
conséquent dépourvues de toute circulation, peuvent reprendre par
adhésion. Rappelons les greffes d'ergots de coq sur la tête des chapons,
celles de queues de rat, et le recollement de nez qui, au siècle dernier,

fit accuser Garengeot de mensonge. On connaît aujourd'hui un grand nombre d'observations analogues : des nez, des portions d'oreille et de doigt, des doigts entiers ont été réunis par première intention. Reverdin a fait sur ce point d'intéressantes expériences. Il a montré que l'épiderme peut, grâce à sa couche malpighienne, reprendre et continuer à vivre lorsque, enlevé aseptiquement, on le transporte sur des tissus vivants (greffe épidermique). D'autres expérimentateurs ont réussi des greffes dermo-épidermiques, des transplantations de lambeaux de peau.

L'affrontement exact des lèvres de la plaie est nécessaire. On supprimera le drainage et l'on pratiquera des sutures régulières. S'il s'agit d'une plaie superficielle n'intéressant que le tégument et le tissu conjonctif, on appliquera des points séparés ne prenant que la peau ; au moment de les nouer, on évitera la hernie de la graisse et du tissu cellulaire ainsi que l'enroulement de la peau. — Quand la plaie, plus profonde, intéresse les couches musculo-aponévrotiques, on appliquera d'abord quelques points de suture profonds embrassant ces tissus et noués sur la peau ; des points superficiels, ne réunissant que les bords cutanés, sont ensuite placés dans l'intervalle des premiers. — Parfois les bords sont très écartés ; pour les rapprocher il faut tirer sur les fils. C'est alors que, pour éviter la section de la peau, l'on a recours à la suture enchevillée ou *en capiton* : chaque suture est faite avec un fil double dont l'anse embrasse un petit rouleau de gaze iodoformée ou une cheville ; les deux extrémités du fil sont également nouées sur un second rouleau de gaze. A l'aide de cette suture, la traction sur les lèvres ne se fait plus suivant une simple ligne, mais en surface. — Pour les plaies anfractueuses formées de plusieurs plans musculaires superposés, on emploiera la *suture perdue en surjet.*

Tout corps étranger, même aseptique, nécessite un travail de résorption ou d'enkystement qui contrarie la réparation. Aux plaies non souillées, on évitera l'usage des solutions antiseptiques fortes, qui coagulent les matières albuminoïdes, nécrosent les couches superficielles et suscitent une abondante sécrétion qui gêne la cicatrisation adhésive.

Si l'hémorragie continue après l'affrontement des bords, le sang s'épanche au foyer traumatique et s'y coagule ; le caillot ainsi formé constitue un milieu très favorable à la pullulation des microorganismes.

La ligne de suture doit être protégée contre les germes extérieurs. Quand la plaie est superficielle, on peut se borner à assécher la suture et à la recouvrir de collodion iodoformé, de kollasine (cellulose pure dissoute dans un aldéhyde et rendue élastique au moyen de camphre) ou de pâte d'Unna, que Broca a ainsi modifiée : gélatine, 35 grammes ; eau, 35 grammes ; glycérine, 20 grammes ; oxyde de zinc, 10 grammes ;

salol, 5 grammes. On peut d'ailleurs incorporer au vernis de fins flocons d'ouate ou des lanières de gaze iodoformée.

Pour peu que le trauma soit profond, mieux vaut le protéger par un pansement circulaire, qui fait de la compression et supprime les espaces morts. Les classiques sont unanimes à proclamer, en pareil cas, la supériorité du *pansement sec*. L'humidité est favorable au développement des germes. — Ce pansement sec doit-il être *aseptique* ou *antiseptique*? Si le foyer traumatique était absolument privé de germes, il serait superflu d'appliquer à sa surface des substances antiseptiques; il suffirait de le protéger par des couches de gaze et d'ouate stérilisées. Mais on n'est jamais sûr de l'asepsie du trauma et du tégument; aussi préfère-t-on généralement le pansement antiseptique au pansement aseptique. La ligne de réunion est saupoudrée d'iodoforme, de salol ou de dermatol, puis recouverte de gaze, d'ouate ou d'étoupe stérilisées.

Ainsi protégée, la plaie a besoin de repos. On évitera le dépansement précoce, qui tiraille les sutures, disjoint les tissus en voie d'adhésion et ramène l'hémorragie. Dans l'hypothèse d'une plaie aseptique, il convient de laisser le premier pansement à demeure jusqu'à l'achèvement de la réunion.

A quelle date cette réunion *per primam* est-elle solide? Il n'y a pas de délai fixe: cela dépend de la profondeur de la plaie, de son siège et du degré de l'asepsie. On peut dire seulement qu'au bout de cinq à dix jours, les lèvres adhèrent assez solidement; les fils peuvent être coupés et le pansement levé. Il faut toutefois distinguer entre cicatrisation effectuée et cicatrice stable; à la paroi abdominale inférieure, par exemple, on prolongera la suture et le pansement, car la cicatrice doit supporter le poids des organes abdominaux.

La cicatrisation par première intention n'est pas possible dans les plaies dont on ne peut arriver à réunir les bords. Pour ces traumas, le pansement sec a des inconvénients: la gaze est bientôt pénétrée par les bourgeons charnus, et, quand on doit l'enlever, il faut exercer sur elle des tractions qui causent de la douleur et de légères hémorragies. Mieux vaut utiliser la vaseline antiseptique: vaseline stérilisée, 100 grammes; antipyrine, 10 grammes; salol, 10 grammes; acide borique, 10 grammes; iodoforme, 1 à 3 grammes. — Lucas-Championnière a utilisé les propriétés antiseptiques de l'essence de cannelle rectifiée ou cinnamol dans la formule suivante: rétinol, 75 grammes; cire stérilisée, 25 grammes; essence de cannelle rectifiée, 1 gramme; naphtol β, 1 gramme. — Ces pansements gras antiseptiques sont « amis des nerfs » et nullement irritants pour les plaies.

Quand l'*asepsie d'une plaie est incertaine*, on doit laisser une voie de décharge pour les produits de sécrétion. Après lavage soigné du trauma avec l'eau salée à 55°-60° ou une solution antiseptique, on en réunit les bords dans la plus grande partie de leur étendue, mais en assurant le drainage avec des tubes de caoutchouc ou une mèche de gaze. Le plus souvent on utilise de la gaze iodoformée ou imprégnée d'une pommade antiseptique ; poussée dans les anfractuosités du foyer, la gaze émerge de la partie non réunie de la plaie. Un ouaté épais et large est ensuite appliqué sur le foyer traumatique. Ici encore, le repos de la plaie est de première importance. On laissera le pansement à demeure le plus longtemps possible.

L'infection de la plaie est accusée par certains signes : — douleur vive, sécrétion abondante, inappétence, décubitus prolongé, température élevée, — qui commandent le dépansement. La douleur est constante le premier jour, mais si la réparation se fait bien, elle diminue peu à peu ; quand, les jours suivants, elle augmente et s'accompagne de mouvements lancinants, le trauma est infecté. La fièvre apparue dès le premier jour n'est pas toujours un mauvais indice ; celle qui survient le troisième ou le quatrième jour, s'accentue ensuite et s'accompagne de douleur, d'anorexie, de décubitus, d'accélération du pouls, trahit l'infection de la plaie. — En toutes circonstances, la levée du pansement sera faite avec soin ; si la gaze adhère, on la détrempera sous un jet tiède antiseptique ou dans un bain ; en enlevant les fils, on évitera de blesser le trauma. Après désinfection de celui-ci à l'aide des procédés que nous allons indiquer, on appliquera un nouveau pansement antiseptique.

Peut-on purifier une *plaie infectée*? Les expériences de Schimmelbusch sont peu encourageantes à cet égard. Chez des souris dont cet auteur infectait les plaies artificiellement, la bactéridie charbonneuse envahissait les organes internes après une demi-heure, et les staphylocoques s'y montraient au bout de dix minutes. Mais les infections chirurgicales ne se font point d'ordinaire à doses élevées, et des recherches expérimentales effectuées sur les animaux ont montré que l'antisepsie de plaies artificiellement infectées permettait de conserver les blessés, tandis que les témoins succombaient. Dans l'infection, il y a une question de qualité et de quantité des germes. Il est des septicémies foudroyantes contre lesquelles ne peuvent rien nos agents de désinfection ; toutefois, c'est là une exception. Pour obtenir la purification des plaies, les meilleurs moyens sont : les pansements humides, les irrigations, les bains, les pulvérisations antiseptiques et le flambage.

Les *pansements humides* sont faits avec des compresses stériles de gaze, trempées dans une solution aseptique ou antiseptique à 60°, appliquées ensuite, après expression, sur la région malade et renouvelées de temps à autre. Les parties enflammées s'assouplissent sous cet enveloppement moite et chaud, la douleur diminue et la zone mortifiée se circonscrit.

Les *irrigations antiseptiques* sont particulièrement avantageuses pour les foyers creux, profonds ou sinueux, avec des trajets secondaires. Le jet antiseptique chasse les caillots sanguins et le pus ; son action mécanique s'ajoute à la puissance bactéricide des solutions employées. Pour les larges irrigations, notamment s'il s'agit d'une cavité absorbante, on préférera l'eau salée bouillie aux liquides antiseptiques. On pourra ainsi, sans danger d'empoisonnement, utiliser de grandes quantités de liquide et, grâce à l'absorption, réaliser les avantages d'une injection salée.

Le *bain antiseptique prolongé* est surtout applicable aux plaies des régions inférieures des membres. Depuis son emploi, le pronostic des plaies contuses s'est singulièrement modifié : sous son influence les douleurs s'apaisent, l'inflammation se limite, le foyer se déterge vite et le trauma se recouvre d'une membrane granuleuse vermeille. On rapprochera plus ou moins les bains, suivant la violence de l'inflammation et l'imminence des complications : en général, on donnera matin et soir un bain de vingt minutes à une demi-heure dans une solution antiseptique portée à 40°-50° ; durant l'intervalle des bains, la plaie sera protégée par des compresses antiseptiques tièdes.

Les *pulvérisations antiseptiques* remplacent la balnéation continue pour la tête, le cou, le tronc et la racine des membres ; elles exigent l'emploi de la marmite de Championnière (V. p. 75). Les antiseptiques préférés sont l'acide phénique, le crésyl ou le phénosalyl à 1 p. 100 ; le sublimé attaque les ajutages métalliques et doit être rejeté. La fréquence et la durée des pulvérisations seront réglées d'après la violence de la phlegmasie. Leurs effets sont analogues à ceux du bain. Sous leur influence, les lésions suppuratives de la nuque et du garrot guérissent d'ordinaire rapidement.

Le *flambage des plaies infectées* a été conseillé chez l'homme par Félizet. Brun l'a essayé chez le cheval et en a obtenu de bons résultats. Le feu purifie ce que les désinfectants ne suffisent point à assainir, et non seulement les germes sont détruits, mais une énergique réaction survient. La technique de ce procédé est simple : à l'aide d'un appareil spécial — une sorte de chalumeau, — on projette sur la plaie une flamme obtenue par la combustion du gaz d'éclairage ; cette flamme est promenée rapidement sur les tissus, à la façon d'un pinceau à lavis ; elle ne doit pas rester plus de deux secondes appliquée sur le même point.

Jusqu'en ces dernières années, le traitement antiseptique des plaies infectées a été admis sans conteste. Aujourd'hui on accuse les substances chimiques de gêner la salutaire réaction des tissus. Lejars s'est fait récemment le défenseur du *traitement aseptique* : détersion avec de l'eau bouillie chaude ou de l'eau salée à 7 p. 1 000 stérilisée; pansement avec de la gaze et de l'ouate stérilisées; lavage, avec l'eau oxygénée, des plaies muqueuses cavitaires (bouche, vagin, rectum); tout autre antiseptique est banni du service. — Pour nos blessés, dont les traumas sont d'ordinaire si profondément infectés, nous pensons que la méthode aseptique ne supplantera point l'antisepsie. Les irrigations, les bains et les pulvérisations bactéricides resteront les moyens de choix.

En dehors du traitement local, on doit parfois recourir à la *sérothérapie antitoxique*. L'injection préventive de sérum antitétanique doit toujours être pratiquée dans les cas de plaies souillées de terre, d'écrasements, de fractures compliquées. — Le sérum antistreptococcique est à conseiller dans toutes les infections à streptocoques. — On peut aussi employer très avantageusement le sérum antivenimeux.

Pour les animaux atteints de plaies étendues, profondes, on ne négligera pas le traitement *général* et *hygiénique*. Les injections d'eau salée sont indiquées quand l'hémorragie a été abondante; elles sont utiles dans la plupart des infections chirurgicales.

Les blessés craignent le froid : on les placera dans des locaux spacieux, propres, bien aérés ; selon la saison, on les garnira d'une ou de plusieurs couvertures.

Dans les jours qui suivent les grands traumatismes, il se fait une élimination considérable d'urée provenant de la résorption du sang et de la sérosité épanchés, ainsi que des éléments anatomiques frappés de mort. Il serait irrationnel, en pareille occurrence, de donner des aliments riches en matières azotées. Mais nous avons rarement à instituer un régime diététique. Nos blessés, guidés par leur sûr instinct, refusent l'avoine et boivent avec avidité : l'eau absorbée active la diurèse et facilite l'élimination des déchets. — Pour prévenir l'auto-intoxication et faciliter l'élimination par l'intestin des produits résorbés au niveau du foyer traumatique, on administrera des purgatifs salins. On additionnera quotidiennement les boissons de 100 à 200 grammes. de sulfate de soude. En quelques cas, on devra instituer une médication spéciale pour combattre un état morbide général ou des complications du traumatisme.

I. — PLAIES PAR INSTRUMENTS TRANCHANTS

Les *plaies par instruments tranchants* — les *coupures* — résultent de l'action sur les tissus de corps à arête fine, qui les divisent nettement par un double mouvement de pression et de glissement. Elles sont produites par des instruments (bistouris, feuilles de sauge, couteaux, ciseaux), ou par des corps métalliques, par des objets durs quelconques présentant une saillie anguleuse. Les plaies opératoires sont nettes; aux plaies accidentelles, souvent les bords sont irréguliers, plus ou moins meurtris. Parmi ces dernières, il en est qui résultent d'actions contondantes diverses : — d'un coup de pied de cheval, le bord inférieur du fer pouvant diviser nettement la peau ; — d'une contusion ou d'une chute sur une région où existe une arête osseuse, comme la crête du tibia, l'arcade zygomatique, l'épine acromienne. Ici, la lésion s'effectue de dedans en dehors : la saillie osseuse coupe les tissus comprimés sur elle par le corps vulnérant.

En général, ces plaies ont la forme d'un prisme triangulaire dont l'arête plongerait dans la profondeur, la base correspondant à la peau. — Variable dans son acuité, la *douleur* n'est en général vive qu'au moment même où les tissus sont divisés. Plus le corps vulnérant est mince et tranchant, moins forte est la douleur. — L'*hémorragie* est d'ordinaire assez prononcée, parce que les vaisseaux sont nettement sectionnés ; les diérèses des tissus hyperémiés ou enflammés saignent plus abondamment que celles des tissus sains. Aux plaies profondes, on peut exceptionnellement observer des hémorragies secondaires ou des paralysies résultant de lésions nerveuses. — En raison de leur configuration, c'est vers leur partie moyenne que les lèvres sont le plus écartées. L'élasticité propre des tissus entrant dans leur constitution influe sur le degré de cet écartement et peut le rendre inégal pour chacun d'eux. Il varie encore avec la situation des plaies, leur direction, leur profondeur. Les plaies qui siègent au niveau des jointures s'entr'ouvrent et se rétrécissent alternativement sous l'influence des mouvements de flexion et d'extension.

Certaines complications sont possibles : la nécrose partielle d'un tendon, d'un ligament, d'une aponévrose, d'un os, quand ces tissus sont intéressés ; l'inflammation d'une synoviale tendineuse ou articulaire, qui a été ouverte et infectée ; l'inflammation du péricarde, de la plèvre, du péritoine, lors de plaie pénétrante des cavités thoracique ou abdominale.

Les caractères de ces lésions — plaies linéaires, régulières, lèvres nettes, peu meurtries, écartement régulier des bords — suffisent pour en établir la nature. Et quand la blessure est fermée, la cicatrice allongée et étroite accuse une ancienne coupure.

Que ces plaies soient *opératoires* ou *accidentelles*, leur réunion immédiate est possible ; on doit chercher à l'obtenir. Les conditions de ce mode de cicatrisation sont connues : plaies nettes, régulières, récentes, ou avivement des bords ; lèvres bien irriguées, sans aucune parcelle vouée à la mortification ; hémostase parfaite ; affrontement régulier des surfaces ; absence de corps étrangers, surtout d'éléments infectieux dans la plaie et protection de celle-ci par un pansement ; enfin blessé exempt de diathèse ou d'état morbide quelconque pouvant retentir défavorablement sur le trauma. — Aux plaies par instruments tranchants, les lèvres sont en général peu altérées, facilement affrontables dans toute leur étendue, sans franges ni anfractuosités, sans déchet ni portions à vitalité compromise.

Les pertes de substance peu étendues n'empêchent pas la réunion immédiate, mais la juxtaposition régulière des lèvres est plus difficile et leur tension par les sutures est une condition défavorable. Les coupures accidentelles ont parfois des bords meurtris : on en fera la toilette au bistouri avant de les rapprocher. Si un mince caillot sanguin interposé entre les lèvres après leur accolement peut être résorbé; si, par lui, l'adhésion des surfaces n'est que retardée, les caillots volumineux écartent mécaniquement ces surfaces, constituent pour les microorganismes perdus dans la plaie un terrain propice et subissent d'ordinaire la fonte purulente.

Aux plaies aseptiques, il suffit d'éviter toute souillure pour obtenir la réunion adhésive. Inutile de les inonder, comme on le fait encore souvent, avec des solutions bactéricides fortes, qui irritent ou nécrosent les éléments anatomiques de la couche superficielle des lèvres. Pour elles, il n'est besoin que d'eau bouillie. — A celles qui ont été souillées par l'instrument ou le corps vulnérant, par des poils, des poussières, de la paille, des crottins, de la boue, l'antisepsie est nécessaire, la purification rigoureuse indispensable. Les lèvres y sont en général bien nourries, les éléments anatomiques y ont conservé leur activité, les leucocytes y viennent vite renforcer la défense; mais ces conditions favorables ne suffisent point à conjurer l'infection par les staphylocoques, les streptocoques, les spores tétaniques ou septiques. A ces traumas, en effet, on voit de temps à autre éclater le tétanos ou la gangrène septique. Et l'on ne doit point se borner à une désinfection sommaire avec un liquide antiseptique quelconque; il faut des solutions fortes et des irrigations abondantes.

Lorsque la région n'est pas préparée, la peau de la zone péritraumatique sera rasée et désinfectée; ensuite les surfaces vives seront purifiées comme il vient d'être dit.

L'état de la plaie permet de tenter la réunion immédiate. Si le sang coule en nappe, on le tarira par des affusions d'eau bouillie chaude; s'il s'échappe d'un gros vaisseau, de veinules ou d'artérioles, on pratiquera l'hémostase par une ou plusieurs ligatures résorbables, dont les chefs seront coupés au ras du nœud; ensuite les lèvres seront rapprochées et maintenues affrontées en totalité par des sutures, en ayant soin de mettre exactement en rapport les parties similaires des deux surfaces juxtaposées. Les sutures à points séparés, faites avec des fils de soie ou des crins de Florence, sont celles qui méritent la préférence; les fils métalliques n'ont aucun avantage sur les précédents. Aux plaies profondes, on évitera les *espaces morts*, en associant aux sutures superficielles des sutures profondes au catgut, sutures qui maintiennent rapprochées dans toute leur hauteur les lèvres de la plaie pendant un temps assez long pour que leur adhésion se produise. Nous ne signalerons que pour mémoire les bandelettes agglutinatives et les divers bandages unissants, tous inférieurs aux sutures et justement délaissés. Suivant les régions, on occlura la plaie avec le collodion iodoformé, ou on la recouvrira d'un pansement ouaté après l'avoir saupoudrée d'iodoforme ou enduite d'une couche de vaseline iodoformée. La réunion obtenue, on enlèvera les sutures faites avec des fils non résorbables.

Dans les exérèses, la suture à points séparés a l'inconvénient d'exercer sur les lèvres une forte traction ; souvent les tissus se coupent sur les fils. La suture en capiton est ici avantageuse. La suture entortillée, qui maintient les lèvres étroitement en contact, convient pour les solutions de continuité qui divisent totalement les parois des orifices naturels ou de certaines parties délicates (lèvres, naseaux et fausses narines, paupières, fourreau). Quand la plaie intéresse profondément une aponévrose, un tendon ou un os, une gaine tendineuse, une synoviale, l'une des grandes séreuses ou l'un des viscères qui y sont contenus, en général le traitement immédiat ne comporte pas d'autre indication qu'une antisepsie minutieuse et l'occlusion.

Si la réunion adhésive est manquée, la plaie suppure. On la désinfectera par des lotions, des irrigations, des pulvérisations ou des bains avec l'eau oxygénée ou une solution antiseptique forte (sublimé à 1 p. 1 000, créoline ou acide phénique à 4-5 p. 100, chlorure de zinc à 3-4 p. 100), elle sera ensuite recouverte d'un pansement ou laissée exposée. L'expérience a montré la supériorité de ces agents sur l'alcool, l'alcool camphré, les teintures, même celle d'arnica, et la glycérine. Favoriser l'écoulement du pus est un principe auquel, aujourd'hui plus que jamais, on obéit strictement. Parfois il est nécessaire de drainer le foyer au moyen d'un tube fenêtré ou d'une mèche de gaze fixés par un point de suture. — Pour les solutions de continuité suppurantes profondes des régions supérieures du corps, on est souvent obligé de faire des débridements ou des contre-ouvertures.

Un traitement plus simple, usité pour nombre de plaies superficielles, consiste à les laver plusieurs fois par jour avec de l'eau salée et à les recouvrir de poudres simplement absorbantes ou antiseptiques (charbon, coaltar, tanin, mélange de tanin et d'iodoforme). Mais, jusqu'au moment où ces plaies sont totalement revêtues d'une couche granuleuse, les complications infectieuses sont à craindre. Faire un large usage des solutions microbicides est le plus sûr moyen de les conjurer.

II. — PLAIES PAR INSTRUMENTS PIQUANTS.

Produites par la pénétration dans les tissus de corps vulnérants pointus ou effilés (aiguilles, trocarts, pointes de fourche, clous, éclats de verre, tessons de bouteille, échardes), ces plaies sont étroites, plus ou moins profondes, en forme de cône dont le sommet est dirigé vers la profondeur. A l'extérieur, elles sont circulaires, un peu allongées, triangulaires ou étoilées. Il en est qui, faites par l'extrémité d'une lame tranchante, d'un couteau, d'un sabre, d'un canif, ont l'aspect de petites coupures ; d'autres, produites par des corps à extrémité mousse, par la corne des ruminants, par des clous à grosse pointe ou des boulons, offrent les caractères des plaies contuses.

Les pointes étroites, lisses, bien effilées, ne provoquent qu'une *douleur* passagère, dont la durée est presque limitée au temps de leur action. Les corps piquants volumineux, à faces irrégulières, à pointe pailleuse ou émoussée, déchirent les tissus et causent une douleur dont l'intensité est en rapport avec la richesse nerveuse de ces tissus. Aux piqûres infectées, la douleur est surtout forte si les tissus enflammés sont bridés par une aponévrose ou enfermés dans une enveloppe peu extensible, comme le sabot du cheval, l'ongle des ruminants. — Hors les rares cas où un vaisseau important a été perforé, l'*hémorragie* est faible, parfois nulle. En général, c'est à peine si quelques gouttes de sang perlent à l'orifice de la plaie. Il est toutefois possible que du sang s'épanche dans une cavité naturelle (plèvre, péritoine, synoviales). — Exclusivement produit par le refoulement des tissus, l'*écartement des bords* du trauma est en rapport avec le volume du corps vulnérant, mais presque toujours il est très réduit; souvent il n'y a que la trace de l'effraction. Dans le clou de rue, quand la pointe est exiguë, la piqûre est fréquemment masquée par le retrait de la corne.

La gravité de ces lésions dépend surtout des organes intéressés, du volume, de la forme et de l'état aseptique ou infecté de l'agent vulnérant. — Les corps piquants à pointe acérée, à tige fine et lisse, pénètrent en disjoignant les éléments anatomiques ; ceux-ci ne sont détruits qu'en très petit nombre, et les phénomènes consécutifs sont des plus simples, même quand la pointe se brise dans les tissus. L'innocuité des ponctions exploratrices faites avec les trocarts ou les aiguilles de petit calibre est de notion courante; de même la simplicité des phénomènes qui surviennent aux plaies opératoires sous-cutanées, plaies qui ont de grandes analogies avec les piqûres au triple point de vue de leur mode de production, de leurs caractères et de leur réparation. On sait enfin que les aiguilles non enfilées, dégluties, peuvent traverser les parois du tube digestif et s'implanter dans les viscères sans déterminer de troubles graves. Chez le chien et le chat, il n'est pas très rare de trouver enkystées dans certains organes, particulièrement dans le foie, des aiguilles qui n'ont jamais provoqué de phénomènes trahissant leur présence. — Les pointes volumineuses, émoussées ou pailleuses, et celles dont la tige est rugueuse, dilacèrent, meurtrissent les organes; elles provoquent une lésion à parois contuses, dont la zone stupéfiée peut se mortifier dans la suite; elles peuvent ouvrir une veine, une artère, une synoviale ou l'une des grandes séreuses; souvent elles sont souillées, chargées de matières phlogogènes ou septiques ; elles infectent la plaie, suscitent des phénomènes consécutifs d'autant plus graves qu'elles ont blessé des parties plus délicates. Les piqûres infectées des aponévroses, des ligaments, des tendons, des os, entraînent d'ordinaire une nécrose limitée de ces organes. Les plaies pénétrantes des gaines tendineuses, des synoviales articulaires, des séreuses splanchniques, s'accompagnent habituellement d'inflammations diffuses de ces membranes. — Le tétanos est une complication fréquente des piqûres des extrémités (blessures par les fourches à foin ou à fumier, par une dent de herse, par un clou).

Exemptes d'infection, les plaies par instruments piquants guérissent vite. Immédiatement après le retrait du corps vulnérant, les tissus disjoints se rapprochent et reprennent contact. L'étroite solution de continuité est bientôt remplie de lymphe plastique, de leucocytes et d'éléments proliférés; la cicatrisation est l'affaire de quelques jours. On doit se borner à favoriser ce travail réparateur. Couper les poils au voisinage de la piqûre, désinfecter le tégument, les bords et l'entrée de l'orifice, fermer celui-ci au collodion iodoformé : telles sont les indications. — Même traitement pour les piqûres faites par des pointes de plus fort calibre, qui contusionnent et meurtrissent une mince couche de tissus traversés, sans y laisser d'éléments infectieux. — L'occlusion rapide est surtout importante pour les plaies pénétrantes qui ouvrent les articulations, la plèvre ou le péritoine. La vieille pratique qui consistait à se rendre exactement compte, par le sondage, de la profondeur et de la direction de ces plaies, à les agrandir ou à en cautériser les parois, est condamnée. L'expectation est la règle, même quand la pointe du corps vulnérant est restée dans les tissus : si elle est aseptique, elle ne provoque qu'une légère réaction et s'enkyste. Les exemples sont communs de piqûres qui, après avoir paru tout d'abord graves, guérissent sans complication. Il en est ainsi pour un grand nombre de plaies pénétrantes du pied du cheval, cependant produites par des corps souillés, mais qui, en traversant la corne, se sont dépouillés des agents infectieux déposés à leur surface.

Les *piqûres infectées* ne tardent pas à provoquer de vives douleurs et à s'accompagner d'une forte tuméfaction de la région blessée. Ces phénomènes sont combattus par les antiphlogistiques, l'irrigation continue, surtout par les bains, ou les pulvérisations et les pansements antiseptiques. Si la lésion siège vers l'extrémité d'un membre, on aura recours aux immersions répétées dans une solution phéniquée, crésylée ou sublimée tiède. Tantôt les accidents inflammatoires s'apaisent, tantôt ils persistent et s'accroissent : la douleur devient excessive, la tuméfaction diffuse; alors, le plus souvent, du pus se collecte dans la profondeur de la plaie, ou les tissus enflammés sont bridés par une aponévrose, ou un corps étranger irritant y est retenu. Le moment d'intervenir activement est arrivé. Il faut débrider largement la piqûre, donner issue au pus s'il en existe, mettre à l'aise les tissus phlogosés et continuer les irrigations ou les bains antiseptiques. L'élargissement de la plaie favorise la résolution du travail inflammatoire et permet l'élimination du corps étranger qui peut y être retenu. Même quand les phénomènes inflammatoires sont intenses, mieux vaut attendre cette élimination spontanée que de se livrer, avec les pinces et la sonde, à des explorations toujours fort douloureuses et sans utilité réelle.

Chez les petits animaux, on observe parfois des blessures produites par des corps piquants recourbés (crochets, hameçons) implantés dans les tissus. Il faut extraire ces corps, soit en élargissant leur orifice d'entrée, soit en les poussant vers la peau et en amenant leur pointe à l'extérieur.

Certains corps piquants volumineux produisent des plaies profondes, à parois meurtries, qui suppurent abondamment au bout de quelques jours. Ces lésions doivent être traitées comme les plaies contuses.

Les piqûres peuvent exceptionnellement intéresser une artère et donner lieu à une hémorragie abondante qui nécessite le tamponnement, quelquefois le débridement de la plaie et la ligature du vaisseau.

III. — PLAIES CONTUSES

Nous étudierons séparément les *plaies contuses* et les *contusions*. Tandis que dans celles-ci il y a attrition des tissus sous-cutanés, sans plaie, sans division du tégument, dans les premières, avec des lésions analogues il y a déchirure ou destruction partielle de la peau.

Fort disparates dans leur aspect extérieur, leur étendue, leur profondeur, les plaies contuses comprennent de nombreuses variétés représentant tous les intermédiaires possibles entre la simple excoriation et les traumatismes avec écrasement des différents tissus d'une région, y compris l'os qui en forme la base. La plupart sont à foyer étendu, mal délimité, à zone ischémiée épaisse, infiltrée de sang, menacée de sphacèle.

Les *excoriations* sont produites par l'action, sur la peau, de corps durs et rugueux, — d'objets métalliques anguleux ou disposés en pointe, de morceaux de bois, de pierres. Elles saignent à peine, et bien qu'elles s'accompagnent d'abord d'une douleur assez vive, elles constituent des lésions bénignes, dont la cicatrisation se fait rapidement.

Les *plaies contuses* sont déterminées par des corps mousses, irréguliers, qui provoquent dans les tissus une attrition plus ou moins profonde, la peau étant en même temps divisée et meurtrie. Les coups de pied et les chutes en sont les causes les plus communes chez les grands animaux. Toute pression violente et brusque agissant sur des parties molles qu'une résistance empêche de se déplacer peut les produire. Tantôt c'est le corps vulnérant qui, mu avec une grande force, porte sur une région, traverse la peau et pénètre profondément dans les couches sous-cutanées ; tantôt c'est l'animal qui tombe sur ce corps ou qui s'y heurte. Les chevaux de gros trait, les limoniers notamment, ainsi que les animaux qui travaillent dans les chantiers de construction ou de démolition, dans les gares de chemins de fer, sont sujets à des plaies contuses graves causées par les brancards, les roues des véhicules ou par les matériaux dont ils sont chargés.

Suivant que l'action traumatique s'exerce perpendiculairement ou obliquement, elle provoque des lésions différentes : dans le premier cas, elle fait surtout de l'écrasement ; dans l'autre, elle refoule les tissus, décolle la peau, déchire la couche sous-cutanée. Rarement ces lésions sont produites de dedans en dehors, par un about d'os fracturé ou la tête d'un os luxé.

A l'inverse des coupures et des piqûres, les plaies contuses sont irrégulières, anfractueuses, remplies de sang coagulé ou encombrées de lambeaux et de débris de tissus broyés ; les bords en sont déchirés, meurtris, ecchymosés ; on peut constater des décollements, des bosselures formées par des extravasations sanguines. Aux graves plaies contuses, on peut voir des tendons rompus ou arrachés, des aponévroses déchirées, des veines, des artères, des nerfs meurtris, même des fragments d'os.

Qu'il y ait simple solution de continuité des parties molles ou perte de substance, la tendance à l'écartement des bords est faible. — La douleur est en général peu accusée immédiatement après la blessure, surtout quand il y a attrition des tissus : les nerfs, écrasés ou détruits, ne transmettent plus les sensations ; une zone plus ou moins étendue est stupéfiée. — Excepté dans les cas où une artère de fort calibre est ouverte, l'hémorragie est faible, parfois presque nulle ; les petits vaisseaux rupturés sont oblitérés ; la lumière des artérioles est effacée par la rétraction des tuniques moyenne et interne. Dans les grandes plaies contuses, l'affaiblissement de l'activité cardiaque contribue à limiter la perte de sang.

Les plaies contuses sont des lésions infectées au premier chef ; souvent elles contiennent des corps étrangers ; elles sont souillées par des poils, de la poussière, de la terre, du fumier, exposées par cela même aux diverses infections, notamment au tétanos et à la gangrène septique.

Au point de vue du traitement, nous rangerons ces blessures en trois groupes : 1° *plaies superficielles*, qui ont pour type l'excoriation ; 2° *plaies profondes* à zone ischémiée de faible épaisseur ; 3° *plaies profondes* avec large zone contuse, meurtrie, vouée à la gangrène.

Les plaies contuses superficielles se cicatrisent presque toujours rapidement, sans accident d'aucune sorte. Il suffit de couper les poils à leur pourtour, de les désinfecter et de les recouvrir d'un enduit collodionné, ou de les saupoudrer de charbon porphyrisé, de tanin ou d'un mélange de tanin et d'iodoforme (3-5 p. 1). Bien que superficielles, elles sont quelquefois douloureuses ; les blessés cherchent continuellement à se frotter et à y porter la dent ; les pommades opiacées ou la vaseline cocaïnée peuvent alors rendre des services. En certaines régions, notamment aux membres, une désinfection rigoureuse et un pansement antiseptique donnent la guérison sans suppuration notable.

Aux plaies contuses profondes, à zone stupéfiée relativement peu étendue, la cicatrisation sans sphacèle est encore possible. On doit les laver soigneusement, les débarrasser des corps étrangers qui peuvent y être déposés, les purifier avec l'eau oxygénée, les solutions fortes de sublimé, d'acide phénique ou de crésyl ; on ébarbe les lèvres, on en excise les portions trop contuses ou une mince couche dans toute leur étendue, et après avoir assuré le drainage, on les rapproche par des points de suture. On n'a guère à s'occuper de l'hémorragie, même lorsque des artérioles ou des veinules sont rupturées : l'écrasement de la tunique externe et la rétraction des autres assurent l'hémostase. Quand des vaisseaux de plus fort calibre sont ouverts ou divisés, on doit compter avec la possibilité d'une hémorragie secondaire et recourir aux ligatures. Suivant le siège de la blessure, celle-ci est ensuite recouverte d'un pansement ou d'une couche de vaseline antiseptique. — Si la plaie est largement entr'ouverte par l'élasticité des tissus, sans grande perte de substance et sans gangrène imminente, les sutures peuvent encore être utiles : elles réduisent l'écartement des bords; l'espace à combler est moindre, la guérison plus rapide, la cicatrice moins étendue. Mais lorsque la perte de substance est considérable, on ne cherchera ni à rapprocher les lèvres, ni à drainer le foyer; on emploiera les lavages, les bains, les pulvérisations antiseptiques ou l'irrigation continue.

Les plaies contuses très graves, celles dont les lèvres sont meurtries, broyées, doivent être laissées béantes et recouvertes ou non d'un pansement selon la région où elles existent. Après en avoir fait la toilette en coupant avec le bistouri ou les ciseaux les tissus désorganisés qui ne peuvent échapper à la gangrène, on les désinfectera par une large irrigation antiseptique; on pratiquera dans certains cas des débridements, des contre-ouvertures, pour prévenir la stagnation du pus dans les anfractuosités et les décollements. En diverses régions où les muscles blessés sont recouverts par une aponévrose, le tissu musculaire tuméfié peut faire hernie à travers la solution de continuité de cette membrane; il est avantageux d'inciser celle-ci. — Les phlegmons sous-aponévrotiques seront ponctionnés hâtivement, drainés et irrigués par des liquides désinfectants. — Les plaies contuses des os, des cartilages, des tendons, ne se cicatrisent que lentement, et souvent elles s'accompagnent de nécrose de ces tissus.

De toutes les lésions traumatiques, les plaies contuses sont celles qui exposent le plus aux complications infectieuses. Aussi est-il expressément indiqué de les débarrasser des corps étrangers qu'elles recèlent et de les purifier des souillures qu'elles ont subies. On ne saurait faire une irrigation trop abondante si le foyer présente des diverticules, des bas-fonds, si les tissus ont été salis par des poils, du fumier, du purin, des graviers, de la terre ou des poussières. Quand la partie blessée s'y prête, lorsque, par exemple, la plaie siège au-dessous du genou ou du jarret, on l'immergera vingt minutes à une demi-heure dans une solution antiseptique chaude. Pour les traumatismes graves du tronc et des sections supérieures des membres, nous avons recours les premiers jours aux pulvérisations de sublimé et d'acide phénique, faites avec la marmite de Lucas-Championnière. La balnéation ou les pulvérisations sont continuées jusqu'à élimination des tissus sphacélés.

L'irrigation continue est encore généralement employée pour les plaies contuses des extrémités chez les grands animaux. Elle entraîne les sécrétions, calme la douleur et atténue l'intensité des accidents inflammatoires ; il importe que la température de l'eau ne soit pas trop basse : l'action du froid serait nuisible pour les tissus déjà ischémiés. On la supprime dès que la plaie est détergée, débarrassée des lambeaux mortifiés ; elle a l'inconvénient de retarder la cicatrisation en rendant les granulations molles ou atones (Trasbot). Les bains antiseptiques chauds, quotidiens ou répétés matin et soir, et les pansements ouatés constituent un traitement un peu plus compliqué que les irrigations froides, mais aussi plus sûr et plus rapide. Nous en obtenons journellement d'excellents résultats.

Il est exceptionnel que l'on entreprenne la cure des traumas avec fracture d'un rayon osseux des membres ou lésion pénétrante d'une jointure. Leur traitement est celui des fractures compliquées ou des plaies articulaires.

Les plaies contuses des membres déterminées par le fer se compliquent souvent de lymphangite, quelquefois d'inflammation d'une synoviale tendineuse ou articulaire. Pour elles surtout, il faut employer les bains antiseptiques et les pansements ouatés. Dans certains cas (blessures du couper), on doit prévenir les récidives par une ferrure appropriée et divers appareils protecteurs.

Nous avons dit que ces lésions exposaient particulièrement au tétanos et à la gangrène septique. Aussi, dans les localités où le tétanos est fréquent, est-il indiqué, surtout pendant les temps froids, d'employer préventivement le sérum antitétanique pour les chevaux atteints de graves plaies contuses. (V. *Tétanos.*)

IV. — PLAIES PAR ARMES A FEU

Observées particulièrement sur les chevaux de troupe et sur les chiens de chasse, ces plaies varient à l'infini avec les dimensions et la force de pénétration des agents qui les provoquent. Combien diffèrent, comme lésions et comme gravité, la contusion produite par une balle morte, la brûlure résultant de la déflagration de la poudre, les étroites perforations creusées par les grains de plomb ou les balles de revolver, et les énormes mutilations faites par les gros projectiles, et nombreux sont les degrés intermédiaires entre ces extrêmes. L'agent vulnérant peut être un projectile régulier ou un éclat d'obus, un corps métallique à arête tranchante ou un morceau de bois violemment détaché par le projectile. En pénétrant dans les tissus, celui-ci peut y entraîner des corps étrangers : des poils, un fragment de métal, un morceau de cuir, un lambeau d'étoffe.

La *poudre* produit des désordres différents suivant que le coup est tiré sur une surface exposée ou dans une cavité. A bout portant, sur une partie quelconque du corps, la peau est contusionnée, brûlée, et les grains qui ont échappé à la combustion s'y incrustent. Si l'arme est tirée dans une cavité naturelle, — dans la bouche, par exemple, — la pression considérable

due aux gaz instantanément développés peut faire éclater les parois de la
cavité, déchirer les joues, fracturer la voûte palatine.

Les *plombs* font balle quand le coup est tiré de très près : qu'il s'agisse de
« cendrée » ou de « plomb de loup », ils frappent au même foyer et déterminent une plaie contuse. Quelquefois la région est traversée ; il y a
une ouverture d'entrée et une ouverture de sortie, mais beaucoup de grains
restent dans les tissus. Si le coup est tiré à distance, les plombs pénètrent
isolément, provoquant des lésions de gravité variable suivant les parties
intéressées.

Tantôt les *balles* ne font qu'effleurer la peau, y produisant un simple
sillon, ou elles la traversent et creusent un trajet sous-cutané (plaie en séton).
Si elles frappent perpendiculairement une région, celle-ci peut n'être que
contusionnée (balle morte) ; plus souvent le projectile pénètre et reste dans
les tissus, ou il sort en un point opposé à l'ouverture d'entrée ; il peut
s'aplatir ou se diviser sur un os. Les balles sphériques ou cylindro-coniques
en plomb dévient parfois sur des plans résistants, sur les os notamment.
Lorsqu'elles portent sur le pariétal, le frontal, les sus-nasaux ou une côte,
elles peuvent contourner le crâne, la face ou le thorax, sans les pénétrer.

Presque tous les gros projectiles actuels sont creux, éclatent et blessent par
leurs fragments ou par les balles qu'ils contiennent. Souvent ils produisent
des désordres irréparables : leurs éclats broient une partie d'un membre ou
de la tête, traversent l'encolure, le tronc, ou y creusent de larges sillons.

En général, dans les plaies par armes à feu, la douleur est légère, l'hémorragie nulle ou faible ; mais quand des vaisseaux volumineux sont ouverts,
l'hémorragie est abondante ; elle est la cause de la mort dans près du cinquième des cas. — Ces plaies présentent ordinairement deux ouvertures,
une d'entrée et une de sortie ; les bords en sont contus ; en général la plaie
d'entrée est étroite, arrondie, à bords nets ; celle de sortie est irrégulière,
déchiquetée, beaucoup plus large que le diamètre du projectile et quelquefois
recouverte de poussière d'os. Les dimensions et les caractères des orifices
peuvent varier avec la forme de la balle, son angle de pénétration, ses déviations, les obstacles qu'elle rencontre et les corps étrangers qu'elle entraîne.
Le trajet est direct quand le projectile est animé d'une grande force vive ;
il est sinueux lorsque la balle, animée d'une vitesse moindre, a ricoché sur un
os ou un autre corps résistant ; il est borgne quand la balle est restée dans
les tissus.

Les différents tissus atteints par le projectile offrent des lésions variées :
le tissu conjonctif sous-cutané ne revient pas sur lui-même, et à son niveau
le trajet est rempli de sang ; les aponévroses sont simplement fissurées ;
tantôt les tendons dévient sous le choc, tantôt ils sont échancrés ou
nettement coupés. Les couches musculaires peuvent être traversées à des
hauteurs diverses. Les vaisseaux et les nerfs sont meurtris ou coupés. — Selon
leur configuration et la force de pénétration du projectile, les os sont
échancrés, creusés en gouttière, perforés comme à l'emporte-pièce, fracturés ou simplement pénétrés par la balle qui y demeure incrustée ; les fractures sont nettes, transversales, en bec de flûte ou comminutives. — Dans
les viscères, on constate de simples perforations, des déchirures ou un
véritable éclatement lorsque le projectile traverse un organe creux rempli
de liquide (estomac).

Les progrès réalisés dans l'art militaire et l'emploi des poudres organiques
ont conduit à l'adoption des balles de petit calibre pour les armées de la plupart des nations. Ces balles, de forme cylindro-conique, sont constituées par
un noyau de plomb et une enveloppe de maillechort, de cuivre, ou une
double lame d'acier et de maillechort. Leur diamètre varie de 6 millimètres

et demi à 8 millimètres ; leur longueur, de 20 à 32 millimètres ; leur poids, de 10 à 16 grammes. — La balle Lebel est composée d'un cylindre de plomb et d'une chemise de maillechort ; son diamètre est de 8 millimètres, sa longueur de 3 centimètres et son poids de 15 grammes. Sa vitesse initiale est de 800 mètres à la seconde. Outre sa force de propulsion, elle est animée d'un mouvement de rotation qui dépasse 2 500 tours à la seconde, qui s'atténue à peine avec la distance, et auquel revient une grande part des désordres produits. — D'après Kocher, l'action de ces balles se ferait sentir en deux sens : elles produiraient des effets de pénétration et des effets de latéralité. Plus la traversée des tissus est facile, en raison du peu de résistance rencontrée par le projectile ou de l'intensité de sa force de pénétration, moins sont accusés les effets de latéralité. — Les caractères des lésions osseuses dépendent en partie de la vitesse du projectile. Les fractures sont à la fois d'autant plus limitées et plus complètes que la vitesse de la balle est plus grande ; les faibles vitesses donnent les fracas les plus larges. (Delorme.)

Les effets des balles modernes ont été étudiés sur les animaux par Ellenberger et Baum, en Allemagne, et par Gabeau, en France. — Dans les expériences d'Ellenberger et Baum, faites avec la balle allemande de 8 millimètres, les projectiles étaient tirés à des distances de 250 à 600 mètres. L'orifice d'entrée était ordinairement plus petit que le diamètre de la balle ; l'orifice de sortie était large, déchiqueté, surtout quand un os avait été fracturé. Dans les muscles tendus, la plaie d'entrée offrait l'aspect d'une étroite fente ; dans les muscles épais, le diamètre de la plaie de sortie était environ deux fois celui de la balle. — Les aponévroses et les plans conjonctifs ne présentaient que des déchirures étroites, à peine visibles. — Les lésions des os étaient fort diversifiées : la partie atteinte des diaphyses était écrasée ou brisée en de nombreux fragments ; les épiphyses, perforées ou fissurées ; les os courts, brisés ; les os plats, troués nettement ou fêlés. Dans les cartilages, on ne remarquait que des perforations étroites ou de simples fissures. — La tête, le thorax, l'abdomen étaient traversés. — Dans les os de la tête, on trouvait des trajets réguliers contenant des esquilles, quelquefois des lésions d'écrasement. Dans le poumon, les trajets allaient en s'élargissant vers l'ouverture de sortie, et la plupart contenaient également des esquilles provenant de fractures costales. Dans le cœur, on constatait des plaies larges, des déchirures, plus rarement de petites perforations arrondies. Les plaies de l'intestin grêle étaient étroites, circulaires ; celles du gros intestin, plus larges et déchiquetées.

Gabeau a décrit les dégâts faits par la balle Lebel sur un cheval tué par section du bulbe et dont le cadavre était maintenu en station au moyen de cordes. Les balles furent tirées à des distances de 100 à 200 mètres. Toutes traversèrent le corps en faisant une plaie d'entrée circulaire, étroite, creusée comme à l'emporte-pièce, et une plaie de sortie allongée, ovalaire, relativement peu étendue quand elle occupait une région formée de tissus mous, mais large, déchiquetée, lorsque le projectile avait traversé un os en cette région. — Dans les aponévroses et les ligaments lamellaires, les balles n'avaient fait qu'une simple fissure par écartement de fibres. Les muscles et les tendons étaient creusés de trajets plus ou moins larges, et leurs éléments tordus dans le sens de rotation de la balle ; les artères et les veines atteintes étaient nettement coupées. — Les os plats étaient perforés ; les os longs, échancrés, fêlés, ou traversés et fracturés ; les os courts, brisés en de nombreux fragments. Dans les articulations, les épiphyses étaient « réduites en miettes » et les ligaments rompus ou arrachés. — Les balles avaient creusé dans les poumons des trajets cylindriques, la plupart très larges, et dans lesquels on trouvait des esquilles provenant de fractures costales. Les perforations de l'estomac en état de

réplétion et de l'intestin étaient circulaires, irrégulières sur la face interne
du premier. Le foie et la rate offraient les lésions les plus étendues ; les
balles y avaient creusé des trajets énormes, à la périphérie desquels une
couche de tissu hépatique ou splénique épaisse de 3 à 4 centimètres était
réduite en bouillie.

Ces nouveaux projectiles, que l'on avait qualifiés d'abord d' « humani-
taires », produisent en réalité des désordres incomparablement plus graves
que les anciens. Leur force de pénétration est considérable et les coups de
contour exceptionnels. Comme les balles sphériques, parfois ils se déforment
ou se brisent sur les os qu'ils fracturent ; il en résulte un large foyer d'attrition ou des dégâts en plusieurs directions.

Si le *diagnostic* des plaies par armes à feu est d'ordinaire facile par les
seuls caractères des ouvertures d'entrée et de sortie du projectile, il est parfois malaisé de décider si celui-ci est sorti ou resté dans les tissus. Si l'on
constate deux plaies en des points opposés d'une même région, très généralement c'est le même projectile qui les a produites : une à son entrée,
l'autre à sa sortie ; il est toutefois possible qu'elles aient été faites par deux
balles restées dans les tissus. Lorsqu'il y a trois plaies, elles peuvent résulter
de la pénétration de trois projectiles, ou de deux seulement, l'un ayant traversé la région, ou enfin d'un seul qui a rencontré un os, s'est divisé en deux
parties qui sont sorties en des points différents. Et quand deux plaies ont
été faites par une même balle, il se peut aussi qu'elle ne soit pas sortie tout
entière : un fragment a pu s'arrêter sur un os ou dans les parties molles.
— Pour reconnaître la présence des projectiles dans les tissus, on a longtemps
employé la simple sonde, puis les stylets terminés par un fragment de porcelaine dépolie et les sondes électriques. La radiographie a fait abandonner
ces moyens.

Les plaies par armes à feu se comportent comme les plaies contuses.
Celles déterminées par des projectiles de petit calibre qui n'ont lésé aucun
organe important ne sont pas inquiétantes. Si le projectile est sorti, la plaie
peut se cicatriser sans encombre : dans le cas contraire, l'enkystement
est la règle très générale. On observe parfois une hémorragie secondaire
abondante quand un vaisseau important a été contusionné. La suppuration,
le tétanos, la gangrène septique, l'infection purulente, sont des complications
possibles.

La thérapeutique de ces plaies a varié avec les époques. L'ancienne
chirurgie, qui les croyait « empoisonnées », recommandait de les
cautériser par le fer rouge ou l'huile bouillante. Plus tard, on a préconisé le débridement et l'extraction immédiate des projectiles. Aujour-
d'hui on les traite comme les plaies contuses, et quand l'agent vulnérant est resté profondément dans les tissus, le plus souvent on l'y
laisse.

Chez les animaux, le tégument, protégé par une couche abondante
de poils, est rarement atteint de brûlures faites par la *poudre* ; l'incrus-
tation dans le derme des grains qui ont échappé à la combustion est
sans importance. L'œil peut cependant être gravement affecté (Rey,
Kopp). Sur un cheval qui était resté quelque temps près de la bouche
d'une pièce d'artillerie en action, Kopp constata, le lendemain,
une vive inflammation de l'œil gauche ; toute la partie découverte du

globe oculaire était criblée de petites plaies qui paraissaient faites à l'emporte-pièce. — Les lésions sous-cutanées déterminées par les projectiles morts, qui refoulent la peau sans la traverser — lésions attribuées autrefois au « vent de la balle ou du boulet », — doivent être traitées comme les contusions. Si la membrane tégumentaire et les premières couches sous-cutanées se nécrosent, on favorisera l'élimination des tissus mortifiés. Dans un cas de contusion du sabot par une balle (Kopp), les couches profondes de la corne étaient infiltrées de sang, comme dans le cas de bleime, et sous la paroi existait un petit foyer hémorragique.

Avec les armes chargées *à plomb*, suivant que le coup est tiré de près ou de loin, il provoque une grave plaie contuse, ou les plombs pénètrent isolément dans les tissus, y creusent des trajets étroits, au fond desquels ils s'enkystent. On se borne à extraire ceux qui, superficiellement situés, causent de la gêne, et ceux qui s'arrêtent dans l'épaisseur d'organes délicats, tels que les paupières ou la cornée. (Peuch.)

Les plaies en gouttière, creusées dans la peau et les tissus sous-cutanés par une *balle* qui les atteint tangentiellement, se cicatrisent par bourgeonnement et sans inflammation réactionnelle vive. Il suffit d'y faire de simples lavages et de les recouvrir d'une préparation antiseptique.

Les plaies sous-cutanées tubulaires ou « en séton », produites par des balles de tout calibre qui traversent d'outre en outre une région, se ferment aussi d'ordinaire rapidement et sans suppuration, sauf au niveau des orifices. On ne doit les sonder et les débrider que si elles recèlent quelque corps étranger ; en général, elles sont aseptiques, comme le trajet fait par un trocart chauffé à blanc ; or, le sondage expose à l'infection, ou il détruit des adhérences déjà produites et retarde la cicatrisation. — Couper les poils autour des orifices, laver ceux-ci avec la solution forte d'acide phénique ou de sublimé, les recouvrir d'iodoforme ou de vaseline iodoformée et immobiliser la région, voilà les seules indications vraiment utiles. Si un point fluctuant apparaît sur le trajet du conduit, on ponctionne, on déterge la cavité, on la débarrasse du corps étranger qui peut y être renfermé et on la panse comme les orifices. Quand les plaies canaliculaires creusées dans la profondeur d'une région traversent une aponévrose, si les tissus situés sous celle-ci s'enflamment vivement et suppurent, il faut débrider et drainer. L'hémorragie qui se produit en quelques cas est encore une condition qui commande le débridement. — Mais la gravité de la plaie dépend avant tout de l'importance des organes blessés. Les balles qui pénètrent profondément en certaines régions ou qui les traversent déterminent ordinairement des accidents mortels (blessure de l'intestin, du cœur, du cerveau).

Le projectile a pénétré dans les tissus en y creusant un trajet borgne; il est resté dans la région : quelle conduite tenir? — Jadis on recommandait l'extraction toutes les fois qu'elle était possible; mais une foule de faits ont appris que les balles, presque toujours aseptiques, sont tolérées dans la grande majorité des cas. Aussi l'abstention systématique est-elle la règle de conduite généralement adoptée. On inspecte la blessure et ses environs; parfois la palpation révèle un point dur, une légère saillie formée par la balle. On sort d'un coup de bistouri les balles ainsi arrêtées à fleur de peau ; on abandonne à elles-mêmes celles qui sont perdues dans la profondeur des régions ou qui ont pénétré dans les viscères. — Les blessures du poumon sont relativement peu graves, comparées à celles de l'encéphale, de la moelle, du cœur, à peu près toujours mortelles. La pénétration d'une balle dans les cavités abdominale ou thoracique n'est pas fatalement suivie de complications, et la règle est de n'en pas tenter l'extraction. La question a été longtemps pendante, en chirurgie humaine, pour les plaies abdominales. Reclus admettait l'intervention « non pour l'extraction du projectile, mais seulement pour la réparation d'un dommage causé par son passage : ouverture d'une artère ou d'une grosse veine, section d'un nerf ou d'un tendon, déchirure d'un viscère, estomac, intestin ou vessie ». En pareille occurrence, nous n'intervenons pas chez les sujets des grandes espèces domestiques. Pour les autres, il n'y a qu'à s'inspirer des règles établies par les chirurgiens de l'homme. Nous reviendrons sur ce point au chapitre des lésions traumatiques de l'intestin.

Lorsque le projectile est arrêté dans une région musculo-aponévrotique et qu'il y détermine des phénomènes inflammatoires violents, il faut aller à sa recherche en explorant le trajet. Parfois les dimensions de celui-ci permettent l'introduction de l'index ; le plus souvent un débridement est nécessaire : on engage avec précaution dans la plaie une sonde cannelée aseptique, on glisse sur celle-ci un bistouri droit et l'on incise les tissus en retirant l'instrument. Le projectile découvert, on le détache avec l'extrémité de la sonde et on l'extrait avec de longues pinces à mors dentelés. On se gardera des manœuvres violentes qui pourraient blesser les tissus et pousser plus loin la balle que l'on veut saisir ; cette recommandation est surtout importante pour des projectiles arrêtés au voisinage des séreuses. — Les lésions osseuses constituent toujours une complication sérieuse, des plus variables cependant dans sa gravité. Ordinairement on laisse dans les os les balles qui y sont incrustées. Si on les extrait, elles doivent être mobilisées par des manœuvres effectuées avec une sonde ou une tige métallique plus forte; parfois l'opération est assez laborieuse; elle peut nécessiter l'usage du trépan, de la gouge et du maillet. — Les instruments spéciaux imaginés autrefois pour extraire les projectiles (tire-balle, tire-fond, curette, tribulcon de Percy) sont inusités.

Les fractures peu étendues des os de la face, celles des apophyses épineuses du garrot, de l'angle de la hanche, de la pointe de la fesse sont les moins dangereuses. Celles des rayons osseux des membres, souvent comminutives, ainsi que les lésions articulaires, sont d'une extrême gravité, incurables économiquement. — Les blessures des artères et des grosses veines donnent lieu à une hémorragie immédiate abondante, fréquemment mortelle quand on ne procède pas à la ligature du vaisseau blessé.

Si, en général, les balles sont tolérées par les tissus, il n'en est pas de même des corps étrangers qu'elles ont pu entraîner dans la plaie. Pour ceux-ci, l'extraction est presque toujours nécessaire ; c'est encore avec des pinces que l'on y procède.

Quant aux lésions produites par les *projectiles de gros calibre*, elles sont le plus souvent mortelles et nécessitent le sacrifice des blessés. Même lorsque les parois thoraciques ou abdominales paraissent peu endommagées, généralement les viscères — poumon, cœur, foie, intestin — sont contus ou déchirés. Certaines régions peuvent cependant être prises de côté et labourées assez profondément, sans qu'il y ait ni fracture, ni atteinte de gros vaisseaux ou de nerfs importants, ni ouverture d'une cavité naturelle. Ces traumas offrent tous les caractères des graves plaies contuses et doivent être traités comme ces dernières.

Bien que les blessures par armes à feu soient habituellement exemptes d'infection, nous avons dit qu'elles peuvent se compliquer de phlegmon diffus, de gangrène, de pyémie, de gangrène septique, de tétanos. Ces deux dernières infections sont le résultat d'une inoculation de la plaie, produite après coup par de la terre, des poussières ou d'autres matières renfermant les germes septiques ou tétaniques.

Dans les cas où le traitement est institué, on ne négligera pas les soins hygiéniques. Si le blessé est en état de choc, affaibli ou déprimé, on donnera des excitants et des toniques.

Les projectiles abandonnés dans les organes se comportent de diverses façons. Il en est qui, parvenus dans les cavités muqueuses (fosses nasales, bouche, pharynx, estomac, intestin), sont éliminés par les voies naturelles ; c'est ainsi que les balles qui ont pénétré dans l'intestin peuvent être rejetées par l'anus. — Dans certaines cavités où ils séjournent, ils peuvent déterminer une inflammation suppurative. Le biscaïen que Rigot trouva dans la poche gutturale d'un cheval de dissection y avait provoqué une collection purulente. — Beaucoup se fixent, s'enkystent, et une fois cicatrisée la plaie qu'ils ont faite, aucun phénomène ne doit plus trahir leur présence. A l'autopsie de vieux chevaux qui avaient *fait campagne*, on a rencontré en diverses régions, même dans les viscères, de ces balles comme ensevelies dans une coque cellulo-fibreuse. Chez l'homme, on en a trouvé jusque dans l'encéphale. — Mais il est des projectiles qui, tout en restant silencieux pendant des années, cheminent le long des plans conjonctifs, obéissant à la pesanteur ou à la contraction musculaire. En général, ils se déplacent lentement et laissent à l'enkystement le temps de se produire; puis, sous la pression continue qu'ils exercent sur la partie déclive de la néo-membrane, celle-ci cède, le corps progresse lentement dans les tissus, les parois du kyste se rapprochent, se soudent, forment un cordon fibreux dont on retrouve la trace (Terrier). — Sur un cheval atteint d'une balle qui pénétra dans la région lombaire et ne put être extraite, Möller trouva, dix ans plus tard, le projectile au voisinage de l'ombilic; il n'avait provoqué aucun trouble durant cette longue période. — Toutefois, en se déplaçant ainsi, ou même en restant à demeure, les projectiles peuvent, après un long silence, déterminer des accidents divers — abcès, névrites, arthrites, inflammation des grandes séreuses. Le cheval dont Carnet a relaté l'observation conserva pendant quatre mois, dans la région lombaire, une balle qui, un jour, à la suite d'une longue course, détermina une phlegmasie aiguë diffuse, une suppuration abondante et la mort au bout d'une semaine.

V. — PLAIES PAR ARRACHEMENT

Des plaies de cette nature s'observent dans toutes les espèces domestiques, mais, en dehors de l'*arrachement du sabot*, la plupart de celles que l'on y rencontre, en général peu graves, n'ont rien de comparable aux grands traumatismes devenus si fréquents chez l'homme depuis l'extension qu'a prise l'usage des machines dans l'industrie moderne. — Sur les animaux qui travaillent dans les gares de chemins de fer, dans les mines, dans les forges, on peut cependant observer des lésions étendues et profondes, des plaies avec déchirure de muscles, de tendons, et avec fracture d'un ou de plusieurs rayons osseux. Rey a relaté le cas d'un cheval qui, en remorquant des wagons, fut précipité sur les rails, traîné sur un parcours de 30 mètres, relevé couvert de blessures, la mâchoire inférieure cassée au niveau du col : accroché à une aiguille, cet os s'était fracturé, son extrémité inférieure ne tenait plus que par une mince bande de tissus. — Les contusions violentes qui s'exercent obliquement et les morsures entraînent parfois des lésions qui offrent tous les caractères des plaies par arrachement. Chez le cheval, l'une des oreilles peut être emportée par une morsure ou par un coup de pied.

Ordinairement produites par des clous ou des crochets, les plaies par arrachement que nous avons à traiter chez les animaux se rapprochent beaucoup des plaies contuses à mince zone ischémiée. Assez fréquemment leurs lèvres sont presque aussi régulières que celles des plaies par instruments tranchants, et lorsqu'elles sont récentes, si l'on en affronte les bords après les avoir soigneusement débarrassés des souillures déposées à leur surface, elles peuvent se réunir par première intention. Ce résultat est souvent obtenu pour les plaies des lèvres, des narines, des paupières, et pour celles qui, en toutes les régions, intéressent seulement la peau et les couches sous-cutanées superficielles.

Les larges arrachements, lorsqu'ils sont curables, doivent être traités comme les plaies contuses. On les désinfectera par des lavages ou des bains antiseptiques chauds, on en rapprochera les bords par des sutures, et on les recouvrira d'un pansement iodoformé. Une thérapeutique plus simple, mais moins sûre, consiste à les déterger matin et soir et à y projeter des poudres absorbantes ou antiseptiques.

Lorsque ces traumatismes siègent aux membres, on emploie habituellement l'irrigation continue. (V. *Arrachement du sabot.*)

VI. — PLAIES PAR MORSURES

Selon l'espèce à laquelle appartient l'animal qui les a faites, ces plaies peuvent offrir l'aspect des coupures, des piqûres, des contusions ou des plaies contuses, des plaies par torsion ou par arrachement. — Celles du cheval sont surtout des contusions ou des plaies contuses ; les tissus y sont meurtris, écrasés ; les incisives impriment parfois sur la peau deux lignes courbes séparées par une zone ovalaire tuméfiée ; lorsque celle-ci est arrachée, la plaie est ordinairement irrégulière et mâchée, quelquefois ses lèvres sont nettes. — Celles des grands ruminants, rares et peu graves, se rapprochent également des contusions et des plaies contuses. — Dans les morsures du chien, les arcades vulnérantes produisent des piqûres multiples, avec écrasement, coupure ou déchirure des tissus. A celles faites par le chat, on remarque une ou plusieurs perforations, d'ordinaire assez profondes, creusées par les canines. Les morsures des grands carnassiers sont terribles ; il y a lacération des tissus et souvent des désordres mortels. — Certains oiseaux à bec droit ou crochu peuvent faire des morsures par piqûre et par arrachement.

Les larges morsures faites par le cheval sont assez souvent compliquées d'écrasements osseux ; la force musculaire qui rapproche les deux mâchoires est considérable ; parfois le maxillaire inférieur se rompt sous l'effort (V. *Fractures*). De même dans les morsures que se font les chiens en se battant, il y a quelquefois fracture de l'os qui forme la base de la région blessée (face, membres). Nous avons traité un chien d'arrêt qui, mordu à l'épaule pendant une courte lutte avec un dogue, avait eu le col du scapulum fracturé d'un coup de dent.

Au point de vue des indications thérapeutiques qu'elles comportent, ces lésions peuvent être rangées en deux groupes : 1° celles où il y a *contusion* plus ou moins forte ; 2° celles dans lesquelles le *tégument est perforé* ou *déchiré*.

Les morsures de la première variété guérissent habituellement sans complications. Pour calmer la douleur, souvent vive, il convient de recourir aux affusions ou aux bains tièdes, aux émollients ou aux narcotiques. Si les tissus meurtris se mortifient, on en favorisera l'élimination ; on instituera ensuite le traitement des plaies contuses ordinaires.

Les morsures de la deuxième variété — les morsures exposées ou avec plaies — doivent être désinfectées par une irrigation antiseptique ou par l'immersion de la partie blessée dans un bain tiède. Les désordres quelquefois profonds causés par l'action des dents ne représentent pas toute la gravité de la lésion ; il y a aussi l'infection possible par la salive et par les matières nocives que les dents peuvent déposer dans la plaie. Non seulement la salive renferme des leucomaïnes toxiques ; elle contient encore de nombreuses espèces microbiennes capables de provoquer une phlegmasie intense, la suppuration et des phlegmons dans la région vulnérée. La septicémie, la pyémie, le tétanos, sont des complications à redouter aux morsures graves. La désinfection minutieuse de la plaie et les pansements antiseptiques constituent le meilleur traitement préventif de ces accidents. Dans certains cas, on emploiera l'irrigation continue. Comme aux plaies contuses, on peut avoir à pratiquer des excisions partielles, des débridements ou des contre-ouvertures.

Généralement les plaies par morsures saignent peu. Il arrive pourtant qu'elles s'accompagnent d'hémorragie veineuse ou artérielle abondante, nécessitant le débridement et l'application de ligatures. Latulle a traité un cheval qui, mordu à l'encolure, présentait au niveau de la gouttière jugulaire droite une plaie à bords déchiquetés, d'où s'échappait un jet de sang rouge. La jugulaire et la carotide avaient été ouvertes ; ces vaisseaux durent être ligaturés.

VII. — PLAIES EMPOISONNÉES. — PLAIES VIRULENTES

Quels qu'en soient les causes et le mode de production, qu'elles résultent de l'action d'un corps vulnérant ou d'une morsure, ces plaies sont essentiellement caractérisées par le dépôt, dans les tissus blessés, d'une substance délétère — poison, venin ou virus. Ce qui en fait toute la gravité, c'est l'introduction de cette substance nocive dans le foyer traumatique. Si l'étendue et la profondeur des lésions influent parfois sur les accidents qui vont survenir, en ouvrant une plus ou moins large voie à l'absorption, elles n'ont qu'une importance secondaire.

Longtemps on a cru à l'absorption rapide et totale des poisons solubles, des venins et des virus, mais des expériences ont montré que, si la plupart de ces agents diffusent facilement, leur absorption est influencée par des facteurs multiples, et que, pendant un certain temps, il en reste une partie dans la plaie et dans les couches superficielles des tissus vulnérés. Parmi ces agents, il en est qui se répandent silencieusement dans les tissus et sont absorbés sans provoquer aucune réaction locale; d'autres, doués de propriétés phlogogènes très actives, déterminent vite autour du trauma des phénomènes inflammatoires intenses; d'autres encore, qui ont une action caustique, produisent l'escarrification d'une zone péritraumatique plus ou moins étendue.

Les *plaies empoisonnées proprement dites* — et sous ce titre nous comprenons celles dans lesquelles sont déposés des poisons végétaux (alcaloïdes), minéraux (mercuriaux, arsenicaux, acide phénique, iodoforme) ou putrides (ptomaïnes) — comportent une première indication capitale : faire immédiatement une large irrigation de la blessure, la débarrasser ainsi de la matière toxique qui n'a pas encore pénétré dans les milieux ambiants ; ensuite, selon les cas et la nature de la substance délétère, détruire soit par l'ablation, soit par la cautérisation, la couche superficielle du trauma, ou tenir immergée dans un bain antiseptique tiède la partie qui en est le siège ; enfin, prescrire à l'intérieur, tantôt un vomitif, tantôt des excitants et des toniques, tantôt des agents jouissant de propriétés thérapeutiques spéciales (antidotes).

Les *plaies envenimées* que le vétérinaire peut avoir à traiter en France sont faites par la *vipère aspic* et la *vipère péliade*. La première est la plus dangereuse ; son venin provoque des accidents graves, assez souvent mortels pour les petits animaux (chien, mouton, chèvre) ; elle peut même entraîner la mort des sujets de nos grandes espèces, ainsi qu'en témoignent nombre de faits. Bien que la vipère péliade fasse des morsures moins profondes et moins redoutables, elle tue encore assez fréquemment les petits animaux, quand ceux-ci ne sont pas soumis à un traitement convenable. — Dans un troupeau, sur soixante brebis mordues par des vipères, quatorze succombèrent (Roche). Chanel a vu périr une jument poulinière mordue à la mamelle par une vipère cinq jours auparavant.

La thérapeutique consiste : 1° à suspendre la circulation dans les parties blessées pour empêcher ou arrêter la pénétration du venin dans l'économie ; 2° à enlever celui qui est encore dans la plaie ou dans les tissus blessés ; 3° à combattre les accidents locaux et généraux.

On doit tout d'abord, si la région s'y prête, appliquer au-dessus de la plaie une ligature assez fortement serrée pour interrompre le cours du sang. Le lien de caoutchouc est préférable à tous les autres, mais le plus souvent on n'en a pas sous la main. Il faut alors improviser un garrot avec un bout de corde ou un mouchoir tordu disposés en anse, et un bâtonnet, un couteau de poche ou une clef faisant l'office de tourniquet. Cette ligature placée et serrée au degré convenable, on s'occupe de la plaie. On la nettoie par un lavage à l'eau froide ; au besoin on la débride ; on en comprime les bords pour expulser le venin infiltré dans les tissus, et l'on enlève celui-ci par un nouveau lavage ; si le crochet venimeux est resté dans la plaie, on l'extrait en s'aidant d'une épingle ou de la pointe d'un couteau. L'hémorragie ne peut être que salutaire : le sang lave la blessure et entraîne encore une certaine quantité de venin. La succion de la plaie pourrait être faite sans aucun inconvénient, le venin n'étant pas absorbé par les muqueuses intactes. On complète le traitement local par la cautérisation avec un caustique énergique (acide chromique, acide sulfurique, acide azotique, chlorure de zinc) ou le fer rouge. Les caustiques légers (ammoniaque, nitrate d'argent) sont insuffisants. Si déjà les bords de la plaie sont enflammés, les mêmes moyens sont encore applicables. Il convient, en outre, de faire des mouchetures dans la zone tuméfiée et d'y introduire des substances antiseptiques. Les injections d'eau phéniquée à 3-5 p. 100 (Waad, Billroth), d'une solution à 1 p. 100 de permanganate de potasse (Laerder) ou d'acide chromique (Kaufmann) peuvent conjurer ou enrayer les accidents locaux. Mais les irrigations de la blessure avec des solutions récentes de chlorure de chaux à 1 p. 60 ou de chlorure d'or à 1 p. 100 méritent la préférence; ces deux substances détruisent le venin qui reste dans la plaie. On recouvre ensuite celle-ci d'un pansement antiseptique. — Comme traitement général, on emploiera les excitants diffusibles (vin, alcool, éther, acétate d'ammoniaque). Dans l'Amérique du Sud, l'absorption d'alcool jusqu'à ivresse a été longtemps considérée comme un excellent moyen de conjurer la mort. Les injections hypodermiques de strychnine (Müller) auraient aussi donné des résultats favorables. — Afin d'éviter les accidents gangreneux, la ligature ne sera pas laissée en place plus de six à huit heures.

Les plaies faites par certains arachnides (scorpion, tarentule) doivent être traitées de la même manière.

Pour les morsures de vipères ou de serpents, comme pour les infections, on a étudié la prophylaxie. On a constaté d'abord que l'organisme s'accoutume à l'action du toxique : les injections répétées de petites doses lui permettent de mieux résister aux doses massives; néanmoins celles-ci possèdent encore assez de puissance pour entraîner la mort (Kaufmann). Puis l'on est parvenu à conférer aux animaux l'immunité contre le venin des serpents (Phisalix et Bertrand, Calmette). Le sérum des animaux immunisés est antitoxique.

L'institut Pasteur délivre un sérum très actif, que l'on injecte aseptiquement sous la peau ou dans une veine, à la dose de 10 à 50 grammes suivant la taille des sujets. Même dans les cas les plus graves, on peut empêcher la mort et arrêter l'envenimation si l'on injecte le sérum dans un délai de quatre heures après la morsure. Il n'y a aucun danger à l'employer en grande quantité; il ne cause jamais d'accidents. Il conserve indéfiniment ses propriétés si l'on prend soin de le tenir à l'abri de l'air. Il n'est altéré par la chaleur qu'au-dessus de 60°.

Les piqûres faites par les *abeilles*, les *guêpes*, les *frelons*, s'accompagnent de vives douleurs et d'un fort gonflement diffus, parfois assez étendu : mais généralement ces phénomènes sont de courte durée et ne se compliquent d'accidents graves que chez les petits animaux, où les cas de mort sont fréquents. On a vu maintes fois des gallinacés périr en quelques minutes. Lange rapporte que sur sept oies attaquées par un essaim, six moururent en moins de dix minutes; la septième resta aveugle. D'Arboval a traité sans succès deux chiens piqués par des abeilles. Crépin et plusieurs autres praticiens ont relaté des faits semblables. Sanitas parle d'un cheval qui, à la suite de nombreuses piqûres de frelons, fut pris de vives douleurs abdominales et d'épistaxis. Le cheval dont Saint-Cyr a publié l'observation avait été piqué par un grand nombre d'abeilles; toute la partie inférieure de la face devint le siège d'une tuméfaction considérable, chaude et très douloureuse. La difficulté de la respiration due à la tuméfaction des naseaux nécessita la trachéotomie.

Quand les piqûres sont très nombreuses, les grands animaux eux-mêmes peuvent succomber rapidement. Guérin de Champneuf rapporte qu'une jument et son poulain, surpris au milieu des champs par un essaim de guêpes, périrent en proie à d'horribles souffrances. Hénon a traité un âne qui mourut dans les mêmes circonstances. On a vu des chevaux succomber en dix heures (Albrecht, Funfstück), en six heures (Funfstück), en cinq heures (Clichy, Albrecht), en deux heures (Clichy), en une heure (Guilleville). — Dans le *Recueil* de 1853, Clichy a relaté l'histoire de cinq chevaux qui, attachés à un mur, furent assaillis par un nombre considérable d'abeilles et succombèrent, deux au bout de deux heures, les trois autres de la quatrième à la cinquième heure, après avoir tous présenté des symptômes dénonçant de vives douleurs et une grande surexcitation. Les cinq chevaux dont parle Guilleville étaient dans un wagon découvert quand les abeilles s'abattirent sur eux ; tous succombèrent en moins d'une heure.

Dans les cas graves, la substance venimeuse provoque une vive inflammation de la peau et de la plupart des muqueuses, des plaques de gangrène cutanée, de l'hyperémie, des hémorragies, de l'œdème des viscères, notamment du poumon, de l'encéphale et des méninges.

Si l'on était appelé à intervenir et que des abeilles ou des frelons fussent encore fixés en plus ou moins grand nombre sur les animaux, il faudrait commencer par les en débarrasser, en se protégeant à l'aide d'un masque ou d'un capuchon et de gants. Ces insectes craignent l'eau, et le plus simple moyen de les obliger à s'éloigner est d'en projeter sur leurs victimes. On prescrira ensuite soit de simples affusions froides, soit des lotions avec des solutions alcalines, ammoniacales, narcotiques ou l'huile de pétrole. Lang recommande la préparation suivante : ammoniaque liquide, 15 grammes; collodion, 5 grammes; acide salicylique, 1 gramme.

Nous ne conseillerons pas les frictions faites en vue d'arracher les dards fixés dans la peau (Clichy); elles sont douloureuses, et les aiguillons, protégés par les poils, ne se détachent pas. Aux surfaces où l'on peut les apercevoir, on les arrachera avec des pinces. A leur niveau, souvent il se produit de petits abcès. Si la tuméfaction des naseaux, de la pituitaire, de la muqueuse laryngienne, rendait la respiration difficile, l'asphyxie imminente, on pratiquerait la trachéotomie. — Lors de piqûres multiples, d'inflammation étendue et d'accidents généraux, les excitants (alcool, éther, camphre, café fort) sont les agents les plus efficaces.

Pour protéger les animaux contre certains insectes ailés (taons, simulies), qui, pendant les temps chauds, causent par leurs piqûres des lésions douloureuses du tégument, on peut faire usage d'oreillères, de couvertures de toile, de filets à manches. On se borne d'ordinaire à de simples lavages de la peau avec des liquides dont l'odeur éloigne les insectes (eau de tabac, décoction de feuilles de noyer dans du vinaigre, crésyl ou acide phénique en solution à 2-3 p. 100, goudron, asa fœtida). Les accidents inflammatoires provoqués par les piqûres sont combattus par les douches en pluie et par des lavages avec des solutions alcalines. Contre ceux, parfois très graves, déterminés par les simulies, on a recours aux lotions d'eau froide sur la peau et aux scarifications pratiquées aux régions accessibles des muqueuses enflammées.

Produites par l'introduction dans les tissus blessés d'un ferment qui végète et se renouvelle indéfiniment, les *plaies virulentes* offrent une gravité en rapport avec la malignité de ce ferment. Phénomènes locaux et accidents généraux dépendent exclusivement des propriétés de celui-ci; la quantité importe peu, car, en raison de la faculté de pullulation du virus, les doses les plus faibles suffisent généralement pour réaliser l'infection. Les recherches bactériologiques de ces quinze dernières années ont étendu le domaine des plaies virulentes : à la morve, à la rage, au charbon, elles ont ajouté la tuberculose, le tétanos, les septicémies, pour ne parler que des principales. — Toutes ces infections ont une période d'incubation dont la durée est très variable. Tantôt les lèvres de la plaie sont vite le siège d'une phlegmasie intense produite par l'action locale du virus (charbon, septicémie), tantôt cette phlegmasie n'apparaît qu'au bout de quelques jours (morve), tantôt enfin la blessure évolue comme une plaie simple, granule, se cicatrise, et des semaines, des mois peuvent se passer avant qu'éclatent les premiers troubles provoqués par l'infection (rage).

L'expérimentation a démontré la rapidité de l'absorption de la plupart des virus. Diverses conditions locales peuvent la retarder, mais le plus souvent, en quelques minutes, le sang qui traverse la région blessée a retenu et emporté dans le torrent circulatoire une quantité suffisante d'éléments spécifiques pour réaliser l'infection (Renault, Davaine, Rodet). Aussi, une intervention prompte et énergique est-elle indispensable si l'on veut conjurer les redoutables conséquences des inoculations virulentes.

Comme pour les plaies envenimées, il faut, quand cela est possible, arrêter la circulation par une ligature placée au-dessus de la plaie et serrée au degré convenable. On doit toujours laver la blessure à grande eau, en comprimer les bords, expulser des tissus le sang extravasé et la matière virulente. L'hémorragie ainsi provoquée sous l'eau est avantageuse : le sang suinte, nettoie la plaie, se charge d'éléments nocifs avant d'être entraîné par l'irrigation. Il est clair que les chances de succès dépendent beaucoup du temps écoulé depuis l'insertion du virus. Quand celui-ci a eu le temps de diffuser dans les tissus, le lavage, les pressions, l'hémorragie, ne sont plus des moyens sûrs. Le seul recommandable — et il est suffisant si les éléments infectieux sont encore cantonnés aux environs de la lésion, si le sang circulant ne les a déjà dispersés dans l'organisme ou si la lymphe ne les a entraînés au loin, — c'est la destruction large de la zone péritraumatique par les caustiques ou le fer rouge. Peu importe l'agent employé, à la condition qu'il soit énergique et qu'on intervienne hardiment. Le cautère chauffé à blanc « rôtit » la plaie, pénètre dans ses lèvres, en fouille les anfractuosités et la purifie à fond. Les caustiques liquides — les acides azotique, chlorhydrique ou sulfurique, les chlorures de zinc ou d'antimoine — détruisent de même toute la couche infectée et la zone suspecte. Il est parfois nécessaire de faire des escarres multiples et profondes ; on n'hésitera pas : le succès est à ce prix.

Ajoutons qu'une intervention énergique *tardive* n'est pas toujours stérile. Maintes fois le fer rouge appliqué plusieurs heures après le dépôt virulent aurait conjuré l'infection charbonneuse (Davaine, Rodet). De même la cautérisation de la plaie rabique une heure après la morsure pourrait être efficace dans quelques rares cas. — L'ammoniaque, le nitrate d'argent et divers autres caustiques légers, vantés autrefois, sont insuffisants.

On délaissera les antidotes réputés spécifiques ainsi que tous les remèdes secrets. Quant aux invocations et autres pratiques mystiques, elles méritent l'oubli.

On a refusé jusqu'à présent d'étendre aux animaux les bénéfices de la vaccination antirabique.

VIII. — PLAIES GRANULEUSES

Les *plaies granuleuses*, encore désignées sous le nom de *dermite granuleuse*, de *plaies d'été*, sont fréquentes dans les pays chauds, assez communes dans les contrées méridionales de l'Europe et dans le midi de la France, mais rares sous notre latitude, et tout à fait exceptionnelles dans les régions du Nord. Tantôt elles apparaissent d'emblée ; tantôt elles constituent une affection secondaire compliquant les lésions traumatiques exposées (plaies, collections séro-sanguines, kystes, abcès ouverts). La plupart sont déterminées par des parasites, par des *nématodes*, qui arriveraient dans le derme cutané on ne sait encore par quelle voie, s'y cantonneraient, et, par leur action irritante, provoqueraient une dermatite végétante spéciale (Rivolta). Il en est qui sont de nature mycotique, produites par des champignons de diverses espèces encore incomplètement étudiés. (Drouin et Rénon.)

Qu'elles soient uniques ou multiples, toutes ont pour principaux attributs un bourgeonnement exubérant étendu à toute la surface malade, la présence dans les végétations de *granulations* caséeuses ou crétacées, jaune grisâtre, arrondies, anguleuses ou irrégulières, et un vif prurit qui provoque des frottements, des grattages incessants.

Ce sont des plaies très tenaces, généralement rebelles aux nombreux topiques dont on a conseillé l'usage : émollients, narcotiques, astringents, vésicants, caustiques légers, affusions froides ou irrigation continue. Pour en obtenir sûrement la guérison, il faut soit exciser les granulations et les fongosités avec le bistouri ou la curette, soit les détruire par les caustiques énergiques ou le fer rouge.

Si la plaie est superficielle, étalée, on excisera la couche bourgeonneuse et les concrétions qu'elle renferme ; mais parfois celles-ci sont profondes, et, pour les enlever en totalité, l'action du bistouri doit être complétée par celle de la curette. Avec cette dernière, il est facile de décaper les parois des plaies cavitaires, où la couche granuleuse a quelquefois une épaisseur considérable. On recouvre ensuite la plaie d'un pansement, ou l'on y fait des applications de vaseline antiseptique.

Quand on emploie le feu, toute la couche contenant des concrétions doit être détruite avec des cautères en pointe chauffés au rouge clair. Si les perforations creusées au cautère sont très rapprochées, le tissu morbide est transformé en escarre que la suppuration élimine bientôt. Après la cautérisation, on peut utiliser avantageusement l'irrigation continue.

Il est des plaies granuleuses qui, pendant la saison chaude, résistent à l'abrasion de la couche bourgeonneuse et à la cautérisation. Elles persistent jusqu'à la fin de l'automne ou même jusqu'à une période avancée de l'hiver.

Dans les pays méridionaux, on rencontre de ces plaies qui s'étendent graduellement en surface et en profondeur, sans aucune rétrocession du processus durant la saison froide. Quand elles ont résisté à plusieurs opérations successives et qu'elles s'opposent à l'utilisation du malade, si celui-ci est de peu de valeur, l'abatage est souvent préférable à la continuation du traitement.

Quant aux plaies granuleuses de nature mycotique, elles guérissent par l'ablation des végétations et des concrétions.

IX. — PLAIES SOUS-CUTANÉES

Qu'elles soient accidentelles ou opératoires, les plaies sous-cutanées offrent, à égalité d'étendue, beaucoup moins de gravité que les plaies exposées. Le foyer traumatique est en communication temporaire avec l'extérieur par une étroite solution de continuité qui ne tarde pas à se fermer : les tissus sont désormais défendus contre les agents infectieux, et si le corps vulnérant ne les a pas souillés, la cicatrisation s'effectue rapidement, comme au sein de toutes les lésions abritées. Les phénomènes inflammatoires sont légers, s'atténuent au bout de peu de jours et disparaissent vite.

Frappé de la bénignité des plaies sous-cutanées accidentelles et de la rapidité de leur cicatrisation, J. Guérin imagina, vers 1840, la méthode dite *sous-cutanée*, dont l'importance a été singulièrement amoindrie par l'antisepsie. Nous l'utilisons encore avantageusement dans quelques opérations, notamment pour les desmotomies cervicale, rotulienne et pour la ténotomie plantaire.

Exemptes d'infection, les plaies sous-cutanées tendent naturellement vers la guérison. Leur traitement est des plus simples : il consiste à faire la toilette de la région et à occlure la solution de continuité de la peau par un enduit collodionné. Une douce compression obtenue par un pansement antiseptique est parfois utile. La région blessée sera immobilisée dans la mesure du possible, afin d'éviter le déplacement des surfaces qui doivent se réunir, le décollement de l'exsudat collecté entre elles ou l'irritation du tissu néoformé. Toujours faites en tissus sains, les plaies opératoires sous-cutanées sont aseptiques et se cicatrisent par réunion adhésive quand le chirurgien a pris de suffisantes précautions. Les plaies sous-cutanées accidentelles ne se comportent pas toujours d'une façon aussi simple; elles peuvent suppurer et se compliquer de divers autres accidents consécutifs; elles rentrent alors dans la catégorie des plaies exposées.

X. — CONTUSIONS

Contrairement à l'usage, nous avons séparé les *contusions* des *plaies contuses*. Si les unes et les autres sont produites par un mécanisme analogue, par l'action, sur les tissus, de corps mousses qui les meurtrissent ou les écrasent, et si, depuis l'avènement de l'antisepsie, le principal caractère clinique qui les distingue — absence ou existence d'une solution de continuité de la peau — est moins important que jadis, elles diffèrent cependant beaucoup, considérées dans leur gravité, leur marche, leur mode de réparation, leurs complications possibles et quant à la thérapeutique qu'elles comportent.

Essentiellement constituées par une lésion traumatique — dilacération, meurtrissure ou écrasement des tissus sous-cutanés — sans solution de continuité des téguments, les contusions sont de forme et de gravité très diverses.

Envisagées au point de vue de l'intensité des lésions, on en reconnaît trois variétés : *contusions du premier degré*, avec rupture des capillaires de la peau ou du tissu conjonctif sous-cutané et ecchymoses; — *contusions du deuxième degré*, avec rupture de vaisseaux plus volumineux et formation d'une bosse sanguine; — *contusions du troisième degré*, avec destruction des tissus et mortification plus ou moins étendue. — Les *épanchements primitifs de sang ou de sérosité* et les *épanchements d'huile* ou *de matières grasses liquides* seront étudiés au chapitre suivant.

Les *contusions du premier degré* ont pour siège le derme cutané ou muqueux et le tissu conjonctif sous-jacent. Une infiltration sanguine, ou séro-sanguine sépare les éléments anatomiques; souvent de petits îlots de ceux-ci sont détruits. Le foyer est peu douloureux; sur toute sa surface, la peau, de teinte noire ou violacée, est épaissie, infiltrée, parfois œdémateuse. Les jours suivants, l'ecchymose s'élargit, puis devient brune, jaunâtre et s'efface graduellement. Ces colorations successives, dues aux modifications que subit l'hématine, ne sont observées qu'aux régions où la peau est dépigmentée. Rarement le foyer s'abcède; plus rarement encore le tégument se mortifie. Sur les muqueuses, les teintes successives de l'ecchymose sont moins accusées et les lésions disparaissent plus vite qu'à la peau.

Dans les *contusions du deuxième degré*, le tégument est le siège de ruptures vasculaires plus nombreuses et d'une infiltration plus accusée. Dans les tissus sous-cutanés, meurtris, une lésion cavitaire est produite, bientôt remplie de sang liquide ou en partie coagulé. Il y a *poche sanguine* si l'épanchement se fait au milieu des parties molles ; — *bosse sanguine* quand il a lieu dans la couche conjonctive sous-cutanée, à la surface d'un os. Ces contusions sont caractérisées par un fort gonflement et une douleur vive. A l'exploration, on reconnaît la présence d'une tumeur sanguine fluctuante ou crépitante, au pourtour de laquelle les tissus se densifient, s'indurent graduellement. — La résolution lente et la transformation kystique sont les terminaisons habituelles. La première est souvent incomplète ; il persiste un îlot fibreux de volume variable. La suppuration et la gangrène résultent d'une infection secondaire du foyer traumatique.

Dans les *contusions du troisième degré*, une zone étendue et épaisse de tissus est broyée, les éléments anatomiques y sont détruits. Sous la peau infiltrée de sang, meurtrie ou déjà sphacélée, existe une sorte de bouillie formée par les tissus écrasés et le sang extravasé ; les muscles sont déchiquetés ; les aponévroses, les tendons, les nerfs sont rompus, les vaisseaux thrombosés et parfois les os fracturés. — Toujours fortement tuméfiée, la région blessée est frappée de stupeur locale. Distendue à l'excès par le sang épanché dans le foyer, la peau est violacée, partiellement dépilée, suintante, froide et insensible. On perçoit une fluctuation plus ou moins nette et de la crépitation sanguine. Bientôt on constate tous les signes de la gangrène. — Les troubles généraux ne sont pas moins graves. Dans certains cas on observe les phénomènes du choc, de la commotion cérébrale ou spinale ; dans d'autres, des signes de lésions des viscères thoraciques ou abdominaux, quand la contusion a porté sur la poitrine ou le ventre.

Aux foyers contus de gravité moyenne, tantôt les désordres et les symptômes fonctionnels sont exclusivement locaux ; tantôt il y a des troubles à distance. C'est ainsi que les contusions qui portent sur les parties latérales de la tête peuvent donner lieu à une hémiplégie faciale. Aux membres, l'atteinte des branches nerveuses (radial, sciatique poplité externe) entraîne des paralysies qui persistent plus ou moins longtemps.

La *contusion du premier degré*, avec ou sans éraflure de l'épiderme, guérit par la seule expectation. Elle n'exige que le *repos* de la partie malade. On peut, toutefois, surtout lorsqu'il y a de l'œdème, employer avec avantage soit les *antiphlogistiques*, — épithèmes froids, compresses trempées dans l'eau bouillie ou dans une solution astringente (eau alunée, eau blanche, solutions de sulfates métalliques), soit les topiques résolutifs légers. Les mouchetures et les scarifications, encore conseillées par quelques auteurs français et étrangers, doivent être proscrites. Comme dans les formes plus graves, lorsque la douleur est vive, on l'atténue par les *narcotiques* (cataplasmes ou pommades opiacés), les analgésiques (vaseline cocaïnée), par les fomentations ou l'immersion prolongée dans l'eau chaude.

Pour les *contusions du deuxième degré*, on interviendra plus activement. Si elles sont récentes, les applications d'eau bouillie froide, d'eau salée, d'eau blanche simple ou additionnée d'alun, sont utiles : elles hâtent l'hémostase et limitent le volume de la tumeur sanguine. Plus tard, il faut employer les topiques résolutifs, les frictions à l'alcool camphré, les badigeonnages de teinture d'iode, et leur associer le *massage*, qui dissémine sur une plus large surface le liquide extravasé et en favorise la résorption, ou la *compression méthodique*, pratiquée avec une bande de caoutchouc, de toile ou de flanelle, si la collection sanguine siège à un membre.

Ces moyens échouent lorsque la tumeur est ancienne, enveloppée de strates fibrineuses et d'une membrane organisée, — lorsqu'elle est *enkystée*. Alors le traitement comprend la *compression brusque* et assez forte pour rupturer la paroi du pseudo-kyste, la *ponction* ou l'*incision* de cette paroi et les *injections irritantes* faites dans la poche après évacuation du contenu. — On ponctionnera les tumeurs sanguines en se servant du gros trocart des appareils Dieulafoy ou Potain. On expulsera le liquide par des pressions méthodiques exercées sur la tumeur, et l'on fera un lavage de la cavité avec la solution forte d'acide phénique, de crésyl ou de teinture d'iode ; on appliquera ensuite un bandage compressif, si la région le permet. Lorsque les parois de la collection sanguine sont épaissies, déjà doublées d'une néo-membrane, l'épanchement se reproduit ; il faut reponctionner et faire une nouvelle injection antiseptique. — Certains hématomes renferment des caillots volumineux dont la sortie est impossible par une simple ponction. Ils doivent être incisés assez largement pour permettre l'évacuation de ces caillots ; on les traite ensuite comme les autres collections sanguines. Il est rarement nécessaire de pratiquer le curettage de leurs parois. Si la suppuration survient, la poche doit être largement ouverte, irriguée et drainée.

Indépendamment de toute intervention chirurgicale, les contusions du premier et du second degré peuvent présenter, à un moment donné, des phénomènes inflammatoires fort accusés et se terminer par la suppuration. Les agents pyogènes parviennent au foyer traumatique à la faveur des excoriations superficielles qui ont dénudé la couche papillaire du tégument, ou par les voies de la circulation lorsque le sang est accidentellement infecté.

Dans les *contusions du troisième degré*, les lésions ont souvent une gravité considérable. Les couches musculaires sont broyées, les interstices conjonctifs infiltrés de sang dans une grande étendue ; la peau ne tarde pas à se mortifier, la contusion se transforme en plaie ouverte et expose à tous les dangers des plaies contuses. — Récentes, ces contusions sont généralement traitées par les *antiphlogistiques*, surtout par l'irrigation continue ; mais pour les petits animaux, et aussi pour les autres lorsque la lésion siège aux membres, on emploiera de préférence les fomentations ou les bains chauds. Quand des extravasations étendues existent dans la région contusionnée, la ponction et les lavages antiseptiques constituent encore un bon traitement. Si la suppuration survient, on fera l'incision large, on fouillera les bas-fonds avec une solution désinfectante forte de chlorure de zinc à 5-8 p. 100 et l'on favorisera l'écoulement du pus par le drainage.

Dans les contusions produites par des corps volumineux et mus avec une grande force, souvent un gros vaisseau est thrombosé, un tronc nerveux meurtri, un os fracturé. Il faut savoir apprécier la gravité de ces désordres et fixer séance tenante ou au plus vite le sort du blessé.

XI. — COLLECTIONS SÉRO-SANGUINES PRIMITIVES. — ÉPANCHEMENTS DE SÉROSITÉ ET D'HUILE

Accidents fréquents chez le cheval de trait, bien moins communs chez le bœuf, rares chez les autres animaux, les épanchements de sérosité ou d'huile occupent habituellement les régions exposées aux violences extérieures, aux frottements, et où la peau repose, par l'intermédiaire d'une couche conjonctive, sur une aponévrose résistante. On les rencontre le plus souvent à la fesse, à la cuisse, au grasset, au niveau de la masse des extenseurs de l'avant-bras, sur la face externe de la jambe, quelquefois au garrot.

Leur pathogénie est la même chez les animaux que chez l'homme : ils sont la conséquence de pressions obliquement exercées sur la peau et assez fortes pour dilacérer la couche conjonctive sous-cutanée ; les adhérences établies entre la peau et l'aponévrose sont plus ou moins complètement détruites ; une cavité souvent spacieuse est formée, dans laquelle s'accumule de la sérosité, ou un liquide huileux lorsque le tissu conjonctif déchiré est fortement infiltré de graisse. — Les pressions de l'avaloire sur les fesses et la face externe des cuisses, les coups de pied, les glissades, les chutes, sont les principales causes déterminantes des épanchements séro-sanguins observés sur le cheval.

En général sous-cutané, quelquefois profond, intermusculaire, le décollement se remplit plus ou moins rapidement de liquide, souvent en quelques heures ou en moins d'une journée. Dans les collections de sérosité, l'exsudat semble provenir à la fois du tissu conjonctif (exhalation), des lymphatiques (lymphorragie) et des vaisseaux sanguins. Dans les *collections huileuses*, la poche se remplit de gouttelettes graisseuses, issues du tissu conjonctif sous-dermique.

Quel qu'en soit le contenu, la tumeur est molle, tremblotante ou assez tendue, toujours uniformément fluctuante, souvent sans signes inflamma-

Fig. 19. — Épanchement séro-sanguin.

toires prononcés. Son siège, l'absence de phénomènes phlegmasiques ou le peu d'intensité de ceux-ci, la fluctuation totale et uniforme en dénoncent nettement la nature.

Les épanchements de sérosité ou d'huile n'ont pas de tendance à disparaître spontanément; pour eux, il faut recourir à une thérapeutique active. On a conseillé les applications vésicantes, la ponction et l'injection iodée (Leblanc, Nocard), l'incision des parois de la cavité (Leblanc, Adam, Violet), le drainage de celle-ci par une mèche qui la traverse verticalement ou par plusieurs mèches convergeant vers le point le plus déclive (Neumann).

Par les *frictions vésicantes*, on obtient rarement la résorption du liquide épanché; il faut les réitérer, et l'on est souvent obligé de passer à d'autres moyens.

La *ponction au trocart* est toujours insuffisante; elle permet l'évacuation du liquide, mais en quelques jours, souvent dès le lendemain, la tumeur est reproduite. Pour les collections séro-sanguines des régions inférieures des membres, la ponction et la compression par un pansement ouaté ne réussissent pas toujours. — Les *injections irritantes* (teinture d'iode pure ou diluée, solutions antiseptiques fortes), faites dans la cavité, après évacuation du liquide, augmentent la proportion des succès; les parois opposées de la poche s'enflamment et finissent par se réunir; mais il est ordinairement nécessaire de répéter plusieurs fois ce traitement à une semaine d'intervalle. Quand l'opération n'est pas pratiquée aseptiquement, la suppuration survient et, comme pour les abcès, on doit alors recourir à l'incision et aux injections détersives.

La *cautérisation en pointes pénétrantes* convient particulièrement pour les collections séreuses anciennes des membres.

La ponction, l'injection iodée et les vésicants associés donnent la guérison tantôt en suscitant, dans la paroi de la poche, des modifications qui, comme à la suite de l'injection iodée simple, tarissent l'exsudation, tantôt en y allumant une inflammation suppurative.

C'est en provoquant la suppuration qu'agit le séton passé dans la poche. Neumann a toujours obtenu de bons résultats par le drainage et les injections iodées. Un drain fenêtré, arrêté à ses extrémités, expose moins que les mèches aux déchirures de la peau et assure mieux l'écoulement du pus.

L'incision pratiquée d'emblée a l'inconvénient d'*exposer* largement des tissus destitués de toute protection et où les éléments septiques pourraient trouver un terrain propice. Longtemps on a redouté les complications infectieuses; avant d'inciser, on modifiait l'état des parois de la cavité. Nous savons aujourd'hui éviter ces complications, et l'incision de la poche faite en partie déclive, la fixation dans la plaie d'un court drain qui permet l'écoulement de la sérosité à mesure qu'elle est exhalée, puis les injections antiseptiques fortes (chlorure de zinc, acide phénique ou créoline à 3-5 p. 100, teinture d'iode diluée) constituent le traitement de choix.

La vieille pratique qui consistait à bourrer d'étoupe la cavité doit être proscrite. Mais, en certains cas, on peut recourir au tamponnement antiseptique : inciser la poche, la vider, extraire les caillots qu'elle renferme et la remplir de gaze phéniquée ou iodoformée.

Chez les animaux de l'espèce bovine, c'est le plus souvent à la face externe du grasset que l'on rencontre l'épanchement primitif de sérosité. Comme chez le cheval, l'exsudation s'opère plus ou moins rapidement. (Trinchera, Eletti, Furlanetto.)

Au début, les caractères cliniques sont les mêmes que chez les solipèdes; quand la tumeur persiste un certain temps, ses parois s'indurent. On n'observe la résorption spontanée qu'aux épanchements récents et peu volumineux. Il est aisé de différencier les collections séro-sanguines sous-cutanées de l'hydarthrose du grasset.

Le traitement est le même que pour le cheval. Furlanetto a recommandé les applications de pommade au bichromate de potasse. Mieux vaut pratiquer immédiatement l'incision, drainer et faire dans la cavité des injections irritantes, de préférence avec une solution antiseptique forte.

Bibliographie. — 1. **Plaies en général et plaies par instruments tranchants.** — Jacob, *Journal de méd. vét.*, 1850. — Fourcault, *Recueil de méd. vét.*, 1853. — Bouley et Renault, *Ibid.*, 1857. — Ayrault, *Ibid.*, 1858. — Corne et Demeaux, *Comptes rendus de l'Acad. des sciences*, 1859, et *Recueil de méd. vét.*, 1859. — Jouet, *Recueil de méd. vét.*, 1859. — Zundel, *Ibid.*, 1860. — Adam, *Wochenschrift*, 1860. — Liard, *Journal de méd. vét. milit.*, t. I. — Coulet, *Ibid.*, t. II. — Salle, *Ibid.*, t. III. — Caussé, *Ibid.*, t. V. — Servoles, *Ibid.*, t. VIII et IX. — Hue, *Recueil de méd. vét.*, 1863. — J. Guérin, *Bull. de l'Acad. de méd.*, 1866; an. in *Recueil*, 1866. — Magne-Lohens, *Recueil de méd. vét.*, 1871. — Degive, *Annales de méd. vét.*, 1884. — Jewsejenko, *Archiv für Veterinärmedicin*, 1884. — Konhauser, *OEsterr. Vierteljahrsschr.*, 1886. — Ruchenbach, *Schweizer Archiv*, 1886. — Woskrenski, *Journ. vét. de Charkow*, 1887. — Zorn, *Adam's Wochenschr.*, 1887. — Benjamin et Redon, *Bull. de la Soc. cent. de méd. vét.*, 1890. — Benjamin, *Ibid.*, 1891. — Pécus, *Ibid.*, 1893. — Baruchello, *Giornale di veterin. milit.*, 1892. — Durréchou, *Revue vét.*, 1893. — Albrecht, *Deutsche Zeitschr. für Thiermedicin*, 1894. — Hoffmann, *Berliner thierärztl. Wochenschr.*, 1894. — Krause, *Monatshefte für Thierheilkunde*, 1896. — Le Dentu, *Journ. des praticiens*, 1897. — Galtier, *Journ. de méd. vét.*, 1898. — Röder, *Berliner Archiv*, 1899.

Peuch et Toussaint, *Précis de chirurgie vétérinaire.* Paris, 1887. — Bayer, *Lehrbuch der Veterinär-Chirurgie*, 1892. — Hoffmann, *Thierärztliche Chirurgie.* 1891. — Müller u. Frick, *Lehrbuch der Chirurgie*, 1899. — Fröhner, *Allgemeine Chirurgie*, 1900.

II. **Plaies contuses.** — Forthomme, *Recueil de méd. vét.*, 1827. — Vatel, *Journal pratique de méd. vét.*, 1827. — Mire, *Journal de méd. vét. théorique et pratique*, 1831. — Ségretain, *La Clinique vét.*, 1844. — Olivier, *Journal de méd. vét.*, 1853. — Poncet, *Journal de méd. vét. milit.*, t. I. — Salins, *Ibid.*, t. IV. — Philippe, *La Clinique vét.*, 1866. — Barreau, *Bull. de la Soc. cent. de méd. vét.*, 1875. — Bouley, *Ibid.*, 1878. — Palat, *Ibid.*, 1879-81. — Godfrin, *Annales de méd. vét.*, 1882. — Cagnat, *Archives vét.*, 1882. — Jacotin, *Ibid.*, 1883. — Chuchu, *Bull. de la Soc. cent. de méd. vét.*, 1885. — Konhauser, *OEsterr. Vierteljahrsschrift*, 1886. — Wiart,

Recueil de mémoires et observations sur l'hygiène et la méd. vét. milit., 2e série. t. XI. — CHENEAU, *Ibid.*, t. XVI. — VAN VYVE, *Annales de méd. vét.*, 1895. — FRICK, *Deutsche thierärztl. Wochenschr.*, 1897. — MÖLLER u. FRICK, *Loco citato*. RECLUS, art. PLAIES du *Traité de chirurgie*.

III. Plaies par armes à feu. — RODET, *Journal pratique de méd. vét.*, 1829. — REY, *Journal de méd. vét.*, 1854. — KOPP, *Journal de méd. vét. milit.*, t. I. — PONCET, *Ibid.* — LEIMACHER et WIART, *Journal de méd. vét. milit.*, 2e série, t. IV. — DAROY, *Recueil de mémoires et observations sur l'hygiène et la méd. vét. milit.*, 2e série, t. II. — MÉGNIN, *Recueil de méd. vét.*, 1871, et *Bull. de la Soc. cent. de méd. vét.*, 1872. — TRASBOT, *Archives vét.*, 1878. — CARNET, *Ibid.*, 1878. — DELAMOTTE, *Recueil de méd. vét.*, 1878. — AUREGGIO, *Recueil de mémoires et observations sur l'hygiène et la méd. vét. milit.*, 2e série, t. XV. — JEWSEJENKO, *Archiv für Veterinärmedicin*, 1884. — SALLE, *Bull. de la Soc. cent. vét.*, 1886. — GABEAU, *Recueil de méd. vét.*, 1895. — LÉMANN, *Ibid.*, 1896. — BRISAVOINE et LAGNEAU, *Ibid.*, 1897. — HEINHOLD, *Zeitschrift für Veterinärkunde*, 1896.
PEUCH et TOUSSAINT, *Précis de chirurgie vétérinaire*. — HOFFMANN, MÖLLER, FRÖHNER, *Loci cit.* — ROGER, *Introduction à l'Étude de la médecine*. Paris, 1899.

IV. a. Plaies empoisonnées. Plaies envenimées. — REY, *Journal de méd. vét.*, 1847. — PETZOLD, *Sächs. Bericht*, 1861. — KRETSCHMAR, *Ibid.*, 1867. — GILIS, *Journal des vét. du Midi*, 1864. — SAVARDAY, an. in *Annales de méd. vét.*, 1865. — FALKE, *Wochenschr. f. Thierheilkunde*, 1877; *Jahresbericht*, 1878. — KITT, *Münch. Jahresber.*, 1884-85. — KAUFMANN, *Recueil de méd. vét.*, 1889 et *Les vipères de France*. Paris, 1893. — PHISALIX et BERTRAND, *Comptes rendus de la Société de biologie*, 1893-94-95. — CALMETTE, *Ibid.*, 1893 et *Annales de l'Institut Pasteur*, 1895-97-98. — SEUROT, *Recueil de mémoires et obs. sur l'Hyg. et la méd. vét. militaires*, t. XX. — GUÉRIN, *Recueil de méd. vét.*, 1897.

b. Piqûres d'abeilles. — REY, *Journal de méd. vét.*, 1847. — GUILLEVILLE, *The Veterinarian*, 1851. — CAILLEUX, *Mém. de la Société vét. du Calvados*, 1852-53. — CLICHY, *Recueil de méd. vét.*, 1853. — TISSERAND, *Journal de méd. vét.*, 1863. — LEHNHARDT, *Preuss. Mittheil.*, 1866. — JOHNGEN, *Ibid.* — FÜNFSTÜCK, *Sächs. Bericht*, 1885. — LANG, *Semaine médicale*, 1894. — HOFFMANN, *Loco citato*.

V. Plaies granuleuses. — BOULEY, *Recueil de méd. vét.*, 1850. — QUIN, *Journal de méd. vét. milit.*, t. II, et *Annales de méd. vét.*, 1864. — REY, *Journal de méd. vét.*, 1864. — RIVOLTA, *Il medico vet.*, 1868. — MINETTE, *Journal de méd. vét. milit.*, t. XII. — LAULANIÉ, *Bull. de la Soc. cent. de méd. vét.*, 1884, et *Revue vét.*, 1884. — MÉGNIN, *Bull. de la Soc. cent. de méd. vét.*, 1884. — BLAISE, *Journ. de méd. et de pharm. de l'Algérie*, 1885. — GILIS, *Revue vét.*, 1886. — BARUCHELLO, *Giorn. di vet. milit.*, 1889. — DROUIN et RÉNON, *Recueil de méd. vét.*, 1896. — MENVEUX, *Recueil de méd. vét.*, 1896. — BRUN, *Semaine vét.*, 1897. — TRINCHERA, *La Clinica veterinaria*, 1899.
PEUCH et TOUSSAINT, *Précis de chirurgie vétérinaire*. — NEUMANN, *Traité des maladies parasitaires des animaux domestiques*.

VI. Épanchements traumatiques de sérosité et d'huile. — U. LEBLANC, *Clinique vét.*, 1844. — WOLF, *Recueil de mém. et observ. sur l'hyg. et la méd. vét. milit.*, 2e série, t. XIII. — NOCARD, *Archives vét.*, 1880. — VIOLET, *Journal de méd. vét.*, 1881. — GAVARD, *Ibid.*, 1882. — TRINCHERA, *La Clinica veterinaria*, 1896. — HENNIG, *Monatshefte für prakt. Thierheilkunde*, 1900. — MÖLLER u. FRICK, *Loco citato*.

SECTION II

I. — GELURES

L'action du froid sur l'organisme provoque parfois des gelures ordinairement localisées aux extrémités — aux membres, aux oreilles, à la queue. — Elle peut aussi déterminer des troubles généraux et la mort subite.

Chez les animaux, on n'observe guère les gelures que durant les hivers rigoureux. Pendant la saison froide, la peau est recouverte d'une épaisse fourrure qui les défend non seulement contre les basses températures atmosphériques, mais encore empêche la déperdition du calorique.

Le cheval qui reçoit une nourriture suffisante et dont le revêtement pileux est entier possède une très grande résistance au froid. — En Algérie, pendant l'hiver de 1845-46, au cours d'une expédition dans les montagnes de Bou-Taleb, un quart environ des hommes d'un escadron du 3e chasseurs d'Afrique périrent du froid, alors que les chevaux ne présentèrent aucun accident de congélation, bien qu'ils fussent cantonnés en plein vent. En Crimée, où les chevaux de ce même régiment eurent à subir, à Kamièche, une température de — 18° à — 22°, il en fut de même (Decroix). — Mais sur les chevaux privés d'aliments ou insuffisamment nourris, le froid peut provoquer des gelures graves et des accidents mortels. Les diverses races ne sont pas également résistantes à l'action des basses températures. Pendant la guerre de Crimée, les chevaux arabes et barbes ont montré une bien plus grande endurance que les chevaux anglais, et l'hiver rigoureux de 1870-71 a été moins funeste aux chevaux africains qu'aux chevaux français. Le tondage diminue beaucoup la résistance des solipèdes au froid. — Chez le bœuf, on peut observer des gelures du scrotum et de la peau des parties inférieures des membres (Stottmeister, Möller). On rencontre parfois des froidures des extrémités chez le chien; des pattes, des oreilles, de la crète, chez les sujets des espèces aviaires.

L'action du froid humide est plus intense que celle du froid sec. Aussi, dans toutes les espèces, les congélations des extrémités sont-elles de beaucoup les plus communes. On connaît les effets de l'action prolongée de l'eau glacée, de la neige, de la boue froide sur les régions inférieures des membres. Chez le cheval, ces effets se traduisent fréquemment par une gangrène plus ou moins étendue de la peau de la couronne, du paturon ou du boulet. Remarquons toutefois que ces accidents sont singulièrement favorisés par les lésions traumatiques préexistantes, et que, souvent, le froid est secondé par un processus infectieux. La membrane tégumentaire sous-cornée du pied des solipèdes est bien défendue contre le froid, mais elle s'enflamme et se nécrose rapidement au niveau des solutions de continuité de l'ongle, quand elle est exposée, en ces points, à l'action de la neige ou de la boue.

On peut reconnaître aux froidures locales *trois degrés*, d'après la gravité des lésions. Dans le *premier* degré, la peau est épaissie, congestionnée ; chez tous les animaux à peau blanche, chez le cheval aux régions où cette membrane est dépigmentée, elle est d'un rouge violacé et le tissu conjonctif sous-cutané est infiltré. — Dans le *deuxième*, l'épiderme, soulevé par une sérosité citrine ou sanguinolente, se décolle, laissant à découvert le derme tuméfié, œdémateux, rouge brun, parsemé d'ulcérations grisâtres, quelquefois profondément crevassé. — Dans le *troisième*, il y a sphacèle de la peau et d'une épaisseur variable des tissus sous-jacents; le tégument est livide, couvert de phlyctènes en certains points, transformé dans d'autres en escarres molles, noirâtres; parfois la mortification s'étend profondément, et l'élimination des parties congelées met à nu les tendons, les gros vaisseaux, les os, les synoviales.

Les congélations peuvent se compliquer de thromboses, d'embolies, de lésions viscérales congestives ou inflammatoires, d'infection purulente ou septique. Quand les sujets résistent, les régions affectées se couvrent d'ulcères fongueux dont la cicatrisation est lente, et parfois il survient des troubles nerveux (névrite, atrophie).

Pendant les périodes de froid intense, certaines précautions sont indiquées pour conjurer les gelures. On laissera aux régions inférieures des membres leur toison entière; on protégera les animaux par des couvertures. Une nourriture abondante et l'exercice leur permettent de lutter efficacement contre le froid : les aliments fournissent du combustible; la contraction musculaire produit du calorique. Là où les poils manquent, où existe une blessure, la peau sera enduite d'un corps gras, de glycérine, de vaseline ou de goudron, substances qui diminuent la déperdition de la chaleur et protègent les tissus contre l'infection. Par les temps de dégel, pour soustraire les régions inférieures des membres à l'action de la boue froide, on enduira d'un corps gras la peau, le sabot, les onglons, avant de sortir l'animal, et après le travail, on les nettoiera par un savonnage tiède.

La thérapeutique des froidures locales, quel que soit le degré de celles-ci, ne varie guère dans ses premières indications. Les régions atteintes devront être frictionnées avec un linge sec, avec de la neige ou un liquide froid; ensuite on les recouvrira d'un pansement peu serré ou l'on y fera des lotions tièdes. Il importe de ne pas employer de topiques chauds, de ne pas provoquer immédiatement une vive réaction : celle-ci serait suivie d'inflammation intense du tégument et quelquefois de gangrène. L'exposition au feu est particulièrement dangereuse; elle a souvent occasionné le sphacèle de tissus qui auraient recouvré leur vitalité par un traitement convenable.

Dans les *gelures du premier degré*, quand la partie est réchauffée, on se borne à faire des lotions excitantes avec de l'eau-de-vie camphrée ou du vin chaud. Si la peau se crevasse, on emploie la glycérine, la vaseline boriquée ou iodoformée.

Les plaies produites par les *gelures du deuxième degré* seront traitées par des pansements à la glycérine ou à la glycérine iodée. Les infiltrations qui se produisent parfois dans le tissu conjonctif sous-cutané ne réclament aucune intervention particulière. Si la région est fortement tuméfiée et la suppuration abondante, les irrigations ou les bains antiseptiques sont indiqués, ici comme dans les brûlures. Les ponctions ou les incisions de la peau sont nuisibles. Lors de congélation du tégument sur une surface plus ou moins étendue d'un membre, surtout chez les petits animaux, il n'est pas de meilleur traitement que le bain tiède à 16°-18°, dont on élève graduellement la température, de manière à la porter à 38° en une heure et demie à deux heures.

Pour les *gelures du troisième degré*, quand on a vainement tenté de ranimer les tissus, que ceux-ci sont définitivement sphacélés, il n'y a qu'à attendre la chute des escarres, à en surveiller l'accomplissement, à déterger les plaies avec des solutions antiseptiques afin de conjurer les complications infectieuses qui peuvent survenir (pyémie, septicémie). — Les mortifications profondes ou très étendues commandent le sacrifice des sujets, lorsque ceux-ci appartiennent aux grandes espèces. Chez le chien, on peut pratiquer l'amputation d'un membre.

Pour les animaux atteints de froidure totale ou de gelures graves avec accidents généraux, il faut d'abord, comme dans les cas de congélation locale, employer la neige ou l'eau froide, puis faire des frictions sèches et excitantes. A l'intérieur, on donnera des stimulants (café, thé, vin, alcool). — Le réchauffement rapide par l'exposition au feu et le séjour dans une atmosphère chaude sont extrêmement dangereux. Il provoque des thromboses, des embolies, des congestions viscérales mortelles. Larrey a tracé un saisissant tableau de ces accidents, dont il avait observé, chez l'homme, de nombreux exemples durant la retraite de Russie. Malheur, dit-il, « à l'homme engourdi par le froid et chez qui les fonctions animales étaient près de s'anéantir, s'il entrait dans une chambre trop chaude ou s'il s'approchait trop près d'un feu de bivouac!... L'individu était tout à coup suffoqué par une sorte de turgescence qui paraissait s'emparer du système pulmonaire et cérébral ».

Dans les mêmes circonstances, des phénomènes identiques surviennent chez les animaux.

II. — BRÛLURES

Les lésions produites chez les animaux par la chaleur et les substances caustiques se présentent sous tous les degrés de gravité, depuis le simple érythème jusqu'aux désorganisations étendues, profondes, qui entraînent la mort à bref délai.

Conséquence de l'action directe, sur les tissus, du calorique ou des caustiques, les brûlures peuvent être déterminées par des solides, par des liquides ou des gaz. Celles que nous rencontrons le plus fréquemment chez les grands animaux résultent de la combustion des solides, de l'action de gaz irritants, et sont causées par les incendies : non seulement les régions superficielles sont carbonisées sur de grandes surfaces, mais des gaz chauds, irritants, asphyxiants, pénètrent dans les voies respiratoires et provoquent une inflammation diffuse de la muqueuse (coryza, laryngite, bronchite, pneumonie). Si la plupart des sujets dont la membrane tégumentaire a été ainsi brûlée sur de larges surfaces succombent, la mort n'est pas toujours la conséquence des lésions externes ou de l'asphyxie cutanée, ainsi que quelques auteurs l'ont prétendu ; elle est souvent amenée par la phlegmasie de la muqueuse respiratoire, due à l'action irritante de la fumée.

Des brûlures graves peuvent être produites dans d'autres circonstances. Fiedeler a vu deux chevaux qui, travaillant dans des forges et tombés accidentellement sur de la crasse incandescente, avaient eu les pieds brûlés au point que « leurs fers avaient rougi ». On peut aussi rencontrer chez les animaux des brûlures dues à la malveillance. Gohier a traité un cheval auquel son barbare conducteur avait brûlé les organes génitaux, avec de la paille enflammée, pour lui faire démarrer un lourd véhicule.

L'eau chaude ne provoque qu'une inflammation érythémateuse lorsque sa température n'atteint pas 100°. Les liquides bouillants — l'eau simple, l'eau salée, l'huile surtout — déterminent des brûlures graves de la peau, quelquefois des muqueuses. Quant aux liquides caustiques, souvent leur action s'étend au delà des membranes tégumentaires. — Le chien et le chat sont particulièrement sujets aux brûlures par des liquides bouillants. Le cheval et le bœuf y sont aussi exposés lorsqu'on leur donne des fumigations avec de l'eau trop chaude. — Chez le cheval, Rey a eu assez souvent à traiter des brûlures des extrémités produites par l'action de la chaux vive. Le même auteur a relaté l'observation d'un cheval dont les quatre membres avaient été profondément brûlés par l'acide sulfurique. — Dans la plupart des espèces, mais surtout chez le cheval, où nous faisons un si large usage du feu dans un but thérapeutique, la brûlure de la peau est un accident possible et souvent grave. L'application trop prolongée du fer chaud sur la région plantaire, dans la pratique de la ferrure, peut occasionner l'échauffement ou la brûlure du tissu velouté.

D'après la gravité de leurs lésions, on reconnaît aux brûlures *trois formes* ou *degrés*. Dans le *premier degré*, il y a seulement ustion des poils ou des crins et inflammation plus ou moins vive de la peau ; — dans le *deuxième*, la phlegmasie est plus intense et le tégument est couvert de vésicules ou de pustules ; — dans le *troisième*, il y a carbonisation de la membrane tégumentaire ou inflammation intense de celle-ci, des tissus sous-jacents, et gangrène consécutive.

Le *pronostic* des brûlures dépend de leur étendue et de leur profondeur, mais du premier facteur surtout. Une brûlure circonscrite, quelque profonde qu'elle soit, entraîne rarement des complications mortelles, tandis que de larges brûlures au deuxième, même au premier degré, peuvent s'accompagner de lésions viscérales congestives ou d'accidents septiques qui tuent au bout d'un laps de temps variant de quelques jours à plusieurs semaines. En général, lorsque la brûlure est étendue, on doit, pour formuler le pronostic, tenir compte de l'importance des organes atteints : peau, tissus sous-cutanés, muqueuses, gros vaisseaux, branches nerveuses importantes, articulations, tendons et gaines tendineuses, organes des sens. Tantôt les désordres sont limités aux régions externes ; tantôt les viscères ou l'appareil respiratoire sont affectés. La laryngite avec œdème de la glotte et la bronchopneumonie sont des accidents très graves. On observe encore la pleurésie et la pneumonie après les brûlures des parois de la poitrine ; la péritonite et la gastro-entérite à la suite de brûlures des parois du ventre. Les brûlures avec escarres exigent un long traitement ; la chute des tissus mortifiés n'a généralement lieu qu'au bout de deux ou trois semaines, et la suppuration qui résulte du travail éliminatoire des escarres est d'ordinaire plus abondante que dans la plupart des autres lésions gangreneuses. — Les parties désorganisées par le feu tombent plus vite que celles brûlées par les caustiques chimiques.

Les *brûlures du premier degré*, lorsqu'elles sont peu étendues, ne réclament qu'un traitement très simple : aspersions froides, lotions antiseptiques, poudre d'amidon, salol et autres topiques pulvérulents. Si la douleur est vive, chez le chien surtout, on peut faire usage des préparations cocaïnées ou de la pommade de Starr (perchlorure de fer liquide, 3 grammes ; vaseline, 24 grammes). — Thiéry a recommandé la solution d'acide picrique saturée à chaud, décantée après refroidissement, contenant environ 12 grammes d'acide picrique par litre. Analgésique et antiseptique, cette solution est employée en lotions, en bains, ou l'on en imbibe des compresses avec lesquelles on recouvre les surfaces brûlées et qu'on laisse à demeure deux ou trois jours. La guérison des brûlures légères est presque toujours obtenue en quelques jours et par un seul pansement.

Dans les *brûlures du deuxième degré*, les souffrances sont vives et le liquide des vésicules provoque une sensation pénible. Il faut tout d'abord donner issue à ce liquide, en piquant les vésicules ; on se gardera de détruire la membrane épidermique décollée : elle protège la couche papillaire, assure la clôture de la lésion, prévient la suppuration. — Il convient de faire ensuite, sur les surfaces atteintes, des lotions antiseptiques (solutions d'acide borique ou salicylique à 3-4 p. 100 ; de créoline, d'acide phénique, d'acide thymique, à 1-2 p. 100 ; liqueur de Van Swieten). La pommade à l'iodoforme et à l'acide phénique (iodoforme, 5 grammes ; acide phénique, 10 gouttes ; vaseline, 30 grammes) et la glycérine phéniquée (1 p. 10-20), étendues en mince couche sur toute la surface malade, sont bien préférables aux sels de plomb, aux sulfates métalliques, aux corps gras et au vieux liniment oléo-calcaire. — On peut aussi utiliser les poudres absorbantes : amidon additionné de 5 p. 100 d'acide borique ou salicylique, oxyde de zinc, mélange de tanin et d'iodoforme. Si les souffrances sont vives, on peut employer la solution de nitrate d'argent (1 p. 200), la préparation antiseptique de Reclus (vaseline, 50 grammes ; acide borique, 5 grammes ; antipyrine, 5 grammes ; iodoforme, 1 gramme) ou la vaseline additionnée de salol et de cocaïne (vaseline, 50 grammes ; salol, 4 grammes ; chlorhydrate de cocaïne, 0^{gr},25 à 0^{gr},30). — L'acide picrique est ici encore très efficace ; par ses propriétés kératogène et kératoplastique, il favorise la réparation rapide des lésions. — On ne négligera pas les moyens de contention nécessaires pour empêcher les chevaux de se frotter ou de se mordre et les chiens de se lécher.

Lors de brûlures des extrémités chez les grands animaux, les bains antiseptiques suivis de pansement sont préférables à l'irrigation continue. Chez le chien, l'immersion prolongée du pied dans une solution phéniquée ou picriquée tiède, le saupoudrage de la surface enflammée et l'enveloppement ouaté donnent les meilleurs résultats. Parfois l'épiderme tombe sur de grandes surfaces, la peau suppure, les lymphatiques s'enflamment, les malades manifestent des signes de vive douleur. Dans ces cas, on continue l'usage des antiseptiques et des analgésiques ; si la brûlure siège à un membre, on multiplie les séances de balnéation et l'on en augmente la durée : bientôt la douleur s'apaise, la phlegmasie cutanée s'atténue et la lymphangite ne tarde pas à se dissiper.

Pour les *brûlures du troisième degré*, caractérisées par une véritable carbonisation de la peau et par des plaques de sphacèle ou par une phlegmasie gangreneuse de la membrane tégumentaire et des tissus sous-cutanés, deux indications doivent être remplies : favoriser la

délimitation des tissus mortifiés; empêcher les complications locales
et les accidents septiques. C'est encore par l'usage des solutions désinfectantes, irrigations ou bains, et des topiques antiseptiques pulvérulents ou à base de vaseline que l'on y satisfait. Les préparations
cocaïnées, picriquées ou iodoformées sont toujours utiles pour calmer
la douleur. Lorsque de vastes lambeaux cutanés sont en voie d'élimination, on peut achever celle-ci avec le bistouri dès qu'il n'y a plus
que de minces adhérences.

Une fois les escarres tombées, la plaie détergée et revêtue d'une
couche granuleuse, le traitement de la brûlure est celui des traumas
ordinaires. On se borne généralement à laver deux ou trois fois par
jour les surfaces granuleuses, à les recouvrir d'une couche de vaseline boriquée ou à y projeter des poudres absorbantes (charbon,
coaltar, acide borique, amidon et oxyde de zinc). Parfois des complications existent, produites par les brûlures elles-mêmes ou par l'infection des plaies (nécrose d'un tendon, d'une aponévrose, d'un os,
ouverture d'une articulation ou d'une gaine tendineuse, thrombose
des gros vaisseaux, lésions nerveuses). On ne traite les graves brûlures des membres qu'autant que les parties malades sont susceptibles
de recouvrer la liberté de leur fonctionnement. On condamnera tout
de suite les grands animaux atteints de lésions dont la guérison doit
être incomplète, suivie d'une infirmité les rendant inutilisables. Pour
le chien et le chat, on peut faire l'amputation.

Les hyperémies secondaires des poumons, de l'intestin, des reins,
du foie, des centres nerveux, et les accidents septiques s'accusent
par des troubles significatifs : — faiblesse, stupéfaction, coma, accélération de la respiration et de la circulation, effacement du pouls,
hypothermie. On les combat par les stimulants (alcool, café, acétate
d'ammoniaque, injections sous-cutanées d'éther, de caféine) et les
antiseptiques (sulfate de quinine, crésyl, camphre). Il est parfois utile
de couvrir les malades avec des draps trempés dans un liquide antiseptique. On les soutiendra par le lait; s'ils prennent encore volontiers les boissons, on additionnera celles-ci de diurétiques froids. Nous
avons dit que les animaux brûlés dans les incendies sont ordinairement atteints, les jours qui suivent, d'une inflammation de la muqueuse respiratoire. Parfois une laryngite aiguë œdémateuse ou
pseudo-membraneuse commande la trachéotomie.

Contre la destruction globulaire et les autres altérations qu'éprouve
le sang chez les sujets atteints de brûlures étendues, on utilisera les
injections d'eau salée à 8 p. 1 000. La saignée est contre-indiquée,
quels que soient l'étendue et le degré des lésions.

Certaines brûlures comportent des traitements spéciaux. Il en est
ainsi pour celles déterminées par des substances chimiques que l'on doit
neutraliser ou dont il faut empêcher la diffusion. Après avoir désinfecté

ces lésions, on neutralise les acides par les alcalis et *vice versa*. Si la brûlure a été produite par un acide, on emploie une solution alcaline (carbonate de soude ou de potasse, eau savonneuse, lessive) ; si elle a été faite par une base, on emploie une solution acide (eau vinaigrée). On oppose l'hydrate de magnésie aux brûlures faites par le phosphore.

Les cicatrices qui se forment au niveau des pertes de substance produites par les brûlures restent longtemps douloureuses ; tantôt elles sont exubérantes, tantôt la rétraction des surfaces inodulaires entraîne une déformation de la région. Aux membres, de telles lésions déterminent presque toujours une boiterie ; l'utilisation des sujets n'est possible qu'aux services pour lesquels la régularité de l'allure n'est pas indispensable.

III. — INSOLATION. — COUP DE CHALEUR

Le *coup de soleil* et le *coup de chaleur* sont généralement considérés comme deux états morbides distincts. Le *coup de soleil* est surtout une affection cérébrale produite par l'action prolongée des rayons solaires tombant directement sur le crâne. Suivant l'intensité de ces rayons, les symptômes sont ceux de l'apoplexie ou de la méningo-encéphalite aiguë. En raison de leur double paroi cranienne dont les tables, très écartées, laissent entre elles de vastes sinus où l'air circule librement, les animaux y sont moins exposés que l'homme. Bourgès, qui a suivi dans le Haut-Sénégal, le Haut-Niger et au Tonkin des colonnes de plusieurs centaines de mulets et de chevaux algériens, n'en a pas constaté un seul cas, alors qu'un certain nombre de soldats étaient mortellement frappés. Comme accidents produits sur les chevaux par les rayons solaires, il n'a vu que des érythèmes circonscrits. Cependant, durant la campagne russo-turque, Jewsejenko a observé en Bulgarie de nombreux cas d'insolation sur les chevaux de l'armée russe. Tout à coup l'animal chancelait, tombait et était pris de convulsions; la température montait à 43° C.; bientôt une sueur froide couvrait le corps. La mort arrivait parfois en moins d'une demi-heure. — Sur un chien laissé plusieurs heures exposé à l'action d'un soleil ardent, Benjamin a noté des phénomènes rabiformes qui disparurent vite par de simples applications réfrigérantes sur le crâne. — A l'autopsie d'un chien attaché en plein soleil par une brûlante journée de juillet et mort subitement, Siedamgrotzky trouva un exsudat abondant dans les méninges avec de nombreux petits foyers hémorragiques dans le cerveau et la moelle allongée.

Observé principalement pendant l'été sur les chevaux astreints à un travail fatigant vers le milieu du jour, sur les bœufs et les moutons qui font des marches prolongées, le *coup de chaleur* est amené par l'échauffement considérable du corps tout entier. La température peut atteindre et dépasser 43°. Les animaux frappés sont en proie à une vive anxiété. La respiration est accélérée, dyspnéique; les battements du cœur sont violents, palpitants, le pouls est effacé, la sueur ruisselle sur tout le corps. Si les causes de ces troubles continuent à exercer leur action, les malades tombent et la mort survient dans les convulsions.

La plupart des sujets atteints de coup de chaleur ont subi à un haut degré l'influence de la radiation solaire, et dans la généralité des cas, on est en présence d'un état pathologique complexe auquel, selon la prédominance de certains troubles, on reconnaît : 1° une *forme cérébro-spinale*, essentiellement caractérisée par les signes d'une vive hyperémie des centres nerveux ; 2° une *forme cardiaque*, syncopale, amenant la mort par arrêt du cœur ; 3° une *forme pulmonaire* avec anxiété, dyspnée extrême, et qui tue par asphyxie.

Des chiens mollement fixés sur une gouttière en bois et exposés au soleil, alors que la température à l'ombre est de 25 à 28 degrés, sont pris, au bout de trois quarts d'heure, de trépidations, de convulsions, tombent dans le coma et meurent rapidement (Vallin, Vincent). Par le surmenage expérimentalement réalisé en faisant marcher des animaux sur une roue mobile placée dans une étuve chauffée à +50-60°, la mort survient au bout d'une heure environ (Laveran, Regnard). — Les expériences de Colin, faites sur les grands animaux, ont montré que si, par l'exposition aux rayons solaires, l'hyperthermie des régions superficielles du corps arrive rapidement à un chiffre assez élevé, la température centrale n'augmente qu'avec lenteur et dans d'étroites limites. Au contraire, chez les petits animaux, la température centrale atteint vite un degré incompatible avec la vie. La toison du mouton ne le préserverait pas moins de la chaleur que du froid ; sur des animaux de cette espèce mis en expérience dans une cour entourée de murs brûlants, la température centrale ne s'éleva pas beaucoup au-dessus de 41° C. — Dans les conditions où se présentent les accidents du coup de chaleur, l'hyperthermie ne résulte pas seulement de la température extérieure, elle tient aussi à la surexcitation de la caloricité animale due à l'action musculaire, à la respiration et à quelques autres modifications fonctionnelles. Le coup de chaleur a des degrés nombreux, des formes diverses, suivant qu'il porte ses effets sur un plus ou moins grand nombre de fonctions ou d'organes. Il peut aller de la congestion cérébrale, cérébro-spinale, à d'autres congestions viscérales, à l'asphyxie commençante, à l'anesthésie, à la syncope et à d'autres troubles qui s'appellent au lieu de s'exclure. (Colin.)

Les règles prophylactiques découlent de l'étiologie. On évitera autant que possible les stations prolongées sous les rayons solaires ardents, ainsi que le travail excessif par une température élevée. Si les animaux doivent travailler au grand soleil, on peut garantir le crâne par des rameaux garnis de feuilles et fixés à la bride, par un chapeau ou un bonnet *ad hoc*. En Bulgarie, dès que les chevaux de l'armée russe furent pourvus de bonnets de toile, il n'y eut plus de cas d'insolation. (Jewscjenko.)

Les animaux atteints d'insolation seront placés à l'abri des rayons solaires, dans un endroit frais si possible. La saignée est particulièrement efficace dans la forme pulmonaire. On cherchera à conjurer l'asphyxie par des injections sous-cutanées d'éther (10 à 20 grammes chez les grands animaux ; 1 à 2 grammes chez les petits), que l'on renouvellera au bout d'une heure ; au besoin, on entretiendra artificiellement la respiration. — Dans la forme congestive cérébro-spinale, on fera d'abondantes affusions froides sur la tête et l'encolure, on aura aussi recours à la flagellation et aux révulsifs appliqués sur les membres (essence de térébenthine, moutarde). Pour abaisser la température, les irrigations froides sur la surface du corps, les frictions avec de la glace pilée, les lavements froids ont été conseillés. Si l'on obtient une amélioration et que tout danger soit conjuré, on mettra en œuvre les remèdes capables de prévenir le retour des accidents congestifs et de favoriser l'élimination des déchets organiques, causes de ces accidents : injections de caféine combinées ou non aux injections d'éther (caféine, 4 grammes ; salicylate ou benzoate de soude, 8 grammes ; eau distillée, q. s. pour 20 centimètres cubes ; un gramme de caféine par injection aux grands animaux, 5 à 10 centigrammes aux petits) ; injection de pilocarpine (8 à 15 centigrammes chez les grands animaux, 5 milligrammes à 2 centigrammes chez les petits).

IV. — FULGURATION. — ACCIDENTS PRODUITS PAR L'ÉLECTRICITÉ

Les accidents produits par la foudre s'observent sur les sujets de toutes les espèces domestiques, mais le plus souvent sur les grands animaux, en particulier sur ceux qui vivent dans les pâturages. Dans son mémoire sur la *Fulguration*, Boellmann cite de nombreux faits montrant que les animaux sont plus fréquemment et plus gravement atteints que l'homme. Souvent le cheval, le bœuf, le mouton, le chien sont foudroyés, alors que l'homme se trouvant dans les mêmes conditions est épargné.

Suivant l'intensité d'action de la foudre, selon qu'elle agit directement ou par *choc en retour*, ses effets sont variables. Tantôt les animaux sont tués instantanément, — quelques-uns conservant l'attitude qu'ils avaient au moment où ils ont été frappés ; tantôt ils tombent évanouis et restent étendus, inertes. Il en est qui se relèvent presque immédiatement, sans manifester ensuite autre chose que des signes de stupéfaction qui se dissipent peu à peu (Roloff). Chez un chien jeté sur le sol par un éclair et qui se releva au bout de quelques minutes, nous n'avons remarqué que des signes de faiblesse et d'effarement qui ne tardèrent pas à s'effacer. Chez d'autres sujets, la perte de connaissance peut durer plusieurs heures, et souvent des troubles graves persistent (exaltation de la sensibilité, démarche chancelante, parésies, paralysies, hémiplégie, paraplégie). La cécité est assez fréquente (Jarmer, Fischer, Ziegenbein). Sur des animaux mortellement frappés, on a maintes fois noté un écoulement de sang par la bouche et les naseaux.

Certains animaux foudroyés ne présentent aucune lésion extérieure (Roloff, Hering, Boellman) ; mais, ordinairement, on voit à la surface du corps des brûlures circonscrites ou étendues, régulières ou irrégulières. La peau est marquée de lignes ou de bandes étroites, angulaires ou en zigzag (figures d'éclair) ; parfois les productions pileuses sont détruites sur de larges surfaces. Sur des vaches pie-noir, Urbain a vu les brûlures circonscrites aux régions recouvertes de poils blancs. On peut constater des brûlures profondes du derme, du tissu conjonctif sous-cutané et des muscles. En général, ce sont les régions les plus élevées — la tête, l'encolure, le garrot — qui sont atteintes.

Quand la foudre tombe sur un local renfermant des animaux, les uns debout, les autres couchés, assez souvent les premiers seuls sont mortellement ou gravement atteints. Dans une écurie de neuf chevaux, la foudre en frappa cinq qui étaient debout : deux furent tués sur le coup, deux perdirent la vue, un resta paralysé ; elle épargna ceux qui étaient couchés (Ziegenbein). — Dans une étable contenant sept vaches et un veau, toutes les premières furent tuées ; le veau en fut quitte pour une boiterie. — En 1883, au haras de Saint-Georges (Allier), six pur sang furent foudroyés. L'écurie comprenait six

boxes disposés sur deux rangs et renfermant chacun deux chevaux; la foudre
tua les sujets des premier et sixième boxes, épargna ceux du second, en
frappa un dans le troisième et un dans le cinquième. Aucun trouble grave ne
fut noté chez les survivants, deux seulement parurent un peu hébétés pendant
une journée. Sur le plafond du local étaient marquées des traînées noirâtres,
irrégulières, de la largeur de deux doigts, partant des cheminées d'appel et
descendant sur les murs le long des encoignures (Garcin). — Parfois les
victimes sont beaucoup plus nombreuses. En 1892, à Alhowa, près Munster,
la foudre tua trois cents moutons renfermés dans une bergerie.

Les *décharges électriques* sont capables de déterminer chez les animaux des
accidents graves, parfois foudroyants. Woherling en a relaté deux cas. Un
cheval attelé à une voiture de place s'abattit quelques instants après avoir
passé sur une plaque métallique recouvrant les conduites de l'éclairage
électrique; on nota de l'engourdissement et des tremblements musculaires
qui disparurent en quelques heures. Une jument passant sur la même plaque
tomba brusquement foudroyée. Il n'y avait pas de brûlure à la surface du
corps; on trouva le cœur flasque, les poumons et les centres nerveux con-
gestionnés.

Depuis quelques années, de nombreux accidents analogues se sont produits
à Paris sur les voies où est établi, pour les tramways électriques, le système de traction à contacts superficiels. Si le cheval vient à appuyer l'un de
ses fers sur un *plot* encore électrisé, il éprouve une commotion plus ou
moins violente, et quand un autre pied porte en même temps sur l'un des
rails, l'animal peut être foudroyé.

Les principaux accidents pour lesquels on peut avoir à intervenir
sont des paralysies (Roloff, Barenbach, Dehaye, Ziegenbein, Steffen),
des crampes (Curdt), des brûlures (Curdt, Roloff, Urbain, Hering,
Meyerheine, Lucas), des phlegmasies des muqueuses (Boellmann,
Curdt), des lésions oculaires (Boellmann, Lehnhardt).

Quand l'animal est encore étendu sur le sol, incomplètement
revenu à lui, on doit chercher à ranimer les forces par des frictions
sèches ou irritantes, par des aspersions froides, par des stimulants
administrés en breuvages (alcool, café, carbonate d'ammoniaque) ou
en injections sous-cutanées (éther). — Les brûlures, les phlegmasies
de la peau et des muqueuses, les paralysies, les accidents oculaires,
seront traités comme il est indiqué aux chapitres spéciaux consacrés à la thérapeutique de ces affections. Souvent les surfaces
cutanées atteintes conservent un aspect particulier. Parfois les poils
ne repoussent pas (Urbain). Sur une vache traitée par Müller, la région
brûlée, qui s'étendait du flanc gauche à la queue, se recouvrit d'une
épaisse couche épidermique de consistance cornée.

Bibliographie. — I. **Gelures**. — Reclus, art. Gelures du *Traité de chirurgie*. —
Fonque et Reclus, *Thérapeutique chirurgicale*. — Möller u. Frick, *Lehrbuch der
Chirurgie*. — Wolff, *Recueil de méd. vét.*, 1881. — Decroix, *Ibid.*, 1881. —
Alix, *Ibid.*, 1891.
II. **Brûlures**. — Terrien, *Éléments de pathologie chirurgicale.* — Fonque et Reclus,
Thérapeutique chirurgicale. — *Comptes rendus des travaux de l'école de Lyon*
(1836-1837), in *Recueil de méd. vét.*, 1838. — Rey, *Journal de méd. vét.*, 1852. —

LEBEL, *Recueil de méd. vét.*, 1864. — BRUYNE, an. in *Ibid.*, 1871. — VITSCHE, *Ibid.*, 1878. — BROWN, *Ibid.*, 1879. — WOLFF, *Bullet. de la Soc. cent. de vét.*, 1881. — GRUNNE, *Sächs. Bericht*, 1878. — ROSENKRANZ, *Ibid.*, 1879. — FIEDELER, *Preuss. Mittheil.*, 1883. — BROWN, *Adam's Wochensch.*, 1885. — CAPITAN, an. in *Recueil de méd. vét.*, 1892. — STARR, *Semaine médicale*, 1894. — THIÉRY, *Gazette des hôpitaux*, 1896, et *Recueil de méd. vét.*, 1896. — DEYSINE et VAIRON, *Recueil de méd. vét.*, 1897. — SALLES, *Progrès vét.*, 1898.

III. **Coup de soleil et Coup de chaleur.** — BOULEY, *Recueil de méd. vét.*, 1841, et *Diction. vét.*, t. III, 1857. — PORET, *Mémoires de la Soc. cent. de méd. vét.*, t. III. — PRANGÉ, *Recueil de méd. vét.*, 1860. — DINTER, *Sächs. Bericht*, 1866. — HERING, *Repertorium*, 1868. — DUVIEUSART, *Annales de méd. vét.*, 1872. — BENJAMIN, *Recueil de méd. vét.*, 1875. — LOHRER, *Preuss. Mittheil.*, 1876. — SIEDAMGROTZKY, *Sächs. Bericht*, 1878. — JEWSEJENKO, *Archives de Pétersbourg*, 1885. — BOURGÈS, *Revue vét.*, 1890. — GAVARD, *Journal de méd. vét.*, 1888. — BARTKE, *Zeitschr. für Veterinärkunde*, 1889. — VALLIN, *Bullet. de l'Acad. de méd.*, 1894, p. 640. — LAVERAN et REGNARD, *Ibid.*, p. 501. — COLIN, *Ibid.*, 1835, p. 28. — FICHET, *Recueil d'hyg. et de méd. vét. milit.*, 2e série, t. XVII. — FRIEDBERGER et FRÖHNER, *Pathol. u. Therap. der Hausthiere*, 1900.

IV. **Accidents produits par la foudre.** — HERING, *Repertorium*, 1845-51. — CURDT, *Ibid.*, 1848. — BASSE, *Ibid.*, 1871. — RÖMER, *Thierarzt*, 1873. — STEINHOFF, *Magazin*, 1874. — ANDRÉ, *Annal. de méd. vét.*, 1875. — DEHAYE, *Ibid.*, 1888. — ANACKER, *Berlin. Archiv*, 1885. — BOELLMANN, *Recueil de méd. vét.*, 1885. — SCHMIDT, *Thiermedicin Rundschau*, 1887. — TERFG, *Ibid.*, 1890. — COLLARD, *Bull. de la Soc. cent. de méd. vét.*, 1887. — GÜNTHER, *Militar. Vet. Zeitschrift*, 1895. — WILHELM, *Sächs. Bericht*, 1896. — MÜLLER, *Archiv für Thierheilkunde*, 1897. — FRIEDBERGER et FRÖHNER, *Loco cit.* — HOFFMANN, *Thierärztliche Chirurgie.* BOELLMANN, *La Fulguration*, Paris, 1888.

CHAPITRE III

COMPLICATIONS DES LÉSIONS TRAUMATIQUES

I. — SYNCOPE. — CHOC. — STUPEUR LOCALE

La syncope traumatique est un accident grave, apparaissant brusquement et caractérisé par un état de mort apparente avec arrêt des mouvements du cœur.

Dans toutes les espèces, on peut observer la *syncope mécanique* ou par anémie cérébrale, due à une hémorragie très abondante, à la déplétion du système circulatoire. — La *syncope réflexe*, provoquée par une excitation périphérique transmise aux centres et réfléchie sur le pneumogastrique, est très rare chez les animaux. Goubaux en a relaté une observation recueillie à la clinique de Bouley, sur un chien très impressionnable, atteint d'une tumeur des parois abdominales : pendant qu'on effectuait l'excision de cette tumeur, et sans qu'il y ait eu ni perte notable de sang, ni compression des organes de l'appareil respiratoire, l'animal fut pris d'une syncope mortelle. Nous avons constaté un fait semblable sur une chienne à laquelle nous enlevions une tumeur mammaire. Nous avons également observé un cas de syncope réflexe survenue sur une jument, pendant l'ovariotomie.

On préviendra la syncope mécanique en ménageant le sang des opérés. Le traitement, pour les deux formes, est celui de la syncope en général : mettre la tête en position déclive, exciter les téguments par la flagellation pour provoquer le retour des mouvements du cœur, pratiquer la respiration artificielle, exercer des tractions sur la langue et faire des injections sous-cutanées d'éther. Lorsque la syncope est consécutive à une abondante perte de sang, il faut en outre recourir à l'injection intraveineuse ou hypodermique de sérum artificiel.

Le *shock* ou *choc traumatique*, la *léthargie*, l'*étonnement des blessés*, est un état de collapsus qui diffère de la syncope en ce que les mouvements du cœur et le pouls persistent. Produit par la stupéfaction des centres nerveux, par une sorte de commotion cérébrale, le *choc* n'est souvent que le premier stade d'un coma mortel.

Les blessés en état de choc seront laissés en décubitus costal, la tête placée en position déclive. On cherchera à les ranimer par des frictions cutanées irritantes, par des injections hypodermiques d'alcool ou d'éther et par des breuvages excitants.

La *stupeur locale* ou commotion locale traumatique, état particulier observé surtout aux plaies contuses, est caractérisée par l'anesthésie, l'absence d'hémorragie et la sensation de froid que donnent au toucher les bords de ces plaies. Tantôt elle existe seule, tantôt elle est accompagnée des phénomènes généraux du choc. Autour de la plaie existe une zone stupéfiée d'ordinaire fort étendue et en imminence de sphacèle.

Le traitement doit avoir pour but de conjurer celui-ci, d'activer la circulation, de réveiller la vitalité des éléments anatomiques. On fera à la plaie des lotions stimulantes et antiseptiques chaudes. Tant que persiste la stupeur locale, on s'abstiendra de toute intervention chirurgicale, à moins d'indication expresse.

II. — HÉMORRAGIE ET ANÉMIE TRAUMATIQUES

Les *hémorragies* abondantes et persistantes observées dans certaines lésions traumatiques ne sont pas toujours en rapport avec le calibre des vaisseaux coupés. Qu'elles soient *primitives* ou *secondaires*, et dans ce dernier cas, *précoces* ou *tardives*, elles peuvent résulter d'une altération des parois vasculaires, d'un état morbide général (leucémie, hémophilie) ou de diverses affections viscérales (maladie du foie, du cœur). Leurs conséquences dépendent de conditions multiples : durée et abondance de l'hémorragie, cause locale ou générale de celle-ci, volume des vaisseaux lésés. Exception faite pour les sujets atteints de leucémie ou d'adénie, il est rare d'observer chez les animaux des hémorragies traumatiques mortelles quand des vaisseaux artériels ou veineux de fort calibre ne sont pas ouverts.

L'*anémie traumatique* est la conséquence de la déperdition d'une abondante quantité de sang. Les grandes hémorragies produisent l'*anémie aiguë* ; les hémorragies peu abondantes et répétées amènent l'*anémie chronique*.

Nous avons indiqué les moyens à mettre en œuvre pour tarir les hémorragies traumatiques. L'écoulement sanguin qui provient d'artérioles ou de veinules cède d'ordinaire au tamponnement, à la compression ou à la cautérisation. Pour les vaisseaux volumineux, il faut recourir à la ligature ou à la torsion. (V. *Hémostase*.)

Dans les cas d'anémie traumatique, si l'hémorragie n'est pas arrêtée, l'oblitération des vaisseaux qui saignent doit être le premier acte de l'intervention. Lorsque des symptômes graves annoncent une syncope imminente, on peut la conjurer en plaçant la tête en position déclive, en pratiquant la flagellation, la respiration artificielle, l'hypodermoclyse et des injections hypodermiques d'éther. Si l'on est parvenu à ranimer le blessé, des soins hygiéniques bien entendus, la suralimentation et les toniques suffisent en général au rétablissement complet. Après avoir assuré l'hémostase, c'est encore aux toniques et à la suralimentation qu'il faut recourir dans les cas d'anémie chronique.

III. — NÉVRALGIES TRAUMATIQUES

Les lésions traumatiques des tissus sensibles s'accompagnent de douleur qui, en général, diminue au bout de quelques heures, s'atténue graduellement et ne tarde pas à disparaître. Parfois elle subsiste vive pendant et après la cicatrisation de la plaie, et quand elle a disparu, elle peut se manifester de nouveau. Dans ces cas, il y a *hyperesthésie* ou *névralgie traumatiques*.

Les névralgies traumatiques s'observent surtout chez le cheval à la suite des affections graves du pied ou des opérations qu'elles nécessitent et après la névrotomie. Comme les hémorragies, elles sont distinguées en *primitives* et *secondaires*. Les premières sont caractérisées par la durée anormale de la douleur qu'a provoquée le traumatisme ; tantôt celle-ci a pour siège le foyer traumatique lui-même, tantôt elle irradie au delà, accusée principalement sur le trajet des cordons nerveux. — Les autres, qui apparaissent au cours de la réparation de la plaie, d'ordinaire dans les premiers jours, mais après cessation de la douleur causée par le trauma, ont également pour siège la plaie elle-même, quelquefois un groupe de granulations, voire un seul bourgeon charnu, fongueux, saillant, ou encore les parties circonvoisines, les nerfs de la région ou un territoire éloigné. — Les névralgies secondaires tardives sont localisées aux îlots cicatriciels et résultent le plus souvent de la formation d'un névrome ou de la compression d'un nerf par le tissu de cicatrice. Elles peuvent être aussi le fait d'une névrite ascendante dont la blessure a été le point de départ.

Le traitement des névralgies traumatiques varie avec la cause de l'hyperesthésie. S'il s'agit d'une plaie récente, après l'avoir détergée et enlevé les corps étrangers qu'elle peut recéler, on emploie les émollients, les narcotiques, les analgésiques en applications locales, ou simplement les bains tièdes, les affusions et les pulvérisations chaudes. Certaines névralgies étant d'origine rhumatismale, il peut être utile de recourir au salicylate de soude, aux alcalins, aux iodurés, donnés dans les boissons.

Les *névralgies secondaires précoces* seront combattues par les mêmes moyens. S'ils sont insuffisants, on essaiera les pulvérisations d'éther simple ou iodoformé, la cautérisation des bourgeons avec le nitrate d'argent ou le fer rouge. De vives douleurs étant parfois provoquées par les mouvements de la partie blessée, celle-ci sera immobilisée aussi complètement que possible.

Pour les *névralgies secondaires tardives*, le traitement doit être plus énergique. Il comprend la cautérisation en pointes pénétrantes et les scarifications profondes de la cicatrice. Lors de boiterie persistante consécutive à un traumatisme accidentel ou opératoire du pied ou des régions inférieures des membres, il est indiqué de pratiquer la névrotomie plantaire au-dessous ou au-dessus du boulet, celle du médian ou du grand sciatique. Les névromes développés à la suite des résections nerveuses seront disséqués et excisés. Il est rare que l'on ait à libérer un cordon nerveux comprimé par une néoformation fibreuse ou une exostose.

IV. — EMPHYSÈME TRAUMATIQUE

Produit par l'infiltration dans le tissu cellulaire d'air ou de gaz provenant des voies digestives, l'emphysème traumatique est caractérisé par une tuméfaction molle, circonscrite ou diffuse, crépitante et indolore. On l'observe assez fréquemment comme complication des plaies pénétrantes des cavités nasales, des sinus, du larynx, de la trachée, du poumon, des parois costales. Il survient aussi à la suite de blessures du larynx faites par la voie buccale en pratiquant brutalement la propulsion des corps étrangers arrêtés dans l'œsophage. Sous l'influence des mouvements respiratoires, l'air s'engage dans le tissu conjonctif sous-cutané ou sous-muqueux, y progresse peu à peu et produit une tuméfaction crépitante caractéristique. — Les plaies de l'ars, de l'aine, certaines solutions de continuité périarticulaires s'en accompagnent assez souvent. — Dans les premières, les lèvres s'écartent par les mouvements d'abduction du membre, l'air entre par une sorte d'aspiration, et les mouvements d'adduction le poussent dans le tissu conjonctif des parties voisines. Aux plaies périarticulaires, les mêmes phénomènes peuvent se produire. — Parfois l'emphysème est généralisé. Le malade dont parle Bouret avait été blessé à la face interne du coude; il devint énorme, monstrueux; ses jambes avaient le volume du tronc d'un enfant; son corps était comme soufflé; l'encolure et la tête participaient à cet état.

L'emphysème sous-cutané du mouton, commun sur les animaux conduits en troupeaux, est presque toujours le résultat de morsures pénétrantes du cou : la trachée perforée, l'air expiré est poussé dans le tissu conjonctif sous-cutané, l'emphysème se montre successivement au cou, à la gorge, aux joues, sur le chanfrein, au pourtour des yeux; il s'étend aux autres régions où la laxité du tissu cellulaire permet la progression des gaz, et assez souvent il se généralise en peu d'heures (Godbille).

Lors de tympanite, si l'on pratique la ponction du cæcum chez le cheval, du rumen chez le bœuf, ainsi que dans les cas où des plaies accidentelles intéressent ces réservoirs, les gaz qui en proviennent pénètrent parfois dans le tissu conjonctif sous-cutané et produisent un emphysème plus ou moins étendu.

L'emphysème sous-cutané peut exister sans plaie du tégument ni des voies respiratoires supérieures. Chez les bêtes bovines, il accompagne assez fréquemment l'emphysème pulmonaire, l'échinococcose ou d'autres lésions des poumons. Alors, en général, il débute à la base de l'encolure et s'étend vers les régions postérieures, en suivant la ligne dorso-lombaire. — Quelquefois il apparaît sur des bêtes indemnes de lésions pulmonaires et tégumentaires. Constatée habituellement sur des sujets qui ont fait à pied un long trajet, cette forme a été rattachée au surmenage, à la fatigue, à des coups. L'infiltration gazeuse occupe d'abord la région lombaire ; elle gagne ensuite le dos et le garrot. Lafosse admettait que sous l'influence d'un trouble de la respiration cutanée, ces gaz (oxygène, acide carbonique, azote) étaient « versés dans le tissu cellulaire par les capillaires ». Pour Bouley, il avait dû se produire une fissure du rumen par l'action d'un corps étranger. On a parlé encore d'une élaboration gazeuse d'origine microbienne.

La tuméfaction crépitante, indolore et sans caractères inflammatoires de l'emphysème traumatique, est toute différente de celle provoquée par la gangrène septique. Le diagnostic n'offre aucune difficulté.

Le peu de gravité de l'emphysème sous-cutané traumatique est établi par une foule d'observations. L'action de l'air sur le tissu cellulaire est à peu près sans danger, et celle des gaz issus des réservoirs intestinaux n'est à redouter que s'ils ont entraîné avec eux, dans les tissus voisins de la plaie, une certaine quantité de liquide, nocif par les microbes qu'il renferme.

Le traitement est des plus simples. L'emphysème traumatique dû à l'air atmosphérique sera combattu par des pressions méthodiques exercées sur la tuméfaction, de la périphérie vers la plaie, pour expulser le gaz qui a pénétré dans les tissus. Si la plaie cutanée est étroite, elle sera ensuite obturée par un enduit collodionné. — Les larges blessures de l'ars et de l'aine seront fermées par une suture avec drainage ou tamponnées, et le sujet sera laissé au repos. Lors de lésions pénétrantes de la trachée, l'air arrivant dans le tissu conjonctif à la faveur de la plaie muqueuse, il convient d'élargir la solution de continuité cutanée, dont l'étroitesse est d'ordinaire la cause de l'emphysème. Dans ces premières variétés de l'affection, on ne pratiquera ni ponction, ni scarification de la nappe crépitante.

Lors d'emphysème produit par des gaz issus des réservoirs intestinaux, on élargira la plaie cutanée, on exercera des compressions sur la tumeur, et si l'inflammation de la zone péritraumatique dénonce la présence de liquides infectieux dans les tissus, on y fera des mouchetures et des injections antiseptiques.

On évitera l'emphysème du mouton par l'émoussement des canines des chiens préposés à la surveillance des troupeaux. Quand une morsure est déjà accompagnée d'emphysème, on limitera celui-ci en débridant la peau au niveau de la plaie.

La bénignité de l'emphysème essentiel égale celle de l'emphysème traumatique localisé. Il disparaît d'ordinaire en quelques jours, parfois en peu d'heures. Le massage est utile. Les scarifications sont superflues.

V. — THROMBOSES ET EMBOLIES VEINEUSES TRAUMATIQUES

Toute veine comprise dans un foyer traumatique est exposée à la thrombose : l'inflammation peut envahir ses tuniques, altérer sa couche endothéliale, provoquer ainsi la coagulation du sang; si ses parois ont été meurtries, souvent la thrombose commence presque immédiatement. Tantôt le caillot s'accroît graduellement, oblitère le vaisseau et se prolonge en aval jusqu'à la première collatérale (*thrombose oblitérante*); tantôt la coagulation s'arrête et le canal reste perméable (*thrombose pariétale* ou *incomplète*).

Les caillots intravasculaires sont toujours plus ou moins infectés dans les thromboses veineuses qui surviennent aux plaies suppurantes. Il en est qui adhèrent vite assez intimement aux parois du vaisseau : bientôt ils sont infiltrés d'éléments embryonnaires et deviennent le siège d'une organisation qui aboutit à l'oblitération de la veine par un tissu fibreux confondu avec les tuniques vasculaires. D'autres se désagrègent; des fragments peuvent se détacher de leur extrémité centrale, sans cesse battue par le sang au point même où la circulation est rétablie. C'est ainsi que se produisent les *embolies*, les *caillots erratiques* qui, charriés par le sang, vont provoquer dans le poumon des *infarctus*, en oblitérant de petites divisions de l'artère pulmonaire. Les embolies aseptiques n'entraînent généralement que des troubles peu graves, débutant par l'hyperémie et finissant par la sclérose de territoires pulmonaires plus ou moins étendus. Ce qui fait la gravité des thromboses traumatiques, des caillots qui s'en détachent et des *infarctus* qui en sont la conséquence, c'est l'*infection*. Lors d'*embolie septique* ou *maligne*, des agents infectieux à virulence variable déterminent dans le poumon des abcès métastatiques ou des foyers de gangrène.

Quant aux caillots volumineux, tantôt ils obturent une branche principale de l'artère pulmonaire, tantôt ils sont arrêtés par les cordages valvulaires du ventricule droit. Qu'ils soient aseptiques ou infectés, ils provoquent subitement des troubles graves, quelquefois la mort en peu d'instants.

Lorsqu'une veine importante est contenue dans un foyer traumatique ou comprise en ses parois, par cela même exposée à la thrombose, et surtout quand déjà celle-ci est réalisée, on doit assurer l'immobilisation de la région, éviter les explorations inutiles, veiller à l'application correcte des pansements, empêcher l'action phlogogène des sécrétions de la plaie et du pus sur les parois veineuses. Telles sont les indications générales. Lors de thrombose purulente d'une grosse veine superficielle, la ligature immédiate, faite aseptiquement assez loin du foyer morbide, est le moyen le plus sûr de conjurer les complications infectieuses.

VI. — FIÈVRE TRAUMATIQUE

La réaction fébrile qui survient chez les blessés et les opérés est due tantôt à l'absorption, au foyer traumatique, de substances pyrétogènes ou septiques (fièvre traumatique proprement dite), tantôt à une affection secondaire locale ou à une détermination diathésique, l'une et l'autre provoquées par la blessure (fièvre épitraumatique). La *fièvre traumatique septique* est produite par la pénétration, dans le sang, de microbes qui ont infecté la plaie ou de toxines qu'ils y ont élaborées. La *fièvre traumatique aseptique* est déterminée par des substances pyrétogènes provenant du sang extravasé dans les lèvres de la plaie, des sécrétions de celle-ci et des cellules détruites dans sa couche superficielle.

La fièvre traumatique apparaît d'ordinaire le deuxième ou le troisième jour, atteint un degré variable d'intensité suivant qu'elle est *aseptique* ou *septique*, reste stationnaire pendant deux ou trois jours, puis s'atténue graduellement pour disparaître du cinquième au huitième jour. A la suite des plaies accidentelles ou opératoires faites en tissus infectés, elle se manifeste souvent dans les vingt-quatre heures, les substances thermogènes que renferment ces plaies étant immédiatement absorbées. Toujours modérée dans les cas de traumas qui se cicatrisent par première intention, elle est parfois vive lors de blessures étendues, profondes, en voie de suppuration, et toutes les fois qu'il se produit des phénomènes inflammatoires violents, dus à la présence d'un corps étranger, à un foyer de nécrose ou de gangrène. Les complications qui surviennent sont en général indiquées par une ascension brusque de la courbe thermique et une aggravation des autres phénomènes réactionnels.

La fièvre traumatique est dite *légère* lorsque la température ne dépasse pas 39°,5 ; elle est de *moyenne intensité* quand la température est comprise entre 39°,5 et 40° ; elle est *forte* si la température dépasse ce dernier chiffre. En général, dans les fièvres aseptiques, l'hyperthermie n'est accompagnée que de modifications peu accusées de l'état général. Au contraire, dans les fièvres septiques, les grandes fonctions sont toujours plus ou moins troublées ; il est constant d'observer de l'abattement, une diminution de l'appétit et une accélération de la circulation.

La théorie qui explique la fièvre traumatique par la résorption de produits inflammatoires ou septiques, aujourd'hui universellement acceptée, est basée sur les données suivantes : les microbes qui pullulent à la plaie, en particulier les agents de la suppuration, produisent des poisons pyrétogènes facilement absorbés par les tissus ; — avec l'antisepsie, la fièvre traumatique est nulle ou peu prononcée ; quand on l'observe chez des blessés dont les plaies se cicatrisent par première intention, à l'abri de pansements antiseptiques, ou à la suite de lésions sous-cutanées, elle est presque toujours légère ; — chez les animaux, la fièvre traumatique septique s'accuse souvent par une hyperthermie de plus de deux degrés ; dans les réactions fébriles aseptiques, la température dépasse rarement 39°,5. Malgré les résultats qu'a donnés l'expérience bien connue du clou de rue, faite sur le cheval par Claude Bernard, et quelques autres recherches de même ordre, le rôle du système nerveux dans l'étiogénie des réactions fébriles traumatiques paraît secondaire.

La *prophylaxie* des fièvres chirurgicales est tout entière dans l'*asepsie* et l'*antisepsie*. Nous pouvons soustraire nos opérés et nos blessés aux intoxications qui résultent de l'absorption des liquides septiques collectés aux plaies exposées ou sous les pansements. Toute opération en tissus sains, pratiquée aseptiquement, ne doit s'accompagner que de phénomènes réactionnels bénins et d'une hyperthermie modérée. — Si elle porte sur des tissus enflammés, suppurants, on réduira au minimum les phénomènes fébriles par la désinfection préalable de la plaie et de la région (lavages, bains) ; en territoire infecté, les diérèses effectuées avec le cautère exposent

moins à la résorption de produits septiques que celles pratiquées avec
le bistouri. — Rien ne démontre plus nettement l'influence de l'antisepsie sur le degré des pyrexies traumatiques chez les animaux, que
la comparaison des tracés thermométriques provenant d'opérés dont
la plaie a été recouverte d'un pansement ouaté ou d'étoupe non
désinfectée.

Remarquons toutefois que, même en opérant et en pansant correctement, l'on n'arrive pas toujours à empêcher une élévation assez accusée
de la température. Chez des sujets dont l'état général et les grandes
fonctions sont à peine troublés, on peut noter d'assez fortes ascensions thermiques, sans complication du côté de la plaie ; mais ces
cas sont exceptionnels. Les troubles généraux sont d'ordinaire en
rapport avec l'hyperthermie, et lorsque la température dépasse 39°,5,
il convient de procéder à la levée du pansement. De même si la fièvre
ne tombe pas vers le huitième jour : souvent alors il y a accumulation de pus ou de sérosité putride dans la plaie, quand une complication locale gangreneuse ou nécrotique n'est pas déjà produite.
La désinfection du trauma avec l'eau oxygénée ou une solution antiseptique (acide phénique, créoline ou chlorure de zinc) suffit pour
abaisser la température, quelquefois pour la ramener à un chiffre
voisin de la normale.

Aux plaies exposées, le même résultat sera obtenu par la désinfection, par le drainage et la libre issue des sécrétions, par l'emploi de
poudres absorbantes. L'écoulement des liquides étant assuré, si la
fièvre persiste vive, il n'y a qu'à multiplier les lavages antiseptiques et
à surveiller les environs de la plaie : tantôt la phlegmasie y est excessive, tantôt un phlegmon ou une lymphangite se développe.

Le *traitement interne* est celui de la fièvre en général. On se borne
ordinairement à donner, dans les boissons, des purgatifs légers et des
alcalins. Mais les fièvres chirurgicales étant des formes atténuées de
l'intoxication putride, il peut être indiqué de recourir aux antiseptiques et aux antipyrétiques (sulfate de quinine, camphre, antifébrine).
Dans quelques cas, on aura à combattre l'abattement et la faiblesse
par les excitants, surtout par les liquides alcooliques.

VII. — ÉRYSIPÈLE TRAUMATIQUE

Rare chez les animaux, l'érysipèle est une complication infectieuse des
plaies, produite par un *streptocoque* considéré tout d'abord comme un microbe
spécifique. L'agent infectieux pénètre les parois de la plaie, envahit de proche
en proche la peau et le tissu conjonctif sous-cutané, progresse dans les
lymphatiques, provoque parfois des phlegmons ou des accidents gangreneux
locaux, peut même déterminer de graves accidents généraux, des phlegmasies
séreuses ou viscérales mortelles. L'érysipèle est habituellement une complication des blessures récentes de la peau et des muqueuses ; c'est aux plaies

contuses qu'on l'observe le plus souvent; mais d'étroites solutions de continuité du tégument peuvent en être le point de départ; une simple excoriation y suffit. Parfois il apparaît aux plaies déjà recouvertes d'une couche granuleuse, lorsqu'une déchirure est accidentellement produite à cette barrière protectrice; c'est ainsi que l'érysipèle éclate aux plaies suppurantes et aux vieilles fistules.

L'agent pathogène de l'érysipèle de l'homme a été isolé par Fehleisen. C'est un streptocoque disposé en courtes chaînettes, qui se cultive bien sur la gélatine et l'agar, où il forme des colonies blanchâtres sans liquéfier le milieu nutritif. Certains bactériologistes n'ont pas tardé à en contester la spécificité, déclarant qu'il s'agissait du streptocoque vulgaire. D'autres ont objecté que l'inoculation de cultures pures du streptocoque de Fehleisen provoquait l'érysipèle avec ou sans lymphangites, tandis que le streptocoque vulgaire engendre surtout des phlegmons. Mais l'on sait maintenant que le streptocoque, ainsi que beaucoup d'autres germes pathogènes, peut provoquer des affections diverses, des troubles fort variés suivant son degré actuel de malignité ou de virulence. On sait aussi que l'agent de l'érysipèle est assez souvent associé à d'autres microbes, le plus ordinairement aux staphylocoques. — Le mal est contagieux et se transmet facilement par les mains, les instruments, les objets de pansements. Avant l'antisepsie, on l'a fréquemment vu sévir à l'état épidémique dans les hôpitaux humains.

En vétérinaire, on a décrit sous le nom d'érysipèle une foule d'affections. La lecture des observations publiées montre que l'on a rangé sous ce titre : les érythèmes déterminés par les rayons solaires ou par l'alimentation avec le sarrasin, le javart cutané, le charbon, le rouget, même l'eczéma. Excepté quelques faits récents, tous les autres sont faussement étiquetés; ils se rapportent à des affections différentes de l'érysipèle. Point de doute cependant que celui-ci existe chez les animaux. Il est inoculable aux sujets des diverses espèces domestiques; Fehleisen l'a étudié expérimentalement sur le porc et le lapin; Möller, Hoffmann, Lucet, l'ont vu sur le cheval; Rychner et Lucet sur le bœuf; Fröhner chez le chien. Nous-mêmes l'avons plusieurs fois observé chez le cheval et chez le chien.

Les principaux caractères de l'érysipèle cutané, masqués par les poils, et chez le cheval par la pigmentation de la peau, sont beaucoup moins évidents que chez l'homme. Aussi l'a-t-on confondu jusqu'à présent avec le phlegmon, la lymphangite ou les processus septiques. — Il s'accuse par des symptômes locaux et par des troubles généraux. Localement, on observe une tuméfaction diffuse, chaude, pâteuse, douloureuse, qui s'étend parfois très rapidement. — Chez le cheval, quand l'affection est localisée aux lèvres ou dans la bouche, toute la tête peut être envahie; elle devient énorme, les dépressions et les saillies de sa surface sont effacées comme dans le cas d'œdème septique. — Chez les animaux de l'espèce bovine, l'érysipèle peut se comporter de la même manière. — Chez le porc, il revêt habituellement la forme papuleuse (Fröhner). — Les symptômes généraux, plus ou moins accusés, quelquefois constatés les premiers (Lucet), sont ceux de la fièvre traumatique ou des états septiques. Souvent la température atteint ou dépasse 41°.

Les formes légères guérissent facilement et sans entraîner de complication. En quelques cas, des phlyctènes et des foyers purulents se développent dans la zone tuméfiée. Les formes graves peuvent amener rapidement la mort (Lucet, Malzew, Semmer). Sur un cheval traité par Lucet, l'érysipèle s'est comporté comme la septicémie et a tué en quarante-huit heures.

La *prophylaxie* de l'érysipèle opératoire est celle de tous les accidents infectieux qui peuvent compliquer les plaies faites par le chirurgien. Opérer proprement, s'entourer de précautions antiseptiques, garantir ensuite la plaie contre l'infection post-opératoire : voilà ses moyens. Il n'est pas aussi facile de prévenir l'érysipèle aux plaies accidentelles infectées ou suppurantes. Si l'on peut, déterger ces plaies, même y renouveler les pansements sans déchirer la membrane granuleuse; quand on y fait des débridements, on ouvre des voies d'entrée aux microorganismes. On réduira au minimum le danger d'infection en les purifiant au préalable avec des liquides antiseptiques et en les incisant avec le fer rouge.

Lorsque l'érysipèle est développé, il faut le combattre par un traitement local et une médication interne. S'il est circonscrit à la zone péritraumatique, l'eau oxygénée, les solutions phéniquée ou sublimée tièdes, employées en lotions, irrigations, bains ou pulvérisations, puis les applications de vaseline boriquée ou cocaïnée, suffisent presque toujours à en arrêter l'extension ; souvent elles amendent l'état général et font baisser la température. On insistera sur les mêmes moyens si des phlyctènes se développent ou si les lymphatiques sont envahis. Pour les plaies érysipélateuses des extrémités, avec lymphangite et tuméfaction diffuse des membres, les bains antiseptiques prolongés (solution sublimée à 1 p. 1000 ou phéniquée à 2 p. 100) sont très avantageux.

L'*érysipèle phlegmoneux* doit être combattu plus activement. Quand une forte tuméfaction œdémateuse dénonce l'inflammation du tissu conjonctif sous-cutané, il convient de pratiquer des mouchetures, des scarifications ou des cautérisations perforantes, qui donnent issue à l'exsudat inflammatoire et ouvrent aux antiseptiques des voies leur permettant d'arriver dans le tissu conjonctif sous-cutané et les radicules lymphatiques, où pullulent les streptocoques. — Dès que la fluctuation décèle l'existence d'abcès au voisinage de la plaie, le long des troncs lymphatiques ou dans les ganglions collecteurs, il faut les ouvrir sans retard, puis les traiter antiseptiquement. — Les engorgements diffus qui peuvent survenir aux membres seront surveillés de près, et si l'on craint le développement d'abcès profonds, on y fera des ponctions exploratrices. Les mouchetures, les pointes de feu, les irrigations ou les bains tièdes antiseptiques sont encore les meilleurs moyens de conjurer la gangrène dans les cas où l'inflammation est intense. Lorsque des plaques de sphacèle se produisent, le traitement sera complété par celui de la gangrène humide.

Les complications du côté des viscères, des grandes séreuses, des articulations, seront combattues par les moyens spéciaux applicables à chacune d'elles.

Pour les cas légers, le *traitement général* consiste à donner, dans les boissons, des purgatifs légers ou des alcalins. Pour les autres, on emploiera les antiseptiques, l'alcool, l'extrait de quinquina ou le sulfate de quinine, suivant l'espèce à laquelle appartient le malade.

Quelle que soit la gravité de l'érysipèle, il est indiqué de recourir, dès le début, aux injections de sérum antistreptococcique.

VIII. — SEPTICÉMIES

Les *septicémies* sont des états morbides infectieux provoqués par la pénétration, dans le sang, de microbes qui envahissent l'organisme tout entier et déterminent des lésions généralisées, surtout des thromboses, des hémorragies, des dégénérescences cellulaires. Elles diffèrent des *pyémies* en ce que, dans ces dernières, les agents microbiens qui ont fait irruption dans les voies de la circulation se localisent en certains viscères et certains tissus, où ils suscitent la formation de foyers purulents. Les septicémies et les pyémies ont pour caractère commun l'infection du sang par les microbes qui les engendrent, condition de la dissémination de ceux-ci dans l'économie; c'est ce caractère qui leur a valu la dénomination de *bactériémies*. — On désigne sous le nom de *bactério-toxémies* les processus dans lesquels les microbes pullulent en un territoire circonscrit, dans une plaie ou un foyer inflammatoire, et y sécrètent des poisons qui, seuls absorbés, provoquent des accidents généraux analogues à ceux des bactériémies; ici, les troubles principaux sont le fait, non de l'infection, mais de l'intoxication. En général, ce sont des microbes pathogènes anaérobies qui déterminent ces processus, après avoir suscité ou non une lésion locale.

Les états septiques et pyémiques peuvent être associés, constituer des processus mixtes formant le groupe de *septico-pyémies* : il s'agit tantôt de septicémies dans le cours desquelles l'infection générale s'accompagne de localisations, de lésions d'abord inflammatoires, puis suppuratives; tantôt de pyémies avec infection permanente du sang malgré les localisations résultant de la fixation des microbes dans les organes.

Presque toujours les septicémies et les pyémies sont consécutives à une lésion locale, à un foyer inflammatoire ou traumatique dans lequel on trouve des microbes semblables à ceux qui ont réalisé l'infection, ou des bactéries qui n'ont fait que préparer la voie à l'agent de l'infection générale. Dans le premier cas, la bactériémie est dite *consécutive*; dans l'autre, elle est *secondaire* (Roger). Parfois, la lésion initiale, la porte d'entrée du microbe semble faire défaut (*infection cryptogénétique*). Mais une effraction épithéliale suffit, et quand de puissantes causes adjuvantes (froid, fatigue, surmenage) interviennent, les microbes de l'intestin peuvent traverser la muqueuse de ce conduit et provoquer d'emblée une infection générale. C'est là la pathogénie de la presque totalité des cas d'*auto-bactériémie*.

Eu égard aux espèces microbiennes qui les engendrent, les bactériémies sont *banales* ou *spécifiques*. Les premières sont déterminées par des microbes vulgaires, pathogènes ou saprophytes (streptocoque, staphylocoque, tétragène, colibacille, bactérie ovoïde, *B. septicus putridus*, *Proteus vulgaris*). Les autres sont l'œuvre de microbes qui déterminent des maladies infectieuses spéciales (streptocoque gourmeux, bacille de la morve, bacille du rouget, bactéridie). — La plupart des bactériémies chirurgicales sont causées par le streptocoque et le staphylocoque doré. Tantôt l'infection générale s'établit d'emblée au niveau d'une plaie récente où pullulent des germes; tantôt elle est précédée de lésions inflammatoires locales. Elle est favorisée par toutes les causes qui diminuent la résistance des tissus, et quand elle se produit aux plaies anciennes, suppurantes, elle peut être préparée par l'intoxication résultant de l'absorption de poisons microbiens.

Dans la *septicémie suraiguë*, comme dans les *toxi-infections*, les lésions sont peu accusées ou nulles. Mais dans les formes à évolution moins rapide, le plus ordinairement le sang est noir, poisseux, putride, il contient des bactéries appartenant à une seule ou à plusieurs espèces. Beaucoup de leucocytes en sont remplis, transformés en colonies microbiennes. Nombre de petits vaisseaux sont thrombosés. On voit des hémorragies disséminées dans les viscères et les tissus, notamment dans les reins, la rate, le foie, sur les muqueuses et les séreuses. Les reins, le foie, le myocarde et certains groupes musculaires offrent des lésions de dégénérescence graisseuse. L'endocardite ulcéreuse, la néphrite et l'entérite sont communes.

Dans les *pyémies*, les principales altérations anatomiques sont les foyers inflammatoires ou purulents plus ou moins nombreux disséminés dans les organes, constatés surtout dans les poumons, le foie, la rate, les reins ; les foyers hémorragiques et les inflammations suppuratives des séreuses, les polyarthrites, l'endocardite ulcéreuse.

Considérées dans les diverses espèces animales, les « *septicémies chirurgicales* » comprennent des processus *infectieux* ou *toxi-infectieux*, provoqués par des bactéries ou par leurs toxines. — Les premiers — les *septicémies bactériennes, bactériémies* ou *infections septiques* — sont déterminés par différents microbes, mais le plus souvent par les streptocoques et les staphylocoques. — Les processus toxi-infectieux comprennent la *gangrène gazeuse* et les *intoxications* par résorption de poisons bactériens sécrétés dans les plaies infectées, putrides, où pullulent des microbes pathogènes ou des saprophytes (V. *Infection putride*). — La *gangrène gazeuse*, fréquente chez le cheval, mérite un chapitre spécial.

Les septicémies proprement dites ou bactériennes ne sont pas rares chez les animaux domestiques, mais leur traitement comporte les mêmes indications que celui des pyémies. Nous serons brefs à leur sujet.

Chez le cheval, elles compliquent habituellement les plaies contuses profondes, anfractueuses, les phlegmons diffus sous-aponévrotiques, en particulier ceux des membres, les inflammations suppuratives aiguës des synoviales tendineuses et des articulations. — Chez les bovidés et les carnassiers, elles sont particulièrement fréquentes sur les femelles, où elles se développent à la suite du part.

Dans toutes les espèces, quand l'infection débute avec les allures d'une *septicémie aiguë*, elle a pour principaux caractères le frisson initial, une forte hyperthermie et un état général rapidement grave. La mort arrive vite, souvent sans détermination viscérale. — Chez le cheval, avec le frisson du début et l'hyperthermie, les principaux symptômes sont : l'anorexie, l'abattement, la faiblesse, la coloration rouge sale ou ictérique des muqueuses qui peuvent être ponctuées d'ecchymoses, une forte accélération de la circulation, l'asthénie cardiaque et la faiblesse du pouls, l'albuminurie, des tremblements musculaires, quelquefois une parésie du train de derrière ou la paraplégie et, vers la fin, une diarrhée persistante accompagnée de coliques. Chez la plupart des malades, la température monte à 41-42° ; chez quelques-uns, la septicémie évolue sans forte hyperthermie. — La plaie d'inoculation est quelquefois le siège d'un gonflement phlegmoneux diffus ; mais lorsque la marche est très rapide, dans la forme suraiguë surtout, les lésions locales peuvent faire défaut. — La *septicémie puerpérale* est observée chez les femelles des diverses espèces domestiques. Chez la vache, elle revêt deux formes principales, l'une *infectieuse*, l'autre *toxique*. Dans la première, les symptômes sont ceux de la métrite septique ou d'une septicémie aiguë accusée d'emblée par des symptômes généraux graves et qui tue en un, deux ou trois jours. Dans l'autre, tantôt les phénomènes d'intoxication sont légers : on n'observe que des signes de faiblesse, des troubles gastriques et peu ou pas de fièvre; tantôt le tableau clinique est celui de la fièvre vitulaire. La rétention du placenta s'accompagne assez communément de septicémie bénigne ; on peut toutefois constater des faits d'intoxication avec paraplégie ou paralysie subite et mort en quelques heures. (De Bruyn, Fröhner.)

Si la forme aiguë des septicémies tue rapidement et sans déterminations viscérales, lorsque l'évolution est moins rapide il peut se produire une ou plusieurs localisations (endocardite, hépatite, néphrite), coïncidant avec une atténuation des troubles généraux, et parfois l'infection s'éteint. Les formes légères, où il n'y a point de lésions cellulaires profondes, peuvent se terminer par la guérison, tout comme la fièvre traumatique septique, qui n'est qu'une variété bénigne de septicémie.

Le *traitement prophylactique* des septicémies réside dans l'application rigoureuse des moyens de l'asepsie et de l'antisepsie. Les plaies suppurantes, les foyers gangreneux, les fistules, les clapiers, les décollements, où les exsudats peuvent se putréfier, seront fréquemment détergés par des solutions désinfectantes fortes. Si le pus s'accumule dans une plaie en raison de la disposition de celle-ci, on devra en assurer l'écoulement par des débridements ou des contre-ouvertures et par le drainage. — On préviendra la septicémie et les intoxications puerpérales par l'antisepsie utérine, par les irrigations avec les solutions de permanganate de potasse ou de crésyl, précédées de l'extraction des enveloppes fœtales en cas de non-délivrance.

Le *traitement curatif* comprend des moyens locaux et une médication interne. — L'antisepsie de la plaie d'inoculation est l'indication primordiale. On la détergera soigneusement par des irrigations, des pulvérisations ou des bains, en employant des solutions désinfectantes fortes ou l'eau oxygénée, et on la recouvrira d'une poudre antiseptique. Dans certains cas, on devra débrider, drainer, cautériser la plaie, ou ponctionner des collections purulentes secondaires. — Lors de septicémie puerpérale, l'intervention commencera par la désinfection de l'utérus.

Les principaux agents de la médication interne sont le sérum antistreptococcique, les antiseptiques (sulfate de quinine, iode, mercuriaux, crésyl, camphre) et les excitants (alcool, éther). Pour les malades des grandes espèces, on donnera l'eau-de-vie à la dose de 100 à 200 grammes par jour, dans l'eau de boisson ou dans le thé de foin, et le sulfate de quinine à la dose de 8 à 15 grammes, en électuaire. Souvent on est obligé d'administrer les antiseptiques par le rectum, dans le tissu conjonctif sous-cutané ou dans les veines.

IX. — INFECTION PURULENTE. — PYÉMIES

Produites par la pénétration, dans le sang, de microbes qui se localisent dans les viscères et les tissus, où ils provoquent des foyers inflammatoires, puis purulents, les *pyémies* sont habituellement consécutives à des lésions traumatiques graves, à des ulcères ou à des plaies suppurantes. En général, à l'inverse de la gangrène septique, qui est un accident précoce des traumas, les pyémies en sont des complications tardives, mais non moins redoutables. La localisation des agents infectieux et la formation de foyers purulents dans les organes les distinguent des septicémies. Mais, sauf quelques rares exceptions, ces agents infectieux sont les mêmes dans les deux processus ; ils engendrent l'un ou l'autre suivant leur degré de nocivité : exaltés dans leur virulence, ils provoquent la septicémie ; atténués, ils deviennent pyogènes. Ces agents sont des microcoques ou des bacilles. Ceux que l'on rencontre le plus souvent dans les lésions pyémiques banales sont les microbes ordinaires des suppurations, surtout les streptocoques et les staphylocoques, bien plus rarement le tétragène, le colibacille, le botryomycète ou l'actinomycète. Suivant la quantité et la virulence des microbes qui pénètrent dans le sang, selon aussi que l'infection est rapidement ou lentement réalisée, la pyémie est *aiguë* ou *chronique*. Parmi les *pyémies spécifiques*, la plus commune chez le cheval est celle qui est produite par le streptocoque de la gourme.

L'infection purulente peut éclater d'un moment à l'autre aux plaies étendues, profondes, anfractueuses, qui suppurent abondamment, — aux fistules consécutives à la nécrose des aponévroses, des tendons, des os, — dans le cours de l'inflammation suppurative des synoviales, des veines ou des troncs lymphatiques. — Chez le *cheval*, la phlébite de la jugulaire, les maux de nuque, d'encolure, de garrot, le javart tendineux, les arthrites et les synovites purulentes, la gangrène de la membrane tégumentaire sous-cornée et la carie de l'os du pied sont les affections chirurgicales qui s'en accompagnent le plus souvent. — Chez le *bœuf*, on l'observe comme complication des plaies contuses suppurantes et des lésions gangreneuses ou nécrotiques. Il en est de même chez les petits ruminants. — Chez le *chien*, ses causes habituelles sont les fractures compliquées, les écrasements et autres lésions traumatiques graves des membres. — Dans les diverses espèces, on observe chez les femelles des pyémies puerpérales. Chez les jeunes sujets, plus particulièrement chez le poulain et le veau, l'infection purulente est fréquemment déterminée par l'inflammation suppurative de la veine ombilicale, — par la *phlébite du cordon*.

Son étiologie se résume en l'*existence d'un trauma suppurant*. Diverses conditions inhérentes à ce trauma, au blessé, au milieu, favorisent son éclosion ; les principales sont : la profondeur de la plaie, les anfractuosités dont ses parois sont creusées, les décollements dans lesquels stagne le pus, le mauvais état général, la maigreur, l'épuisement du blessé, le défaut d'aération et l'entretien défectueux du local dans lequel est placé l'animal.

Le mode d'infection est souvent complexe. Lors de phlébite suppurative, du caillot intraveineux infecté par les agents pyogènes peuvent se détacher des embolies infectantes, que le sang transporte dans le poumon et les autres organes. Dans les parois des trajets fistuleux déterminés et entretenus par des nécroses (maux de garrot, d'encolure, javart tendineux), des phlébites et des lymphangites multiples existent, d'où peut partir l'infection. Aux vieilles plaies suppurantes non accompagnées de phlébite, la couche granuleuse peut être déchirée : « la blessure est blessée » en un point ; là, les tissus sont destitués de leur revêtement protecteur, les voies du sang et de la lymphe ouvertes aux agents de la suppuration.

Quel qu'en soit le point de départ, l'infection purulente se traduit dans tous les cas par des *symptômes* qui annoncent un état morbide très grave. Les malades sont tristes, abattus, sans appétit; la soif est ardente; il y a des accès fébriles, des frissons, des tremblements ; les grandes fonctions sont accélérées, la respiration est plaintive; les battements du cœur sont violents et le pouls petit, la conjonctive est de couleur rouge foncé, terreuse ou bleuâtre.

Du côté de la plaie, on remarque, dès le début, des modifications dans les caractères de la suppuration. Toujours celle-ci est considérablement diminuée, et le pus qui s'écoule est de mauvaise nature, liquide, grisâtre ou sanguinolent, chargé de détritus cellulaires et de microbes. Les bourgeons charnus sont violacés, friables; plus tard ils se désagrègent, et le produit de leur destruction forme dans la plaie un liquide sanieux, infect. On n'observe point de gonflement des bords du trauma, comme dans la gangrène septique.

A mesure que le mal progresse, les symptômes généraux s'aggravent, les malades maigrissent et s'affaiblissent rapidement. Les poils sont hérissés, les crins s'arrachent à la moindre traction, les oreilles et les extrémités sont froides, la queue est inerte. On voit apparaître les signes qui révèlent les localisations : — les abcès pulmonaires, hépatiques, rénaux, cérébraux ; les arthrites, les synovites, la pleurésie. On constate souvent un jetage purulent, grisâtre ou sanguinolent, qui exhale une odeur fétide. L'auscultation et la percussion dénoncent les désordres produits dans le poumon. La température générale subit des oscillations considérables et rapides. Une diarrhée abondante contribue à épuiser les animaux. L'urine devient albumineuse, parfois elle est sanguinolente. — Chez quelques malades, il survient, en diverses régions superficielles, des tuméfactions phlegmoneuses qui s'abcèdent rapidement. — Dans la pyémie gourmeuse, on observe souvent des abcès ganglionnaires multiples.

La marche est généralement plus lente que celle de la gangrène septique. Suivant le siège et le nombre des localisations, sa durée varie de quelques jours à plusieurs semaines.

L'infection purulente est considérée comme moins grave que les septicémies, mais les formes généralisées, avec de nombreux foyers viscéraux, sont fatalement mortelles. Même lorsque les microbes qui les produisent ne possèdent qu'une virulence atténuée ou ont été détruits après s'être fixés dans les organes, elles tuent par les lésions viscérales ainsi provoquées.

Chez les bovidés, la pyémie puerpérale est surtout caractérisée par les arthrites carpienne, tarsienne et rotulienne, par la ténosynovite des fléchisseurs, par la périmétrite et par un amaigrissement progressif.

La *prophylaxie* comporte les indications communes à toutes les infections chirurgicales. Aux plaies vastes, profondes, creusées de diverticules, il importe d'éviter la stagnation du pus. Les détersions antiseptiques fréquentes et l'irrigation continue sont les meilleurs moyens auxquels on puisse recourir. Souvent il faut pratiquer des débridements, des contre-ouvertures, placer des drains. Bien que l'on doive, en général, éviter de blesser les couches granuleuses, on n'hésitera pas à les diviser s'il y a urgence. Au lieu de se servir du bistouri, on emploiera le cautère : l'escarre reste adhérente aux tissus sous-jacents jusqu'au moment où ils sont tapissés de granulations, la pénétration des microorganismes ne peut se faire comme aux surfaces cruentées. Les irrigations avec l'eau oxygénée et les solutions antiseptiques fortes, les pulvérisations phéniquées ou sublimées sont très avantageuses. Pour les plaies des membres, on prescrira les bains antiseptiques chauds prolongés pendant vingt minutes à une demi-heure et les pansements ouatés. Les poudres antiseptiques ou simplement absorbantes peuvent aussi rendre des services.

Lorsque les signes de la pyémie sont constatés, il faut déterger soigneusement la plaie, écouvillonner ses diverticules avec l'eau oxygénée ou une solution désinfectante forte (chlorure de zinc, acide phénique, sublimé) et la saupoudrer d'iodoforme ou l'irriguer par un courant continu d'eau froide. — Le cautère est utile pour détruire les bourgeons fongueux qui, souvent, abritent des foyers infectieux. On ne peut rendre la plaie aseptique, comme le conseillent quelques auteurs, mais il faut la purifier dans la mesure du possible. Si des collections purulentes superficielles apparaissent, elles seront ponctionnées hâtivement.

Le *traitement interne* consiste en l'administration d'agents capables de relever les forces, d'entraver la pullulation des microbes et de neutraliser les effets de leurs poisons. Parmi les nombreuses substances préconisées, celles que l'on emploie le plus généralement sont : l'alcool, le café, la caféine, le sulfate de quinine, l'acide phénique, la créoline, l'essence de térébenthine et le salicylate de soude. On fait pénétrer la plupart par la muqueuse digestive — par la bouche ou le rectum, — quelques-unes (acide phénique, caféine) par la voie hypodermique. Mieux vaut les donner sous forme de lavements que de les administrer de force par la bouche. — On a essayé chez l'homme les injections hypodermiques et intraveineuses de sublimé et de divers autres antiseptiques. Tandis que les premières ont été reconnues insuffisantes, les injections intraveineuses (30 à 40 milligrammes de sublimé en huit à dix injections), selon la méthode de Baccelli, auraient donné plusieurs succès à Kermarszky. Chez les grands animaux, on fera quotidiennement dans la jugulaire deux ou trois injections de sublimé, d'acide phénique ou d'iode. — Le *sérum antistreptococcique* mérite d'être essayé ; dans certains cas, il exercerait une influence salutaire. — On soutiendra le malade par le lait; le thé de foin, par les lavements alimentaires et l'hypodermoclyse.

De même que pour les septicémies, quand déjà l'organisme est profondément infecté et intoxiqué, quels que soient les antiseptiques dont on fasse choix, les doses auxquelles on les emploie et leur mode d'administration, presque toujours les bactériens triomphent. Il n'y a de chances de succès que si l'on intervient à un moment peu éloigné du début de l'infection. Comme preuve de la possibilité de la guérison de la pyémie, on a cité des faits dans lesquels l'autopsie de certains chevaux a révélé des foyers purulents *caséeux* disséminés dans les viscères, mais la lecture attentive de ces faits montre qu'il s'agissait de tuberculose ou de morve, et non d'infection purulente chirurgicale. Nous avons traité de nombreux cas de cette dernière chez le cheval. Jamais nous n'avons vu guérir la pyémie confirmée, c'est-à-dire exprimée par les signes cliniques qui dénoncent les infarctus viscéraux.

X. — GANGRÈNE TRAUMATIQUE. — GANGRÈNE SEPTIQUE GANGRÈNE GAZEUSE

Complication redoutable des plaies, la *gangrène traumatique* est une maladie toxi-infectieuse, déterminée par un microbe anaérobie — le *vibrion septique* — et caractérisée cliniquement par une forte tuméfaction gangreneuse, crépitante, accompagnée de graves troubles généraux.

Toutes les espèces animales y sont sujettes, mais toutes n'y sont pas également exposées. Fréquente chez le cheval, elle est rare chez le chien, le porc et les ruminants. Les bovidés n'en sont atteints qu'exceptionnellement.

L'ancienne chirurgie avait nettement signalé les conditions dans lesquelles éclate la gangrène traumatique. On savait qu'elle s'abat principalement sur les plaies récentes, contuses, anfractueuses, à bords meurtris ou sphacélés. On avait reconnu l'influence fâcheuse de l'encombrement, des locaux étroits, de l'air confiné, de l'atmosphère viciée par l'agglomération des malades. Il y a tantôt un siècle que Barthélemy et Dupuy firent, à Alfort, les premières expériences instituées en vue d'éclairer sa pathogénie chez le cheval. En 1840, Renault, après avoir insisté sur les dangers de l'exposition à l'air des tissus blessés, incriminait, comme conditions de son développement, la présence dans les plaies de caillots sanguins, de tissus mortifiés, de matières organiques putréfiées, et le contact de ces caillots, de ces tissus, avec l'atmosphère chaude, humide, chargée des « miasmes » de la putréfaction. Quand Bottini en eut démontré la transmissibilité, on ne contesta plus que l'infection se fait surtout, non par l'air, mais par les solides et les liquides, par les mains, les instruments, les objets contaminés, pour les plaies opératoires ; par la terre et le fumier, par le pus et les sérosités putrides pour les traumas accidentels.

Les recherches de Chauveau et Arloing ont établi que le vibrion septique de Pasteur est l'agent de la septicémie gangreneuse de l'homme et des espèces animales. Ce vibrion se présente sous deux états principaux : 1° sous la forme de *bâtonnets* ou de *bacilles* longs et mobiles ; 2° sous celle de *spores* ou *corpuscules germes*. Les bacilles sont tués par l'oxygène de l'air et par celui que les liquides tiennent en suspension, mais les spores résistent, et si les éléments septiques sont contenus dans des liquides ou des matières solides formant une couche d'une certaine épaisseur, exposée à l'air, malgré l'action de l'oxygène les vibrions de la partie profonde de cette couche pullulent, puis se résolvent en spores — les « vestales » de la virulence septique, — ne craignant plus ni l'oxygène, ni la plupart des agents bactéricides. Ce sont ces spores qui, renfermées dans les matières septiques, constituent les facteurs de la contagion ; après dessiccation et désagrégation de ces matières, elles forment la *poussière septique*, la semence qui transmet la redoutable infection.

La sérosité virulente fraîche résiste énergiquement aux antiseptiques. Le

plus puissant de ceux-ci parait être l'acide sulfureux. Le permanganate de
potasse à 1 p. 20 ne produit qu'une atténuation de la virulence. Le sublimé à
1 p. 1000 semble n'avoir aucune action sur elle. L'acide phénique en solution
à 1 p. 100 détruit le *virus sec* au bout de six heures de contact si la température ambiante est portée à 36°. — Les humeurs virulentes perdent insensiblement leurs propriétés nocives en raison directe des progrès de la putréfaction ; en général, au bout de deux mois les éléments infectieux y sont
détruits ; mais les humeurs desséchées entre 15-38° C., avant que la putréfaction s'en empare, conservent leur virulence pendant des années. (Chauveau
et Arloing.)

Les expériences déjà anciennes de Billroth, puis celles de Jeannel et Laulanié ont montré que les éléments septiques ne traversent pas les membranes granuleuses. Les plaies totalement recouvertes de bourgeons vivaces
et intacts sont à l'abri de l'infection. On peut les arroser impunément de
liquides septiques, même les recouvrir ensuite d'un pansement, sans que
celle-ci s'opère, et, bien qu'elles absorbent une certaine quantité de ptomaïnes, on ne voit pas apparaître de phénomènes graves d'intoxication.
Mais que la membrane granuleuse vienne à être éraillée, que la barrière qu'elle
constitue soit ouverte en un point, si exigu soit-il, et la condition est donnée
pour que la maladie éclate. — L'appareil vasculaire indemne dans la constitution des parois de ses innombrables canaux est un terrain peu favorable
à l'évolution du processus septique. On peut injecter impunément, dans
les veines d'un animal susceptible, de la sérosité septique filtrée, débarrassée
de ses éléments figurés, ne contenant plus que des ptomaïnes (Chauveau et
Arloing). La sérosité non filtrée, injectée en quantité assez considérable,
entraîne la mort avec des lésions généralisées particulièrement accusées
dans les séreuses. Les petites doses de cette sérosité sont inoffensives, à la
condition que les parois vasculaires ne présentent, nulle part, de solution de
continuité permettant l'exode des germes dans les tissus ; mais si l'on provoque un trauma sous-cutané chez un animal auquel on a injecté de la
sérosité virulente, un foyer septicémique apparaît au point lésé. Rappelons
ici l'expérience célèbre du bistournage faite par Chauveau (1868) et toujours
répétée avec le même résultat : le foyer traumatique testiculaire produit
après l'injection de corpuscules septiques dans les voies circulatoires, devient
invariablement le point de départ d'un processus septicémique mortel.

Si les moindres solutions de continuité tégumentaires peuvent se compliquer de gangrène gazeuse, c'est sur les traumatismes étendus et profonds
qu'elle s'abat de préférence. Son éclosion est singulièrement favorisée
par l'état contus ou l'ischémie d'une large zone de tissus vulnérés, par
l'existence de recoins, de bas-fonds où l'oxygène a difficilement accès ; par
la présence de caillots sanguins, d'ilots voués à la nécrose ou déjà mortifiés.
Même aux plaies récentes, elle a difficilement prise lorsque la surface
vulnérée est largement exposée à l'action de l'air, surtout lorsqu'elle est
soumise à l'irrigation continue avec de l'eau aérée. Dans ces conditions, les
vibrions septiques qui arrivent à son contact sont détruits par l'oxygène et
les spores restent inactives. (Pasteur.)

Portées dans le tissu conjonctif sous-cutané, celles-ci ne peuvent déterminer l'infection que si elles sont secondées par leurs toxines, par d'autres microbes ou des substances chimiotactiques négatives, qui repoussent les phagocytes. Les spores injectées seules, après destruction des toxines
par le chauffage à 80°, sont bientôt ingérées par les phagocytes (Penzo,
Besson). Mais dans les traumatismes où le virus septique peut être accidentellement déposé, les spores sont toujours secondées par les toxines déjà
élaborées ou par d'autres microbes, principalement par les pyogènes.

Les données qui précèdent permettent l'explication des faits cliniques. Si la gangrène traumatique complique généralement les plaies profondes, anfractueuses, et celles qu'encombrent des caillots sanguins, c'est parce que dans ces plaies il existe des parties, des recoins où l'air n'a pas accès, où de l'acide carbonique est formé, où, par conséquent, les éléments septiques sont à l'aise pour évoluer, pulluler et réaliser l'infection. Si elle éclate aux plaies récentes et ne survient qu'exceptionnellement à celles déjà recouvertes de bourgeons charnus, c'est parce que les éléments septiques, anaérobies, doivent pénétrer dans l'économie en s'insinuant dans les interstices des tissus et en forçant les portes du système lymphatique. Or, dans les plaies récentes, les tumeurs sanguines, les kystes, les tissus sont sans protection ; à leur surface, les vaisseaux lymphatiques sont béants, double condition favorable à la pénétration des agents infectieux. Mais aux plaies déjà recouvertes d'une couche granuleuse, ainsi que dans les cavités suppurantes tapissées d'une membrane pyogénique sans fissure, ces éléments trouvent partout devant eux un tissu constitué exclusivement de cellules embryonnaires et de capillaires dans lesquels circule un sang oxygéné, tissu qui empêche leur accès dans les lymphatiques profondément situés, recouverts par toute l'épaisseur de la couche granuleuse.

Les *symptômes* de la gangrène traumatique sont locaux et généraux. Autour de la plaie opératoire ou accidentelle apparaît un engorgement chaud, douloureux, œdémateux au début, qui irradie dans tous les sens et peut prendre en vingt-quatre heures des proportions énormes. Il est nettement délimité à sa périphérie, où il forme d'ordinaire un épais bourrelet. A mesure que cette tuméfaction s'étend — et elle peut progresser de 10 centimètres en une heure, — ses caractères se modifient à la zone primitivement frappée : celle-ci s'affaisse, devient froide, insensible, crépitante. Un peu plus tard, tandis qu'à la périphérie l'engorgement œdémateux continue à s'étendre, les tissus des lèvres de la plaie sont friables, infiltrés de gaz fétides, envahis par la putréfaction. Alors l'engorgement septique présente habituellement trois zones assez distinctes : une zone périphérique inflammatoire, œdémateuse ; une zone moyenne, gangrenée ; une zone centrale, putréfiée.

La plaie elle-même offre des caractères un peu différents suivant qu'elle est récente ou ancienne. Dans le premier cas, sa surface offre des nuances variées ; elle est grisâtre, brune ou noirâtre suivant les points ; ses lèvres sont flasques, friables ; les bas-fonds, les recoins contiennent une sérosité roussâtre, fétide, des débris de tissus en décomposition et des caillots de sang noir, boueux, exhalant une odeur putride. — Si déjà la plaie était granuleuse, la membrane pyogénique prend une teinte plombée ou violacée, et sa sécrétion se modifie : le pus devient moins abondant, plus fluide, grisâtre et fétide.

Les symptômes généraux suivent de près les phénomènes locaux. On est surtout frappé par l'état de prostration des malades. La température atteint vite 40-41°. Il y a des frissons intermittents ; l'anorexie est souvent absolue et la soif vive. Les grandes fonctions sont accélérées ; les battements du cœur, forts, tumultueux, ébranlent les parois thoraciques ; le pouls est précipité, faible, filant, à peine perceptible. — Les phénomènes d'adynamie s'accusent de plus en plus ; bientôt les malades ne se déplacent qu'en titubant ; des sueurs profuses se montrent en diverses régions ; souvent il survient de la diarrhée, parfois elle est sanguinolente. Les muqueuses apparentes prennent une teinte cyanosée, bleuâtre. — Après avoir atteint son fastigium, la température s'abaisse peu à peu et tombe au-dessous de la normale. La prostration devient extrême ; épuisés, inertes, complètement insensibles, les malades s'affaissent sur le sol. La plupart succombent du deuxième au quatrième jour. Quelquefois la mort survient en moins de quarante-huit heures.

La gangrène gazeuse s'accuse par des phénomènes qui la dénoncent nettement. Sa brusque invasion, la phlegmasie intense qui s'établit autour de la plaie et s'étend rapidement dans toutes les directions, le cercle œdémateux qui la borde, la mortification progressive et la putréfaction qui le suivent de près, l'odeur fétide qui se dégage du foyer septique, enfin l'hyperthermie et les autres symptômes généraux constituent un tableau clinique que l'on ne saurait confondre avec nul autre chez le cheval. Exception faite pour la tumeur du charbon symptomatique du bœuf, toutes les autres tuméfactions inflammatoires *crépitantes* observées chez les animaux et déterminées par différents microbes, n'ont de commun avec l'engorgement septique que la crépitation.

La *prophylaxie* est basée sur les données de la clinique et de l'expérimentation. Nous ne craignons plus cette infection aux plaies opératoires quand celles-ci sont faites sous le couvert de l'asepsie, suturées ensuite et recouvertes d'un enduit occlusif ou d'un pansement. Elle n'est guère à redouter aux plaies opératoires *exposées* (castration) quand on a travaillé proprement, en évitant la souillure du trauma par les mains, les instruments, les objets dont on fait usage. Ce qui est surtout dangereux, nous l'avons dit ailleurs, ce n'est pas l'air, — ainsi que le croyaient les promoteurs de l'antisepsie ; ce sont les souillures que le chirurgien négligent ou malpropre dépose dans les tissus pendant l'opération. La virulence des matières septiques desséchées sur les instruments résiste à l'action des solutions désinfectantes ; pour la détruire sûrement, il faut recourir à la stérilisation par l'eau bouillante, le bain d'huile ou la chaleur sèche.

On placera les blessés dans des locaux bien aérés et proprement tenus. La gangrène gazeuse éclatant presque toujours aux plaies accidentelles récentes, non encore protégées par une couche granuleuse, aux lésions traumatiques contuses, souillées par des poussières, de la terre, de la boue, du fumier, c'est pour ces lésions surtout qu'il faut faire bonne garde, pour elles que sont particulièrement indiquées la désinfection minutieuse, les larges irrigations antiseptiques. On pratique le drainage ou le tamponnement iodoformé des traumas qui, en certaines régions (poitrail, ars, aine, périnée), s'étendent loin dans les couches celluleuses infiltrées de sang, où se complaisent et pullulent avec une prodigieuse rapidité les germes de la gangrène foudroyante. On évitera la rétention dans la plaie, en ses bas-fonds et ses recoins, des caillots sanguins et des liquides sécrétés ; on la détergera soigneusement avec les solutions d'acide phénique, de permanganate de potasse, d'iode, de chlorure de zinc, ensuite avec l'eau oxygénée. — L'irrigation continue ou les lavages fréquemment répétés enlèvent les produits de sécrétion des plaies, entravent par l'action de l'oxygène l'évolution des spores septiques et préviennent l'infection. — On a abandonné l'usage de l'alcool concentré et des teintures, topiques autrefois conseillés pour créer à la surface de la plaie, par coagulation des liquides albumineux, une couche isolante. — Parfois la gangrène gazeuse éclate dans des plaies déjà anciennes et depuis longtemps protégées par une couche de granulations, quand une incision ou une déchirure a été faite à celle-ci ; aussi doit-on, autant que possible, s'abstenir de blesser les membranes granuleuses.

Lorsque la gangrène septique a éclaté, que déjà la plaie est entourée d'un gonflement tendu, crépitant, œdémateux à la périphérie, à quels moyens faut-il recourir ? — En vétérinaire, comme dans la chirurgie de l'homme, le mal a été déclaré incurable et toute thérapeutique vaine. Mais, si grave que soit la gangrène gazeuse, l'art n'est pas désarmé lorsqu'elle est encore peu étendue, circonscrite à une région régulière dans sa configuration extérieure et formée de couches musculaires, surtout lorsque son évolution n'est pas « foudroyante ». Une énergique intervention peut être suivie de succès. Il faut toutefois reconnaître que l'on a exagéré le nombre des guérisons, en relatant sous le titre de « gangrène traumatique » des tuméfactions œdémateuses ou crépitantes qui n'avaient rien de septique.

L'animal atteint de gangrène septique doit être isolé dans un local bien aéré, dont le sol et les murs seront aspergés de liquides désinfectants volatilisables. On le soutiendra par des boissons alimentaires, par l'alimentation rectale (lait, bouillon de viande, lavements peptonisés) et par des injections hypodermiques d'eau salée.

L'excision des tissus envahis par les germes septiques n'est pas un procédé recommandable. Il est impossible de tracer une bonne ligne de circonvallation ; la plaie ainsi produite aurait souvent une étendue et une profondeur considérables, et même en faisant de très larges ablations, on laisserait des tissus infectés. — L'intervention doit consister en des scarifications nombreuses, profondes, faites dans tout le territoire envahi et un peu au delà de ses limites. On se servira pour cela du cautère plutôt que du bistouri. Les scarifications permettent l'échappement des liquides septiques et des gaz accumulés dans les parties sphacélées. On y fait ensuite, à des intervalles de quelques heures, des injections de liquides bactéricides (solutions fortes d'acide phénique, de sublimé ou de permanganate de potasse, eau oxygénée, teinture d'iode) qui, portées ainsi directement au sein des tissus infectés, entravent la pullulation des agents septiques. Pour les faire pénétrer profondément, on peut encore se servir d'un long trocart. Avec ces mêmes liquides, on irrigue toute la surface du foyer gangreneux.

Pour Trasbot, la cautérisation en pointes assez grosses et pénétrantes, pratiquée sur l'engorgement septique, les injections de teinture d'iode dans les pointes, deux ou trois fois par jour, et les badigeonnages iodés de la région envahie, constituent le meilleur traitement local de la gangrène septique. Maintes fois il se serait montré « très efficace dans l'une des formes les plus redoutables de la gangrène traumatique ». Mais dans ces cas, la preuve manque qu'il s'agissait bien de septicémie gangreneuse. Il est beaucoup plus probable que l'on a eu affaire à de simples engorgements streptococciques.

La pénétration dans les voies circulatoires de substances toxiques élaborées au foyer gangreneux entraine une dépression croissante du malade. Lorsqu'il prend encore volontiers des boissons, on additionnera celles-ci d'excitants diffusibles (vin, alcool) ou d'antiseptiques (crésyl, acide phénique, camphre, tanin, quinquina). Dans le cas contraire, on administrera ces agents en lavements. On peut faire aussi des injections intraveineuses antiseptiques (sublimé, iode, acide phénique). — Les lavements avec une solution chaude de permanganate de potasse à 1 p. 1 000-2 000 sont utiles contre la diarrhée septique. — On combattra la faiblesse du cœur par les injections sous-cutanées d'éther ou de caféine.

S'il y a quelque espoir de guérison dans les cas où le processus est circonscrit, dès qu'un territoire étendu est envahi par les agents septiques et l'organisme profondément intoxiqué, rien ne peut arrêter les progrès de la gangrène gazeuse. La désinfection locale, les toniques et les excitants diffusibles permettent seulement de prolonger une lutte stérile. L'extrême faiblesse du sujet, l'effacement du pouls, le refroidissement du corps, annoncent que la mort est proche.

Les recherches de Chamberland et Roux ont montré qu'il est possible de conférer aux animaux l'immunité contre la septicémie gangreneuse, en leur injectant une dose suffisante « d'une culture achevée de vibrions septiques, privée de tous les microbes qui ont pullulé, c'est-à-dire chauffée à 110° pendant dix minutes ». — Par l'action continue de la chaleur et des antiseptiques sur la pulpe virulente fournie par trituration des muscles d'un animal qui a succombé à la gangrène traumatique, Cornevin a également obtenu des vaccins capables d'immuniser les animaux. — La durée de l'immunité serait de quinze jours à un mois.

Septicémie chronique. — Infection putride.

Sous les noms de *septicémie chronique*, d'*infection putride*, d'*intoxication putride*, de *saprémie*, on a décrit des complications des traumas consistant en des états infectieux ou toxiques variables dans leurs caractères, leur marche, à limites indécises et qui sont souvent associés. — L'intoxication putride diffère des septicémies et de l'infection purulente : elle n'est pas caractérisée, comme les premières, par l'infection du sang; elle ne s'accompagne pas de phlegmasie gangreneuse de la zone péritraumatique, comme la gangrène gazeuse, et à l'autopsie des sujets qu'elle tue, on ne trouve pas, comme dans la dernière, des abcès métastatiques disséminés dans les organes. Complication des plaies gangreneuses ou putrides, elle est produite surtout par la résorption des poisons solubles élaborés dans ces plaies. En certains cas, quand déjà l'organisme est intoxiqué par les ptomaïnes, le sang peut être envahi par des microbes divers, pathogènes ou saprophytes. — Suivant l'abondance et le degré de nocuité des poisons qui ont pénétré dans le sang, l'intoxication putride a une marche plus ou moins rapide. Elle peut tuer en quelques jours, même en moins de vingt-quatre heures; toutefois, généralement elle a une évolution plus lente que les septicémies. Mais elle ne diffère pas notablement de ces dernières par les symptômes qu'elle provoque. — Quant à son traitement, il comporte les mêmes indications préventives et curatives.

XI. — TÉTANOS

Maladie toxi-infectieuse fréquente chez le cheval, rare chez les autres animaux, le *tétanos* est produit par un bacille anaérobie — le bacille de Nicolaïer — qui, pullulant dans les plaies, élabore un poison dont l'action sur les centres nerveux provoque les contractures tétaniques.

Jusqu'en ces derniers temps, on a distingué : 1° un *tétanos traumatique*, qui a pour point de départ une plaie; 2° un *tétanos spontané*, pouvant se développer en l'absence d'un trauma. A l'appui de cette vieille conception de la dualité du tétanos, on invoquait des faits dans lesquels la maladie aurait éclaté en l'absence de toute plaie ayant pu livrer passage aux agents tétanigènes; mais ces faits doivent être interprétés autrement que dans le passé. Si, en effet, le bacille a une prédilection marquée pour les blessures profondes, à bords meurtris, gangrenés, il a d'autres portes d'entrée qui restent facilement inaperçues : telles les plaies cutanées bénignes, vite recouvertes d'une croûte et masquées par les poils, si communes aux régions où portent les harnais et aux membres; telles aussi les lésions du tissu velouté qui surviennent dans la lacune médiane du pied lorsque la fourchette est *échauffée*, ou au niveau de la zone commissurale de la région plantaire, quand il existe là un décollement ; telles enfin les plaies de toute nature développées sur les muqueuses. Et au moment où le tétanos éclate, le trauma d'inoculation peut d'ailleurs être cicatrisé. — Il n'y a pas de « tétanos spontané ». Les recherches expérimentales de ces quinze dernières années ont établi que le tétanos est toujours traumatique, toujours inoculé, toujours microbien. Sans plaie, sans bacille de Nicolaïer, point de tétanos. Il n'y a pas lieu de faire exception pour les cas de « tétanos consécutif à une contusion » : dans ces cas, ou bien il y a eu destruction de la barrière épidermique et pénétration des éléments tétanigènes à la faveur d'une lésion apparemment close, mais en réalité exposée, ou bien le mal a eu pour point de départ une autre solution de continuité cutanée ou muqueuse passée inaperçue.

Les *enzooties du tétanos* ne reconnaissent pas d'autres causes que le microbe, le trauma et diverses influences qui favorisent l'infection. Si le bacille de Nicolaïer est l'agent spécifique du tétanos, certains des autres facteurs étiogéniques incriminés agissent comme causes adjuvantes, en diminuant la résistance de l'organisme. Le plus important est le froid humide. Nombreux sont les faits recueillis en vétérinaire, qui établissent l'influence désastreuse de l'atmosphère humide et froide. Ceux relatés par les chirurgiens militaires sont encore plus convaincants que les nôtres; c'est par centaines qu'ils ont parfois compté les cas de tétanos sur les blessés exposés au froid de la nuit. — A la policlinique de l'école vétérinaire de Vienne, Roll a rarement observé des cas isolés de tétanos traumatique ; presque toujours il l'a constaté en même temps sur plusieurs animaux. Nous avons fait la même remarque à la clinique d'Alfort. Il s'écoule des mois sans que l'on voie un seul cas de tétanos sur les animaux amenés à la consultation, puis un moment arrive — coïncidant d'ordinaire avec un abaissement de la température — où l'on en observe plusieurs en une semaine, quelquefois le même jour, et sur des chevaux provenant de localités différentes. — La pathogénie de la maladie n'est d'ailleurs pas entièrement élucidée ; diverses conditions étiologiques secondaires sont encore inconnues.

Le *microbe du tétanos* a été rencontré dans de nombreux milieux. Il est surtout tellurique : son principal habitat est la couche superficielle du sol, où il est plus ou moins abondant suivant les pays, les localités d'une même région. Il est très répandu dans la zone nord-est de la banlieue de Paris : plus des trois quarts des chevaux tétaniques traités dans nos services en proviennent. On le rencontre dans les poussières, dans les fourrages, dans les eaux, dans les excréments et à la surface du corps des animaux. — Isolé en culture pure par Kitasato, il est polymorphe, se présente sous les formes de bâtonnet régulier à extrémités arrondies, de bâtonnet grêle, court, sporulé (bacille en battant de cloche) et de spore. Sous la forme bacillaire, il est très vulnérable ; il succombe en quelques minutes à l'action d'une température de 75° et à celle de la plupart des antiseptiques ; mais les spores, qui sont constantes dans les matières tétanigènes, jouissent d'une grande énergie vitale ; elles résistent aux antiseptiques, et pour les détruire par la chaleur, il faut les soumettre, en milieu humide, à une température de 100° pendant dix minutes ou de 115° pendant cinq minutes. Nocard a constaté que la virulence des germes tétaniques résiste à l'ébullition ou à l'immersion prolongée dans l'eau phéniquée à 5 p. 100. Dans le pus et les matières en putréfaction, elle n'est détruite qu'au bout de plusieurs mois.

Vaillard et Vincent ont reconnu que les cultures pures de bacilles et de spores tétaniques n'agissent que par la toxine qu'elles renferment. Non seulement le microbe dépouillé de sa toxine ne se multiplie pas dans les tissus où on le dépose, mais il y disparaît rapidement et ne provoque pas la maladie. Il ne peut déterminer ses effets nocifs que s'il agit de concert avec certaines substances chimiques ou avec certains microbes banaux, surtout avec les pyogènes. Inoculé seul, il est rapidement englobé et détruit par les phagocytes ; associé à d'autres microorganismes, comme cela se produit aux plaies dans les circonstances ordinaires, ceux-ci attirent les phagocytes, absorbent leur activité ou produisent des lésions permettant aux éléments tétanigènes d'évoluer à l'aise. — De la plaie où elle est élaborée, la toxine tétanique diffuse et arrive dans les vaisseaux ; à la faveur des voies du sang, elle va se fixer sur les éléments des centres. Les cellules nerveuses contiennent dans leur protoplasma des groupes d'éléments doués d'une affinité spéciale à l'égard de la toxine tétanique, qu'elles attirent avec une force maxima ; une fois fixée sur ces éléments, la toxine y reste longtemps attachée, et les lésions des cellules ne disparaissent que lentement. Cette toxine est produite tant que la plaie demeure infectée, tant que dure la pullulation microbienne ; incessamment elle pénètre, ou en petite quantité (tétanos chronique), ou à dose rapidement mortelle (tétanos aigu). On s'explique ainsi la persistance et l'intensité croissante des accidents.

En 1891, Behring et Kitasato ont reconnu que les humeurs des animaux rendus réfractaires au tétanos, par des injections de toxine, ont acquis des propriétés antitoxiques. Ces humeurs contiennent une *antitoxine* qui peut inhiber, rendre inoffensive une proportion énorme de poison tétanique. L'injection d'une faible quantité de sérum rend les animaux réfractaires au tétanos, insensibles à l'action d'une dose considérable de toxine; elle permet d'intervenir préventivement et thérapeutiquement. Ayant reconnu que l'antitoxine subsiste assez longtemps dans l'organisme du cheval, Kitasato recommandait déjà le sérum pour combattre le tétanos chez cet animal. — L'antitoxine est douée d'affinité à l'égard de la toxine et la détourne des centres nerveux; elle est sans action sur le poison déjà fixé par les cellules nerveuses. — Wassermann a montré que le poison tétanique perd également ses propriétés toxiques lorsqu'on le mélange avec de la substance cérébrale triturée provenant d'un animal sain; mais le poison n'est qu'immobilisé, fixé sur la substance nerveuse (Roux et Borrel), et non détruit, comme l'avait cru Wassermann.

Toutes les lésions traumatiques, quelles qu'en soient l'étendue, la profondeur, la gravité, peuvent être suivies de tétanos. L'observation en a établi la fréquence à la suite des blessures des régions inférieures des membres, des organes génitaux et de la tête. Les plaies contuses, les plaies par armes à feu et par arrachement, les écrasements, les plaies qui recèlent des corps étrangers, les fistules, les piqûres, les brûlures, les gelures, y exposent particulièrement.

Chez le cheval, les lésions traumatiques qui s'accompagnent le plus souvent de tétanos sont : le clou de rue, l'enclouure, la bleime, les javarts, les atteintes et les blessures produites par les harnais. Dans la grande majorité des cas, il se développe chez les sujets atteints de plaies profondes, intéressant les tendons, les os, les articulations, les nerfs, ou renfermant quelque corps étranger, — un éclat de bois, un projectile, un fragment métallique, un lambeau de cuir ou d'étoffe, une parcelle végétale ou un îlot de tissu gangrené. — Les plaies opératoires, tout comme les traumatismes accidentels, peuvent se compliquer de tétanos (*tétanos opératoire*). On l'a vu apparaître bien souvent à la suite de la castration des mâles, des diverses opérations de pied, de la myotomie caudale et de l'amputation de la queue, de l'application d'un séton, plus rarement après l'ovariotomie, l'opération de la hernie inguinale ou de la hernie ombilicale, l'ablation d'une tumeur, l'application du feu ou d'une préparation vésicante, la ponction du cæcum. — Des traumatismes superficiels insignifiants suffisent à son éclosion : il a eu quelquefois pour origine une saignée, une simple ponction cutanée, voire la piqûre d'une injection hypodermique.

Chez les femelles, plus spécialement chez la vache, on le constate aussi après la parturition ou l'avortement (*tétanos puerpéral*). La plupart des faits de tétanos relatés dans l'espèce bovine ont été observés sur des vaches à la suite d'une parturition laborieuse, de blessures du vagin, de l'utérus, ou de la non-délivrance. — Chez les nouveau-nés, notamment chez le poulain et l'agneau, le tétanos peut survenir comme complication de la phlébite ombilicale (*tétanos des nouveau-nés*). — Chez les agneaux, il n'est pas rare de le rencontrer à l'état enzootique.

Le tétanos éclate généralement du troisième au quinzième jour de la blessure, quelquefois le deuxième, même le premier jour; parfois plus tardivement, dans le courant de la troisième ou de la quatrième semaine, et dans quelques cas lorsque déjà la plaie d'inoculation est presque cicatrisée. La difficulté de la marche, la raideur des membres, l'extension de la tête sur l'encolure sont les premiers troubles observés. Tantôt les contractures sont d'emblée généralisées ; tantôt elles débutent à la tête et à l'encolure, au train de derrière ou aux groupes musculaires voisins de la blessure ; elles s'étendent ensuite au tronc et aux membres. Les naseaux sont dilatés, les lèvres crispées, les conques rapprochées et immobiles, les yeux partiellement recouverts par les corps clignotants, la queue rigide et relevée. La contraction des masséters — le trismus — est plus ou moins accusée ; la préhension des aliments et la mastication sont difficiles ou impossibles ; des filaments de salive tombent de la bouche. Chez la plupart des malades, les muscles de la langue, du pharynx et du larynx sont également tétanisés.

Ordinairement l'encolure est relevée et la colonne dorso-lombaire légèrement ensellée (opisthotonos) ou la tige vertébrale forme une ligne droite horizontale (orthotonos) ; exceptionnellement elle peut être légèrement incurvée d'un côté ou de l'autre (pleurosthotonos). Les contractures sont continues ; à certains moments elles subissent des exacerbations. Les diverses causes d'excitation provoquent des redoublements convulsifs. La respiration est pénible ; ses mouvements sont plus ou moins précipités ; au moment des accès, leur nombre peut être triple ou quadruple du chiffre normal. La circulation n'est pas troublée au début, non plus que durant les périodes de calme ; elle s'accélère au moment des accès. La température reste normale ou s'élève seulement de quelques dixièmes de degré dans les cas bénins ; en général, les cas graves sont caractérisés par une hyperthermie de deux à trois degrés ; ils peuvent cependant évoluer sans forte élévation thermique. Dans les heures qui précèdent la mort, la température peut monter à 42° et au delà ; mais souvent des causes multiples s'associent pour provoquer cette hyperthermie.

Dans le *tétanos aigu*, l'invasion est précoce, les contractures intenses et généralisées, le trismus fort, la préhension des aliments et la déglutition impossibles, la respiration précipitée et pénible, le pouls rapide, les paroxysmes fréquents, la température élevée. La mort survient généralement du deuxième au quatrième jour. — Dans le *tétanos chronique*, l'incubation est en général plus longue, les contractures légères, le trismus faible, la dysphagie peu accusée, la respiration et la circulation peu troublées, les paroxysmes rares, la température normale ou augmentée seulement de quelques dixièmes. Il est des cas où cet état demeure stationnaire pendant deux à trois semaines, puis les contractures s'atténuent peu à peu et disparaissent ; dans d'autres, la maladie offre des alternatives de mieux et de pis jusqu'au moment où la résolution arrive ; parfois enfin, au bout d'un laps de temps variable, le plus habituellement vers la fin de la première semaine, l'intensité des contractions augmente, le tétanos devient aigu, et la mort arrive au bout de quelques jours. Même quand la raideur paraît légère, le mal peut se prolonger des semaines, et l'on doit toujours compter avec une aggravation ou des complications. — La pneumonie par corps étrangers est à craindre pendant toute la durée de l'affection ; elle peut se produire durant la convalescence, dans le courant de la quatrième semaine ou du deuxième mois.

Les principaux symptômes du tétanos sont les mêmes dans toutes les espèces. — Chez le *bœuf*, la marche est plus lente que chez le cheval et les contractures y sont rarement aussi intenses. — Chez le *mouton* et le *chien*, l'évolution est au contraire assez rapide. La mort arrive habituellement du sixième au huitième jour.

Le *diagnostic* du tétanos est facile. Si, en présence de cas où les contractures sont légères, on pourrait, à première vue, croire à la fourbure, la raideur généralisée, la tension des muscles, l'attitude de la tige cervicale et de la tête, le corps clignotant en saillie sur le globe de l'œil, la queue rigide et tendue, sont des signes qui permettent la différenciation.

Dans toutes les espèces, le *pronostic* est des plus graves. Chez le cheval, la mortalité moyenne est de 75 p. 100. Sur 30 chevaux tétaniques traités dans l'un de nos services de 1888 à 1894, 21 ont succombé, soit une mortalité de 70 p. 100. Dix-sept de ces malades, atteints de tétanos aigu, sont morts : 1 le jour même de l'entrée, 4 le deuxième jour, 4 le troisième, 3 le quatrième, 2 le cinquième, 1 le septième, 2 le huitième. Quatre autres, chez lesquels les symptômes étaient moins accusés, ont péri : 1 le dixième jour, 1 le treizième, 1 le vingtième, 1 le vingt-sixième. — L'invasion brusque, l'extension rapide des contractures à tous les groupes musculaires, le trismus complet, la sudation, une grande accélération de la respiration et de la circulation, l'hyperthermie, sont des signes funestes. L'attitude décubitale est du plus mauvais augure ; presque tous les tétaniques que les accès ou l'épuisement jettent sur le sol succombent rapidement. Bien qu'à toutes les périodes la mort puisse être la conséquence d'une pneumonie par corps étrangers, passé le deuxième septénaire il y a de grandes chances de guérison.

Quelques auteurs croient que la mortalité du tétanos est moins élevée aujourd'hui que dans le passé, que les cas aigus sont moins fréquents, ce qui serait dû à une atténuation de l'agent pathogène ou à une thérapeutique moins offensive. Mais en réalité le tétanos n'a rien perdu de sa gravité ; ce que l'on peut observer, c'est la prédominance des cas aigus ou chroniques suivant les années ou les périodes.

La *prophylaxie* du tétanos comprend : 1° des moyens qui ressortissent à la chirurgie et à l'hygiène ; 2° l'injection de sérum antitoxique.

Par les premiers, on répond à cette triple indication : prévenir l'infection des plaies opératoires ; désinfecter les traumas accidentels ; soustraire les opérés et les blessés à l'action du froid. — On observera les règles de l'asepsie et de l'antisepsie. Les plaies aseptiques seront suturées, puis recouvertes d'un pansement ouaté ou d'un topique adhésif (collodion, kollasine, pâte d'Unna). On espacera le plus possible les pansements ultérieurs. Les plaies opératoires infectées au cours de l'intervention seront soigneusement purifiées ; si elles sont laissées ouvertes, exposées, on les détergera avec des solutions antiseptiques. — Toute plaie opératoire ou accidentelle suspecte, souillée par des matières ordinairement tétanifères (fumier, terre), sera nettoyée avec l'eau oxygénée, l'eau iodée ou la solution iodo-iodurée ; on en détergera minutieusement les recoins et les bas-fonds ; on la débarrassera des corps étrangers qu'elle peut recéler, autant que possible sans agir violemment, sans recourir aux débridements, sans faire d'exérèse. On n'emploiera le bistouri, la curette ou le cautère que dans les cas où des parcelles de tissus sont gravement meurtries, écrasées, vouées à la gangrène ou déjà nécrosées. On achèvera la purification du foyer traumatique par une nouvelle irrigation, avec les mêmes liquides, par la balnéation ou la pulvérisation ; ensuite on le recouvrira d'un pansement ou d'un topique antiseptique (vaseline phéniquée ou iodoformée). — On soustraira le blessé aux influences qui favorisent l'action des éléments tétanigènes : froid, pluie, humidité.

On peut éviter les enzooties de tétanos qu'on a souvent vues sévir sur les opérés; pour cela, il suffit de prendre des mesures sévères de désinfection, de veiller à l'asepsie des mains, des instruments et des objets de pansement. Mais dans les circonstances ordinaires de la pratique, on ne saurait réaliser les conditions d'asepsie permettant de conjurer sûrement l'infection.

Les *injections de sérum antitétanique* confèrent une immunité passagère dont la durée minima est de quinze jours, mais qui persiste ordinairement pendant trois à cinq semaines. Indiquées d'abord pour l'homme par Roux et Vaillard, préconisées chez les animaux par Nocard, elles sont d'une efficacité absolue, à la condition de les répéter tant que subsistent les foyers tétanigènes. — Sur plus de 2 300 chevaux blessés ou opérés qui ont été immunisés par ce sérum, un seul a contracté le tétanos. Dans les clientèles où ces faits ont été recueillis et durant la période d'essai du sérum, on a observé près de 200 cas de tétanos sur des chevaux non injectés (Nocard). — Le mode d'emploi de ce produit est des plus simples. Aux grands animaux blessés ou opérés, on fait aussi hâtivement que possible, sous la peau de l'encolure, une injection de 10 centimètres cubes de sérum, que l'on répète au bout de dix à douze jours. Lors de traumatisme grave, compliqué, qui suppure longtemps, il peut être nécessaire de faire deux ou trois autres injections à des intervalles de douze à quinze jours. — Pour les petits animaux, on injecte deux doses de 5 centimètres cubes. — Tant que le sang contient une quantité suffisante d'antitoxine, les animaux sont à l'abri du tétanos. — Le sérum est délivré en flacons de 10 ou de 20 centimètres cubes; il conserve ses propriétés pendant plusieurs mois.

Parmi les nombreux *traitements curatifs* préconisés, y compris les plus récents, aucun n'a fait preuve d'une réelle efficacité et n'a réussi à s'imposer. Comme moyens chirurgicaux, on a recommandé la saignée, la cautérisation, l'excision large des tissus infectés et l'amputation, la névrotomie, la névrotripsie, l'élongation des nerfs, même la castration pour le cheval, et l'on a cité des exemples de guérison à l'appui de l'efficacité de tous ces traitements. Mais ces exemples ont trait à des cas bénins, à la forme lente de l'infection, au tétanos chronique, qui guérit avec tout et souvent avec rien. Etant données la nature de la maladie et la confination des agents tétanigènes à la plaie, les seuls de ces moyens qui puissent être employés utilement sont la *cautérisation*, l'*excision* et l'*amputation*.

Les résultats favorables obtenus chez l'homme par l'amputation (Larrey, Berger), et cette donnée que le bacille de Nicolaïer reste localisé dans le trauma d'inoculation, nous ont décidés à essayer en 1892, sur un certain nombre de tétaniques, l'excision large et la cautérisation de la zone infectée. D'une façon générale, ces opérations, qui provoquent une vive surexcitation ou nécessitent l'anesthésie, nous ont paru moins avantageuses que la désinfection de la plaie. Toutefois, quand le tétanos apparaît à la suite de l'amputation de la queue, on peut facilement supprimer le foyer infectieux par une nouvelle excision, suivie de la cautérisation de la plaie et de l'application d'un pansement iodoformé.

Quant au *traitement médical*, il comprend d'innombrables agents, les uns innocents, d'autres plutôt nuisibles, tous d'une médiocre efficacité. On a employé notamment l'opium et la morphine, la belladone et l'atropine, la jusquiame, la stramoine, l'alcool, l'éther, le chloroforme, le chloral, le curare, la fève de Calabar et l'ésérine, le jaborandi et la pilocarpine, l'essence de térébenthine mélangée à de l'huile, l'iode, l'acide salicylique et la quinine salicylée en injections intratrachéales, le bromure et l'iodure de potassium, l'oxygène en inhalations, le bichlorure de mercure et l'acide phénique en injections intraveineuses (Baccelli), le bromhydrate de quinine et d'antipyrine en injections intratrachéales (Lévi), enfin le sérum antitétanique en injections sous-cutanées ou intraveineuses. — Tous ces agents ont donné plus de revers que de succès. Aucun d'eux n'est capable de vaincre le spasme tétanique. Cependant, en outre du sérum, les substances qui apaisent l'hyperexcitabilité de la moelle exercent une action salutaire et favorisent la guérison. Deux surtout — le chloral et la morphine — sont avantageuses et constituent bien la médication de choix. La morphine provoque parfois chez le cheval des phénomènes d'excitation ; il convient de l'injecter à petites doses répétées. On administre le chloral en lavements ou en injections intraveineuses. Si on l'introduit dans le tube digestif, il importe de le diluer à un degré suffisant. Nous ne le donnons qu'en lavements, à la dose de 80 à 150 grammes par jour et en solution à 1-2 p. 100. Les injections intraveineuses doivent être considérées comme une dernière ressource. On injecte à la fois dans la jugulaire de 20 à 35 grammes de chloral suivant la taille des sujets ; souvent une détente passagère est obtenue. L'injection est répétée quand les contractions redoublent. (Poitevin, Porel, Jacotin.)

Formulons les indications du *traitement curatif* d'après les données actuellement acquises.

Quelle que soit la forme du tétanos, il faut d'abord s'occuper de la plaie où est élaboré le poison, la déterger soigneusement à l'eau chaude, la désinfecter avec l'eau oxygénée ou la solution iodo-iodurée, enlever les corps étrangers s'il en existe, faire dans certains cas des débridements, exciser les lambeaux gangrenés ou nécrosés ainsi que les granulations fongueuses. Après une nouvelle irrigation, elle sera saupoudrée d'iodoforme puis recouverte de vaseline ou d'un pansement ouaté. S'il y a des blessures multiples, toutes seront traitées en observant les mêmes règles générales. — Pour certaines plaies fistuleuses ou cavitaires, la suppression du foyer toxi-infectieux exige l'ablation d'une couche étendue et épaisse de tissus.

Le sérum antitoxique n'a pas donné ce que l'on avait d'abord espéré. Excellent pour conférer l'immunité, il est d'ordinaire impuissant dès que le poison a atteint les centres nerveux. Lorsque les premiers symptômes du tétanos se manifestent, une certaine quantité de toxine est déjà fixée sur les éléments de ces centres. Par des injections de sérum, on peut neutraliser les nouvelles doses de poison qui pénètrent dans les voies du sang, mais dans le tétanos aigu, les lésions déjà éprouvées par les cellules nerveuses sont généralement mortelles ; le sérum est sans action sur elles.

En 1896, Dieckerhoff a publié des faits cliniques paraissant établir que l'antitoxine sèche de Behring, en injection intraveineuse, à la dose de 5 grammes dans 45 grammes d'eau stérilisée, donnait la guérison de la forme aiguë du tétanos. Cette antitoxine n'est pas plus active que celle délivrée par l'Institut Pasteur (Nocard). Deux malades atteints de tétanos aigu sur lesquels nous l'avons essayée, ont succombé, l'un au bout de vingt-quatre heures et l'autre le quatrième jour. Fröhner, Schmid, Schuemacher et beaucoup d'autres l'ont également trouvée sans efficacité contre le tétanos aigu.

Pour mettre l'antitoxine directement en rapport avec les éléments nerveux, Roux et Borrel l'ont injectée dans l'encéphale après avoir pratiqué la trépanation. Ce procédé est encore à l'étude, mais les résultats obtenus jusqu'à présent n'autorisent pas à le recommander. On doit s'en tenir aux injections sous-cutanées ou intraveineuses de sérum, les répéter quotidiennement et les continuer tant que les contractures persistent. Ainsi on empêche sûrement l'action nocive de la toxine qui arrive dans le sang.

On placera le blessé dans une écurie à température douce et régulière, à l'abri des causes d'excitation, du bruit, de la lumière vive, ou dans un local isolé, spacieux, dont le sol sera recouvert d'une abondante litière de paille souple et courte, afin que les membres ne soient pas gênés dans les rares mouvements qu'ils exécutent; sur la paille longue, le cheval peut s'empêtrer. On choisira de préférence un box pouvant être parfaitement clos; la fenêtre sera garnie d'une épaisse couverture, de façon à produire une obscurité aussi complète que possible. Il est toutefois des malades pour lesquels l'isolement est une cause d'inquiétude ; ils s'impatientent et s'agitent; mieux vaut les laisser dans l'écurie commune et leur donner pour voisins des chevaux tranquilles. La contagion serait possible pour ces derniers, s'ils étaient porteurs de blessures et que du pus tétanique y fût accidentellement déposé; mais la transmission est extrêmement rare, et de très simples moyens suffisent pour la conjurer.

L'ouverture et la fermeture des portes, les bruits divers, la grande lumière, les attouchements, peuvent provoquer des exacerbations. On évitera les visites trop fréquentes, les dérangements, les examens et les explorations inutiles; l'entrée du local ne sera permise qu'aux personnes chargées des soins. L'immobilité, le silence et l'obscurité calment l'hyperexcitabilité médullaire; les accès s'espacent, les contractures s'atténuent, les mouvements respiratoires se ralentissent. Pendant l'été, il importe que les tétaniques n'aient pas à supporter une température excessive ; en hiver, on les tiendra assez couverts pour entretenir une légère moiteur de la peau. Pour les chevaux atteints de tétanos aigu, il convient d'improviser un appareil suspenseur.

Le malade sera soutenu par une nourriture substantielle. On lui donnera surtout des aliments liquides (barbotage, boissons farineuses, thé de foin, lait, bouillon), du vert et de l'eau fraîche à discrétion. Si le trismus et la dysphagie ne permettent pas l'ingestion de ces substances, on aura recours aux lavements alimentaires renouvelés toutes les deux ou trois heures. Il est quelquefois nécessaire de vider le rectum, de provoquer la miction en comprimant la vessie par la voie rectale ou en se servant d'un cathéter.

Indépendamment des injections de sérum, toujours indiquées pour détruire la toxine qui pénètre dans le sang, on peut utiliser divers agents (purgatifs, alcalins, calmants), qui seront donnés avec les aliments, les boissons, les lavements, ou introduits par la voie hypodermique. On additionnera quotidiennement les boissons de sulfate de soude (100 à 200 grammes) pour éviter la constipation, et d'extrait aqueux de belladone ou d'opium (2 à 6 grammes). Dans les cas aigus, on apaisera l'hyperexcitabilité par le chloral administré en lavements, et la morphine en injections hypodermiques. L'administration de breuvages est toujours contre-indiquée en raison de l'agitation qu'elle détermine, des dangers de fausse route et de pneumonie par corps étrangers.

Bibliographie. — **Emphysème sous-cutané.** — I. EMPHYSÈME TRAUMATIQUE. — *Comptes rendus des travaux de l'École de Lyon*, 1836-37 in *Recueil de méd. vét.*, 1838. — ANCÈZE, *Journal des vét. du Midi*, 1841. — BOUSQUET, *Ibid.*, 1842. — PORTAL, *La Clinique vét.*, 1845. — HAMON, *Bullet. de la Soc. cent. de méd. vét.*, 1848. — ANGINIARD, *Recueil de méd. vét.*, 1857. — ADAMS, an. in *Ibid.*, 1857. — BOITEUX, *Journal de méd. vét.*, 1858. — SANSON, *Recueil de méd. vét.*, 1862. — BOULEY, *Dictionnaire prat. de méd. et de chir. vét.*, t. VI. — BARREAU, *Journal de méd. vét. milit.*, t. VII. — LUCET, *Bullet. de la Soc. de méd. vét. prat.*, 1889. — BOURET, *Répertoire vét.*, 1889. — BARBOTTE, *Progrès vét.*, 1890. — GODBILLE, *Recueil de méd. vét.*, 1894. — LUCET, *Recueil de méd. vét.*, 1895. — CHAPELLIER, *Ibid.*, 1899. — AVERONS, *Revue vét.*, 1899.

II. EMPHYSÈME SPONTANÉ. — SCHRADER, an. in *Annales de méd. vét.*, 1842. — LAFOSSE, *Journal des vét. du Midi*, 1859. — CASIMAJOR, *Ibid.*, 1868. — SABARTHEZ, *Recueil de méd. vét.*, 1873. — LYBYE, *Tidskrift de Copenhague*, 1891.

Érysipèle. — *Recueil de méd. vét.*, 1836. — MIQUEL, *Journal des vét. du Midi*, 1842. — MARLY, *Journal de méd. vét. milit.*, t. II. — DUPONT, *Recueil de méd. vét.*, 1863. — VERNEUIL et CLADO, *Comptes rendus de l'Académie des sciences*, 1889 ; an. in *Recueil de méd. vét.*, 1890. — LUCET, *Recueil de méd. vét.*, 1891-94. — FRÖHNER, *Wochenschr. für Thierheilkunde*, 1894 ; *Berlin. thierärztl. Wochenschr.*, 1894. — NUVOLETTI, *Giornale di med. vet. prat.*, 1894. — LUCET, *Recueil de méd. vét.*, 1894. — SEMMER, *Berliner thierärztl. Wochenschr.*, 1895. — LEBLANC, *Journal de méd. vét.*, 1899.

HOFFMANN, *Tierärztliche Chirurgie*, — MÖLLER u. FRICK, *Lehrbuch der Chirurgie*. — FRÖHNER, *Allgemeine Chirurgie*.

Infection purulente. — I. INFECTION PURULENTE EN GÉNÉRAL. — RENAULT, *Recueil de méd. vét.*, 1835. — II. BOULEY, *Ibid.*, 1838-44. — SCHÜTZ, *Gurlt u. Hertwig's Repertorium*, 1865. — GUÉRIN, *Bullet. de l'Acad. de méd.*, 1869. — Discussion : Gos-

Selin, Verneuil, Broca, Bouillaud, Bouley, Guérin, Colin, *Ibid.*, 1870-71. — Bruck-muller, *Pathol. Zootomie*, 1869. — Bouley et Colin, *Recueil de méd. vét.*, 1871. — Semmer, *Zeitschr. f. Thiermed.*, 1878. — Mauri, *Revue vét.*, 1878. — Störck, *OEsterr. Zeitschr.*, 1890. — Nocard, Art. *Pyohémie. Diction. de méd. et de chir. vét.*, t. XVIII. — Arloing et Chantre, *Comptes rendus de l'Académie des sciences*, 1893, et *Journal de méd. vét.*, 1893. — Kesmarsky, *Semaine médicale*, 1894. — Roger, *Introduction à l'étude de la médecine*, Paris, 1899.

II. Chez les animaux. — Hamon, *Recueil de méd. vét.*, 1829. — Renault, *Ibid.*, 1836. — *Clinique de l'École d'Alfort*, in *Recueil de méd. vét.*, 1839-40-43. — Hogl, *Repertorium*, an. in *Annales de méd. vét.*, 1858; *Ibid.*, 1856. — Ferrini, an. in *Recueil de méd. vét.*, 1869. — Bormand, *Ibid.*, 1869. — Laulanié, *Revue vét.*, 1883. — Skelton, *The Veterinarian*, 1884. — Cadéac, *Revue vét.*, 1886. — Morot, *Ibid.*, 1890. — Lucet, *Recueil de méd. vét.*, 1894. — Mathis, *Journ. de méd. vét.*, 1896. — Bournay, *Revue vét.*, 1896. — Jacotin, *Recueil de méd. vét.*, 1897. (V. *Bibliographie* de la Phlébite de la jugulaire.)

Septicémies. Gangrène septique. — I. Velpeau, *Union médicale*, 1855. — Lancereaux, *Gazette médicale de Paris*, 1863. — Coze et Feltz, *Gazette médicale de Strasbourg*, 1865. — Lister, *The Lancet*, 1867, t. II. — Davaine, *Recueil de méd. vét.*, 1869. — Semmer, *Virchow's Archiv*, 1870. — Verneuil, *Recueil de méd. vét.*, 1871. — Chauveau, *Ibid.*, 1871-72-73. — Colin, *Recueil de méd. vét.*, 1873-74. — Friedberger, *Pyämie u. Septikämie*, 1874. — Panum, *Virchow's Archiv*, 1874. — Semmer, *Ibid.*, 1881. — Davaine, *Recueil de méd. vét.*, 1874. — Sédillot, *Comptes rendus de l'Acad. des sciences*, 1878. — Pasteur, *Bullet. de l'Acad. de méd.*, 1878. — Bouley, *Recueil de méd. vét.*, 1878-79-84. — Cagny, *Bullet. de la Soc. cent. de méd. vét.*, 1879. — Chauveau et Arloing, *Ibid.*, 1884; *Annales de méd. vét.*, 1884; *Archives vét.*, 1884; *Recueil de méd. vét.*, 1884. — Siedamgrotzky, *Landwirth. Thierheilkunde*, 1884. — Peuch, *Revue vét.*, 1887. — Adam, *Wochenschrift*, 1887. — Chauveau, *Recueil de méd. vét.*, 1888. — Cornevin, *Journal de méd. vét.*, 1888. — Verneuil, *Comptes rendus de l'Académie des sciences*, 1890. — Arloing, *Leçons sur la tuberculose et certaines septicémies*. Paris, 1892. — Roger, *Loco citato*.

II. Chez le cheval. — Bouley, *Recueil de méd. vét.*, 1825. — Clichy, *Ibid.*, 1827. — Renault, *Ibid.*, 1833 et 1840. — Olivier, *Journal de méd. vét.*, 1845. — Kuhn, *Magazin für die gesammte Thierheilkunde*, 1846, an. in *Annales de méd. vét.*, 1847. — Hertwig, *Ibid.*, 1846. — Prangé, *Recueil de méd. vét.*, 1855. — Moisant, *Ibid.*, 1860. — Vives, *Journ. des vét. du Midi*, 1862. — Cazaux, *Thèse de Toulouse*, 1872. — Viart, *Journ. de méd. vét. milit.*, 1870. — Salle et Sergent, *Journ. des vét. milit.*, 1874. — Claude, *Journ. de méd. vét.*, 1876. — Trasbot, *Bull. de la Soc. cent. de méd. vét.*, 1885. — Violet, *Journ. de méd. vét.*, 1889. — Delamotte, *Revue vét.*, 1890, et *Journ. de méd. vét.*, 1891. — Debrade, *Recueil de méd. vét.*, 1891. — Mosselman et Liénaux, *Annales de méd. vét.*, 1892. — Lucet, *Recueil de méd. vét.*, 1895. — Averous, *Revue vét.*, 1898. — Hoffmann, *Tierärztliche Chirurgie.* — Möller u. Frick, *Lehrbuch der Chirurgie.*

III. Chez le bœuf. — Serres, *Journ. des vét. du Midi*, 1843. — Deloupy, *Ibid.*, 1843. — Biot, *Archives vét.*, 1884, et *Recueil de méd. vét.*, 1889. — Fetzling, *Thierärztliche Mittheil.*, 1889. — Mesnard, *Journ. de méd. vét.*, 1893. — Cuillé, *Revue vét.*, 1898.

Infection putride. — Trasbot, *Recueil de méd. vét.*, 1868. — Colin, *Ibid.*, 1871. — Zundel, *Ibid.*, 1872. — Semmer, *Virchow's Archiv*, 1881.

Tétanos. — A. Tétanos en général. — Arloing et Tripier, *Bullet. Soc. de biologie*, 1869, et *Archiv. de physiol. normale et pathol.*, 1870. — Nocard, *Archives vét.*, 1882. — Nicolaïer, *Deutsche Med. Wochenschr.*, 1884. — Brieger, *Ibid.*, 1883; *Berlin. klinische Wochenschrift*, 1886; *Virchow's Archiv*, 1886. — Rosenbach, *Verhandlungen der deutschen Gesellschaft f. Chirurgie*, 1886. — Larger, *Congrès de chirurgie*, 1886; an. in *Semaine médicale*, 1886. — Carle e Rattone, *Studio sperim. sull eziologie del Tetano.* Torino, 1884. — Nocard, *Recueil de méd. vét.*, 1887. — Verneuil, *Comptes rendus de l'Acad. de méd.*, 1888-89, et *Comptes rendus de l'Acad. des sciences*, 1890. — Goubaux, Leblanc, Nocard, Trasbot, *Bullet. de l'Acad. de méd.*, 1889. — Kitasato, *Zeitschr. für Hygiene*, 1889; *Med. Centralblatt*, 1889. — Behring u. Kitasato, *Deutsche med. Wochenschr.*, 1890. — Kitt, *Centralblatt f. Bakter.*, 1890; *Monatshefte f. prakt. Thierheilkunde*, 1890. — Sanchez-Toledo et Veillon, *Archiv. de méd. expériment. et d'anat.*

pathologique, 1890. — VAILLARD et VINCENT, *Annal. de l'Institut Pasteur*, 1892. — VAILLARD et ROUGET, *Ibid.* — TIZZONI u. CATTANI, *Riforma med.*, 1891. — DELAMOTTE et CHARON, *Revue vét.*, 1891. — BEHRING u. KITASATO, *Zeitschr. für Hygiene*, 1892. — CADIOT, Art. *Tétanos* du *Dictionnaire de méd. et de chir. vét.*, t. XXI, et *Recueil de méd. vét.*, 1893. — TEISSIER, *Semaine médicale*, 1893. — BERGER, VERNEUIL, CHAUVEL, LEFORT, LABORDE, *Bullet. de l'Acad. de méd.*, 1892-93. — ROUX et VAILLARD, *Annal. de l'Institut Pasteur*, 1893. — COURMONT et DOR, *Comptes rendus de la Société de biologie*, 1893, in *Semaine médicale.* — MARIE, *Annales de l'Institut Pasteur*, 1897. — METCHNIKOFF, *Ibid.*, 1898. — ROUX et BORREL, *Ibid.* — WASSERMANN, *Presse médicale*, 1898. — ROGER, *Ibid.* — NOCARD et LECLAINCHE, *Les maladies microbiennes des animaux.* — FRIEDBERGER et FRÖHNER, *Pathologie u. Therapie der Hausthiere*, 1900.

B. CHEZ LE CHEVAL. — VATEL, *Journ. prat. de méd. vét.*, 1826. — OLIVIER, *Ibid.*, 1828 et 1829. — FORT, *Ibid.*, 1828. — PHILIPPE, *Ibid.*, 1829. — LEROY, *Ibid.*, 1829. — PREVOST, *Ibid.*, 1829. — SAUSSOL, *Ibid.*, 1830. — SANITAS, *Recueil de méd. vét.*, 1828. — RISS, *Ibid.*, 1828. — DEHAU, *Ibid.*, 1829. — GELLÉ, *Ibid.*, 1829-36. — TAFFANEL, *Ibid.*, 1830. — HUGON, *Ibid.*, 1830. — LEBLANC, *Journ. théor. et prat.*, 1831. — RAYNARD, *Recueil de méd. vét.*, 1837. — ROCHE, *Ibid.*, 1837. — TISSERAND, *Ibid.*, 1840. — PRUD'HOMME, *Ibid.*, 1843. — REBOUL, *Journal des vét. du Midi*, 1843. — CAUVET, *Ibid.*, 1844. — LAFOSSE, *Ibid.*, 1845. — CRÉPIN, *Recueil de méd. vét.*, 1844. — RACONNAT, *Journal de méd. vét.*, 1845. — SÈVE, *Ibid.*, 1848. — TEYSSANDIER, *Recueil de méd. vét.*, 1894. — ROY, *Ibid.*, 1894. — BERTON, *Ibid.*, 1895. — DIEUDONNÉ, *Ibid.*, 1895-96-97. — CADET, *Ibid.*, 1895. — LUCET, *Ibid.*, 1896. — ROHR, *Ibid.*, 1896. — VIDELIER, *Ibid.*, 1896. — NOCARD, *Ibid.*, 1897. — CHENOT, *Ibid.*, 1898. — CAUSSÉ, *Revue vét.*, 1895. — CONSTANT, *Journ. de méd. vét.*, 1899. — CLINIQUE D'ALFORT, *Recueil de méd. vét.*, 1847. — LEDRU, *Ibid.*, 1848-49, et *Annales de méd. vét.*, 1851. — CLINIQUE DE L'ÉCOLE DE LYON, *Journal de méd. vét.*, 1851. — SANSON, *Journal des vét. du Midi*, 1853. — ANGINIARD, *Recueil de méd. vét.*, 1855. — TÉVENART, *Ibid.*, 1858; *Journal de méd. vét.*, 1854-56. — MAUCLÈRE, *Ibid.*, 1855. — REY, *Ibid.*, 1856. — BARENNES, *Journal des vét. du Midi*, 1858. — SERRES, *Ibid.*, 1859. — ARNAL, *Ibid.*, 1859. — AYRAULT, *Recueil de méd. vét.*, 1858. — DESSART, *Annales de méd. vét.*, 1861. — GUILMOT, *Ibid.*, 1861. — BETOLI, *Ibid.*, 1861. — PAULY, *Journal des vét. du Midi*, 1861. — MAURI, *Ibid.*, 1862. — SAINT-CYR, *Journal de méd. vét.*, 1862. — MOLINIÉ, *Journal des vét. du Midi*, 1866. — AUBRY, *Recueil de méd. vét.*, 1867. — HAMON, *Ibid.*, 1867. — DUPONT, *Ibid.*, 1868. — CAUVET, *Journal des vét. du Midi*, 1869. — BUGNIET, *Recueil de méd. vét.*, 1869. — PEUCH, *Journal de méd. vét.*, 1870. — VERNANT, *Recueil de méd. vét.*, 1873. — CRYÉ, *Ibid.*, 1873. — LIÉGEARD, *Ibid.*, 1873. — LEBLANC, *Bullet. de la Soc. cent. de méd. vét.*, 1875. — POITEVIN, *Journal de méd. vét. milit.*, t. XIII. — DECROIX, *Ibid.*, t. XIII. — BARRIER, *Ibid.*, t. XIII. — PORET, *Ibid.*, t. XIII. — JACOTIN, *Ibid.*, t. XIV. — MONGAZON, *Revue vét.*, 1877. — MOLINIÉ, *Ibid.*, 1877. — LEMOIGNE, *Recueil de méd. vét.*, 1875. — LIAUTARD, *Ibid.*, 1877. — DE RENZI, *Ibid.*, 1877. — DUCROCQ, *Archives vét.*, 1878. — PALAT, *Ibid.*, 1878. — LIAUTARD, *Ibid.*, 1878. — TRASBOT, *Ibid.*, 1878. — SEBALD, *Repertorium*, 1878. — JOHNSTON, *The Veterinarian*, 1878. — HARTMANN, *Oesterr. Monatsschr.*, 1880. — GRUNWALD, *Ibid.* — SIEDAMGROTZKY, *Sächs. Bericht*, 1879-80. — JOHNE, *Ibid.*, 1880. — FRIEDBERGER, *Deutsche Zeitschr. f. Thiermed.*, 1879. — DELAMOTTE, *Recueil de méd. vét.*, 1881. — NOCARD, *Ibid.*, 1882. — GRAND, *Revue vét.*, 1882, et *Journal de méd. vét.*, 1882. — WOLFF, *Recueil de méd. vét.*, 1882. — GRUNWALD, *Oesterr. Monatsschr.*, 1880. — BOSCO, *La Clinica vet.*, 1880. — GREEN, *The Veterinarian*, 1882. — KONHAUSER, *Oesterr. Vierteljahrschr.*, 1882. — POLANSKY, *Ibid.*, 1883. — JACOTIN et HENRYON, *Revue vét.*, 1883; et *Archives vét.*, 1883. — KUNIO, *Schweizer Archiv*, 1883. — WILHELM, MULLER, UHLICH, *Sächs. Bericht*, 1883. — JOHNSON, *The Veterinarian*, 1883. — DAVIS, DOYLE, *Ibid.*, 1884. — FRIEDBERGER, *Deutsche Zeitschr. f. Thiermed.*, 1884. — SCHINDELKA, *Oesterr. Vierteljahrsschr.*, 1884-88. — GRAD, *Zundel's Jahresber.*, 1885. — VITTORIO, *Il med. vel.*, 1885. — VILLA, *La Clinica vet.*, 1886. — QUENTIN, *Recueil de méd. vét.*, 1886. — PARISOT, *Ibid.*, 1885. — DIEUDONNÉ, *Ibid.*, 1887. — CAGNY, LEBLANC, WEBER, NOCARD, TRASBOT, SANSON, CHAUVEAU, *Bullet. de la Soc. cent. de méd. vét.*, 1887. — LE BERRE, *Ibid.*, 1888. — BRUNET, *Ibid.*, 1889. — LAURENT, *Ibid.*, 1889. — FRIEDBERGER, *Münch. Jahresbericht*, 1886-87. — MULLER, *Deutsche Zeitschr. f. Thiermed.*, 1888. — HUTYRA,

Monatshefte für Thierheilkunde, 1890. — Röder, *Sächs. Bericht*, 1890. — Rust, Schwarznecker, *Zeitschr. für Veterinärkunde*, 1889. — Trinchera, Serr, Baccelli, *La Clinica vet.*, 1890. — Gervais, *Recueil de méd. vét.*, 1891. — Scharemberger, *Ibid.*, 1892. — Cadiot, *Ibid.*, 1893. — Aureggio, *Bullet. de la Soc. cent. de méd. vét.*, 1892-93. — Decroix, *Ibid.*, 1893. — Weber, Mestre, Menveux, Dieudonné, Nocard, *Ibid.* — Loupeyre, *Revue vét.*, 1892. — Leblanc, Nocard, Trasbot, Weber, *Bull. de l'Acad. de méd.*, 1892-93. — Teyssandier, *Recueil de méd. vét.*, 1894. — Roy, *Ibid.* — Berton, *Ibid.*, 1895. — Cadet, *Ibid.* — Caussé, *Revue vét.*, 1895. — Horn, *München. Wochenschrift*, 1895. — Knorr, *Thèse de Marbourg*, 1895. — Möller, *Deutsche thierärztl. Wochenschrift*, 1895. — Siedamgrotzky, *Sachs. Bericht.* 1895. — Lucet, *Recueil de méd. vét.*, 1896. — Videlier, *Ibid.* — Harthle, *Wochenschrift für Thierheilkunde*, 1896. — Alrhecht, *Ibid.* — Baroncini, *Nuovo Ercolani*, 1898. — Cantone. *La Clinica vet.*, 1898. — Trélut, *Revue vét.*, 1899.

C. Chez les ruminants. — Dupuy, *Journal théorique et pratique*, 1836. — Roche-Lubin, *Journal de méd. vét. prat.*, 1836. — Goux, *Journal des vét. du Midi*, 1848. — Gérard, *Journ. de méd. vét.*, 1863. — Hamon, *Recueil de méd. vét.*, 1867. — Caillot, *Ibid.*, 1868. — Konhauser, *Oesterr, Vierteljahrsschr.*, 1880. — Ow, *Bad. Mittheil.*, 1881-87. — Lydtin, *Ibid.* — Lippold, *Sächs. Bericht*, 1882. — Hengst, *Ibid.*, 1886. — Friedberger, *Deutsche Zeitschr. f. Thiermed.*, 1883. — Albrecht, *Wochenschr. für Thierheilkunde*, 1889. — Guibert, *Recueil de méd. vét.*, 1889. — Hess, *Schweizer Archiv.*, 1898. — Jensen, *Berlin. thierärztl. Wochenschr.*, 1890. — Guittard, *Progrès vét.*, 1893. — Jensen, *Recueil de méd. vét.*, 1893. — Beauvais, *Revue vét.*, 1894. — Lucet, *Recueil de méd. vét.*, 1895.

D. Chez le porc. — Eggeling, *Preuss. Mittheil.*, 1882. — Friedberger, *Deutsche Zeitschr. f. Thiermed.*, 1883. — Wulf, *Preuss. Mittheil.*, 1887. — Claverie, *Revue vét.*, 1889. — Sendrail, *Ibid.*, 1883. — Garlitchscoff, *Journ. de méd. vét.*, 1894.

E. Chez le chien. — Debeaux, *Journal prat.*, 1829. — Warnesson, *Recueil de méd. vét.*, 1869. — Friedberger, *Deutsche Zeitschr. f. Thiermed.*, 1883. — *Münch. Jahresber.*, 1886-87. — Axe, *The Vet.*, 1885. — Sobonow, *Archives de Pétersbourg*, 1885. — Gervais, *Recueil de méd. vét.*, 1891.

F. Injections de sérum. — Behring, *Deutsche med. Wochenschrift*, 1892. — Roux et Vaillard, *Annales de l'Institut Pasteur*, 1893. — Nocard, *Bullet. de l'Acad. de méd.*, 1895. — Dieudonné, *Recueil de méd. vét.*, 1895-97-98. — Rohr, *Ibid.*, 1896. — Newson, *The Veterin. Journal*, 1896. — Dieckerhoff u. Peter, *Berlin. thierärztl. Wochenschrift.* — Melde, *Ibid.* — Nocard, *Recueil de méd. vét.* 1897. — Knödler, *Deutsche thierärztl. Wochenschrift*, 1897. — Malkmus, *Ibid.* — Röder, *Ibid.* — Ulm, *Ibid.* — Siedamgrotzky, *Sächs. Bericht*, 1897. — Brass, *Berlin. thierärztl. Wochenschrift*, 1887. — Fröhner, *Monatshefte für prakt. Thierheilkunde*, 1897. — Wagenheusen, *Wochenschr. für Thierheilkunde*, 1897. — Borrel et Roux, *Congrès d'hygiène de Madrid*, 1898. — Chenot, *Recueil de méd. vét.*, 1898. — Chaussée, *Ibid.*, 1899. — Conti, *Il Moderno Zooiatro*, 1898. — Solimani, *La Clinica vet.*, 1898. — Constant, *Journal de méd. vét. et de zootechnie*, 1899.

CHAPITRE IV

CICATRICES

Dans la cicatrisation des traumas avec perte de substance, dès que les bourgeons charnus ont atteint le niveau du plan cutané, en général leur accroissement s'arrête; ils s'égalisent, leur tissu se densifie, des faisceaux connectifs s'y développent, des vaisseaux s'oblitèrent, des éléments cellulaires y disparaissent par régression, la sécrétion purulente diminue de plus en plus, et l'on voit se dessiner à la périphérie de la plaie, à la limite de la peau et du tissu néoformé, un cercle légèrement en relief, sorte de limbe rougeâtre qui s'avance lentement vers le centre de la cicatrice, suivi d'un autre bourrelet très mince, de couleur plus foncée. Cette couche nouvelle qui, d'ordinaire, s'étale régulièrement sur le tissu inodulaire, de la périphérie de la solution de continuité vers son centre, est l'épiderme régénéré. Aux vastes plaies, quand des îlots cutanés pourvus de leur couche malpighienne ont été conservés, la reconstitution de l'épiderme se produit également à leur pourtour. En même temps que s'achève la cicatrisation, la tuméfaction et la sensibilité morbide s'atténuent graduellement et disparaissent.

Mais le processus de réparation ne suit pas toujours cette marche normale. Assez souvent, en particulier aux lésions étendues, la cicatrisation est troublée; le tissu nouveau offre un aspect ou des caractères insolites, se rapportant à divers états pathologiques des granulations. — Parfois, sous l'influence d'une maladie intercurrente ou d'une cause générale, le bourgeonnement se ralentit, puis s'arrête avant que la plaie ne soit comblée. Il faut le stimuler par des topiques excitants, par des solutions antiseptiques fortes ou par des cautérisations superficielles avec le nitrate d'argent. — Plus souvent les bourgeons s'élèvent notablement au delà du plan cutané; ils sont *exubérants*. Chez le cheval et le bœuf, il est assez commun d'observer, surtout aux plaies des membres, des cicatrices plus ou moins saillantes, qui, lorsqu'elles sont jeunes, peuvent être réprimées par l'emploi de poudres siccatives (charbon, tourbe, talc), par des applications styptiques, par la compression ou par des pansements avec des substances astringentes (tanin, eau blanche).

Les *granulations fongueuses*, fortement en saillie au-dessus du niveau de la peau et recouvrant parfois les bords de celle-ci, affectent une disposition qui rappelle celle du champignon. Ordinairement mollasses, friables, saignantes, elles sécrètent en plus ou moins grande abondance un pus séreux, mal lié. Presque toujours elles sont dues à des causes locales, à des corps étrangers ou à des parasites (plaies granuleuses), à une forte induration ou à un décollement des lèvres cutanées, à la fréquence des mouvements qu'exécutent ces lèvres. Parfois la condition de l'anomalie échappe. Quand l'indication causale peut être établie, il suffit ordinairement d'y satisfaire pour obtenir la cicatrisation. Assez souvent il faut exciser les bourgeons ou les détruire soit par les caustiques (alun calciné, nitrate d'argent, sulfate de cuivre), soit par le fer rouge.

Les *granulations éréthiques* sont le siège d'une hyperesthésie très prononcée. Le moindre attouchement exercé sur elles provoque une vive douleur. Habituellement la zone péritraumatique est fort enflammée. L'anomalie peut être due à une altération des fibres nerveuses des bords ou du fond de la plaie, aussi à la présence de corps étrangers. L'extraction de ceux-ci, les applications de compresses chaudes ou la balnéation, la vaseline analgésique, l'iodoforme, les cautérisations légères et répétées réussissent le plus souvent. Dans certains cas, il faut brûler toute la couche granuleuse ou les points les plus douloureux de cette couche.

Chez les animaux, on observe quelquefois aux plaies en voie de cicatrisation la complication infectieuse décrite sous le nom de *diphtérie des granulations*. Du jour au lendemain, la surface de la plaie apparaît recouverte d'un enduit diphtéroïde gris jaunâtre, dont l'épaisseur peut atteindre plusieurs millimètres. Sous cette fausse membrane, les granulations sont mollasses, de teinte rouge sombre en certains points, plombée ou grisâtre dans d'autres. Quand cette infection survient aux plaies récentes, non encore totalement protégées par une couche granuleuse, elle s'accompagne toujours d'une lymphangite grave, à marche rapide. Parfois les granulations se désagrègent, s'ulcèrent, et un détritus putride s'accumule dans la plaie. — Nous avons rencontré cette complication chez le cheval et le chien. Hoffmann l'a constatée sur le cheval; Möller, sur le chien et les oiseaux; d'autres auteurs l'ont signalée chez les bovidés.

La diphtérie des granulations sera combattue par la désinfection minutieuse de la plaie avec les solutions chaudes de sublimé, d'acide phénique, de chlorure de zinc ou avec l'eau oxygénée. Pour les blessures des membres, la balnéation dans une solution antiseptique à 45-50° et le pansement iodoformé sont fort avantageux, surtout lorsqu'il y a complication de lymphangite. Si le mal résiste, il faut détruire au fer rouge la surface des granulations ou les enlever à la curette et panser à l'iodoforme.

Le tissu de nouvelle formation qui répare les solutions de continuité et les pertes de substance est d'abord, nous l'avons dit, exclusivement constitué d'éléments embryonnaires et de vaisseaux. Quand son organisation est achevée, il subit une rétraction qui s'accentue graduellement. Les follicules pileux, les glandes sudoripares et sébacées ne s'y reconstituent point.

Les cicatrices dont l'évolution est achevée sont glabres, sèches, ordinairement indolentes, régulières ou seulement chagrinées, marquées de saillies et de dépressions peu accusées, quelquefois de brides et de sillons diversement dirigés. Il en est qui sont le siège d'une vive sensibilité pouvant persister longtemps. Lorsqu'elles occupent des régions où s'accomplissent de fréquents mouvements, celles sur lesquelles portent les harnais, ou les tissus du pied, elles gênent les animaux de travail, peuvent même empêcher leur utilisation et parfois nécessitent une intervention chirurgicale : — l'excision de l'îlot inodulaire, l'amincissement de l'enveloppe cornée ou la névrotomie. Quand la douleur causée par la cicatrice paraît due à l'adhérence de celle-ci aux tissus sous-jacents, on peut la libérer par une section sous-cutanée et empêcher ensuite la reproduction des adhérences, en imprimant des mouvements à la plaque cicatricielle. Mais l'opération est rarement suivie de succès.

Les *cicatrices saillantes* d'ancienne date — les *chéloïdes cicatricielles* — ne cèdent pas d'ordinaire aux moyens dont nous avons parlé à propos des cicatrices récentes. Constituées par des faisceaux connectifs denses, par des fibres élastiques, des vaisseaux et par un revêtement épidermique, elles sont tantôt assez régulières, tantôt mamelonnées, multilobulées, toujours fibreuses, blanchâtres, glabres, criant sous le scalpel, parfois recouvertes de couches épidermiques stratifiées ou de productions cornées. Chez les bêtes bovines, on observe de ces plaques cornées en diverses régions ; on en voit également aux parties inférieures des membres chez le cheval. — Selon leurs dimensions et leur ancienneté, on les traite par la cautérisation ou l'excision.

Les chéloïdes sessiles récentes peuvent disparaître par la compression méthodique longtemps continuée, par les scarifications répétées ou la cautérisation. Si ces moyens échouent, l'ablation est le seul traitement offrant des chances de succès. — C'est aussi le procédé de choix pour toutes les chéloïdes volumineuses, saillantes, plus ou moins pédiculées. On les excise avec le bistouri ou le fer rouge. Les récidives sont rares en dehors des cas où il s'agit de cicatrices consécutives à l'extirpation de tumeurs. — Les néoplasmes primitifs des plaques inodulaires sont également exceptionnels.

Certaines plaies très étendues ainsi que toutes les exérèses faites en des régions voisines d'orifices naturels peuvent entraîner des difformités et des accidents plus ou moins graves. Les larges cicatrices cutanées des parties inférieures des membres amènent quelquefois, par leur rétraction, des déviations permanentes des rayons osseux ; celles qui siègent au niveau des articulations occasionnent de la gêne dans les mouvements ; celles du bourrelet déforment le sabot, engendrent les seimes ou le faux-quartier ; d'autres, développées dans des canaux naturels ou à proximité de leurs orifices, provoquent l'ectropion, le rétrécissement de l'œsophage, du rectum, de l'anus, de l'urètre.

Parmi les difformités et les accidents dus aux cicatrices, il en est qui pourraient être évités par un choix plus judicieux des procédés thérapeutiques appliqués à l'affection primitive et par une surveillance plus étroite des phénomènes de la cicatrisation. — Chez l'homme, pour éviter les difformités cicatricielles, on a souvent recours aux *greffes épidermiques* ou *dermo-épidermiques*. Dans les premières, on n'emprunte à la peau que les couches cornée et malpighienne avec le sommet des papilles. Dans les greffes dermo-épidermiques, on transplante des lambeaux cutanés. — Les résultats obtenus par Romary et Smith ont montré qu'il serait possible, chez les animaux, de prévenir certaines difformités par les greffes dermo-épidermiques. Mais pour réussir, il faut une rigoureuse asepsie et des soins minutieux.

Le traitement curatif des difformités cicatricielles comprend des indications très variables suivant les cas : section des brides, dilatation forcée des orifices et des canaux coarctés, opérations spéciales, enfin administration d'iodure de potassium ou de sodium — médication de choix pour combattre les processus scléreux de date récente.

Aux régions où les cicatrices glabres constituent pour le cheval une tare déshonorable, on peut faire disparaître celle-ci en excisant un long lambeau cutané elliptique dont la cicatrice occupe le centre, et en réunissant, par une suture à la soie ou au crin de Florence, les lèvres de la plaie opératoire, après les avoir décollées des tissus sous-jacents sur une certaine largeur. Il est essentiel de s'entourer de toutes les conditions d'asepsie nécessaires pour obtenir la réunion par première intention.

Cette intervention peut être mise à profit pour les chevaux de prix accidentellement *couronnés*. (V. *Affections du genou*, t. II.)

CHAPITRE V

SECTION PREMIÈRE.

MYCOSES

I. — ACTINOMYCOSE

Particulièrement commune dans l'espèce bovine, observée aussi chez le cheval, le porc, le mouton, le chien (Vachetta, Fröhner), l'éléphant (Burke), l'actinomycose est une maladie parasitaire déterminée par un champignon — l'*actinomyces* de Harz. Fort répandue en Allemagne, dans le sud de la Russie, en Italie, en Danemark, en Angleterre, en Amérique, elle n'est signalée qu'en certaines régions de la France. Elle est exceptionnelle dans la banlieue parisienne. En dix années, nous n'en avons observé qu'un seul cas sur les animaux de l'espèce bovine présentés à la consultation de l'École d'Alfort.

Les tumeurs actinomycotiques sont primitives ou secondaires. Les premières existent aux points où les champignons ont pénétré : sur la peau, les muqueuses, ou dans les tissus que recouvrent ces membranes. On en a rencontré dans la peau et le tissu conjonctif sous-cutané d'un grand nombre de régions. Jensen a vu un porc qui portait sur la face antérieure des genoux deux actinomycomes, pesant, l'un 2 kilos, l'autre 4 kilos et demi. Dans les contrées où la maladie est enzootique, les lésions traumatiques exposées, notamment les plaies de castration, peuvent être infectées par les actinomycètes. Assez souvent les tumeurs siègent à la tête et envahissent les os maxillaires ; ce sont les actinomycomes de ce groupe que, dès 1826, Leblanc a décrits sous le nom d' « *ostéosarcome* », que quelques-uns ont appelés « *spina ventosa* » ; c'est d'eux qu'il s'agit dans les observations relatées par d'Arboval, Clarc, Dick, Daws, Dupont, Warnell, Delwart, Williams et beaucoup d'autres. La plupart des faits publiés sous le titre de « langue de bois » se rapportent à l'actinomycose linguale. — Tandis que la langue, les parois buccales et pharyngiennes, les ganglions rétropharyngiens et la parotide sont souvent affectés, les cavités nasales, le larynx, le poumon, l'intestin, le sont rarement. — Chez le cheval, on a observé des cas d'actinomycose des os, de la langue, des ganglions sous-glossiens et du cordon testiculaire.

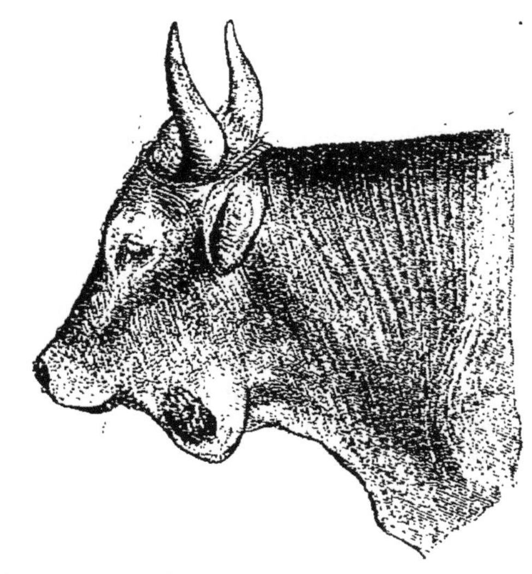

Fig. 50. — Actinomycose du maxillaire inférieur.

Les foyers primitifs donnent naissance à des lésions secondaires, au voisinage ou à distance, et, comme dans la tuberculose, parfois ils guérissent sans laisser de traces apparentes, alors que la maladie se généralise. Tous les tissus, tous les organes peuvent être envahis, et si d'ordinaire c'est dans le poumon que se développent les tumeurs secondaires, on en rencontre encore assez fréquemment dans le foie, les reins, la rate, les

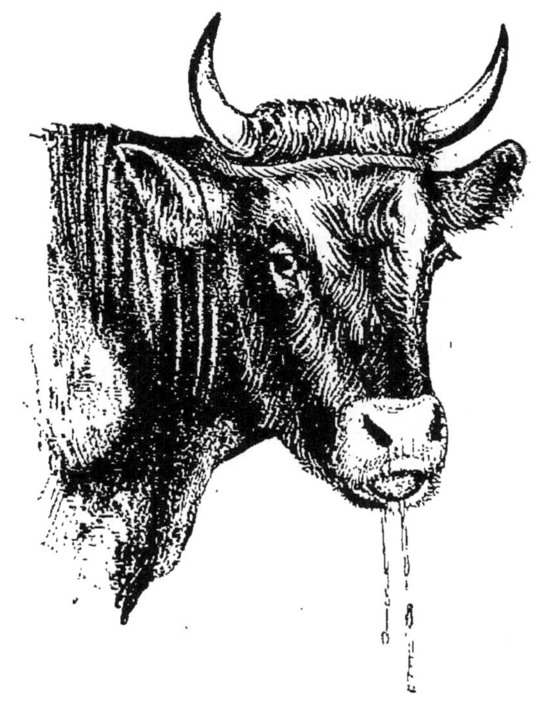

Fig. 51. — Actinomycose de la langue (Godbille).

séreuses, les ganglions lymphatiques ; on en a trouvé jusque dans l'encéphale.

Localement, le mal se propage à la fois par continuité et par contiguïté de tissus. L'actinomycose pulmonaire se généralise souvent aux deux lobes, passe du feuillet viscéral de la plèvre sur le feuillet pariétal, oblitère cette cavité et envahit la paroi thoracique, où elle s'accuse par des signes qui permettent de la reconnaître.

Les voies d'introduction des actinomycètes sont multiples. En général, ils pénètrent par les solutions de continuité tégumentaires, par les plaies de la peau ou des muqueuses, surtout par les blessures de la bouche et du pharynx; quelquefois ils s'introduisent par d'étroites ouvertures naturelles (canaux glandulaires, orifices des trayons); exceptionnellement la maladie débute par l'intestin ou le poumon. L'infection pulmonaire peut avoir lieu par les poussières qui se dégagent des fourrages contenant des actinomycètes.

On sait que ces derniers ont surtout pour habitat les végétaux, plus particulièrement les graminées, et parmi celles-ci l'orge et le blé. Comme tous les champignons, ils se complaisent dans l'obscurité, la chaleur et l'humidité. On les rencontre abondants sur ces plantes dans les régions humides ou durant les années pluvieuses. On les a trouvés sur des glumelles de blé fixées dans les amygdales, dans les joues, dans la langue de sujets de l'espèce bovine (Johne, Piana). C'est en consommant des grains ou des fourrages contaminés que les herbivores s'inoculent habituellement (blessures par une barbule d'orge, par un fétu). Les champignons peuvent aussi pénétrer par une plaie cutanée, quand les animaux sont couchés sur de la litière qui en renferme. L'étiologie par les végétaux explique la fréquence de la maladie chez les herbivores et sa rareté dans les autres espèces.

Toutes les formes de l'actinomycose, mais surtout les localisations buccales, s'observeraient beaucoup moins fréquemment pendant la période de l'année où les animaux sont entretenus dans les pâturages, qu'en hiver, lorsqu'ils consomment des aliments secs, qui vulnèrent la muqueuse et ouvrent ainsi des voies de pénétration aux actinomycètes (Eckert, Claus, Klepzoff). A l'abattoir de Moscou, vers la fin de l'hiver de 1893, les cas d'actinomycose buccale ont été vingt fois plus nombreux que pendant l'été et l'automne de l'année précédente. (Klepzoff.)

Tout en offrant de notables différences, les relevés faits par les vétérinaires des contrées où la maladie est répandue montrent que les lésions actinomycotiques de la tête, du cou et de la peau sont de beaucoup les plus communes. Une statistique de Claus donne les chiffres suivants : actinomycose des maxillaires, 51 p. 100; de la langue, 29 p. 100; du pharynx et des tissus péripharyngiens, 7 p. 100; du larynx et de la trachée, 6 p. 100; des organes thoraciques, abdominaux et des autres régions, 7 p. 100. — Dans celle d'Imminger, tandis que l'actinomycose de la langue ne figure que pour 4-8 p. 100, les localisations aux autres parties de la tête et au cou se chiffrent par 85-90 p. 100. Sur 15 bœufs atteints, 14 avaient les maxillaires envahis. — 541 observations d'actinomycose du bœuf recueillies par Mary se répartissent ainsi : lésions de la peau, 271 cas; des glandes sous-maxillaires, 177; des os de la tête, 117; des ganglions rétro-pharyngiens, 51; des ganglions cervicaux supérieurs, 38; des poumons, 29; des ganglions cervicaux inférieurs, 5; de la langue, 5; du pharynx, 4; des ganglions bronchiques, 4; du diaphragme, 4; des autres organes, 7. (Friedberger et Fröhner.) — A l'abattoir de Pétersbourg, où Ignatjew constate l'actinomycose sur environ 10 p. 100 des bœufs provenant des provinces du sud de la Russie, les localisations à la lèvre et au maxillaire inférieurs sont aussi de beaucoup les plus fréquentes.

La plupart des actinomycomes externes se présentent sous l'aspect de tumeurs dures, offrant des caractères intermédiaires aux indurations inflammatoires et aux vrais néoplasmes, forées de fistules multiples d'où s'écoule un pus plus ou moins chargé de très petites concrétions jaune rougeâtre, semblables à des grains de sable. Certains actinomycomes récents ne sont ni fistuleux, ni ulcérés ; ils offrent bien les attributs du sarcome, mais leur centre est ordinairement creusé de foyers purulents dont le contenu tient en suspension des actinomycètes. D'autres, déjà volumineux, fortement en saillie à l'extérieur, sont ouverts profondément sur une muqueuse. On trouve parfois des tumeurs secondaires irrégulièrement distribuées autour de la primitive ou disposées en chapelet. — A l'examen microscopique, après écrasement entre deux lamelles, les grains actinomycétiques se montrent constitués par des filaments divergents, réguliers ou onduleux, quelques-uns ramifiés, terminés par des renflements piriformes (conidies). La présence, dans le pus, de ces figures « en ombelle d'oignon » (*fig.* 52) assure le diagnostic.

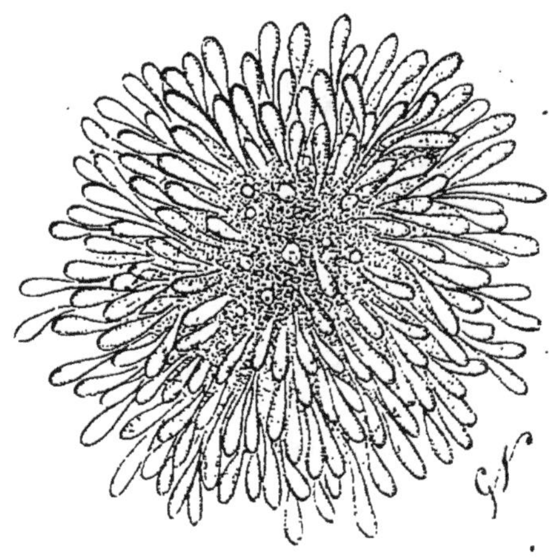

Fig. 52. — *Actinomyces bovis*. (Gr. 900 D.)

Le *traitement* des tumeurs actinomycotiques a consisté longtemps en l'application des divers topiques usités contre les productions inflammatoires chroniques et les vrais néoplasmes. Leblanc employait l'onguent mercuriel et les pointes de feu ; Cruzel, plusieurs préparations irritantes (essence de térébenthine et liniments vésicants); Harms, une pommade composée de parties égales d'acide arsénieux et d'axonge. — Pour tarir les fistules dont ces tumeurs sont creusées, on a recommandé les injections de sulfate de cuivre ou d'acide phénique à 10 p. 100 (Rosenbach) et la cautérisation. Tous ces moyens échouaient très généralement.

L'extirpation de la tumeur et le curettage ont donné de meilleurs résultats contre les lésions externes. Traités de bonne heure, ces « ostéosarcomes » cédaient à l'intervention chirurgicale, mais quand le maxillaire était envahi dans une grande partie de son épaisseur, on avait à redouter une fracture consécutive. Aussi, dans les cas graves, conseillait-on immédiatement l'envoi des animaux à l'abattoir. Chez l'homme, on aurait obtenu quelques succès par le traitement électro-chimique. (Darier, Gautier.)

De nombreux faits recueillis en ces quinze dernières années établissent que l'iodure de potassium constitue un véritable spécifique de la maladie. Dès 1859, Dupont rapporta plusieurs exemples de guérison « d'induration des parotides » par une médication complexe dans laquelle entrait l'iodure de potassium. Mais c'est à Thomassen que l'on doit la connaissance de la remarquable action thérapeutique de ce sel. Préconisé d'abord contre l'actinomycose linguale, qu'il guérit d'ordinaire en deux à quatre semaines, on l'a employé ensuite pour combattre les autres localisations de la maladie. Le résultat a été favorable dans la grande majorité des cas, et la guérison souvent rapide (Nocard, Furthmeyer, Bass, Godbille, Salmon, Engel, Iterson, Soucail). Thomassen faisait administrer quotidiennement l'iodure à la dose de 6 grammes ; dès que les signes de l'iodisme — pellicules épidermiques, larmoiement, coryza, diarrhée — apparaissaient, il abaissait la dose à 4 ou 5 grammes.

Au début du traitement, il convient d'administrer l'iodure à la dose de 10 à 15 grammes par jour ; souvent les salutaires effets de la médication ne se manifestent qu'après l'apparition des signes de l'iodisme. — Sans être indispensable, le traitement local est utile dans presque tous les cas d'actinomycose externe. Furthmeyer et Bass badigeonnent les tumeurs linguales avec la teinture d'iode ; d'autres injectent celle-ci dans les fistules ; quelques-uns préfèrent les applications de pommade iodurée.

En général, par la médication interne et le traitement local, l'amélioration s'accuse rapidement : l'engorgement diminue, les fistules se tarissent ; au bout de quelques semaines, la guérison est complète. Mais il est des formes et des localisations de la maladie — les actinomycomes durs ou très anciens, ceux développés sur les os ou dans les viscères — qui résistent au traitement ioduré.

Bibliographie. — Clarc, *Journal des vét. du Midi*, 1838. — Coulon, *Ibid.*, 1839. — Broy, *Annales de la Soc. vét. de Libourne*, 1842, et *Clinique vét.*, 1844. — Davaine, *Bull. de la Soc. de biologie*, 1850. — Robin et Laboulbène, *Ibid.*, 1853. — Sanson, *Journal des vét. du Midi*, 1852. — Leblanc, *Recueil de méd. vét.*, 1826. — D'Arboval, *Dictionnaire*. — Daws, *The Veterinarian*, 1838. — Dick, *Ibid.*, 1841. — Stoopnart, *Annales de méd. vét.*, 1866. — Rivolta, *Il Med. vet.*, 1868, et *La Clinica vet.*, 1878. — Perroncito, *Enciclopedia agraria*, 1875, et *Annal. della Acad. d'agricolt. di Torino*, 1878. — Bollinger, *Deutsche Zeitschr. f. Thiermed.*, 1877. — Siedamgrotzky, *Sächs. Bericht*, 1877. — Harz, *Münch. Jahresbericht*, 1877-78. — Dupont, *Archives vét.*, 1878. — Johne, *Centralblatt f. die med. Wissenschaften*, 1880-81-82. — Brauer, *Sächs. Bericht*, 1880. — Vortley Axe, *The Veterinarian*, 1882. — Esser, *Preuss. Mittheil.*, 1882. — Zschokke, *Schweizer Archiv*, 1883. — Zundel, *Recueil de méd. vét.*, 1883. — Fleming, *The Veterinarian*, 1883. — Hertwig, *Adam's Wochenschrift*, 1884. — Bang, *Deutsche Zeitschr. f. Thiermed.*, 1884. Firket, *Revue de médecine*, 1884. — Nocard, *Bull. de la Soc. cent. de méd. vét.*, 1884. — Thomassen, *Écho vét. belge*, 1885. — Stubbe, *Annales de méd. vét.*, 1883. — Hess, *Schweizer Archiv*, 1886. — Kinnel, *The Vet. Journal*, 1886. — Burke, *Ibid.*, 1886. — Haselbach, *OEsterr. Vereinsmonatsschrift*, 1887. — Furtmeyer, *Ibid.*, 1887. — Claus, *Deutsche Zeitschr. f. Thiermed.*, 1887. — Berndt, *Berlin. Archiv*, 1887. — Kolb, *Adam's Wochenschr.*, 1887. — Bass, *Thiermed. Rundschau*, 1887. — Moulé, *Recueil de méd. vét.*, 1887. — Rémy, *Annales de méd. vét.*, 1887. — Faletti, *Il Med. vet.*, 1887. — Mollereau, *Bull. de la Soc. cent. de méd. vét.*, 1888. — Harms, *Deutsche Zeitschr. f. Thiermed.*, 1888. — Imminger, *Adam's Wochenschrift*, 1888. — Guinard, *Journal de méd. vét.*, 1889. — Korsak, *Journal vét. de Pétersbourg*, 1889. — Rémy et Van Ongevalle, *Annales de méd. vét.*, 1889. — Mosselmann et Liénaux, *Ibid.*, 1890. — Stiénon, *Ibid.*, 1890. — Klemm, *Berlin. thierärztl. Wochenschrift*, 1890. — Preuss, *Ibid.*, 1890. — Strebel, *Schweizer Archiv*, 1890. — Barret, Crookshank, Nocard, Salmon, *Congrès d'hygiène de Londres*, 1891. — Nocard et Godbille, *Bull. de la Soc. cent. de méd. vét.*, 1892. — Nocard et Thomassen, *Ibid.*, 1893. — Soucail, *Revue vét.*, 1893. — Mathis, *Journal de méd. vét.*, 1893. — Leclainche, *Médecine* *moderne*, 1894. — KLEPZOFF, *Comptes rendus des travaux de la Société des médecins vétérinaires de Moscou*, 1893-1894. — IGNATJEW, *Journ. vét. de Pétersbourg*, 1893. — ENGEL, *Veterinarius*, 1893. — GIBBINGS, *Journ. of comp. med. and therap.*, 1892. — MAZZARELLA, *La Clinica veterinaria*, 1893 et 1894. — KRANTZ et TRIBOUT, *Recueil de méd. vét.*, 1895. — GRUEN, *Wochenschrift für Thierheilkunde*, 1895. — EHRHARDT, *Schweizer Archiv*, 1896. — BERG, *Tidskrift de Copenhague*, 1896. — LIÉNAUX et HAMOIR, *Annales de méd. vét.*, 1896. — HAMOIR, *Ibid.*, 1898. — FRIEDBERGER u. FRÖHNER, *Pathologie u. Therapie der Hausthiere*.

II. — BOTRYOMYCOSE.

Parmi les tumeurs du cheval rangées dans le groupe des fibromes, il en est qui sont de nature parasitaire, déterminées par un champignon que Rivolta a désigné sous le nom de *Discomyces equi*, que Rabe a appelé *Micrococcus botriogenus*, et Johne *Micrococcus ascoformans*.

Ce parasite — le *botryomyces* ou *botryomycète* — est l'agent d'une partie des

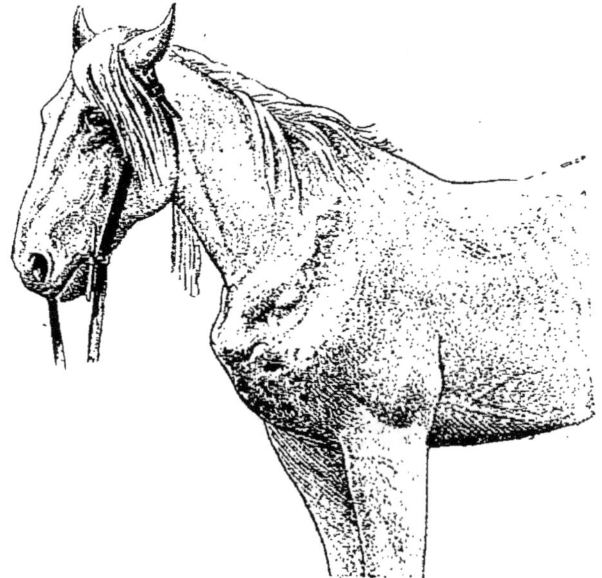

Fig. 53. — Botryomycose de l'épaule et du poitrail. (D'après une photographie.)

funiculites qui compliquent la castration des solipèdes; mais son champ d'action n'est pas limité au cordon testiculaire : on l'a rencontré dans nombre d'indurations provoquées par les harnais, dans beaucoup de tumeurs de la peau et du tissu conjonctif, dans des adénites sous-maxillaires, dans des lésions développées au sein d'une foule d'organes. Bollinger, Steiner, Thomassen, l'ont constaté dans des portions de poumon sclérosées et abcédées; Sand et Möller, dans des indurations mammaires; Jensen, dans une tumeur du boulet ; Kitt, dans une tumeur de la queue et dans une lésion osseuse ; Rabe, dans une tumeur du dos. Nous l'avons trouvé fréquemment, en diverses régions, dans des néoformations inflammatoires chroniques de la peau et des tissus sous-cutanés, quelquefois aussi dans des fistules anciennes, sans forte induration des tissus adjacents.

Extrêmement rare chez le bœuf (Csokor) et chez le porc (Wilbrandt), il n'est pas signalé dans les autres espèces.

En général, les tumeurs botryomycotiques s'accroissent graduellement et envahissent peu à peu les parties adjacentes ; de même que les fibromes vulgaires, elles laissent indemnes les lymphatiques voisins ; exceptionnellement elles se propagent au loin par continuité et par contiguïté de tissus ; elles peuvent ainsi atteindre les séreuses et, certains viscères, notamment le poumon.

Chez le cheval, la plupart des tumeurs fibreuses creusées de fistules suppurantes relèvent de la botryomycose ; le pus qui s'écoule de ces fistules renferme de petites granulations grisâtres formées par les botryomycètes. Pour assurer le diagnostic, il suffit de colorer au picrocarmin une gouttelette de pus et de l'examiner à un faible grossissement : les amas parasitaires, teints en jaune, apparaissent en nombre variable, ordinairement sous la forme de masses d'aspect mûriforme, en « baie de ronce », masses plus ou moins volumineuses formées de micrococoques associés en zooglées, quelquefois sous celle de larges disques légèrement granuleux.

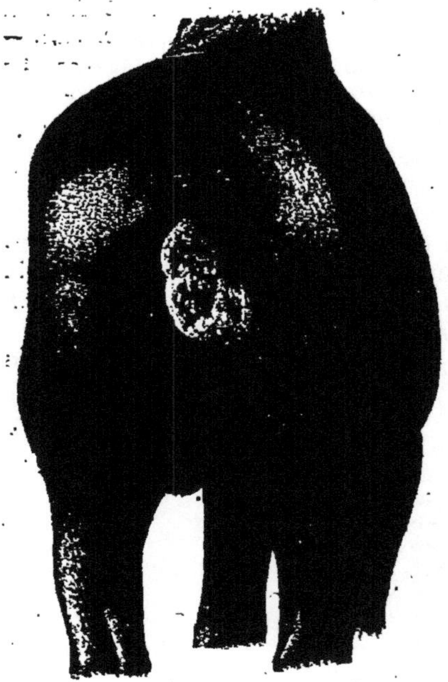

Fig. 54. — Botryomycose de la queue. (D'après une photographie.)

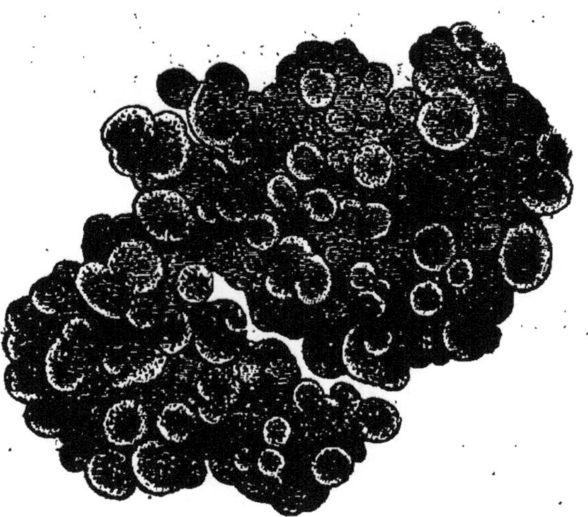

Fig. 55. — *Discomyces equi* (Gr. 170 D.)

Jusqu'en ces derniers temps, le traitement des botryomycomes a été exclusivement chirurgical. On employait d'abord, après débridement des fistules, les injections antiseptiques ou escarrotiques et la cautérisation. Comme ces moyens échouaient généralement, il fallait en arriver à l'ablation de la tumeur. — Quand celle-ci n'est pas de grandes dimensions, l'opération est facile et se pratique comme l'ablation des néoplasies *bénignes* ; si l'on enlève la totalité des tissus envahis, la cicatrisation se produit régulièrement. Pour le botryomycome de la queue, il n'y a qu'à amputer au-dessus de la tumeur. L'extirpation du « champignon » est une opération de pratique courante (V. *Maladies du testicule* et *du cordon*). Mais parfois, dans les cas anciens, la tumeur est inopérable. Propagée le long du cordon testiculaire, l'infection a dépassé l'anneau inguinal supérieur.

Dans plusieurs cas graves, Thomassen a employé avec succès l'iodure de potassium à l'intérieur et les injections de teinture d'iode dans les fistules. L'iodure est administré à la dose de 10 à 15 grammes par jour ; on fait deux ou trois injections quotidiennes de teinture d'iode dans les conduits fistuleux. — Ce traitement peut rendre des services, mais il est lent dans son action, infidèle dans ses résultats. S'il nous a donné quelques demi-succès, nous l'avons souvent essayé contre le « champignon » et le mycofibrome cutané, sans en tirer le moindre bénéfice.

Nous formulerons ainsi le traitement de la botryomycose : Dans tous les cas où la tumeur est justiciable du bistouri, faites-en immédiatement l'ablation ; si l'opération est dangereuse ou impraticable, essayez pendant trois semaines à un mois l'iodure de potassium à l'intérieur et la teinture d'iode en applications locales ou en injections. Au bout de ce temps, si aucune amélioration n'est obtenue, il n'y a guère à compter sur l'efficacité du traitement ioduré.

On rencontre chez le cheval des plaies granuleuses et des néoformations sous-cutanées produites par divers parasites mycotiques encore mal connus. Nous en avons observé plusieurs exemples. Drouin et Rénon ont décrit très complètement un fait de ce genre. — La guérison ne peut être obtenue que par l'ablation complète des granulations. (V. *Plaies granuleuses* et *Maladies de la peau*.)

Bibliographie. — Rivolta, *Giornale di anat. fis. et patol. degli animali*, 1884. — Johne, *Sächs. Bericht*, 1884. — Rabe, *Deutsche Zeitschr. f. Thiermed.*, 1885. — Bollinger, *Ibid.*, 1887. — Soula, *Revue vét.*, 1887. — Baranski, *Berlin. Archiv*, 1889. — Gratia, *Annales de méd. vét.*, 1890. — Kitt, *Monatshefte für prakt. Thierheilkunde*, 1890. — Bayer, *OEsterr. Zeitschr. f. wiss. Veterinärkunde*, 1892. — Eber, *Deutsche Zeitschr. für Thiermed.*, 1892. — Jensen, *Tidskrift de Copenhague*, 1892. — Nocard et Thomassen, *Bullet. Soc. cent. de méd. vét.*, 1893. — Steiner, *Berlin. thierärztl. Wochenschr.*, 1894. — Storch, *Ibid.* — Leclainche, *Médecine moderne*, 1894. — Wilbrandt, *Zeitschr. f. Fleisch. u. Milchhygiene*, 1894. — Almy, *Bullet. de la Soc. cent. de méd. vét.*, 1895. — Malkmus, *Deutsche thierärztliche Wochenschrift*, 1896. — Vennerholm, *Tidskrift de Stockholm*, 1896. — Günther, *Zeitschr f. Fleisch. u. Milchhygiene*, 1899. — Tempel, *Sächs. Bericht*, 1899. — Möller u. Frick. *Lehrbuch der Chirurgie*, 1899.

SECTION II

CHARBONS. — FARCIN. — TUBERCULOSE

I. — Charbon bactérien.

De même que la gangrène septique, le *charbon bactérien* ou *symptomatique* est une complication infectieuse des plaies. Le bœuf et le mouton sont les seuls animaux atteints. Surtout fréquent chez les bovidés, il est exceptionnel sur les animaux âgés de moins de six mois et sur ceux qui ont dépassé leur quatrième année.

La bactérie spécifique — le *bacterium Chauvæi* — n'envahit l'organisme qu'à la faveur des blessures de la peau ou des muqueuses, encore faut-il que le virus soit porté profondément dans le tissu conjonctif sous-cutané. Les inoculations intradermiques, les piqûres superficielles, restent à peu près toujours stériles. — De même que celles du tétanos et de la gangrène traumatique, les spores ne peuvent déterminer l'infection que si elles sont secondées par leur toxine, par d'autres microbes ou par des substances chimiotactiques négatives. Injectées seules, même dans le péritoine, elles sont rapidement détruites par les phagocytes. (Leclainche et Vallée.)

La maladie se développe d'ordinaire à la faveur des blessures cutanées ou muqueuses que les animaux se font dans les pâturages infectés. Les plaies des régions inférieures des membres (paturon et boulet) y exposent tout particulièrement. Les muqueuses buccale et pharyngienne sont également des voies d'introduction favorables pour les éléments infectieux : les blessures accidentelles par les fourrages y sont fréquentes, et l'éruption des dents adultes entretient longtemps, dans la première, des lésions où les bacilles peuvent pénétrer.

Après une période d'incubation qui varie de un à cinq jours, qui est en moyenne de deux jours, apparaissent les phénomènes caractéristiques de l'infection : une ou plusieurs tumeurs sous-cutanées, crépitantes, et des adénopathies spécifiques au voisinage. Les tumeurs occupent le plus souvent le poitrail, l'ars, l'épaule, l'encolure, la croupe, la cuisse, l'aine. Plus ou moins douloureuses et de petites dimensions au début, elles s'étendent rapidement; elles peuvent acquérir en quelques heures des proportions considérables; la palpation y accuse de la crépitation, la percussion y provoque un son tympanique; bientôt leur partie centrale est insensible; la peau y est froide, gangrenée. La ponction donne issue à un liquide rougeâtre, rendu bulleux par des gaz.

Soustraire les animaux à l'infection en évitant de les conduire dans les pâturages dangereux, ou les immuniser par la vaccination (Arloing, Cornevin et Thomas) : telles sont les indications prophylactiques.

La malignité de la maladie et la rapidité de sa marche rendent généralement inutile toute intervention. « Quand la guérison se produit, elle semble s'opérer spontanément, et quand elle a coïncidé avec la mise en œuvre d'un traitement plus ou moins approprié, le rôle de ce dernier est resté problématique et mal défini. » (Galtier.)

Les moyens thérapeutiques locaux sont le feu en pointes pénétrantes et les injections de teinture d'iode, d'eau oxygénée, phéniquée ou sublimée dans la tumeur. — Les excitants (alcool, acétate d'ammoniaque) et les antiseptiques (acide phénique, crésyl) forment la base du traitement interne. La proportion des guérisons ne dépasse pas 3 à 5 p. 100.

II. — Charbon bactéridien.

Le *charbon bactéridien*, fréquent sur le cheval, le bœuf, le mouton, est rare chez le porc et les carnassiers. Son agent spécifique — la *bactéridie* — peut pénétrer dans l'organisme par les muqueuses des appareils digestif ou respiratoire et par le tégument externe. — L'infection par la muqueuse digestive est la plus commune ; elle est produite par les spores charbonneuses ingérées avec les aliments ou les boissons. L'inoculation se fait habituellement dans les pâturages infectés (champs maudits) ou lorsque les animaux consomment des fourrages qui en proviennent ; elle s'opère le plus souvent à la faveur de quelque blessure des muqueuses buccale ou pharyngienne (Pasteur, Toussaint). — L'infection par le poumon (charbon par inhalation) est extrèmement rare.

L'infection par la peau, possible sur tous les animaux, donne lieu aux formes désignées sous les noms de *pustule maligne* ou de *charbon externe*, les seules qui nous intéressent. Toute solution de continuité de la peau ou du tégument des orifices naturels peut en être le point de départ. Elle a été quelquefois produite par la morsure d'un chien qui venait de consommer de la viande charbonneuse, ou par des piqûres d'insectes (mouches, taons, simulies). Davaine, Bollinger, Zeilinger, ont donné le charbon à des animaux en leur inoculant la matière obtenue par l'écrasement de mouches prises sur des cadavres charbonneux. — Déposées sur une plaie, même très superficielle, les spores évoluent, se transforment en bacilles, lesquels pullulent, envahissent les tissus adjacents, y provoquent une inflammation vive, un gonflement diffus, chaud, douloureux, dont les proportions augmentent vite et qui offre bientôt une partie centrale mortifiée et une partie périphérique œdémateuse. Les bactéridies envahissent les lymphatiques ; les ganglions échelonnés sur leur chemin s'enflamment et présentent des lésions constantes : — hyperémie, tuméfaction, hémorragies, infiltration œdémateuse (Colin). Aérobies, elles peuvent pénétrer directement dans le sang, où leur pullulation est surtout active.

La *prophylaxie* comporte deux indications principales : interdire aux animaux les pâturages infectés ; leur conférer l'immunité par la vaccination pastorienne. — Pour être efficace, l'intervention doit mettre en œuvre des moyens capables de détruire le virus charbonneux déposé dans la plaie d'inoculation, et de prévenir son absorption par les voies circulatoires et lymphatiques. — Chez l'homme, l'extirpation du foyer morbide compte peu de partisans. On lui préfère la cautérisation large par les substances chimiques (potasse, chlorure de zinc, sublimé) ou par le feu. L'efficacité des injections de *substances antiseptiques* — solution de sublimé (Kitsch, Kovalewsky), teinture d'iode (Davaine, Cézard, Raimbert, Joly, Baladoni, Chipault, Th. Anger, Verneuil, Richet), eau phéniquée (Chipault, Trélat, Proust, Mollière) — est établie par une foule d'observations cliniques. — La bactéridie ne se développant bien que vers 37°, on a essayé d'élever la température de la zone malade par l'emploi du marteau de Mayor, ou de l'abaisser à l'aide des pulvérisations d'éther. Les résultats obtenus ont été peu encourageants. — Le traitement mixte préconisé par Verneuil comprend : 1° l'enlèvement ou la destruction complète, à l'aide du fer rouge, de la zone mortifiée ; 2° l'application, dans toute la zone indurée, de pointes de feu pénétrantes distantes de 1 à 2 centi-

mètres; 3° des injections de substances antiseptiques dans les pointes de
feu et à la périphérie de l'engorgement, de façon à cerner celui-ci. Les solutions les plus recommandables sont la teinture d'iode pure ou diluée, l'eau
phéniquée à 1-2 p. 100, le sublimé à 1 p. 1 000. On répète ces injections plusieurs fois par jour et on les fait assez rapprochées pour que les nodus
inflammatoires qu'elles déterminent se joignent et constituent autour de la
lésion une barrière germicide. Dans l'intervalle des injections, la lésion
doit être recouverte de compresses imbibées de liqueur de Van Swieten ; les
bains et les pulvérisations antiseptiques sont aussi très recommandables.

On doit soutenir les malades par une alimentation intensive et leur administrer des excitants (café, alcool) et des antiseptiques (crésyl, 10 grammes;
teinture d'iode, une cuillerée à bouche).

III. — Farcin.

Bien que l'*infection morvo-farcineuse*, sous toutes ses formes, soit susceptible
de guérison, il n'y a pas lieu, avec les ressources thérapeutiques dont nous
disposons actuellement, d'en entreprendre la cure. La loi de police sanitaire
prescrit d'ailleurs l'abatage des animaux atteints de morve ou de farcin. Sauf
d'infiniment rares exceptions, les accidents spécifiques que nous observons
sont secondaires ; ils dénoncent l'infection généralisée, souvent depuis longtemps déjà, et entraînent la condamnation immédiate du sujet. Dans les cas
douteux, l'inoculation révélatrice et l'injection de malléine assurent le diagnostic. Mais une inoculation cutanée accidentelle est possible ; il se pourrait
donc que l'on assistât à l'évolution de la lésion primitive, — « du bouton
farcineux ».

Le traitement dirigé contre une lésion primitive ne pourrait être efficace
que s'il était entrepris de bonne heure, avant la diffusion du contage ; or, en
général, quand on constate la lésion initiale, les premiers bacilles qui se sont
engagés dans les voies lymphatiques sont hors d'atteinte, et parfois l'infection est très vite réalisée par la voie sanguine.

Destruction large, avec le cautère, du bouton et de la corde farcineuse, ou
application de pointes profondes et contiguës dans le foyer morbide, ensuite
injections sous-cutanées et applications locales de solutions bactéricides
énergiques : telles seraient les indications locales.

Les principaux moyens employés pour combattre les *pseudo-farcins* sont :
la cautérisation des plaies, les lavages, les bains ou les pansements antiseptiques, suivant le siège des lésions, l'entretien en parfait état de propreté
des régions affectées, enfin à l'intérieur les iodurés ou les arsenicaux.
(V. *Lymphangite épizootique.*)

IV. — Tuberculose.

Fréquente sur les sujets de l'espèce bovine, assez commune chez le chien,
la tuberculose est rare chez le cheval, le porc, la chèvre et le mouton. Dans
les espèces aviaires, c'est sur la poule, le faisan et le perroquet qu'on la rencontre le plus ordinairement. La question de l'unicité ou de la dualité des
tuberculoses animale et aviaire est encore discutée. Certaines espèces aviaires
(gallinacés) sont presque réfractaires à la tuberculose des mammifères, mais
sur d'autres (psittacés) l'inoculation réussit facilement.

Les portes d'entrée habituelles du bacille sont les muqueuses respiratoire
et digestive; il est des cas où il pénètre par la peau. Dans toutes les espèces

animales et aviaires — sauf chez les psittacés, — les localisations externes de la tuberculose sont très rares.

Sur les bêtes bovines, on observe parfois des lésions tuberculeuses de la peau, du tissu conjonctif sous-cutané, des os, des articulations. Chez un taureau, Morot a vu, dans tout le tissu cellulaire sous-cutané, un nombre considérable de tumeurs tuberculeuses dont le volume variait de la grosseur d'un pois à celle d'une noix. Le testicule et le poumon étaient sains. Langdon Trothingham a observé sur une vache de nombreuses tumeurs de la peau qui se sont ulcérées, puis cicatrisées ; elles étaient riches en bacilles et rappelaient le lupus de l'homme. — La tuberculose musculaire est extrêmement rare ; on n'en a relaté que quelques observations chez le bœuf et une seule chez le cheval (Cadiot, Gilbert et Roger). — Les tuberculoses externes ont été longtemps considérées comme tout exceptionnelles chez le chien et le chat (Müller, Nocard, Jensen).

Chez le *chien*, les plaies et les fistules tuberculeuses ne sont pas très rares. C'est la région cervicale qui en est le siège électif. En cinq ans, nous en avons constaté quatorze cas; douze fois elles occupaient un point variable du bord inférieur du cou ; une fois il s'agissait d'une fistule de la paroi thoracique et une fois d'une plaie périarticulaire.

Les plaies tuberculeuses de la région cervicale sont d'origine lymphatique. Leur évolution est bien celle des adénites tuberculeuses suppurées de l'homme et offre trois stades principaux : 1° l'adénopathie ; 2° l'abcès ganglionnaire ou périganglionnaire ; 3° l'ulcération de la peau.

Quand ces lésions sont définitivement constituées, quand déjà elles datent de quelques semaines, en général elles se présentent avec les attributs suivants : plaies circulaires, ovalaires ou irrégulières ; bords dépilés, déchiquetés ou amincis et décollés ; fond rougeâtre, anfractueux, tapissé de bourgeons atones et parsemé de granulations jaunâtres; trajet fistuleux aboutissant sur la trachée ou sur la ligne des vaisseaux adjacents. De ces plaies s'écoule un pus grisâtre ou sanguinolent, toujours virulent, quelquefois riche en bacilles.

Les muqueuses qui forment le domaine des groupes ganglionnaires dont la fonte purulente entraîne ces ulcères fistuleux sont rarement le siège de lésions bacillaires. Trois fois seulement nous en avons constaté : dans un cas, une ulcération tuberculeuse de l'amygdale gauche ; dans un autre, un tubercule sous-muqueux du pharynx, et dans le troisième, un ulcère de la muqueuse du larynx.

Malgré l'absence habituelle de lésions révélant le lieu de pénétration des bacilles, ces ulcères tuberculeux du cou sont le résultat d'une auto-inoculation réalisée sur les muqueuses pharyngienne, laryngienne ou nasale, par les produits virulents provenant du poumon et incomplètement expectorés, projetés dans le pharynx ou dans la partie postérieure des cavités nasales.

Chez le *chat* aussi, on peut voir des lésions tuberculeuses externes, closes ou ouvertes. Nous avons observé un malade atteint de plaie fistuleuse analogue à celles observées sur le chien, et un autre de plaie tuberculeuse du nez et de la face. Dans ce dernier cas, la plaie, de forme arrondie, occupait toute la région dorsale du nez, une partie de la face et du front ; elle mesurait près de 4 centimètres de diamètre, ses bords étaient indurés, taillés à pic, et son fond grisâtre, assez régulier, avait bien l'apparence d'un cancroïde ulcéré. Cependant, on y remarquait quelques granulations jaunâtres, et en certains points de sa périphérie, sous le tégument décollé, on apercevait de la matière caséeuse. Par les deux narines salies, croûteuses, s'écoulait un jetage puru-

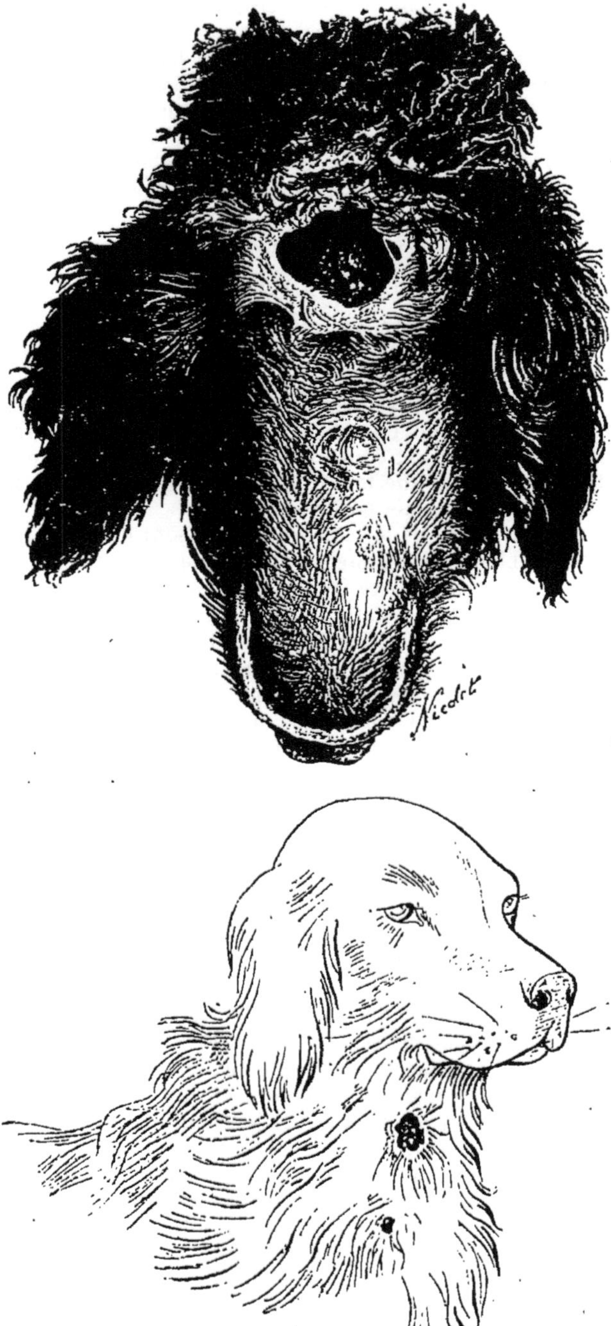

Fig. 56. — Ulcères tuberculeux du cou.

lent. Les ganglions sous-glossiens étaient un peu hypertrophiés. Il s'agissait là d'une lésion de nature tuberculeuse, et d'une lésion très virulente : les bacilles existaient en quantité considérable dans l'écoulement nasal, dans le pus et dans la matière caséeuse de la plaie.

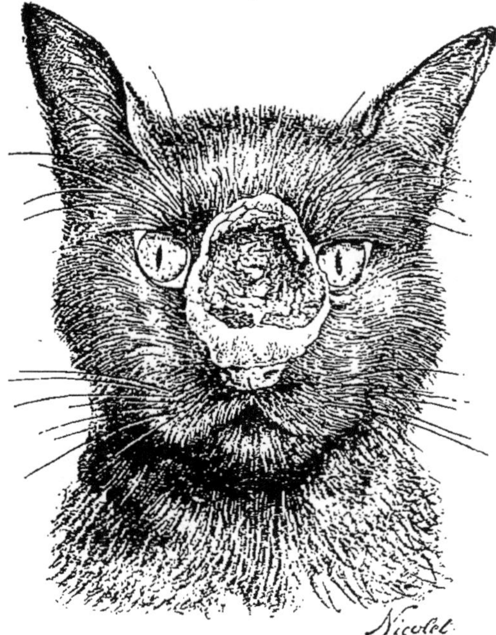

Fig. 57. — Ulcère tuberculeux du nez.

Fröhner a montré que les tuberculoses externes sont relativement communes chez le perroquet. Sur 56 observations recueillies à la clinique de l'École de Berlin, Eberlein a trouvé des lésions de la peau dans 29 cas, des os et des articulations dans 14, de l'œil et de la région périoculaire dans 14, de la bouche et du pharynx dans 11, de la langue dans 9, du larynx dans 2; et souvent, chez cet oiseau, les localisations cutanées paraissent bien être primitives. — Sur 35 perroquets ou perruches présentés à notre consultation dans

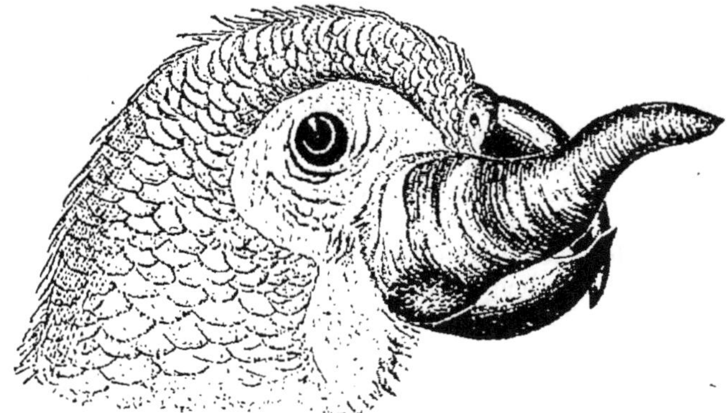

Fig. 58. — Production cornée développée sur une plaque tuberculeuse de la joue.
(Eberlein — Krampf.)

l'espace de huit mois, 11 étaient atteints de lésions tuberculeuses externes, la plupart recouvertes d'une couche cornée.

Ces lésions, ainsi que les déterminations osseuses et articulaires, sont beaucoup plus rares chez les gallinacés (*fig.* 59 et 60).

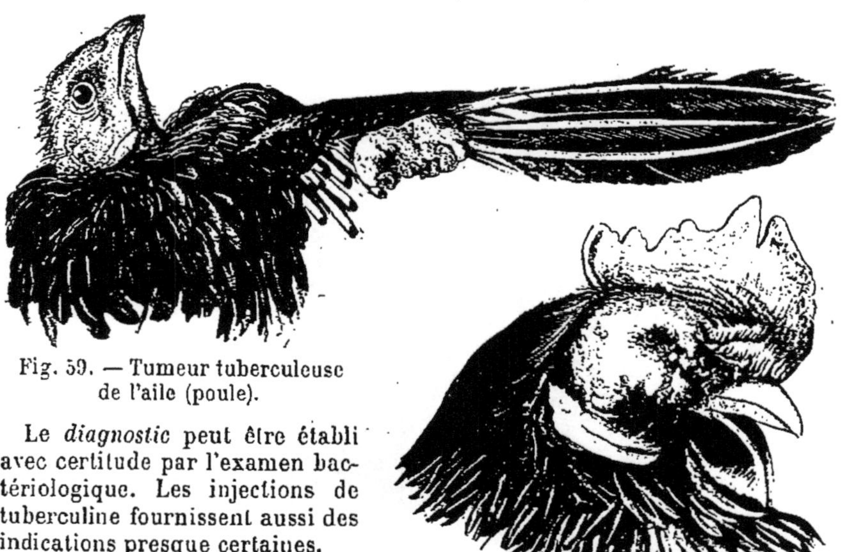

Fig. 59. — Tumeur tuberculeuse
de l'aile (poule).

Le *diagnostic* peut être établi avec certitude par l'examen bactériologique. Les injections de tuberculine fournissent aussi des indications presque certaines.

Longtemps on a cru, sur les affirmations de Louis, que les tuberculoses chirurgicales de l'homme coïncidaient toujours avec une infiltration du poumon

Fig. 60. — Tumeur tuberculeuse de la région
périoculaire.

et que, par conséquent, l'intervention opératoire était stérile. Mais les travaux modernes ont appris que le virus tuberculeux reste parfois localisé assez longtemps au point d'inoculation, et que l'extirpation du foyer primitif peut donner la guérison.

En général, les tuberculeux des petites espèces étant dangereux pour l'homme, le vétérinaire doit en conseiller le sacrifice. Dans les rares cas où il aurait à intervenir, il s'inspirerait des indications du traitement opposé à la tuberculose humaine. — Contre les lésions de la peau et du tissu conjonctif, on ne doit pas s'arrêter à la cautérisation légère et aux applications antiseptiques, mais recourir à l'éradication du foyer morbide, lequel peut répandre dans le milieu ambiant les agents de la contagion. Les plaques de *lupus*, les *tumeurs ulcérées*, les *cornes cutanées*, seront extirpées largement et prématurément. On emploiera le couteau du thermocautère; le bistouri ouvre les vaisseaux et expose aux inoculations secondaires. Les plaies seront traitées ensuite par l'iodoforme. La récidive exige une nouvelle exérèse. Si les ganglions voisins sont pris, leur ablation est indiquée.

C'est encore par l'excision et le curettage que l'on traitera les lésions osseuses. On combattra l'arthrite fongueuse par l'immobilisation de la jointure, par les injections de vaseline iodoformée dans les fistules, par celles de chlorure de zinc au 1/10e dans la zone voisine du foyer bacillaire (méthode sclérogène de Lannelongue).

Le traitement hygiénique et médical doit accompagner l'intervention opératoire. Une bonne alimentation, l'huile de foie de morue, l'administration de créosote ou de gaïacol, les injections d'huile créosotée ou gaïacolée en constituent les principaux moyens.

CHAPITRE VI

TUMEURS

L'étiologie et la pathogénie des tumeurs sont encore plus obscures chez les animaux que chez l'homme. L'influence de l'*hérédité*, à peu près admise sans conteste aujourd'hui pour le carcinome de l'homme, semble également établie, pour les autres tumeurs malignes, par des faits nombreux et bien observés. La diathèse néoplasique transmise pourrait d'ailleurs faire naître, chez les descendants, des tumeurs de même nature que celles développées chez les ascendants ou de type différent. Nous avons suivi une chienne opérée deux fois de cancer des mamelles, à un an d'intervalle, dont deux filles eurent, l'une à quatre ans, l'autre à cinq, une tumeur mammaire. Peu de cas de ce genre ont été publiés, sans doute parce que les antécédents de nos malades étant difficiles à connaître, leur histoire clinique est en général incomplète. — L'*espèce* a une influence indiscutable. Tous les animaux sont sujets aux tumeurs, mais celles-ci ne se rencontrent pas chez eux avec une égale fréquence ; on en observe plus communément chez les carnassiers et les solipèdes que chez les ruminants ; dans certaines espèces, chez le chien en particulier, les femelles y semblent plus exposées que les mâles, différence assurément due à la forte proportion (60 p. 100) des tumeurs mammaires chez les femelles. — L'influence de l'*âge* est des plus importantes : 100 observations de tumeurs du chien, recueillies par nous, se répartissent ainsi, d'après l'âge des sujets : au-dessous de 3 ans, 6 ; de 3 à 5 ans, 18 ; de 6 à 9, 33 ; de 9 à 12, 26 ; de 12 à 15, 14 ; de 15 à 20, 3. Les tumeurs sont donc particulièrement communes chez les animaux âgés, plus rares à la période moyenne de la vie, exceptionnelles pendant les premières années. Et si chaque âge a ses maladies, il a aussi ses tumeurs : chez les jeunes sujets, on n'observe guère que des tumeurs bénignes (polypes, papillomes) ; le sarcome se rencontre assez souvent chez les adultes, et dans toutes les espèces le carcinome est le néoplasme des vieux. — Il semble encore que les conditions hygiéniques auxquelles sont soumis les animaux, le *régime* surtout, aient une influence sur la genèse des tumeurs. Ainsi que l'a remarqué Leblanc, les chiens qui reçoivent une alimentation carnée et sont privés d'exercice, tenus à l'attache ou séquestrés, paraissent plus souvent que les autres atteints de tumeurs. Mais prétendre que l'on puisse à volonté rendre cancéreux des animaux appartenant à certaines espèces, en leur imposant un régime et des conditions de vie spéciales, est une assertion qui ne repose actuellement sur aucune donnée positive.

Chez les animaux aussi, on a cru remarquer qu'il existait d'étroits rapports entre le cancer et l'*arthritisme*. Pour quelques sujets cancéreux dont on a pu connaître les antécédents, on a relevé des troubles plus ou moins graves se rattachant à l'eczéma ou à l'arthritisme. Un chien traité par l'un de nous et dont l'observation a été minutieusement rapportée, chien qui mourut à l'âge de quatre ans de sarcome généralisé, avait eu à diverses reprises des boiteries éphémères à siège variable, rattachées au rhumatisme, et qui alternaient avec des éruptions eczémateuses. Sans l'intervention d'aucune cause violente, il fut atteint de sarcome du col du fémur et mourut trois mois plus tard. Trasbot a cité deux observations dans lesquelles arthritisme et tumeurs se sont succédé à longs intervalles. A côté de ces rares faits, combien d'autres dans lesquels le cancer évolue sans avoir été précédé ni de boiterie, ni d'eczéma, ni d'aucun accident arthritique. L'histoire de la tuberculose commande la plus grande réserve dans l'appréciation de ces influences étiologiques prédisposantes ou favorisantes.

Les tumeurs apparaissant d'ordinaire aux organes ou aux parties externes exposés à des irritations mécaniques, on a incriminé celles-ci et le *traumatisme* en général. Mais si, dans un grand nombre de cas, on peut invoquer l'intervention de causes *secondes* d'ordre mécanique, leur rôle n'est rien moins que démontré, et souvent cette influence ne peut être incriminée. L'observation rigoureuse et les expériences ont d'ailleurs appris que les irritations traumatiques ne suffisent pas à faire naître des néoplasmes, des tumeurs malignes surtout. Presque toutes les néoformations qui, chez le cheval, apparaissent aux régions sur lesquelles portent les harnais, sont des lésions inflammatoires chroniques ou des productions botryomycotiques. De même pour celles qui surviennent aux autres régions sous l'influence de frottements, de pressions, de contusions légères et répétées. — Sur des chiennes vieilles et atteintes d'eczéma chronique, des irritations mécaniques exercées sur les mamelles, des contusions répétées tous les jours ou tous les deux jours, pendant des mois, n'ont pas provoqué l'apparition de néoplasmes ; il ne s'est produit que du gonflement inflammatoire et parfois un abcès. Le traumatisme, lui aussi, ne semble donc agir que comme cause adjuvante.

« Les découvertes récentes faites dans le domaine des maladies infectieuses ont fait revivre la vieille doctrine du parasitisme des tumeurs. Une grande similitude existe entre les lésions de diverses maladies parasitaires (actinomycose, tuberculose) et celles des tumeurs malignes infectieuses ; toutefois, jusqu'à présent, rien ne prouve qu'il y ait identité entre les deux processus. Hormis les greffes épithéliomateuses de rat à rat, obtenues par Morau, et les greffes de polypes réussies chez le chien par Duplay et Cazin, toutes les tentatives d'inoculation des néoplasmes malins ou généralisés ont échoué ou n'ont donné que des résultats sujets à caution. Les nombreuses expériences que nous avons faites pendant quatre ans, en vue de transmettre les néoplasmes de l'homme au chien, du cheval au cheval et au chien, du chien au chien, au lapin, au cobaye et à la poule, de la poule à la poule ont constamment échoué ; *nous n'avons pas réussi davantage en essayant de greffer sur des chiens cancéreux des fragments de leurs propres tumeurs.* Ajoutons cependant que nous avons pu transmettre à trois chiens, par frottement de la muqueuse pénienne, des végétations papillomateuses, développées sur le pénis d'un animal de même espèce ; mais les productions ainsi déterminées restèrent locales, rétrocédèrent et disparurent entièrement. Si ces résultats négatifs ne permettent pas de nier la nature parasitaire du cancer, ils engagent à modifier les méthodes expérimentales, car ils tendent à démontrer que ce n'est pas en multipliant les inoculations par les procédés habituels qu'on arrivera à résoudre le problème. On a cité, chez l'homme, des observations qui paraissent établir la *contagiosité* du cancer. Nous n'avons rien observé de semblable dans les espèces animales. » (Cadiot, Gilbert et Roger.)

Chez les animaux, comme chez l'homme, les tumeurs peuvent apparaître aux parties les plus diverses, mais elles ont une prédilection bien marquée pour la peau, certaines muqueuses et les glandes, pour les mamelles en particulier. Le testicule est, après la mamelle, l'organe le plus souvent atteint, et l'ectopie de cette glande la prédispose aux dégénérescences néoplasiques. — Des néoplasmes se rencontrent encore assez communément dans la bouche, dans les cavités nasales, dans les sinus, sur le pénis, sur la queue, à l'anus, aux régions inférieures des membres, à l'œil, dans les glandes thyroïdes ou parotides, dans les os. Le cancer de la langue est très rare chez les animaux ; celui des lèvres se rencontre quelquefois sur les vieux chiens ; celui de l'utérus, si commun chez la femme, est tout exceptionnel chez les femelles domestiques.

Tous les cancers viscéraux sont beaucoup plus rares qu'on ne l'a cru autrefois. Dans un grand nombre d'observations publiées sous le titre de *Tumeurs des organes thoraciques* ou *abdominaux*, les lésions relevaient de la tuberculose. La confusion a été longtemps commise chez le chien, où la tuberculose se traduit habituellement par des productions volumineuses, développées dans les viscères (foie, poumons, reins), les ganglions et les grandes séreuses. L'erreur est possible, même à l'examen histologique, qui révèle une structure rappelant plutôt le sarcome ou le lymphadénome que le tubercule. Il n'y a que la recherche des bacilles et l'inoculation qui permettent de reconnaître la nature de ces productions. On ne rencontre avec quelque fréquence que le cancer du foie et celui du rein ; celui de l'estomac est exceptionnel. Nous avons recueilli, chez le chien, plusieurs séries de 10, 12, 15 cas de tuberculose avec des lésions répandues dans la plupart des viscères, sans rencontrer, durant le même laps de temps, un seul cas de néoplasme généralisé. Les mêmes remarques s'appliquent au cheval ; nombre de cas de « sarcome », de « cancer », rentrent dans le groupe des lésions bacillaires.

La plupart des auteurs qui ont écrit sur la fréquence relative des diverses variétés de tumeurs déclarent le sarcome plus commun que le carcinome. Une statistique récente de Semmer, portant sur 67 tumeurs malignes recueillies par lui sur divers animaux, accuse 32 sarcomes pour 25 carcinomes. Nos recherches, qui ont été faites plus particulièrement sur le chien et le cheval, ont donné des résultats assez différents de ceux de Semmer. « Sur 44 tumeurs malignes — 38 provenant du cheval, 5 du chien et 1 du chat, — nous avons trouvé 32 épithéliomes et 12 sarcomes. » (Cadiot, Gilbert et Roger.) Les tumeurs épithéliales sont particulièrement fréquentes chez le chien. Dans toutes les espèces, si la sarcomatose généralisée paraît plus commune que la carcinomatose, assurément la différence est moins grande qu'on ne l'a dit ; ce qui a surtout créé et perpétué cette autre erreur, c'est encore la confusion établie entre la tuberculose et la sarcomatose généralisée. Nous devons toutefois faire exception pour la mélanose du cheval, laquelle est très généralement de nature sarcomateuse. (Cornil et Trasbot.)

Considérées au point de vue clinique, les tumeurs doivent être distinguées en *bénignes* et *malignes*, en *solitaires*, *multiples* et *infectieuses*.

Par *tumeurs bénignes*, on entend celles qui restent circonscrites et ne récidivent point après l'ablation. Les *tumeurs malignes* ont une évolution plus rapide, une tendance marquée à se propager, à engendrer des tumeurs secondaires au voisinage ou à distance, et très généralement elles récidivent.

La tumeur est dite *solitaire* lorsqu'elle est unique. — Sont qualifiés de *multiples*, les néoplasmes qui se développent en plus ou moins grand nombre dans un même organe ou un même système de tissu : dans la peau, dans le tissu conjonctif sous-cutané, dans les os, les muscles ou les nerfs. — Les *tumeurs infectieuses* s'accompagnent vite de néoplasmes secondaires développés à leur voisinage immédiat, dans les lymphatiques et les ganglions voisins ou dans les viscères ; elles se généralisent à la faveur des voies lymphatiques ou veineuses par un mécanisme encore indéterminé (infection ou embolies). Les tumeurs de ce dernier groupe, qui appartiennent à des types histologiques divers, offrent des différences considérables dans leur évolution et leur tendance à la généralisation. Il en est qui, tout en se propageant dans la région où elles se sont développées, y restent assez longtemps confinées, sans retentir sur les ganglions voisins, — l'infection, quand elle se produit, se faisant d'ordinaire par la voie veineuse (sarcomes) ; d'autres s'étendent le long des vaisseaux lymphatiques et font étape au premier groupe ganglionnaire atteint (cancer épithélial) ; d'autres enfin progressent vite dans les voies lymphatiques et, par une très active pullulation, sont bientôt répandues dans la plupart des viscères (cancer encéphaloïde). On sait que les tumeurs riches en cellules peu avancées dans leur stade évolutif ou voisines de la forme embryonnaire sont les plus malignes.

Pour des tumeurs malignes de même nature, la gravité et la tendance à la généralisation sont presque toujours en raison directe de la rapidité du développement de la lésion primitive. D'une façon générale, chez les animaux, le carcinome évolue plus lentement que le sarcome, tout en infectant de proche en proche les lymphatiques, d'ordinaire respectés par ce dernier. La peau est moins souvent envahie par le sarcome que par le carcinome ; son ulcération par celui-ci est aussi plus rare et plus tardive. Si l'on voit des carcinomes encéphaloïdes marcher très rapidement et des sarcomes rester localisés pendant des mois, sans troubler la santé générale, il n'en est pas moins vrai que l'évolution plus rapide de la sarcomatose est la règle. Le chien atteint de sarcome du fémur, dont nous avons parlé plus haut, mourut avec des lésions considérables trois mois après l'apparition du néoplasme primitif. On put compter plus de 2 000 tumeurs à la surface des poumons.

Le *pronostic* des néoplasmes, extrêmement variable, **dépend de leur nature, de leur siège, de la rapidité de leur évolution, de l'intégrité ou de l'envahissement des lymphatiques voisins, de l'état général des malades.** L'examen microscopique ne permet pas toujours de le porter d'une façon certaine. On rencontre exceptionnellement des fibromes à évolution rapide, à tendance envahissante, et d'autres qui récidivent. On voit des tumeurs épithéliales dont les caractères histologiques sont à peu près semblables se comporter différemment, les unes évoluant très lentement et restant locales, les autres envahissantes, récidivantes et infectieuses. En revanche, on observe parfois des tumeurs franchement malignes par leurs caractères histologiques, dont la guérison est obtenue par l'ablation précoce et totale.

La détermination, par l'examen microscopique, de la nature d'un certain nombre de tumeurs est d'ailleurs assez ardue lorsqu'on n'a pas fait une étude spéciale de cette partie de l'anatomie pathologique.

En général, quels que soient la nature, l'âge et le siège des tumeurs, l'*ablation* ou la *destruction par les caustiques* sont les seuls traitements efficaces. Pour les *tumeurs bénignes*, la conduite du chirurgien varie selon les caractères cliniques du néoplasme et le lieu où il est développé. Il est prudent de laisser tranquilles les tumeurs indolentes, stationnaires ou à accroissement très lent, sises en des régions où elles ne causent aucune gêne. Cependant, si elles sont bien pédiculées, on peut les enlever avec l'écraseur ou en provoquer la chute soit par la ligature élastique, soit par l'application d'un lien inextensible. Sont-elles de petites dimensions et peu étalées ? le fer rouge ou les caustiques potentiels (potasse, chlorure de zinc, acide arsénieux, acides minéraux) suffisent pour les détruire. Quand elles sont disposées en plaque ou largement implantées dans les tissus et que leur ablation doit être faite avec le bistouri, il faut, avant de prendre celui-ci, peser les conséquences possibles de l'intervention. — Des complications graves, parfois mortelles, peuvent survenir à

la suite de l'exérèse sanglante d'un néoplasme bénin, indolent, qui
ne causait aucune gêne et n'eût jamais entraîné d'inconvénients
sérieux. Qu'une faute opératoire soit commise, et la septicémie peut
éclater à la plaie faite par l'ablation d'un néoplasme dont la lente
évolution ainsi que les attributs cliniques indiquaient nettement
la bénignité. Même la ligature élastique, quand elle est appliquée
sans avoir réalisé l'asepsie préalable du tégument, expose à de sérieux
mécomptes.—Aussi,pour ces tumeurs,l'abstention doit-elle être la règle
absolue. Remarquons, toutefois, que des tumeurs demeurées longtemps
bénignes peuvent, à un moment donné, s'accroître rapidement et
devenir envahissantes; dès qu'elles ont subi cette transformation,
elles rentrent dans la catégorie des tumeurs malignes et doivent être
traitées comme telles. — Les tumeurs pédiculées des muqueuses
facilement explorables (cavités nasales, rectum, vagin) seront enlevées
avec l'écraseur ou arrachées avec les doigts.

En ces dernières années, on a parlé de la *prophylaxie* du cancer,
mais, nous l'avons vu, en dehors de l'hérédité, il n'est aucune donnée
étiologique précise pour instituer cette prophylaxie. D'aucuns croient
que le cancer est devenu plus commun chez l'homme depuis que
la viande entre pour une plus forte part dans l'alimentation; de
là l'indication de consommer moins de viande et une plus forte proportion de végétaux, — indication qui pourrait être mise à profit pour
le chien et le chat, si des faits venaient la justifier. La fréquence relative des tumeurs cancéreuses chez les arthritiques a encore conduit à
préconiser les arsenicaux et les alcalins comme agents thérapeutiques
et prophylactiques. Jusqu'à présent l'efficacité de ces moyens n'est
pas démontrée.

A toutes les époques, on a cherché à obtenir la guérison des *tumeurs*
malignes par l'application de topiques très divers et par des médications internes non moins variées. Le chlorate de potasse en poudre
ou en solution saturée semble réussir contre certaines tumeurs épithéliales; il aurait donné quelques résultats dans les cas de cancroïde de la peau ou du tégument des orifices naturels, mais il échoue
contre les tumeurs épithéliales des muqueuses. Si les papillomes
buccaux du chien et la tumeur labiale du chat, appelée improprement « cancroïde », guérissent par l'action du chlorate de potasse, on
sait qu'il s'agit là de tumeurs faisant exception à la loi générale de
persistance des néoplasmes. — Contre les tumeurs épithéliales ulcérées des lèvres, on peut essayer les couleurs d'aniline, en particulier
les solutions aqueuse ou alcoolique de bleu de méthylène à 1 p. 100,
traitement recommandé chez l'homme par Mosetig-Moorhof et Darier.

Les médications arsenicale (liqueur de Fowler, acide arsénieux,
acide cacodylique) et iodurée, conseillées contre les sarcomes et les

lymphadénomes, ne donnent rien de bon. Nous les avons souvent employées sans en obtenir le moindre bénéfice. — L'iodure de potassium n'exerce aucune influence heureuse sur la marche des néoplasmes; il semble plutôt précipiter l'évolution de ceux-ci par les troubles généraux qu'il provoque. — On a recommandé en applications locales et à l'intérieur une foule de préparations complexes, de plantes à vertus « antinéoplasiques », les unes et les autres sans la moindre action utile. L'électricité, qui a donné des succès dans la thérapeutique des tumeurs de l'utérus chez la femme, n'a guère été employée jusqu'alors chez les animaux.

On a encore essayé contre le cancer certaines inoculations microbiennes. On a dit que le streptocoque de l'érysipèle, injecté dans les sarcomes et les carcinomes, pouvait en arrêter l'évolution et donner la guérison : les tumeurs seraient frappées de dégénérescence graisseuse et disparaîtraient. Mais on sait qu'un tel résultat se produit quelquefois spontanément. La bactériothérapie paraît n'avoir réussi que dans des cas de ce genre.

Quant à la *sérothérapie anticancéreuse*, elle aussi n'a donné jusqu'à présent que des résultats médiocres ou nuls. Elle a plusieurs fois produit des effets en apparence favorables, mais l'amélioration n'a pas persisté, et en aucun cas la guérison du cancer n'a été obtenue.

A l'heure actuelle, la seule thérapeutique rationnelle des *tumeurs malignes* est l'extirpation. Pour obtenir de celle-ci tout ce qu'elle peut donner, il faut la faire radicale et hâtive. Pour la faire radicale, il importe de se rappeler que presque toutes ces tumeurs sont entourées d'une zone qu'infiltrent des éléments néoplasiques, bien que l'on n'y constate à l'œil nu aucune altération manifeste. Quand déjà des tumeurs secondaires sont développées autour d'un néoplasme primitif diffus, la zone d'infection latente est souvent fort étendue et l'ablation doit être très large. Si la peau est plus particulièrement le siège de cette infiltration néoplasique, celle-ci s'opère aussi dans les lames conjonctives, à la surface des aponévroses et dans tous les tissus. — Indépendamment de cette zone d'infection qui entoure la tumeur, il en est une autre, formée par les vaisseaux et les ganglions lymphatiques voisins, qui est presque toujours rapidement intéressée par les néoplasies d'origine épithéliale; elle peut être déjà envahie alors que l'exploration n'y révèle aucune altération; mais le plus souvent les canaux lymphatiques montrent de petites nodosités échelonnées sur leur trajet; les ganglions collecteurs sont hypertrophiés et indurés. Dans ces cas, l'extirpation de la tumeur doit nécessairement être complétée par celle du territoire lymphatique infecté. Quelques néoplasmes mammaires de la chienne exigent ces ablations étendues. Il faut poursuivre le mal jusque dans l'aine et pratiquer l'évidement de cette région. Parfois les ganglions atteints sont inaccessibles : l'opération est impuissante à donner la guérison. Il en est ainsi pour les tumeurs anciennes de la bouche, des cavités nasales, pour celles du testicule, de l'anus et du rectum. A plus forte raison quand la tumeur est déjà plus ou moins généralisée, quand l'individu est affaibli, en voie de cachexie, est-il défendu d'intervenir : l'action chirurgicale serait stérile et précipiterait la marche de l'infection.

L'opération est encore contre-indiquée quand le néoplasme, siégeant en certaines régions, s'est propagé loin dans les plans souscutanés. Chez la chienne et la chatte, on rencontre des tumeurs mammaires ulcérées qui ont envahi toute l'épaisseur de la paroi abdominale et dont l'ablation ne pourrait être faite qu'au prix d'une large brèche à cette paroi. — Le siège du néoplasme commande quelquefois l'abstention : on n'opère pas les animaux atteints de tumeurs malignes de la bouche ou des sinus, du larynx, de l'œsophage, du rectum. — Le pronostic est quelquefois aggravé par l'âge et par certains états morbides chroniques (albuminurie, affections hépatiques ou cardiaques, diabète).

Enfin il est des tumeurs qui, bien que circonscrites, peu étendues, peu profondes et non propagées aux lymphatiques, ne sont point justiciables de l'extirpation : ces *noli me tangere* récidivent immédiatement, s'accroissent plus vite et sont doués d'une puissance infectante plus accusée qu'avant l'intervention.

L'opération décidée, il faut l'exécuter en prenant les précautions que comportent l'asepsie et l'antisepsie. Si la tumeur est ulcérée, on la désinfectera avec une solution antiseptique forte, on curettera la surface suppurante et les trajets fistuleux s'il en existe. Pour l'ablation, on donnera la préférence au bistouri ; mieux que tous les autres instruments, il permet l'excision méthodique et totale. On ménagera la peau saine, afin de pouvoir clore la plaie. Les gros vaisseaux seront oblitérés par des pinces ou des ligatures ; les hémorragies en nappe seront taries par des affusions d'eau chaude ou par des compresses stérilisées, au besoin par le fer rouge. Aux zones dangereuses, une dissection habile permettra de respecter les artères, les veines, les branches nerveuses importantes encore inaltérées. Pour certaines tumeurs, l'énucléation avec le bec de la sonde cannelée ou avec le doigt est avantageuse au niveau des plans conjonctifs. On ne laissera à la plaie aucun noyau néoplasique ; on débarrassera le voisinage des vaisseaux et des ganglions lymphatiques envahis.

Exciser tout ce qui est morbide, tout ce qui paraît malade, enlever aussi la couche immédiatement voisine, parfois déjà infectée dans une épaisseur qui dépasse un centimètre, et ne s'arrêter qu'en tissu sain : voilà la règle qu'il faut strictement observer. En ménageant un

lambeau cutané suspect, un îlot douteux, on s'expose à une récidive.
— Après avoir achevé l'hémostase et détergé soigneusement la plaie,
on la saupoudre d'iodoforme ou d'un mélange de tanin et d'iodoforme,
on en affronte les bords par des points de suture isolés en assurant le
drainage, et on la recouvre d'une couche de collodion, puis d'un pansement ouaté maintenu par un bandage.

Toutes les fois que la chose sera possible, même si la brèche doit
être considérable, on pratiquera l'extirpation complète en une seule
séance. Il est des cas où plusieurs interventions espacées de vingt-
quatre ou de quarante-huit heures sont nécessaires pour enlever la
totalité du néoplasme, et dans la plaie apparaissent parfois des îlots
de repullulation qui exigent une nouvelle excision. Bien souvent chez
la chienne, malgré l'ablation totale des tumeurs mammaires, on est
obligé d'opérer à nouveau au bout d'un temps variable, et quand les
malades sont vieilles, on ne réussit guère à arrêter ces retours
offensifs du cancer.

On a publié d'assez nombreuses observations de guérison radicale
de néoplasmes qu'au nom de l'histologie on avait d'abord déclarés
incurables. Il n'en est pas moins vrai que la récidive des tumeurs
malignes est la règle très générale.

Voyons maintenant les indications particulières du traitement des
principales variétés de tumeurs.

Les *papillomes* sont en général peu graves. On les détruit par
l'excision au bistouri ou à l'écraseur, par la ligature avec un fil
de soie s'ils sont bien pédiculés, ou par des cautérisations répétées
avec l'acide nitrique. La guérison des verrues et des cornes cutanées exige d'ordinaire l'ablation de l'îlot de la peau sur lequel la
tumeur est développée. Les papillomes des muqueuses (vulve, vagin,
col utérin) seront traités par l'excision; parfois ils se reproduisent
et nécessitent plusieurs opérations à quelques semaines ou quelques
mois d'intervalle; mais, même dans ces cas, la guérison définitive
n'est pas rare.

Les *fibromes* ne se reproduisent qu'exceptionnellement après l'ablation, et alors ils offrent presque toujours la structure du sarcome.
Certaines récidives s'expliquent aussi par des erreurs de diagnostic :
on a pris pour de simples fibromes des carcinomes ou des sarcomes qui ont subi la transformation fibreuse. — L'ablation des
fibromes se fait d'ordinaire avec le bistouri; si la plaie est peu
étendue, la réunion immédiate est possible. Quand la tumeur est
pédiculée, on peut aussi se servir de l'écraseur ou de la ligature
élastique. L'action lente de celle-ci, la putréfaction qui s'empare de
la tumeur avant sa section complète, l'odeur fétide qui s'en dégage
sont des inconvénients; aussi est-il avantageux d'associer l'excision

à la ligature : après l'application du lien, on coupe la tumeur au voisinage de ce dernier et l'on abandonne le pédicule à la chute spontanée. Quelquefois on se sert du cautère cultellaire ou de la lame du thermocautère. Certains fibromes sessiles, en plaque, peuvent également être détruits par la cautérisation ou les caustiques.

Les *myxomes circonscrits* seront traités par l'ablation totale effectuée avec le bistouri ou l'écraseur. Parfois la tumeur peut être arrachée avec les doigts. — Les *myxomes diffus* exigent une dissection soignée des prolongements qu'ils envoient dans les interstices musculaires. La récidive est rare pour les premiers, plus commune pour les autres. Quand elle se produit, la tumeur nouvelle possède habituellement les attributs du sarcome. Pour les petits animaux, s'il y a récidive du myxome à un membre, l'amputation est préférable à une nouvelle ablation.

Lorsque le *lipome* est volumineux ou gênant, on l'enlève au bistouri. L'opération est facile pour les lipomes circonscrits, parfois assez laborieuse pour les lipomes diffus. Si la tumeur est volumineuse, on excise à son sommet un lambeau cutané elliptique. Suivant l'étendue de la plaie, on en suture les lèvres avec ou sans drainage.

Pour les *kystes*, deux méthodes peuvent être employées : 1° l'extirpation de la tumeur ; 2° l'évacuation du contenu et l'application locale d'agents capables de provoquer une inflammation bourgeonneuse des parois du kyste, l'oblitération de sa cavité et le ratatinement des parois du sac.

L'extirpation au bistouri est le moyen le plus sûr et le plus rapide. La ligature élastique convient pour certains kystes pédiculés.

L'autre mode d'intervention comprend plusieurs procédés. Pour les kystes séreux et la plupart des kystes muqueux, l'évacuation du contenu par une ponction capillaire et l'injection dans la cavité d'un liquide irritant (teinture d'iode pure ou diluée, solution phéniquée forte) suffisent parfois : à la suite de l'injection, surtout si, avant de faire sortir le liquide, on a eu soin de malaxer la tumeur, la paroi du sac s'enflamme, se vascularise, une exsudation séro-fibrineuse se produit, puis le liquide est peu à peu résorbé, les parois du sac se rétractent et la cavité s'efface. — L'incision large de la paroi du kyste est un autre procédé qui donne la guérison par un mécanisme différent : la membrane kystique exposée perd son épithélium, suppure, se recouvre de granulations qui comblent la cavité, constituant ainsi un îlot plus ou moins volumineux du tissu embryonnaire, qui s'organise ensuite et se rétracte. — Les ponctions multiples et le drainage capillaire (mèche de filasse, de crins) ou tubulaire (caoutchouc) produisent les mêmes effets. — La cautérisation pénétrante, autre moyen qui donne également de bons résultats, est particulièrement recommandable lorsque les parois du kyste sont épaissies par des traitements antérieurs restés infructueux.

Les *sarcomes* exigent l'ablation précoce et totale, et elle ne met pas à l'abri des récidives. On obtient cependant la guérison dans nombre de cas par une seule opération bien conduite. Lorsque celle-ci est faite pour un sarcome des parties molles, il faut se rappeler que l'enveloppe capsulaire fibreuse qui limite d'ordinaire le tissu morbide fait partie du néoplasme et l'enclave en totalité. On panse à l'iodoforme avec ou sans drainage. — Si la tumeur se reproduit, on doit aussi hâtivement que possible intervenir à nouveau. — Les sarcomes des os récidivent presque toujours, même quand la résection est faite bien au delà des limites du néoplasme. Pour les petits animaux atteints d'ostéosarcome des membres, il faut recourir à l'amputation. — On n'opérera les *tumeurs mélaniques* que si elles causent des troubles fonctionnels, si elles gênent la déglutition, la miction, la défécation, ou si elles empêchent l'utilisation des animaux. — Nous n'avons trouvé à l'acide arsénieux aucune efficacité particulière. La pratique n'a pas confirmé sa prétendue action spécifique sur les éléments sarcomateux.

Pour les *épithéliomes* et les *carcinomes*, l'ablation radicale et précoce est aussi le seul traitement capable d'arrêter le mal. On n'interviendra que si l'excision totale de la tumeur et de ses dépendances ganglionnaires est possible. On enlèvera le néoplasme, la zone d'infection latente circonvoisine, les ganglions indurés ou suspects et les cordons lymphatiques qui les relient à la tumeur. Partout l'excision sera faite large, en empiétant sur les tissus adjacents; des sutures maintiendront rapprochés les bords de la plaie; on appliquera un pansement iodoformé avec ou sans drainage. — Chez le chien, les tumeurs épithéliales ulcérées des doigts ne cèdent ordinairement qu'à l'amputation faite sur la région métacarpienne; l'excision du doigt malade est insuffisante. — Dans certains cas où l'ablation totale est impossible, il peut être utile, lorsque la tumeur est ulcérée, par exemple, de faire l'excision partielle pour faciliter la détersion de la plaie et diminuer la douleur ; mais l'abstention est la règle. — L'intervention est toujours contre-indiquée lorsque le cancer est diffus, la tumeur très volumineuse, et dans les cas où l'infection est en voie de généralisation.

On ne pratiquera l'ablation des *enchondromes* que si le mal évolue rapidement et cause des troubles fonctionnels. L'enchondrome des parties molles se reproduit rarement après l'extirpation complète; pour celui développé dans les couches superficielles d'un os, on complétera l'ablation par l'évidement. S'il y a récidive et que la tumeur intéresse un rayon osseux d'un membre, on fera l'amputation chez les petits animaux. — Les *ostéomes* qui ne provoquent ni douleur ni gêne seront également laissés tranquilles.

Pour les *lymphadénomes,* la règle formelle est l'abstention. La tumeur récidive toujours à bref délai ou il s'en produit de nouvelles en d'autres régions. Les prétendus cas de guérison du lymphadénome par l'intervention chirurgicale sont sujets à caution. La médication interne arsenicale préconisée contre la lymphadénie est sans action chez les sujets des diverses espèces domestiques.

Pour les *myomes* et les *névromes* qui causent de la douleur ou des troubles fonctionnels, on tentera l'extirpation si elle n'offre pas trop de difficultés. Les tumeurs développées sur les cordons nerveux à la suite de la névrotomie ne sont pas de véritables névromes, mais des néoformations inflammatoires chroniques qui s'accompagnent parfois de vives douleurs, de boiteries, et doivent être réséquées. En général, on les prévient en réunissant à la plaie opératoire les conditions de la cicatrisation immédiate, et l'on conjure la récidive en prenant ces mêmes précautions lorsqu'on enlève la tumeur.

Bibliographie. — 1. **Tumeurs en général.** — TROUSSEAU et LEBLANC, *Archives générales de médecine,* 1828. — LEBLANC, *Bullet. de l'Acad. de méd.,* 1852, et *Recueil de méd. vét.,* 1858. — GERLACH, *Magazin für die Gesammte Thierheilkunde,* 1842. — C. LEBLANC, *Recueil de méd. vét.,* 1863. — TRASBOT, *Ibid.,* 1869-1870. — PLICQUE, *Revue de chirurgie,* 1889. — FORGUE et RECLUS, *Thérapeutique chirurgicale.* Paris, 1892. — QUÉNU, art. TUMEURS du *Traité de chirurgie* de DUPLAY et RECLUS. Paris, 1890. — TRASBOT, art. TUMEURS du *Dictionn. de méd. et de chir. vét.,* t. XXII. — DUPLAY et CAZIN, *Semaine médicale,* 1893. — DUPLAY, CORNIL, TRASBOT, *Congrès international de médecine,* tenu à Rome en 1894, in *Semaine médicale.* — CADIOT, GILBERT et ROGER, *Presse médicale,* 1894. — GRATIA et LIÉNAUX, *Annales de méd. vét.,* 1894. — BOURNAY, *Encyclopédie vét.* CADÉAC. — CASPER, *Pathologie des Geschwülste bei Tieren,* Wiesbaden, 1899. — MÖLLER u. FRICK, *Lehrbuch der Chirurgie,* 1899. — FRÖHNER, *Allgemeine Chirurgie,* 1900.

II. **Fibromes.** — ERCOLANI, *Giornale di med. vet.,* 1854. — ROSSIGNOL, *Journal de méd. vét.,* 1864. — DARBOT, *Ibid.,* 1876. — COLLIN, *Ibid.,* 1876. — MAY, *Gurlt u. Hertwig's Magazin,* 1868. — ROLOFF, *Ibid.,*1868. — SCHUTZ, *Berlin. Archiv,* 1875. — BASSI, *Il Medico vet.*; an. in *Revue vét.,* 1885. — MOROT, *Bullet. de la Soc. cent. de méd. vét.,* 1888. — JOHNE, *Sächs. Bericht,* 1886. — RABE, *Deutsche Zeitschr. für Thiermed.,* 1887. — JUREDIEU, *Journal de méd. vét.,* 1888. — GRATIA, *Annales de méd. vét.,* 1890. — LUCET, *Recueil de méd. vét.,* 1891. — RIES, *Ibid.,* 1892. — BAYER, *OEsterr. Zeitschr. für wiss. Vet.,* 1892. — MAYR, *Münch. Jahresbericht,* 1896-1897. — SCHULZ, *Zeitschr. für Veterinärkunde,* 1898.

III. **Myxomes. Polypes.** — RODET, *Recueil de méd. vét.,* 1824. — CONRAD, *Gurlt u. Hertwig's Magazin,* 1839. — RACONNAT, *Journal de méd. vét.,* 1847. — KIENER, *Ibid.,* 1870. — DIEULCX, *Annales de méd. vét.,* 1854. — DAYET, *Revue vét.,* 1877. — MARTIN, *München. Jahresber.,* 1882-83.— HOLZMANN, *Deutsche Zeitschr. für Thiermed.,* 1885. — FURLANETTO, an. in *Revue vét.,* 1888.— BRATSCHIKOW, *Archives de Pétersbourg,* 1889. — ROUGES, *Revue vét.,* 1894. — LUCET, *Recueil de méd. vét.,* 1896 et 1899. — NEYRAUD et FROMONOT, *Journ. de méd. vét.,* 1897.

IV. **Enchondromes. Ostéomes.** — GURLT, *Magazin,* 1838. — PEACH, *The Veterinarian,* 1851. — GOUBAUX, *Bullet. de la Soc. cent. de méd. vét.,* 1855. — FALCONIO, an. in *Journal des vét. du Midi,* 1869. — PEUCH et KIENER, *Journal de méd. vét.,* 1869. — NOCARD, *Archives vét.,* 1877. — JANSON, *Berlin. Archiv,* 1881. — CADÉAC, *Revue vét.,* 1885. — KITT, *München. Jahresber.,* 1885-88. — SMITH, *The veter. Journal,* 1888. — COREMANS, *Annales de méd. vét.,* 1893. — IMMINGER, *Wochenschr. für Thierheilkunde,* 1895. — MOROT, *Journ. de méd. vét.,* 1897.

V. **Sarcomes.** — VATEL, *Journal prat. de méd. vét.,* 1827. — LEISERING, *Sächs. Bericht,* 1860. — TRASBOT, *Recueil de méd. vét.,* 1869-1870. — PEUCH, *Journal de méd. vét.,* 1870. — DAMMANN, *Pütz'sche Zeitschr.,* 1874. — BORN, *Berlin. Archiv,* 1876. —

Pauli, *Ibid.*, 1881. — Goldberg, *Ibid.*, 1883. — Gsell, *Bullet. de la Soc. cent. de méd. vét.*, 1877. — Delamotte et Roy, *Revue vét.*, 1887. — Morel, *Journal de méd. vét.*, 1890. — Léger, *Ibid.*, 1890. — Brouwier, *L'Echo vét. belge*, 1888. — Semmer, *Deutsche Zeitschr. für Thiermed.*, 1888. — Cramer, *Gazette hollandaise*, 1888. — Sticker, *Berlin. Archiv*, 1886. — Burck, *Bullet. de la Soc. cent. de méd. vét.*, 1890. — Morot, *Revue vét.*, 1890. — Delamotte, *Ibid.*, 1890. — Sodero, *La Clinica vet.*, 1890. — Dexler, *Œsterr. Zeitschr. für wiss. Vet.*, 1891. — Moens, *Annales de méd. vét.*, 1891. — Bouret, *Journal de méd. vét.*, 1891. — Blot. *Recueil de méd. vét.*, 1891. — Morot, *Revue vét.*, 1891-93. — Fray, *Bullet. de la Soc. cent. de méd. vét.*, 1891. — Cadiot, *Ibid.*, 1891-92. — Reinlander, *Deutsche Zeitschr. für Veterinärkunde*, 1892. — Bournay, *Journal de méd. vét.*, 1893. — Mouquet, *Bullet. de la Soc. cent. de méd. vét.*, 1893. — Coremans, *Annales de méd. vét.*, 1893. — Savaitow, *Archives vét. de Petersbourg*, 1894. — Fröhner, *Monatshefte für prakt. Thierheilkunde*, 1893-1898. — Girotti, *Il nuovo Ercolani*, 1896. — Francesco, *La Clinica vet.*, 1896. — Gube, *Zeitschr. für Veterinärkunde*, 1897. — Frik, *Deutsche thierärztl. Wochenschr.*, 1896-1897. — Eberlein, *Monatshefte für prakt. Thierheilkunde*, 1898. — Cadéac, *Journ. de méd. vét.*, 1899.

VI. Épithéliomes et Carcinomes. — Leblanc, *La Clinique vét.*, 1864. — Bévière, *Journal de méd. vét.*, 1867. — Peuch, *Ibid.*, 1869. — Trasbot, *Recueil de méd. vét.*, 1869-1870; *Archiv. vét.*, 1875-77; *Bullet. de la Soc. cent. de méd. vét.*, 1885. — Mégnin, *Bullet. de la Soc. cent. de méd. vét.*, 1871. — Laugeron, *Revue vét.*, 1876. — Mauri, *Ibid.*, 1877. — Nocard, *Archives vét.*, 1877; *Ibid.*, 1878. — Barrier, *Ibid.*, 1878. — Benjamin, *Bull. de la Soc. cent. de méd. vét.*, 1879-85. — Beau, *Recueil de mémoires et observations sur l'hygiène et la méd. vét. milit.*, 2e série, t. XII. — Cadéac, *Revue vét.*, 1881. — Lignon, *Ibid.*, 1888. — Morot, *Bullet. de la Soc. cent. de méd. vét.*, 1885. — Mollereau, *Ibid.*, 1890. — Delamotte, *Ibid.*, 1889. — Weber et Barrier, *Recueil de méd. vét.*, 1888. — Martin, *München. Jahresber.*, 1884. — Stolz, *Berlin. Archiv*, 1886. — Henschel, *Adam's Wochenschr.*, 1888. — Friedrerger, *Ibid.*, 1889. — Mac Fadyean, *Journal of comp. pathol. and therap.*, 1890; an. in *Recueil de méd. vét.*, 1890. — Ostapenko, *Archiv für Veterinärmed.*, 1890. — Foth, *Milit. veter. Zeitschr.*, 1890. — Lorenz, *Ibid.*, 1890. — Hutyra, *Œsterr. Vierteljahrsschr.*, 1890. — Liénaux, *Annales de méd. vét.*, 1891. — Montané et Morot, *Revue vét.*, 1892. — Montané et Viaud, *Ibid.*, 1893. — Harwey, *Journ. of comp. pathol. and therap.*, 1892. — Cadiot, *Bullet. de la Soc. cent. de méd. vét.*, 1893-1894-1895. — Mouquet et Butel, *Ibid.*, 1892. — Bournay, *Journ. de méd. vét.* 1893. — Liénaux, *Annales de Bruxelles*, 1894-1895 et 1899. — Gratia et Liénaux, *Annales de méd. vét.*, 1894. — Fröhner, *Monatshefte für prakt. Thierheilkunde*, 1895-96. — Steffer, *Hamburger thierärztl. Mittheil.*, 1895. — Mégnin, *C. R. Soc. de biologie*, 1896. — Cuillé et Sendrail. *Revue vét.*, 1898. — Eberlein, *Monatshefte für prakt. Thierheilkunde*, 1898-1899.

Sérothérapie anticancéreuse. — Richet et Héricourt, *Comptes Rendus de l'Acad. des sciences*. 1895. — Gibier. *Ibid.* — Salvati c Gaetano, *La Riforma medica*, 1895. — Bourreau, *Gazette hebd. de méd. et de chir.*, 1895. — Cadiot, *Bullet. de la Soc. cent. de méd. vét.*, 1895. — Wlaïew, *Bullet. de l'Acad. de médecine*, 1900. — Lucas-Championnière, Berger, Le Dentu, *Ibid.*

VII. Kystes. — Rigot, *Recueil de méd. vét.*, 1828. — Leblanc, *Ibid.*, 1855. — Delamotte, *Journal de méd. vét. milit.*, t. IX. — Trasbot, *Bullet. de la Soc. cent. de méd. vét.*, 1880. — Grebe, *Berlin. Archiv*, 1880. — Guérin, *Recueil de mémoires et observations sur l'hygiène et la méd. vét. milit.*, 2e série. t. XVI. — Mesnard, *Recueil de méd. vet.*, 1887. — Martin, *Ibid.*, 1890. — Morot, *Journal de méd. vét.*, 1888; et *Bullet. de la Soc. cent. de méd. vét.*, 1892. — Claverie, *Revue vét.*, 1889. — Gauthier, *Annales belges*, 1896. — Conreur, *Ibid.*, 1898. — Brisavoine, *Recueil de méd. vét.*, 1898. — Colin, *Ibid.*, 1898.

VIII. Mélanomes. — Gohier, *Comptes rendus des travaux de l'École de Lyon*, 1809. — Rodet, *Recueil de méd. vét.*, 1825. — Laurent, *Journal prat. de méd. vét.*, 1829. — Gurlt, *Pathol. anatom.*, 1831. — Partey, *La Clinique vét.*, 1843. — Portal, *Ibid.*, 1844. — Prud'homme. — *Recueil de méd. vét.*, 1844. — Bouley, *Ibid.*, 1851-54, et *Bullet. de la Soc. cent. de méd. vét.*, 1851. — Walther, *Sächs. Jahresber.*, 1869. — Berger, *Ibid.* — Monceau, *Journal de méd. vét. milit.*, t. I. — *Bericht*, *Bullet. de la Soc. cent. de méd. vét.*, 1874. — Trasbot, *Archives vét.*, 1876. — Pertus, *Journal de méd. vét.*,

1878. — Bourguet, *Recueil de mémoires et observations sur l'hygiène et la méd. vét. milit.*, 2e série, t. XII. — Blaise, Gailleur, Choisy, *Ibid.*, 2e série, t. XIII. — Vehenkel, *Annales de méd. vét.*, 1879. — Degive, *Ibid.*, 1885. — Andrieu, *Archives vét.*, 1884. — Semmer, *Archives de Pétersbourg*, 1887. — Cadéac, *Revue vét.*, 1885. — Delamotte, *Ibid.*, 1890. — Chénier, *Ibid.* — Mathis, *Journal de méd. vét.*, 1887. — Morot, *Bullet. de la Soc. cent. de méd. vét.*, 1887. — Laurent, *Ibid.*, 1887. — Worsley, *The vet. Journal*, 1888. — Maggillivray, *Ibid.* — Clifford, *Ibid.* — Coremans, *Annales de méd. vét.*, 1894.

IX. **Tumeurs diverses.** — Trasbot, *Archives vét.*, 1876-77. — Galtier, *Recueil de méd. vét.*, 1877. — Signol et Lavalard, *Journal de méd. vét. milit.*, t. VI. — Beau, *Ibid.*, 2e série t. XII. — Degive, *Annales de méd. vét.*, 1879-81. — Bommenel, *Journal de méd. vét.*, 1885. — Cadéac, *Ibid.*, 1887. — Brunet, *Ibid.*, 1890. — Lucet, *Recueil de méd. vét.*, 1890. — Montané, *Revue vét.*, 1890-93. — Lessa, *La Clinica vet.*, 1894. — Francesco, *Ibid.*, 1897. — Morot et Blanc, *Journal de méd. vét.*, 1896 et 1897. — Lucet, *Recueil de méd. vét.*, 1899.

TROISIÈME PARTIE

AFFECTIONS DES TISSUS

CHAPITRE PREMIER

PEAU ET TISSU CELLULAIRE

I. — LÉSIONS TRAUMATIQUES

Excoriations. — Œdème chaud. — Durillons. — Cors.

Les *excoriations* sont des pertes de substance d'origine traumatique n'intéressant que les couches superficielles de la peau. Parfois consécutives aux grattages (dermatoses prurigineuses), elles résultent souvent de l'action des harnais sur la peau mouillée de sueur : l'épiderme adhère, se détache par frottement, la couche de Malpighi et le corps papillaire sont mis à nu. Le prurit assez vif que provoquent les excoriations donne lieu à des frottements réitérés, cause fréquente de complications lorsque la lésion existe au garrot, à l'encolure ou à la nuque.

On soustraira la région blessée aux actions compressives exercées par le harnais : s'il s'agit d'un animal de luxe dont le service peut être interrompu, on le laissera quelques jours à l'écurie ; lorsque le cheval doit continuer à travailler, on fera pratiquer une excavation à la selle ou au collier ; on peut aussi utiliser des coussins fixés au harnais et appuyant de chaque côté de la lésion. Les pressions irritantes supprimées, l'excoriation se recouvre d'une croûte jaunâtre ou brunâtre et se cicatrise rapidement. Dans le cas où la lésion est étendue et paraît grave, les lotions ou les épithèmes antiseptiques, les applications de vaseline ou de glycérine activent la guérison. Si le prurit est vif, on aura recours à la vaseline cocaïnée.

L'*œdème chaud* s'observe communément aux régions où la peau supporte les pièces du harnachement, plus particulièrement au garrot, à la pointe de l'épaule, où il est déterminé par l'action de la selle, de la sellette ou du collier. Que le harnais mal ajusté glisse sur la peau, la comprime, la meurtrisse, ou que celle-ci, mouillée de sueur, adhère au premier et se déplace avec lui, dilacérant le tissu conjonctif sous-cutané, une phlegmasie intéressant la peau et le tissu conjonctif se développe ; la région est légèrement tuméfiée, chaude, œdémateuse, plus ou moins endolorie.

Supprimer la cause du mal, et si la peau n'est pas destituée de son revêtement épidermique, faire sur la tuméfaction des lotions froides ou astringentes (eau blanche, solution alunée) : voilà tout le traitement. En général, au bout de quelques jours, la résolution est complète. Si elle se produit plus lentement, on peut l'activer par le massage effectué dans le sens des poils. Lorsque la peau' est excoriée, on emploie les lotions antiseptiques et les applications de vaseline boriquée, phéniquée ou iodoformée. Dans les rares cas où l'œdème chaud se termine par la formation d'un abcès sous-cutané, celui-ci doit être ouvert et traité comme les collections purulentes ordinaires. (V. *Abcès*.)

Les *durillons* sont des néoformations épidermiques circonscrites, plus ou moins saillantes, à contour irrégulier ou festonné, analogues dans leur pathogénie aux cors humains. On les voit aux régions qui sont le siège de pressions et de frottements répétés : aux surfaces qui supportent les harnais chez le cheval, le joug chez le bœuf, à la face plantaire des doigts chez le chien.
A leur niveau, la peau dépilée est recouverte d'une plaque cornée sèche, rude, irrégulière, souvent fendillée, qui résulte d'une hypertrophie de la couche cornée de l'épiderme. Généralement la face profonde du durillon est plane, le corps muqueux et le derme sont intacts ou peu altérés; il est possible cependant que la couche papillaire soit intéressée dans les durillons anciens, volumineux, et que ceux-ci persistent malgré la cessation de la cause qui leur a donné naissance; parfois il se forme sous le durillon une petite bourse séreuse, un hygroma, qui peut suppurer. Sauf de rares cas, les durillons observés chez les grands animaux sont indolents et ne s'opposent pas à l'utilisation des sujets. Il n'en est pas de même des cors de la patte du chien; ceux-ci, semblables aux cors des humains, ont un noyau central qui fait saillie à la face profonde, atrophie les papilles, amincit le derme et donne habituellement lieu à une forte boiterie.

Les durillons produits par les harnais ne causent le plus souvent aucune gêne sérieuse et ne sont pas traités. Il importe toutefois, par le rembourrage, la légèreté ou une meilleure disposition du harnachement, de prévenir l'aggravation de la lésion. Les durillons douloureux ne doivent subir aucune pression ; les « fontaines » et les bourrelets permettent d'arriver à ce résultat. L'amincissement au bistouri de la plaque épidermique et l'application de vaseline, de glycérine ou de collodion salicylé sont les moyens ordinairement usités. La cautérisation à l'acide chlorhydrique, à l'acide azotique ou à la pâte de Vienne, de même que l'excision de l'îlot cutané, sont rarement nécessaires.
Chez le chien, le durillon de la patte doit être traité par l'amincissement, les bains chauds et les applications répétées de collodion salicylé.

Aux surfaces où la peau est fortement comprimée par certaines pièces du harnachement (selle, sellette, collier, têtière, sangle), il peut se développer des îlots de gangrène sèche, dont nous avons parlé déjà à l'article *Gangrène*, et qui sont désignés sous le nom de *cors*. Ce mot ne s'applique point ici à des excroissances épidermiques, mais au contraire à des lésions nécrotiques.

La pathogénie de ces cors est connue : les harnais mal rembourrés ou mal ajustés compriment fortement la peau, y provoquent une ischémie permanente et des troubles cellulaires qui aboutissent à la mortification d'un îlot cutané plus ou moins étendu, de forme généralement circulaire. Si des pressions continuent à s'exercer, cet îlot tégumentaire nécrosé, desséché, racorni, les transmet aux tissus sous-jacents, lesquels se nécrosent à leur tour et successivement ; ainsi s'explique la formation des cors profonds du garrot, de l'encolure, de la nuque, accidents sur lesquels nous aurons à revenir. — Les mortifications cutanées qui surviennent à la hanche, au grasset, au coude, à l'articulation temporo-maxillaire, dans le décubitus prolongé, ont la même pathogénie.

L'îlot mortifié, en dépression sur le tégument voisin, est sec, racorni, insensible ; à sa périphérie se forme bientôt un sillon disjoncteur ; l'élimination exige rarement plus de douze à quinze jours quand la nécrose ne dépasse pas le tissu conjonctif sous-cutané. La plaie se cicatrise par bourgeonnement.

On prévient les cors en surveillant l'état des harnais, en entretenant la souplesse des surfaces qui portent sur la peau ; les sujets constamment couchés doivent reposer sur une litière épaisse où ils sont fréquemment retournés. Dès que la mortification est réalisée, il faut empêcher l'extension de la nécrose en supprimant les pressions exercées sur l'escarre. Selon les cas, l'animal sera laissé à l'écurie pendant un certain temps, ou le harnais qui blesse sera modifié, creusé au niveau de la lésion, de sorte qu'aucune action compressive ne soit exercée sur elle. Cette condition suffit à la guérison, mais on favorise celle-ci par l'application, sur la surface malade, de vaseline simple ou additionnée d'une substance antiseptique (crésyl, acide phénique, acide borique). Si la douleur est vive, on l'apaise par une préparation cocaïnée.

Pour activer l'élimination de l'escarre, on a recours à la chaleur humide antiseptique (compresses, cataplasmes), ou aux applications vésicantes (vésicatoire simple, vésicatoire mercuriel, pommade au biiodure de mercure), qui attisent l'inflammation et atténuent notablement la douleur dans les cas où elle est violente. Le cor détaché, la cicatrisation de la plaie ne se fait guère attendre. Parfois une sensibilité persiste un certain temps à la région ; elle diminue peu à peu, et sa disparition est quelquefois hâtée par une légère friction vésicante.

Au bord supérieur de l'encolure, sur la surface d'implantation des crins, il se développe parfois, à la suite d'une poussée éruptive, un certain nombre d'îlots de nécrose dans les couches superficielles de la peau. Ces cors miliaires, comme enclavés dans l'épaisseur du derme, sont plutôt des boutons d'acné que des îlots de gangrène cutanée. (V. *Maladies du garrot.*)

II. — ÉRYTHÈMES

Rare chez les grands animaux, où on ne l'observe qu'aux surfaces ladres, l'érythème est assez commun chez le mouton, le porc, le chien et le chat. On peut l'y constater aux régions les plus diverses. Il est nettement caractérisé par une rougeur congestive qui s'efface momentanément sous la pression du doigt, et par un assez vif prurit; la région est chaude, tuméfiée; il peut survenir des plaies et des suppurations cutanées.

Produit par des causes mécaniques (pressions, frottements, tonte) ou chimiques (applications thérapeutiques irritantes), l'érythème est circonscrit ; il est au contraire ordinairement diffus lorsqu'il est le résultat d'irritations thermiques. L'érythème solaire, fréquent sur le cheval dans les régions tropicales, revêt cette dernière forme.

Chez le cheval, le porc, mais particulièrement chez le mouton, sous la double influence de l'alimentation par le sarrasin et de la chaleur solaire, il peut se développer un érythème diffus, qui se complique souvent de dermite bulleuse, phlegmoneuse ou gangreneuse. Sur des bovidés et des moutons nourris avec du sarrasin et atteints d'éruptions cutanées vésiculeuses, Wedding remarqua que les lésions étaient d'autant plus accentuées que les sujets étaient moins pigmentés, plus blancs, et qu'on les exposait davantage soit à la lumière solaire directe, soit à la lumière diffuse. Des bêtes gardées dans l'obscurité ne présentèrent aucune éruption. Les animaux à robe pie ne furent touchés qu'au niveau des parties claires de leur tégument. Une vache enduite de goudron sur l'un des côtés du corps n'eut d'exanthème que sur l'autre côté. (Finsen.)

Sous le nom d'*érythème polymorphe*, on décrit une affection surtout fréquente chez le bœuf, rencontrée également sur le chien, le porc, et qui semble due à l'alimentation par la pomme de terre. En dehors de troubles généraux graves, on note des symptômes cutanés importants : sur les membres et le tronc, la peau est rouge, tuméfiée, plissée, fendillée, elle rappelle l'écorce rugueuse du platane. Souvent il survient des vésicules et des abcès.

Le traitement prophylactique comporte les indications suivantes : nettoyer la peau, mettre un terme aux irritations mécaniques qui s'exercent sur elle, soustraire les animaux à l'action d'un soleil trop ardent, les placer sous des arbres pendant les haltes et non dans le voisinage des surfaces où se produisent des réverbérations, protéger la tête par un bonnet de toile, étaler sur les parties ladres un peu de vaseline ou employer la décoction de henné (*Lawsonia inermis*), avec laquelle les Arabes teignent les parties blanches de leurs chevaux et qui préserve de l'érythème solaire (Boisse). Lors d'érythème polymorphe, on restreindra l'alimentation par les pommes de terre.

Si l'érythème dû à l'alimentation au sarrasin est constaté dans un troupeau de moutons, il faut changer la nourriture, tenir les malades à l'abri des rayons solaires, ne les mener au pâturage que vers la fin du jour ou par les temps couverts. La maladie tend naturellement vers la résolution. On favorisera celle-ci par des lotions astringentes (solutions faibles d'acétate de plomb, de tanin, de sulfate de fer) ou par les irrigations froides. Les applications de glycérine, de vaseline additionnée d'acide borique, d'un sel de plomb ou de zinc sont indiquées. Bien souvent il suffit de saupoudrer d'amidon les surfaces érythémateuses. Lorsque le prurit est vif, on peut employer la vaseline cocaïnée ou la solution de chloral à 1 p. 100. L'inflammation érythémateuse intense du tégument de la tête réclame l'emploi des antiphlogistiques (irrigations ou compresses froides). Les solutions désinfectantes sont indiquées si la phlegmasie est suppurative ou gangreneuse.

Chez le cheval, l'érythème qui survient aux ars et aux aines sous l'influence de la marche, lorsque la peau est couverte de sueur et de poussières — l'*intertrigo* — cède rapidement à un traitement des plus simples. Il suffit de laisser l'animal au repos, d'enlever par un savonnage à l'eau tiède les matières irritantes qui recouvrent le tégument, de saupoudrer d'amidon ou d'un mélange d'amidon et de sous-nitrate de bismuth les surfaces malades. Quand le suintement a disparu, la peau sèche, squameuse, doit être recouverte de vaseline ou de glycérine.

III. — DERMATITES

Les *dermatites eczémateuses* se rencontrent dans les diverses espèces animales, où elles se présentent avec des localisations et des modalités particulières. C'est chez le chien qu'on les observe avec le plus de fréquence. Leur étude ressortissant plutôt à la *Pathologie interne*, nous ne ferons qu'esquisser leur thérapeutique.

D'une façon générale, elles doivent être combattues par un traitement local et une médication interne. — Pour le traitement local, on a le choix entre de nombreux agents, mais il en est dont l'usage convient plus spécialement à certaines formes, à certains stades de l'affection. L'eczéma naissant ne réclame que les simples indications suivantes : soustraire la peau aux diverses causes d'irritation, tondre les surfaces malades, les recouvrir deux ou trois fois par jour d'une poudre absorbante (amidon, sous-nitrate de bismuth, oxyde de zinc, mélange de ces substances). Chez le chien, les plaques d'eczéma répandent souvent une odeur fort désagréable; pour les animaux de luxe, on parfumera ces poudres avec l'essence de rose ou de benjoin. A ce stade de la maladie, on peut également utiliser avec avantage la vaseline additionnée d'oxyde de zinc ou d'acide borique. — Pour l'eczéma papuleux, le traitement est le même. Si les démangeaisons sont vives, on prescrira les lotions à l'eau alcoolisée additionnée d'une faible proportion d'acide phénique (1 p. 100). — L'emploi des poudres absorbantes constitue encore la meilleure thérapeutique locale des diverses modalités de l'eczéma humide. Les mélanges de tanin et d'iodoforme (10 p. 1) ou de crésyl et d'acide borique (3-4 p. 100) donnent de bons résultats. Dans certains cas, la cautérisation légère avec la solution de nitrate d'argent à 5-6 p. 100 ou d'acide azotique à 1 p. 10 produit un excellent effet. — Si l'eczéma est impétigineux, il faut, par de légères pressions, faire sourdre le pus collecté sous les croûtes, essuyer les surfaces et les recouvrir ensuite de pommades antiseptiques. Les formes squameuses doivent être combattues par d'autres moyens. Le goudron, le crésyl, l'huile de cade, la pommade naphtolée, la glycérine iodée, sont recommandables. On peut aussi employer les solutions de crésyl à 2 p. 100, de sulfate de fer ou de cuivre à 1 p. 100. — Les substances préconisées en ces derniers temps (ichtyol, résorcine, anthrarobine) ne sont pas notablement plus actives que les précédentes.

Dans les cas où les accidents eczémateux résultent exclusivement de causes mécaniques, le traitement local suffit d'ordinaire. Mais presque toujours l'état général laisse à désirer et il convient d'instituer un traitement interne. Le bicarbonate de soude, l'iodure de potassium, l'acide arsénieux ou la liqueur de Fowler en sont les principaux agents. Parfois l'eczéma chronique donne lieu à une véritable dermite verruqueuse : il faut amputer, avec le bistouri ou les ciseaux, les végétations tégumentaires, puis cautériser légèrement avec l'acide azotique ou le fer rouge. Signalons enfin l'influence considérable qu'exercent, dans certaines espèces, chez le chien surtout, l'hygiène, l'alimentation et les conditions de vie, sur la genèse et la marche des affections eczémateuses.

On désigne sous le nom de *crevasses* certaines dermatites de la région inférieure des membres, siégeant le plus communément dans le pli du paturon, mais pouvant exister en arrière du boulet, le long des tendons, dans le pli du genou (malandres) ou du jarret (solandres).

Surtout fréquentes en hiver, elles reconnaissent pour principales causes déterminantes les irritations du tégument par l'eau et les boues froides, le purin, les poussières. La boue de Paris, employée comme réactif par les teinturiers, est très alcaline et particulièrement irritante (Brun). L'application de pommades à base d'axonge, de vésicatoire, dans le pli du paturon, du genou ou du jarret, la diathèse eczémateuse, sont aussi des causes fréquentes de crevasses ; les entravons et les plates-longes peuvent déterminer les mêmes lésions sur les sujets qui réagissent violemment.

La peau, tuméfiée, chaude, douloureuse, se couvre de vésicules qui se déchirent; un liquide séreux, jaunâtre, suinte de la couche papillaire, puis, sous l'influence des mouvements, celle-ci se fendille transversalement, des fissures plus ou moins profondes se creusent, dont les bords se dépilent et s'indurent. Le liquide sécrété par ces plaies se dessèche à leur surface en formant des croûtes jaunâtres.

Quel que soit le siège des lésions, habituellement toute l'extrémité est engorgée, et lors de crevasses récentes, les complications de javart cutané et de lymphangite sont fréquentes. La sensibilité et la boiterie, parfois très intenses chez les sujets irritables, peuvent coïncider avec un état général grave et une température très élevée.

Bien traitées, les crevasses guérissent rapidement; négligées, elles peuvent se transformer en plaies calleuses ou aboutir à la dermatite hypertrophique.

La prophylaxie de ces affections consiste à entretenir proprement les régions inférieures des membres, à soustraire la peau à l'action prolongée de l'humidité, de la boue, des liquides irritants, enfin à ne pas recouvrir le pli des jointures de préparations vésicantes ni de topiques gras, qui rancissent et irritent la peau. La pratique qui consiste à faire les crins en hiver et dans la saison des pluies, cause beaucoup de crevasses; elle est contre-indiquée pour les chevaux qui travaillent dans la boue et restent longtemps dehors.

Quand on a fait les crins, il faut, si le cheval a travaillé dans la boue, laver les membres à l'eau tiède et les sécher avant de rentrer l'animal à l'écurie.

Les indications du traitement curatif varient avec le stade de l'affection. Au début, s'il existe des phénomènes phlegmasiques accusés, on utilisera les compresses humides antiseptiques : des lames d'ouate hydrophile, trempées dans de l'eau boriquée chaude, sont enroulées autour du membre aussi haut que cela est nécessaire; on les maintient en place par du taffetas gommé ou une longue bande de caoutchouc qui ne doit jamais être serrée. Ce pansement, très supérieur aux cataplasmes, peut rester en place vingt-quatre heures sans être changé; toutefois, il est bon de l'arroser, une ou deux fois dans la journée, avec la solution antiseptique.

Quand les symptômes inflammatoires sont calmés et que la lymphangite a diminué, il faut encore recourir de préférence aux pansements antiseptiques. On a préconisé les médicaments les plus divers : teinture d'aloès, glycérine iodée, eau blanche, égyptiac, liqueur de Villate, solution picrique, iodoforme, traumatol, aristol. Avec ces pansements nous avons toujours obtenu de meilleurs résultats qu'en nous bornant à la simple application de pommades ou de poudres absorbantes.

Lorsque les crevasses datent déjà de quelque temps, c'est encore à l'antisepsie et à l'immobilisation qu'il faut recourir. Ajoutons que si l'affection paraît liée à l'eczéma, un traitement interne est utile. Le bicarbonate de soude (20-50 grammes par jour) et l'acide arsénieux (50 centigrammes à 1 gramme) sont les agents qui nous ont donné les meilleurs résultats.

Par les pansements antiseptiques et l'acide arsénieux à l'intérieur, nous avons maintes fois obtenu la guérison, en deux à trois semaines, de crevasses qui résistaient depuis des mois aux topiques de la vieille pharmacie, y compris le souverain égyptiac.

Les fissures cutanées récentes du pli du jarret et du genou sont justiciables des mêmes moyens. Quand elles sont anciennes, leur traitement est celui des plaies calleuses.

La *dermatite papuleuse des membres du cheval* est une affection commune en certains pays, plus fréquente pendant les saisons extrêmes qu'aux périodes intermédiaires. Toujours localisée aux extrémités, il est rare qu'elle dépasse le genou ou le jarret.

La région digitée, le boulet, le canon, sont engorgés, douloureux; de nombreuses papules apparaissent à la peau, des croûtes se forment à leur niveau, qui se détachent bientôt en laissant de petites dépilations.

Plusieurs fois nous avons vu ces papules jusque sur l'avant-bras et la jambe.

Cette affection, dont les causes et la nature sont mal connues, est sans gravité ; elle ne laisse aucune trace. Sa durée est d'environ trois semaines à un mois. Les malades peuvent continuer leur service.

Quelques savonnages à l'eau tiède, puis des lotions quotidiennes avec la solution crésylée à 2 p. 100 suffisent toujours à la guérison, même quand l'éruption s'accompagne d'un assez fort engorgement. S'il survient des gerçures de la peau, les pansements ouatés sont avantageux.

La *dermatite chronique phlegmoneuse*, qui paraît particulière au chien, est ordinairement localisée à des surfaces peu étendues. On la rencontre le plus souvent aux lèvres, au fourreau, au coude, au jarret et à la région digitée. Les danois et les chiens de grande taille, à poil ras, y sont plus sujets que ceux des petites races.

Le début est caractérisé par une tuméfaction de la peau, qui se dépile, se couvre de pustules et revêt un aspect qui offre une grande analogie avec celui de la gale folliculaire. Toutefois, tandis que dans celle-ci la plupart des petits foyers purulents sont blanchâtres, dans la dermatite phlegmoneuse, tous ont une teinte rouge bleuâtre, la mince couche cutanée qui forme leur paroi externe est luisante, leur contenu est sanguinolent. A ces abcès succèdent des trajets fistuleux, qui donnent écoulement à un pus mêlé de sang.

En général, l'affection a une marche très lente. Elle peut rester stationnaire des mois ; parfois elle s'étend à de grandes surfaces et entraîne la mort. Nous avons observé un chien sur lequel la maladie, qui avait débuté au fourreau, s'est étendue à l'aine, à toute la cuisse droite et a provoqué une péritonite mortelle. L'ensemencement du pus recueilli aux abcès du fourreau et de la cuisse, ainsi que celui du liquide péritonéal, a donné des cultures de staphylocoques (*Staphylococcus pyogenes albus* et *aureus*). Dans plusieurs cas où les lésions étaient circonscrites, nous avons encore isolé les mêmes microorganismes.

Cette dermite phlegmoneuse est tenace, rebelle aux traitements qu'on lui oppose. Nous avons essayé contre elle, sans beaucoup de succès, de nombreux agents. La désinfection du tégument par des lotions antiseptiques, la ponction des foyers purulents, la cautérisation de leurs parois avec le chlorure de zinc ou le nitrate d'argent, les applications de teinture d'iode sur la surface malade, sont des moyens qui réussissent dans quelques cas. Lorsque les plaques sont rares et limitées, l'excision est l'intervention de choix.

La *dermatite gangreneuse* a une étiologie complexe. Elle est la terminaison fréquente des phlegmasies cutanées violentes, traumatiques, toxiques ou infectieuses que l'on ne parvient pas à enrayer. L'érythème solaire, l'ingestion d'aliments avariés, altérés par les moisissures, peuvent la provoquer (Friedberger et Fröhner). La dermite gangreneuse des extrémités — le *javart cutané*, — si fréquente chez le cheval pendant la mauvaise saison, est surtout produite par l'action de la boue froide sur la peau; la boue de Paris et certaines boues riches en fins silex semblent particulièrement dangereuses. Les liquides irritants (purin, urine), les caustiques, les traumatismes et particulièrement les atteintes aboutissent au même résultat. L'engorgement des membres postérieurs prédispose à l'affection (Chénier). Dès que l'intégrité de la peau est détruite, l'action des bactériens s'ajoute à celle des autres causes pathogènes, augmente la violence de l'inflammation et précipite la gangrène.

La tuméfaction diffuse et l'endolorissement de la région, le hérissement des poils, le suintement de la peau, les teintes sombres qu'offre celle-ci au niveau du mal et sur les parties dépigmentées, indiquent suffisamment l'intensité de la phlegmasie et l'imminence de gangrène. Lors de javart cutané, la partie inférieure du membre est tuméfiée sur une hauteur variable, parfois jusqu'au-dessus du genou ou du jarret. La sensibilité et la boiterie sont plus ou moins accusées suivant le degré de la phlegmasie. Bientôt on voit à la zone enflammée, soit de petites saillies qui s'entr'ouvrent et laissent échapper des parcelles de tissus nécrosés avec du pus mêlé de sang (Barthe), soit des plaques cutanées humides en voie de mortification ou déjà gangrenées. Il n'est pas rare de constater au centre de celles-ci de la fluctuation profonde dénonçant l'existence d'une suppuration sous-cutanée.

Le traitement préventif se déduit des données étiologiques. Parfois on doit modifier l'alimentation (érythème solaire) ; plus souvent il faut prévenir ou atténuer les nombreuses irritations qui peuvent s'exercer sur la peau. Pour le javart cutané en particulier, on se gardera de faire la toilette des membres pendant les temps froids ou pluvieux, on entretiendra soigneusement les extrémités (lavages à l'eau tiède, séchage, application d'un corps gras isolant si le sujet travaille dans la boue froide). On redoublera de soins pour les membres engorgés, éléphantiasiques, dont les tissus sont prédisposés à la nécrose. (V. *Gelures.*)

Contre la dermatite naissante, on emploiera les moyens indiqués au chapitre de l'*Inflammation*. Friedberger et Fröhner recommandent l'onguent plombo-tannique, les huiles et les vaselines additionnées d'antiseptiques. Nous employons surtout les bains antiseptiques biquotidiens ; dans l'intervalle, la région enflammée est recouverte de compresses trempées dans le bain. Les mouchetures sont parfois utiles. Si l'on perçoit de la fluctuation il faut débrider sans retard ; la ponction précoce et l'antisepsie réduisent les dégâts et parfois conjurent la gangrène.

Dès que la mortification est réalisée, le traitement doit être celui de la gangrène humide. La plaie qu'a produite l'élimination de la zone cutanée sphacélée sera soigneusement désinfectée par l'immersion dans un bain tiède et recouverte d'un pansement antiseptique. Aux vieux onguents, on préférera les vaselines iodoformée, crésylée ou phéniquée. Avant l'antisepsie, alors que le javart cutané était traité par les corps gras ou les cataplasmes, les complications étaient fréquentes : très souvent on avait à combattre une lymphangite grave ;

souvent aussi le processus atteignait un tendon, une synoviale ou l'un des fibro-cartilages du pied. Si la thérapeutique moderne n'a pas fait disparaître ces redoutables accidents, elle en a singulièrement diminué la fréquence.

Encore dénommée *variole anglaise, variole canadienne, acné contagieuse*, la *dermatite pustuleuse contagieuse* est une maladie éruptive, contagieuse, non prurigineuse, caractérisée par la production de vésico-pustules et de croûtes.

L'affection se transmet par les instruments de pansage, les couvertures, les sangles, les harnais, ce qui explique sa fréquence au niveau des épaules et du garrot. On a de bonne heure cherché l'agent pathogène. Dans le pus et les croûtes, Schindelka a rencontré des micrococoques, Siedamgrotzky des diplocoques, Dieckerhoff et Grawitz un petit bacille, Nocard des staphylocoques, des streptocoques et le bacille de la lymphangite ulcéreuse qu'il considère comme spécifique. Il a pu reproduire la maladie avec ce dernier agent.

Les *symptômes* sont très particuliers : quelques jours après la contamination, la région inoculée (dos, croupe, épaule) se couvre de petites élevures, à peu près circulaires, d'un diamètre variant entre celui d'une lentille et celui d'une pièce de 20 centimes. A leur surface, les poils sont hérissés en pinceaux et agglutinés par un exsudat. Sous l'épiderme ramolli est collecté un peu de liquide séro-purulent. Vient-on à arracher le disque croûteux qui recouvre la pustule, on met à nu une plaie circulaire, rose vif, finement granuleuse, recouverte d'une mince couche de pus blanc, crémeux.

Si les pustules sont irritées, les phénomènes inflammatoires s'exagèrent : la peau, très épaissie, est chaude et douloureuse; le tissu conjonctif sous-cutané présente des tuméfactions qui s'abcèdent ou prennent l'aspect furonculeux; l'inflammation des vaisseaux lymphatiques donne lieu à des lymphangites et à des adénites suppurées.

La localisation des pustules en quelques régions, l'absence de prurit, la contagiosité, l'aspect des plaies, ne permettent pas de confondre la dermatite pustuleuse contagieuse avec les blessures de harnachement, l'herpès, l'échauboulure, l'eczéma, le horse-pox, le farcin.

Dans les formes simples, la guérison demande deux à trois semaines. Ce qui fait le danger de cette affection, c'est sa grande contagiosité. Goux l'a vue frapper, en quinze jours, 192 chevaux sur un effectif de 200. Les lymphangites et les adénites suppurées aggravent le pronostic.

L'isolement des malades et la désinfection, à l'eau bouillante ou au sublimé, des harnais, des couvertures, objets de pansage et du local : telles sont les deux indications principales du traitement prophylactique.

On prendra toutes les précautions nécessaires pour éviter la dissémination des bacilles sur le tégument des régions qui entourent les foyers acnéiques. Les croûtes seront détachées et détruites, puis les plaies lavées deux fois par jour avec une solution antiseptique légère et tiède : sublimé à 1 p. 2000, crésyl à 1-2 p. 100, sulfate de cuivre à 2 p. 100. Après chaque lavage on les recouvrira, soit d'une poudre inerte (amidon ou talc), soit de vaseline antiseptique.

La *dermatite verruqueuse*, vulgairement appelée « *eaux aux jambes* », consiste essentiellement en une inflammation chronique exsudative et hypertrophique de la peau des régions inférieures des membres. Très commune autrefois, elle est devenue de plus en plus rare avec les progrès de l'hygiène. Comme par le passé, on la constate particulièrement aux membres postérieurs des chevaux communs, à longs poils, travaillant dans la boue (chevaux de carrière et de halage). L'action pathogène de l'humidité, du purin, des liquides irritants, est indiscutable.

Alors que quelques auteurs la considèrent comme une affection toute locale, pour la plupart elle serait, ainsi que les manifestations eczémateuses vulgaires, liée à un état morbide général (lymphatisme, arthritisme). La fréquence de la maladie à plusieurs membres et la résistance qu'elle oppose aux traitements institués contre elle sont de sérieux arguments à l'appui de cette dernière opinion.

Entre cette affection et la pododermatite chronique verruqueuse (crapaud), les connexions sont étroites, et il semble bien n'y avoir de différence que dans la localisation.

Les eaux aux jambes ont pour siège habituel le pli du paturon et la face postérieure du boulet, parfois elles remontent sur le canon et le jarret. Aux régions atteintes, les poils sont hérissés; le liquide blanchâtre qui les humecte s'écoule par gouttelettes sur le sabot et le sol. La peau, chroniquement enflammée, épaissie, recouverte d'une matière purulente grisâtre, sanieuse, fétide, présente des végétations constituées par des papilles hypertrophiées

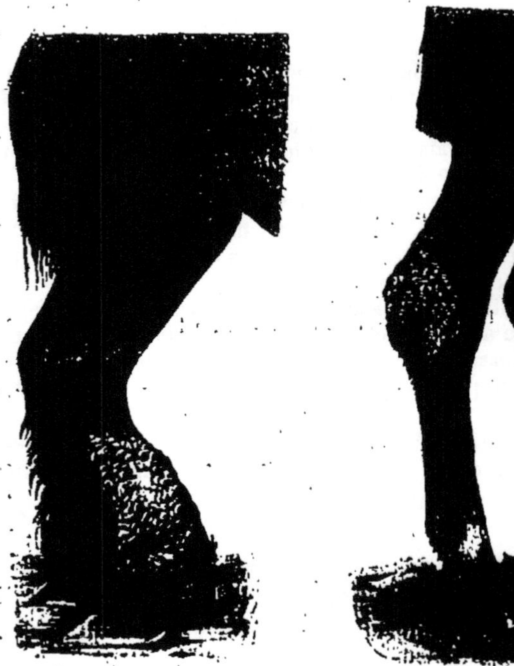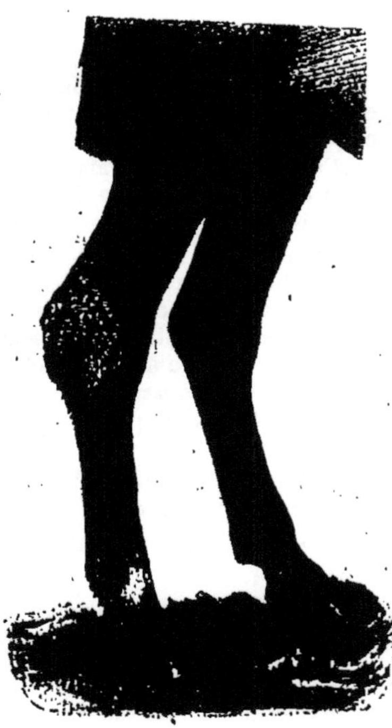

Fig. 61 et 62. — Eaux aux jambes.

et désignées communément sous le nom de *verrues*, de *fics*, de *grappes* (*fig.* 61 *et* 62). Le membre tout entier est volumineux, infiltré, éléphantiasique.

De fréquentes complications (crevasses, javart cutané, abcès, lymphangite) peuvent attiser les phénomènes inflammatoires.

On ne saurait confondre la dermatite verruqueuse avec les crevasses ou le javart cutané. Le hérissement des poils, l'exsudat continu et fétide, la présence des fics, suffisent au diagnostic.

Prise au début et bien traitée, cette affection peut guérir en quelques semaines; il est des cas, au contraire, où elle résiste à tous les traitements. Le pronostic est encore aggravé par le caractère ambulatoire et récidivant du mal.

Le traitement préventif se déduit de l'étiologie : éviter l'action prolongée, sur la peau des régions inférieures des membres, des boues et des liquides irritants; panser sans retard et avec soin les plaies, les crevasses, les phlegmasies cutanées de ces régions.

Dès que la maladie existe, on doit instituer un traitement local actif. L'énumération des nombreux moyens conseillés serait fastidieuse. Nous ne parlerons que des principaux.

Si les phénomènes inflammatoires aigus et la boiterie font le plus souvent défaut, la peau est parfois le siège d'une assez vive phlegmasie. Celle-ci, combattue jadis par la saignée, les cataplasmes émollients, le séton à la fesse ou au poitrail, doit être traitée par les lotions ou les bains antiseptiques tièdes. A l'aide d'une botte spéciale ou d'un seau, on donnera deux fois par jour un bain tiède de crésyl à 2-3 p. 100 ou de sulfate de cuivre à 3-4 p. 100. Dans les intervalles des bains, on recouvrira la région de compresses trempées dans les mêmes solutions : bientôt l'inflammation s'apaise, la région se nettoie, la sécrétion diminue. On emploie ensuite les astringents ou les caustiques légers. — Beaucoup de praticiens utilisent de préférence les lotions ou les pansements avec la liqueur de Villate ou une solution de sulfate de cuivre (4-6 p. 100). Möller recommande le mélange d'acide sulfurique et d'alcool (1 p. 10-20) appliqué en pansements. La mixture de Prangé (alun 125, sulfate de zinc 125, acide arsénieux 10, acide sulfurique 5, eau 1 000), la liqueur caustique de Veret (sulfate de cuivre 10, acide sulfurique 12, vinaigre 78), celle de Delabère-Blaine (sublimé 30, alcool à 22° 30, eau 1 litre), ont leurs partisans. Toutes ces préparations peuvent être employées avantageusement, si l'on a, au préalable, fait usage des antiseptiques. — Gmeiner et Burger recommandent la térébenthine. La région malade, soigneusement lavée à l'eau chaude, puis séchée, est recouverte de plumasseaux imprégnés de térébenthine maintenus par des tours de bande. Le pansement est d'abord fait chaque jour et l'animal laissé au repos. Bientôt on permet le travail, les parties étant recouvertes de térébenthine sans pansement; celui-ci n'est plus appliqué que pendant la nuit. Très rapidement la sécrétion diminue, devient inodore; les végétations se flétrissent; la guérison est obtenue en quatre à six semaines.

Le traitement recommandé par Mouilleron est l'un des plus simples : désinfecter soigneusement la région, avec la liqueur de Van Swieten ou le permanganate de potasse à 1 p. 100, essuyer la peau ; la recouvrir de vésicatoire, savonner au bout de cinq ou six jours pour faire tomber les croûtes, puis lotionner deux fois par jour avec la solution suivante : sulfate de cuivre, 60 grammes ; vinaigre, un litre. Les fics trop volumineux sont détruits par la ligature élastique. La guérison survient en trois à cinq semaines.

A l'intérieur, on prescrira les médications iodurée et arsenicale.

A la condition de soustraire la zone enflammée à l'action prolongée de l'eau ou de la boue, le travail modéré est avantageux.

La guérison obtenue, on préviendra les récidives par une bonne hygiène, par l'entretien soigné des locaux, par le pansage régulier des extrémités et par la continuation, d'une façon intermittente, de la médication interne.

Beaucoup d'auteurs étrangers continuent à considérer comme une *dermatite spéciale* les diverses localisations cutanées du *horse-pox*. Depuis les observations de Lafosse et de Bouley, on connaît les formes variées qu'est susceptible de revêtir cette affection : tantôt l'éruption est généralisée, des pustules en plus ou moins grand nombre existent sur toute la surface cutanée, discrètes en certains points, concentrées ailleurs ; tantôt elle est localisée en quelques régions ou même à une seule, assez fréquemment elle se produit aux parties inférieures des membres, déterminant cette forme de phlegmasie cutanée que, vers la fin du siècle dernier et le commencement de celui-ci, les maréchaux anglais désignaient sous le nom de *grease*, et à laquelle Jenner a donné l'appellation de *shore-hell's ;* étendue à de plus grandes surfaces, elle simule les *eaux-aux-jambes aiguës ;* parfois elle vient s'ajouter à quelque lésion récente ou ancienne, à une plaie opératoire, à la nécrose du cartilage scutiforme ou des tendons, et peut simuler une poussée érysipélateuse ; dans d'autres cas encore, confluente vers les parties inférieures de la tête, sur la peau des lèvres, des naseaux, sur la pituitaire, et accompagnée de lymphangites, d'adénites, elle se présente sous un aspect clinique qui pourrait donner tout d'abord l'impression de la morve ou du farcin : enfin, ce paraît bien être elle qui, cantonnée sur la muqueuse buccale, constitue l'affection décrite sous le nom de *stomatite pustuleuse contagieuse.*

Lafosse et Bouley ont démontré, par l'inoculation aux bovins, la véritable nature de cette affection éruptive à multiples déterminations : le liquide des pustules, inséré dans la peau de la génisse, a produit la vaccine.

Les phlegmasies cutanées provoquées par le horse-pox peuvent retentir à un degré variable sur les lymphatiques, mais leur marche typique, leurs caractères propres, leur faible durée, rendent le diagnostic facile. Même au paturon et à la couronne, il est aisé de différencier l'éruption de horse-pox de la dermite gangreneuse (javart cutané), des crevasses et des eaux aux jambes.

La maladie étant très contagieuse, il importe de prendre des mesures prophylactiques. On évitera surtout le transport de la sérosité virulente par les objets de pansage. L'évolution cyclique de l'éruption et sa bénignité dans la généralité des cas dispensent d'une intervention active. Ordinairement on se borne à surveiller l'évolution de la maladie et à combattre les complications qui peuvent survenir : lymphangites, adénites, crevasses. L'application de poudres absorbantes ou antiseptiques à la période de sécrétion, et dans les cas de phlegmasie vive de la peau des parties inférieures des membres, le repos, les bains phéniqués ou crésylés chauds, le pansement ouaté, constituent toute la thérapeutique.

Möller conseille de saupoudrer les surfaces malades avec le mélange de tanin et d'iodoforme, ou de les recouvrir d'un mélange d'onguent de paraffine et de pommade à l'oxyde rouge de mercure, puis d'un pansement ouaté qu'on laisse à demeure un temps variable, suivant l'abondance de la suppuration.

IV. — ÉLÉPHANTIASIS.

On doit appeler *éléphantiasis* les augmentations considérables de volume d'une région dues à une dermite fibreuse hypertrophique, à une sclérose de la peau et du tissu conjonctif. Il ne s'agit pas là d'une entité morbide, mais d'une lésion commune à diverses affections ; il y a *des éléphantiasis*. Nous n'observons pas, chez les animaux, le type enzootique dû, chez l'homme, à la filaire du sang. L'éléphantiasis se voit surtout aux membres postérieurs du cheval, le plus ordinairement à un seul ; il se rencontre aussi aux membres antérieurs et à quelques autres régions, notamment au fourreau et aux lèvres.

Les obstacles à la circulation veineuse, à la circulation lymphatique ou aux deux à la fois, en sont les causes ordinaires. Le plus souvent, il relève d'une obstruction lymphatique d'origine inflammatoire, par suite de « nœuds de lymphangite oblitérante » (Renault) : la dermite hypertrophique succède à l'œdème. Tantôt l'affection s'établit consécutivement à une lymphangite aiguë dont la résolution a été incomplète ; tantôt elle succède à des engorgements locaux provoqués par des lésions suppuratives de la peau (furonculose, crevasses) ; dans certains cas, elle apparaît à la suite de lymphangites répétées ; dans d'autres, elle paraît se constituer d'emblée et évolue avec une grande lenteur. Le tissu conjonctif chroniquement enflammé renferme les agents des lymphangites,

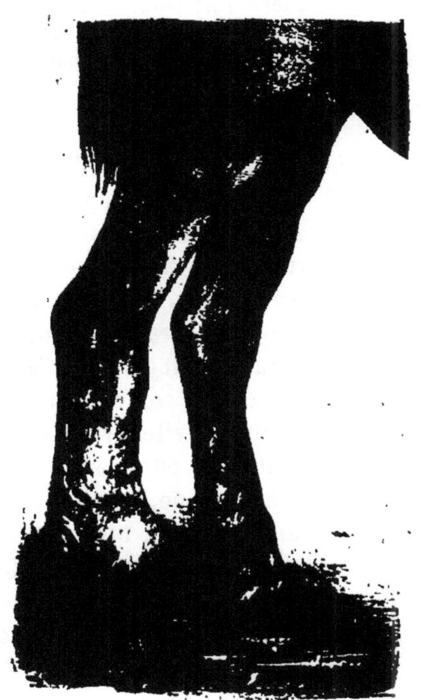

Fig. 63. — Eléphantiasis.

particulièrement les streptocoques, et les poussées aiguës, si fréquentes, sont dues à un réveil de ces microbes latents ou à des inoculations successives.

Les parties malades sont le siège d'une phlegmasie chronique qui ne doit plus disparaître. Aux membres postérieurs du cheval, l'hypertrophie, parfois limitée au boulet et à la région phalangienne, s'étend souvent jusqu'à la partie supérieure du jarret ; dans certains cas elle remonte plus ou moins haut sur la jambe. D'ordinaire le gonflement est uniforme, le membre hypertrophié en « cylindre régulier » dont les dimensions augmentent par le repos, la peau tendue, dure, lisse, sans îlot inflammatoire et sans fissure ou effraction épidermique. Il est possible qu'il survienne des poussées inflammatoires et que des abcès se développent dans l'épaisseur du derme. Lorsque l'affection est ancienne et le membre volumineux, des bourrelets saillants se montrent au jarret, au boulet, à la couronne (*fig.* 63). L'extrémité affectée peut acquérir des dimensions et un poids considérables : dans un cas d'éléphantiasis d'un membre postérieur, observé chez le cheval par Siedamgrotzky, le jarret avait 75 centimètres de circonférence et le paturon 65 ; Burmeister a disséqué un membre postérieur qui avait subi une telle augmentation de volume que sa portion sous-tarsienne pesait 50 kilos.

Les *altérations* sont celles de la sclérose : derme épaissi, riche en faisceaux fibreux et en lymphatiques dilatés, remplis de caillots de lymphe ; tissu conjonctif dur, lardacé, où le tissu graisseux a disparu étouffé et où les veines, entourées de tissu fibreux, restent béantes sur la coupe.

Le *diagnostic* n'est difficile qu'au début : la lymphangite disparaîtra-t-elle ou aboutira-t-elle à l'éléphantiasis ? A la période d'état, l'hésitation n'est plus possible.

Si la lésion ne compromet pas directement la vie du sujet et permet son utilisation pendant un long temps, elle progresse fatalement et résiste à tous les traitements. Les complications d'abcès, de lymphangite aiguë ne sont pas rares.

Les plaies des extrémités, les crevasses, les lymphangites, conduisent rarement à l'éléphantiasis quand un pansement ouaté immobilise la région, prévient la souillure des plaies, l'inflammation chronique du tégument et du tissu conjonctif.

La désinfection de la peau et son entretien dans un parfait état de propreté, l'hydrothérapie, le massage léger, la compression, constituent tout le traitement curatif. L'abus des bains et des douches est nuisible. On peut faire la compression par des bandes de flanelle, de toile, ou de caoutchouc ; elle sera intermittente et exercée au degré convenable : trop faible, ses effets sont nuls ; trop forte, elle peut entraîner de la gangrène cutanée. Chez certains malades, celle-ci se produit avec une grande facilité ; nous avons vu plusieurs fois des plaques de sphacèle déterminées par une bande de caoutchouc modérément serrée.

On bannira les pommades à l'axonge, qui irritent la peau et provoquent la chute des poils. Les fondants, les vésicants, la cautérisation, n'ont jamais procuré aucun bénéfice, et leur action est le plus souvent nuisible ; dans les quelques cas où nous les avons essayés, ils ont invariablement produit une poussée hypertrophique. Les pointes de feu donnent souvent naissance à autant de chéloïdes cicatricielles. Les scarifications, les mouchetures, ne laissent échapper qu'une petite quantité de liquide ; la *sclérose* l'emporte sur l'œdème. En somme, on conseillera l'utilisation du sujet à un léger service, le massage et l'application, pour la nuit, d'une bande de caoutchouc enroulée de bas en haut sur le membre préalablement entouré d'une couche d'étoupe, laquelle régularise la compression; cette compression *légère* ne durera pas plus de dix à douze heures. Le membre sera fréquemment lavé à l'eau tiède, puis séché.

Quant aux poussées lymphangitiques et aux abcès qui surviennent quelquefois, ils nécessitent d'autres moyens. (V. *Maladies des lymphatiques* et *Abcès*.)

Sous le nom d'éléphantiasis, on a décrit chez le bœuf une affection toute différente de celle désignée par cette expression chez le cheval. Elle débute par de la tristesse, de l'inappétence, des symptômes fébriles; ensuite la peau se tuméfie au fanon, sous le ventre et aux membres, depuis le genou et le jarret. Le mufle, les oreilles, les paupières ne tardent pas à s'œdématier; des ulcérations se montrent parfois dans la bouche ou dans le nez, entraînant soit un écoulement de salive filante et fétide, soit un jetage plus ou moins abondant. Bientôt des crevasses se produisent aux parties affectées, la peau se dessèche, les poils tombent. Quelques animaux succombent; mais généralement les plaies se cicatrisent et le sujet se rétablit peu à peu tout en restant maigre. La peau épaissie est couverte de squames furfuracées; il est des cas où les poils ne repoussent pas. Zundel ne voyait là qu'une forme spéciale du coryza gangreneux. Pour Cadéac, il s'agit d'anasarque.

Cruzel a longtemps essayé sans succès un grand nombre de produits pharmaceutiques. La saignée, les boissons nitrées, mais surtout les frictions d'essence de térébenthine plusieurs fois répétées dans la journée sur toutes les parties où la peau est tuméfiée, seraient des moyens avantageux au début de l'affection, avant la formation des crevasses. Cadéac recommande le traitement de l'anasarque : au début, avant l'apparition des engorgements, la saignée donne les meilleurs résultats; plus tard on emploiera le sulfate de soude, l'alcool, le vin, l'azotate de potasse, les scarifications et les bains de vapeur. Les frictions irritantes (charge Lebas, liniment ammoniacal, essence de térébenthine) sur les engorgements pourraient aussi être utilisées.

Si la gangrène survient, il faut faciliter l'élimination des escarres et panser antiseptiquement les plaies qui en résultent.

V. — ACNÉ. — FOLLICULITES PILAIRES.

Les éruptions papulo-pustuleuses dues à l'inflammation des glandes sébacées et des follicules pileux se rencontrent sur les sujets de diverses espèces domestiques, mais avec une plus grande fréquence chez le cheval et chez le chien. Produites par des causes multiples, elles semblent être surtout le résultat d'irritations mécaniques des follicules pilo-sébacés. Sur les chevaux récemment tondus, il est commun d'observer, aux régions qui supportent les harnais, des plaques d'acné confluentes. Les poils courts, rigides, transmettent les pressions aux bulbes pileux, agissent à la façon d'épines irritantes et provoquent ainsi une inflammation papuleuse ou pustuleuse. Au bord supérieur de l'encolure, à la région où appuie le collier, les crins, coupés très courts, peuvent de même irriter les follicules pilo-sébacés et amener une éruption acnéique, qui se complique souvent de cors miliaires extrêmement douloureux (V. *Garrot*). Mollereau a décrit une forme d'acné contagieuse du cheval. — **Chez** le chien, l'acné se rencontre aux régions les plus diverses ; dans certains cas, elle est *généralisée*.

L'affection est caractérisée par l'apparition, dans le tégument, de boutons ayant d'ordinaire le volume d'un pois ; d'abord durs, ces boutons finissent par s'ouvrir et laisser écouler une petite quantité de pus.

L'acné de la tonte se reconnaît aisément : elle se développe dans les points où frottent les harnais sur des animaux ayant les crins courts. Les autres formes nécessitent parfois un examen plus attentif.

Quand la cause de l'acné est connue, la première indication du traitement est d'en atténuer les effets ou de la supprimer. Chez le cheval, on interposera entre les harnais et le tégument affecté une lame d'étoffe souple. La malpropreté de la peau entretenant la maladie et favorisant son extension, on fera aux régions atteintes quelques savonnages avec des solutions antiseptiques tièdes, et après les avoir essuyées, on les recouvrira soit de glycérine, soit de vaseline phéniquée ou boriquée. Si l'éruption est récente, ces moyens suffisent. Dans les cas anciens, lorsque la peau est indurée, on peut employer avantageusement la pommade mercurielle.

Chez le chien, contre l'acné récente, on utilisera de préférence la lanoline salicylée (acide salicylique 20, lanoline 80-100), et contre l'acné ancienne, l'acide borique crésylé (créoline 1, acide borique 40). — Avant l'application de ces agents, on ouvrira les boutons purulents et l'on nettoiera les surfaces malades.

VI. — FURONCLE. — ANTHRAX.

Les inflammations infectieuses circonscrites de la peau, se terminant par la suppuration et la formation de « bourbillons », sont assez communes chez les animaux. Zundel aurait observé la furonculose sur des chevaux surmenés, mal nourris et sur des sujets à constitution épuisée. Nous l'avons maintes fois constatée chez le chien en diverses régions, et chez le cheval aux parties inférieures des membres.

La bactériologie a démontré que le furoncle et l'anthrax sont provoqués, chez l'homme, par un même microorganisme, le *Staphylococcus pyogenes aureus*. Dans le furoncle, l'agent infectieux pénètre par l'orifice d'un follicule pilo-sébacé et les lésions s'étendent à l'aréole correspondante du derme ; quand plusieurs aréoles voisines sont prises, le furoncle devient un anthrax. (Broca.) — Si le staphylocoque est la cause primordiale du mal, la malpropreté, le surmenage, les troubles intestinaux, l'albuminurie, le diabète, favorisent sa pullulation.

Le furoncle débute par une petite tuméfaction sensible, qui se perfore au centre ; ce cratère laisse échapper un liquide séro-purulent et montre à son fond un bourbillon grisâtre qui bientôt s'élimine, laissant une plaie bourgeonneuse. Dans la furonculose, il y a un nombre parfois considérable de furoncles.

L'anthrax est constitué par une plaque cutanée vivement enflammée sur laquelle se forment des fistules renfermant chacune un bourbillon, si bien qu'elle prend l'aspect d'une écumoire ou d'un guêpier. En même temps surviennent des symptômes généraux parfois accusés.

On ne saurait confondre le furoncle et l'anthrax avec le phlegmon; celui-ci est sous-dermique et non cutané. La présence du bourbillon permet toujours de les distinguer de l'acné et des folliculites pilaires.

L'onguent basilicum, les frictions mercurielles, la pommade de laurier, les cataplasmes, doivent être abandonnés. La désinfection de la région avec des solutions antiseptiques chaudes (sublimé, acide phénique ou crésyl), les pulvérisations ou les affusions avec ces liquides et l'application de compresses chaudes (50°), recouvertes d'un enduit imperméable, constituent le meilleur traitement du furoncle. Les compresses antiseptiques ont tous les avantages des cataplasmes sans en avoir les inconvénients. Avec elles, la douleur s'apaise, la rougeur diminue, la lésion se circonscrit. — Pour les régions inférieures des membres, les bains antiseptiques sont particulièrement recommandables ; chaque jour on en donnera deux ou trois et l'on complétera leur action par l'application de compresses. ,

Dans l'anthrax, selon la gravité des lésions, on s'en tiendra aux moyens précédents ou bien on fera d'abord l'incision de la tumeur. Si des collections purulentes se développent au voisinage, elles seront ponctionnées aussitôt que reconnues et pansées ensuite comme il convient. Il est quelquefois nécessaire de faire des débridements et de placer des drains ; en pareil cas, le thermocautère limite l'hémorragie et prévient les auto-inoculations. (V. *Abcès*.)

Parfois il est bon d'instituer un traitement général. Les purgatifs, l'arsenic, le crésyl et le naphtol en sont les principaux agents.

VII. — KYSTES SÉBACÉS.

Les kystes sébacés se rencontrent avec une fréquence variable dans les espèces domestiques et aux diverses régions du corps. Chez le cheval, on les trouve le plus souvent aux naseaux, dans la fausse narine, aux lèvres, à l'oreille, au fourreau. Leur origine est variable. Dans la grande majorité des cas, ils résultent de l'accumulation, dans les glandes sébacées, du produit de sécrétion de ces organes. Mais on peut exceptionnellement en constater sur la muqueuse buccale et sur celle des lèvres, où il n'existe pas de glandes sébacées; alors, il s'agit sans doute d'inclusions épidermiques.

Leur cause première est l'oblitération du follicule pilo-sébacé, soit par des détritus épidermiques desséchés, soit par l'inflammation. Leurs dimensions oscillent d'ordinaire entre celles d'une noisette et celles d'une petite pomme.

Ils sont aplatis, déprimés vers le centre, nettement circonscrits, indolents, de consistance variable, le plus souvent pâteux ou plus ou moins rénitents, parfois fluctuants, ou de consistance inégale, très durs par places, très mous ailleurs. Le contenu, formé de cellules épidermiques et de matières grasses, varie dans son aspect suivant les proportions des éléments constituants : généralement c'est une bouillie caséeuse ou une substance solide analogue à de la graisse solidifiée (kyste stéatomateux); dans certains cas une matière qui a l'aspect du miel (kyste mélicérique).

Si le diagnostic précis est dans quelques cas assez difficile, il n'a qu'une importance secondaire : le kyste sébacé ne peut guère être confondu qu'avec des affections réclamant les mêmes moyens de traitement, — la *ponction* ou *l'ablation*.

La *ponction simple* est toujours insuffisante ; elle permet l'évacuation du contenu, mais la plaie se cicatrise vite et la tumeur se reproduit. Les ponctions répétées, suivies d'injections irritantes (teinture d'iode au 1/3, chlorure de zinc au 1/10), suffisent souvent à la guérison. Ce traitement nous a réussi dans deux cas de kystes volumineux de la fausse narine. La cautérisation à la pâte de Vienne ou au nitrate d'argent, après évacuation du contenu de la tumeur, est un moyen qui donne également des succès. L'intervention de choix est *l'ablation* : après incision de la peau, on énucléera la masse avec la bistouri ou la sonde, sans ouvrir la poche, car le contenu souillerait le foyer opératoire. Avec des précautions antiseptiques, on obtient vite la cicatrisation de la plaie.

VIII. — CORNES CUTANÉES.

On observe parfois chez les animaux, en des régions très diverses, mais plus particulièrement à la tête, des productions anormales saillantes, dures, formées de cellules épidermiques kératinisées et désignées sous le nom de *cornes cutanées*. Chez les animaux — cheval, bœuf, mouton, chien, chat, — on n'a relaté que des exemples de cornes solitaires; sur les humains on connaît des exemples de cornes généralisées. Si leur lieu d'élection est la tête, il s'en développe aussi sur le dos, au flanc, au ventre, aux membres. Plus ou moins longues et de calibre variable, elles sont droites ou courbes, lisses ou irrégulières. Il est de ces productions qui tombent au bout de quelques mois et sont bientôt remplacées par d'autres semblables. Certaines sont vivaces, définitives. Aux parties qui sont le siège de frottements répétés, on peut voir apparaître des néoformations semblables aux cornes cutanées. (V. *Hygroma du genou.*)

Tandis que chez les mammifères les cornes cutanées sont l'expression d'une hypersécrétion cornée due à des causes qui, souvent, ne peuvent être précisées, dans quelques espèces aviaires, chez le perroquet notamment, il est commun de rencontrer sur les joues ou d'autres régions de la tête, sur le tronc, les membres ou sur la muqueuse buccale, des productions cornées de nature tuberculeuse. Ici, ce sont les bacilles de Koch qui activent la kératogenèse. Depuis que l'attention est attirée sur ces singulières néoformations tuberculeuses, nous en avons recueilli de nombreux exemples. Krampf a relaté l'observation d'un perroquet phtisique, sur la joue droite duquel s'était développée une corne mesurant 2 centimètres de diamètre à sa base et 5 centimètres de longueur. (V. *fig.* 58.)

Le seul traitement efficace des cornes cutanées des mammifères est l'extirpation. Si l'on se borne à les scier, même très près de leur base, elles se reproduisent. Il faut les enlever totalement et exciser l'îlot cutané dont la fonction est pervertie. Quelques auteurs conseillent la destruction de cet îlot cutané par les caustiques. Mieux vaut faire usage du bistouri. (Pour le traitement des cornes cutanées du perroquet, V. *Tuberculose.*)

Observée sur le veau par Numann, Gurlt, Paugoué, Goubaux, l'*ichtyose* consiste en une hypertrophie générale de l'épiderme. La peau ressemble à celle du crocodile ou du caïman. Il n'est pas de traitement efficace contre cette affection. Tous les veaux qui en étaient atteints sont morts peu de jours après leur naissance.

IX. — TUBERCULOSE. — BURSATTEE.

On distingue d'ordinaire, chez l'homme, quatre formes de tuberculose cutanée : 1° *ulcération tuberculeuse;* 2° *tuberculose verruqueuse ;* 3° *lupus ;* 4° *gommes scrofuleuses et abcès froids.*
Les ulcérations tuberculeuses ne sont pas rares chez le chien et le chat : sur 14 observations recueillies par l'un de nous, 12 occupaient un point variable du bord antérieur du cou. Il est juste de dire que, le plus souvent, ces ulcérations tuberculeuses du chien ne frappent pas primitivement la peau ; elles succèdent d'ordinaire à une adénopathie. La tuberculose verruqueuse se voit surtout chez le perroquet. (V. *Cornes cutanées.*)
Dans le lupus, le derme contient des tubercules qui se rétractent (*lupus non ulcéreux*) ou s'ulcèrent (*lupus ulcéreux*). Les gommes scrofuleuses sont des nodosités de la peau et du tissu conjonctif qui se caséifient et amènent la production d'abcès froids. En pathologie vétérinaire, on a parfois signalé des lésions tuberculeuses rappelant le lupus et les gommes.

Le diagnostic *tuberculose cutanée* établi, on doit conseiller le sacrifice du malade. Si l'on intervient, les principaux traitements locaux sont : l'ignipuncture interstitielle, le grattage complet suivi de pansements à l'iodoforme, l'ablation totale des tissus tuberculeux.

On connaît dans l'Inde sous le nom de «Bursattee», en Amérique sous celui de « Leeches », une maladie de la peau et du tissu conjonctif étudiée en France par Drouin et Rénon comme une « mycose innomée du cheval ».
Surtout fréquente en été, elle est caractérisée par le développement, dans le derme cutané ou le tissu conjonctif, de tumeurs dures qui s'ulcèrent en laissant écouler une plus ou moins grande quantité de pus. La plaie résul-

tant de l'ouverture du foyer est d'ordinaire rebelle à la cicatrisation. On note souvent un violent prurit et une maigreur accusée.

Si l'on incise l'une de ces tumeurs, on la voit constituée par une coque fibreuse, épaisse, renfermant une masse dure, jaunâtre, mûriforme, facilement énucléable, de la consistance du mortier de chaux.

L'étiologie de cette affection n'est pas complètement élucidée. Il semble qu'elle résulte de l'envahissement des tissus par un mycélium voisin des streptothrix parasites ; l'inoculation se fait sans doute au niveau d'une excoriation. Les éleveurs ne croient pas à la contagion.

La présence des concrétions pierreuses permet d'éliminer la botryomycose, les tumeurs cutanées, les lymphangites ulcéreuse ou morveuse.

Contre cette affection, on a préconisé l'administration interne d'iodure de potassium et la destruction des tumeurs par l'acide arsénieux. Ces procédés incertains doivent céder le pas à l'ablation hâtive et totale des tumeurs. Quand on a enlevé tous les parasites, la guérison est rapide ; dans le cas contraire, les lésions se reproduisent.

X. — TUMEURS.

Les *papillomes cutanés* sont formés par une hypertrophie des papilles normales recouvertes de cellules pavimenteuses cornées. Communs chez les animaux, ils sont plus fréquents chez le cheval et chez le bœuf que dans les autres espèces. On les observe à toutes les régions, mais celles qui en présentent le plus souvent sont la tête, la face inférieure du tronc, les organes génitaux, la face interne des membres. Sur le cheval, l'âne et le mulet, les papillomes existent parfois en très grand nombre ; on peut en compter plusieurs centaines à la surface du corps. Sur une vache traitée par Lehnert, leur poids atteignait 20 kilos. Leur volume varie d'ordinaire entre celui d'un pois et celui d'une noix ; ils forment parfois des conglomérats qui ont les dimensions du poing.

Peu graves par elles-mêmes, ces tumeurs, très exposées aux actions traumatiques, deviennent facilement saignantes, s'enflamment et sécrètent une matière purulente qui se dessèche à leur surface ou se putréfie et exhale une odeur fétide. Elles peuvent aussi gêner les mouvements, diverses fonctions, et quand elles sont très nombreuses, elles retentissent sur l'état général.

Le nombre considérable de verrues qui existent parfois sur le même individu a fait admettre une « diathèse papillomateuse ». Hertwig a soutenu que ces productions étaient héréditaires. On a cru remarquer que des tumeurs secondaires se développent quelquefois en des points souillés par le sang venant d'une verrue primitive. Leur contagiosité est depuis longtemps admise par le vulgaire. Majocci, Cornil et Babès y ont trouvé un parasite spécial — le *bacterium porri*.

Chez les jeunes animaux, il n'est pas rare de voir les verrues disparaître spontanément, même quand elles existaient sur d'assez grandes surfaces. La même terminaison peut s'observer à tous les âges. Lübke a relaté le cas d'un cheval de 13 ans, couvert de verrues de toutes dimensions, qui se détachèrent sans aucun traitement, laissant des plaies dont la cicatrisation se produisit régulièrement. Mais ces guérisons spontanées sont exceptionnelles, et quand les verrues sont très nombreuses, volumineuses ou simplement gênantes, elles nécessitent une intervention active.

Le traitement interne (magnésie calcinée, acide arsénieux, mercuriaux) ne réussit que contre les formes bénignes, éphémères, ou contre celles dont l'heure de la guérison est arrivée. Si la magnésie donnée à la dose de $0^{gr},50$ à 2 grammes par jour paraît amener la chute des verrues labiales du chien, nous savons que celles-ci disparaissent d'ordinaire spontanément, et le fait de Lübke, auquel on pourrait en ajouter d'autres, montre qu'il peut en être de même pour les verrues cutanées, quel qu'en soit le siège.

Le seul traitement efficace des verrues persistantes, c'est leur destruction par les caustiques ou l'ablation. On peut faire usage des acides sulfurique, azotique, chlorhydrique, acétique ou chromique. Après avoir enlevé par grattage la couche superficielle, on applique le liquide caustique sur le sommet de la tumeur, à l'aide d'une baguette de verre ou de bois, sans dépasser les limites du mal. La couche escarrifiée se dessèche et s'élimine au bout de quelques jours; on répète plusieurs fois la cautérisation. L'acide arsénieux et divers autres produits arsenicaux déposés en poudre à la surface des verrues, amènent la mortification et la chute de celles-ci. On a également recommandé les applications répétées de collodion sublimé (sublimé, 1 gramme; collodion riciné, 30 grammes).

Chez les grands animaux, où le traitement doit être rapide et économique, le mieux est de pratiquer l'ablation des verrues par la ligature élastique, la torsion, l'écraseur ou le bistouri. Chez le chien, on emploiera de préférence la ligature avec un fil de soie, ou les cautérisations légères et répétées jusqu'à complète destruction des tumeurs.

Les *fibromes multiples*, les *adénomes*, les *ostéomes* (Leblanc), les *névromes* et les autres espèces néoplasiques sont beaucoup plus rares. Si ces tumeurs sont nombreuses, l'intervention est difficile et souvent inefficace. Quand elles sont isolées, le traitement consiste en l'ablation large de la néoplasie. L'adénome du malade de Liénaux n'adhérait pas à la peau; l'extirpation en fut facile. Pour les plaques osseuses du tissu conjonctif sous-cutané (Liard, Laquerrière), l'ablation a été presque toujours suivie de succès.

Les *épithéliomes* — les *cancroïdes* — se rencontrent d'ordinaire au voisinage des orifices naturels, le plus souvent aux lèvres. Ils sont particulièrement communs chez les vieux chiens. Leurs caractères cliniques sont bien connus : au début, petite tumeur dure, envahissante ; plus tard, ulcération indolente ou peu douloureuse, taillée à pic, à fond aride, grisâtre, entourée d'une zone d'induration, accompagnée de lymphangites et d'adénopathies spécifiques. Au début, la guérison a été parfois obtenue à l'aide des caustiques arsenicaux (acide arsénieux, pâtes de Guy de Chauliac ou de Rousselot, pâte de Vienne). Le chlorate de potasse en poudre ou en solution saturée et le bleu de méthylène l'ont donnée dans certains cas. Mais l'extirpation totale du foyer néoplasique est encore le moyen de choix. L'essentiel est d'opérer vite, avant l'apparition des adénopathies. (V. *Tumeurs en général*.)

Les *sarcomes cutanes* et *hypodermiques* (*fig.* 64) coexistent ordi-

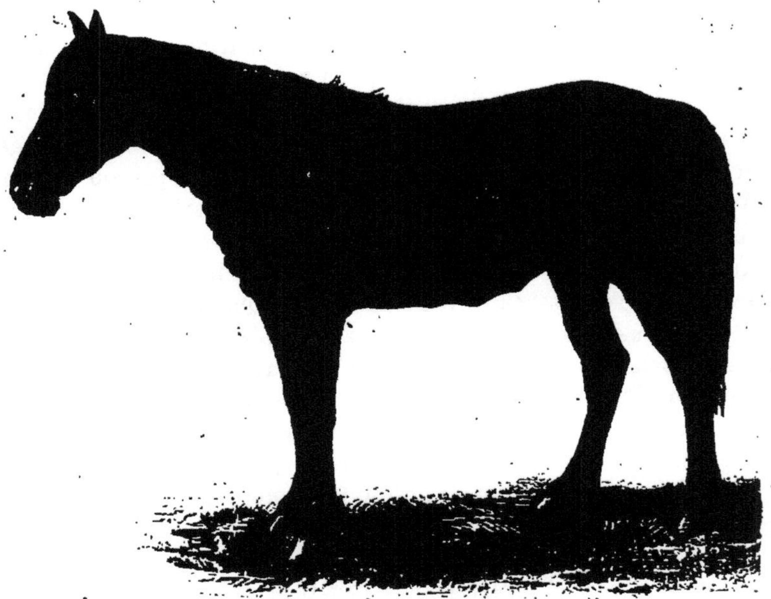

Fig. 64. — Sarcomatose hypodermique.

nairement avec des tumeurs viscérales de même nature, plus ou moins généralisées.

XI. — Affections parasitaires.

Nous ne dirons rien des affections déterminées par les insectes parfaits, les acares et les champignons qui vivent à la surface de la peau. — Les larves des *sarcophages* et des *lucilies* vivent en parasites sur les plaies de l'homme et des animaux. Mégnin a trouvé dans ces plaies celle de la *sarcophage magnifique*. En Hollande, on a signalé sur les moutons le développement de larves de lucilie qui percent la peau en écumoire. Dans les pays tropicaux, les larves de certaines mouches à viande, déposées sur l'ombilic des jeunes veaux, détermineraient des inflammations mortelles (Friedberger et Fröhner). La propreté, le lavage des traumatismes avec des solutions antiseptiques, suffisent pour amener la guérison. — L'*ochromye anthropophage* ou mouche de Cayor donne des larves qui se développent dans le tissu conjonctif sous-cutané de l'homme et de quelques animaux (chien, chat, chèvre). Les petites tumeurs qu'elles provoquent disparaissent rapidement après la sortie de la larve. On pourrait donner issue à celle-ci par un débridement. Le tissu conjonctif du pigeon héberge parfois une larve (*hypodectes columbarum*), qui détermine des phlegmasies légères.

Pendant la saison estivale, l'*hypoderma bovis* dépose à la surface de la peau du bœuf des œufs donnant naissance à des larves, lesquelles perforent la peau et se développent dans le tissu conjonctif sous-cutané. Au printemps suivant, on observe sur le corps de l'animal des tuméfactions plus ou moins nombreuses, du volume d'une noix, dues à l'inflammation chronique que cause la présence du parasite. Rapidement ces lésions s'abcèdent et se fistulisent. — On prévient l'affection en badigeonnant la peau avec des solutions *appropriées* (décoction de feuilles de noyer, solution étendue de tabac, d'aloès, d'asa fœtida). On a également recommandé de ne conduire les animaux au pâturage qu'après dix heures du matin pendant toute la saison chaude (avril à août). Les larves rejetées avant cette heure tombent sur le sol de l'écurie et périssent, tandis qu'elles se développent très facilement dans les prairies. On peut tuer la larve dans sa poche conjonctive par des injections de benzine, d'essence de térébenthine, d'eau salée ou de goudron; on peut encore cautériser les plaies avec un stylet rougi, mais le meilleur procédé consiste à les débrider, à saisir les larves avec des pinces ou à les faire sortir par pression. De simples soins de propreté suffisent ensuite à assurer la guérison.

Le tissu conjonctif sous-cutané du cheval et de l'âne héberge une larve ayant les plus grandes ressemblances avec celle de l'*hypoderma bovis*. Même traitements préventif et curatif que pour cette dernière.

Les *filaires* peuvent provoquer chez les animaux diverses helminthiases cutanées. Les chevaux des races orientales — chevaux des steppes, chevaux hongrois — sont sujets à une affection spéciale, caractérisée par l'éruption de « boutons hémorragiques ». Pendant la saison chaude, on voit survenir, en de nombreuses régions, surtout au garrot, à l'encolure, sur le dos et les lombes, des boutons plus ou moins nombreux, du volume d'une noisette à celui d'une noix. D'abord œdémateux à leur périphérie, légèrement ecchymotiques au centre, ils ne tardent pas à s'ouvrir et laissent échapper du sang qui agglutine les poils; ces hémorragies sont déterminées par une filaire dont l'habitat dernier est le tissu conjonctif sous-cutané (*filaria multipapillosa* ou *hæmorrhagica*). On observe des éruptions successives pendant toute la période estivale; la maladie disparaît généralement avec les premiers froids; elle peut reparaître l'année suivante. Bien que Brunswig et Liautard aient vu des sujets succomber à l'anémie causée par ces hémorragies, la mort est exceptionnelle. La cicatrisation rapide du bouton ouvert est la règle; quelquefois la suppuration survient. Ce qui fait la gravité de cette affection, c'est l'impossibilité d'utiliser nombre de sujets; malgré tous les traitements, certains chevaux restent indisponibles de longs mois.

La thérapeutique est pauvre. Soutenir les malades par une bonne alimentation et les laisser au repos si des boutons sont développés aux surfaces qui supportent les harnais, telles sont les deux principales indications. On se bornera à laver les plaies avec une solution antiseptique. Quand la suppuration survient, Lamy conseille la cautérisation de la plaie avec le fer rouge; la cicatrisation se ferait ensuite rapidement. Si l'on assistait à l'ouverture spontanée d'un bouton, il serait possible de saisir avec des pinces la filaire qui cherche à pénétrer dans le tissu conjonctif.

Les larves de la *filaria irritans* sont parfois la cause d'une grave complication des plaies. (V. *Plaies d'été*.)

Divers auteurs ont décrit chez le cheval, l'âne, le chien, des tumeurs fibreuses du tissu conjonctif provoquées par le *spiroptère réticulé* ou *filaire réticulée*. Elles sont surtout fréquentes au membre antérieur, au niveau du canon et du genou. Ces *fibromes parasitaires*, de volume variable, compriment parfois les tendons, les nerfs et déterminent des boiteries. Tschulowski a

montré que chez les chevaux porteurs de spiroptères réticulés, les embryons
se rencontrent ordinairement dans les vaisseaux lymphatiques, le tissu conjonctif périvasculaire, les synoviales articulaires et tendineuses des extrémités. (V. RAILLET, *Traité de zoologie médicale*, et NEUMANN, *Traité des maladies
parasitaires des animaux domestiques.*)

L'extirpation des tumeurs est le seul traitement efficace.

Signalons encore comme maladie parasitaire de la peau « une affection
cutanée qui attaque souvent les poules, les dindons, surtout les pigeons,
quelquefois les oies (Csokor), et à laquelle on a donné le nom de psorosper-
mose cutanée, d'*épithélioma contagiosum*, de *molluscum contagiosum*. Elle
est caractérisée par la production de nodosités, siégeant surtout à la tête,
mais pouvant, chez les pigeons, envahir tout le corps.

La cautérisation ou l'ablation des tumeurs constituent le traitement le plus
efficace. La désinfection et l'isolement sont à recommander.

Le tissu conjonctif héberge parfois des psorospermies (*balbianies géantes*).
Rencontrées chez le bœuf, le mouton, la chèvre, le porc, elles ne paraissent
déterminer aucun trouble et n'offrent pas d'importance au point de vue
chirurgical.

Les *kystes hydatiques* se développent parfois dans le tissu conjonctif. Sur
le cheval traité par Raymond, il existait à la région costale une tumeur
qui guérit au bout de sept ans, après avoir laissé échapper un grand nombre
d'échinocoques. Villate, Colin, Broquet, Mégnin, ont relaté de semblables
lésions, toujours chez le cheval. Ces hydatides subissent parfois la transformation purulente. Dans un abcès de la fosse temporale, Kirkman trouva
une poignée d'hydatides. A l'autopsie d'un cheval cachectique, Ranvier et
Dehors constatèrent un vaste abcès allant du rein gauche au bord supérieur
de l'ilium ; le pus renfermait une centaine d'échinocoques. L'incision simple,
la ponction suivie d'injection iodée, sont insuffisantes dans le traitement des
hydatides. L'extirpation totale est le procédé de choix. Quand elle est impraticable, on enlève tout ce qui peut être extirpé; le reste de la paroi est
curetté.

CHAPITRE II

BOURSES SÉREUSES

I. — LÉSIONS TRAUMATIQUES.

Les *contusions* des bourses séreuses ont une marche variable. Un choc violent peut rompre leur paroi et amener l'épanchement, dans le tissu conjonctif ambiant, du liquide qu'elles renferment. Il survient parfois un hématome
de la bourse ou un hygroma aigu.

Ces accidents seront traités tout d'abord par les réfrigérants, puis
par la chaleur humide et la compression. Les vésicatoires, le feu, la
ponction, l'incision large sous l'asepsie, sont des moyens employés
contre les hématomes rebelles. La suppuration exige un prompt
débridement.

Les *plaies* des bourses séreuses ne diffèrent point essentiellement de celles

du tissu cellulaire, sauf l'écoulement d'un liquide ayant l'aspect de la synovie,
— ce qui pourrait faire croire à une lésion articulaire. Les caractères cliniques rapprochés des données anatomiques permettent dans tous les cas de
reconnaître la nature de l'affection. La gravité du trauma dépend de son
étendue, de son caractère aseptique ou infectieux et des propriétés des agents
pathogènes qui ont pu y être déposés. Les rapports étroits des bourses
séreuses et des lymphatiques expliquent la fréquence des inoculations microbiennes.

Le traitement doit être antiseptique : section des poils au voisinage
de la plaie, irrigation avec une solution désinfectante forte, suture
dans certains cas et pansement occlusif. Si des phénomènes inflammatoires surviennent, il faut débrider et traiter comme un abcès.

II. — HYGROMAS AIGUS. — BURSITES AIGUËS.

Les bursites aiguës ont pour causes ordinaires les contusions violentes, les
plaies, les inflammations de voisinage (phlegmon, lymphangite, arthrite) et
certains états morbides généraux (rhumatisme, gourme, anasarque, infection
purulente).

On a distingué les formes *sèche, séreuse* et *suppurée.* En réalité la forme
sèche est tout à fait transitoire ; très rapidement elle cède le pas aux formes
séreuse ou purulente caractérisées par une tuméfaction chaude, fluctuante,
plus ou moins volumineuse.

On reconnaît facilement l'hygroma aigu au siège de la tuméfaction, à
ses caractères inflammatoires, à la fluctuation qu'elle présente. Quand il y a
suppuration, les phénomènes phlegmasiques locaux sont plus marqués et la
fièvre plus accusée que dans la forme séreuse ; dans le doute, une ponction
exploratrice renseigne.

Si du pus se forme, on doit craindre sa migration dans les tissus voisins et
la production d'une synovite ou d'une arthrite suppurée.

Récente, la tumeur peut disparaître par la seule suppression de la
cause. La thérapeutique doit tendre à modérer les phénomènes
inflammatoires et à prévenir la suppuration. La réfrigération au début,
plus tard la balnéation ou les compresses tièdes antiseptiques sont
les meilleurs moyens. — Si l'on soupçonne la nature rhumatismale de
l'affection, le salicylate de soude est indiqué. En agissant ainsi, on
prévient souvent la transformation purulente : la résolution a lieu ou
l'hygroma passe à l'état chronique. — Lorsque la suppuration survient, il faut donner issue au pus, faire au besoin une contre-ouverture. Les irrigations antiseptiques suivies de l'application d'un pansement ou de poudres absorbantes achèvent la guérison. Parfois il
persiste une fistule de cicatrisation difficile.

III. — BURSITES CHRONIQUES.

Les hygromas chroniques se rencontrent surtout communément chez le
cheval et le bœuf : le coude, la face antérieure du genou, le garrot, la pointe du
calcanéum, nous en fournissent les plus fréquents exemples. Tantôt ils suc-

cèdent aux hygromas aigus, tantôt ils se développent peu à peu sous l'influence d'irritations légères et répétées ; les lymphangites chroniques, le
rhumatisme, la gourme, la tuberculose, sont parfois en cause.

Suivant la constitution de la paroi et les caractères du contenu, on distingue quatre formes de bursite chronique : l'hygroma *kystique*, l'hygroma
proliférant, l'hygroma *fibreux* et l'hygroma *hémorragique*.

L'hygroma kystique, le plus commun, est analogue à l'hydarthrose. Parfois
bilobé ou multiloculaire, il contient, en quantité variable, un liquide visqueux,
épais, quelquefois trouble ; la paroi, formée de tissu fibreux, peut, dans les
cas anciens, présenter des îlots cartilagineux ou calcaires.

Dans l'hygroma proliférant, la face interne de la poche montre des végétations, sessiles ou pédiculées, parfois infiltrées de noyaux cartilagineux ou
de grains calcaires ; dans le contenu on trouve souvent des corps étrangers.
Ces altérations ont beaucoup d'analogie avec celles de l'arthrite sèche.

L'hygroma fibreux est presque entièrement constitué par une paroi fibreuse,
épaisse ; il ne renferme qu'une petite quantité de liquide.

La bursite hémorragique contient du sang noirâtre mêlé de grumeaux
fibrineux ; l'effusion sanguine succède à un coup ou survient spontanément.

Les symptômes varient avec la forme anatomique. La bourse peut acquérir
un volume considérable, particulièrement au genou ou au garrot ; quelquefois le tégument qui la recouvre est corné ou verruqueux. L'inflammation
aiguë est fréquente : la région devient chaude, douloureuse, tendue et souvent la suppuration survient.

Le diagnostic *bursite chronique* résulte du siège de la tumeur, de son évolution lente et de l'absence de phénomènes inflammatoires aigus. Si elle
permet d'ordinaire l'utilisation du sujet, elle constitue une tare souvent
difficile à faire disparaître.

Dans le traitement des hygromas chroniques, il faut, avant toute
autre chose, remplir l'indication causale : supprimer les frottements
qui entretiennent le mal ; c'est là une condition indispensable au succès. Les moyens curatifs varient suivant l'âge de la lésion. Contre
l'hygroma récent, on conseille les douches, les lotions astringentes, le
traditionnel mélange de vinaigre et de blanc d'Espagne, les applications d'un mélange d'argile, de vinaigre et de sulfate de fer (Delwart).
La préparation suivante, recommandée par Weber, réussit bien dans
la plupart des hygromas kystiques :

Goudron de Norvège.....................	450 grammes.
Savon vert.............................	450 —
Poudre de tan tamisée.................	100 —

Tous les jours, à l'aide d'un pinceau, après avoir agité le mélange
faire sur toute la surface du capelet un simple badigeonnage sans se
préoccuper de l'effet produit, sans s'effrayer de la présence des grands
lambeaux d'épiderme, qui se détachent après quelques jours de traitement, lequel doit être suivi sans interruption jusqu'à guérison.
Aucun accident n'est à redouter ; jamais il n'y a de suite fâcheuse,
jamais l'animal n'est taré.

Les frictions irritantes (essence de térébenthine, ammoniaque, essence de lavande) ou vésicantes (charge Lebas, vésicatoires, feux liquides) échouent ordinairement. Les feux en raies ou en aiguilles ont plus d'efficacité : certains hygromas rebelles cèdent à la cautérisation, quand la cause du mal a été écartée.

L'*écrasement* de la poche, possible quand les parois sont minces, est souvent insuffisant ; l'exsudat se reproduit.

La *ponction* aseptique avec le trocart ou le bistouri ne réussit pas mieux : elle donne écoulement au contenu de la poche, mais la plaie se cicatrise rapidement ; la membrane interne, non modifiée, continue à sécréter ; la collection liquide se reforme. La ponction doit être complétée par une injection irritante. Les solutions iodées réussissent bien dans le traitement des hygromas à parois minces. Le manuel est celui décrit au chapitre des *Hydropisies tendineuses*. On n'a point à redouter ici de graves complications. — D'autres agents que la teinture d'iode peuvent être utilisés : l'acide phénique à 3-5 p. 100, le sublimé à 1 p. 1 000-500, l'acide thymique, le mélange d'ergotine et de chlorhydrate de morphine, donnent de semblables résultats. Il convient, si possible, de compléter l'*injection* par la *compression* à l'aide d'un pansement ouaté ou mieux d'une bande élastique. Pour le boulet, le genou, cette indication est facile à remplir ; elle assure et active la guérison.

Le *drainage* est souvent utilisé avec succès contre certains hygromas. Habituellement on passe dans la tumeur, suivant son axe vertical, une mèche de filasse dont on noue les deux chefs, ou mieux un drain de caoutchouc fixé par une suture ou une tige d'arrêt. Ce procédé, qui amène la guérison en provoquant la suppuration de la poche, expose à la déchirure de la peau et laisse deux cicatrices.

La ponction déclive au bistouri, la fixation d'un court drain et des injections irritantes constituent un bon traitement.

La *discision sous-cutanée* est une opération délicate, et elle expose trop aux récidives pour être recommandée. On lui préférera l'*incision* : après désinfection du champ opératoire, on divise largement la paroi de la poche, on donne issue au liquide, on extrait les grumeaux floconneux, les grains riziformes s'il en existe, enfin on enlève à la curette tranchante les végétations et la pseudo-séreuse parfois plus ou moins calcifiée. Sous le couvert du sublimé ou de l'acide phénique, cette opération radicale est sans danger. Le curettage de la membrane interne est préférable à la cautérisation avec le fer ou les agents chimiques. On complète l'intervention par quelques points de suture et un pansement à l'iodoforme quand l'application en est possible ; dans le cas contraire, on utilise le collodion ou les poudres antiseptiques.

Parfois les parois, fibreuses ou infiltrées de calcaire, ont une épaisseur considérable : l'*extirpation* devient nécessaire. Si la tumeur est pédiculée, le mieux est d'appliquer une ligature élastique ; si la base est large, étalée, il faut recourir à l'instrument tranchant : inciser la peau et énucléer la masse sans l'ouvrir, ou la diviser en son milieu et enlever chaque moitié séparément. Une hémostase bien pratiquée, des sutures, les désinfectants dans la suite, permettent la réunion rapide des bords de la plaie avec peu de suppuration. C'est là le traitement habituel des vieilles éponges, rebelles aux injections et au feu.

<h3 align="center">IV. — TUBERCULOSE.</h3>

La tuberculose des bourses séreuses est peu connue en vétérinaire. Les observations de Guillebeau, de Repiquet montrent qu'elle ne doit pas être rare chez le bœuf et le porc, mais on l'a, le plus souvent, décrite sous le nom d'hygroma fongueux. Presque toujours secondaire, elle peut affecter diverses formes. Les chirurgiens de l'homme distinguent : un *hygroma fongueux*, un *hygroma à grains riziformes* et un *hygroma myxomateux.*]

Dans l'hygroma fongueux au début, le contenu de la bourse est séreux et la paroi, peu épaissie, renferme de fines granulations tuberculeuses. Plus tard, la cavité, tapissée de fongosités, contient un produit caséeux ou purulent ; la paroi, épaisse, mollasse, est infiltrée de tubercules à différents degrés d'évolution.

La paroi de l'hygroma à grains riziformes contient des nodules tuberculeux et la cavité renferme, en plus ou moins grand nombre, des grains que l'on a comparés à des grains de riz ou d'orge gonflés par la cuisson.

L'hygroma myxomateux montre une paroi, semée de granulations tuberculeuses, remplie d'une matière gélatiniforme, rouge jaunâtre, tremblotante, translucide.

Il faut distinguer la tuberculose de l'hygroma chronique simple. La première aboutit presque toujours, mais très lentement, à l'abcès froid qui s'ouvre au dehors et se fistulise. L'examen bactériologique et l'injection au cobaye du liquide et des grains riziformes montrent la nature bacillaire de l'hygroma. La tuberculine pourrait aussi rendre des services.

Le diagnostic établi, il est rare que le vétérinaire soit appelé à traiter. Dans une tuberculose locale, l'extirpation hâtive et totale de l'hygroma pourrait donner une guérison complète.

<h3 align="center">V. — NÉOPLASMES.</h3>

Les tumeurs des bourses séreuses sont exceptionnellement rares. Les parois de ces cavités peuvent cependant être le point de départ de néoplasmes d'espèces diverses : de sarcomes, de fibromes, de myxomes, de fibrochondromes et d'épithéliomes. Ce sont les fibromes et les sarcomes que l'on rencontre le plus habituellement.

Les caractères de ces lésions varient avec la nature de celles-ci. Le diagnostic clinique est parfois assez difficile. L'induration très prononcée qui existe à beaucoup d'hygromas chroniques peut simuler un véritable néoplasme.

Pour les tumeurs malignes, l'extirpation hâtive et totale est, ici comme partout ailleurs, la seule intervention efficace. Le traitement est le même pour les tumeurs bénignes qui donnent lieu à des troubles fonctionnels. La cautérisation ne convient que dans les cas d'induration de nature inflammatoire, produite par les hygromas chroniques.

Bibliographie. — I. **Hygromas en général**. — Rigot, *Recueil de méd. vét.*, 1828. — Dandrieu, *Ibid.*, 1836. — Loiset, *Ibid.*, 1842, et *Société vét. du Calvados*, 1846-48 et 1858. — Leblanc, *La Clin. vét.*, 1844. — Serres, *Journ. des vét. du Midi*, 1860. — Rey, *Journ. de méd. vét.*, 1869 ; *Recueil de méd. vét.*, 1870, et *Dict. prat. de méd. vét.*, t. IX. — Lafosse, *Pathol. vét.*, t. II. — H. d'Arboval et Zundel, *Dict. prat. vét.*, t. II. — Romary, *Bull. de la Soc. cent. de méd. vét.*, 1890. — Chobaut, *Ibid.*, 1892. — Furlanetto, *Progrès vét.*, 1890 et 1891. — Weber, *Recueil de méd. vét.*, 1893. — Peuch et Toussaint, *Chirurgie vét.*, t. II.
Lejars, *Traité de chirurgie de* Duplay *et* Reclus, t. II. — Stockfleth, *Chirurgie.* — Hoffmann, *Tierärztl. Chirurgie.* — Möller *u.* Frik, *Lehrbuch der Chirurgie.*
I. **Tuberculose**. — Guillebeau, *Journ. de méd. vét.*, 1898. — Repiquet. *Ibid.*, 1898. — Lejars, *Traité de chirurgie de* Duplay *et* Reclus, 1897, t. II.

CHAPITRE III

MUSCLES

I. — LÉSIONS TRAUMATIQUES.

Les *contusions des muscles* reconnaissent des causes externes (traumas) et des causes internes (fractures, luxations). Les lésions varient depuis le simple ébranlement du muscle (*stupeur musculaire*) jusqu'à la rupture complète ou l'écrasement. Le plus souvent, les altérations consistent en des ruptures fibrillaires avec infiltration sanguine ou en une division partielle ; la cavité se remplit de sang, un **hématome est constitué**.

Le repos, les douches, l'enveloppement ouaté dans certains cas, tel est le traitement du début. Même lorsqu'il y a rupture partielle ou totale, la thérapeutique est encore peu active (V. *Ruptures*). Plus tard le massage est indiqué. — Parfois une collection séro-sanguine persiste : il faut alors recourir à la ponction suivie d'une injection modificatrice, à la compression méthodique ou à l'incision (V. *Contusions en général*). — Si le foyer traumatique venait à suppurer, les débridements et les irrigations antiseptiques seraient nécessaires. Chez le bœuf, on verrait souvent la contusion des jumeaux de la jambe aboutir à la suppuration. La ponction et les injections phéniquées assurent la guérison. (Stockfleth.)

Les *piqûres* par instruments aseptiques guérissent promptement. Infectées, elles s'accompagnent de phénomènes phlegmasiques intenses, de suppuration, et doivent être traitées d'après les règles indiquées au sujet des *Piqûres en général*.

Les *plaies par instruments tranchants* intéressent le muscle plus ou moins profondément et dans une direction variable. Parallèles à son axe, elles n'ont aucune tendance à s'entr'ouvrir ; il n'y a là qu'une simple boutonnière

dont l'occlusion est rapide. Si, au contraire, l'organe est divisé transversalement, les deux bouts s'écartent par suite de leur tonicité, la plaie est largement béante et l'hémorragie abondante.

Quels que soient l'étendue et les caractères du trauma, on le désinfectera soigneusement, surtout si l'instrument vulnérant était souillé,
et l'on placera le membre dans une situation favorable au rapprochement des tronçons. Cette partie de la thérapeutique est parfois
difficile à réaliser. Par un bandage inamovible, on maintiendra le
membre étendu lors de la section d'un extenseur, fléchi dans le cas
de diérèse d'un fléchisseur ; on peut essayer de rapprocher par des
sutures les deux moignons musculaires, mais généralement ceux-ci se
coupent sur les fils. Dans la plupart des cas, une large pièce fibreuse
est interposée entre les deux bouts ; le muscle devient digastrique. On
doit prévenir les complications : aux membres, on appliquera des pansements ; sur le tronc, le plus souvent on se borne à des détersions
et à l'emploi de poudres absorbantes. Il faut encore surveiller la
marche des phénomènes réparateurs : il se pourrait que la cicatrice
contractât des adhérences avec l'os voisin, ce qui annulerait l'action
du muscle ; mais ordinairement les tractus fibreux se rompent et le
membre recouvre son fonctionnement normal.

Chez tous les animaux, les *plaies contuses* sont les plus communes et aussi
les plus graves. Elles exposent à toutes les complications des grands traumatismes. L'épanchement sanguin, la dilacération des parties atteintes, le tissu
conjonctif abondant interposé entre les divers plans musculaires, sont autant
de conditions qui favorisent la suppuration et la migration du pus. Dans
l'observation de Rigollat, le muscle grand scapulo-huméral avait été complètement sectionné, par un coup de pied, à son insertion sur l'humérus : il
y avait une plaie longue de 12 centimètres, large de 5, profonde de 4. — Les
balles qui traversent un muscle y produisent une perte de substance canaliculaire. Si la plaie a été faite pendant l'état de contraction, dès que le muscle
est relâché, le trajet ne correspond plus aux orifices cutanés et aponévrotiques, et si la suppuration survient, son produit s'accumule dans le canal.

On désinfectera minutieusement la plaie dans tous les recoins et si
c'est possible, on la protégera par un pansement. Les plaies du tronc
seront irriguées deux ou trois fois par jour avec des liquides désinfectants, ensuite recouvertes de poudres antiseptiques ou simplement
absorbantes. Aux traumatismes de la croupe, de la fesse, de la cuisse,
on obtient facilement la cicatrisation sous-crustacée ; la plaie désinfectée puis saupoudrée de tanin, d'iodoforme ou de charbon, se recouvre
d'une croûte sous laquelle la cicatrisation se produit sans suppuration
abondante. Aux blessures faites par des corps souillés de terre, la
septicémie et le tétanos sont particulièrement à redouter. Si le pus
fuse entre les plans musculaires, des contre-ouvertures seront pratiquées ; on appliquera des drains qui permettront la toilette des

décollements. — La thérapeutique des *arrachements* ne diffère point de celle des plaies contuses.

II. — RUPTURES.

Les solutions de continuité des muscles produites par leur contraction sont les seules qui méritent véritablement ce nom. Les ruptures traumatiques rentrent dans le chapitre des *contusions*.

Les déchirures musculaires ont été surtout observées sur le cheval ; elles sont plus rares chez le bœuf et le chien ; on les rencontre assez fréquemment chez le porc (Ostertag) et chez les oiseaux (Larcher). La *rupture complète* des muscles est beaucoup moins commune que celle des tendons, que celle des os surtout ; quand elle se produit, c'est tantôt la zone charnue qui est intéressée, tantôt et plus souvent la région musculo-tendineuse. Les *ruptures partielles*, n'intéressant qu'un petit nombre de fibres, sont des faits de clinique journalière : on connaît la fréquence des ruptures partielles de l'*ilio-spinal* chez les chevaux assujettis en position décubitale. (V. *Myosites.*)

Les lésions dégénératives de la fibre musculaire favorisent les déchirures. Chez l'homme, on a signalé ces dégénérescences dans la fièvre typhoïde, la variole et diverses autres maladies microbiennes ; il s'en produit également chez les animaux au cours des infections : celles qui surviennent dans l'hémoglobinurie expliquent la fréquence de la déchirure des psoas. — La rupture peut toutefois avoir lieu sur des muscles absolument sains, sous l'influence d'une contraction violente. Les muscles en état d'activité ont une résistance énorme : des expériences ont établi que, chez le chien, le biceps est environ dix fois plus résistant pendant la vie qu'après la mort ; de là, certains auteurs ont conclu que la rupture était impossible dans l'état de contraction ; ce seraient les antagonistes qui amèneraient la distension et la déchirure du muscle relâché ; mais la contraction incoordonnée peut surmonter la résistance de la fibre musculaire, et c'est bien ainsi que se produisent la grande majorité des ruptures.

Chez le poulain et le veau, on observe parfois, dans les heures qui suivent la naissance, des pseudo-paralysies d'un ou de plusieurs membres, dues à des ruptures musculaires. Sur un poulain de deux jours, qui ne pouvait conserver l'attitude debout et fut sacrifié, Knoll trouva le muscle extenseur antérieur des phalanges complètement rupturé au membre antérieur droit. Sussdorf a relaté un fait analogue. Que l'accident soit la conséquence d'une forte contracture des muscles, comme le croit ce dernier auteur, ou d'un accouchement dystocique, il est grave en tous les cas, et la guérison ne doit être entreprise que pour les sujets ayant une grande valeur de par leur origine.

Chez les animaux adultes, les ruptures musculaires s'observent surtout à la suite d'efforts violents, de chutes, de glissades, de coups. Les ruptures partielles intéressent les couches superficielles ou la portion profonde de l'organe ; les muscles longs y sont plus exposés que les autres ; les muscles minces, aplatis, ceux dépourvus d'aponévrose de contention, se rupturent le plus souvent dans leur couche superficielle ; à ceux doublés d'une épaisse gaine, la déchirure se fait plutôt vers le centre (Rigot). Les fibres ne cédant pas au même niveau, la surface de rupture est toujours irrégulière, frangée. Un épanchement sanguin comble le vide laissé entre les extrémités divisées.

On a surtout relaté des faits de rupture des muscles suivants : *pectoraux, mastoïdo-huméral, sous-scapulaire, coraco-radial, extenseurs de l'avant-bras, ilio-spinal, fascia lata, muscles abdominaux, grand psoas, psoas iliaque, pectiné,*

fessiers, muscles rotuliens, bifémoro-calcanéen, tibio-prémétatarsien, diaphragme.
Les observations II, III et IV du mémoire de Rigot ont trait à la rupture du
muscle sous- scapulaire. — Celle du *coraco-radial* n'est pas rare. Goubaux en a
relaté deux observations : sur un cheval de douze ans, sacrifié pour les dissec
tions, il rencontra aux deux membres une rupture consolidée du long fléchisseur du bras ; sur un cheval de sept ans, qui boitait fortement du membre
antérieur gauche, il trouva dans l'intérieur du même muscle cinq poches
kystiques dénonçant des ruptures antérieures et une cicatrice de rupture complète de son tendon inférieur. Nesbit a autopsié un cheval sur lequel, aux
deux membres antérieurs, le coraco-radial était détaché du scapulum. On
doit à Peuch l'intéressante observation suivante : un cheval emporté se précipite contre l'angle d'un mur, tombe et ne parvient que difficilement à se
remettre debout. A l'examen, on constate un peu au-dessous de l'articulation
scapulo-humérale droite, dans la partie correspondant au long fléchisseur
de l'avant-bras, une tumeur chaude, douloureuse, du volume du poing, s'étendant jusqu'au milieu de la région brachiale antérieure. Le membre n'appuyait
que par la pince. Le blessé, présentant des symptômes généraux graves, fut
sacrifié deux jours après l'accident. Lésions : rupture partielle du muscle
mastoïdo-huméral et, à deux travers de doigt au-dessous de la coulisse
bicipitale, solution de continuité transversale complète du coraco-radial. —
A l'autopsie d'un cheval ayant présenté les symptômes de l'effort de reins,
Rigot trouva le *grand psoas* tuméfié, ramolli, partiellement déchiré. — Lors
de déchirure des *muscles fessiers*, du fessier superficiel (long vaste) notamment, le membre malade est affaissé, ses rayons sont à demi fléchis ;
pendant la marche, le pas est raccourci, le jeu du membre est entravé, la
pince traîne sur le sol ; plus tard, on observe localement une simple dépression ou une déformation de la région, amenée par l'atrophie du muscle.
Les troubles de la locomotion persistent parfois longtemps. Sur un cheval
qui avait été couché à gauche pour la castration, Raynaud constata, à la
fesse droite, près de l'origine de la queue, une tuméfaction assez forte, peu
sensible ; pendant la marche, les muscles de cette région se contractaient
difficilement, le membre était traîné plutôt que porté en avant et décrivait un
mouvement de faucher. L'auteur porta le diagnostic : *rupture du long vaste
et du fessier moyen.* Il persista un léger mouvement d'abduction, et, sur la
croupe, une dépression au niveau de la rupture. — Les ruptures des *muscles
rotuliens* ne sont pas rares chez le cheval et le bœuf. Delwart aurait souvent
constaté la dilacération de l'ilio-rotulien, mais à la lecture de son travail, on
voit qu'il s'agit le plus souvent de lésions survenues au cours de l'hémoglobinurie. Bassi est revenu sur la rupture du muscle droit antérieur de la cuisse
et sur les symptômes qui l'expriment ; dans ses observations, le plus souvent
il existait, au-dessus du grasset et sur le trajet du muscle, une dépression
au niveau de laquelle les tissus étaient fort endoloris. — A l'autopsie d'un cheval dont « tout le système musculaire était décoloré », Salle et Sergent ren-
contrèrent une déchirure du plat de la cuisse et de l'ischio-tibial externe. —
Krashe a rapporté l'observation d'un cheval depuis longtemps boiteux d'une
extrémité postérieure, qui, un matin, fut trouvé avec la jambe et la cuisse
fortement tuméfiées, les rayons fémoral et tibial presque en ligne droite, le
jarret tellement fléchi que le calcanéum arrivait près de terre à chaque appui.
L'animal dut être sacrifié ; on trouva les jumeaux et le perforé complètement
déchirés près de leur attache supérieure et gravement altérés par une myosite
dégénérative d'ancienne date. — Une figure de la *Chirurgie* de Stockfleth
représente une vache dont le jarret droit touche presque le sol, et sur laquelle
les jumeaux du membre correspondant furent trouvés rupturés près de leur

insertion sur le fémur. — Certaines ruptures musculaires s'accompagnent d'affections spéciales : celle des muscles abdominaux donne habituellement lieu à une hernie ; celle des muscles intercostaux à une pneumocèle. — Dans l'observation de Jacotin, étiquetée « rupture de l'aponévrose du grand dentelé », il s'agissait vraisemblablement, comme dans le cas de « rupture du tendon sous-épineux » de Bouley, d'une paralysie du nerf sus-scapulaire.

Le *diagnostic* est parfois difficile. La rupture complète récente se reconnaît généralement à la tuméfaction, à la vive sensibilité anormale de la région qui en est le siège et à des troubles fonctionnels qui varient avec le muscle ou le groupe musculaire atteint. Ancienne, elle est caractérisée par l'existence d'une encoche ou d'une dépression, quelquefois par la perception de deux moignons arrondis et par certains troubles fonctionnels. — Chez les jeunes sujets et sur les chevaux de course, les ruptures musculaires partielles sont assez fréquemment la cause de boiteries éphémères, de troubles de la locomotion dont le diagnostic est malaisé et dont la nature reste d'ailleurs ordinairement méconnue. Souvent la boiterie n'a rien de particulier et parfois les symptômes locaux sont peu prononcés.

Les ruptures musculaires partielles se réparent rapidement, sous la seule influence du repos, et en général aucun trouble de la locomotion ne persiste. Lors de rupture complète, parfois une longue pièce fibreuse ou la cicatrisation séparée des bouts nuisent singulièrement à la fonction du muscle.

Même lorsque le diagnostic précis peut être établi, la thérapeutique des ruptures musculaires est pauvre. Toutes commandent le repos absolu de la région. En quelques cas, on devra improviser un appareil inamovible qui maintiendra rapprochées les extrémités du muscle. Si la douleur est vive, comme dans le fait de Peuch, on la calmera par une préparation analgésique ou par de fréquentes lotions d'eau chaude. Au début, tous les topiques préconisés sont peu avantageux ; plus tard, quand la cicatrisation est en partie effectuée, les frictions stimulantes, le massage, les douches, les vésicants, la cautérisation, les injections irritantes, sont utiles. Si le foyer hémorragique suppure, il faut le débrider sans retard et y faire de fréquentes irrigations antiseptiques. Dans un cas relaté par Anacker, la déchirure du grand psoas devint le siège d'un abcès qui s'ouvrit dans le péritoine et entraîna la mort. — La suture des deux bouts du muscle rompu, faite aseptiquement et complétée par un pansement ouaté, a été proposée ; mais elle exige trop de soins, trop de minutie, pour être appliquée chez nos blessés, du moins dans les circonstances ordinaires de la pratique.

III. — HERNIES. — PSEUDO-HERNIES. — LUXATIONS.

Les *hernies musculaires*, caractérisées par l'engagement d'une partie plus ou moins volumineuse d'un muscle à travers une déchirure de son aponévrose de contention, sont peu connues chez les animaux. On ne les a guère observées qu'aux membres, où elles peuvent se produire à la faveur d'une solution de continuité des lames fibreuses qui maintiennent les parties charnues appliquées contre les rayons osseux.

Elles s'expriment par un gonflement variable dans son volume, sa configuration, sans chaleur ni sensibilité, et dont la tension augmente par la contraction de l'organe hernié. Comme dans tous les accidents de même nature, la partie herniée est susceptible de s'étrangler si l'orifice aponévrotique est de très faibles dimensions. Une vive sensibilité et une boiterie intense indiquent cette complication.

Contre la hernie simple, on conseille les bandages compressifs qui maintiennent l'organe en place pendant que s'accomplit la cicatrisation de la plaie aponévrotique. — L'étranglement nécessiterait l'incision de la peau à la surface de la tumeur, l'exérèse de la partie musculaire herniée, la réunion des bords de l'aponévrose et la suture cutanée.

On donne le nom de *pseudo-hernie* à la tumeur formée par un muscle, rompu partiellement ou totalement, engagé à travers son aponévrose également déchirée. On ne saurait la confondre avec la hernie vraie : celle-ci se développe lentement, sans douleur, par usure progressive de l'aponévrose, tandis que la pseudo-hernie survient brusquement, dans un violent effort. Ses symptômes et son traitement sont ceux des ruptures musculaires.

Exception faite pour le déplacement du muscle ischio-tibial externe, les *luxations musculaires* sont très rares en vétérinaire. On conçoit cependant qu'en certaines circonstances les muscles longs puissent s'échapper de la coulisse osseuse dans laquelle ils glissent, pour se fixer en avant ou en arrière de celle-ci. — Le traitement comporterait la réduction, un appareil contentif et le repos.

Mentionnons le cas de *luxation du biceps brachial*, observé par Dominik sur un cheval qui s'était emporté. L'accident s'accusait par les symptômes suivants : flexion prononcée du bras sur l'épaule, tuméfaction très forte de la pointe de l'épaule, faible douleur à l'exploration de cette région; pendant la marche, le membre était traîné. L'animal dut être sacrifié au bout de trois mois.

IV. — MYOSITES.

Les contusions et les ruptures musculaires s'accompagnent rarement de phénomènes inflammatoires aigus violents; comme à toutes les lésions sous-cutanées, la suppuration y est exceptionnelle. Au contraire, les plaies ouvertes se compliquent de myosite locale suppurée quand la réunion adhésive des lèvres de la plaie n'est pas obtenue. Les abcès péri-musculaires se propagent d'ordinaire à la couche superficielle du muscle, provoquant ainsi une myosite simple ou suppurée, suivant les cas. — Le traitement de ces lésions emprunte ses indications à la thérapeutique des plaies contuses et des abcès profonds.

Dans le groupe des inflammations musculaires aiguës non traumatiques, il faut distinguer : 1° des *myosites primitives*, qui atteignent les « muscles travailleurs » et reconnaissent pour causes les contractions musculaires intenses, les services forcés, le froid; 2° des *myosites symptomatiques*, qui apparaissent au cours des maladies infectieuses ou des intoxications.

La *myosite primitive* est fréquemment provoquée par les efforts désordonnés auxquels se livrent les animaux assujettis debout ou entravés en position

décubitale. Tous les praticiens l'ont observée. Si les ilio-spinaux sont le plus
fréquemment atteints, les muscles du poitrail, du coude, de l'épaule, de la
fesse, y sont également sujets. Habituellement, ce sont les phénomènes généraux qui attirent l'attention ; au bout d'un temps variable, parfois le jour même
ou le lendemain de l'opération, l'animal se montre triste, les muqueuses sont
injectées, la respiration est accélérée, le thermomètre marque 40°-41° ; un
engorgement douloureux, dur, tendu, élastique, parfois œdémateux, se manifeste en une ou plusieurs régions du corps, le plus souvent le long des
ilio-spinaux ; la démarche est raide, quelquefois les mouvements causent de
vives douleurs. — Au sein des muscles enflammés, il y a presque toujours
des ruptures partielles et de petits foyers hémorragiques. — Dans cette
forme de myosite, la résolution est la règle : quelle que soit la région
atteinte, les symptômes graves du début disparaissent rapidement, mais il
persiste quelquefois, pendant plusieurs semaines, une certaine raideur de la
région, quelquefois une boiterie.

Si l'inflammation est vive, surtout s'il existe en quelque région un foyer
purulent, les lésions musculaires peuvent se compliquer de suppuration
(infection endogène) : l'engorgement augmente, il est plus chaud, plus douloureux ; bientôt on y perçoit de la fluctuation. La ponction donne écoulement à un pus blanchâtre ou rougeâtre, renfermant parfois des lambeaux
musculaires nécrosés ; la cavité est d'ordinaire très anfractueuse. Dans un
cas de ce genre, nous avons trouvé, le quatrième jour, les ilio-spinaux
infiltrés de pus.

Pour les animaux pléthoriques, la saignée est utile. La diète
blanche, le sulfate et le bicarbonate de soude donnés dans les boissons pendant quelques jours suffisent à amener la disparition des
troubles généraux. Pendant une à deux semaines, il persiste une impotence fonctionnelle du muscle, que l'on combat par le massage, les
frictions résolutives (alcool camphré, essence de lavande, charge
Lebas) ou les vésicants. Dès que l'amélioration se manifeste, l'exercice
modéré active la guérison.

Lorsque la suppuration survient, le traitement de ces abcès musculaires est celui des collections purulentes avec ou sans décollement :
ponction, débridement ou contre-ouverture, détersion, drainage et
irrigations antiseptiques.

A ces *myosites dues à la contention* se rattachent celles provoquées par le
fonctionnement prolongé des muscles, par le surmenage, — les *myosites de
fatigue.* — La *myosite du biceps brachial* est assez fréquente (Gerlach, Günther).
Elle s'observe habituellement sur les chevaux de trait léger ou de selle, à la
suite d'un trot rapide et prolongé. Elle s'accuse par une boiterie analogue à
celle que provoque l'inflammation du tendon de ce muscle et de la gaine qui
favorise son glissement sur la coulisse humérale, par une sensibilité anormale du muscle, par de vives douleurs à la moindre pression exercée sur
lui. Presque toujours la guérison est rapidement obtenue par le repos, les
révulsifs et le massage. Les frictions avec une solution d'ichtyol à 5 p. 100,
associées au massage, seraient particulièrement avantageuses (Hoffmann).

Pendant les temps chauds, Rey aurait souvent observé des inflammations
musculaires bornées aux muscles de l'épaule, de la région dorsale ou de la
croupe. Il se produisait, en ces régions, des tuméfactions nettement cir-

conscrites à certains muscles. La ponction donnait issue à du sang noirâtre auquel succédait une certaine quantité de sérosité rougeâtre. Sur dix sujets atteints, la résolution survint soit naturellement, soit par l'emploi des frictions sinapisées. La saignée fut faite seulement chez les chevaux pléthoriques.

Sur les bêtes de boucherie (bœuf, mouton, porc) soumises à de longues marches avant d'être abattues, on constate fréquemment des tuméfactions de certains groupes musculaires. Il y a boiterie surtout accusée à froid ; la région affectée est chaude et douloureuse. En pareil cas, Furlanetto a souvent trouvé le tissu conjonctif sous-cutané de l'épaule, du bras, de l'avant-bras et de la face interne du membre infiltré de sérosité sanguinolente ; les muscles de la région axillaire étaient également infiltrés, mous, de couleur plus foncée qu'à l'état normal. Quand la boiterie siège à un membre postérieur, les mêmes altérations se retrouvent dans les muscles de la cuisse. — La prophylaxie de cette variété de myosite se déduit de l'étiologie : ne pas obliger les animaux à des marches trop fatigantes, trop prolongées. Quant au traitement curatif, il ne comporte que le repos, la réfrigération locale, le massage, les frictions résolutives, et l'administration de sels alcalins dans l'eau de boisson.

La *myosite rhumatismale* a été signalée surtout chez le cheval, le bœuf, le chien, quelquefois chez le mouton et le porc. — Parfois généralisée, elle est d'ordinaire localisée aux muscles du cou, de l'épaule, de la cuisse ou des lombes. Les muscles lésés sont sensibles, durs, parfois tuméfiés. Les troubles fonctionnels varient avec la région atteinte : boiterie dans le rhumatisme des membres ; raideur de l'encolure ou de la colonne vertébrale quand l'inflammation atteint ces parties. En général, les souffrances diminuent au bout d'un certain temps d'exercice et cessent après la sudation. — La myosite du mastoïdo-huméral avec parésie ou pseudo-paralysie de l'épaule est souvent de nature rhumatismale : parfois le muscle est contracturé, nettement en relief, et l'encolure incurvée (Bassi, Möller). En tirant le membre et l'épaule en arrière, on détermine une douleur plus ou moins vive.

La myosite rhumatismale est aiguë, subaiguë ou chronique. La forme aiguë peut disparaître rapidement ; assez souvent l'affection persiste à l'état chronique dans un groupe musculaire. Il est exceptionnel que le processus conduise à l'atrophie.

Le *diagnostic* repose sur la sensibilité des muscles, l'augmentation de la douleur par les pressions ou les mouvements, le caractère erratique et récidivant du mal.

Le traitement doit être à la fois local et général. Quelque opinion que l'on ait sur la nature du rhumatisme, il faut reconnaître que le froid humide a une influence capitale sur ses déterminations ; aussi doit-on soustraire les malades à l'action de cet agent. Le cheval sera protégé par des couvertures ; le chien ne séjournera pas dans une niche humide ; les bains froids seront interdits. On donnera une nourriture rafraîchissante ; pour les vieux chiens eczémateux, le régime lacté est avantageux. Sur les muscles malades, on fera de légères frictions sèches ou animées avec l'alcool camphré, additionné d'essence de térébenthine ou d'ammoniaque. L'essence de térébenthine pure et le liniment ammoniacal seraient particulièrement efficaces chez les bovidés. Les lavages à l'eau chaude et les cataplasmes laudanisés peuvent être utiles. Si l'affection tend à passer à l'état chronique, les feux liquides, le vésicatoire, la cautérisation, rendent des services. Les sétons comptent encore quelques partisans. — Plus tard, on utilisera les injections d'eau saturée de sel marin ou de vératrine en solution dans l'alcool (vératrine, 0^{gr},05 à 0^{gr},10; alcool, 1 à 2 grammes). Contre le rhumatisme chronique de l'épaule on a particulièrement recommandé l'injection sous-cutanée de morphine et d'atropine (chlorhydrate de morphine, 20 centigrammes; sulfate d'atropine, 5 centigrammes; eau, 20 grammes). Les malades seront promenés 'pendant la durée de l'excitation déterminée par ces injections.

Le traitement interne est moins actif. Les anciens auteurs conseillaient l'émétique, agent dont l'efficacité n'a jamais été établie. Dans ces dernières années, on a usé et abusé du salicylate de soude ; on l'a donné à la dose de 100 à 200 grammes, en électuaire, pour le cheval, de 2 à 8 grammes en sirop pour le chien. S'il a une action remarquable contre le rhumatisme articulaire, on sait maintenant qu'il est moins efficace contre la myosite rhumatismale. Le sulfate de quinine, malgré les faits heureux annoncés par Caroni, n'est pas plus actif. Friedberger et Fröhner ont obtenu de bons résultats du salol (15 à 25 grammes pour le cheval, 0^{gr},25 à 1 gramme pour le chien). Chez ce dernier, l'antipyrine (0^{gr},50 à 1 gramme par jour) est recommandable ; quelques praticiens utilisent la teinture de colchique (10 à 15 gouttes). La pilocarpine en injection sous-cutanée, vantée par Hübner, n'a donné aucun succès à Siedamgrotzky ni aux autres vétérinaires qui l'ont essayée.

Entretenir la liberté du ventre par les purgatifs est une indication qui ne doit pas être négligée.

Les *polymyosites symptomatiques*, qui constituent un syndrome clinique analogue aux polynévrites, peuvent survenir au cours de diverses maladies infectieuses. Les polymyosites de l'hémoglobinurie sont de beaucoup les plus fréquentes et les mieux connues chez les animaux.

Certaines polymyosites qui ne semblent liées à aucune maladie déterminée, seraient de nature pyohémique ou septicémique. Chez l'homme, elles représenteraient souvent une forme spéciale de la septicémie vulgaire. (Gouget.)

La *myosite chronique* peut succéder à la myosite aiguë. Parfois, elle complique la présence de kystes hydatiques, de psorospermies ou de corps étrangers. Les psorospermies ont été trouvées chez le bœuf, le mouton, le veau, le porc et le cheval. Mais dans toutes les espèces animales, on peut la voir évoluer sans causes bien déterminées. Möller, Kitt, Pütz, ont vu, chez le cheval, la myosite chronique à certains groupes musculaires (avant-bras, épaule, cuisse). A l'autopsie d'un cheval qui avait boité pendant plusieurs mois des deux membres postérieurs, Möller a trouvé une myosite chronique fibreuse des muscles de la croupe et de la cuisse. Takarenko a rencontré de semblables lésions presque généralisées chez le bœuf. Comme Möller, nous en avons plusieurs fois constaté chez le chien, notamment aux masséters.

La *myosite chronique* revêt le plus souvent la forme *fibreuse* et peut amener des rétractions musculaires, des déviations osseuses, entraînant des troubles articulaires graves. Elle est quelquefois *ossifiante* et affecte deux formes : une forme *circonscrite* et une forme *généralisée* (*myosite ossifiante progressive*). — La myosite ossifiante circonscrite n'est pas rare. Stephenson a trouvé, sur un cheval, les muscles fléchisseurs de l'avant-bras complètement ossifiés. — La myosite ossifiante progressive n'a guère été signalée chez les animaux. Dans le cas de Constant, l'ossification était limitée aux muscles qui entourent l'articulation coxo-fémorale : petit fessier, pectiné, petit adducteur de la cuisse, obturateur externe. Dans quelques autres faits, le processus était plutôt celui de la périostite diffuse végétante.

Que la myosite chronique soit fibreuse ou ossifiante, les moyens qu'on lui oppose échouent presque toujours. Localement, on emploie les vésicants et la cautérisation ; l'ablation est à conseiller dans la myosite ossifiante circonscrite. A l'intérieur, on donne l'iodure de potassium à hautes doses.

V. — AMYOTROPHIES.

Assez fréquentes chez les animaux, chez le cheval et le chien notamment, les *atrophies musculaires* sont fort diversifiées dans leur nature et leurs causes. Souvent nous observons des émaciations généralisées à tout un membre souffrant, et amenées surtout par l'inaction ou l'insuffisance fonctionnelle de ce membre. Nous avons signalé déjà les atrophies de certains groupes musculaires — des cruraux ou des fessiers plus particulièrement — comme complication fréquente de l'hémoglobinurie. Plus rares sont les autres amyotrophies d'origine infectieuse. — Les thromboses artérielles peuvent amener de graves troubles nutritifs dans les muscles insuffisamment irrigués ; quand l'obstacle au cours du sang subsiste et que la zone musculaire anémiée ne peut recouvrer les conditions de sa vitalité normale, l'atrophie s'en empare. Kützner a vu se produire chez le cheval, sans cause appréciable, une atrophie progressive du biceps fémoral et de la partie supérieure du demi-tendineux — atrophie sans doute d'origine embolique, qui amena au bout de trois mois des troubles de la locomotion. L'atrophie lente du grand fessier a été observée par Roloff ; celle des muscles pectoraux, par Blenkinsop. D'autres auteurs ont publié des faits analogues, dans lesquels divers groupes musculaires étaient affectés.

Parmi les autres variétés d'amyotrophies, bien plus fréquentes et mieux étudiées chez l'homme que chez les animaux, signalons les *atrophies musculaires myélopathiques*, les *atrophies névropathiques*, les *atrophies myopathiques*.

Les *amyotrophies myélopathiques*, qui se rencontrent dans nombre de myélites, ont une commune origine ; toutes relèvent d'une lésion des cellules des cornes antérieures de la moelle. L'évolution anatomique et clinique est tantôt rapide (*myélites aiguës, hématomyélie*), tantôt lente (*atrophie musculaire progressive*). L'atrophie pure est l'altération musculaire habituelle ; dans quelques cas, elle est accompagnée de sclérose (atrophie scléreuse). — Parfois, l'atrophie est systématique, progressive, et domine la scène (*atrophie musculaire progressive de* Duchenne) ; dans d'autres cas, moins prononcée, elle constitue cependant l'un des phénomènes saillants du processus morbide (*sclérose latérale amyotrophique, syringomyélie*) ; dans d'autres encore, elle est inconstante, peu accusée, et survient à un stade variable de l'affection, dont elle n'est qu'un épiphénomène peu important (*sclérose en plaques*).

Les *atrophies musculaires névritiques*, qui surviennent sous l'influence de lésions des nerfs moteurs, ont une évolution plus ou moins rapide. Les exemples en sont assez fréquents dans certaines espèces, surtout chez le cheval (V. *Paralysies*). A ce groupe, on rattache aujourd'hui les *amyotrophies d'origine articulaire*. Elles s'accusent parfois avec une rapidité que l'inertie ou le fonctionnement insuffisant du membre ne sauraient expliquer. On admet qu'elles sont de nature réflexe, provoquées par une phlegmasie des branches nerveuses qui se distribuent aux tissus malades.

Les *atrophies musculaires myopathiques* semblent indépendantes de toute altération de la moelle et des nerfs, — du moins de toute altération appréciable par les méthodes actuelles d'investigation. On les considère comme *primitives*, amenées par des troubles trophiques localisés au muscle lui-même. Le processus débute par les fibres musculaires, qui augmentent d'abord de volume, puis se fragmentent et s'atrophient ; le tissu conjonctif prolifère et s'infiltre de graisse. Parfois les muscles atteints semblent hypertrophiés, mais il s'agit d'une pseudo-hypertrophie qui tient à l'abondance des éléments conjonctifs et graisseux ; la fibre musculaire est bien atrophiée. Erb a réuni les diverses amyotrophies myopathiques sous le nom de *dystrophie musculaire progressive*. Les deux formes principales de ce groupe sont la *paralysie musculaire pseudo-hypertrophique* de Duchenne et la *myopathie atrophique progressive* de Landouzy et Déjerine.

Le traitement de certaines atrophies musculaires d'origine névritique et de celles dues à l'inaction prolongée, aux thromboses artérielles, à diverses infections, comporte surtout le massage, le fonctionnement des muscles atteints, qui sera modéré d'abord, mais dont on augmentera graduellement la durée et l'intensité, les applications irritantes faites sur toute la région occupée par les muscles en dégénérescence et l'électrothérapie (V. *Paralysies*). L'iodure de potassium rend des services dans quelques cas.

Quant aux amyotrophies myélopathiques et myopathiques, il semble que leur évolution soit fatale. On les considère jusqu'à présent comme absolument incurables.

<h2 style="text-align:center">VI. — PARASITES. — TUMEURS.</h2>

Nombreux sont les *parasites* des muscles. Les *psorospermies*, les *trichines* habitent la fibre elle-même ; les *cysticerques*, les *échinocoques*, se cantonnent de préférence dans le tissu conjonctif. Il n'est pas d'agents thérapeutiques capables de tuer les cysticerques et les trichines dans les muscles. Seule une prophylaxie bien entendue peut en préserver l'homme et les animaux. Signalons toutefois les succès qu'aurait obtenus Feletti dans le traitement de la cysticercose de l'homme par l'extrait éthéré de fougère mâle.

Contre les *kystes hydatiques*, on n'emploie plus guère les agents médicamenteux autrefois recommandés, ni la ponction suivie d'injection iodée. L'extirpation totale avec curettage des culs-de-sac, en ménageant autant que possible le muscle, est le procédé de choix.

Les *tumeurs actinomycotiques* seront traitées par l'iodure de potassium, et, dans certains cas, par l'extirpation. Celles déterminées par les *botryomycètes* ne cèdent que lentement à la médication iodurée, quand elles ne lui résistent pas. (V. *Actinomycose* et *Botryomycose*.)

On peut rencontrer dans les muscles des *tumeurs primitives* ou *secondaires*. Le diagnostic en est généralement facile. — L'évolution lente du néoplasme, son indolence, l'absence de fluctuation, suffisent à le distinguer des collections kystiques et des abcès. Quant au traitement, il consiste dans l'ablation, si celle-ci n'est point contre-indiquée par la généralisation. Lipomes, myxomes, enchondromes, sarcomes, épithéliomes, exigent l'extirpation totale.

ADDENDA

SPASMES. — CONTRACTURES. — CRAMPES.

L'étiologie et la pathogénie des crampes sont encore aujourd'hui fort discutées en médecine humaine. On admet généralement qu'elles peuvent résulter de lésions musculaires, nerveuses ou vasculaires.

Si la presque totalité des observations rapportées en vétérinaire sous le nom de *crampes* se rapportent à l'accrochement de la rotule (V. *Pseudoluxation rotulienne*), on observe cependant dans toutes les espèces, en particulier chez les solipèdes, des contractions musculaires spasmodiques et des contractures analogues à la crampe de l'homme, et il ne s'agit point ici de troubles déterminés par quelque affection cutanée douloureuse : le tégument est exempt de lésions. — Hirsemann a traité un cheval qui, à la suite d'une affection de poitrine, fut atteint de contractions spasmodiques des muscles d'un côté de l'encolure et du membre antérieur correspondant ; ces contractions se manifestaient par accès ; le moindre attouchement des régions affectées les provoquait : en même temps que la tête s'abaissait, le membre se fléchissait et était porté en avant. L'affection dura trois semaines ; elle céda à des injections sous-cutanées de vératrine. — Dycer a rapporté une observation de crampe des muscles fléchisseurs de la tête ; celle-ci et le cou étaient fléchis au point que les naseaux touchaient le sternum ; les membres antérieurs étaient portés en avant et fléchis ; l'animal s'appuyait sur les genoux ; le corps était couvert de sueur. En essayant de lever la tête, on déterminait de vives douleurs. Au bout de quelques heures, la tête et le cou se détendirent brusquement, l'animal se mit à manger et rien d'anormal ne reparut. — Möller a vu un cheval chez lequel des crampes se produisaient sous l'influence d'irritations légères exercées sur la région auriculaire. L'introduction du doigt dans l'oreille provoquait immédiatement une violente contracture du membre postérieur correspondant, lequel était porté en avant, pendant quelques minutes, dans une direction presque horizontale. L'animal était impropre à tout service : les pressions exercées au voisinage de l'oreille par la bride provoquaient les crampes. Les oreilles et la région péri-auriculaire n'offraient aucune altération apparente. — On a publié quelques rares exemples de *contracture des muscles olécrâniens*. Dans un cas relaté par Möller, ces muscles étaient tendus, rigides, insensibles à la pression ; l'animal boitait fortement ; à l'appui, le coude était éloigné du tronc. — Chez les grands animaux, on observe parfois des *contractures des membres postérieurs* se manifestant à des intervalles de durée très variable. Elles semblent rebelles à tous les traitements. On a essayé sans succès la névrotomie du sciatique.

Bibliographie. — **I. Ruptures musculaires.** — Rigot, *Recueil de méd. vét.*, 1827. — Renault, *Ibid.*, 1833. — Rey, *Journal de méd. vét.*, 1850. — Saint-Cyr, *Ibid.*, 1854. — Goubaux, *Bullet. de la Soc. cent. de méd. vét.*, 1855, — Hollmann,

Gurlt u. Hertwig's Magazin, 1855. — DELWART, *Annales de méd. vét.*, 1862. — PEUCH, *Journal de méd. vét.*, 1863. — VOIGTLÄNDER, *Sächs. Bericht*, 1871. — HERTEL, *Preuss. Mittheilungen*, 1872. — ROLOFF, *Ibid.*, 1874. — JACOTIN, *Archives vét.*, 1883. — PENDRY, *American vet. Review*, 1884. — BORMANN, *Berlin. Archiv*, 1885. — NASSO, *La Clinica vet.*, 1888. — FURLANETTO, *Progrès vét.*, 1890. — BASSI, *Il moderno Zooiatro*, 1893, an. in *Journal de méd. vét.*, 1893. — STOCKFLETH, *Chirurgie.* — HENDRICKX, *Annales de méd. vét.*, 1896. — SCHÜLER, *Zeitschr. f. Veterinärkunde*, 1896. — LUBKE, *Ibid.*, 1898. — HIMMELSTOSS et VOGT, *München Wochenschr.*, 1895.

II. Myosites. — AUBOYER, *Recueil de méd. vét.*, 1833. — GELLÉ, *Pathol. bovine*, Toulouse, 1839. — FLOTHMANN, *Journal vét. et agric. de Belgique*, 1847. — REY, *Journal de méd. vét.*, 1849 et 1856. — MEYER, *Gurlt u. Hertwig's Magazin*, 1851. — HOLLMANN, *Ibid.*, 1855. — ZUNDEL, *Ibid.*, 1861. — LAFOSSE, *Pathol. vét.*, Toulouse, 1861. — RAYNAUD, *Journal des vét. du Midi*, 1862. — WILHELM, *Sächs. Jahresber.*, 1881. — PALAT, *Bullet. de la Soc. cent. de méd. vét.*, 1885. — KITT, *München. Jahresber.* 1886. — REPIQUET, *Journal de méd. vét.*, 1888. — LEES, *The vet. Journal*, 1888. — CONSTANT, *Journal de méd. vét.*, 1890. — FURLANETTO, *Progrès vét.*, 1892. — MAREK, *Veterinarius*, 1895. — SCHMIDT, *Wochenschrift*, 1896. — VOGT, *Ibid.* — FRÖHNER, *Monats. für prakt. Thierheilkde*, 1898 et 1899. — ZSCHOKKE, *Schweizer Archiv*, 1898. — MÖLLER u. FRICK, *Lehrbuch der Chirurgie.* — HOFFMANN, *Thierärztliche Chirurgie.* — KITT, *Lehrbuch der pathologisch. anatomischen Diagnostik.*

III. Rhumatisme musculaire. — COULBAUX, *Recueil de méd. vét.*, 1824. — RODET, *Ibid.*, 1825. — AUBOYER, *Ibid.*, 1835. — PAYROU, *Journal des vét. du Midi*, 1838. — POURTEROU, *Ibid.*, 1840. — KÖRBER, *Gurlt u. Hertwig's Magazin*, 1839. — GERLACH, *Ibid.*, 1854. — HERING, *Spec. Pathol. u. Therapie*, 1858. — LAFOSSE, *Pathologie vétérinaire*, 1861. — LEBLANC, *Recueil de méd. vét.*, 1864. — SIEDAMGROTZKY, *Sächs. Bericht*, 1874 et 1878. — HÜBNER, *Ibid.*, 1883. — MAURI, *Revue vét.*, 1878. — ANACKER, *Thierarzt*, 1881. — JAMES, *Americ. vét. Review*, 1885. — ALBRECHT, *Adam's Wochenschr.*, 1886. — BRUYÈRE, *État sanitaire du Brabant*, 1886. — CONDAMINE, *Recueil de méd. vét.*, 1887. — GRÜNEWITZKI, *Journal vét. de Charkow*, 1887. — CADÉAC, *Dictionn. vét.*, t. XIX, p. 335. — FURLANETTO, *Progrès vét.*, 1890. — CHOBAUT, *Répertoire de police sanitaire*, 1893. — CARONI, *Ibid.*, 1893. — SCHWENDIMANN, *Schweizer Archiv*, 1896. — BRUNS, *Deutsche thierärztl. Woch.*, 1897. — MELTZER, *Ibid.* — TEMPEL, *Ibid.* — HINTZ, *Ibid.*, 1899. — MIA, *Nuovo Ercolani*, 1898. — BALDONI, *La Clinica vét.*, 1899. — PLOSZ, *Zeitschrift für Thiermed.*, 1899. — FRIEDBERGER u. FRÖHNER, *Pathol. u. Therap. der Hausthiere.*

IV. Amyotrophies. — GOUBAUX, *Recueil de méd. vét.*, 1848. — GÜNTHER, *Gürlt u. Hertwig's Magazin*, 1865. — SIEDAMGROTZKY, *Sächs. Bericht*, 1878. — BIOT, *Archives vét.*, 1884. — STOSS, *Oesterr. Monatsschr.*, 1886. — WINKLER, *Wochenschr. für Thierheilkde*, 1891. — POULSEN, *Maanedsskrift de Copenhague*, 1897. — FRÖHNER, *Monatsh. für prakt. thierheilkde*, 1899.

V. Parasites et tumeurs des muscles. — VILLATE, *Recueil de méd. vét.*, 1849. — KIRKMAN, *The Veterinarian*, 1863. — BROQUET et MÉGNIN, *Recueil de méd. vét.*, 1875. — RANVIER et DEHORS, *Archives vét.*, 1880. — RAYMOND, *The veterin. Journal*, 1883. — CUNNINGHAM, *Ibid.*, 1886. — PÜTZ, *Virchow's Archiv*, 1887. — NEUMANN, *Traité des maladies parasitaires non microbiennes des animaux domestiques*, Paris, 1892. — KITT, *Lehrbuch der pathologisch. anatomischen Diagnostik.*

VI. Crampes. — DYCER, *The Veterinarian*, an. in *Recueil de méd. vét.*, 1854. — SIEDAMGROTZKY, *Sächs. Bericht*, 1875. — WEISER, *Ibid.*, 1885. — KITT, *München. Jahresber.*, 1884-85. — MACGILLIVRAY, *The veterin. Journal*, 1890. — BREDO, *Annales de méd. vét.*, 1897. — NIZET, *Ibid.*, 1897.

CHAPITRE IV

TENDONS

I. — CONTUSIONS.

Tous les tendons superficiels, mais plus particulièrement ceux des extrémités, sont exposés aux contusions. Les tendons fléchisseurs des phalanges

des membres antérieurs, chez les chevaux qui forgent, qui se coupent ou qui
s'attrapent, et ceux des membres postérieurs, chez les chevaux qui ruent,
sont parfois le siège d'une tuméfaction inflammatoire œdémateuse, fort douloureuse, provoquée par des actions contondantes. Toutefois, ainsi qu'on le
verra plus loin, la véritable *nerf-férure*, dans l'acception étymologique du
mot, est relativement rare. Les lésions inflammatoires des tendons sont
presque toujours la conséquence d'*efforts*, de distensions produites pendant
les actions locomotrices. — En raison de la structure et de la faible vascularisation du tissu tendineux, les caractères ordinaires des contusions y sont
moins accusés qu'aux autres tissus : en revanche, l'évolution du processus
inflammatoire y est lente et la douleur souvent très vive.

Le traitement est celui que nous avons exposé au chapitre des *Contusions*
en général. Les antiphlogistiques au début, le massage et les résolutifs plus
tard, en constituent les principaux agents. (V. *Nerf-férure*.)

II. — PLAIES.

Les *plaies* et les *ruptures tendineuses* seront étudiées séparément. Si ces lésions s'expriment par des signes fonctionnels à peu près semblables pour un
même tendon, leur marche, leur pronostic, diffèrent considérablement. Dans
les ruptures, le foyer traumatique est sous-cutané, à l'abri des agents infectieux, la cicatrisation s'y fait vite, presque toujours sans complications ; le
praticien n'a qu'à éviter l'élongation de la corde divisée. Les plaies, au contraire, comme tous les traumas « à ciel ouvert » sont sujettes à de nombreuses complications, en particulier au javart tendineux ou à la téno-
synovite suppurée.

Chez le cheval et le bœuf, les *piqûres* des tendons sont particulièrement
communes aux membres. L'aponévrose plantaire est fréquemment atteinte
dans le clou de rue ; les tendons perforé et perforant sont quelquefois blessés
au canon ou au paturon par les dents de herse, les fourches et divers autres
corps pointus. A toutes les époques, ces lésions ont été regardées comme
très graves. Cependant, leur cicatrisation rapide est possible. Ce qui en fait
le danger, c'est l'état infectieux du corps vulnérant : si celui-ci ne dépose pas
de germes phlogogènes dans la plaie, on n'observe qu'un endolorissement
passager avec production d'un petit nodus fibreux ; bientôt tout disparaît.
Comme Furlanetto, nous avons vu persister parfois, au niveau de cet îlot
cicatriciel, une sensibilité morbide, cause d'une boiterie de longue durée. —
Les blessures par instruments souillés sont d'un pronostic sévère ; trop souvent, elles amènent une ténosite aiguë suppurative, parfois compliquée de
synovite. (V. *Javart tendineux*.)

Le traitement de ces lésions ne diffère point de celui des piqûres
en général ; il est tout entier dans l'antisepsie du foyer traumatique.
Nous avons traité, par la liqueur de Van Swieten et l'iodoforme, un
cheval atteint d'une piqûre profonde de la corde du jarret produite
par un clou rouillé ; la tuméfaction locale était très forte et les symptômes généraux déjà fort accusés ; néanmoins la guérison fut obtenue en quinze jours. — Contre la sensibilité morbide du tissu cicatriciel, on aura recours aux vésicants ou à la cautérisation en pointes.

Les *corps tranchants* ou *contondants* peuvent déterminer des solutions de
continuité longitudinales, obliques ou transversales des tendons. La section

transversale est primitivement complète dans certains cas ; dans d'autres, les fibres respectées se rupturent sous l'action du poids du corps ou d'une brusque contraction musculaire ; enfin un tendon meurtri, contusionné, peut devenir le siège d'une inflammation nécrosique aboutissant à sa rupture complète. Que la division ait été primitive ou secondaire, le résultat final est le même : des troubles fonctionnels, particuliers à chaque tendon, apparaissent dès que celui-ci a cessé de remplir le rôle qui lui était dévolu. — Les extrémités tendineuses sont plus ou moins écartées : la supérieure, tirée par la contraction musculaire, remonte loin dans sa gaine ; l'inférieure n'obéit qu'aux mouvements articulaires capables de la déplacer ; souvent le vide qui les sépare est rempli par un épanchement sanguin.

Le *pronostic* varie avec le tendon atteint : la section d'un extenseur des phalanges guérit rapidement ; celle d'un fléchisseur amène un affaissement du boulet, difficile à combattre. Parfois l'étendue des lésions contre-indique toute intervention : sur un bœuf blessé vers le milieu du canon postérieur droit par le soc d'une charrue, Furlanetto trouva sectionnés le perforé, le perforant et la branche interne du ligament suspenseur du boulet ; le métatarsien principal était lui-même entamé. — Les complications de nécrose tendineuse, de synovite, d'arthrite, aggravent encore le pronostic.

Le traitement consiste à désinfecter la plaie, à rapprocher les bouts tendineux et à immobiliser le foyer traumatique. Si les fragments sont en rapport et qu'ils aient peu de tendance à se déplacer, on se contentera, après asepsie du trauma, de maintenir les parties en bonne position par un bandage résistant ou un appareil spécial. Quand l'écartement est très accusé, il faut le réduire dans la mesure du possible, en agissant sur le tendon lui-même, ou en modifiant l'attitude des rayons osseux. En certains cas, la suture est indiquée ; elle donne d'excellents résultats dans la chirurgie de l'homme.

Pour la *ténorrhaphie*, on emploie de préférence la soie ou le crin de Florence. Quand l'affrontement est possible, sans tension considérable des bouts, la suture ordinaire suffit ; on fait un ou plusieurs points suivant la largeur du tendon. Composé de faisceaux parallèles séparés par du tissu conjonctif, le tissu tendineux coupe facilement ; aussi lorsque, pour obtenir la juxtaposition, il.est nécessaire d'exercer sur les fils de suture une certaine traction, on pourrait recourir aux procédés spéciaux en usage dans la chirurgie de l'homme.

1° *Procédé de Tillaux.* — Passer le fil en travers et obliquement dans chacun des bouts et nouer latéralement *(fig. 65)*.

On obtiendrait ainsi, pour les tendons épais, un solide affrontement.

2° *Procédé de Le Fort.* — L'aiguille est introduite vers le bord du tendon (bout supérieur) et d'arrière en avant ; puis au bord opposé, cette fois d'avant en arrière ; on a ainsi une anse à la partie antérieure. La même manœuvre est répétée sur l'autre bout, mais en passant les deux fils successivement d'arrière en avant ; ils sont alors tordus ou noués *(fig. 66)*.

3° *Procédé de Wölfler.* — Le fil traverse à deux reprises le bout supérieur, puis il est ramené au bord opposé du bout inférieur, où il est passé par le même procédé; on noue latéralement *(fig. 67)*.

4° *Procédé de Le Dentu.* — Il comprend une suture d'affrontement

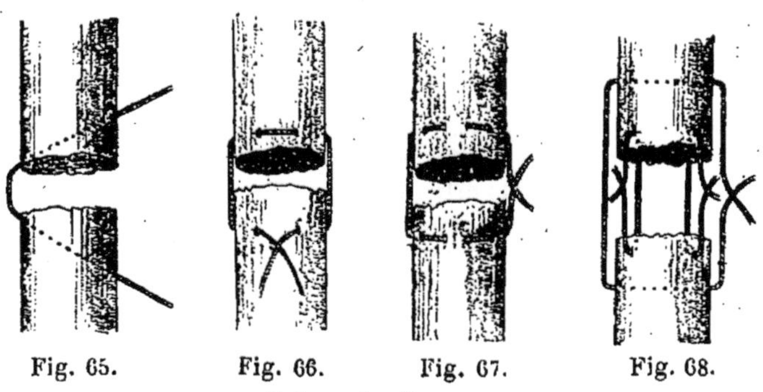

Fig. 65.　　　Fig. 66.　　　Fig. 67.　　　Fig. 68.

Sutures tendineuses.

faite suivant le procédé ordinaire et une suture d'appui, laquelle traverse chaque extrémité tendineuse d'un bord à l'autre *(fig. 68)*.

Lorsque tout rapprochement des bouts est impossible, on pratique la *suture à distance* avec du catgut ou la *greffe tendineuse*, et, si l'on ne trouve que l'un d'eux, la *suture par anastomose*.

On fait ensuite une suture cutanée avec ou sans drainage et l'on applique un pansement. Les fils non résorbables sont retirés au bout de quatre à cinq semaines. Un long repos est nécessaire.

Jusqu'à présent, on n'a fait, chez les animaux, qu'un petit nombre d'opérations de ce genre. Sur un bœuf qui avait la corde du jarret coupée, Furlanetto sutura les tronçons à la soie, mais toutes les précautions antiseptiques n'ayant pas été prises, la plaie suppura, les fils se détachèrent et les deux portions du tendon furent frappées de nécrose (V. *plaies de la corde du jarret*). Ainsi que le dit lui-même l'auteur, avec une rigoureuse antisepsie, il eût sans doute évité cet échec. Chez le chien, Röder et Bayer ont suturé le tendon d'Achille avec un succès complet.

Dans les plaies anciennes, quand déjà la suppuration est survenue ou qu'il y a nécrose partielle, exfoliation des bouts tendineux, la suture est inapplicable; recourez aux injections et aux pansements antiseptiques. Les extrémités tendineuses s'entourent d'une épaisse couche fibreuse cicatricielle qui les soude aux parties voisines, et les mouvements ne se rétablissent que très incomplètement.

III. — RUPTURES TENDINEUSES

Partielles ou totales, les ruptures tendineuses sont plus fréquentes que les ruptures musculaires. Elles atteignent le plus souvent les tendons de la partie inférieure des membres. Trente-quatre observations de ruptures tendineuses colligées par Saint-Cyr en 1854 se répartissent ainsi : corde du fléchisseur du métatarse, 21 cas; fléchisseurs du pied, 10; ligament suspenseur du boulet, 1; tendon d'Achille, 1; extenseur antérieur des phalanges, 1. On pourrait ajouter à cette liste d'autres observations puisées à toutes les cliniques.

Les altérations tendineuses amenées par le rhumatisme, l'anasarque, la téno-synovite chronique simple ou suppurée, la maladie naviculaire, la filariose, sont des causes prédisposantes, parfois même déterminantes. Hendrickx a publié une observation de rupture spontanée du tendon perforé sur un cheval atteint d'anasarque. Möller et plusieurs autres auteurs ont relaté, chez le cheval, des faits de rupture des quatre perforants. On doit à Braüer la curieuse observation suivante : sur un cheval atteint d'anasarque et tenu au repos absolu pendant un certain temps, les tendons fléchisseurs des phalanges subirent une telle élongation que les boulets portaient presque sur le sol ; le sujet marchait à la façon des animaux plantigrades ; les tendons et les tissus péri-tendineux n'étaient ni tuméfiés, ni douloureux; au bout de quatre mois, les cordes étaient revenues à leurs dimensions premières, les membres avaient récupéré leurs aplombs normaux et l'animal était apte à reprendre son service. Mais de nombreux faits témoignent que la rupture peut se produire sur un tendon sain par des contusions externes ou internes (extrémité osseuse fracturée ou luxée), par les violentes réactions locomotrices, par les contractions musculaires intenses.

La rupture se fait en un point variable du tendon; parfois au niveau de son insertion osseuse : il y a une véritable désinsertion tendineuse avec arrachement de parcelles osseuses. Cette lésion est fréquente pour le suspenseur du boulet, les tendons perforé et perforant.

Les *symptômes* des ruptures surviennent d'ordinaire soudainement. Après un saut, une glissade, on constate une forte boiterie et une vive douleur. La déformation du membre varie avec le tendon intéressé : s'il s'agit du perforant, l'appui se fait en talons, la pince soulevée laisse voir la face plantaire du pied ; si la rupture siège sur le suspenseur, le boulet est très affaissé et parfois l'ergot touche le sol ; quant aux ruptures du perforé, elles se traduisent par une extension de la première articulation phalangienne et la production d'une brisure à ce niveau.

On peut confondre certaines ruptures tendineuses avec des *ruptures musculaires* ou l'*arrachement apophysaire*; dans ce dernier cas, une palpation méthodique dénote de la crépitation.

La lésion étant à l'abri de l'air, la réparation se fait régulièrement par la formation d'un îlot fibreux ; mais elle demande plusieurs mois et souvent l'allongement du tendon amène l'impotence du membre. La guérison est la règle pour la corde du fléchisseur du métatarse et les tendons extenseurs des phalanges. Les ruptures du ligament suspenseur du boulet, des tendons perforé et perforant ne doivent être traitées que sur des animaux de valeur et lorsque le tendon est indemne de lésions dégénératives.

Le traitement des ruptures tendineuses comporte trois principales indications : 1° donner au membre l'attitude dans laquelle les bouts sont le plus rapprochés possible; 2° l'y maintenir par un appareil spécial ou un bandage solide à la poix ou au plâtre ; 3° accorder à l'animal un repos prolongé. La guérison obtenue, le tendon est généralement allongé et la marche difficile. Avec le temps, la rétraction du tissu de cicatrice s'opère ; les aplombs se rétablissent en partie.

L'idéal serait de mettre à nu le foyer traumatique et de suturer les tronçons. Pour certains tendons, l'opération, pratiquée aseptiquement et complétée par un bandage plâtré ou un appareil spécial, pourrait donner de bons résultats.

IV. — TENDINITE.

L'inflammation des tendons — la *tendinite*, la *ténosite* — est *primitive* ou *secondaire*, *aseptique* ou *infectieuse*. Aux lésions sous-cutanées elle est presque toujours simple, plastique, cicatrisante ; elle tend vers la résolution quand elle n'est pas entretenue ou aggravée par l'action musculaire, par des tractions exercées sur le tendon malade. Aux lésions exposées, au contraire, le tissu tendineux est souvent frappé de nécrose partielle qui s'y étend de proche en proche, l'exfoliation étant impuissante à éliminer la totalité du « bourbillon », à arrêter l'infection. Cette inflammation nécrotique des tendons est fréquente aux régions inférieures des membres, où on la désigne encore par la vieille expression de *javart tendineux*.

Surtout commune chez le cheval, la tendinite plastique succède le plus souvent aux dilacérations et aux ruptures partielles qui se produisent dans les efforts locomoteurs. Le perforant et sa bride, le suspenseur du boulet, le perforé sont fréquemment atteints (voir *Nerf-férure*). La conformation défectueuse (chevaux long-jointés, bas-jointés, à talons faibles), le service (grandes allures, démarrages violents), prédisposent à ces ténosites. Sur le bœuf et le chien, les dilacérations tendineuses atteignent le plus souvent le tendon d'Achille. Parfois l'inflammation complique une maladie infectieuse (pneumonie, fièvre typhoïde, anasarque). En pareil cas il y a presque toujours téno-synovite : dans la synovite métapneumonique de la grande sésamoïdienne, les tendons perforé et perforant sont d'ordinaire enflammés. En certaines contrées, la *filaire réticulée* cause fréquemment des tendinites (Pader). — Quant à la ténosite suppurée, elle complique souvent les plaies tendineuses ou les suppurations avoisinant les tendons (abcès, atteintes, javarts cutané ou encorné, synovite suppurée).

La ténosite plastique se traduit par une tuméfaction chaude et douloureuse au début, plus tard dure et résistante. S'il s'agit d'un tendon des membres, on note une boiterie plus ou moins accusée. Le plus souvent, même quand la claudication disparaît, le tendon reste volumineux, induré, raccourci et le sujet perd de sa vitesse. — Dans la ténosite suppurée, il existe une ou plusieurs fistules laissant écouler un pus de mauvaise nature. A leur fond, le tissu tendineux, infiltré de pus, est grisâtre, ramolli, friable ; souvent il s'élimine en lambeaux irréguliers (bourbillons) qu'on a comparés à de l'étoupe mouillée. Les symptômes généraux, la boiterie intense, traduisent la gravité de cette tendinite suppurée, lentement progressive. — Le pronostic est surtout sévère pour les fléchisseurs des phalanges, et d'autant plus que la lésion siège plus près de l'ongle. La synovite et l'arthrite suppurées, la fourbure, la gangrène décubitale, la septico-pyémie sont des complications fréquentes de la nécrose tendineuse.

Le repos absolu est la première indication du traitement des *tendinites plastiques*. Si les phénomènes inflammatoires sont accusés, on utilisera le froid : douches, bains, irrigation continue, compresses d'eau blanche, applications de terre glaise ou d'un mélange de celle-ci, de sel marin et de vinaigre. Au bout de quelques jours, on remplacera le froid par les vésicants (vésicatoire mercuriel, pommade au biiodure de mercure, feux liquides). Aux vésicants, les auteurs étrangers (Möller, Ableitner) préfèrent la chaleur humide et la compression : on dispose sur le tendon une compresse d'ouate humide et chaude, que l'on serre par un bandage de flanelle ; ce pansement doit être renouvelé toutes les quatre ou cinq heures. Schade a conseillé d'entourer le tendon de sable chaud. Si les réfrigérants, la chaleur humide ou les vésicants ne donnent pas la guérison, il faut recourir au massage combiné aux affusions chaudes. En France, on préfère d'ordinaire la cautérisation (en raies, en pointes fines, en aiguilles) ; toutes les fois que la tendinite est chronique, nous y avons recours immédiatement. Le feu, sous toutes ses formes, n'amène pas toujours la disparition de la boiterie. En pareil cas, les névrotomies du médian, du cubital, du sciatique, donnent d'excellents résultats quand l'inflammation frappe le suspenseur, le perforé, le perforant et leurs brides. S'il y a complication de bouleture au deuxième ou au troisième degré, nous pratiquons, en une seule séance, la névrotomie du médian et la ténotomie du perforant.

On peut souvent conjurer la *tendinite suppurée* par le traitement antiseptique des plaies tendineuses et des suppurations avoisinant les tendons. Quand la nécrose est développée, il faut, par des débridements, mettre à nu les parties malades. Les anciens agissaient sur elles par le fer rouge, les caustiques chimiques (sublimé, acide arsénieux, nitrate d'argent), les escharotiques (liqueur de Villate, teinture d'iode), l'irrigation continue. Aujourd'hui on utilise surtout les antiseptiques : bains chauds de sublimé à 1 pour 1000, d'acide phénique ou de crésyl à 3-5 pour 100 ; pansements à l'iodoforme, au protargol, au tannoforme. On a également recommandé les injections répétées de glycérine ou de vaseline phéniquée. Le meilleur traitement consiste parfois dans l'ablation du bourbillon : excision de l'aponévrose plantaire nécrosée dans le clou de rue pénétrant. La suppuration tarie, la région reste souvent volumineuse, le tendon est ankylosé, sa gaine a disparu. Les douches, le massage, le feu, les névrotomies rendent des services.

V. — LUXATIONS TENDINEUSES.

Les luxations tendineuses sont rares dans toutes les espèces animales. La plupart des observations publiées ont trait à la luxation du perforé au membre postérieur chez le cheval ; quelques-unes à la luxation du tendon du sous-épineux chez le bœuf.

Sous l'influence d'efforts violents, les moyens d'attache du perforé sur le sommet du calcanéum peuvent céder : le tendon quitte la face postérieure du jarret et se place sur l'une des faces latérales. Il est d'ordinaire facile, à l'aide des doigts, de ramener la corde en bonne position, mais dès que l'on cesse la contention, l'accident se reproduit. On note le plus souvent une boiterie assez forte et un engorgement du membre.

La luxation du tendon du sous-épineux exige, pour se produire, la rupture de la synoviale et des tractus fibreux chargés de maintenir le tendon sur le trochiter. Dans l'observation de Furlanetto, l'accident était survenu aux deux membres, à la suite d'un violent effort. Au repos, aucun symptôme ne dénotait l'accident, mais si l'animal levait le membre, on voyait la corde glisser sur le trochiter et se porter en arrière

Le traitement rationnel comprend la réduction et la contention. La réduction est facile, la contention à peu près impossible ; il faudrait fixer, par une suture, le perforé sur le calcanéum et le sous-épineux sur le trochiter. Ces opérations n'ont point été tentées. — On a recours, tout d'abord aux douches, plus tard aux frictions vésicantes : peu à peu la boiterie diminue, le tendon se fixe en position anormale ; souvent, au bout de quelques mois, la claudication a disparu.

VI. — HELMINTHIASE TENDINEUSE.

La *filaire réticulée* ou *spiroptère réticulé* se rencontre non seulement dans le tissu conjonctif et les parois artérielles, mais encore dans les tissus tendineux et ligamenteux. Le ligament cervical, le suspenseur du boulet, les tendons perforé et perforant sont le plus fréquemment atteints. Quand les lésions siègent aux membres, elles déterminent des boiteries (Barrier, Mauri, Pader). Habituellement, la déformation et la sensibilité de l'organe atteint permettent le diagnostic *ténosite* ; mais il est difficile d'affirmer sa nature parasitaire. Parfois l'engorgement fait défaut. Le cheval dont Mauri a rapporté l'observation boitait fortement du membre antérieur gauche ; le genou restait constamment fléchi ; en comprimant le suspenseur du boulet, on déterminait une vive douleur, aucune déformation n'était appréciable ni sur les tendons ni au niveau de la gaine carpienne.

Le traitement est celui des ténosites traumatiques. On ne possède aucun moyen d'action directe sur le parasite. On utilisera le repos, les douches et le massage ; dans les cas anciens, les vésicants, la cautérisation, la névrotomie du médian, rendront des services.

Bibliographie. — A. **Lésions traumatiques et ruptures.** — Solleysel, *Parfait maréchal*, 1682. — Collin, *Recueil de méd. vét.*, 1824. — Bouley, jeune, *Ibid.*, 1833. — Renault, *Ibid.*, 1834. — Tombs, *The veterinarian*, 1839. — Bertwig, *Gurlt u. Hertwig's Magazin*, 1847. — Schräder, *Ibid.*, 1848. — Goubaux, *Bullet. de la Soc. cent. de méd. vét.*, 1856. — Saint-Cyr, *Journal de méd. vét.*, 1854. — Louis, *Recueil de méd. vét.*, 1864. — Lapôtre, *Ibid.*, 1870. Degive, *Annales de méd. vét.*, 1881. — Siedangrotzky, *Sächs. Bericht*, 1882. — Mollereau, *Bullet. de la Soc. cent. de méd. vét.*, 1887. — Comény, *Ibid.*, 1892. — Ballu et Gillet, *Recueil de méd. vét.*, 1891. — Brandis, *Recueil de mém. et observat. sur l'hygiène et la méd. vét. milit.*, 1891. — Guillobey, *Ibid.*, 1891. — Pierre, *Ibid.*, 1896. — Theiler, *Schweizer Archiv*, 1895. — Roder, *Sächs. Bericht*, 1895. — Schade, *Ibid.*, 1896. — Bayer, *Monatshefte für prakt. Thierheilkde*, 1896. — Peuch, *Journ. de méd. vét.*, 1896. — Hendrickx, *Annales de méd. vét.*, 1898.
IV. **Tendinite.** — Lafosse, *Cours d'hippiatrique*. — Gurlt, *Magazin*, 1837. —

Bouley et Prud'homme, *Bullet. de la Soc. cent. de méd. vét.*, 1845. — Hertwig, *Magazin*, 1851. — Roloff, *Ibid.*, 1868. — Barrier, *Archives vét.*, 1876. — Jacoulet, *Journal de méd. vét. milit.*, 1876. — Johne, *Sächs. Bericht*, 1882. — Furlanetto, *Progrès vét.*, 1889, p. 305. — Barrier, *Bulletin de la Soc. cent. de méd. vét.*, 1891 et 1892. — Siedamgrotzky, *Berlin. Archiv*, 1891. — Delpérier et Poy, *Bullet. de la Soc. cent. de méd. vét.*, 1892. — Hoffmann, *Repertorium*, 1893. — Ableitner, *Wochenschr. für Thierheilkde*, 1894. — Herbst, *Militär Veter. Zeitschrift*, 1895. — Putz, *Deutsche Zeitschr. für Thier med.*, 1895. — Mark, *Veterinarius*, 1899. — Meincke, *Zeitschrift für Veterinärkunde*, 1899. — Cagny, *Bullet. de la Soc. cent. de méd. vét.*, 1899. — Joly, *Ibid.*, 1900.

V. **Luxations.** — Lecoq, *Société vét. du Calvados*, t. II. — Trélut, *Journal des vét. du Midi*, 1865. — Goubaux, *Mémoires de la Soc. de biol.*, 1869. — Furlanetto, *Progrès vét.*, 1889. — Guittard, *Ibid.*, 1889. — Burck, *Recueil de méd. vét.*, 1892. — Driquet, *Journal de méd. vét.*, 1892. — Fourie et Le Calvé, *Recueil de méd. vét.*, 1894. — Jobelot, *Ibid.*, 1897. — Beck, *Maanedskrift de Copenhague*, 1894-95.

VI. — **Helminthiase.** — Naudin, *Journal de méd. vét.*, 1857. — Railliet et Moussu, *Bullet. de la Soc. cent. de méd. vét.*, 1891. — Barrier et Moussu, *Ibid.*, 1891. — Mauri, *Revue vét.*, 1893. — Pader, *Bullet. de la Soc. cent. de méd. vét.*, 1900. — Neumann, *Traité des maladies parasitaires.*

CHAPITRE V

SYNOVIALES TENDINEUSES

I. — LÉSIONS TRAUMATIQUES.

Les *contusions* des synoviales tendineuses ont peu d'intérêt. Légères, elles se terminent rapidement par la résolution. Quand elles sont causées par des actions traumatiques violentes, lorsque surtout la synoviale est intéressée au niveau d'un cul-de-sac distendu, il peut se produire dans la gaine un épanchement sanguin ; parfois une synovite close survient ensuite. — Leur traitement est celui indiqué au chapitre des contusions en général. Plus tard, s'il y a lieu, on instituera celui de la synovite aiguë.

Les *plaies des synoviales tendineuses* ne sont pas rares : parfois elles sont dues à des coups de fourche ; souvent il s'agit de plaies contuses résultant de chutes sur les genoux.

En dehors des symptômes ordinaires des plaies, on constate l'écoulement de synovie. — Le diagnostic est quelquefois hésitant. Une plaie profonde existe à la surface du genou, du jarret, du boulet ; il s'en écoule de la synovie ; quelle gaine est ouverte ? — Lorsqu'il n'y a pas coexistence de lésions tendineuses et articulaires, la topographie des synoviales et le siège de la plaie permettent de résoudre la question. Dans les cas indécis, le sondage pourrait éclairer le praticien ; mieux vaut se garder de cette dangereuse curiosité. Les indications thérapeutiques étant les mêmes dans tous les cas, inutile de s'exposer à inoculer une séreuse qui peut être aseptique.

La gravité de ces plaies tient à l'infection et à la synovite suppurée qu'elle entraîne.

Le traitement des plaies pénétrantes des synoviales tendineuses comporte d'assez nombreux moyens. La méthode antiphlogistique (saignée, cataplasmes, lotions émollientes de toutes sortes) est depuis

longtemps délaissée. — L'eau froide et les astringents ont été souvent
employés avec succès. Arnal traita par les bains froids et des lotions
astringentes un bœuf atteint, au-dessus du boulet, d'un coup de fourche qui avait pénétré dans la grande sésamoïdienne ; l'animal put être
remis à son travail ordinaire huit jours après ; la cicatrisation de la
plaie avait eu lieu par première intention. Sur un cheval atteint de
clou de rue avec ouverture de la petite sésamoïdienne, le résultat fut
aussi satisfaisant : le pied déferré et la corne amincie, on recouvrit la
plaie d'étoupe maintenue à l'aide d'une plaque de cuir, et le fer fut
fixé par quatre clous ; on utilisa l'eau courante pendant la journée et
la nuit des lotions continues d'eau de Goulard ; au bout de six jours,
le trauma était cicatrisé. Trasbot a relaté un fait semblable : il s'agissait
également d'un clou qui avait perforé la petite sésamoïdienne ; la
corne fut amincie, la fistule débridée et la plaie continuellement irriguée d'eau froide ; le douzième jour elle était cicatrisée.

Certains auteurs, croyant que l'écoulement synovial était le seul
obstacle à la cicatrisation du trauma, ont eu recours aux coagulants.
Caussé et Peuch ont publié des faits montrant les bénéfices que procure le tanin.

En raison de l'escarre obturatrice qu'elle détermine, la cautérisation de la plaie à l'aide du fer rouge ou des caustiques chimiques (sublimé, nitrate d'argent), a paru longtemps aux praticiens le procédé
de choix.

Aujourd'hui, tous ces traitements, sauf peut-être l'irrigation continue, sont justement délaissés pour l'antisepsie. Après désinfection
soignée de la peau, les *piqûres* seront recouvertes de collodion iodoformé et d'un pansement ouaté. — Les *plaies plus larges* seront
d'abord bien lavées, soigneusement irriguées avec une solution antiseptique forte, surtout s'il s'est déjà écoulé quelques heures depuis
leur production ; les lèvres seront rasées : on en restreindra l'écartement par des points de suture aux extrémités; si l'on est sûr de
l'asepsie, on pourra même pratiquer la suture complète de la plaie
avec ou sans drainage. Un pansement iodoformé ouaté assure ensuite
l'immobilisation. La marche des phénomènes réparateurs varie : les
plaies aseptiques se cicatrisent rapidement, sans phénomènes inflammatoires accusés ; les synoviales gravement inoculées suppurent et le
traitement ultérieur est celui de la synovite suppurée.

II. — SYNOVITE TRAUMATIQUE. — SYNOVITE SUPPURÉE.

Que la *synovite traumatique* succède à une plaie synoviale infectée ou qu'elle
soit consécutive à une synovite close qui s'est terminée par la suppuration,
ses symptômes sont dans tous les cas fort expressifs : une fistule existe qui
donne issue à un liquide jaunâtre, caillebotté, purulent; la région est chaude,
sensible, œdémateuse ; la boiterie est forte quand il s'agit d'une synoviale

d'un membre ; il y a une fièvre traumatique plus ou moins vive. On ne peut hésiter qu'entre la *synovite* et l'*arthrite*. Dans cette dernière, les troubles fonctionnels sont plus accentués, la claudication plus forte ; l'engorgement, plus étendu et plus diffus, est également accusé sur toute la périphérie de la jointure, tandis que dans la synovite il est circonscrit au côté du membre où existe la synoviale, ou beaucoup plus fort là que sur la face opposée.

Selon L. Lafosse, la synovite suppurée n'aurait guère plus de gravité que les simples phlegmons péri-articulaires. Mais elle est, en général, d'un pronostic plus sombre. Celui-ci varie toutefois avec l'importance de la gaine atteinte, les caractères de la blessure, l'ancienneté de l'affection. Dans quelques cas, l'inflammation gagne le tendon, et parfois il faut renoncer à poursuivre le traitement. — La guérison est facile, rapide, lorsqu'il y a un cloisonnement de la gaine : l'infection, au lieu d'irradier à toute la séreuse, se localise à une portion de celle-ci, quelquefois à un cul-de-sac. — A la suite des phlegmasies synoviales, ordinairement de larges adhérences s'établissent entre les feuillets de la séreuse, le glissement du tendon devient difficile, l'animal reste boiteux.

Contre les synovites suppurées, on a souvent recommandé les émollients, le froid, les astringents, mais ils n'ont qu'une médiocre efficacité.

La poudre de *sublimé*, maintenue à la surface de la fistule par un emplâtre ou un pansement, a donné des guérisons. Dans l'observation de Knoll, il y avait ouverture de la grande sésamoïdienne et de l'articulation ; le sublimé, employé après divers autres traitemênts qui avaient échoué, donna la guérison. — Le *nitrate d'argent* a été vanté par Barthe, Dangel, Ribaud. Des cautérisations répétées avec cet agent amèneraient la cicatrisation rapide des fistules. La jument qui fait le sujet de l'observation V du travail de Barthe avait la grande sésamoïdienne ouverte à la suite d'un feu trop fort ; elle fut promptement guérie. — Le *goudron caustique* (une cuillerée à soupe de goudron de Norvège et une demi-cuillerée à café d'acide sulfurique à 66°) a donné à Cagnat de bons résultats dans le traitement des blessures de la face antérieure du genou, intéressant les tendons extenseurs et leurs gaines. — L'*egyptiac* en pansements, la *glycérine* en injections ont eu leurs partisans. Nous en dirons autant des *vésicants* employés seuls ou combinés avec les caustiques.

Les *irrigations continues d'eau froide* sont utilisées par un grand nombre de praticiens : tantôt on dispose simplement, au-dessus de la plaie, une anse de caoutchouc percée de trous ; tantôt on débride préalablement la fistule et l'on passe un drain. Par l'action continue de l'eau froide, qui fait de la désinfection mécanique, la sécrétion purulente diminue et la guérison peut être obtenue.

A l'eau froide, nous préférons l'*antisepsie*. La synoviale est transformée en abcès : par les débridements, les contre-ouvertures, le drainage, on donne issue au pus ; on évite la distension des culs-desac, la formation d'abcès péri-synoviaux, la mortification tendineuse, l'arthrite, les résorptions septiques. Les injections et les bains fréquemment répétés permettent la désinfection de la cavité. Comme Mauri et Labat, nous avons constaté les bons effets du sublimé à 1 p. 1000 en injections toutes les deux heures ; le crésyl, l'acide phénique, le phénosalyl à 1 p. 100 sont aussi très recommandables. L'essentiel est d'irriguer largement et fréquemment, d'abord à l'eau bouillie chaude (désinfection mécanique), puis avec un liquide antiseptique. Peu à peu l'écoulement diminue, les symptômes rationnels s'amendent ; parfois la guérison se fait attendre six semaines à deux mois.

Souvent des adhérences se produisent, les tendons ne jouent plus dans leurs gaines : il persiste une gêne d'autant plus accusée que la suppuration a été plus longue. Le massage, l'eau chaude, un exercice modéré, font les frais de la thérapeutique de convalescence. — Lorsqu'une gaine tendineuse importante (gaines carpienne, tarsienne, grande sésamoïdienne) a été le siège d'une inflammation suppurative, il est assez rare que la région affectée recouvre l'entière liberté de ses mouvements. En pareil cas, pour combattre l'induration consécutive, on aura recours à la cautérisation.

III. — SYNOVITE AIGUË CLOSE. — SYNOVITE SÉREUSE.

Produite par des causes diverses (travail exagéré, contusion, luxation, entorse, fracture juxta-épiphysaire, érysipèle, lymphangite), la synovite aiguë simple offre, dans son évolution, des caractères variables qui ont fait distinguer une forme sèche (synovite crépitante ou plastique) et une autre avec épanchement (synovite séreuse ou purulente). En raison de sa situation superficielle et du rôle capital qu'elle joue dans la locomotion, la grande sésamoïdienne est fréquemment atteinte.

Dans la *synovite crépitante*, il n'y a pas d'exsudation notable ; la séreuse congestionnée, dépourvue en partie de son endothélium, reste sèche, et le frottement des feuillets dépolis produit une sorte de crépitation. Cette variété, qui parfois n'est que la phase initiale de la synovite séreuse, a été peu étudiée chez les animaux.

La *forme plastique* évolue également à sec ; la synoviale se recouvre d'une gangue d'abord embryonnaire, puis fibreuse, qui crée des adhérences tendineuses. Elle survient surtout à la suite des entorses et des luxations. Le tendon, plus ou moins ankylosé dans sa gaine, se rétracte ; l'impotence fonctionnelle et quelquefois la déformation d'une jointure en sont le résultat. Lorsqu'elles intéressent les cordes des fléchisseurs des phalanges, ces symphyses vagino-tendineuses concourent à la production de la bouleture.

La *synovite séreuse* est caractérisée par l'exsudation, à la surface de la synoviale, d'un liquide de couleur rougeâtre, qui s'accumule dans la cavité et distend les culs-de-sac.

Les caractères cliniques des synovites aiguës et les données anatomiques permettent facilement le diagnostic. La région est endolorie, tuméfiée ; dans la forme séreuse, les dilatations ont des points d'élection pour chaque synoviale.

Au début, il faut combattre les phénomènes inflammatoires par le repos et l'irrigation continue, ou par les compresses froides, les lotions astringentes répétées. Pour limiter l'épanchement intra et péri-synovial, il est avantageux d'appliquer sur les compresses une bande de flanelle ou de toile ; on peut aussi recourir à l'enveloppement caoutchouté. Le bandage de Delorme répond aux mêmes indications. (V. *Entorses.*)

Les épithèmes calmants sont indiqués si la douleur est vive. On utilisera avantageusement les fomentations et les préparations analgésiques à la vaseline. Généralement les phénomènes phlegmasiques ne tardent pas à s'atténuer ; mais, d'ordinaire, il persiste une hydropisie de la séreuse avec épaississement des tissus péri-synoviaux. Les compresses humides et chaudes, le massage, la bande élastique, un léger exercice, ont raison des petits épanchements et des raideurs tendineuses. Quand leur action est insuffisante, il faut recourir aux vésicants ou à la cautérisation. S'il y avait tension extrême des parois synoviales, il serait indiqué de faire la *ponction aseptique* au trocart, complétée ou non par le lavage de la séreuse.

Lorsque la suppuration se produit, on peut, tout au début, recourir au lavage phéniqué de la synoviale, mais si les phénomènes s'accentuent, il faut débrider la gaine, la drainer et y faire des irrigations antiseptiques. Alors le pronostic est très grave : souvent, si la cure est continuée, le traitement dure plusieurs mois et la guérison est incomplète.

IV. — SYNOVITES INFECTIEUSES.

Au cours des maladies générales ou infectieuses, on voit parfois apparaître des synovites aiguës closes, plastiques, séreuses ou purulentes. Le rhumatisme, la morve, la gourme, la fièvre typhoïde, l'infection purulente, la tuberculose, la péripneumonie, la dourine, la clavelée, peuvent s'en accompagner. Chez le cheval, on en observe surtout dans le décours ou à la suite des pneumonies.

Ces synovites sont dues soit à la pullulation de microorganismes à la surface de la synoviale, soit à l'action irritante des toxines éliminées par le système séreux. Leurs symptômes et leur marche sont identiques à ceux de la synovite aiguë close.

Le traitement comporte les antiphlogistiques au début, plus tard l'eau chaude, le massage, les vésicatoires et le feu. Si la violence des phénomènes inflammatoires fait craindre la suppuration, on fera la ponction complétée par un lavage phéniqué ou sublimé. — Le traitement général peut être utile : dans la synovite rhumatismale on prescrira le salicylate de soude.

Les *synovites para* ou *métapneumoniques* sont particulièrement communes sur le cheval, où on les a décrites sous le nom de *synovites rhumatismales.* Sur soixante-huit cas de « maladies de poitrine », Palat a noté cinq fois cette complication. Bouley jeune la croyait surtout commune après la pleurésie ; il est reconnu aujourd'hui qu'elle succède habituellement à la pneumonie.

Pendant la période de convalescence ou quand déjà le malade est complètement guéri, une boiterie quelquefois très forte apparaît du jour au lendemain ; plusieurs membres peuvent être atteints à la fois. D'après Bouley jeune, elle éclaterait le plus souvent quinze à vingt jours après le début de l'affection thoracique, et d'après Trasbot, du vingtième au vingt-cinquième jour. Parfois elle est beaucoup plus tardive : Palat l'aurait vue apparaître trois mois après la pneumonie. Elle peut affecter différentes synoviales tendineuses ou articulaires, mais elle a une prédilection marquée pour la grande sésamoïdienne.

L'exploration du membre boiteux permet de reconnaître la synoviale atteinte. La région est le centre d'un engorgement œdémateux, chaud, sensible ; ces phénomènes et les commémoratifs doivent faire soupçonner la synovite rhumatismale. Ce qui la caractérise essentiellement, c'est son caractère ambulatoire ; c'est son passage d'une séreuse à une autre. Trasbot l'a vue envahir successivement les deux grandes gaines sésamoïdiennes antérieures, puis les deux sésamoïdiennes postérieures, enfin les deux gaines carpiennes.

Partant de cette idée que la maladie résulterait de l'accumulation dans le sang des produits de désassimilation — urée, acide urique ou hippurique, matières colorantes, sels de la bile (produits de déchets de Ch. Robin) — et de l'action irritante qu'ils exerceraient sur les synoviales tendineuses, Trasbot croit que l'on peut presque toujours prévenir cette complication par l'emploi des diurétiques à la période de résolution de la pneumonie. Certes, le sang subit des modifications profondes au cours des inflammations des grands parenchymes, mais on ne s'explique guère la longue rétention de ces produits et leur si tardive action. Il n'est d'ailleurs point possible de reproduire expérimentalement l'affection en injectant dans les veines, même en grande quantité, ces produits de désassimilation.

La bactériologie a recherché la nature des synovites métapneumoniques. Pour l'homme, on sait aujourd'hui qu'il s'agit d'une inflammation déterminée par le pneumocoque ou par une infection secondaire (streptocoque pyogène).

L'action préservatrice des diurétiques (bicarbonate de soude, azotate de potasse) est incertaine. Beaucoup de praticiens ont vu apparaître la synovite sur des pneumoniques traités par les diurétiques, par les antiseptiques ou par ces agents associés.

Le traitement curatif comprend des moyens locaux et une médication interne. Nous n'avons qu'une médiocre confiance dans les sétons sur la poitrine, conseillés par Palat. L'application sur la synoviale de compresses chaudes ou d'une préparation vésicante, l'administration journalière à l'intérieur de salicylate et de bicarbonate de soude, telle est la méthode thérapeutique qui nous a donné les meilleurs résultats. Le salicylate de soude est avantageux aux doses de 20 à 50 grammes par jour ; on peut aller jusqu'à 100 à 150 grammes (Friedberger et Fröhner). Par ces moyens combinés on obtient habituellement une amélioration rapide de l'état des malades ; parfois en moins de quinze jours la boiterie disparaît. Il peut persister une hydropisie de la séreuse ; alors la cautérisation réussit généralement.

Ce qui aggrave beaucoup le pronostic de la synovite rhumatismale, c'est son caractère ambulatoire, c'est l'envahissement possible d'autres séreuses. Quand on a guéri une première boiterie, que l'on croit prochaine la remise en service, une deuxième synoviale se prend, le mal récidive avec toute son acuité. Néanmoins les faits semblables à celui de Trasbot, où la boiterie persista onze mois, sont exceptionnels.

Si l'intensité des phénomènes inflammatoires faisait craindre la suppuration, une ponction aspiratrice complétée par un lavage phéniqué pourrait prévenir l'ulcération de la synoviale.

V. — SYNOVITES CHRONIQUES ET HYDROPISIES.

Tantôt elles succèdent à des inflammations aiguës des séreuses, tantôt et plus souvent elles se développent sous l'influence du surmenage. La plupart des animaux employés depuis longtemps à un service pénible portent aux membres des molettes ou des vessigons tendineux. Si l'accumulation de synovie dans les gaines tendineuses ne trouble point tout d'abord la régularité des allures, un moment arrive où, le liquide augmentant sans cesse, une claudication apparaît.

Dans les points où elle est le moins soutenue, la synoviale fait hernie. Les dilatations, dont le siège est connu pour chaque séreuse, permettent toujours le diagnostic. Suivant l'ancienneté de l'affection, elles sont molles, fluctuantes, ou indurées, calcifiées. Les caractères cliniques habituels des hydropisies synoviales tendineuses peuvent être modifiés par le cloisonnement de la cavité : l'hydropisie est inégalement accusée aux différents culs-de-sac. Parfois l'un de ceux-ci s'isole du reste de la séreuse et constitue un « kyste synovial ». L'aspect du liquide varie beaucoup : souvent clair et séreux au début, il est généralement épais et foncé dans les hydropisies anciennes. On y trouve parfois des grains riziformes.

Par un entraînement régulier, un service modéré proportionné à la résistance organique, par les douches, le massage, la compression, on pourrait, dans nombre de cas, prévenir les hydropisies des synoviales tendineuses. — Lorsqu'elles sont récentes, ce sont encore les mêmes moyens qu'il faut employer, en y joignant le repos en box ou au pré. Les purgatifs et les diurétiques n'ont aucune efficacité. — Plus tard, quand les tumeurs ont déjà acquis un certain volume, que les tissus péri-synoviaux sont indurés, il faut recourir à des traitements plus actifs : les vésicatoires, les feux liquides, le collodion cantharidé ou sublimé et une foule de préparations plus ou moins complexes peuvent réussir, mais leur action est moins puissante, moins sûre que celle de la cautérisation sous toutes ses formes, — feu en raies, en pointes superficielles ou en pointes pénétrantes. Si l'on n'est pas familiarisé avec la technique du feu en aiguilles, on s'en tiendra au procédé Leblanc. Voici un procédé mixte dont les résultats sont excellents : Avec des cautères en pointe fine, traverser la peau en deux ou trois fois ; ensuite avec l'aiguille rouge et d'un seul coup perforer la synoviale dans la moitié ou le tiers des pointes environ.

Donner écoulement à la synovie en excès a paru, il y a des siècles, un bon moyen de guérir les hydropisies des synoviales tendineuses. De temps immémorial, les Arabes ouvraient les vessigons de leurs chevaux avec le fer rouge. Malgré les succès relatés par Bosco, ce moyen est dangereux, quand la ponction n'est pas faite avec une pointe de très petit calibre. — Quelques auteurs ont conseillé l'usage du bistouri. Avec celui-ci surtout, il faut redoubler de précautions aseptiques si l'on veut éviter l'infection de la synoviale ; c'est, en somme, une « synoviotomie » en règle que l'on doit pratiquer. La ponction capillaire, *faite aseptiquement*, est sans danger ; on se gardera toutefois de l'effectuer dans les jours qui suivent la cautérisation, alors que les pointes suppurent et que la peau est infiltrée : une désinfection soignée ne rend pas celle-ci aseptique, et le trocart peut emporter des éléments infectieux dans la synoviale. — A la suite de la ponction, souvent le liquide se reforme, mais non avec tous les caractères qu'il avait précédemment : la synovie épaisse, de difficile dialyse, est remplacée par un liquide clair, plus résorbable. On peut d'ailleurs multiplier les ponctions et les compléter par la compression élastique, les vésicatoires ou le feu.

Dès que les injections iodées furent recommandées par les chirurgiens de l'homme, Leblanc et Thierry les essayèrent chez les animaux. Si on les a abandonnées pour les hydarthroses, on continue à les utiliser dans le traitement des hydropisies tendineuses, où elles ont donné de très nombreux succès. Leblanc et Thierry, qui étudièrent comparativement les injections iodées, les injections vineuses et le feu en pointes pénétrantes, ont fait connaître le résumé de leurs recherches dans la *Clinique* de 1845. La solution iodée (une partie de teinture d'iode et deux parties d'eau) fut injectée dans les synoviales articulaires et tendineuses du genou, du jarret, du boulet et dans diverses bourses séreuses. On obtint d'excellents résultats.

Ces expériences furent répétées dans les Écoles (Bouley, Rey, Lafosse), et plusieurs praticiens voulurent essayer les injections iodées. Le procédé nouveau souleva de vives discussions ; malgré le remarquable plaidoyer de Leblanc, il s'est peu répandu en vétérinaire, où l'antique dogme du respect absolu des synoviales est encore vivace. — Les règles de l'emploi des injections iodées ont été bien exposées par Rey. Pour chaque synoviale, le lieu d'élection est la partie la plus saillante de la tumeur ; c'est là qu'il est le plus facile de pénétrer dans la cavité. On se servira d'un trocart de 2 à 3 millimètres de diamètre ; sa pointe trifaciée sépare les tissus et ne laisse qu'une ouverture imperceptible qui se ferme ensuite. Leblanc opérait sur l'animal debout, mais pour peu que le sujet soit irritable, il est préférable de le coucher. Le membre sur lequel on doit agir sera porté dans l'extension. Après avoir pris toutes les précautions aseptiques requises (V. *Antisepsie*), l'opérateur saisit le trocart de la main droite, l'indicateur étendu sur la canule pour limiter la pénétration dans les tissus, et l'enfonce perpendiculairement à la peau ou dans une direction légèrement oblique, par une pression graduée unie à un mouvement de rotation. La tige retirée, un jet de synovie se produit, plus ou moins fort selon le degré de tension des parois de la cavité ; souvent il est nécessaire, surtout vers la fin, d'activer l'écoulement par des pressions exercées sur la tumeur. — Doit-on vider entièrement la synoviale? Barry a recommandé de n'extraire qu'une petite quantité du contenu ; il voulait ainsi atténuer les effets de la teinture d'iode par son mélange avec la synovie ; il est d'ailleurs des cas où celle-ci, chargée

de grumeaux, sort difficilement, on ne peut en évacuer qu'une partie ; mais quand la synovie s'écoule bien, il faut en extraire le plus possible. — Il n'est pas nécessaire d'injecter une grande quantité de liquide : suivant les dimensions de la gaine, 20 à 200 grammes suffisent. On peut faire usage d'une seringue ordinaire ; toutefois, les aspirateurs de Dieulafoy (*fig.* 69) ou de Potain (*fig.* 70) sont préférables. On laisse le liquide dans la poche pendant quelques minutes seulement; on exerce sur la région de légères pressions qui assurent le contact intime de l'agent irritant avec tous les points de la membrane malade, ensuite on procède à son évacuation. Celle-ci est parfois assez laborieuse, même avec l'aspirateur : des grumeaux obstruent la canule. Souvent on a dû

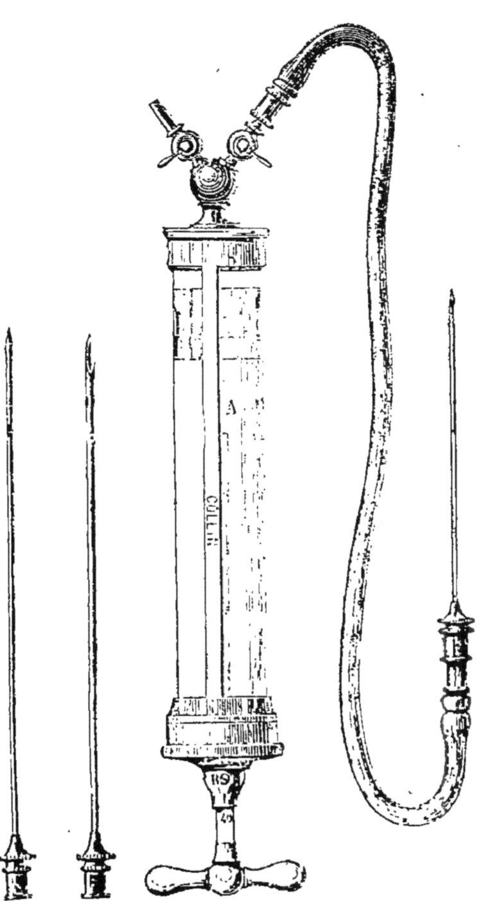

Fig. 69. — Aspirateur de Dieulafoy.

laisser dans la cavité la majeure partie de la solution injectée ; néanmoins, les phénomènes ultérieurs n'ont rien présenté d'alarmant. Sur un cheval atteint d'un volumineux vessigon tarsien, nous avons injecté dans la synoviale 100 centimètres cubes d'une solution iodée

au tiers, sans pouvoir ensuite en retirer une quantité notable; aucun
accident ne se produisit; trois mois plus tard la tumeur était considérablement réduite. — L'opération terminée, la canule est retirée en
évitant d'exercer une traction sur la peau, et la plaie est fermée au
collodion.

On a employé la solution iodée à différents degrés de concentration. Pour l'homme, Bonnet s'est servi d'abord de teinture d'iode

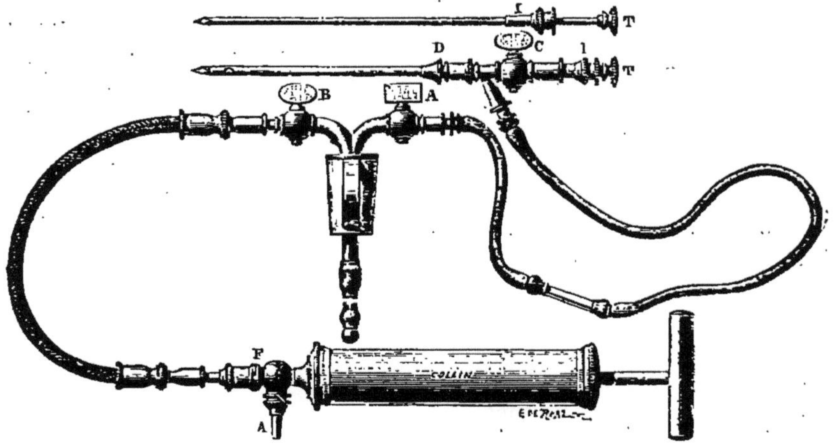

Fig. 70. — Aspirateur de Potain.

pure, puis d'une solution composée de 16 grammes d'eau,
2 grammes d'iode et 4 grammes d'iodure de potassium. A l'exemple
de Velpeau, Leblanc et Thierry mélangeaient, on l'a vu, 1 partie de
teinture d'iode et 2 parties d'eau. Barrier ajoutait à la teinture d'iode
partie égale d'eau-de-vie camphrée. Nous nous servons de teinture
d'iode diluée au tiers, additionnée d'une petite quantité d'iodure de
potassium pour dissoudre l'iode qui se précipite.

Bien que le sujet ne manifeste aucune douleur après l'opération, on
doit le laisser au repos absolu. Les jours suivants, une inflammation
locale plus ou moins intense se développe, la région devient douloureuse et se tuméfie; chez certains animaux il survient une fièvre assez
vive et une forte boiterie; d'autres ne présentent qu'une réaction peu
accusée.

Une fièvre vive et des phénomènes locaux intenses peuvent nécessiter des douches en pluie ou des lotions froides sur la région, mais
quand l'opération a été faite aseptiquement, les phénomènes inflammatoires ne tardent pas à s'atténuer. Dès la quatrième semaine, le
cheval peut être remis en service. Le résultat thérapeutique définitif
ne peut être apprécié qu'au bout de plusieurs mois.

Comment agissent les injections iodées? Pour Pérosino, elles ame-
naient l'adhésion des parois synoviales. Bouley a depuis longtemps

fait justice de cette assertion. Au niveau des culs-de-sac de la séreuse se forment des dépôts plastiques qui agglutinent et soudent les parois par leur face libre, en sorte que la capacité de la membrane diminue de la périphérie au centre ; mais, dans ce centre même, sur les surfaces articulaires, sur les parties des tendons qui servent au glissement et frottent sur les coulisses, il ne se forme pas de fausses membranes ; la liberté des mouvements est conservée. Les injections irritantes produisent par adhésion, loin du centre, la diminution de la capacité des gaines. Outre cela, elles modifient la vascularité générale de la membrane, et par là agissent sur sa sécrétion.

L'entrée de l'air dans la synoviale est sans influence sur les phénomènes consécutifs. Les complications attribuées à l'action de cet agent ont été provoquées par d'autres causes. Beaucoup d'injections ont été faites malproprement, sans couper les poils, avec des instruments sales ; rien d'étonnant que la suppuration soit survenue. Il est arrivé aussi qu'une partie de la solution iodée a été injectée dans le tissu conjonctif sous-cutané.

Leblanc et Thierry ont pratiqué une série de trente-cinq injections iodées (quinze dans les articulations, sept dans les bourses séreuses, dix dans les gaines tendineuses et deux dans les plèvres) sans voir survenir un seul accident. Des opérateurs moins habiles et moins propres ont eu à combattre ultérieurement l'inflammation suppurative de la synoviale hydropique, — complication qui, dans nombre de cas s'est terminée par la mort ou a nécessité l'abatage.

La teinture d'iode n'est pas le seul liquide à employer : on peut faire usage de l'eau phéniquée à 3-5 p. 100, de l'acide thymique à 2 p. 1000, du sublimé à 1 p. 1000 et de la plupart des solutions antiseptiques assez concentrées. Le chlorhydrate de morphine et l'ergotine ont donné à Laffitte d'excellents résultats. Biot a relaté des succès obtenus par les injections de sang. Stottmeister a préconisé l'injection de 5 à 10 centigrammes d'ésérine en solution dans 5 à 10 grammes d'eau. Cagny recommande la solution suivante : antipyrine, 10 ; tanin, 10 ; alcool à 96°, 100.

Quand la séreuse est fort épaissie ou doublée d'un dépôt fibrineux, ordinairement tous ces moyens échouent. C'est pour les cas de ce genre que l'on conseille l'incision de la synoviale.

L'incision d'une synoviale tendineuse peut être pratiquée dans toutes les espèces, sans entraîner d'accidents, — à la condition de ne pas enfreindre les règles de l'asepsie. Chez le cheval, elle peut se faire assurément, avec une installation convenable, une asepsie rigoureuse et l'assistance d'un ou plusieurs aides habitués à ces sortes d'opérations. Mais dans la pratique ordinaire, il est fort difficile de réaliser ces conditions, et les vétérinaires qui ne veulent point s'exposer à des mécomptes feront bien de laisser l'incision des synoviales aux « friands du bistouri ». Il est toutefois reconnu que l'ouverture des gaines des tendons extenseurs est beaucoup moins compromettante que celle des synoviales des tendons fléchisseurs. C'est là un point sur lequel Günther et Möller ont justement insisté.

Si l'on veut faire l'incision d'une synoviale, voici comment il convient de procéder : Vingt-quatre ou quarante-huit heures avant l'opération, désinfectez la région : section des poils, rasement de la peau sur une certaine surface, dégraissage à l'éther, lavage au Van Swieten ; appliquez ensuite un pansement humide avec cette solution. L'animal couché et le membre convenablement entravé, enlevez le pansement et faites une nouvelle désinfection de la peau ; par une incision parallèle au grand axe de la synoviale, ouvrez celle-ci en un point où elle est superficiellement située, évacuez le liquide, les grains riziformes qu'elle peut renfermer, enlevez avec le doigt ou la curette les strates fibrineuses déposées à la surface de la séreuse, lavez la cavité avec une solution antiseptique (sublimé à 1 p. 1000 ou acide phénique à 3 p. 100), faites une synovectomie partielle en excisant sur chaque lèvre un lambeau de ses parois, suturez le tégument à la soie, enfin appliquez un pansement ouaté ou un bandage plâtré. — Prenez des précautions pour empêcher le cheval de porter la dent ou le pied sur le pansement. La marche du trauma est indiquée par l'état général. Au bout de trois ou quatre jours, la plaie est généralement fermée, mais la cicatrice manque de solidité. Mieux vaut n'enlever le pansement qu'au bout d'une à deux semaines.

En opérant ainsi, Ries a guéri une synovite chronique grande sésamoïdienne et une hydropisie de la gaine précarpienne de l'extenseur antérieur des phalanges, qui avaient résisté aux moyens ordinairement employés. Dans deux cas de molettes de la grande sésamoïdienne, Jacoulet a incisé la synoviale avec un plein succès.

Mentionnons enfin le *drainage de la synoviale*, étudié chez le cheval par Trinchera. Il consiste à faire, au niveau de la partie supérieure de la gaine ou de l'un de ses culs-de-sac, une étroite incision, à évacuer le liquide, à pratiquer une contre-ouverture déclive à l'aide de la sonde en S, à passer un drain et à irriguer la synoviale avec une solution de sublimé à 1 p. 1000. Des phénomènes inflammatoires graves surviennent, qui persistent pendant trois semaines à un mois, puis s'atténuent peu à peu, en même temps que la suppuration diminue. La face libre de la gaine devient granuleuse, mais dans les cas heureux les deux feuillets ne se souderaient pas, ils se recouvriraient d'une couche endothéliale et la liberté des mouvements serait conservée. — Ce traitement, jusqu'à présent réservé pour l'hydropisie des synoviales des extenseurs, en avant du genou, du jarret et du boulet, n'est pas applicable à celle des gaines carpienne et tarsienne.

VI. — TUBERCULOSE.

Les récentes publications de Guillebeau, de Repiquet, appellent l'attention sur la tuberculose des synoviales tendineuses. Le bœuf, le porc, le chien, sont sans doute assez fréquemment atteints. Les chirurgiens de l'homme distinguent une *synovite à grains riziformes* et une *synovite fongueuse*, caractérisées : la première, par la présence, à l'intérieur de la gaine, de grains riziformes ; la seconde, par les fongosités de la face interne de la paroi, fongosités très diversifiées dans leur épaisseur et leur aspect. Quelle que soit la forme envisagée, on observe fréquemment l'ulcération et la fistulisation de la poche.

L'examen bactériologique, les inoculations au cobaye, l'injection de tuberculine, permettent de distinguer la synovite tuberculeuse de la synovite chronique non bacillaire.

Le diagnostic établi, on sacrifie d'ordinaire le malade. Quand on intervient, on a le choix entre deux méthodes : 1° l'incision de la synoviale avec curettage ; 2° l'ablation totale de la gaine ou synovectomie. Dans l'incision, le liquide et les grains sont évacués, la cavité curettée, lavée avec une solution antiseptique, puis suturée avec ou sans drainage. L'ablation totale est plus délicate : il est souvent fort difficile de séparer totalement le tendon de la gaine épaissie qui l'entoure.

Bibliographie. — **I. Plaies pénétrantes et synovite traumatique.** — Lecoq, *Recueil de méd. vét.*, 1833. — Wautherin, *Clinique vét.*, 1845. — Caussé, *Journal des vét. du Midi*, 1846. — Arnal, *Ibid.*, 1857. — Lafosse, *Pathologie vétérinaire.* — Marly et Caussé, *Journal de méd. vét. milit.*, 1862. — Bizot, *Ibid.*, 1863. — Barthe, *Ibid.*, 1876. — François, *Journal de méd. vét.*, 1869. — Peuch, *Ibid.*, 1877. — Dangel, *Recueil de mémoires et observat. sur l'hygiène et la méd. vét. milit.*, 2º série, t. XIII. — Feuerbach, *Militari vet. Zeitschrift*, 1890. — Fambach, Schleg, *Sächs. Bericht*, 1890. — Verlinde, *Annales de méd. vét.*, 1893. — Landreau, *Revue vét.*, 1894. — Röder, *Sächs. Bericht*, 1897. — Fröhner, *Monatshefte für prakt. Thierheilkunde*, 1898. — Peuch et Toussaint, *Précis de chirurgie vétérinaire.* — Möller u. Frick, *Lehrbuch der Chirurgie.*

II. Synovite rhumatismale (métapneumonique). — Bouley jeune, *Recueil de méd. vét.*, 1840. — Rey, *Journal de méd. vét.*, 1847. — Liard, *Journal de méd. vét. milit.*, 1863. — Poret, *Recueil de méd. vét.*, 1859. — Leblanc, *Ibid.*, 1864. — Mégnin, *Ibid.*, 1871. — Wiart, *Journal de méd. vét. milit.*, 1876. — Bouret, *Ibid.* — Trasbot, *Archives vét.*, 1877. — Rossignol, *Ibid.*, 1877. — Palat, *Ibid.*, 1877, et *Recueil de méd. vét.*, 1876. — Degive, *Annales de méd. vét.*, 1880. — Macri, *Revue vét.*, 1881. — Cadéac, *Ibid.*, 1885. — Andrieu, *Bull. de la Soc. cent. de méd. vét.*, 1887. — Kunze, *Sächs. Bericht*, 1888. — Williams, *The Veterinarian*, 1890. — Laffargue, *Progrès vét.*, 1892. — Chénier, *Revue vét.*, 1895. — Sicard, *Revue vét.*, 1896. — Labat, *Ibid.*, 1896. — Filliatre, *Recueil de méd. vét.*, 1896.

III. Hydropisies tendineuses. — Bruché, *Recueil de méd. vét.*, 1826. — Bard, *Ibid.*, 1831. — Reynal, *Ibid.*, 1844. — Bouley, *Ibid.*, 1847. — Leblanc, *Ibid.*, 1849. — Rœttger, *Journal vét. et agricole de Belgique*, 1845. — Rey, *Journal de méd. vét.*, 1849 ; 1857 ; 1858, et *Dict. prat. de méd. et de chir. vét.*, t. X. — Knoll, *Journal de méd. vét.*, 1850. — Macheras, *Ibid.*, 1854. — Cambron, *Annales de méd. vét.*, 1852. — S. Bouley, *Recueil de méd. vét.*, 1856. — Festal, *Ibid.*, 1858. — Poret, *Ibid.*, 1859. — Abadie, *Clinique vét.*, 1863. — Liard, *Journal de méd. vét. milit.*, 1864. — Dupon, *Ibid.*, 1870. — Gerlach, *Hannover. Bericht*, 1869. — Günther,

Ibid., 1873. — Reuner, *Gurlt u. Hertwig's Magazin*, 1870. — Biot, *Recueil de méd. vét.*, 1884 et *Archives vét.*, 1884. — Reul, *Annales de méd. vét.*, 1880. — Blaise, *Recueil de mém. et observat. sur l'hygiène et la méd. vét. milit.*, 2e série, t. XVI. — Kettritz, *The vet. Journal*, 1886. — Furlanetto, *Progrès vét.*, 1889 et 1892. — Meyner, *Berlin. thierärztl. Wochenschr.*, 1892. — Seistrup, *Maanedsskrift for Dyrlaeger*, 1894-95. — Ries, *Recueil de méd. vét.*, 1895. — Trinchera, *La Clinica vet.*, 1895. — Lanzillotti-Buonsanti, *Ibid.*, 1896 et 1898. — Petit, *Bull. de la Soc. cent. de méd. vét.*, 1895. — Jacoulet, *Ibid.*, 1899. — Cagny, *Ibid.*, 1901. — Ries, *Recueil de méd. vét.*, 1895. — Le Calvé, *Ibid.*, 1899. — Guillemain, *Recueil d'hygiène et de méd. vét. milit.*, 1896. — Peuch et Toussaint, *Précis de chirurgie vétérinaire.* — Williams, *Principles and Practice of Veterinary Surgery.* — Möller u. Frick, *Lehrbuch der Chirurgie.* — Hoffmann, *Tierärztl. Chirurgie.*
IV. **Tuberculose.** — Guillebeau, *Journal de méd. vét.*, 1898. — Repiquet, *Ibid.*, 1898. — Lejars, *Traité de chirurgie de* Duplay et Reclus, 2e édition, Paris, 1897. — Lyon, *Traité de chirurgie de* Le Dentu et Delbet, Paris, 1896. — Forgue et Reclus, *Thérapeutique chirurgicale*, 2e édition, Paris, 1898.

CHAPITRE VI

APONÉVROSES

Les *solutions de continuité* des aponévroses — plaies et ruptures — se réparent d'ordinaire sans complications quand on prend les soins nécessaires pour prévenir l'infection. Les diérèses aponévrotiques que nécessitent la névrotomie du médian et celle du sciatique se cicatrisent rapidement. La hernie musculaire est possible en diverses régions : tantôt une boutonnière persiste indéfiniment dans l'aponévrose ; tantôt une pièce fibreuse fixe le muscle aux lèvres de la membrane déchirée.

La *rétraction* des aponévroses des membres a été l'objet de nombreuses observations. Il s'agit, le plus souvent, d'un phénomène secondaire amené par des états morbides variés. Après Delafond, quelques auteurs, Eichbaum et Dieckerhoff entre autres, ont considéré cette rétraction comme la cause déterminante de diverses affections : la rétraction de l'aponévrose jambière provoquerait l'*éparvin sec* ; celle de la bride du coraco-radial, l'*arqûre* ; celle des brides de l'aponévrose de renforcement du perforant jouerait un rôle dans le développement de la *bouleture* et du *pied bot*. Certaines claudications ainsi que plusieurs anomalies des allures, reconnaîtraient des causes de même ordre. — Gavard a relaté l'observation d'une jument atteinte de boiterie très intense, guérie par la section sous-cutanée de l'aponévrose du fascia lata. Un matin, cette bête, qui déjà avait présenté plusieurs claudications éphémères, est trouvée incapable de changer de place ; le membre postérieur droit ne participe pas à l'appui ; la flexion des jointures est impossible, et les manœuvres que l'on tente à cet effet font souffrir extraordinairement la patiente. En avant de la cuisse, on perçoit un large ruban tendu à l'extrême, et au-dessus du grasset existe un épanchement indolent, de consistance molle. On fait la section transversale de la bride vers le milieu de sa longueur, sur l'animal debout. « Immédiatement, la bête recouvre la liberté de ses mouvements ; elle marche sans difficulté ». (Gavard.)

En raison de leur inextensibilité et de leur remarquable résistance, les aponévroses impriment souvent des allures particulières aux phlegmasies développées dans les tissus qu'elles recouvrent. Faisant obstacle à l'intumescence de ceux-ci, elles y provoquent de violentes douleurs, une grande gêne de la

circulation et un état ischémique qui, s'il se prolonge, entraîne des accidents
gangreneux. Lorsque la suppuration survient dans ces tissus, ordinairement
elles obligent le pus à s'étaler, à cheminer le long des plans conjonctifs jusqu'à ce qu'il trouve une voie d'échappement; quelquefois, elles se laissent
perforer par le liquide nécrosant : alors, presque toujours l'orifice de communication des nappes purulentes sous et sus-aponévrotiques est des plus
étroits (abcès en bouton de chemise), et, en général, comme dans les cas où
l'on ouvre des abcès sous-aponévrotiques, il est nécessaire de faire un long
débridement ou une contre-ouverture.

Soumis à l'action prolongée du pus ou meurtri par un corps vulnérant
souillé, leur tissu serré, peu vasculaire, se défend mal contre l'infection; souvent une portion plus ou moins étendue se mortifie, et la nécrose une fois
réalisée dans la trame aponévrotique, s'y propage de proche en proche,
comme dans le tissu tendineux, comme dans la plaque scutiforme, causant
parfois, à la longue, de très graves désordres, donnant lieu à des fistules successives et à une abondante suppuration. Cette marche est celle de la plupart des nécroses qui intéressent les aponévroses du garrot, du dos, de la
croupe, du flanc et de la paroi abdominale inférieure. Sur un cheval atteint
de nécrose des aponévroses du flanc, consécutive à la ponction du cæcum,
nous avons dû faire trois contre-ouvertures successives, la dernière tout à
fait à la partie inférieure de cette région, et malgré un traitement qui n'a
rien laissé à désirer, la guérison complète n'a été obtenue qu'au bout de
quatre mois.

L'incision des aponévroses sera effectuée autant que possible de
dedans en dehors, en guidant le bistouri sur la sonde cannelée, et en
tenant compte de la situation des vaisseaux et des nerfs de la région.
Souvent l'opération n'est pas sans danger : les tissus sont indurés et
il faut aller profondément. Dans la région du flanc, on n'a pas seulement à compter avec le danger de pénétrer dans le péritoine : sur un
cheval opéré par Blanc, le bistouri provoqua une hémorragie mortelle.

Pour toutes les nécroses aponévrotiques, les indications thérapeutiques sont les mêmes : incision, contre-ouverture, application de
mèches ou de drains assurant le libre écoulement du pus, fréquentes
injections dans les trajets avec des solutions antiseptiques fortes (acide
phénique, créoline, chlorure de zinc, liqueur de Villate, teinture
d'iode).

Les *néoplasmes* atteignent primitivement ou secondairement les aponévroses.
On y voit surtout des fibromes, des sarcomes, des ostéomes. L'un de nous a
extirpé un ostéome de l'aponévrose fessière mesurant 25 centimètres de longueur, 10 centimètres de largeur et 5 à 10 millimètres d'épaisseur.

CHAPITRE VII

ARTÈRES

PLAIES

Les *plaies artérielles* sont *pénétrantes* ou *non pénétrantes*. Ces dernières offrent peu de gravité ; qu'elles traversent seulement la gaine ou celle-ci et les tuniques externe et moyenne, elles n'exposent guère, chez les animaux, à la production d'anévrismes.

Eu égard à l'étiologie, on distingue : 1° des plaies par instruments piquants ; 2° des plaies par instruments tranchants ; 3° des plaies par instruments contondants ; 4° des plaies par armes à feu ; 5° des plaies par arrachement.

Les *piqûres* des artères sont produites par des instruments ou des objets piquants, quelquefois par un os dégluti, une esquille osseuse détachée d'une fracture. Dans la plupart des observations, il s'agit de la carotide ou de la saphène (saignée), des artères plantaire, radiale postérieure ou jambière (névrotomie) ; dans quelques-unes, de l'aorte ou de l'une de ses divisions. En pratiquant la ponction du vagin dans l'ovariotomie, si la pointe du bistouri atteint l'une des artères volumineuses du bassin, le sang s'épanche dans le péritoine ; aucune compression utile ne peut être produite sur le vaisseau lésé ; la mort survient en quelques minutes. — On a quelquefois pratiqué la piqûre des artères dans un but thérapeutique : la pointe, laissée un certain temps à l'intérieur du vaisseau, en assure l'oblitération. Les expériences de Velpeau ont démontré cette action coagulante des corps étrangers. — En général, les piqûres artérielles coexistent avec une solution de continuité du tégument ; parfois celle-ci fait défaut : c'est le cas pour les blessures produites par des corps étrangers déglutis. Ceux-ci perforent directement le vaisseau ou amènent l'*ulcération* de l'œsophage et de l'artère ; dans une observation publiée par l'un de nous, un os arrêté entre les deux premières côtes amena la mort par ulcération de l'œsophage et du tronc artériel brachio-céphalique.

Les phénomènes consécutifs à la piqûre des artères varient avec les dimensions de l'agent vulnérant. Si la lésion est très exiguë, il ne se produit aucune hémorragie : les éléments anatomiques un instant écartés s'accolent après le retrait du corps vulnérant ; la réparation se fait par première intention. Si l'instrument est plus volumineux, il survient une hémorragie plus ou moins abondante qui peut s'arrêter d'elle-même, surtout si l'artère située profondément ne communique avec l'extérieur que par un trajet étroit. Un défaut de parallélisme entre la plaie de la tunique externe et celle des autres tuniques, amène la formation d'un thrombus en forme de clou qui décolle la tunique externe au voisinage de l'ouverture, déprime légèrement les tuniques internes et en oblitère l'ouverture. La circulation persiste dans le vaisseau blessé ; l'anévrisme consécutif est exceptionnel sur les animaux (Renault).

Les *plaies par instruments tranchants* divisent complètement ou incomplètement le vaisseau. Les grosses artères totalement divisées par une section transversale donnent une hémorragie si abondante que la mort survient avant qu'aucun phénomène réparateur ait pu s'effectuer. Aux artères de calibre moindre, situées profondément et ne communiquant avec l'extérieur que par un étroit orifice, l'hémostase peut se produire naturellement. En pareil cas, les deux extrémités de l'artère sectionnée se rétractent et remontent dans leur gaine, comme le feraient les deux bouts d'un tube élastique légèrement tendu que l'on viendrait à diviser; les orifices béants se rétrécissent, le sang s'épanche dans là gaine et les tissus ambiants; un *caillot externe* se forme tout d'abord, puis la coagulation gagne l'intérieur des bouts artériels et donne lieu à un *caillot interne* plus ou moins effilé, s'étendant d'ordinaire jusqu'à la première collatérale. — Pour assurer l'hémostase définitive, ce caillot doit s'organiser. De la paroi artérielle et des lèvres de la plaie, part une véritable endartérite végétante dont les bourgeons pénètrent le caillot et le transforment en tissu fibreux qui se rétracte dans la suite; si bien qu'au bout d'un certain temps, les extrémités sectionnées ne représentent plus que des cordons fibreux effilés, réunis par un tractus de même nature. Tout danger d'hémorragie est conjuré dès que le caillot est suffisamment organisé; mais au début, lorsqu'il est encore fibrineux, une violence extérieure, une forte poussée sanguine, une inflammation un peu vive des parois, suffisent pour amener une nouvelle hémorragie dont la gravité est proportionnelle à l'importance du vaisseau.

Lee sections incomplètes sont *transversales, obliques* ou *longitudinales*. Dans presque toutes, l'hémostase spontanée est possible. Si la plaie, *transversale* ou *oblique*, est étroite, les choses se passent comme dans la piqûre : un clou hémostatique à base externe, dont la pointe s'engage entre les deux lèvres de la plaie arrête l'écoulement du sang. Dans une blessure large, entamant plus de la moitié de la circonférence du vaisseau, les lèvres s'écartent par la rétraction des fibres élastiques; la plaie prend une forme oblongue, favorable à l'hémorragie (fig. 71). Les bouts divisés ne pouvant plus se retirer dans la profondeur des tissus, la poussée incessante du courant sanguin empêche la formation d'un caillot obturateur. Les *plaies longitudinales* (fig. 73) sont les moins dangereuses. Il n'y a pas d'écartement marqué des bords; la réparation se fait comme aux *piqûres*.

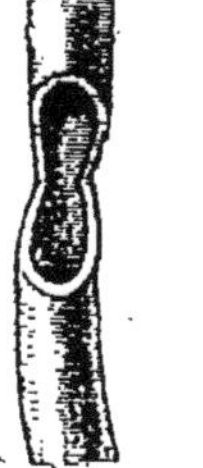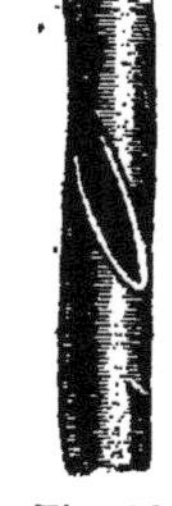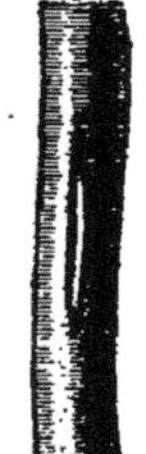

Fig. 71.   Fig. 72.   Fig. 73.

Plaies des artères.

Dans les *plaies contuses*, les artères peuvent être sectionnées nettement, comme aux blessures par instruments tranchants. Parfois les tuniques interne et moyenne se rupturent tout d'abord ; l'externe, en s'étirant, favorise l'hémostase. Les *projectiles* déterminent des plaies latérales, des perforations ou des divisions complètes. — Dans *l'arrachement* des artères, les tuniques du vaisseau s'allongent, puis l'interne se rompt la première; si l'effort continue, c'est le tour de la seconde, enfin celui de la tunique externe. Quand l'artère est de petit calibre, il ne se produit qu'une faible hémorragie : les tuniques interne et moyenne sont recouvertes par l'externe qui s'est fort allongée avant de se rompre ; la déchirure achevée, les deux bouts de l'artère éprouvent un mouvement de retrait surtout accusé à la membrane moyenne, et la membrane externe, moins élastique, coiffe les deux tronçons du vaisseau, constituant une sorte de bouchon qui arrête le sang, comme cela se produit dans la torsion ou la section par l'écraseur.

Une plaie artérielle largement ouverte se caractérise toujours par une hémorragie rutilante (*hémorragie primitive*), dont la force de jet est d'autant plus accusée que le vaisseau est plus rapproché du cœur; les battements de cet organe se traduisent sur l'écoulement sanguin par des secousses isochrones aux contractions ventriculaires. Quand la plaie extérieure est étroite et sinueuse, le liquide s'écoule encore en abondance, mais il n'est plus projeté au loin. Que l'hémorragie s'arrête spontanément ou qu'elle cède au traitement employé, on voit parfois l'écoulement sanguin reparaître les jours suivants, soit par le fait de l'exploration de la plaie, soit par suite du ramollissement, de la désagrégation du caillot; c'est là l'*hémorragie secondaire*.

On reconnaît une plaie artérielle aux caractères de l'hémorragie (aspect rutilant du sang, violence du jet); l'écoulement s'arrête quand on comprime le vaisseau entre le cœur et la plaie, à moins qu'il n'existe des anastomoses: c'est ainsi que dans un cas de piqûre de la carotide nous avons vu l'hémorragie persister après la ligature du bout central. — Lorsque le sang, au lieu de couler au dehors, se déverse dans une grande cavité séreuse (plèvre, péritoine), les symptômes sont ceux d'une hémorragie interne.

Le *pronostic* est toujours grave. Quand il s'agit d'une artère importante, la mort peut survenir rapidement. Les plaies transversales incomplètes sont parfois plus graves que les plaies complètes. L'hémostase spontanée se fait d'autant plus rapidement que l'animal a le sang « plus plastique. » A cet égard, le chien occupe le premier rang; viennent ensuite le bœuf, le mouton, et loin en arrière le cheval. L'hémostase assurée, il faut encore compter avec les hémorragies secondaires.

Arrêter l'écoulement sanguin, — telle est l'unique indication lors de plaie artérielle. Longtemps, l'ancienne chirurgie s'est leurrée des effets des astringents, des styptiques, des réfrigérants. L'eau froide et la glace n'ont jamais arrêté d'hémorragie artérielle sérieuse, et le classique perchlorure de fer ne mérite point la réputation dont naguère il jouissait encore en vétérinaire : il provoque la formation d'un coagulum où pullulent les germes infectieux, et si, après son emploi, le chirurgien veut se livrer à la recherche des tronçons, l'opération est toujours difficile. Pour les hémorragies en nappe, mieux vaut utiliser le cautère. Une hémostase d'attente peut se faire par la compression digitale ou un garrot, quand la lésion siège à un membre. On réalisera l'hémostase définitive par le tamponnement antiseptique, la torsion, la forcipressure ou la ligature.

La *compression* dans la plaie exige une rigoureuse asepsie. Aux membres, le trauma, rendu exsangue par le garrottage, sera comblé de gaze iodoformée, d'ouate ou de jute antiseptiques. Un pansement ouaté complétera l'intervention. Au bout de cinq, six, huit jours, sous la gaze ramollie à l'eau tiède et détachée par de légères tractions, on trouve la plaie sèche, bourgeonnante; les suites sont des plus simples.

A l'aide des *pinces à forcipressure*, il est généralement aisé de saisir les bouts de l'artère sectionnée. Si la ligature semble très difficile, on peut, pourvu qu'elles soient bien aseptiques, laisser les pinces à demeure et les englober dans le pansement. Au bout de quarante-huit heures, on les enlève.

La *torsion*, dont Tillaux s'est fait encore récemment le défenseur, mérite d'être conservée pour les petites artères. Avec la pince, on tord les extrémités artérielles ; les tuniques interne et moyenne se recroquevillent, la tunique externe en coiffe les extrémités et arrête le sang (*fig.* 74 et 75).

La *ligature* est le procédé le plus sûr : ligature des deux bouts dans la plaie toutes les fois que la chose est possible ; ligature à distance dans le cas contraire. Lors de section complète, les extrémités sont rétractées ; il ne faut point craindre de débrider pour les mettre à nu. Comme fil, on se sert de catgut ou de soie ; l'essentiel est d'employer un lien aseptique. Le catgut se résorbe, la soie s'enkyste, les tissus la tolèrent sans réaction. D'ordinaire, *la ligature du bout central ne suffit pas ;* même lorsque le segment périphérique paraît exsangue, il faut le chercher et l'occlure : le menu caillot qui l'oblitère ne résisterait pas à la circulation collatérale ; une hémorragie secondaire se produirait.

Les effets de la ligature des artères sont connus : les tuniques interne et moyenne se rompent et se rétractent ; le sang se coagule dans une étendue variable des deux tronçons ; au bout de quelques jours, la gaine externe étranglée se coupe. L'endartérite provoque

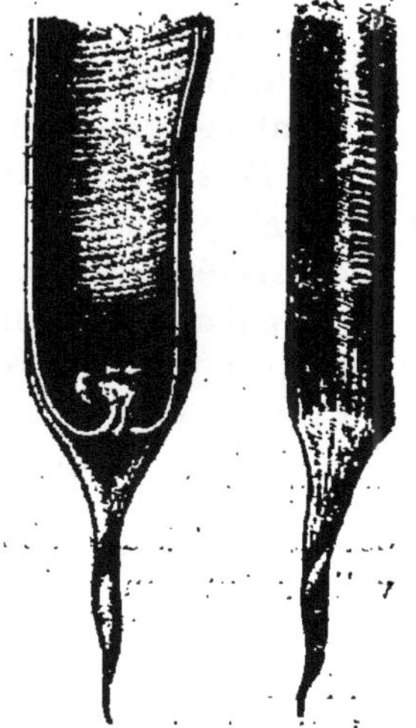

Fig. 74.   Fig. 75.
Torsion des artères.
(Tillaux.)

une néoformation cellulaire active, pénétrée de capillaires partant des parois du vaisseau ; l'organisation du caillot amène l'hémostase définitive.

Les voies artérielles collatérales rétablissent le cours du sang dans le territoire ischémié, et conjurent la gangrène des tissus qu'irriguait le vaisseau oblitéré.

Lors de simple piqûre artérielle, on peut souvent se dispenser de lier le vaisseau. La compression locale suffit parfois à limiter l'épanchement. Quand une tumeur sanguine volumineuse se produit, on a conseillé la compression du vaisseau en amont de la blessure, moyen auquel on pourrait recourir pour quelques artères. Toutefois, si l'épanchement est considérable, le mieux est d'ouvrir largement le foyer et de lier les deux bouts du vaisseau blessé.

Chez le cheval, la piqûre de la carotide a paru longtemps un accident redoutable, pour lequel on a recommandé la ligature immédiate de l'artère. Celle-ci n'est indiquée que si, par l'hémorragie très abondante, un volumineux gonflement apporte un sérieux obstacle à la respiration. De nombreuses observations ont établi qu'il suffit généralement, pour limiter l'hémorragie, d'appliquer une ou deux épingles à la plaie de saignée, en ayant soin de prendre assez de peau, puis d'exercer à la surface de la tumeur une compression permanente, à l'aide d'étoupes fréquemment imbibées d'eau froide et maintenues en place par des attelles et de la bande. Le sang s'infiltre dans la gouttière jugulaire: il se forme là un hématome anévrismal diffus, d'ordinaire sans danger. Il peut toutefois acquérir des dimensions énormes, comprimer la trachée et amener la mort par asphyxie (Rainard, Loucou). Dans l'observation de Van Autgarden, le cornage était si intense que l'auteur dut pratiquer la trachéotomie. Mais ce sont là des faits exceptionnels. Habituellement la résolution de l'hématome se fait peu à peu, la plaie artérielle se cicatrise, le cours du sang est conservé, et il est rare qu'il survienne un anévrisme consécutif. — Noquet a observé un exemple de cette complication sur une vache dont l'artère saphène avait été piquée pendant la saignée : l'hémorragie s'était arrêtée après la fermeture de la plaie par deux épingles; il existait un thrombus du volume d'un œuf. Au bout d'un mois, la tumeur avait les mêmes dimensions ; on en fit la ponction, qui donna écoulement à une abondante quantité de sang. On appliqua une nouvelle suture entortillée, mais, à la chute de l'épingle, il se produisit une hémorragie mortelle.

Si une *hémorragie secondaire* survient, la ligature dans la plaie est d'ordinaire impossible; il faut lier en amont et en aval. Dans une observation de piqûre de la carotide rapportée par l'un de nous, l'hémostase fut d'abord assurée par une suture entortillée de la plaie cutanée et un pansement compressif sur l'épanchement sanguin. Le traumatisme se fistulisa et, au trente-cinquième jour, il survint une abondante hémorragie. On ligatura d'abord le bout central, à quelques centimètres au-dessous de la plaie; comme l'hémorragie persistait, on lia le bout périphérique, en aval du traumatisme. La guérison se fit sans encombre.

II. — RUPTURES.

Les *ruptures* ou *déchirures sous-cutanées des artères* reconnaissent pour causes ordinaires les traumatismes, les fractures avec esquilles, les luxations, les efforts musculaires, le vomissement, l'action de la vératrine (Hering), les manœuvres effectuées pour réduire les fractures ou les luxations. Les embolies peuvent également ramollir les tuniques artérielles et favoriser la rupture. Dans la très grande majorité des cas, on a constaté, au niveau de la déchirure, des altérations des parois vasculaires (athérome, anévrisme). Quelques faits établissent la possibilité de la rupture de vaisseaux dont les parois n'offrent aucune lésion dégénérative.

Quand il s'agit d'une artère superficielle, il se forme subitement une tumeur diffuse, chaude, irrégulière, animée de battements comme les anévrismes vrais, moins forts toutefois qu'à ceux-ci ; il est rare d'y percevoir un bruit de souffle. Cet épanchement sanguin, appelé *anévrisme diffus primitif, anévrisme faux*, n'est point, en somme, un anévrisme. La dénomination d'*hématome anévrismal diffus*, proposée par Michaux, est préférable.

Les grosses artères des cavités thoracique et abdominale se rupturent plus
fréquemment que les vaisseaux superficiels. Parfois c'est l'artère pulmonaire
(Hering, Hartmann, Prietsch). A l'autopsie d'un chien mort subitement, nous
avons trouvé une distension considérable du péricarde par du sang extravasé
à la faveur de deux petites déchirures situées sur la face droite de l'artère pulmonaire. Dans la zone où existaient ces déchirures, l'artère était d'une extrême minceur et présentait plusieurs petits points athéromateux. Mais
l'aorte est, sans contredit, celle qui en offre le plus d'exemples. Larcher en a
colligé douze observations dans un rapport à la *Société centrale de médecine
vétérinaire* (1876). Dans toutes, la déchirure s'était produite à la base de l'aorte
primitive, en un point où le vaisseau est encore recouvert par le feuillet viscéral du péricarde ; cette séreuse renfermait une notable quantité de sang,
parfois liquide, généralement coagulé. Dans cinq cas, le tissu du vaisseau
était frappé d'athérome ; dans deux, on n'y constata aucune altération appréciable ; dans les cinq autres, il n'était pas fait mention de son état. Aux douze
observations rapportées par Larcher, nous pourrions en ajouter beaucoup
d'autres publiées en France et à l'étranger, et plusieurs recueillies par nous,
à la clinique d'Alfort.

Si, en général, le diagnostic n'est établi qu'à l'autopsie, l'accident peut
être présumé, en tenant compte des circonstances dans lesquelles il se produit et des signes qui l'expriment. Les symptômes sont ceux des grandes
hémorragies internes. Dans un cas, c'est un sauteur émérite qui, après un
saut prodigieux, s'affaisse subitement et succombe. Dans un autre, le cheval,
étendu sur un lit d'opérations, fait une grande inspiration, les yeux tournent
dans l'orbite, les muqueuses se décolorent, la respiration et les mouvements
du cœur s'arrêtent (Larcher). Dans les deux faits que nous avons recueillis,
la rupture s'est produite sur des chevaux qui venaient d'être couchés sur le lit
de paille et se débattaient violemment. — L'aorte peut se déchirer en un point
plus éloigné du cœur. A l'autopsie d'une jument de douze ans, morte dans le
travail, où elle était assujettie, nous avons trouvé une rupture de l'aorte sur sa
face supérieure, au niveau d'une petite exostose de la troisième vertèbre lombaire. Le vaisseau portait deux ulcérations : la plus petite, semblable à un
coup d'ongle donné dans la paroi artérielle, avait des bords taillés à pic, déchiquetés, sinueux ; elle occupait toute l'épaisseur de la paroi ; son fond semblait constitué par une fine membrane transparente, anhyste. L'autre, située
comme la précédente, sur la face dorsale du vaisseau, offrait les mêmes caractères extérieurs ; la déchirure s'était faite à son fond.

La rupture de l'artère pulmonaire, de l'aorte primitive ou de l'une
de ses divisions, tue ordinairement en quelques minutes ; toute tenta-
tive d'intervention est vaine.

Pour la rupture de troncs artériels secondaires et superficiels, on
peut intervenir efficacement. La *compression* du vaisseau en amont
suffit parfois à arrêter l'écoulement sanguin, surtout quand on la
combine aux affusions froides ou astringentes. L'application d'un
bandage compressif donne aussi quelquefois de bons résultats. Si,
malgré ces moyens, le sang continue à s'accumuler sous la peau, on
doit aller à la recherche des bouts de l'artère rupturée et les lier.

On peut rapprocher de la rupture des vaisseaux, leur perforation par les
némathelminthes qui y sont contenus. On a vu cet accident déterminé, chez

le cheval, par le sclérostome armé (Durieux) ; chez le chien, par le spiroptère
ensanglanté. (Morgagni, Degive, Mégnin.)

III. — ANÉVRISMES.

Suivant la forme de la dilatation artérielle, on distingue des *anévrismes
fusiformes*, occupant tout le diamètre du vaisseau, et des *anévrismes sacciformes*, limités à une partie de la paroi. Ils sont d'origine *traumatique ou
spontanée*. Une contusion peut diviser les membranes internes d'une artère et
créer là un *locus minoris resistentiæ*, où se produit l'anévrisme traumatique.
L'inflammation aiguë ou chronique des vaisseaux, l'athérome, amènent la
formation des anévrismes spontanés. — Chez la majorité des chevaux, la
grande mésentérique, parfois aussi la petite mésentérique et le tronc cœlia-
que sont atteints de lésions anévrismales dues au *strongylus armatus*. Des
coliques très graves (congestion intestinale, coliques thrombo-emboliques)
sont souvent le résultat de ces lésions. — Mégnin a décrit chez le chien deux
cas d'anévrisme de l'aorte dû au *spiroptera sanguinolenta*.

Les anévrismes internes défient toute intervention chirurgicale ; seuls les
anévrismes externes sont justiciables d'un traitement actif, et ils sont rares
chez les animaux. On les a cependant rencontrés, chez le cheval, à l'*artère
palatine*, à la *pharyngienne*, à la *maxillaire interne*, à la *carotide*, à la *fessière*, à la *coccygienne*, à diverses artères des membres ; chez le bœuf, à
la *vertébrale*, à l'*ischiatique*, à la *tibiale*. Les observations de Blaise, de
Steinmeyer, de Walley, ont trait à des chevaux qui ont succombé à la rupture d'anévrismes de l'artère pharyngienne, de la carotide, de la maxillaire
interne.

Quand, sur le trajet d'une artère, on constate une tumeur uniformément
fluctuante, dépressible, réductible, pulsatile, on doit songer à un anévrisme.
On a maintes fois cru à cette affection alors qu'il s'agissait d'un néoplasme
développé sur la ligne d'un vaisseau. Möller rapporte qu'il a fait sur le cheval
une erreur de ce genre : il a pris un carcinome du cou pour un anévrisme.

Les anévrismes constituent un danger permanent. Blessés, ils donnent
lieu à une hémorragie considérable ; témoin le fait de King, relaté par Percivall, dans son *Hippopathologie* : Un vieux cheval présentait sur la croupe
une tumeur fluctuante du volume d'une tête d'homme ; King y pratiqua une
ponction ; un flot de sang s'en écoula aussitôt ; on essaya vainement de
l'arrêter par des étoupades et des bandages ; l'animal succomba. La
dissection montra un anévrisme, en partie ossifié, de l'artère fessière.

La vache dont Collin a rapporté l'observation portait sur le milieu de l'encolure, du côté gauche, une tumeur molle, élastique, de la grosseur du poing,
parfaitement circonscrite, n'adhérant point à la peau, sans chaleur ni douleur. L'ayant prise pour un kyste, l'auteur en pratiqua la ponction avec un
cautère chauffé à blanc ; il y eut immédiatement un jet de sang rutilant,
saccadé, du calibre d'un doigt. Une suture à points continus arrêta l'hémorragie, mais le sang s'épancha dans le tissu cellulaire sous-cutané, la tumeur
tripla de volume ; il était facile d'y percevoir les battements artériels. Le
traitement consista en des lotions froides. Les dimensions de la tumeur di-
minuèrent. Tout danger semblait conjuré lorsque la vache s'étant frottée
contre un arbre, une grave hémorragie se produisit. On dut renoncer au
traitement. La tumeur était formée par un anévrisme d'une division de
l'artère vertébrale.

La guérison spontanée des anévrismes est possible ; elle se fait par la
thrombose : un caillot se forme dans le sac et l'obstrue ; l'artère conserve son

calibre ou s'oblitère. Pareille terminaison est exceptionnelle ; d'ordinaire,
les anévrismes prennent des dimensions de plus en plus considérables,
causent des troubles de voisinage, et leur rupture possible est un danger
constant pour la vie du sujet. Furlanetto n'est pas intervenu dans deux cas
d'anévrismes assez volumineux de l'artère tibiale chez le bœuf. Les deux animaux ont pu continuer leur service.

Diverses méthodes thérapeutiques ont été tour à tour vantées
contre les anévrismes. La débilitation générale par la saignée, par la
diète et les purgatifs (méthode de Valsalva), a fait son temps. La
compression digitale ou élastique (méthode de Reid), tant à cause
de l'indocilité de nos malades que de l'incertitude du résultat,
n'est pas à conseiller. Les procédés coagulants, fort en honneur
autrefois, sont abandonnés. La ligature et l'extirpation sont actuellement les seules méthodes qui se disputent la préférence des chirurgiens.

La *ligature* peut être effectuée au-dessus du sac, au-dessous, ou
en ces deux points à la fois. L'opération est simple. On emploie un
lien aseptique de catgut ou de soie. La ligature au-dessus du sac (méthode d'Anel-Hunter) compte de nombreux partisans. Dès qu'elle est
faite, la tumeur s'affaisse ; le souffle, les battements, les mouvements
d'expansion s'arrêtent ; la région se refroidit. Un caillot obstrue le
sac. — La circulation par les artères voisines est généralement suffisante
pour prévenir la gangrène de la région où le vaisseau ligaturé distri-
buait le sang ; toutefois, il faut compter avec cette redoutable complication. Sous l'influence de la circulation collatérale, le sang reparaît
dans les tissus, dans le sac lui-même, et le caillot passif se transforme en caillot actif. — La guérison suppose donc : 1° l'arrêt momentané de la circulation et la formation de caillots passifs ; 2° le
rétablissement graduel de la circulation permettant la transformation
des caillots fibrino-globulaires passifs en caillots fibrineux actifs.
(Michaux.)

La *ligature double* — en amont et en aval de la dilatation — n'est
pas moins usitée que la précédente. Chez le cheval, La Notte a guéri
par une double ligature un anévrisme du volume d'un œuf de poule,
situé sur la nuque, en arrière de l'oreille, et développé sur l'artère
cervicale postérieure. Dans un cas semblable, Peters a obtenu un
succès par le même procédé.

L'*extirpation* du sac entre deux ligatures est encore considérée
par quelques chirurgiens comme le procédé de choix. Elle est plus
compliquée et nécessite des délabrements plus étendus que la ligature, mais elle est radicale dans ses effets : elle supprime la récidive
et n'expose pas, comme sa rivale, à la suppuration du sac.

On peut avoir à traiter une hémorragie résultant de l'ouverture
d'un anévrisme. En pareille occurrence, l'intervention doit être aussi

prompte que possible. Le tamponnement à la gaze iodoformée, la ligature double et l'extirpation sont, ici encore, les moyens à mettre en œuvre. Reimers eut à combattre pareil accident sur un bœuf; il put arrêter le sang par un pansement au perchlorure de fer.

Anévrisme artério-veineux.

Dans l'anévrisme artério-veineux, il y a communication accidentelle ou spontanée d'une artère et d'une veine. Les traumatismes en sont la cause la plus fréquente. Chez l'homme, la lancette l'a déterminé nombre de fois dans l'opération de la saignée. Le sang de l'artère, animé de la force pulsatile, pénètre dans la veine et la distend. Il se produit là une tumeur molle, dont le symptôme caractéristique est le frémissement vibratoire ou *thrill* des auteurs anglais. « Ce frémissement particulier est également perceptible par l'oreille et par le toucher; il se compose d'un bruit et d'une vibration.

« Bruit et vibration sont continus avec renforcement coïncidant avec la systole cardiaque; on les perçoit surtout au niveau de la tumeur où ils ont leur maximum, mais on peut aussi les sentir à distance... Le bruit de ce frémissement a été comparé au bruit du rouet, au bourdonnement de l'abeille, au ronflement du chat, à celui du moulin, à celui d'une toupie tournant très rapidement, au bruissement du fer rouge plongé dans l'eau... La vibration perçue par le doigt est tellement caractéristique qu'il suffit de l'avoir sentie une fois pour ne plus en oublier les caractères et la nature. » (Michaux.)

Dans le cas publié par Chauveau, il s'agissait d'une tumeur du volume d'un œuf de poule, située sur le trajet de l'artère et de la veine maxillo-musculaires droites, en dehors et un peu en arrière de la mâchoire inférieure. Cette tumeur, facilement réductible, se reproduisait dès que cessait la compression; la main y sentait un battement très fort, isochrone à la systole du cœur; elle y percevait aussi le frémissement vibratoire. A l'autopsie, on reconnut que la tumeur existait sur le trajet de la veine et communiquait avec l'artère; elle avait une longueur de 8 centimètres et une largeur de 4 centimètres environ. — Sur un cheval hongre âgé d'environ quinze ans, Nocard a observé une tumeur molle, élastique, du volume du poing, occupant le côté gauche du fourreau, à quelques centimètres en arrière de son orifice antérieur. Elle était le siège de battements isochrones avec les pulsations artérielles, et chaque pulsation était suivie d'une série de frémissements vibratoires. L'artère honteuse externe communiquait avec une énorme division veineuse du fourreau. — L'observation de Collin a trait à un jeune bœuf, châtré dix mois auparavant par un hongreur. Les deux cordons avaient été tordus, puis arrachés. L'animal présentait, dans la région des bourses, une tumeur du volume d'un œuf, indolente, très molle, très élastique. Quand le sujet fut sacrifié, à l'âge de trois ans (trente-deux mois après la castration), la tumeur mesurait 15 à 20 centimètres de hauteur et 30 centimètres environ de circonférence. La dissection permit de constater qu'elle était produite par l'artère et la veine grandes testiculaires considérablement dilatées, allongées et communiquant entre elles. — Cagny a décrit un anévrisme artério-veineux mésentérique. Sur des sujets de l'espèce bovine, Moreau a vu deux anévrismes artério-veineux du chanfrein, développés sur le trajet de l'artère et de la veine faciales. Dans un cas, il existait, en outre, de l'exophtalmie provoquée par la dilatation des veines ophtalmiques.

Bournay a observé sur le chien un anévrisme artério-veineux dû à la communication de la carotide et de la jugulaire.

Quand l'intervention chirurgicale est décidée, les méthodes sanglantes, sous une correcte antisepsie, constituent le traitement de choix. La double ligature de l'artère au-dessus et au-dessous de l'anévrisme doit être réservée aux varices anévrismales. Dans tous les autres cas, il faut lier les deux bouts de l'artère et les deux bouts de la veine (Delbet). Si le sac est volumineux, la ligature devra être complétée par l'extirpation (Trélat). — Chez le bœuf, Gurlt, Prinz, Meyer, ont traité par l'excision des anévrismes artérioveineux de la grande testiculaire ; il n'y eut aucun accident consécutif.

IV. — ARTÉRITE ET THROMBOSE.

Les oblitérations ou thromboses artérielles méritent une étude spéciale en raison des symptômes si particuliers qu'elles déterminent. Elles sont favorisées par le ralentissement de la circulation (Wirchow), mais les artérites jouent le principal rôle dans la production de ces accidents.

Les artérites succèdent à un traumatisme, à une embolie, à une inflammation voisine ; d'autres naissent au cours de maladies infectieuses, évoluent silencieusement et ne s'accusent que beaucoup plus tard, par des troubles fonctionnels dus à la thrombose secondaire.

On observe assez fréquemment chez le cheval des oblitérations artérielles dont la pathogénie est encore discutée. La thrombose de l'aorte postérieure est la plus commune. Quelques auteurs, Goubaux entre autres, ont incriminé la dilacération des parois de l'aorte, produite au moment d'une glissade. Mais elle relève le plus souvent d'artérites infectieuses ou parasitaires (Cocu et Hue).

Le caillot peut être pariétal et obstruer incomplètement le vaisseau, ou au contraire empêcher toute circulation. Très mince d'abord, il se développe généralement dans le sens du courant circulatoire jusqu'à la première collatérale ; il augmente peu à peu de dimensions ; parfois, à son niveau, le vaisseau a un aspect bosselé. Sa couleur est jaunâtre ou rougeâtre, sa consistance plus ou moins ferme ; il semble formé de couches successivement déposées sur un noyau primitif. Les muscles irrigués par les vaisseaux thrombosés n'offrent ordinairement aucune altération importante ; pourtant Bouley jeune les a trouvés pâles, décolorés, plus consistants qu'à l'état normal.

Si l'étiogénie des thromboses est parfois obscure, la symptomatologie en est depuis longtemps tracée, du moins pour celles qui affectent les vaisseaux des membres. Que la thrombose soit incomplète ou très lente dans son évolution, la circulation collatérale augmentée conjure tout accident de gangrène, et d'autre part, l'irrigation sanguine est suffisante dans les muscles à l'état de repos. Mais si l'on fait marcher l'animal, la quantité de liquide nourricier qu'ils reçoivent par les voies collatérales est incapable d'assurer leur fonctionnement normal, et l'on voit se dessiner une véritable impotence de ces muscles ischémiés. Au moment où sont réalisées les conditions d'apparition de la boiterie, les tissus ischémiés paraissent être le siège d'une vive douleur : l'animal a le facies anxieux ; la respiration est précipitée, haletante. Si l'on peut explorer l'artère en aval de l'obstruction, on constate que les battements ont disparu ; on n'y sent plus le pouls. Dans toute la région où se distribue le vaisseau malade, la peau est généralement sèche et froide, tandis que partout ailleurs, elle est chaude et parfois mouillée de sueur après tout exercice prolongé. Ajoutés à cette particularité que la boiterie apparaît après un certain temps d'exercice et disparaît par le repos, ces symptômes suffisent pour établir le diagnostic de la *thrombose artérielle.*

Dans la *thrombose de l'aorte et de ses divisions,* le caillot occupe une position variable; on le trouve à la région lombaire de l'aorte, au niveau de sa bifurcation ou dans l'une de ses branches terminales. Les symptômes varient suivant le lieu et le degré de l'oblitération. Quand celle-ci est incomplète, tantôt les allures sont régulières au début de l'exercice, tantôt on observe de la gêne dans les mouvements du train postérieur, gêne rappelant celle déterminée par « l'effort de rein ». Des symptômes plus graves apparaissent au bout de quelques minutes d'exercice au trot : c'est parfois une parésie de l'arrière-main, puis une paraplégie éphémère plus ou moins complète, mais comme les lésions sont presque toujours plus accusées d'un côté, c'est généralement une forte claudication du membre correspondant. — Il est facile de reconnaître la nature de ces accidents et de les différencier de ceux dus à l'effort de reins, à des déchirures musculaires ou aux maladies de la moelle. L'aggravation rapide des symptômes par l'exercice, l'absence ou la faiblesse des pulsations artérielles en aval de la thrombose, les signes fournis par la peau, enfin la prompte disparition des troubles suffisent au diagnostic.

La *thrombose du tronc brachial* est beaucoup plus rare que celle de l'aorte. Bouley, George, Möller, en ont rapporté les plus intéressants exemples. Le malade de Bouley avait des allures régulières au début du travail; au bout de cinq minutes, il boitait du membre antérieur gauche; après un quart d'heure, tout appui sur le sol était impossible; en même temps la respiration devenait précipitée et bruyante, la peau se couvrait de sueur, sauf sur le membre boiteux. A l'autopsie, on trouva une oblitération du tronc brachial et de ses divisions (artères sus-scapulaire, grande musculaire postérieure, épicondylienne, radiales postérieure et antérieure). — Dans l'observation de George, au bout de dix minutes d'exercice, le cheval boitait des deux membres antérieurs; ils étaient à demi fléchis, rasaient le sol et semblaient engourdis ou paralysés. A ce moment, la respiration était très laborieuse, les battements du cœur tumultueux; l'animal était inquiet, la face grippée, le corps couvert de sueur, à l'exception des deux membres de devant, dont le poil était sec et la peau pour ainsi dire froide. Après un quart d'heure de repos, ces troubles disparaissaient. A l'autopsie on constata une thrombose des deux troncs brachiaux; l'appareil musculaire n'était nullement décoloré et ne présentait rien d'anormal; il en était de même pour les nerfs. — Sur une jument de sept ans, Möller a observé un cas semblable à celui de George. L'examen du thorax révélait des signes d'hypertrophie du cœur; mais, au repos, on ne remarquait rien d'anormal dans les membres antérieurs. Exercée à l'allure du trot, au bout de dix minutes, la jument manifestait une grande gêne dans le train antérieur; les membres, le gauche surtout, se mouvaient péniblement, tenus dans l'abduction et rasant le sol, les pieds se heurtaient aux moindres saillies, la bête faisait des chutes répétées. Relevée, elle portait dans l'abduction les membres tremblotants. Les symptômes disparaissaient au bout de cinq à dix minutes de repos, pour se montrer de nouveau après un court exercice.

La thérapeutique est impuissante contre les thromboses artérielles. Les alcalins ne donnent rien. D'après Goubaux, l'administration quotidienne de 20 grammes d'iodure de potassium aurait fourni à* Pilton la guérison de deux cas de boiterie intermittente due à l'oblitération de l'artère crurale. L'efficacité de ce traitement aurait besoin d'être confirmée. Trois fois nous y avons eu recours sans le moindre succès.

Le massage de l'aorte par la voie rectale, recommandé par Collin et Bayer, est inefficace et dangereux : on n'obtient pas la fonte du caillot, et sa fragmentation peut provoquer des embolies. Möller rapporte qu'il a essayé le massage sur un cheval et que la mort est survenue moins de vingt-quatre heures après. A l'autopsie, on trouva, avec les lésions anciennes, un caillot récent qui, à leur niveau, oblitérait complètement l'aorte.

Dans quelques rares cas, la guérison a paru survenir sous l'influence de l'exercice. Aussi recommande-t-on de faire trotter les sujets jusqu'à apparition des troubles liés à la thrombose, de leur accorder un certain temps de repos, de recommencer ensuite, et de multiplier le plus possible ces séances, au cours desquelles le courant sanguin, plus fort, plus rapide, détruirait peu à peu le caillot ou se frayerait une voie collatérale. Mais il y a peu d'espoir d'arriver à ce résultat. L'aggravation progressive de l'affection est la règle très générale.

Bibliographie. — I. **Plaies.** — Favre, *Recueil de méd. vét.*, 1824. — Bareyre, *Ibid.*, 1824. — Delafond, *Journal prat. de méd. vét.*, 1829. — Pattu, *Journal de méd. vét. théor. et prat.*, 1830. — Clavel, *Recueil de méd. vét.*, 1830. — Dard, *Ibid.* — Montier, *Journal de méd. vét. théor. et prat.*, 1833. — Rainard, *Recueil de méd. vét.*, 1835. — Peters, *Gurlt u. Hertwig's Magazin*, 1841. — Cabaroc, *Journal des vét. du Midi*, 1841. — Mangin, *Ibid.*, 1845. — Wardrop, *The Veterinarian*, 1843. — Amussat, *Recherches expériment. sur les blessures des artères et des veines.* Paris, 1843. — Ségretain, *Clinique vét.*, 1846. — Dayot, *Recueil de méd. vét.*, 1850. — Noquet, *Ibid.*, 1851. — Prangé, *Ibid.*, 1851. — Goubaux, *Ibid.*, 1850 et *Bullet. de la Soc. cent. de méd. vét.*, 1851. — Bouley, *Dict. de méd. et de chir. vét.*, t. II. — Loucou, *Journal des vét. du Midi*, 1860. — Roux, *Ibid.*, 1861. — Lister, *Recueil de méd. vét.*, 1870. — Van Autgarden, *Annales de méd. vét.*, 1889. — Holmès, *The vet. Record*, 1890-91. — Cuillé et Sendrail, *Revue vét.*, 1898. — Almy, *Bullet. de la Soc. cent. de méd. vét.* 1901.
Forgue et Bothezat, *Archives de méd. expériment. et d'anal. pathol.*, 1894. — Michaux, *Traité de Chirurgie* de Duplay et Reclus, t. II. — Forgue et Reclus, *Traité de Thérapeutique chirurgicale*, Paris, 1898.
II. **Ruptures.** — Vatel, *Journal prat. de méd. vét.*, 1827. — Jacob, *Ibid.*, 1828. — Trousseau et Leblanc, *Archives générales de médecine*, 1828. — Maillet, *Recueil de méd. vét.*, 1835. — Cartwright, *The Veterinarian*, 1845. — Portal, *Journal de méd. vét.*, 1847. — Goubaux, *Comptes rendus des séances de la Société de Biologie*, 1853. — Decroix, *Journal de méd. vét. milit.*, t. IV. — Roussel, *Ibid.*, t. VI. — Laquerrière, *Ibid.*, t. XIV. — Rigollat, *Ibid.*, t. XIV. — Hartmann, *Œsterr. Vierteljahrsschr.*, 1874. — Benjamin, *Bullet. de la Soc. cent. de méd. vét.*, 1875. — Larcher et Railliet, *Bullet. de la Soc. cent. de méd. vét.*, 1876. — Signol, *Ibid.*, 1877. — Lustig, *Adam's Wochenschr.*, 1877. — Prietsch, *Sächs. Bericht.* 1882. — Palat, *Bullet. de la Soc. cent. de méd. vét.*, 1883. — Cadiot, *Ibid.*, 1890 et *Archives vét.*, 1884. — Durieux, *Annales de méd. vét.*, 1885. — Böhrmann, *Berlin. Archiv*, 1886. — Megnin, *Bullet. de la Soc. cent. de méd. vét.*, 1886. — Furlanetto, *Revue vét.*, 1888. — Cadéac, *Journal de méd. vét.*, 1895. — Rohr, *Recueil d'hygiène et de méd. vét. milit.*, 1896. — Ehlers, *Berlin. thierärztl. Wochenschr.*, 1889. — Kuhn, *Sächs. Bericht*, 1895. — Schade, *Ibid.*, 1897. — Monod, *Bullet. de la Soc. cent. de méd. vét.*, 1895. — Tietze, *Berliner Archiv*, 1895. — Born, *Veterinarius*, 1897. — Fröhner, *Monatshefte für prakt. Thierheilkunde*, 1896. — Engelen, *Deutsche thier. Wochenschr.*, 1898. — Friedberger u. Fröhner, *Pathologie u. Therapie der Hausthiere.* — Michaux, *Traité de Chirurgie* de Duplay et Reclus.

III. **Anévrismes.** — Chouard, *Journal prat. de méd. vét.*, 1826. — Vatel, *Ibid.*, 1827. — Olivier, *Ibid.*, 1829. — Rigot, *Recueil de méd. vét.*, 1827. — Vatel, *Ibid.*, 1829. — Jacob, *Ibid.*, 1832. — Schütt, *Gurlt u. Hertwig's Magazin*, 1835. — Seer, *Ibid.*, 1847. — Lecouturier, *Recueil de méd. vét.*, 1849 et 1857. — Noquet, *Ibid.*, 1851. — Collin, *Journal de méd. vét.*, 1858. — Vogel, *Repertorium*, 1863. — Hering, *Ibid.*, 1867. — Raymond, *Recueil de méd. vét.*, 1867. — Salle, *Journ. de méd. vét. milit.*, 1866-1867. — Hugel, *Ibid.*, 1869-1870. — Salenave, *Ibid.*, 1875-1876. — Lustig, *Deutsche Zeitschr. f. Thiermed.*, 1876. — Benjamin, *Bullet. de la Soc. cent. de méd. vét.*, 1878. — Gallier, *Archives vét.*, 1879. — Nocard, *Bullet. de la Soc. cent. de méd. vét.*, 1880. — Chuchu, *Ibid.*, 1880. — Mégnin, *Ibid.*, 1882. — Konhauser, *OEsterr. Vierteljahrsschr.*, 1882. — Labat et Cadéac, *Revue vét.*, 1884. — François et Barrier, *Bullet. de la Soc. cent. de méd. vét.*, 1885. — Blaise, *Recueil de méd. vét.*, 1886. — Wolff, *Berlin. Archiv*, 1886. — Worz, *Repertorium*, 1888. — Godfrin, *Annales de méd. vét.*, 1888. — Schmidt, *Berlin. Archiv*, 1889. — Rasberger, *Wochenschr. für Thierheilkde*, 1891. — Furlanetto, *Progrès vét.*, 1891. — Nocard, *Bullet. de la Soc. cent. de méd. vét.*, 1891. — Walley, an. in *Recueil de méd. vét.*, 1893. — Vogel, *Berlin. thierärztl. Wochenschr.*, 1898.

Michaux, *Loco cit.* — Forgue et Reclus, *Loco cit.*

Anévrismes artério-veineux. — Chauveau, *Journal de méd. vét.*, 1863. — Collin et Lesbre, *Ibid.*, 1880. — Nocard, *Archives vét.*, 1880. — Cagny, *Bullet. de la Soc. cent. de méd. vét.*, 1881. — Moreau, *Bullet. de la Soc. de méd. vét. prat.*, 1895. — Bournay, *Revue vét.*, 1899. — Michaux, *Traité de chirurgie de* Duplay *et* Reclus, 2e édition, Paris, 1897.

IV. **Thromboses artérielles.** — Bouley jeune, *Recueil de méd. vét.*, 1831 et 1836. — Hering, *Repertorium*, 1840. — Goubaux, *Bullet. de la Soc. cent. de méd. vét.*, 1846. — Heckmaïer, *Gurlt u. Hertwig's Magazin*, 1842. — Ress, *Journal vét. et agricole de Belgique*, 1843. — Sommer, *Ibid.*, 1844. — Perciwall, *The Veterinarian*, 1844. — Wetzel, *Repertorium*, 1846. — Monmarqué, *Clinique vét.*, 1847. — S. Bouley, *Recueil de méd. vét.*, 1847. — Bouley, *Ibid.*, 1851. — Reynal, *Ibid.*, 1853. — Jacob, *Ibid.*, 1858. — Zangger, *Schweizer Archiv*, 1851. — Schütt, Lange, Adamkovics, *Journ. vét. de Pétersbourg*, 1854-55. — King, *The Veterinarian*, 1855. — Prud'homme, *Bullet. de la Soc. cent. de méd. vét.*, 1857. — Ringuet, *Journal des vét. du Midi*, 1857. — Hertwig, *Magazin*, 1859. — George, *Recueil de méd. vét.*, 1862. — Goubaux, *Ibid.*, 1865. — Bernard, *Bullet. de la Soc. cent. de méd. vét.*, 1863. — Haubner, *Sächs. Bericht*, 1864. — Rey, *Journal de méd. vét.*, 1866, et *Annales de méd. vét.*, 1866. — Stamm, *Ibid.*, 1867. — Gurlt, *Magazin*, 1867. — Strehrath, *Preuss. Mittheilungen*, 1872. — Steffen, *Ibid.* — Signol, *Bullet. de la Soc. cent. de méd. vét.*, 1871. — Salle, *Ibid.*, 1877. — Sinoir, *Recueil de méd. vét.*, 1874. — Proeger, *Sächs. Bericht*, 1875. — Prietsch, *Ibid.*, 1878. — Johne, *Ibid.*, 1881. — Nocard, *Archives vét.*, 1876. — Violet, *Journ. de méd. vét.*, 1880. — Trasbot, *Archives vét.*, 1880. — Simonin et Weber, *Bullet. de la Soc. cent. de méd. vét.*, 1881. — Palat, *Ibid.*, 1883 et 1884. Humbert, *Ibid.*, 1884. — Delamotte, *Ibid.*, 1885. — Collin, *Journal de méd. vét.*, 1882. — Moulade, *Recueil de méd. vét.*, 1882. — Reul, *Annales de méd. vét.*, 1882. — Siegen, *Ibid.*, 1882. — Labat et Delamotte, *Revue vét.*, 1883. — Cadéac et Malet, *Ibid.*, 1885. — Bayer, *OEsterr. Monatsschr.*, 1883. — Pihl, *Berlin. Archiv*, 1885. — Michotte, *Annales de méd. vét.*, 1884. — Gratia, *Ibid.*, 1884. — Gassener, *Berlin. thierärztl. Wochenschrift*, 1892. — Beier, *Sächs. Bericht*, 1895. — Mutelet, *Bullet. de la Soc. cent. de méd. vét.*, 1895. Schmidt, *Ibid.*, 1896. — Srebel, *Schweizer Archiv*, 1896. — Reichenbach, *Ibid.*, 1897. — Siedamgrotzky, *Sächs. Bericht*, 1897. — Squadrini, *Il nuovo Ercolani*, 1897. — Vennerholm, *Zeitschrift für Thierheilkde*, 1897. — Roy et Gunel, *Revue vét.*, 1899. — Friedberger u. Fröhner, *Pathologie u. Therapie der Hausthiere*. — Möller u. Frick, *Lehrbuch der Chirurgie*.

CHAPITRE VIII

VEINES

I. — LÉSIONS TRAUMATIQUES

Les *plaies non pénétrantes* des veines sont, d'ordinaire, peu graves. Les piqûres et les coupures se cicatrisent presque toujours rapidement. Les plaies contuses et les dénudations s'accompagnent quelquefois de thrombose, de phlébite ou d'escarrification des parois veineuses et d'hémorragie secondaire.

Les *plaies pénétrantes* sont produites par des instruments piquants, tranchants ou contondants. — Les *piqûres* des veines, qu'elles soient opératoires ou accidentelles, donnent lieu à un écoulement sanguin plus ou moins abondant, suivant les dimensions de la perforation. Quand l'ouverture cutanée est étroite, le sang s'infiltre dans la gaine cellulaire du vaisseau et dans le tissu conjonctif environnant; il se forme un thrombus hémostatique. — Les *plaies par instruments tranchants* sont incomplètes ou complètes. Incomplètes, elles sont longitudinales, obliques ou transversales; c'est en ces dernières surtout que l'hémorragie est persistante. Les sections complètes sont immédiatement suivies d'une double rétraction longitudinale et circulaire des tronçons, mais néanmoins l'hémorragie est toujours abondante. Dans certains cas, le bout central saigne à peine; dans d'autres, où une collatérale importante arrive à celui-ci, entre la plaie et la première valvule, l'hémorragie y est forte. Les plaies transversales des veines peuvent être rapidement mortelles, surtout quand la rétraction circulaire des bouts est empêchée par des adhérences de ces canaux aux organes voisins (aponévroses, os) ou par des altérations de leurs parois. — Les *plaies contuses* ont leurs lèvres tantôt nettes, tantôt irrégulières, mâchées. D'ordinaire l'hémorragie y est faible et de peu de durée. — Lors de *plaie sous-cutanée*, le sang s'accumule dans les tissus ambiants, fusant parfois assez loin le long du vaisseau, dans les interstices musculo-aponévrotiques, où il se coagule.

Les plaies des veines dont les parois n'ont subi aucune altération pathologique tendent vers la cicatrisation. Aux solutions de continuité incomplètes, l'hémostase provisoire est produite par un caillot, qui s'étale plus ou moins en dehors de la veine, puis obstrue la perforation du vaisseau. Si le trauma est à l'abri de l'infection, la circulation persiste; parfois l'îlot cicatriciel se dilate et donne lieu aux ampoules que l'on observe communément sur la jugulaire du cheval. Aux sections complètes, le mécanisme de l'hémostase est semblable : du sang épanché se coagule en dehors du vaisseau, puis un coagulum intraveineux d'une longueur variable se constitue, qui subit la transformation fibreuse (endophlébite adhésive); l'oblitération du vaisseau en est la conséquence.

On reconnaît une plaie veineuse aux caractères de l'hémorragie : écoulement de sang noir, en nappe; arrêt quand on comprime le vaisseau entre la blessure et la périphérie.

Le *pronostic* varie avec la forme de la plaie et l'importance du vaisseau; il est aggravé par diverses complications (introduction d'air dans les veines, phlébite, hémorragie secondaire, septico-pyémie).

La thérapeutique des plaies veineuses peut se résumer en cette formule : hémostase solide dans les meilleures conditions possibles d'asepsie.

Pour les *petites veines*, l'écoulement s'arrête d'ordinaire spontanément ; parfois on a recours au tamponnement antiseptique ou à la forcipressure ; si après quelques minutes d'application des pinces le vaisseau continue à saigner, on le ligature.

Le traitement des plaies des *grosses veines* varie avec l'étendue du traumatisme. Les piqûres au trocart ne réclament aucun soin ; la plaie produite par la flamme dans la saignée cède à l'application d'une suture entortillée. Quand la plaie est complète, l'intervention de choix est la ligature : sur chacun des bouts, on applique un fil de soie ou de catgut bien serré et arrêté par un nœud droit ; si la ligature est difficile on peut recourir au tamponnement et à la forcipressure, laissant les pinces à demeure vingt-quatre à trente-six heures. Les plaies incomplètes sont fréquemment traitées, comme les plaies complètes, par la ligature des deux bouts. Si l'on veut conserver le cours du sang dans le vaisseau blessé, trois interventions sont possibles : la ligature, la suture et la forcipressure *latérales*. Elles ont l'inconvénient d'exposer à l'hémorragie secondaire.

L'introduction de l'air dans les veines est un accident qui peut se produire lorsqu'un vaisseau d'un certain calibre, situé dans la sphère d'action aspirante du thorax et du cœur, se trouve ouvert au cours d'une opération.

Un bruit particulier, tantôt un bruit de glouglou ou de gargouillement, tantôt un sifflement, se fait tout à coup entendre, semblable à celui que provoque l'air qui pénètre par une ouverture étroite dans le thorax d'un animal vivant. Dans les cas graves, une forte dyspnée apparaît, les muqueuses pâlissent, les yeux sont fixes, les pupilles dilatées, et la mort, généralement précédée de mouvements convulsifs, se produit au bout d'un temps qui varie de quelques minutes à quelques heures. L'un des chevaux dont parle Barthélemy ne mourut qu'au bout de sept heures ; l'autre survécut huit heures. Il est des sujets qui se rétablissent. Sur un cheval saigné par Viardot, une boiterie se manifesta subitement à la suite de la pénétration de l'air dans le vaisseau.

Bien souvent, du reste, l'introduction d'un peu d'air n'est suivie d'aucun trouble notable, et déjà Dupuy, Liégeard, Rey, insistaient sur la grande quantité d'air qu'il est parfois nécessaire d'introduire dans les veines pour tuer le cheval.

On évitera l'introduction de l'air dans la veine qui doit être ouverte, en comprimant celle-ci en aval du point où l'opération est faite et en ne cessant la compression que quand la plaie veineuse est fermée ou protégée par les doigts. Fréquemment, cette indication est négligée ou elle n'est remplie que fort imparfaitement, et l'accident ne survient pas (chevaux atteints de coliques !). En réalité, il est extrêmement rare.

Lorsqu'il est provoqué par la saignée à la jugulaire, on recommande d'effectuer immédiatement des pressions de bas en haut dans la gouttière jugulaire, de continuer à tirer du sang, même de faire une autre saignée du côté opposé, afin d'ouvrir une double voie d'échappement au sang et à l'air qu'il charrie. (Bouley.)

Si la plaie est complète, il faut immédiatement occlure l'about central de la veine à l'aide du doigt ou d'une pince à forcipressure, puis recourir aux tractions rythmées de la langue ou à la respiration artificielle. La ponction capillaire du ventricule droit et l'aspiration de l'air qui y a pénétré est un dernier moyen expérimenté avec succès chez le chien et le lapin (Bégouin), mais pratiquement irréalisable chez le cheval. — Les symptômes graves disparus, on fait la ligature du vaisseau.

II. — THROMBUS.

Le thrombus est surtout fréquent chez les animaux à la suite de la saignée. La formation d'un caillot extra-veineux est constante; elle est la condition de l'occlusion de la piqûre qui a été faite au vaisseau; mais quand l'épanchement sanguin ainsi produit est faible et que des éléments infectieux n'ont pas été introduits dans la plaie, il se résorbe rapidement. Le terme « thrombus » doit s'entendre des tumeurs sanguines d'un certain volume, développées à la suite d'une ponction veineuse, tumeurs dont la résorption ne s'effectue que lentement ou qui aboutissent à la suppuration.

Le thrombus est commun chez le cheval : on le voit surtout à la jugulaire, à la veine de l'ars, à la saphène. Chez le bœuf, il s'observe à la jugulaire, à la saphène, à la sous-cutanée abdominale. C'est à cette dernière qu'on le rencontre le plus souvent; il y est ordinairement volumineux et disparaît plus lentement qu'à la jugulaire.

La terminaison du thrombus dépend de la présence ou de l'absence, dans le caillot, de microorganismes pathogènes. Lorsque la flamme n'a introduit aucun élément infectieux dans la plaie, la résorption de la tumeur sanguine s'effectue graduellement, et le plus souvent elle est complète au bout de quelques jours. Dans le cas contraire, cette tumeur persiste, s'enflamme, devient chaude et douloureuse; bientôt on y constate de la fluctuation : le thrombus est purulent. Il est possible que le processus infectieux se propage au coagulum interposé entre les bords de la ponction et provoque ainsi la phlébite. La phlegmasie peut s'étendre plus ou moins le long de la veine et déterminer un empâtement chaud, douloureux, pouvant faire croire à une phlébite, alors que la circulation persiste dans le vaisseau.

Lorsque la ligature placée sur l'épingle a été trop serrée, l'inflammation du thrombus peut amener la mortification de l'îlot cutané comprimé; celui-ci éliminé, la tumeur sanguine se trouve largement exposée; elle suppure et parfois se complique d'inflammation de la paroi veineuse.

On préviendra le thrombus à certaines veines en pratiquant la saignée méthodiquement : flamme dont la longueur de lame sera proportionnée au calibre de la veine, application de l'épingle et de la ligature sans exercer de traction sur la peau, soins post-opératoires.

Quand le thrombus est constitué, il faut recourir d'abord aux antiphlogistiques et aux astringents : applications réfrigérantes, eau alunée, eau blanche, douches en pluie. Au début, la compression et les irritants sont nuisibles. L'indication de ces derniers est limitée aux cas où la tumeur sanguine persiste, alors les complications de suppuration et de phlébite ne sont plus à redouter.

Si la suppuration survient, il faut enlever la ligature, débrider la plaie pour permettre l'écoulement du pus, et y faire de fréquentes injections antiseptiques. L'exploration profonde du foyer suppurant, à l'aide de la sonde, doit être proscrite. Cette manœuvre intempestive pourrait provoquer la phlébite.

III. — PHLÉBITE ET THROMBOSE.

Les relations qui existent entre la phlébite et la thrombose, entre l'inflammation des veines et la coagulation du sang, ont donné lieu à des opinions discordantes et ont provoqué de nombreuses recherches expérimentales. On a surtout vivement discuté la question de savoir lequel de ces deux processus est essentiel et primitif.

Pendant la première moitié de ce siècle, la doctrine de la phlébite primitive, telle que l'avait formulée Hunter, a été à peu près universellement acceptée. C'est en 1856 que Virchow fit prévaloir la théorie de la thrombose veineuse primitive. Pour cet auteur, la coagulation du sang dans la veine n'est pas une altération secondaire, consécutive à l'inflammation de la paroi du vaisseau; cette thrombose est le phénomène essentiel et primitif d'un processus qui aboutit à la phlébite. C'est la thrombose qui est le point de départ de la phlébite adhésive; c'est elle également qui est le premier acte de la phlébite suppurative; celle-ci est un phénomène pathologique commençant par la coagulation et finissant par le ramollissement du thrombus; les altérations des parois veineuses sont secondaires. Quelques anatomo-pathologistes, Cornil et Ranvier entre autres, ont continué à enseigner l'existence d'une endophlébite primitive, mais on peut dire que l'opinion allemande a régné en maîtresse jusqu'en ces derniers temps.

On cherchait à expliquer les thromboses dans les diverses circonstances où elles se produisent, soit par une altération du sang, soit par une modification de structure de la paroi veineuse. On invoquait l'excès de fibrine du sang (hyperinose), l'exagération de sa coagulabilité (inopexie), les qualités du sérum, l'excès des globules blancs, l'abondance et la viscosité anormale des hématoblastes — éléments qui jouent un rôle important dans la formation des réticulums fibrineux (Hayem), enfin l'intervention simultanée de plusieurs facteurs : d'un trouble mécanique apporté à la circulation veineuse, du ralentissement du sang et d'une altération de ce liquide. Mais aucune de ces influences n'a, au point de vue de la production de la thrombose, l'importance que présente l'état de l'endothélium veineux. Le ralentissement ou même l'arrêt de la circulation dans une veine ne déterminent pas de thrombose si l'endothélium est intact. On a pu conserver du sang liquide dans un segment veineux compris entre deux ligatures pendant plusieurs heures et même pendant plusieurs jours. Au contraire, dès qu'on détermine une altération, si petite qu'elle soit, de l'endothélium (par exemple en frappant la surface externe de la veine avec une pince), immédiatement des caillots se déposent au point altéré, comme cela a lieu autour d'un corps étranger introduit dans le vaisseau. (Quénu). Ce qui est dominant dans la production de la thrombose, c'est l'altération de l'endothélium veineux.

Les recherches bactériologiques ont dévoilé cette altération dans les cas où l'examen à l'œil nu ne permettait pas de la découvrir. Certaines thromboses considérées comme primitives ont été définitivement reconnues secondaires, de nature infectieuse, provoquées par des microorganismes. La thrombose dite spontanée n'est le plus souvent qu'une forme atténuée de la phlébite. Entre les thromboses dites spontanées et la phlébite suppurée, il n'y a que des différences de degré; la lésion est la même et la cause identique.

A son tour, la théorie de Virchow a dû céder la place à la doctrine microbienne. Cette nouvelle doctrine considère certaines thromboses (sinon toutes) comme de nature infectieuse; elle s'appuie sur des observations rigoureuses et sur la constatation, à l'intérieur des veines thrombosées, de microorganismes pathogènes; elle nous ramène par suite à la conception de la phlébite primitive, antérieure au caillot; elle ajoute une notion pathogénique d'une grande portée, à savoir que cette phlébite reconnaît pour cause l'action, sur l'endothélium veineux, d'un agent microbien. (Quénu.)

La phlébite est surtout commune aux veines où l'on pratique d'ordinaire la saignée, en particulier à la jugulaire chez le cheval, à la sous-cutanée abdominale chez les animaux de l'espèce bovine. La *phlébite ombilicale*, fréquente et redoutable chez les jeunes sujets de toutes les espèces, sera étudiée au chapitre de l'*Arthrite des jeunes animaux*.

On a distingué, dans les phlébites, un certain nombre de variétés. On les a divisées en *superficielles* et *profondes*, en *internes* et *externes*, en *traumatiques* et *spontanées*, en *infectieuses*, *constitutionnelles* et *toxiques*. Nous nous en tiendrons à la vieille division de Hunter : *Phlébites adhésive, suppurative, hémorragique*. C'est elle qui cadre le mieux avec les faits de la pratique vétérinaire.

Dans la phlébite *adhésive*, la veine thrombosée forme un cordon dur et résistant; les tissus péri-veineux, infiltrés d'œdème, sont le siège d'une sensibilité plus ou moins accusée. Quand la phlébite est devenue *suppurative*, les symptômes inflammatoires s'exagèrent, sur le trajet du vaisseau se développent des abcès suivis de fistules d'où s'écoule un pus abondant, de mauvais aspect, grisâtre ou rougeâtre. La sonde pénètre souvent loin dans la veine enflammée. Complication des formes adhésive ou suppurative, la phlébite *hémorragique*, produite par le décollement, l'écrasement ou la destruction purulente du caillot obturateur, est accusée par des hémorragies répétées, plus ou moins abondantes.

Le *pronostic* varie avec l'acuité de l'inflammation. La forme adhésive est bénigne : la veine sera perdue pour la circulation; mais chez les animaux les embolies sont rares. Les formes suppurative et hémorragique sont plus graves : on doit redouter l'irruption des agents pyogènes dans la circulation (septico-pyémie) et l'hémorragie secondaire.

La phlébite et la thrombose étant, dans la très grande majorité des cas du moins, le résultat d'une pullulation microbienne, d'une infection dont les agents ordinaires sont les staphylocoques ; d'autre part, les formes adhésive, suppurative et hémorragique de la première étant liées à des degrés divers de virulence de l'agent causal, le traitement des phlegmasies veineuses doit consister surtout en l'usage des antiseptiques.

Les phlébites consécutives aux opérations pratiquées sur les veines seront évitées par l'observation des règles de l'asepsie. On n'oubliera pas que toute saignée, pour être sûrement innocente, comporterait la désinfection de la région opératoire et de l'instrument qui ouvre le vaisseau. Par l'antisepsie des plaies renfermant des veines dénudées, exposées ou comprises dans la zone traumatique, on conjurera l'inflammation infectieuse de ces vaisseaux.

Dans la *phlébite adhésive*, on doit immobiliser la région et la soustraire à toutes les causes d'irritation ; non seulement on limite ainsi la phlegmasie veineuse, mais on conjure la fragmentation du caillot et les embolies (V. *Thromboses* et *Embolies traumatiques*). Dans la plupart des cas de phlébite traumatique, il y a, au point vulnéré, une fistule qui réclame des soins spéciaux. On tondra et l'on désinfectera la région, on favorisera l'écoulement du pus par le débridement du trajet fistuleux; on fera dans celui-ci, plusieurs fois par jour, une irrigation antiseptique (sublimé à 1 p. 1000, eau phéniquée ou crésylée à 3 p. 100), enfin on recouvrira la plaie d'iodoforme ou de tanin, de vaseline phéniquée ou iodoformée. Les préparations à base de vaseline seront préférées aux pommades à l'axonge, qui rancissent, irritent le tégument et provoquent des grattages. Pour les phlébites des membres, les douches en pluie, données plusieurs fois par jour, sont avantageuses. — Plus tard, lorsque les phénomènes inflammatoires aigus ont disparu, les vésicants, recommandés par Renault, Bouley, Rey, seront employés comme résolutifs.

Quand la phlébite est devenue *suppurative*, il convient de débrider la fistule et de faire dans la veine des injections antiseptiques (teinture d'iode, solutions de sublimé, d'acide phénique), en adaptant à la canule de la seringue un tube de caoutchouc, ou en se servant d'une canule courbe. Ce traitement, d'une facile exécution, est recommandable au début, quand la suppuration est limitée à une faible hauteur du conduit veineux; il est insuffisant quand la phlébite suppurative est ancienne, dans les cas où les parois vasculaires sont infiltrées de pus, et lorsque des abcès se sont développés dans les tissus ambiants. On doit alors drainer la veine dans sa portion suppurante. Après avoir établi une contre-ouverture au niveau du fond de la fistule intraveineuse, on introduit dans celle-ci un tube de caoutchouc fenêtré ou une mèche de façon à assurer l'écoulement du pus et à permettre le décapage de la veine. Nous reviendrons sur cette opération au sujet de la phlébite suppurative de la jugulaire. (V. *Maladie de l'Encolure*. t. II.)

Un autre traitement consiste à débrider dans toute sa longueur la portion veineuse fistulisée et à traiter à ciel ouvert. A l'exemple d'Hoffmann, mieux vaut, après avoir incisé la veine dans toute sa partie suppurante, en faire la toilette par le curettage, ne laisser aucun point altéré au voisinage du caillot, déterger le champ opératoire avec une solution antiseptique forte et panser à l'iodoforme. — Aux membres, on peut compléter le curettage par des bains antiseptiques; pour les autres régions, on emploiera les pulvérisations. Dans les intervalles, il faut protéger la plaie par des compresses trempées dans les mêmes solutions microbicides, ou par des applications de vaseline antiseptique.

Dans certains cas graves où le débridement était dangereux, la cautérisation en pointes fines ou en aiguilles de la portion veineuse suppurante a amené la guérison.

La ligature et l'extirpation sont des procédés peu usités.

La *phlébite hémorragique* est combattue par le tamponnement de la plaie, la suture des bords de celle-ci ou la ligature de la veine. Cette dernière opération doit être pratiquée aseptiquement sur une partie saine du vaisseau, au delà de l'induration. On incise couche par couche les tissus qui recouvrent la veine, on isole celle-ci et on l'enserre avec un fort fil de soie aseptique dont les chefs sont réunis par un nœud droit. On irrigue ensuite la plaie opératoire à l'eau bouillie, on l'assèche, on la saupoudre d'iodoforme, on en réunit les lèvres par deux ou trois points de suture, enfin on la recouvre d'un enduit collodionné. Quant à ·la fistule et à la portion suppurée du vaisseau, elles réclament les mêmes moyens que ceux indiqués à propos de la phlébite suppurative.

IV. — VARICES.

D'une façon générale, les dilatations permanentes des veines, les *varices*, les *phlébectasies*, sont rares dans toutes les espèces animales.

Elles surviennent le plus souvent aux veines des membres, à celles des organes où le courant veineux a une direction ascendante. Chez le cheval, on en a signalé à la radiale, à la saphène, à l'axillaire, à la testiculaire : chez le bœuf, à la veine testiculaire ; chez la vache, à la veine mammaire; chez le porc et le chien, aux veines scrotales. — Sur une jument de deux ans, Debloc a observé une varice de la veine mammaire dont les dimensions atteignaient celles d'une tête d'enfant. L'extrême rareté des hémorroïdes dans toutes les espèces animales s'explique par la direction des veines honteuses, par la pression sanguine moindre, dans ces vaisseaux, chez les animaux que chez l'homme.

La dilatation variqueuse de la saphène dans le pli du jarret ne saurait être confondue avec les hydropisies synoviales qui se forment en cette région. — Les varices des veines mammaires, chez les bêtes bovines, peuvent devenir volumineuses, mais elles n'exposent à aucune complication sérieuse. Les ectasies veineuses profondes provoquent de l'engourdissement, de la gêne dans la marche et des douleurs plus ou moins vives.

Les varices constituent des lésions à évolution lente, chronique. En général, elles persistent indéfiniment, restent stationnaires ou s'aggravent peu à peu. La guérison spontanée est possible par une phlébite adhésive, qui produit l'oblitération du vaisseau. Abandonnées à elles-mêmes, elles peuvent se compliquer d'inflammation phlegmoneuse, d'ulcération et d'hémorragie. Dans le fait de Gillibert, la rupture d'une varice de la veine axillaire entraîna la mort.

Les principaux moyens de traitement des varices superficielles sont : la *compression*, la *cautérisation*, la *ligature*, l'*extirpation* et les *injections coagulantes*.

Il est rare que l'on tente la cure radicale des varices des membres chez le cheval. Si l'on était appelé à le faire, on pratiquerait une ligature simple ou double — en amont et en aval de la dilatation — avec toutes les précautions aseptiques requises. — Debloc, dans le cas relaté par lui, fit, sur la tumeur, deux ponctions à la flamme; il les ferma par une suture entortillée, ensuite il employa les vésicants. Encore que cette intervention ait été suivie de succès la ligature est préférable.

Si l'on n'intervient pas chirurgicalement, il faut se borner à prescrire les douches, les bains froids, la compression avec une bande de toile ou de flanelle.

Bibliographie. — I. **Lésions traumatiques. Thrombus. Phlébite et Thrombose.** — Vatel, *Journal prat. de méd. vét.*, 1826. — Lecoq, *Ibid.*, 1827. — Godine, *Ibid.*, 1829. — Dard, *Recueil de méd. vét.*, 1830. — Cabaret, *Ibid.*, 1836. — Renault, Bouley, Prud'homme, *Ibid.*, 1842. — Rey, *Ibid.*, 1843. — Hertwig, an. in *Ibid.*, 1849. — *The Veterinarian*, 1840. — Grellier, *Ibid.*, 1843. — Peters, *Gurlt u. Hertwig's Magazin*, 1840. — Bombach, *Ibid.*, 1843. — Rey, *Journal de méd. vét.*, 1848 et 1849. — Saint-Cyr. *Ibid.*, 1856. — Serres. *Journal des vét. du Midi*, 1851. — Cauvet, *Ibid.*, 1855. — Conte. *Ibid.*, 1857. — Cirotteau, *Ibid.* — Joyeux, *Ibid.*, 1858. — Lehmann. *Gurlt u. Hertwig's Magazin*, 1856. — Western, *Annales de méd. vét.*, 1854. — Bormand, *Journal des vét. du Midi*, 1867. — Gillibert, *Journal de méd. vét. milit.*, 1866. — Huau, *Ibid.*, 1865. — Henry, *Ibid.*, 1875 et *Recueil de méd. vét.*, 1879. — Kühling, *Gurlt u. Hertwig's Magazin*, 1872. — Simon, *Bullet. de la Soc. de méd. vét. pratique*, 1887. — Lambert, *Annales de méd. vét.*, 1882. — Gallier, *Bullet. de la Soc. cent. de méd. vet.*, 1895. — Jombert, *Recueil de méd. vét.*, 1896. — Labat, *Revue vét.*, 1896. — Quenu, Art. *Veines* du *Traité de chirurgie* de Duplay et Reclus. — Hering, *Operationslehre*. — Möller u. Frick, *Lehrbuch der Chirurgie*.

II. **Introduction de l'air dans les veines.** — Liégeard, *Journal de méd. vét. théor. et prat.*, 1832. — Chambert, *Journal des vét. du Midi*, 1839 et *Recueil de méd. vét.*, 1837 et 1838. — Bouley jeune, *Ibid.*, 1839. — Lesaint, *Ibid.*, 1839. — Mercier, *Ibid.* — Riss, *Ibid.* — Percivall, *The Veterinarian*, 1839. — Meer, *Gurlt u. Hertwig's Magazin*, 1839. — Carrière, *Journal des vét. du Midi*, 1848. — Hekmeyer, *Hering's Repertor.*, 1853. — Viardot, *Recueil de méd. vét.*, 1855. — Rodet. *Journal de méd. vét*, 1858. — Rey, *Ibid.*, 1861. — Forno. *Il Med. vet.*, 1864. — Dominici, *Ibid.*, 1867. — Couty, *Recueil de méd. vét.*, 1876. — Peuch, *Ibid.*, 1878. — Feltz, *Revue vét.*, 1878. — Ableitner, *Koch's Monatsschr.*, 1880. — Vennerholm, *Zeitschrift für thierheilkunde*, 1897. — Bégouin. *Semaine médicale*, 1898. — Lanzillotti-Buonsanti, *Trattato di Tecnica e Terapeutica Chirurgica*.

III. **Varices.** — Sanitas, *Recueil de méd. vét.*, 1825. — Goux, *Journal des vét. du Midi*, 1841. — Smith, *The veterinary Record*, 1849. — Cooper, *Ibid.* — Gillibert, *Recueil de méd. vét.*, 1867. — Huot, *Ibid.*, 1863. — Stockfleth, *Chirurgie.* — Chardin, *Bullet. de la Soc. cent. de méd. vét.*, 1881. — Debloc, *Annales de méd. vét.*, 1890. — Mouquet, *Recueil de méd. vét.*, 1895.

CHAPITRE IX

LYMPHATHIQUES

I. — PLAIES. — FISTULES.

Les plus légères blessures cutanées ou muqueuses entament le réseau lymphatique, dont les innombrables canaux drainent les couches superficielles du derme. Limitées aux capillaires, ces lésions sont sans importance: un peu de lymphe se mélange au sang, puis les vaisseaux sectionnés se cicatrisent. Elles présentent une certaine gravité quand des vaisseaux volumineux sont atteints. Chez les animaux, la partie supérieure de la face interne des membres et le pourtour des articulations constituent les lieux d'élection de ces plaies. Elles donnent écoulement à un liquide séreux, que l'on pourrait prendre pour de la synovie, lorsque le traumatisme siège au niveau d'une articulation. La faible viscosité de la lymphe, sa teinte blanchâtre, sa coagulabilité, sa richesse en globules blancs, la cessation ou l'augmentation de l'écoulement suivant que l'on comprime la région immédiatement en amont de la blessure ou que l'on exerce des pressions centripètes, permettent le diagnostic. Dans les instants qui suivent la production de la plaie, on observe assez souvent un véritable jet de liquide, ensuite celui-ci s'échappe plus ou moins abondant, en nappe ; il augmente par les mouvements ; la marche peut faire renaître l'écoulement en jet.

Une suture entortillée de la plaie cutanée suffit généralement à arrêter les lymphorragies. La compression du membre, de son extrémité jusqu'au dessus de la lésion, effectuée à l'aide d'une bande de flanelle ou de caoutchouc et complétée par un pansement antiseptique modérément compressif, donne aussi de bons résultats : on provoque ainsi la sortie de la lymphe contenue dans le vaisseau ouvert et l'on diminue la masse liquide charriée pendant les jours suivants ; la cicatrisation est favorisée. — La guérison spontanée est possible même à des canaux lymphatiques volumineux. Monro a vu, sur un porc, le canal thoracique artificiellement blessé se cicatriser rapidement.

Devenues fistuleuses, les plaies lymphatiques sont assez tenaces. On les traite par les cautérisations au nitrate d'argent, à la pâte de Vienne, au sublimé, ou par le fer rouge. Quelques praticiens préfèrent les injections de teinture d'iode. On n'aura recours à la ligature du bout périphérique que si les moyens précédents échouent. Son exécution est parfois difficile et l'opération entraîne fréquemment une infiltration assez considérable du membre. Le repos absolu est indispensable si l'on veut obtenir une prompte cicatrisation de la fistule — L'inflammation infectieuse diffuse du vaisseau blessé est possible. Si elle survenait, on instituerait le traitement de la lymphangite suppurée.

Les *ruptures* sous-cutanées des lymphatiques donnent lieu à l'affection que nous avons décrite sous le nom d'*épanchement traumatique de sérosité*.

Les *plaies* des ganglions sont rares. Ces organes peuvent cependant être atteints accidentellement par des corps vulnérants, et les instruments du chirurgien ne les respectent pas toujours. La lymphorragie, masquée par l'hémorragie, s'arrête d'ordinaire avec celle-ci. Dans la majorité des cas, ces plaies n'exigent qu'un pansement antiseptique et l'immobilisation. Quand l'écoulement de lymphe persiste, il se forme un trajet canaliculaire qui doit être traité comme les fistules des conduits lymphatiques. L'extirpation du ganglion est quelquefois nécessaire.

II. — LYMPHANGITES.

Affections toujours secondaires, produites par la pénétration dans les vaisseaux lymphatiques d'éléments infectieux phlogogènes, les *lymphangites* ou *angioleucites* offrent de nombreuses variétés cliniques dans toutes les espèces animales. Généralement celles que l'on y observe sont de nature traumatique et ont pour point de départ une solution de continuité tégumentaire, — plaie, piqûre, ulcère, érosion. Dans les cas où aucune solution de continuité apparente n'existe à la région dont la lymphe est collectée par les lymphatiques enflammés, l'angioleucite est la conséquence soit d'une auto-inoculation interstitielle (morve, gourme, tuberculose), soit d'un micro-trauma, vite effacé, qui a suffi cependant pour livrer passage aux éléments infectieux. De nombreux faits ont établi que la lymphangite peut apparaître à la suite de contusions sans plaie appréciable, de frottements réitérés, de l'imprégnation cutanée par des liquides septiques ou putrides. Il est des lymphangites tardives, « à incubation », qui ne se manifestent que long-temps après la cicatrisation de la blessure par laquelle ont pénétré les agents de l'infection ; souvent alors un choc ou des frottements répétés sont la cause de ce réveil inflammatoire.

Aiguës ou chroniques, superficielles ou profondes, les lymphangites sont *tronculaires, réticulaires* ou *radiculaires*, suivant qu'elles atteignent les troncs lymphatiques, les réseaux cutanés ou les racines mêmes des vaisseaux blancs. Favorisées par certains états constitutionnels ou diathésiques, elles sont déterminées par des agents pathogènes très divers ; il y a autant de variétés de lymphangites que de microorganismes capables d'irriter les vaisseaux blancs.

Dans les canaux enflammés, on rencontre le plus souvent les staphylocoques blanc ou doré, les streptocoques, le bacille du côlon ou des leptothrix. L'histologie et la bactériologie ont permis de distinguer d'autres formes de lymphangites qui seront étudiées plus loin. La morve, la gourme, la tuberculose, la carcinose, engendrent des angioleucites spécifiques.

Le *pronostic* des lymphangites dépend surtout de leur nature et de l'activité de l'espèce microbienne en cause. Quand les agents pathogènes sont peu virulents, le processus tend à s'éteindre, le contenu morbide des lymphatiques est facilement résorbé. Des microgermes très actifs peuvent, au contraire, déterminer la suppuration, la gangrène et la septicémie. Les rapports étroits des lymphatiques et du système séreux expliquent les complications d'hygroma, de synovite, d'arthrite, de péritonite, que l'on observe parfois.

La classification étiologique des lymphangites étant la plus rationnelle, nous distinguerons : une *lymphangite traumatique banale* due, le plus souvent, aux staphylocoques ou aux streptocoques, et des *lymphangites spécifiques* (lymphangite épizootique, lymphangite ulcéreuse, farcin du bœuf, lymphangites tuberculeuse, cancéreuse, gourmeuse).

I. — Lymphangite traumatique.

Cette lymphangite peut succéder à toute solution de continuité accidentelle ou opératoire du tégument. On l'observe parfois au garrot, à l'épaule, à l'encolure, où elle complique les traumas dont ces régions sont le siège. Sa grande fréquence aux membres s'explique par les lésions, aussi nombreuses que variées, qui ouvrent les lymphatiques des extrémités : excoriation, eczéma, crevasse, atteinte, javart cutané, piqûre, synovite et arthrite, plaie opératoire. Assez fréquemment il est impossible de découvrir la porte d'entrée des agents pathogènes : on n'en conclura point qu'il s'agit d'une lymphangite sans inoculation préalable. S'il n'y a pas de solution de continuité apparente, elle peut être déjà cicatrisée ou elle est si exiguë (micro-trauma) qu'elle passe inaperçue. L'auto-inoculation (infection endogène, microbisme latent) est rare. Un mauvais état général (diabète, albuminurie) prédispose aux formes graves, gangreneuses ou suppurées. Les recherches bactériologiques ont montré que les lymphangites traumatiques banales sont presque toujours l'œuvre des streptocoques ou des staphylocoques.

L'affection évolue rapidement. Lorsqu'il existe une plaie, elle devient sèche, rouge, douloureuse ; autour d'elle naît l'angioleucite réticulaire, accusée par une plaque œdémateuse, plus ou moins saillante, déchiquetée à la périphérie. La lymphangite tronculaire survient à son tour : la main perçoit, sous la peau, des cordons sensibles, parfois volumineux, entourés d'une zone œdémateuse. Les symptômes généraux sont souvent très accusés : l'animal est triste, abattu, fébricitant (39°,5-40°) ; parfois l'anorexie est complète.

Chez le cheval, l'invasion est d'ordinaire particulièrement bruyante aux membres postérieurs. L'animal, en excellent état de santé le soir, en rentrant du travail, est trouvé le lendemain, triste, à bout de longe, avec un engorgement plus ou moins accusé et fort douloureux d'un membre. La boiterie est intense ; le malade déplace difficilement son membre et le porte dans l'abduction. A l'exploration, on constate, à la face interne de celui-ci, principalement au niveau de la cuisse, un engorgement œdémateux et un fort cordon dur formé par les lymphatiques enflammés. Les jours suivants, l'extrémité augmente de volume, au point de présenter bientôt l'aspect d'un poteau informe ; parfois l'engorgement est délimité à sa partie supérieure par un fort bourrelet, comme dans l'anasarque.

La nature de cette affection des membres a été longtemps méconnue. Rappelons que les hippiatres, Solleysel et Garsault en particulier, voyaient là les effets de la « morsure de la musaraigne ». Lafosse réfuta cette erreur ; il crut qu'il s'agissait d'une variété de charbon contre laquelle il recommanda les scarifications et les lotions émollientes répétées. Dans un mémoire adressé à la *Société centrale de médecine vétérinaire* (1862), Mottet décrivit l'affection sous le nom de « *Tarsopathie et métatarsopathie* ou inflammation diffuse du jarret et du métatarse ». La discussion qui suivit la lecture du rapport de Leblanc fut des plus intéressantes et montra que la nature de l'affection était encore très controversée. Toutefois, on n'accepta point la théorie de Mottet, qui voyait là une inflammation de l'articulation tarsienne. Quelques-uns émirent l'idée que ces symptômes si rapides et si accusés devaient être provoqués par la phlébite de la saphène. Boulcy soutint que le cordon situé à la face interne de la cuisse était constitué, non par la veine saphène, mais par les lymphatiques ; qu'il y avait lymphangite et non phlébite. Aujourd'hui ce point est hors de discussion.

Suivant la virulence des germes et la résistance du milieu, la lymphangite est *séreuse, purulente, gangreneuse* ou *septique*.

Dans la *lymphangite séreuse*, l'engorgement disparaît peu à peu et les symptômes généraux se calment. Le passage à l'état chronique n'est pas rare : l'œdème diminue mais le tissu infiltré se densifie. La suppuration est *endo-tubulaire* ou *péri-tubulaire ;* souvent les deux modes coexistent. Le pus, d'ordinaire blanc, crémeux, épais, se collecte en abcès, disposés en chapelet le long des cordons lymphatiques. Dans la *lymphangite gangreneuse*, il se produit sur la région tuméfiée des eschares noirâtres, plus ou moins profondes, tantôt limitées à la couche superficielle du derme, tantôt intéressant la peau et les tissus sous-jacents. La *lymphangite septique* donne lieu à des symptômes généraux extrêmement accusés : fièvre très élevée, frissons, anorexie complète. Les germes, doués d'une virulence exaltée, ont envahi la circulation sanguine et tuent le plus souvent par septicémie ou septicopyémie.

Les *complications* de la lymphangite sont nombreuses : inflammation séreuse ou purulente des bourses séreuses, des synoviales tendineuses ou articulaires ; endocardite ; albuminurie.

La lymphangite réticulaire avec sa plaque œdémateuse et la disposition réticulée de ses cordons lymphatiques ne peut être confondue qu'avec l'érysipèle. Entre ces deux affections, il n'y a d'ailleurs qu'une différence de localisation des altérations : dans l'érysipèle l'inflammation atteint surtout la peau et le tissu conjonctif, mais cette dermite est toujours combinée à de la lymphangite. — Si la lymphangite tronculaire offre quelque similitude avec la phlébite, chez les animaux celle-ci ne se voit guère qu'à la jugulaire, où elle succède à la saignée, tandis que la lymphangite tronculaire est surtout fréquente aux membres postérieurs, où on la reconnaît immédiatement à sa marche rapide. — La lymphangite profonde qui complique les lésions du pied ou les affections suppuratives des synoviales est également d'un diagnostic facile.

Le *pronostic* varie avec la forme de la lymphangite et l'état général du malade. La forme séreuse guérit en huit à quinze jours ; on doit craindre toutefois l'état chronique et les récidives qui aboutissent si souvent à l'éléphantiasis. La forme suppurative donne parfois naissance à des nappes purulentes profondes exigeant des débridements étendus. Les complications de synovite ou d'arthrite suppurée assombrissent singulièrement le pronostic. Quant à la lymphangite septique elle entraîne d'ordinaire rapidement la mort.

Le traitement doit être surtout préventif. L'asepsie et l'antisepsie opératoires mettent à l'abri de cette complication. Les traumatismes accidentels, surtout les plaies des parties inférieures des membres, seront soigneusement détergés, puis protégés par un pansement. Aux plaies suppurantes, une correcte antisepsie préviendra la rétention du pus et l'infection des lymphatiques.

Dès que la lymphangite existe il faut instituer une thérapeutique active. Longtemps, on a conseillé la saignée, que la plupart des praticiens faisaient à la jugulaire. Mottet préférait les scarifications (huit à dix au jarret et quinze à vingt au canon) longues de 2 à 3 centimètres, profondes de 1 à 2 centimètres ; il immergeait ensuite le membre dans l'eau tiède et obtenait ainsi une saignée de 2 à 3 litres. Au dire de Serres, trois ou quatre frictions de liniment ammoniacal suffisent le plus souvent pour obtenir une prompte résolution. Le même auteur aurait aussi employé avec un plein succès les onctions de pommade mercurielle fréquemment répétées (huit à dix par jour). D'Arboval et Rey ont vanté l'action du vésicatoire : cet agent, dit Rey, réussit très bien sur la face interne de la cuisse ; on se borne presque toujours à une seule application. Beaucoup de vétérinaires recouvrent de charge Lebas toute la région enflammée ; d'autres emploient l'onguent populéum ; d'autres encore s'en tiennent aux cataplasmes.

Tous ces moyens n'ont en réalité qu'une médiocre efficacité. La lymphangite étant le résultat d'une inoculation microbienne, c'est l'antisepsie qui doit constituer le fond du traitement. On agira à la fois sur la lésion inoculatrice et sur la phlegmasie lymphatique. Les plaies, les crevasses, les atteintes, seront désinfectées minutieusement avec une solution de sublimé à 1 p. 1000, de crésyl ou d'acide phénique à 3 p. 100, puis recouvertes d'un pansement ouaté. Les angioleucites légères sont souvent traitées par les bains chauds ou les douches, par le massage et la promenade quand la douleur est atténuée. Les symptômes généraux disparaissent les premiers, mais souvent la tuméfaction ne s'efface qu'au bout de quinze jours à trois semaines.

Quand la lymphangite est intense, qu'elle complique une plaie opératoire ou accidentelle des membres, on doit la combattre surtout par les bains chauds antiseptiques. Chaque jour, on en donnera deux ou trois, d'une demi-heure environ. Dans l'intervalle des bains, il est avantageux de recouvrir de compresses tièdes phéniquées ou sublimées le territoire phlogosé. La chaleur humide favorise la résorption des exsudats; le liquide absorbé progresse dans les lymphatiques, où il exerce directement son action désinfectante. Aux régions où la balnéation est impossible (tête, tronc), on utilisera les lavages ou les pulvérisations antiseptiques et la plaie sera protégée par un pansement. Pour atteindre plus sûrement les agents pathogènes, certains auteurs ont conseillé les injections d'eau phéniquée à 2 p. 100, échelonnées le long des lymphatiques enflammés, les badigeonnages répétés du membre avec une solution de perchlorure de fer à 3 p. 100 ou de teinture d'iode diluée. — Lors de lymphangite profonde, la balnéation antiseptique est encore le moyen de choix. Par ce traitement, l'inflammation et la douleur diminuent; les graves complications sont souvent évitées.

Au lieu de se terminer par la résolution, la lymphangite peut aboutir à la suppuration : du pus se forme dans les vaisseaux lymphatiques, dans le tissu conjonctif environnant, quelquefois dans l'épaisseur du derme. En certains points du cordon, apparaissent des tuméfactions arrondies, qui bientôt fluctuent. L'ouverture de ces abcès angioleucitiques donne d'ordinaire un pus épais, blanchâtre, bien lié. Des lavages antiseptiques en assurent la cicatrisation ; il est rare qu'une lymphorragie persiste ; quand elle s'établit aux membres, c'est toujours l'abcès le plus déclive qui se fistulise. La suppuration diffuse et les décollements nécessitent des contre-ouvertures et des drains. C'est surtout lors de lymphangite profonde que l'on doit redouter les collections purulentes sous-aponévrotiques, les clapiers étendus. La ponction des

points fluctuants n'est pas toujours suffisante ; la tuméfaction doit
être surveillée de près ; si la tension très forte en quelques endroits
fait craindre l'existence d'une nappe purulente, on y pratiquera des
ponctions exploratrices.

Dans les formes septiques ou gangreneuses de la lymphangite
(Vatel, Crépin), une première indication expresse c'est de faire, dans
l'engorgement, des ponctions avec le fer rouge. On prescrit ensuite
les bains ou les pulvérisations antiseptiques fréquemment renouvelés.
A l'intérieur, les toniques, l'alcool, les antiseptiques, sont indiqués.

La *lymphangite chronique* a deux modes de développement : tantôt elle
apparait d'emblée et peu à peu acquiert ses caractères définitifs ; tantôt
elle succède à la forme aiguë. Dans ce dernier cas, l'engorgement des parties
supérieures du membre se résout, il persiste plus ou moins accusé au niveau
du paturon, du boulet, du canon, et l'induration s'y accentue graduellement.
L'œdème épanché dans le tissu conjonctif irrite ce dernier et la face profonde
de la peau, le liquide exsudé devient fibrineux, les tissus sous-cutanés s'indurent, la peau s'épaissit et se sclérose.

Contre ces engorgements froids des régions inférieures des membres,
la thérapeutique est pauvre. Le vésicatoire a donné des succès à
Leblanc et à Mottet ; mais il échoue dans la plupart des cas. Nous
en dirons autant des différents feux liquides recommandés par
d'autres praticiens. Selon Siegmund et Zundel, la pommade de
laurier et la pommade camphrée additionnées d'extrait de belladone
constitueraient de véritables spécifiques pour dissiper l'engorgement
œdémateux, — jugement que l'expérience n'a pas sanctionné. La
cautérisation surtout a été fréquemment employée ; si elle parait
avoir réussi entre les mains de Lardit, Leblanc et beaucoup d'autres
praticiens ne lui ont trouvé aucune efficacité. On pourrait citer une
foule de cas où la cautérisation, comme les vésicants, n'a fait
qu'augmenter l'engorgement. Le séton à la cuisse ou à la fesse et les
scarifications ont eu leurs apôtres et comptent encore de nombreux
fidèles.

Doit-on instituer un traitement interne ? Dès 1855, Jacob conseillait
l'iode ou l'iodure de potassium, après avoir retiré quelques bénéfices
de l'emploi de ces agents. Ici, comme dans nombre d'autres affections
à tendances scléreuses, l'iodure de potassium peut être utile, surtout
quand le mal est relativement récent.

Parfois la lymphangite chronique résiste à tous ces traitements :
le paturon, le boulet, le canon, s'engorgent de plus en plus, et qu'il
y ait ou non des poussées subaiguës, le processus conduit à l'éléphantiasis. Un exercice modéré, l'entretien du membre dans un
état de parfaite propreté, l'eau chaude, le massage, la compression
modérée et intermittente à l'aide des bandes de flanelle ou de
caoutchouc : tels sont les meilleurs moyens à mettre en œuvre. La

compression élastique, nous l'avons dit déjà, exige quelques soins : on appliquera sur l'engorgement, une couche d'étoupe ou d'ouate avant d'enrouler la bande de caoutchouc, laquelle ne sera pas laissée en place plus de dix à douze heures. Excessive ou continuée trop longtemps, elle provoquerait du sphacèle de la peau et des tissus sous-cutanés. Si des abcès se développent, on les ponctionnera hâtivement. Les gerçures et les crevasses seront traitées par les antiseptiques et l'immobilisation. — C'est aussi par une douce compression que l'on préviendra les œdèmes qui surviennent sous l'influence du séjour à l'écurie ou du repos de la nuit.

II. — Lymphangites spécifiques.

La *lymphangite épizootique*, encore appelée *farcin d'Afrique, farcin de Naples, lymphangite farcineuse*, est une affection spécifique, contagieuse, déterminée par le *cryptococcus farciminosus* de Rivolta. Elle paraît propre aux solipèdes. Très fréquente en Algérie et à la Guadeloupe, elle est rare en France.

Dans les localités infectées, les plaies de toutes sortes peuvent s'en accompagner. On la voit surtout aux membres, au garrot, sur les parties latérales du tronc. Elle survient après une incubation dont la durée peut varier de quelques jours à plusieurs mois. Les bords de la plaie s'indurent et deviennent très sensibles ; au voisinage, apparaissent des boutons, puis des cordes qui progressent dans le sens du courant lymphatique ; le ganglion collecteur forme plus tard une tumeur mamelonnée et dure. Au bout d'un certain temps, les cordes, les boutons, les tumeurs ganglionnaires, se ramollissent, s'entr'ouvrent, et un pus louable, bien lié, s'en écoule. Ces plaies « en cul-de-poule » ne se cicatrisent que très lentement ; beaucoup se fistulisent. Le territoire envahi s'engorge toujours fortement ; les membres deviennent énormes. Les observations de Blaise, de Couzin, de Nocard ont montré que cette affection, localisée à la pituitaire, peut donner naissance à des ulcérations simulant celles de la morve.

L'examen microscopique suffit au diagnostic : les cryptocoques spécifiques existent en abondance dans le pus et dans la couche superficielle des plaies. L'injection de malléine fournit également de bonnes indications.

La maladie sévissant sur un plus ou moins grand nombre d'animaux d'une exploitation ou d'un régiment, la prudence la plus élémentaire commande la séquestration des malades. Une *Instruction ministérielle* (1887) prescrit les mesures à prendre pour les chevaux et les mulets de l'armée. Dans la pratique civile, en outre de l'isolement, on conseillera la désinfection soignée des places qu'occupaient les animaux atteints. Pendant les temps pluvieux, les plaies de toute nature seront traitées antiseptiquement et protégées par un pansement. Ces mesures suffisent généralement pour éviter la propagation de la maladie.

Le traitement curatif comprend surtout des moyens externes. Après Tixier et Delamotte, beaucoup de vétérinaires ont essayé sans succès, à l'intérieur, l'acide arsénieux, le kermès, l'iodure de potassium, les composés mercuriaux (protoïodure, bichlorure, liqueur de Van Swieten), la noix vomique, la teinture d'iode, l'hyposulfite de soude. Aujourd'hui encore, on ne connaît aucun agent thérapeutique qui, administré à l'intérieur, arrête la pullulation de l'agent pathogène. On donnera au malade une nourriture alibile ; les toniques et les stimulants (quinquina, gentiane, alcool, arsenic) sont utiles.

Tous les auteurs recommandent d'ouvrir les boutons avec le fer rouge ; pour rendre la cautérisation plus profonde, certains saupoudrent de fleur de soufre le trajet creusé par le fer rouge, puis ils y passent le cautère. Decroix ajoutait à ces pointes une sorte de barrage, une cautérisation large et profonde, pratiquée transversalement à 2 ou 3 centimètres en avant de l'extrémité concentrique de l'infiltration lymphatique : une plaque cutanée de 4 à 5 centimètres de longueur, sur 2 à 3 de largeur, était brûlée ; jamais l'engorgement lymphatique ne franchissait ce barrage. Nocard a conseillé le débridement de la corde dans toute son étendue et la destruction de sa paroi interne soit par la curette tranchante, soit par le fer rouge. D'autres ont prôné l'extirpation de la corde à l'aide du couteau de feu, en empiétant sur les tissus sains. Peuch rapporte qu'il a vu pratiquer cette opération avec un plein succès. Jacoulet a chaudement préconisé l'extirpation large de la corde et des ganglions. L'opération est simple quand il s'agit d'une cordelette bien délimitée ; elle devient fort difficile quand l'engorgement est volumineux, étendu d'une extrémité à l'autre du membre, surtout quand la corde, les vaisseaux, les nerfs, sont réunis dans une même gangue fibreuse. Aussi l'extirpation reste-t-elle limitée à certains cas particuliers. Les pointes de feu et le débridement de la corde avec curettage sont surtout applicables aux lésions étendues. Pour activer la cicatrisation des plaies ainsi produites, on a recommandé divers topiques : le vésicatoire, les étoupades imprégnées d'alcool camphré et phéniqué (Wiart), l'alun calciné, le sulfate de cuivre, l'eau de Rabel, le nitrate d'argent, la teinture d'iode, l'acide azotique dilué. Les antiseptiques liquides (injections, bains ou pulvérisations répétés, avec une solution de crésyl ou d'acide phénique à 3-4 p. 100 ou de sublimé à 1 p. 1000) et les pansements à l'iodoforme méritent la préférence.

Énergiquement combattue, l'affection se termine d'ordinaire par la guérison au bout d'un laps de temps qui varie de quelques semaines à deux mois. Dans quelques cas, la cicatrisation des plaies n'a été complète qu'au bout de cinq, six, sept mois.

Sous le nom de *lymphangite ulcéreuse*, M. Nocard a décrit une lymphangite non contagieuse, observée sur le cheval, due à un agent polymorphe : la plupart des microbes sont bacillaires, parfois disposés parallèlement en forme de peigne à dents courtes et serrées ; quelques-uns sont arrondis ou légèrement ovoïdes.

Il semble que l'agent causal soit un saprophyte vulgaire, répandu dans les boues, les fumiers ; inoculé aux plaies de la partie inférieure des membres, il donne naissance à des plaies ulcéreuses, à des cordes lymphatiques et à un engorgement du membre. Le plus souvent les accidents se localisent au boulet ou au canon ; parfois l'infection monte rapidement le long des troncs lymphatiques, gagne le bassin, même les reins, où elle donne naissance à de multiples abcès.

L'aspect des plaies et leur rapide cicatrisation, l'examen bactériologique du pus, l'absence de réaction à la malléine permettent le diagnostic différentiel avec le farcin et la lymphangite épizootique. Inoculé en péritoine de cobaye, le bacille de la lymphangite ulcéreuse provoque l'orchite, comme le bacille morveux.

Les lavages et les pansements antiseptiques assurent la cicatrisation des plaies ; malheureusement il se forme d'ordinaire de nouveaux abcès dans le voisinage, et l'affection persiste ainsi fort longtemps. Quand les lymphatiques sont envahis, il faut débrider et curetter les cordes, puis recourir aux pansements antiseptiques.

Le *farcin du bœuf*, très rare en France, assez commun à la Guadeloupe et à la Réunion, a pour manifestation principale une phlegmasie suppurative des vaisseaux et des ganglions lymphatiques. Le processus peut envahir les viscères (rate, foie, poumon), déterminer un amaigrissement profond et entraîner la mort. Il s'agit là d'une affection microbienne spéciale. Dans des pièces que lui a envoyées Couzin, Nocard a trouvé un fin et long bacille se présentant sous forme de petits amas enchevêtrés, la partie centrale figurant un noyau opaque, d'où rayonnent, à la périphérie, de fins prolongements ramifiés ; on dirait une tête de chou-fleur, un fagot épineux ou encore une semence de bardane. Il est inoculable au cobaye, à la vache et au mouton. Le cheval, l'âne, le chien, le lapin, sont réfractaires. Sur ces animaux, il ne se produit qu'un petit abcès au point d'inoculation.

La ponction hâtive des abcès, le débridement large des cordes, la cautérisation ou le curettage de leur surface interne constituent le traitement local. Une bonne nourriture, les toniques, les excitants, sont aussi indiqués. La guérison survient généralement, mais il faut compter avec l'inflammation des vaisseaux et des ganglions lymphatiques voisins. Beaucoup de sujets meurent dans le marasme.

Les *lymphangites tuberculeuses* ont été peu étudiées chez les animaux. Godbille en a rapporté une observation intéressante. Un bœuf en bon état portait sur la face externe du membre antérieur droit une série linéaire de néoplasies bosselées, irrégulières, de la grosseur du poing et roulant sous la peau. L'inférieure était ulcérée, les autres laissaient percevoir de la fluctuation. A l'autopsie, tous les organes internes étaient sains, sauf quelques ganglions mésentériques infiltrés de granulations.

Les *lymphangites cancéreuses* sont presque constantes dans les tumeurs épithéliales graves. Très fréquentes aux mamelles de la chienne, elles sont constituées par des cordons sous-cutanés épais, noueux, allant jusqu'aux ganglions. L'extirpation totale, quand le mal est relativement récent et le

sujet vigoureux, est le seul traitement efficace. La vieillesse, l'anémie, la
généralisation des néoplasmes, contre-indiquent l'intervention. (V. *Tumeurs.*)

Les *lymphangites gourmeuses* ont ordinairement peu de gravité. En général,
les abcès ponctionnés et débridés guérissent par les soins antiseptiques les
plus sommaires, et l'induration lymphatique s'efface peu à peu.

III. — ADÉNITES.

Véritables filtres placés sur le trajet des lymphatiques, les ganglions
arrêtent les germes infectieux transportés par la lymphe. La pullulation de
ces germes, l'irritation croissante qu'ils exercent sur le tissu ganglionnaire,
provoquent l'*adénite*. Longtemps on a cru à l'existence d'*adénites primitives*,
mais il est admis aujourd'hui que l'inflammation ganglionnaire résulte, dans
tous les cas, d'une inoculation produite soit directement, par une plaie du
ganglion, soit indirectement, par une lésion éloignée, existant sur le trajet
des vaisseaux afférents. Les ganglions semblent même beaucoup plus sensibles que les vaisseaux lymphatiques : tandis que les lymphangites sans
adénites sont exceptionnelles, les adénites sans lymphangites ne sont pas
rares.

Si les microorganismes les plus divers en circulation dans la lymphe
peuvent irriter le filtre ganglionnaire, les adénites aiguës, comme les lymphangites, sont habituellement produites chez les animaux par les staphylocoques ou les streptocoques. Les recherches de Schwarznecker et les nôtres
établissent que les adénites vulgaires du cheval sont d'ordinaire provoquées
par le staphylocoque blanc. C'est le streptocoque de Schütz qui cause
les adénites gourmeuses. Les variétés cliniques de l'adénite (induration,
suppuration) sont liées à la virulence variable des microbes qui les déterminent. — Chez le bœuf et les autres animaux, on observe également des adénites aiguës de nature diverse, la plupart dues aux microbes pyogènes
banaux.

Ordinairement produites par une inoculation à distance, les adénites
réclament tout d'abord l'emploi des antiseptiques sur la plaie et les
vaisseaux lymphatiques afférents, complété par un pansement ouaté.
La lésion primitive, cutanée ou muqueuse, sera traitée par les irrigations, les pulvérisations ou les bains antiseptiques fréquemment
renouvelés. La balnéation chaude est préférable à tous les autres
moyens. — Sur le ganglion enflammé, on fera des badigeonnages de
teinture d'iode, ou on appliquera des compresses antiseptiques
tièdes. Les injections intra-ganglionnaires d'eau phéniquée à 3 p. 100
(Hueter), les saignées générale et locale n'ont aucune action.

La marche de l'inflammation dépend du degré de virulence des
germes. Une antisepsie bien conduite triomphe d'un microbe de
faible virulence : peu à peu la tuméfaction diminue, la douleur s'a-
paise, la résolution se produit. D'autres germes, plus actifs, font du
pus. Dès que celui-ci est formé, il faut lui donner issue, puis prescrire
des lavages antiseptiques. L'ouverture de certains foyers ganglionnaires — abcès sous-parotidiens ou rétro-pharyngiens ; abcès de l'ars,
de l'aine — exige des précautions ; en ces régions, le bistouri doit être

manié avec prudence, si l'on veut respecter les gros vaisseaux et les
nerfs. Le débridement des ganglions de l'auge est sans danger, et la
ponction occupant toujours un point déclive, le pus s'écoule facilement. Parfois, surtout sous la parotide, le pus a gagné la zone cellulaire ambiante, il existe de larges décollements, et l'origine ganglionnaire de l'abcès est difficile à reconnaître. En pareil cas, il faut
prolonger l'incision ou faire une contre-ouverture; le drainage est
également de rigueur (V. *Abcès*). Habituellement la plaie se ferme
vite. Si la cicatrisation traînait en longueur, on pourrait curetter la
paroi, panser à l'iodoforme, ou faire dans la cavité des injections de
teinture d'iode ou d'éther iodoformé.

Tantôt l'*adénite chronique* succède à l'adénite aiguë, tantôt on la voit se
développer d'emblée, soit sous l'influence de maladies spécifiques (morve,
tuberculose, carcinose), soit comme conséquence d'une inflammation subaiguë ou chronique. Les ganglions d'un même groupe s'hypertrophient et
restent indépendants (adénite simple), ou ils se réunissent, se soudent, se
confondent en une seule masse (adénite et péri-adénite).
En général, les adénites chroniques sont peu douloureuses. Elles ont une
grande tendance à persister, et quand l'affection qui les a provoquées a disparu, elles ne s'effacent qu'à la longue. La résolution lente n'est pas la seule
terminaison de ces adénites : la sclérose est fréquente; une poussée aiguë
peut amener la suppuration.

Le traitement doit viser avant tout la lésion causale. Au fur et à
mesure que les plaies des membres se cicatrisent, on voit se résoudre
le ganglion de l'aine ou de l'ars. De même la glande de l'auge diminue de volume quand la collection purulente des sinus marche vers
la guérison. Le traitement local a peu d'efficacité. On a recommandé
le vésicatoire, l'onguent napolitain, la teinture d'iode, la pommade
iodurée. Si ces moyens sont insuffisants, on peut essayer la cautérisation superficielle ou profonde. L'iodure de potassium à l'intérieur
peut avoir une action utile. L'extirpation des ganglions indurés a été
peu pratiquée chez les animaux. Nous n'y avons guère recours que
pour éclairer le diagnostic des adénites spécifiques.
La suppuration des adénites chroniques se traite, comme celle des
adénites aiguës, par l'incision et l'antisepsie.

IV. — TUMEURS.

Les *tumeurs primitives des ganglions* sont très rares. Les néoplasmes secondaires succèdent le plus généralement à l'épithéliome et au carcinome,
quelquefois au sarcome ou à l'enchondrome. Dans le cancer, les ganglions
traversés par la lymphe du territoire affecté sont toujours suspects. La
généralisation commence par le ganglion le plus voisin, celui qui collecte
les lymphatiques du foyer primitif; de là, elle gagne de proche en proche,
et l'on voit fréquemment se dessiner de véritables chaines néoplasiques. Des
staphylocoques à virulence atténuée peuvent provoquer des indurations
ganglionnaires simulant des tumeurs; mais le fait est rare; on l'observe

cependant aux ganglions sous-maxillaires du cheval; on y rencontre aussi des indurations fistuleuses qui simulent parfois des tumeurs ulcérées.

L'ablation totale est le seul traitement efficace. Facile lorsqu'il s'agit d'une *tumeur primitive* et de ganglions superficiellement situés, elle peut être impraticable quand des ganglions profonds sont atteints. La principale condition du succès, c'est d'opérer de bonne heure et de ne s'arrêter qu'en tissu sain. Toute intervention chirurgicale est contre-indiquée quand le processus a dépassé les ganglions à portée du bistouri, en général aussi pour les tumeurs secondaires, et lorsque l'on constate des signes de généralisation.

V. — LYMPHANGIECTASIES.

Les lymphangiectasies sont ganglionnaires, tronculaires ou réticulaires. Chez l'homme, on a décrit des *lymphangiectasies spontanées*, dont la cause reste à déterminer et des *lymphangiectasies symptomatiques* relevant de l'inflammation ou de la compression des vaisseaux blancs. Dans les maladies du cœur ou de ses enveloppes, il existe parfois une dilatation générale de tout le système lymphatique. A l'autopsie d'un cheval atteint d'endocardite valvulaire des deux orifices gauches, avec hypertrophie considérable du cœur droit, Nocard trouva une forte dilatation des lymphatiques : le canal thoracique avait acquis les dimensions du bras, et sur le mésentère colique, les chylifères, remplis de lymphe transparente, avaient 1 centimètre et demi à 2 centimètres de diamètre. De telles lésions sont sans intérêt au point de vue chirurgical. Les varices lymphatiques externes sont rares sur les animaux. Nocard en a relaté deux exemples. Dans le premier, il s'agissait d'une sorte de tumeur fluctuante du fourreau; la ponction capillaire donna un liquide limpide; on crut à l'existence d'un kyste séreux, multiloculaire. L'autopsie montra qu'on avait affaire à un pelotonnement de gros vaisseaux lymphatiques, dont les parois, épaisses et très adhérentes à tous leurs points de contact, avaient gardé partout ailleurs leur minceur et leur transparence caractéristiques. Dans le deuxième fait, les varices siégeaient sur les lymphatiques satellites de la saphène, non loin de l'aine; elles constituaient de petites tumeurs molles, fluctuantes, irrégulières, enveloppant la veine sur une longueur de 12 centimètres environ. Dans les deux cas, les dilatations étaient entourées d'une épaisse couche de tissu conjonctif en voie d'induration.

Pour l'homme, on utilise les bas, les genouillères et les manchettes élastiques. Chez les animaux, on pourrait, en certains cas, recourir à des moyens analogues. L'extirpation ne donne point de résultats avantageux; on doit s'abstenir de toute intervention chirurgicale. Il arrive que les dilatations superficielles amincissent la peau et l'ulcèrent; en pareil cas, la thérapeutique ne diffère pas de celle applicable aux fistules lymphatiques.

Bibliographie. — I. **Lymphangite traumatique.** — Solleysel, *Le Parfait maréchal.* — Lafosse, *Dictionnaire d'hippiatrique.* — Leblanc, *Journal de méd. vét. théor. et prat.*, 1832. — Lardit, *Ibid.*, 1834. — Haycock, an. in *Recueil de méd. vét.*, 1849. — Patté, *Bullet. de la Soc. cent. de méd. vét.*, 1855. — Serres, *Journal des vét. du Midi*, 1859. — Mottet et Leblanc, *Recueil de méd. vét.*, 1862 et

1868. — Rey, *Journal de méd. vét.*, 1868. — Nocard, *Diction. de méd. et de chir. vét.*, t. XII, et *Archives de méd. vét.*, 1883. — Verneuil et Clado, *Recueil de méd. vét.*, 1890; *The vet. Record*, 1890-91. — Dages, *Bullet. de la Soc. cent. de méd. vét.*, 1896. — Koiranski, *Archiv für vét.*, 1895. — Lassartesse, *Revue vét.*, 1896. — Chaussée, *Bulletin de la Soc. cent. de méd. vét.*, 1900. — Lejars, *Traité de chirurgie de* Duplay et Reclus.

II. **Lymphangite épizootique.** — Delamotte, *Recueil de méd. vét.*, 1875; *Répertoire*, 1887. — Nocard, *Archives vét.*, 1876. — Tixier, Delamotte, Piétrement, *Bullet. de la Soc. cent. de méd. vét.*, 1876. — Jaubart, *Revue vét.*, 1878. — Couzin, *Ibid.*, 1879. — Quiclet, *Recueil de mém. et observ. sur l'hygiène et la méd. vét. milit.*, 2ᵉ série, t. X. — Wiard, *Ibid.*, t. XI et XIII. — Chauvrat, *Ibid.*, t. XII. — Jacoulet, *Ibid.*, t. XIII. — Blaise, *Ibid.*, t. XIII. — Adrian, *Ibid.*, t. XIII. — Barrier, *Ibid.*, t. XIII. — Salles et Nocard, *Bullet. de la Soc. de méd. vét.*, 1888. — Peuch, *Revue vét.*, 1888. — Bourgès, *Ibid.*, 1890. — Peupion et Boinet, *Recueil de méd. vét.*, 1890. — Chénier, *Revue vét.*, 1890. — Bourgès, *Ibid.*, 1890. — Nocard, *Bullet. de la Soc. cent. de méd. vét.*, 1891 et 1892. — Mosselman et Liénaux, *Annales de méd. vét.*, 1892. — Lindqvist, *Tidskrift de Stockholm*, 1895. — Fermi et Aruch, *Centralblatt für bact. u. parasit.*, 1896. — Nocard et Leclainche, *Les maladies microbiennes des animaux.*

III. **Farcin du bœuf.** — Fromage de Feugré, *Correspondance*, t. IV. — Sorillon, *Recueil de méd. vét.*, 1829. — Maillet, *Ibid.*, 1837. — Mousis, *Ibid.* — Couzin, *Revue vét.*, 1879. — Nocard, *Recueil de méd. vét.*, 1888; *Bullet. de la Soc. cent. de méd. vét.*, 1888. — Mosselman et Liénaux, *Annales de méd. vét.*, 1892. — Nocard et Leclainche, *les Maladies microbiennes des animaux.*

CHAPITRE X

NERFS

I. — LÉSIONS TRAUMATIQUES.

Les *lésions traumatiques* des nerfs s'accompagnent de troubles complexes distingués en *immédiats* et *consécutifs*. Les premiers sont depuis longtemps bien connus; les autres ont soulevé de nombreuses discussions, et la pathogénie de quelques-uns d'entre eux n'est pas encore complètement élucidée.

Quelle que soit la nature du corps vulnérant, les phénomènes qui surviennent dans les bouts des nerfs meurtris ou divisés sont à peu près semblables dans tous les cas. Pendant de longs siècles, l'assertion galénique « tout nerf coupé ne peut croître ni se réunir » a été admise. Mais des faits furent relatés, témoignant que la sensibilité et la motilité reparaissent parfois aux régions où elles avaient été provisoirement abolies, par la division, avec ou sans perte de substance, du tronc qui innerve ces régions. Il semblait donc que les nerfs sectionnés pouvaient se cicatriser et recouvrer leurs fonctions un moment évanouies. Dans les observations anciennes, le retour de l'innervation, aux régions insensibilisées ou paralysées à la suite d'une lésion traumatique, n'avait été constaté qu'au bout d'un temps assez long. On l'expliquait en admettant la régénération nerveuse, sans d'ailleurs fournir de preuves décisives de cette régénération. En 1867, Richet, intervenant pour un cas de section du nerf médian, constata que la sensibilité persistait dans tout le territoire animé par le nerf coupé. On cherchait encore une explication plausible du phénomène, quand Arloing et Tripier en donnèrent la véritable interprétation.

Les vétérinaires avaient reconnu depuis longtemps que la névrotomie plantaire faite au-dessus du boulet, d'un côté seulement, n'entraîne pas l'anesthésie complète de la moitié correspondante du doigt. Moorcroft, qui avait constaté ce fait, l'expliquait déjà par la *solidarité fonctionnelle des nerfs plantaires*, par une sorte de suppléance nerveuse. Arloing et Tripier ont prouvé qu'à la suite de la section d'une branche nerveuse, la sensibilité persiste atténuée dans la région animée par cette branche, grâce aux fibres récurrentes que s'envoient mutuellement les différents nerfs. Au niveau du réseau terminal, de nombreuses anastomoses existent; des filets nerveux, appartenant à une branche déterminée, remontent dans une ou plusieurs branches voisines, au sein desquelles ils s'épuisent et disparaissent à une hauteur variable. Après la section d'un nerf, tandis que les fibres directes de celui-ci dégénèrent dans le bout périphérique, les fibres récurrentes y demeurent intactes et entretiennent dans la région une certaine sensibilité. — La théorie de la sensibilité conservée remplaça momentanément celle de la sensibilité recouvrée, et la régénération nerveuse fut un moment considérée comme l'apanage des animaux jeunes. Il y a quelque quinze ans, un chirurgien des plus distingués contesta à nouveau la régénération des nerfs et affirma que, même en pratiquant la suture des bouts, l'influx nerveux est incapable de traverser la cicatrice. Si, disait-il, la sensibilité n'est pas entièrement abolie, le fait est dû aux voies collatérales, et comme les nerfs moteurs en sont à peu près dépourvus, la motilité est, en général, éteinte sans retour possible par leur section.

Peu après, la régénération nerveuse fut définitivement établie par une foule de bonnes observations et par des recherches expérimentales.

Comment s'effectue cette régénération?

Lorsqu'un nerf a été divisé, le bout périphérique perd ses propriétés. Dans chaque segment interannulaire, le noyau appliqué contre la gaine de Schwann se gonfle et prolifère; la myéline s'échancre et se divise. Le cylindre-axe, atteint par la prolifération nucléaire, est à son tour échancré et mille fois coupé le long des fibres en dégénérescence ; bientôt il disparaît, ainsi que la myéline, il ne subsiste du filet nerveux que des gaines de Schwann vides, plissées, perdues au milieu d'un tissu fibro-graisseux. Cette déchéance est générale et absolue — exception faite pour les fibres récurrentes, — et si la régénération se produit, les cylindre-axes doivent être reconstitués en entier.

De curieuses modifications surviennent au bout central, en aval du premier étranglement annulaire. Dans cette courte portion, le noyau prolifère, la myéline se fragmente. Il se forme là un renflement arrondi ou ovoïde (bulbe central du névrome de régénération), de couleur blanc grisâtre, adhérent aux tissus voisins, encapsulé dans une gangue cicatricielle et relié au bout périphérique par un tractus intermédiaire (segment cicatriciel) qui sert de conducteur à la régénération. Les cylindre-axes, au lieu de subir des troubles régressifs, comme dans le bout périphérique, deviennent le siège d'une activité formatrice spéciale; sauf quelques-uns, appartenant à des fibres récurrentes en voie de destruction, ces cylindre-axes bourgeonnent au niveau du premier étranglement; il en émerge des tubes à myéline qui se ramifient dans le névrome de régénération. Un seul cylindre peut donner vingt, trente, quarante de ces tubes qui se montrent fort irrégulièrement disposés, enchevêtrés, sillonnant une épaisse gangue conjonctive.

Lorsque les bouts du nerf sectionné sont réunis ou très rapprochés, les jeunes fibres traversent le pont cicatriciel jeté sur leur passage, atteignent le segment périphérique, pénètrent dans les gaines de Schwann ou s'insinuent entre elles, et beaucoup bourgeonnent jusqu'aux limites du nerf dégénéré, lequel se trouve ainsi reconstitué. — Si ces bouts sont séparés l'un de l'autre par un cordon cicatriciel d'une certaine longueur, la régénération se fait encore, à la condition cependant que la distance à franchir avant d'atteindre le bout périphérique n'excède pas 6 à 7 centimètres. Elle est d'autant plus facile et plus complète que la cicatrice interfragmentaire est plus jeune et moins étendue. Elle ne peut s'accomplir jusqu'à la périphérie que grâce à un conducteur. Il faut ajouter que beaucoup de fibres néoformées s'égarent, dégénèrent, disparaissent; d'autres s'arrêtent en route; celles qui atteignent la périphérie — les fibres utiles — ne représentent qu'une minime fraction des éléments issus du bout central. D'ailleurs, la régénération est toujours assez incomplète; le nerf nouveau est loin de posséder, au même degré que l'ancien, les propriétés inhérentes aux branches sensitives ou motrices.

Quelques chirurgiens ont cité de nouveaux cas dans lesquels la sensibilité a momentanément reparu en certaines régions, immédiatement après l'affrontement des bouts d'un nerf sectionné se distribuant à ces régions (Tillaux, Nicaise, Polaillon, Segond, Berger). Pour expliquer ce fait, on a invoqué la *récurrence*, la *suppléance*, l'*arrêt de l'inhibition* ou la *dynamogénie;* mais il est difficile d'en donner une interprétation satisfaisante. Il est démontré que les cylindre-axes coupés ne se soudent jamais à d'autres cylindre-axes; il existe toujours entre eux un tissu fibreux de cicatrice, même dans les cas où la réunion immédiate a été obtenue; les préparations de Quénu le prouvent surabondamment. La suture pratiquée de bonne heure ne saurait donc prévenir la dégénérescence du bout périphérique. A *fortiori*, quand il s'agit d'une section ancienne, la suture la mieux faite ne pourrait permettre le passage immédiat de l'influx nerveux; il faut pour cela que le bout périphérique, « véritable cadavre », soit régénéré du centre à la périphérie. — Comme la restauration anatomique, la restauration fonctionnelle demeure d'ailleurs fort imparfaite.

La durée de la régénération varie suivant l'âge, la hauteur à laquelle le nerf est divisé, selon aussi qu'il y a eu section simple ou excision. Elle est en général de cinq à six mois.

Ces données permettent de comprendre, mieux qu'avec toutes les explications proposées, pourquoi la sensibilité reste indéfiniment amoindrie en des régions placées sous la dépendance de branches nerveuses qui ont été sectionnées ou réséquées, et pourquoi certaines boiteries ne reparaissent pas, après la névrotomie, malgré la régénération du nerf coupé.

Si la suppression de l'influence nerveuse ne paraît pas exercer sur les phénomènes intimes de la nutrition une action immédiate évidente, elle peut entraîner, surtout quand interviennent d'autres causes dont les unes sont connues, — les traumatismes, les infections — et les autres indéterminées, des lésions à évolution rapide ou lente, de nature inflammatoire ou gangreneuse, hypertrophique ou atrophique. Dans le champ de distribution du nerf coupé, aucun organe, aucun tissu n'en est sûrement à l'abri. On les a constatées en particulier dans la peau, le tissu conjonctif, les tendons, les os, les articulations. On n'en connaît encore qu'incomplètement le déterminisme, mais chez les animaux, pas plus que chez l'homme, des traumatismes ultérieurs ne paraissent nécessaires à la production d'accidents gangreneux. A cet égard, l'accord existe entre la clinique et l'expérimentation. Si, dit Lancereaux, la production de ces lésions est aidée par un traumatisme ou par une irritation quelconque des tissus, il faut reconnaître que cette circonstance n'est pas absolument nécessaire et que parfois la gangrène survient absolument sans cause occasionnelle appréciable. Sur un cheval auquel nous avions coupé, deux ans auparavant, le nerf plantaire externe au-dessus du boulet, nous avons vu survenir, en dehors de tout traumatisme, de graves lésions qui ont nécessité l'abatage. — Brown-Séquard et d'autres chercheurs qui ont étudié les effets de la section du sciatique n'ont pas toujours vu le membre énervé rester indemne, comme quelques-uns se complaisent à le répéter ; sur plusieurs animaux, ils ont constaté des troubles trophiques multiples, notamment la gangrène des doigts et la nécrose des phalanges.

La *compression* des nerfs reconnaît des causes dont l'action est brusque ou lente. Sur les chevaux maintenus longtemps couchés, surtout quand un membre antérieur est entravé en position croisée, on observe parfois une parésie ou une paralysie du membre déplacé, due à la compression du plexus brachial entre le bras et le tronc ; dans les mêmes conditions on peut constater des troubles analogues résultant de la compression du facial par la table d'opération ou par le licol. A la suite de certains accouchements dystociques, lorsque de vigoureuses tractions ont été exercées pour extraire un fœtus de volume anormal, disproportionné aux dimensions du canal qui doit lui donner passage, on constate, surtout chez la vache, une boiterie due à la compression du nerf obturateur (V. *Paralysies*). On a signalé des accidents de même ordre amenés par les pressions qu'avaient subies les nerfs fessiers ou le grand fémoro-poplité. — L'application des lacs et des crochets peut déterminer, chez le fœtus, des paralysies diverses peu étudiées. — Les exsudats inflammatoires, les cicatrices volumineuses, les tumeurs, les exostoses, sont autant de causes de compression des nerfs. Le cal qui succède à la fracture du plancher du bassin amène souvent la compression lente du nerf obturateur. A l'autopsie d'un cheval atteint d'une boiterie incurable, Rigot rencontra, au point d'insertion du tendon commun aux muscles grand dorsal et long adducteur du bras, une exostose irrégulière qui avait meurtri plusieurs cordons du plexus brachial ; le névrilème et la pulpe de ces nerfs étaient d'un rouge lie de vin.

La *douleur*, la *paralysie motrice* et les *troubles trophiques* sont les principaux symptômes des compressions nerveuses. La paralysie motrice a des degrés : simple parésie dans les premiers temps ou lors d'une constriction modérée ; paralysie totale d'emblée lors de compression intense. Les muscles paralysés s'atrophient plus ou moins rapidement.

Le *diagnostic* exige parfois une étude attentive du cas clinique : la paralysie est-elle due à une lésion cérébrale ou médullaire, à une contusion, une plaie ou une compression du nerf ?

Le *pronostic* dépend de l'intensité de la cause. Quand la compression est intense ou longtemps continuée, les lésions aboutissent à la dégénérescence du cordon nerveux et à la paralysie de la région où il se distribue.

On préviendra les paralysies de l'abatage en évitant de laisser les animaux trop longtemps couchés, surtout quand le membre antérieur profond est fixé en position croisée. Dans les accouchements laborieux, parfois il suffit de faire évoluer le fœtus, de le placer en bonne position, pour permettre sa sortie rapide et éviter toute lésion des nerfs du bassin.

Les compressions de nature traumatique et les paralysies qui en sont la conséquence seront traitées au début par le repos et le massage. Si les muscles s'atrophient, les vésicants, la cautérisation, l'exercice, sont les agents les plus recommandables.

Certaines paralysies dues à la compression d'un nerf par un cal seraient justiciables du désenclavement. Après incision de la peau et des tissus sous-jacents, on libérerait le nerf à l'aide de la gouge et du maillet, en manœuvrant avec prudence. Une fois le nerf dégagé, les muscles peuvent recouvrer leur fonction et se reconstituer peu à peu lorsque déjà ils ont subi un certain degré d'atrophie. L'ablation d'une cicatrice volumineuse ou d'une tumeur peut, de même, faire cesser des troubles produits par compression des nerfs du voisinage.

Les *contusions des nerfs* résultent de causes externes (heurts, coups, chutes) ou de causes internes (luxations, fractures). On les observe, en général, aux nerfs peu protégés. En raison de sa situation toute superficielle, le facial, est fréquemment atteint. Aux membres, les troncs nerveux, assez profondément situés dans la plus grande partie de leur trajet, sont rarement touchés par les traumatismes. Tondeur a vu un malade sur lequel un coup de pied avait atteint le radial à la face externe et inférieure de l'humérus. Le sciatique poplité externe est très vulnérable à la partie supérieure et externe du tibia.

Les lésions produites varient avec la violence du trauma : tantôt il n'y a qu'une légère suffusion sanguine entre les tubes et rupture de quelques-uns de ceux-ci ; tantôt l'infiltration sanguine, plus abondante, s'étend dans le cordon nerveux, loin du point contus ; dans les cas graves, il y a écrasement du nerf, rupture de ses fibres : la gaine intacte ne renferme plus qu'une bouillie rougeâtre, mélange de sang et de myéline. Quels que soient le degré et l'étendue de ces lésions, le névrilème reste inaltéré. Les tubes nerveux divisés subissent la dégénérescence wallérienne dans leur bout périphérique, et quand le nerf est totalement écrasé, seules les fibres récurrentes échappent à la destruction. — Ces désordres sont caractérisés surtout par une douleur aiguë au point lésé, douleur qui irradie parfois le long du tronc nerveux, et par une paralysie plus ou moins complète de la sensibilité et de la motilité.

Le repos est une première indication commune à tous les cas. Il faut, en outre, favoriser la résorption de l'exsudat qui comprime les éléments nerveux et prévenir la névrite. Les antiphlogistiques, le massage, puis les vésicants, sont habituellement employés. L'administration d'iodure de potassium à l'intérieur ne peut être qu'avantageuse. Fréquemment il persiste de la paralysie des muscles innervés par le nerf contus. (V. *Atrophie musculaire.*)

Après avoir longtemps considéré la *ligature des nerfs* comme absolument inoffensive, on lui imputa les plus graves accidents. On sait maintenant qu'elle est incapable de donner naissance au tétanos, mais elle détermine de vives douleurs, de la névrite, de la paralysie : aussi doit-on réaliser l'isolement des nerfs dans les opérations. Si l'on a à ligaturer une artère, on respectera les nerfs voisins. Les rapports étroits du pneumogastrique, du grand sympathique et du récurrent avec la carotide sont connus ; inutile d'insister sur les dangers de la constriction de ces branches importantes. Dans les rares amputations que nous avons à pratiquer, les nerfs doivent être isolés et sectionnés un peu plus haut que les autres tissus.

Si la ligature a été faite accidentellement, il faut couper le lien et isoler le cordon nerveux des tissus que l'on veut étreindre.

Bien que les nerfs soient doués d'une assez grande élasticité, ils sont
exposés aux *distensions*, aux *déchirures* et aux *arrachements*. Sous l'influence
d'actions mécaniques ou traumatiques, les artères et les veines cèdent avant
les cordons nerveux. Dans ceux-ci, ce sont les tubes nerveux qui se rompent
les premiers, le névrilème s'étire, s'effile, comme la tunique externe des
artères. Les luxations, les fractures avec déplacement des abouts, les cals,
les tumeurs volumineuses, les actions mécaniques ou traumatiques violentes,
peuvent déterminer dans les nerfs des lésions variant depuis la plus légère
distension jusqu'à l'arrachement complet. Sur le célèbre étalon *Physician*,
atteint d'une fracture de l'avant-bras, on trouva les nerfs cubito-plantaire et
cubito-cutané déchirés par les fragments et enflammés dans l'étendue des
deux tiers de l'avant-bras. Le tiraillement des nerfs sensibles occasionne des
souffrances auxquelles succède l'anesthésie dans le champ de distribution
du nerf intéressé; effectué sur les nerfs moteurs il provoque une paralysie.
On a pratiqué artificiellement le tiraillement des nerfs pour combattre, chez
l'homme, certaines affections douloureuses. Les tentatives de ce genre, faites
chez le cheval, ont donné des résultats inférieurs à ceux de la névrotomie.

Lors de simple distension, après avoir satisfait à l'indication causale (réduction des luxations, des fractures, ablation d'une tumeur,
résection partielle d'un cal), d'ordinaire la sensibilité et la motricité
reparaissent. Les révulsifs pourront combattre utilement les troubles
consécutifs. L'arrachement complet coïncide généralement avec des
lésions tellement graves que le sacrifice du blessé s'impose. L'amputation du membre est une dernière ressource pour les sujets des petites
espèces.

Les nerfs peuvent être le siège de *piqûres*, de *coupures*, de *plaies contuses* et
de *plaies par armes à feu*. — Nous manquons de documents cliniques sur les
simples piqûres des nerfs chez les animaux. Malgré l'étroitesse du corps
vulnérant, quelques fibres sont toujours divisées ; il se forme une légère
« suffusion sanguine sous-névrilématique ou inter-fasciculaire » ne provoquant que des troubles passagers.
Les sections complètes accidentelles se rencontrent aux plaies faites sur le
trajet des nerfs. Dans les plaies contuses ou par arrachement, le nerf est
aplati ou étiré, et comme sa résistance est plus grande que celle des artères
et des veines, il ne cède en général qu'après elles. Les projectiles peuvent
perforer, sectionner, même emporter un segment nerveux.
Les *symptômes* sont d'ordinaire très nets : douleur vive au moment de la
section du nerf, puis paralysie des muscles innervés par le tronc lésé et, s'il
s'agit d'un nerf mixte, sensibilité abolie dans la région à laquelle il se distribue. Ces symptômes de paralysie et d'anesthésie ne répondent pas toujours
au territoire anatomique du nerf; les fibres récurrentes sont capables de les
modifier.
Plus tard, les sections nerveuses amènent de l'atrophie musculaire, parfois
de l'hyperesthésie (névrite traumatique) et des troubles trophiques.

Les nerfs sont rétractiles à la façon des artères; après leur section,
les deux extrémités s'écartent; pour favoriser la réunion, il est
indiqué de pratiquer la *suture nerveuse*. L'atrophie du bout périphérique est inévitable; malgré la suture la mieux faite, il se forme

toujours un îlot cicatriciel. Que la sensibilité et la motilité puissent subsister ou reparaître rapidement, quelques jours, quelques heures même après la suture, le fait n'est point douteux ; mais, nous l'avons dit, on doit l'expliquer autrement que par la réunion immédiate des cylindre-axes. Quoi qu'il en soit, les données cliniques et expérimentales légitiment la suture nerveuse, et l'opération doit toujours être faite de bonne heure. Bien qu'elle n'ait été que peu pratiquée chez nos blessés, elle a cependant ses indications en particulier pour certains animaux de prix, surtout pour les sujets des petites espèces. Maintes fois on a fait avec un plein succès, chez le chien, la suture de nerfs accidentellement coupés.

Voyons la technique de la suture des nerfs.

Guidé par ses connaissances anatomiques et muni des instruments nécessaires (pinces à dents, ciseaux, bistouris, fils de catgut ou de soie, aiguilles fines), l'opérateur mettra à nu les deux tronçons nerveux. Dans les plaies récentes, il les trouvera avec leurs caractères normaux ; le bistouri en régularisera les extrémités mâchonnées. Aux plaies anciennes, les bouts sont renflés, adhérents aux tissus voisins et réunis par un tractus fibreux plus ou moins épais : il faut les aviver et les amener au contact. — Pour la réunion, on a le choix entre plusieurs procédés. On peut pratiquer une *suture directe* en passant le fil dans les deux tronçons : le bout périphérique est d'abord traversé d'un bord à l'autre, à 4 ou 5 millimètres de la section, puis, le fil en place, l'aiguille vient traverser le bout opposé en sens inverse. — Dans la *suture indirecte périneurotique*, le fil passe dans la gaine névrilématique ; deux points suffisent généralement pour assurer la coaptation, mais souvent la gaine se plisse, se déchire : l'affrontement est imparfait. — La *suture paraneurotique* ne touche point au névrilème, elle enserre seulement le tissu conjonctif ambiant. — Quelques chirurgiens appliquent quatre points, disposés sur les quatre côtés du cylindre nerveux, et comprenant la gaine ainsi que les fibres superficielles du nerf luimême (Berger).

Si l'on emploie des fils fins aseptiques (catgut ou soie) et une aiguille de petit calibre, les cordons nerveux tolèrent bien la suture directe. Le bout périphérique est maintenu à l'aide de la pince, mordant le névrilème seulement ; on le traverse avec l'aiguille, puis le bout central en sens inverse. Un nœud régulièrement serré permet d'obtenir l'affrontement exact. L'essentiel est de passer les fils près des surfaces de section, afin d'éviter la déviation angulaire des extrémités réunies.

De semblables interventions demandent à être complétées par un pansement antiseptique et l'immobilisation du membre, ou la fixation de celui-ci dans une attitude telle que la tension du nerf soit aussi faible que possible. Cette dernière condition est souvent d'une réalisation malaisée chez les animaux.

Quand l'opérateur a dû aviver les extrémités, il est parfois impossible d'amener les bouts nerveux au contact. En pareil cas, la suture à distance, avec des fils de catgut et sous une correcte antisepsie, est le procédé de choix. Le membre placé en bonne position, des points

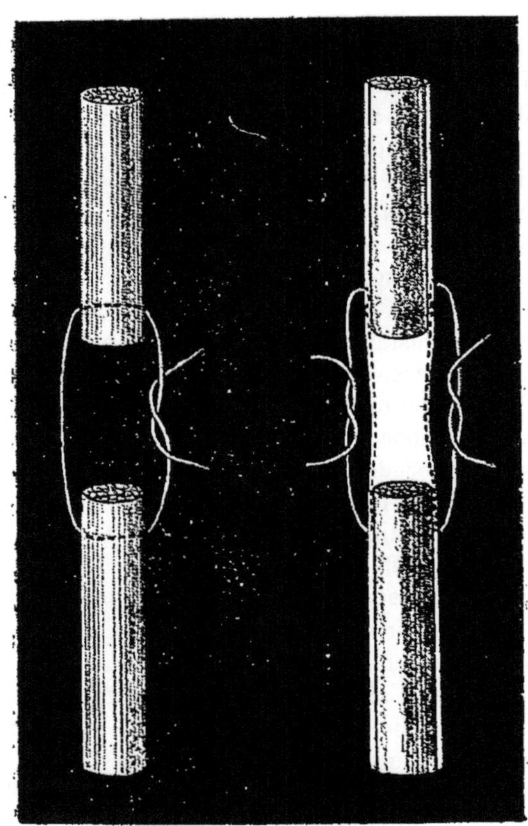

Fig. 76. — Suture directe.   Fig. 77. — Suture périneurotique.
Sutures nerveuses.

péri et paraneurotiques réduiront le plus possible l'écartement des tronçons ; on fera aussi quelques points directs. Il est rationnel d'admettre que les fils résorbables guident les jeunes névricules efférents du bout central et les empêchent de se perdre en route (Forgue et Reclus.)

La régénération nerveuse s'effectue très lentement. En général, nous l'avons dit déjà, la sensibilité et la motilité ne renaissent qu'au bout de plusieurs mois.

Quant aux nerfs incomplètement divisés, on n'en achève plus la section. Consolider l'union des bouts par un point de suture, puis immobiliser la région sous un pansement antiseptique : telle est la règle à suivre dans tous les cas.

II. — NÉVRITES.

Chez l'homme, les simples contusions, les brûlures, les gelures, les inflammations articulaires ou osseuses, les tumeurs, occasionnent assez fréquemment des *névrites*. Celles-ci sont *interstitielles* ou *parenchymateuses*, *aiguës* ou *chroniques*, *descendantes* ou *ascendantes*.

Ces dernières, dans lesquelles on distingue plusieurs groupes, sont encore mal connues. Si la section d'une branche nerveuse est invariablement, suivie de dégénérescence du bout périphérique elle n'exerce ordinairement pas d'influence notable sur le bout central. Lors de *névrite ascendante*, il se produit dans le tronçon central, tantôt un processus semblable à la dégénérescence wallérienne (névrite parenchymateuse), tantôt une phlegmasie qui porte sur le tissu conjonctif péri-fasciculaire, la gaine lamelleuse et le tissu conjonctif interfasciculaire (névrite interstitielle); tantôt des lésions mixtes, à la fois parenchymateuses et interstitielles. Certains troubles *à distance* (paralysie, anesthésie, amyotrophie) s'expliquent par une névrite ascendante propagée à la moelle.

Chez les animaux, la névrite traumatique est rare. En ligaturant les nerfs, en les contusionnant, en les touchant avec des substances caustiques, en les transperçant avec des aiguilles, Vulpian et Charcot n'ont pas obtenu, au delà des points soumis à la violence expérimentale, une névrite durable comparable à celle qui se développe chez l'homme à la suite des lésions les plus minimes.

Quoi qu'il en soit de cette résistance toute spéciale des animaux à l'inflammation des nerfs, les piqûres avec écrasement des tubes, les plaies contuses ou par corps étrangers y exposent plus que les sections nettes. — Après l'opération de la névrotomie, quand la plaie a suppuré, le bout du tronçon supérieur est quelquefois le siège d'un îlot cicatriciel volumineux, sensible, déterminant une boiterie; il y a là une névrite plantaire, qui, toujours, reste très circonscrite. On peut rencontrer cette névrite circonscrite et ce pseudo-névrome aux deux plaies d'un membre névrotomisé, même aux deux membres, et il semble bien que certains sujets y soient prédisposés. L'ablation du segment névritique amène la disparition de la boiterie.

Chez les animaux de l'espèce bovine, Gellé a décrit une névrite (?) des branches qui animent les muscles de la face externe de l'épaule. La piqûre de l'aiguillon en serait la cause déterminante. La sensibilité persisterait tandis que la motricité aurait disparu. En arrière de l'acromion et à sa partie inférieure, on constaterait sur le nerf sus-scapulaire une tumeur sous-cutanée de la grosseur d'un pois.

En outre des névrites traumatiques, on rencontre chez les animaux des névrites toxiques ou infectieuses. Chez le cheval, on en observe dans le cours de la gourme, des pneumonies, de la maladie typhoïde (névrites du récurrent, du radial, du sciatique, des nerfs sacrés). La névrite du récurrent a été signalée dans l'intoxication saturnine. Chez le bœuf, à la suite de l'endométrite et de la péritonite, Hamburger a observé la névrite du médian et du crural. — Au cours de diverses infections, il peut survenir des polynévrites avec douleurs musculaires et quelquefois des œdèmes sous-cutanés dus peut-être à des polymyosites. Les polynévrites *a frigore* paraissent plus rares que les polymyosites de même nature; mais dans l'hémoglobinurie, il semble qu'à côté des polymyosites il y ait souvent des polynévrites, ainsi que tendent à l'établir la paralysie, l'anesthésie et l'amyotrophie rapide consécutive. C'est à cette variété de névrite que doivent être rattachées les altérations si souvent signalées dans le nerf fémoral, à la suite de la « paraplégie ». Le diagnostic différentiel est surtout basé sur l'état normal ou douloureux des cordons nerveux du territoire affecté. Dans les polynévrites, les compressions exercées sur le trajet des nerfs provoquent une vive douleur, qui fait défaut dans les polymyosites.

La thérapeutique des névrites varie avec la forme de celles-ci. Éloigner les causes qui peuvent déterminer l'inflammation des nerfs est une première indication à laquelle on peut obéir dans nombre de cas. On a de grandes chances de prévenir les névrites opératoires en prenant les précautions qui assurent la cicatrisation immédiate, et s'il s'agit de la névrotomie, en coupant le nerf aussi haut que possible, à l'angle supérieur de l'incision. — L'extirpation est le seul traitement efficace des îlots cicatriciels douloureux qui succèdent à la névrotomie : on isole le bout central du nerf, on le sectionne sur une partie saine, puis l'on dissèque la production fibreuse néoformée, d'ordinaire fort adhérente aux tissus sous-jacents. Les névrites des moignons réclament le même traitement. — Pour les névrites d'origine toxique ou infectieuse, il faut conjurer l'accumulation des substances nocives dans l'organisme, favoriser leur élimination ou leur opposer des matières antitoxiques. Quand déjà la névrite date de quelque temps, on activera la restauration du nerf par l'hydrothérapie, l'électrothérapie (courants faradiques ou galvaniques), le massage et l'exercice. — La névrite rhumatismale sera traitée par le salicylate de soude. On évitera le surmenage et le froid.

III. — TUMEURS.

Ne sont point des tumeurs les productions douloureuses observées à l'extrémité des nerfs dans certains moignons d'amputation, ni celles qui comblent parfois les plaies de la névrotomie : pas plus que le cal ou que la cicatrice des tendons, ces productions ne représentent de véritables néoplasmes; elles résultent de l'inflammation du nerf et appartiennent aux névrites. De même les « névromes » post-hémoglobinuriques. Les tumeurs primitives des nerfs sont des fibromes, des sarcomes ou des myxomes; les néoplasmes secondaires ou par envahissement répondent aux différentes variétés d'épithéliomes.

Remarquons que dans la généralité des cas publiés en vétérinaire, l'examen histologique n'a pas été fait. Au point de vue thérapeutique la véritable nature de ces tumeurs est, à la vérité, d'importance secondaire; qu'il s'agisse, en effet, de fibromes, de sarcomes ou de myxomes, le traitement est le même.

Rigot, Rey, Delwart, Lafosse, ont souvent rencontré, dans les régions métacarpienne et métatarsienne, sur le trajet des nerfs plantaires, des nodosités circonscrites, dures, dont le volume variait de celui d'un haricot à celui d'un œuf de pigeon. Petites, elles étaient mobiles sous la peau; volumineuses, elles avaient contracté avec le tégument des adhérences intimes. A la dis-

section on les trouvait tantôt entourées par les filets du nerf qu'elles avaient
séparés et refoulés, tantôt enveloppant complètement le cordon nerveux.
Il s'agissait sans doute de tumeurs parasitaires (spiroptères).

Les tumeurs généralisées, qui transforment les cordons nerveux en véritables chapelets, ne se rencontrent guère que chez les animaux de l'espèce
bovine. — La vache observée par Colin n'avait manifesté aucun trouble
pendant la vie. On trouva des tumeurs dans les plexus brachiaux et
dans tout le système nerveux ganglionnaire. A la voûte lombaire, elles
constituaient une masse énorme pesant deux kilos et demi. Les pneumogastriques, les filets cervicaux et sous-costaux du grand sympathique, les
ganglions cervicaux inférieurs et différents nerfs de la tête montraient
des tumeurs isolées, à tous les degrés de développement, quelques-unes du
volume d'un œuf d'oie. — Les observations de Morot ont appris que ces
néoplasmes ne sont pas très rares chez les bovidés. Pendant l'année 1835,
cet auteur en a trouvé sur onze vaches sacrifiées à l'abattoir de Troyes ;
deux en ont présenté plus de 120, une plus de 100 et deux plus de 80. La
plupart étaient développés sur les nerfs des régions dorsale, costale et ster-
nale, ainsi que sur ceux des membres et de la partie postérieure du cou. Certaines tumeurs, placées sous le névrilème, s'apercevaient par transparence ; les autres, enfouies entre les fibres nerveuses centrales, se distin-
guaient nettement par la palpation. Ces néoplasmes sont des myxofibromes
qui naissent à l'intérieur des faisceaux nerveux (Ostertag, Blanc).

Les tumeurs isolées des nerfs, lorsqu'elles sont périphériques et ne provoquent aucune compression, peuvent rester longtemps silencieuses. Quand
elles grossissent, compriment le nerf, elles donnent d'ordinaire naissance à
des douleurs plus ou moins vives et à des boiteries. Les tumeurs multiples
des bovidés sont compatibles avec l'exercice régulier de toutes les fonctions.

L'extirpation est le seul traitement. Elle n'est indiquée que pour
les tumeurs qui provoquent des troubles fonctionnels.

L'intervention varie dans ses détails suivant les rapports plus ou
moins intimes du nerf et du néoplasme. Quand le cordon nerveux
affecté est de petit calibre, on en pratique l'excision. Lorsqu'il s'agit
d'un tronc important, il est facile de le conserver si la tumeur est
accolée au tronc nerveux, comme dans le fait de Lafosse. Dans les cas
où la tumeur est centrale, enveloppée par les filets nerveux aplatis,
on pourrait, sous l'anesthésie, inciser le nerf et énucléer le néoplasme
en laissant intacte la continuité du premier. Si la tumeur enveloppait
totalement le nerf, on l'inciserait et l'on détacherait ensuite successivement chaque moitié. Parfois les filets nerveux et le néoplasme
sont intriqués ; la séparation est impossible : il n'y a qu'à exciser la
masse. — Un cheval opéré par Rigot boitait depuis deux mois du
membre antérieur gauche ; il existait sur le trajet du nerf plantaire
externe une tumeur du volume d'un haricot, très dure, roulante,
douloureuse lorsqu'on la comprimait. On excisa la tumeur et la partie
altérée du cordon nerveux. La boiterie disparut immédiatement.

IV. — NÉVRALGIES.

Les douleurs qui ont leur siège sur le trajet des nerfs résultent le plus souvent de la congestion, de la compression ou de l'inflammation de ces organes; mais parfois elles se manifestent sans que ces derniers aient subi aucune altération apparente. Les névralgies représentent donc un syndrome lié à des processus multiples, les uns bien connus, entraînant des lésions manifestes du nerf endolori (*névralgies-névrites*), les autres de nature encore indéterminée (*névralgies-névroses*). On a signalé chez les animaux, des douleurs plus ou moins vives, dues à quelque lésion des cordons nerveux. Par analogie avec ce qui se passe chez l'homme, on les croit également sujets aux névralgies-névroses. — La *névralgie faciale* déterminerait des troubles oculaires (rougeur, larmoiement, photophobie), un peu d'écoulement nasal et du ptyalisme. Le cheval a les yeux fixes et brillants, remue les oreilles, les couche comme un cheval méchant, tord parfois la tête vers l'encolure, et manifeste ses douleurs par des plaintes analogues à celles que poussent certains chevaux auxquels on met le tord-nez, par des coups contre la stalle ou par des ruades (Renner). — La *sciatique*, ou *névralgie fémoro-poplitée*, s'accuserait par une claudication du membre affecté; les mouvements et la marche exaspèrent parfois la douleur. On a quelquefois signalé comme caractérisant la sciatique chez les animaux, des tremblements musculaires qui déterminent des accès douloureux et une parésie du membre (Zundel). — La *névralgie cervico-brachiale* donnerait lieu à une claudication continue ou intermittente, avec des points sensibles sur le trajet des nerfs. — On a décrit encore une « névralgie *cervico-occipitale*, qui peut être confondue avec le torticolis »; — une névralgie *dorso-intercostale*, qui s'accompagne de douleur dans les grandes inspirations; — une névralgie *lombo-abdominale*, avec douleur dans les lombes. — Zundel parle aussi de névralgies des mamelles et des testicules. — Möller a plusieurs fois observé l'hyperesthésie de certaines régions cutanées, sans lésions matérielles, sans altérations évidentes. Il considère comme de nature névralgique l'hyperesthésie intermittente de la nuque et du garrot, amenée par les frottements des harnais et qu'exagèrent vivement les plus légères pressions. Il dit avoir souvent observé des névralgies dans le territoire de distribution du nerf occipital.

Dans les quelques faits de névralgie fémoro-poplitée ou sciatique relatés chez le cheval, le bœuf, la chèvre, la nature de l'affection n'a pu être établie avec certitude. La même remarque est à faire à propos de la *névralgie brachiale* de Cantoni et de la plupart des autres observations de même genre.

Il va sans dire que le diagnostic « névralgie » ne doit être porté chez les animaux qu'avec réserve et après des examens répétés, chez le chien surtout, où l'on observe communément des douleurs rhumatismales, que quelques-uns prennent pour des névralgies.

Les névralgies sont combattues par des moyens locaux et une médication interne. On a essayé tous les calmants et les antispasmodiques, surtout le bromure de potassium, la valériane, l'asa-fœtida, le camphre, l'opium, la belladone, l'aconit. Aujourd'hui les injections morphinées, l'antipyrine, la cocaïne, tiennent la tête dans la longue liste des médicaments antinévralgiques.

Localement, on emploie les cataplasmes, les huiles de jusquiame et de belladone, les vésicatoires, les pointes de feu, les injections sous-cutanées locales de morphine et d'atropine. Quelques auteurs préconisent le massage, l'acupuncture et l'électricité. On devra parfois modifier l'état général, auquel la névralgie est souvent liée. Aux anémiques, on donnera du fer et du quinquina ; aux rhumatisants, du salicylate de soude.

Contre certaines névralgies rebelles, on peut intervenir plus activement. Deux méthodes se disputent le choix du praticien : l'*élongation du nerf* et la *névrotomie*. La première atténue la transmission sensible du nerf sans attaquer la motilité. La névrotomie, au contraire, supprime toute conduction nerveuse, et si — comme il est d'usage — on la complète par l'excision d'un segment du cordon (névrectomie), on retarde plus ou moins la régénération du nerf, conséquemment la réapparition de la sensibilité. Dans la pratique vétérinaire, on préfère la névrotomie à l'élongation. On y a d'ailleurs recours pour remédier à nombre d'affections douloureuses qui ont résisté aux agents thérapeutiques ordinaires.

V. — PARALYSIES.

Sous le nom de *paralysie* ou d'*akinésie*, on entend l'abolition de la contractilité des muscles par leur stimulant normal. La simple diminution de la contractilité musculaire est désignée sous le nom de *parésie*. La perte de la sensibilité à la douleur et au tact (*analgésie* et *anesthésie*) coexiste souvent avec la paralysie motrice et fournit d'importants éléments pour le diagnostic. — Nous avons parlé des *paralysies myopathiques* en étudiant les *Maladies des muscles;* il ne sera question ici que des *paralysies neuropathiques*.

Elles se présentent sous des formes extrêmement variées, parmi lesquelles on distingue : 1° les *paralysies locales* ou *isolées*, intéressant un seul muscle, quelques muscles d'un même groupe ou plusieurs groupes musculaires ; on les désigne encore sous le nom de *monoplégies* (monoplégies brachiale, crurale, faciale, linguale), bien que cette expression doive s'entendre plus particulièrement des paralysies de certains organes ou étendues à tout un membre ; 2° les *hémiplégies* ou paralysie d'une moitié latérale du corps ; 3° la *paraplégie* ou paralysie du train de derrière ; 4° la *diplégie*, — l'hémiplégie bilatérale ou paralysie des quatre membres. — Tantôt les muscles paralysés sont flasques, relâchés ; s'il s'agit d'un membre, on peut le mouvoir en tous sens sans éprouver la moindre résistance (*paralysie flaccide* ou *flasque*) ; tantôt, mais beaucoup plus rarement, ces parties sont raides, contracturées (*paralysie spastique*).

Les paralysies neuropathiques sont des troubles communs à différentes lésions du cerveau, de la moelle ou des nerfs. Pour les traiter rationnellement, il importe de déterminer le siège ainsi que la nature de la lésion qui les a provoquées. Il est des cas où l'impossibilité de la station (paraplégie), la boiterie (paralysie du fémoral), le port du membre (paralysie du radial), l'aspect de la région (paralysie du facial), renseignent immédiatement. Il en est d'autres où le diagnostic est très difficile. La *sensibilité*, les *réflexes*, la *contractilité électrique*, fournissent des renseignements précieux.

La *sensibilité* peut être augmentée, diminuée ou pervertie. Chez les animaux, on explore la sensibilité générale par les piqûres ou les brûlures. Générale-

ment la diminution de la sensibilité siège du même côté que la paralysie ;
cependant l'hémiplégie peut exister d'un côté, l'hémianesthésie de l'autre.
L'examen des sensibilités spéciales, surtout de la vue, est aussi fort important. L'inégalité des pupilles, le myosis, la mydriase, l'absence de modification
des pupilles à la lumière, dénoncent des lésions de l'encéphale, de la moelle
cervicale ou du sympathique.

Les *réflexes tendineux* (réflexe rotulien, réflexe du tendon d'Achille) sont
normaux, exagérés, diminués ou supprimés. On connaît le mécanisme de ces
réflexes : l'irritation mécanique, conduite à la substance grise de la moelle
par les fibres centripètes et les racines médullaires postérieures, se propage
aux cellules motrices des cornes antérieures, d'où elle est transmise aux
muscles par les voies motrices périphériques. L'intégrité du « circuit réflexe
spinal » est la condition de la persistance, à l'état normal, des réflexes tendineux. Ils sont diminués ou abolis lors de lésions intéressant soit les fibres
nerveuses centripètes ou centrifuges, soit les racines antérieures ou postérieures de la moelle, soit la substance grise médullaire. Et comme il existe
dans l'encéphale et dans les étages supérieurs de la moelle des *centres modé-
rateurs* de ces mouvements, on conçoit que les lésions qui intéressent le cerveau
ou le tronçon antérieur de la moelle et suppriment l'influence de ces centres
sur les régions inférieures de celle-ci, entraînent une exagération des
réflexes. C'est ce qui a lieu dans maintes affections médullaires circonscrites
qui laissent indemne l'arc spinal réflexe.

L'*exploration électrique* (*faradisation* ou *galvanisation*) fournit également
des indications utiles. La contractilité électro-musculaire est conservée dans
les paralysies d'origine cérébrale et dans certaines paralysies d'origine
spinale (lorsque le segment de la moelle qui innerve les muscles paralysés
est indemne) ; elle est abolie dans les paralysies spinales avec désorganisation
du segment médullaire qui correspond aux muscles paralysés, et dans les
paralysies périphériques traumatiques, *a frigore* ou toxiques (réaction de
dégénérescence). L'abolition définitive de la contractilité électrique des
muscles paralysés est un signe pronostic fâcheux. Elle coïncide avec la perte
des réflexes et ne tarde pas à s'accompagner d'atrophie des muscles affectés.

Résumons les principaux caractères des *paralysies d'origine cérébrale*,
des *paralysies d'origine médullaire* et des *paralysies d'origine nerveuse périphérique*.

En général, dans les *paralysies cérébrales* il y a *hémiplégie du côté opposé à
la lésion*, et les symptômes crâniens permettent de différencier l'hémiplégie
cérébrale de l'hémiplégie spinale. La sensibilité est d'ordinaire conservée ;
quand il y a anesthésie, elle est hémiplégique et siège du même côté que la
paralysie motrice. — Les altérations encéphaliques bilatérales peuvent déterminer de la paraplégie. — Les lésions de la couche corticale du cerveau
donnent lieu à des paralysies variées. Les fibres motrices ayant leur origine
dans la substance grise corticale et les centres psychomoteurs étant indépendants, autonomes, si les lésions sont circonscrites, elles ne provoquent que
des monoplégies. Mais, ici encore, les symptômes encéphaliques permettent
souvent le diagnostic précis. — Certaines paralysies d'origine encéphalique
sont *alternes* : la face est paralysée du côté de la lésion ; les membres sont
frappés du côté opposé, — particularité due à la *décussation bulbaire* des
pyramides. Toute lésion encéphalique qui est, pour les nerfs crâniens, une
lésion périphérique, et intéresse les pyramides *au-dessus de leur décussation*,
provoque une *paralysie croisée* ou *hémiplégie alterne*. La paralysie typique de
la protubérance est l'hémiplégie alterne ; celle du bulbe, la paralysie labio-
glosso-pharyngée.

Les *paralysies d'origine médullaire* sont presque toujours des paraplégies communes, limitées aux membres postérieurs; quelquefois les antérieurs sont également atteints (paraplégie cervicale). Dans la moelle, les voies de conduction étant très rapprochées, des lésions même peu étendues déterminent facilement ces paralysies bilatérales; mais des altérations très limitées peuvent provoquer de l'hémiplégie ou une monoplégie ; alors la suppression de la motilité est toujours directe. Les troubles de la sensibilité sont divers : en général, l'anesthésie est paraplégique; si elle est hémiplégique, elle siège du côté opposé à la lésion; parfois l'anesthésie est en plaques. Quand la moelle est détruite dans toute son épaisseur, les réflexes qui ont leur centre au-dessous de cette lésion sont exagérés. L'atrophie musculaire est fréquente.

Les *paralysies d'origine nerveuse périphérique* — celles que nous avons particulièrement en vue — sont, en général, limitées à un seul nerf ou à un groupe de nerfs voisins, et rarement elles portent sur un grand nombre de muscles. En même temps que la paralysie du mouvement, on constate de l'anesthésie et des troubles trophiques, d'ordinaire précoces, qui s'accentuent peu à peu. L'excitabilité réflexe est détruite. L'exploration électrique ne tarde pas à donner la réaction de dégénérescence (1).

Pour établir un traitement rationnel des akinésies, il faut chercher à préciser la nature des lésions qui les provoquent. L'ischémie et la congestion, l'hémorragie, le ramollissement, l'inflammation aiguë ou chronique, les tumeurs, les processus infectieux ou toxiques, sont autant d'états morbides capables d'agir sur le système nerveux et de provoquer des paralysies très variables dans leur siège et leur marche. — Les *paralysies rapidement produites* relèvent de causes mécaniques, toxiques ou infectieuses : compression nerveuse, hémorragie cérébrale ou médullaire, intoxication par des poisons végétaux ou minéraux, infection et intoxication par des poisons microbiens. — Les *paralysies à évolution lente* dénoncent un processus inflammatoire chronique ou un néoplasme.

Aux chapitres consacrés aux *Maladies du cerveau et de la moelle*, nous reviendrons sur les paralysies d'origine cérébrale et sur celles d'origine spinale. Les *paralysies locales* seront étudiées en particulier avec les autres affections des régions où on les rencontre.

Les données qui viennent d'être exposées montrent que les *paralysies locales* sont habituellement déterminées par les causes qui anéantissent les fonctions d'un nerf en détruisant sa continuité ou en altérant sa structure: par la section, la contusion, la compression, la distension, la déchirure des branches nerveuses, par la névrite et les névromes. Il est parfois difficile d'en préciser la nature. Quelques-unes sont d'origine infectieuse ou toxique. On rattache souvent au *rhumatisme* des paralysies de cause inconnue, qui, le plus souvent, sont la conséquence d'une glissade, d'une chute, quand elles ne dépendent pas d'une intoxication ou d'une infection ; nous tenons les paralysies vraiment rhumatismales ou *a frigore* pour rares chez tous les animaux. Il en est qui sont particulières à certaines espèces : on ne rencontre guère les paralysies diphtériques que dans les espèces aviaires.

(1) La réaction dite de *dégénérescence* est *partielle* ou *complète*. Surtout nettement accusée dans les paralysies traumatiques consécutives à la section d'un nerf, elle a pour principaux caractères : 1° la diminution ou la perte de l'excitabilité du tronc nerveux par les courants faradiques et galvaniques ; 2° la persistance ou même l'exaltation de la contractilité galvanique des muscles, contrastant avec une diminution ou l'abolition de la contractilité faradique; la lenteur de la secousse musculaire.

Suivant leur origine et l'importance des organes atteints, les paralysies
locales ont une gravité très variable. Le nerf altéré, sectionné, plus ou moins
dégénéré, peut reprendre son rôle de conducteur, mais souvent la guérison
ne survient que lentement. Quand il s'agit d'un nerf des membres, que la
boiterie empêche l'utilisation du sujet, il est des cas où la cure ne doit être
poursuivie que pour les animaux d'un certain prix.

Les paralysies rhumatismales sont habituellement bénignes ; presque
toujours elles disparaissent en peu de semaines. Celles dues à des causes
traumatiques légères ne durent parfois que quelques jours ; les lésions graves
de même nature entraînent des paralysies de longue durée, même définitives. Tandis que la paralysie du nerf radial guérit presque toujours, celle
du sus-scapulaire est définitive dans une partie des cas. La paralysie du
récurrent est très généralement incurable. — L'atrophie des muscles est toujours un signe pronostic fâcheux. La persistance de l'irritabilité faradique est
un indice favorable ; son exagération, un signe de guérison prochaine. — Les
paralysies incomplètes, surtout celles d'origine traumatique, se terminent en
général favorablement et dans un bref délai. On sait que la plupart des
parésies du radial guérissent en une à deux semaines, parfois en quelques
jours. Plus la paralysie est ancienne et l'atrophie prononcée, plus le pronostic est sombre.

Les moyens à mettre en œuvre varient avec la nature du mal. La
compression par un cal, une tumeur, une cicatrice, n'est justiciable
que de l'instrument tranchant. Celle produite par l'infiltration des
lésions traumatiques récentes tend naturellement à diminuer peu à
peu par la marche même du processus. — Il est indiqué d'agir à la
fois sur le nerf et sur les muscles.

Quand on pourra recourir à l'électrothérapie, on l'utilisera, et pour
abréger la durée de la paralysie, et pour prévenir l'atrophie musculaire. Qu'elle stimule le nerf ou qu'elle excite la contractilité du
muscle, l'électricité est un adjuvant précieux. — On emploiera les
courants galvaniques ou faradiques. Le pôle négatif (cathode) sera
appliqué sur la région correspondant au tronc nerveux, de préférence
en un point où celui-ci est superficiel, et le pôle positif (anode) sur les
muscles où se perdent les divisions du nerf. Les séances d'électrisation
dureront de quatre à cinq minutes et seront renouvelées tous les
jours, ou de huit à dix minutes et seront données tous les deux jours.
Le courant sera de faible intensité ; on évitera les courants intenses,
toujours fort douloureux, particulièrement pour le cheval.

Souvent on doit se borner à agir seulement sur les muscles. On en
préviendra l'atrophie par l'exercice, le massage, les vésicants, la cautérisation. Les injections sous-cutanées de vératrine ou d'eau salée
ont rendu des services.

Dans tous les cas qui ne remontent point à une date trop éloignée,
l'iodure de potassium est indiqué ; il aide à la résorption des épanchements périneurotiques. Lorsque la paralysie semble être de nature
rhumatismale, on prescrira le salicylate de soude.

On ne prendra pas pour de la paralysie l'*atonie musculaire* que l'on observe parfois chez le poulain et chez le veau, dans les jours qui suivent la naissance. Le plus souvent ce sont les extenseurs du métacarpe et des phalanges qui en sont le siège aux membres antérieurs et le fléchisseur du métatarse aux membres postérieurs. La guérison est d'ordinaire facilement obtenue par la massothérapie, — par de simples frictions sèches.

Bibliographie. — I. **Névrites.** — Weir Mitchell, *Des lésions des nerfs.* Préface de Vulpian. — Charcot, *Leçons sur les maladies du système nerveux.* — Babinski, Art. *Névrites* du *Traité de médecine* de Charcot, Bouchard et Brissaud, t. VI. — Gouget, *Presse médicale*, 1894. — Gellé, *Maladies de l'espèce bovine.* — Goubaux, *Recueil de méd. vét.*, 1844. — Trasbot, Art. *Névrome* du *Dictionn. de méd. et de chir. vét.*, t. XIII. — Comény, *Recueil d'hygiène et de méd. vét. milit.*, 1896. — Theiler, *Schweizer Archiv.*, 1895. — Lellmann, *Berliner thierarztl. Wochenschr.*, 1897. — Walther, *Sachs. Bericht*, 1899.

II. **Névromes.** — Rigot, *Recueil de méd. vét.*, 1829. — Goubaux, *Ibid.*, 1844. — Brauell, *Gurlt u. Hertwig's Magazin*, 1845. — Brogniez, *Répertoire de méd. vét.*, 1849. — Colin, *Recueil de méd. vét.*, 1861. — Trasbot, *Bullet. de la Soc. cent. de méd. vét.*, 1879. — Morot, *Ibid.*, 1886 et *Journal de méd. vét.*, 1888. — Laffitte, *Progrès vét.*, 1891. — Ostertag, *Handbuch der Fleischbeschau*, 1894 et 1895. — Möller u. Frick, *Lehrbuch der Chirurgie.* — Morot, *Journal de méd. vét.*, 1896. — Blanc, *Ibid.*, 1897.

III. **Névralgies.** — Reuner, *Gurlt u. Hertwig's Magazin*, 1868. — Zundel, *Dictionnaire de H. d'Arboval*, 3e édit., Art. *Névralgies.* — Möller. u. Frick, *Lehrbuch der Chirurgie.* — Cantoni, *La Clinica vet.*, 1891.

IV. **Paralysies.** — Hallion, Art. *Paralysies* du *Traité de médecine* de Charcot, Bouchard et Brissaud. — Goubaux, *Recueil de méd. vét.*, 1848 et 1849. — Lafosse, *Traité de pathologie vétérinaire.* — Leclainche, Art. *Paralysies* du *Dictionn. de médecine et de chirurgie vét.*, t. XV. — Stockfleth, *Chirurgie.* — Hoffmann, *Tierärztl. Chirurgie.* — Moller u. Frich, *Lehrbuch der Chirurgie.* — Chauveau et Arloing, *Traité d'Anatomie comparée.*

CHAPITRE XI

OS

I. — CONTUSIONS.

La *contusion* est fréquente chez le cheval. Sa gravité, subordonnée à diverses conditions (situation de l'os, épaisseur des couches qui le protègent), est surtout en rapport avec la violence du choc. Tantôt les lésions sont limitées au périoste (décollement et extravasation sanguine sous-périostique); tantôt le tissu osseux est le siège de foyers hémorragiques multiples et d'enfoncement si le trauma a porté sur une épiphyse; la moelle elle-même peut être infiltrée de sang; enfin, la contusion sur une face de l'os détermine dans certains cas, un éclatement, une fissure de la face opposée. — Le foyer traumatique ne communiquant point avec l'extérieur, les tissus intéressés sont dans des conditions favorables à la cicatrisation. Quand la contusion a été légère, les symptômes sont peu accusés, les exsudats se résorbent régulièrement en huit à quinze jours. Lors de contusion forte, une boiterie intense se manifeste immédiatement ou dans les jours qui suivent; un engorgement œdémateux apparaît, qui peut s'étendre à tout le rayon osseux; il survient parfois une réaction fébrile assez vive. Souvent il est difficile de dire s'il y a

simple contusion ou fêlure. Dès longtemps, l'expérience a appris que ces traumatismes se compliquent fréquemment de fracture ; et ce n'est point d'ordinaire dans les premiers jours que celle-ci survient, mais seulement après
plusieurs semaines, quand l'ostéite raréfiante a diminué la résistance de l'os.
La fracture reconnaît alors pour cause déterminante, soit la contraction
musculaire pendant le travail, soit un effort quelconque fait par l'animal,
surtout au moment du lever.

Pour les contusions légères qui ont porté sur un os exposé ou mal
protégé, l'animal sera laissé quelque temps au repos. Des douches ou
des frictions résolutives légères (alcool camphré, charge Lebas) favorisent la réparation du traumatisme. — Le repos est encore la première indication du traitement des contusions violentes. Il est prudent,
dans les cas graves, de suspendre l'animal, afin d'éviter le décubitus
et les efforts nécessaires pour reprendre la station. On pourrait se
borner à combattre les phénomènes inflammatoires par le froid
(douches, compresses d'eau blanche, d'eau alunée) ; mais généralement on applique, au niveau du trauma et sur une surface assez
étendue, une préparation vésicante. Celle-ci est avantageuse à plusieurs titres : elle précipite les phases de l'inflammation osseuse et,
par la douleur qu'elle détermine, assure l'immobilité du membre ; le
propriétaire, voyant l'extrémité engorgée, suintante, couverte de
croûtes, accorde plus volontiers au blessé le repos nécessaire à la
réparation de l'os. Au bout de dix à douze jours, si la boiterie persiste, il convient de répéter la friction. La reprise du travail n'aura
lieu que cinq à six semaines après l'accident, encore doit-on, autant
que possible, éviter les efforts violents, car le danger de fracture
n'est définitivement conjuré que beaucoup plus tard, quand, par
l'ostéite productive, l'os a récupéré sa solidité. — Souvent, dans
la suite, une exostose se développe au niveau du point contus ;
lorsqu'elle est volumineuse ou qu'elle s'accompagne de boiterie,
on peut lui opposer les préparations fondantes (pommade au
biiodure de mercure, pommade au bichromate de potasse) et la
cautérisation.

II. — PLAIES.

Les *piqûres* sont généralement bénignes : la pointe dilacère le périoste,
glisse à la surface de l'os ou se casse ; toutefois les parties spongieuses se
laissent pénétrer assez profondément. — Les *instruments tranchants* intéressent l'os dans une épaisseur variable ; chez les petits animaux, la section est
parfois complète ; il y a une véritable fracture. — Les *plaies contondantes*
(coups de pied, écrasements) sont les plus fréquentes et les plus graves.

Le *pronostic* varie avec l'étendue du traumatisme, sa profondeur, son siège,
ses complications (lésions des vaisseaux, des nerfs, des tendons) mais surtout
avec l'absence ou l'existence des phénomènes infectieux. — Il faut compter
avec la raréfaction osseuse et l'éventualité d'une fracture consécutive.

Rendues aseptiques, les plaies osseuses se réparent régulièrement ; même largement dépériosté, l'os finit par se recouvrir de granulations. La désinfection minutieuse de la plaie est de rigueur. Le sublimé à 1 p. 1000, l'acide phénique ou le crésyl à 4-5 p. 100, employés en irrigations, en bains ou en pulvérisations, décapent le foyer traumatique ; le pansement ouaté, la vaseline phéniquée ou iodoformée protègent ensuite les tissus contre les germes extérieurs. — Si la plaie suppure, tantôt du pus se collecte entre le périoste et l'os (abcès sous-périostique de Chassaignac), tantôt le périoste est détruit sur une large surface. Les débridements, le drainage, les irrigations antiseptiques, s'opposeront à la rétention du pus, à sa putréfaction au sein de la plaie et conjureront de plus graves altérations. Les nécroses superficielles et limitées sont le plus souvent des complications bénignes : le travail d'élimination s'effectue d'ordinaire sans incident, et la plaie, une fois débarrassée de ce corps étranger, est bientôt comblée par bourgeonnement. (V. *Nécrose.*) — L'ostéomyélite traumatique suppurée donne lieu à un engorgement considérable de la région et à une forte réaction fébrile. Elle peut se propager rapidement à la totalité de l'os affecté, se compliquer de septicémie ou de pyémie. (V. *Carie.*)

III. — FRACTURES.

Les solutions de continuité des os se présentent avec des caractères extrêmement diversifiés, qui ont permis d'établir dans ces lésions de nombreuses divisions. Au point de vue thérapeutique, il importe surtout de distinguer : 1° des *fractures incomplètes*, dans lesquelles une partie seulement de l'épaisseur de l'os est divisée, et des *fractures complètes*, dans lesquelles la diérèse est totale ; 2° des *fractures closes*, sans solution de continuité des tissus mous qui entourent le foyer traumatique, et des *fractures ouvertes*, avec plaie exposant ce foyer aux complications infectieuses.

A. — **Fractures incomplètes.**

Les fractures incomplètes comprennent : les *flexions* ou *courbures*, les *fractures partielles* et les *fissures*. — Dans les *courbures*, surtout fréquentes chez les jeunes animaux, ou il n'y a aucune solution de continuité de l'os, ou celui-ci est intéressé sur une partie de sa circonférence, ainsi qu'il arrive à un bâton de bois vert que l'on a fléchi et qui ne se rompt que sur la convexité de sa courbe, tandis qu'il reste continu à lui-même dans la partie qui correspond à sa concavité (Bouley). — Les *fractures partielles* ou *esquilleuses* sont caractérisées par la séparation, du corps de l'os, d'un fragment plus ou moins volumineux. On y rattache les enfoncements, les gouttières et les perforations produites par les projectiles. — Le plus généralement les fractures incomplètes sont constituées par des *fissures* transversales, longitudinales ou obliques. Le tibia, le radius, les métacarpiens sont, à cause de leur superficialité, les rayons le plus fréquemment atteints.

Toutes les fois qu'un traumatisme violent a porté sur un os peu protégé, il faut redouter la fêlure et agir comme si elle existait. L'engorgement de la région et l'intensité de la boiterie dénoncent toujours des lésions graves

exposant à la fracture totale. Sauf de rares exceptions, nous l'avons dit,
ce n'est point dans les premiers jours qu'elle se produit : la douleur empêche l'appui, les efforts, et l'os n'a pas subi encore les modifications que
va lui imprimer l'inflammation. La fracture survient le plus souvent au bout
de quelques semaines ou dans le courant du deuxième mois qui suit l'accident. — Dans un cas relaté par Bouley, le tibia se fractura deux mois après le
traumatisme. — Sur un cheval traité dans notre service pour une plaie contuse de la face interne de la jambe et remis à la besogne un mois après l'accident, le tibia se brisa cinq jours plus tard, pendant le travail. Un autre
sujet, — un cheval entier, — qui avait reçu un coup de pied au tiers supérieur de la face interne de l'avant-bras, fut, malgré notre avis, repris par son
propriétaire au bout de vingt-deux jours. A peine sorti de l'hôpital, il flaira
une jument, se cabra et retomba sur le membre blessé : un craquement se
fit entendre ; le radius était fracturé au niveau de la marque du trauma. —
Le cheval dont parle Vitry, avait reçu, six mois auparavant, une balle sur le
canon antérieur droit ; la fracture se produisit au pas ; la boiterie avait disparu depuis cinq mois.

Le repos absolu constitue l'indication primordiale du traitement
des fractures incomplètes. Le blessé sera laissé à l'écurie ; on l'attachera à deux longes au râtelier pour éviter le décubitus, ou mieux,
on improvisera un appareil de soutien. Il nous semble que Liard et
Rélier se sont singulièrement exagéré les inconvénients de ce dernier.
Certes, il est des chevaux qui ne le supportent pas ; mais, dans la
majorité des cas, quand il est bien disposé, à hauteur convenable,
qu'il n'exerce point de pression sur la face inférieure du tronc, qu'il
permet simplement au blessé de prendre du repos, c'est un excellent
moyen. Si les autres membres s'engorgent, on y remédiera par les
lotions froides, le massage, la compression avec des bandes de toile
ou de flanelle. Sur le foyer traumatique, on a recommandé l'eau froide,
les lotions astringentes (eau blanche, eau alunée, vinaigre et blanc
d'Espagne). L'application en large surface d'une préparation vésicante
que l'on renouvellera au bout d'une quinzaine de jours est préférable,
ainsi que nous l'avons dit à propos des *Contusions*. Pour les grands
animaux, les bandages sont peu usités. Au bout de six semaines à
deux mois, on remettra l'animal en service, en recommandant de l'u-
tiliser à un travail modéré. — Avec le temps, l'exostose consécutive
diminue graduellement ; les fondants et le feu en aiguilles aideraient
à sa résolution. — Dans les petites espèces, une fêlure reconnue sera
traitée comme une fracture complète.

B. — Fractures complètes.

Les fractures sont favorisées par des causes locales et générales. Les processus inflammatoires locaux (ostéite, nécrose, carie), en diminuant la résistance des os, préparent les fractures secondaires, qui se produisent facilement sous l'action de quelque cause occasionnelle. La situation de certains
os (radius, tibia, métacarpiens, première phalange), les expose tout parti-

culièrement aux traumatismes. L'hiver, par le verglas et la neige, favorise les chutes et les fractures. — Divers états morbides généraux (ostéoclastie, ostéoporose) modifient la constitution du tissu osseux et en diminuent la résistance. Les lésions provoquées par ces états morbides sont d'ordinaire, apparentes à l'examen de l'os fracturé ; il est des cas où elles échappent à la simple inspection à l'œil nu. L'âge avancé entraîne aussi une raréfaction du tissu osseux. Dans certaines familles d'animaux, on a observé une fragilité spéciale des os et des fractures multiples sur un même sujet, sans trouver à l'autopsie aucune altération manifeste du tissu osseux (Stockfleth, Dieckerhoff).

Les causes déterminantes des fractures sont externes (coups, heurts, chutes, écrasements, morsures d'animaux), ou internes (contraction musculaire). Les causes externes donnent naissance à des fractures directes ou indirectes : directes, lorsque la solution de continuité osseuse survient au point d'application de la force ; indirectes quand le trait de fracture siège loin du lieu traumatisé (fracture du col de l'ilium dans une chute sur l'angle de la hanche, ou du scapulum, lors d'une chute sur les genoux). — La contraction musculaire intervient assez fréquemment chez le cheval (fractures survenant pendant le galop, la ruade, le cabrer, ou sur les sujets maintenus en position décubitale).

La fréquence relative des fractures des différents os des membres varie avec l'espèce animale et le service auquel les sujets sont utilisés. Selon quelques auteurs, chez le cheval, les fractures des rayons supérieurs des membres seraient beaucoup plus communes que celle des phalanges. Verlinde compulsant 42 cas de fractures observés dans trois régiments de cavalerie belge, durant une période de douze années, en trouve seulement 1 du paturon, 1 de la couronne, 2 de l'os du pied, 1 de l'os naviculaire, tandis que la lésion a pour siège le fémur dans 21 cas. Mais la proportion des cas de fractures du mécatarpe et de la première phalange est en réalité bien plus forte que ne l'indiquent les chiffres de Verlinde. — 159 cas de fractures des extrémités réunis par nous se répartissent ainsi : scapulum, 5 cas ; humérus, 13 ; radius, 17 ; cubitus, 6 ; os du carpe, 3 ; bassin, 30 ; fémur, 6 ; tibia, 32 ; calcanéum, 1 ; astragale, 1 ; canon, 15 ; première phalange, 24 ; deuxième phalange, 4 ; troisième phalange, 2.

La statistique de Bartke embrasse 3 000 fractures observées sur les chevaux de l'armée prussienne. Elle accuse 1 800 cas pour les membres (60 p. 100), 1 000 pour le tronc et la colonne vertébrale (30 p. 100) et 200 pour la tête (10 p. 100). Les rayons osseux le plus souvent atteints sont : le tibia, 557 cas ; le bassin, 491 ; la première phalange, 404 ; le radius, 239 ; les vertèbres cervicales, 237 ; le métacarpe, 210 ; les vertèbres lombaires, 87 ; les vertèbres dorsales, 75 ; l'humérus, 72 ; l'olécrâne, 70 ; les côtes, 68 ; le fémur, 59 ; la deuxième phalange, 53 ; la troisième phalange, 52. — 1145 fractures du chien, constatées par Fröhner à la clinique de l'École vétérinaire de Berlin, se répartissent ainsi : tête, 22 ; tronc, 60 ; membres antérieurs, 434 ; membres postérieurs, 537. Sur 915 fractures des membres on en trouve : 188 du fémur, 170 du radius et de l'olécrâne, 145 du tibia et du calcanéum, 58 de l'humérus, 47 du métatarse, 40 du métacarpe, 38 du carpe, 39 des phalanges antérieures, 35 des phalanges postérieures, 30 du bassin.

Une fracture est dite *simple* ou *unique* quand l'os n'est rompu qu'en un point (il peut néanmoins y avoir détachement d'éclats osseux ou d'esquilles); elle est *multiple* ou *comminutive* lorsque l'os est rompu en plusieurs points et, par suite, divisé en plus de deux fragments. — Dans les fractures *compliquées*, il existe une lésion additionnelle : rupture d'un tronc vasculaire ou nerveux, ouverture d'une articulation ou d'une cavité viscérale, luxation. Suivant la direction de la fracture par rapport à l'axe de l'os, la fracture est dite *transversale*, *oblique* ou *longitudinale*. Les fractures obliques sont les plus fréquentes; suivant le degré d'obliquité, on les dit en *bec de flûte*, en *bec de plume*, en *coin*. Parfois, la fracture est *spiroïde*, ou *en* V formée par la réunion de traits obliques; elle est *dentelée* ou *en scie*, quand les surfaces en rapport s'engrènent à la faveur de saillies et de dépressions correspondantes; elle est dite par *pénétration* lorsque l'un des fragments formé de tissu compact pénètre dans l'autre constitué par du tissu spongieux.

Parfois un os voisin, des ligaments, des dentelures, ou le périoste (fractures intra-périostées) maintiennent en place les abouts fracturés; beaucoup plus fréquemment, ces derniers se déplacent. Malgaigne a décrit six

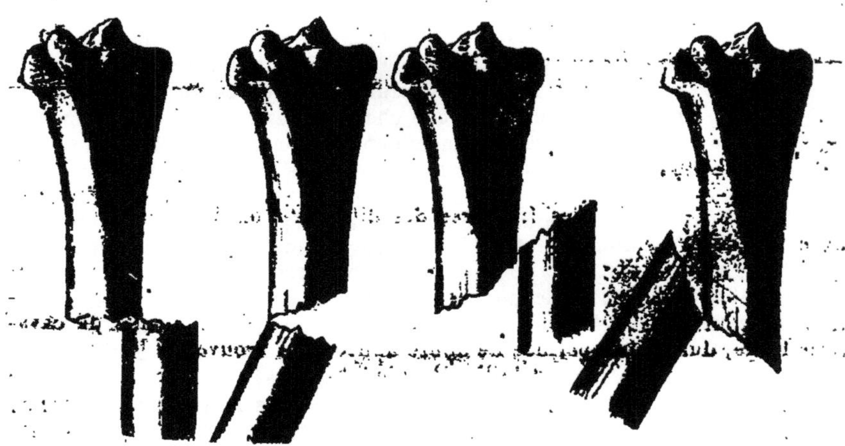

Fig. 78.   Fig. 79.   Fig. 80.   Fig. 81.
Schéma des déplacements des fragments.

variétés de déplacement: 1° suivant l'épaisseur (fig. 78); 2° suivant la direction (fig. 79); 3° suivant la circonférence ou par rotation; 4° suivant la longueur (fig. 80); 5° par pénétration ou par enfoncement; 6° par écartement (fractures de la rotule ou de l'olécrâne dans lesquelles l'about supérieur est tiré par les muscles qui s'y attachent). Souvent le déplacement suivant la longueur ou le déplacement par rotation s'associent au déplacement angulaire; on dit alors qu'il y a *chevauchement* des abouts (fig. 81).

En dehors de la rupture du rayon osseux, le foyer fractural montre: des muscles contusionnés, écrasés; des gaines tendineuses déchirées; des tendons déplacés ou rompus; des nerfs meurtris ou comprimés; des vaisseaux thrombosés ou divisés. Le tissu cellulaire est le siège d'un épanchement sanguin plus ou moins abondant.

L'os fracturé se consolide par un tissu de nouvelle formation qui a reçu le nom de *cal*. Le foyer fractural se comble d'abord de sang, qui fait bientôt place à une matière gélatineuse (*cal cellulo-fibreux*); ce tissu devient homogène, de couleur grisâtre, résistant comme du fibro-cartilage (*cal fibro-cartilagineux*). Plus tard le cartilage se transforme en tissu osseux (*cal osseux*) d'abord spongieux et vasculaire puis compact. Ainsi formé, le cal n'est pas immuable: il diminue progressivement d'épaisseur, souvent même le canal médullaire se rétablit insensiblement.

Les principaux *symptômes* des fractures sont : la douleur, l'impuissance fonctionnelle du membre, la déformation, la mobilité anormale, la crépitation. — La *douleur* est immédiate ; elle se produit au moindre mouvement. — L'*impuissance du membre* peut manquer dans les fractures sous-périostées, quand il existe des dentelures ou qu'un autre os maintient la rigidité du segment. — La *déformation* provient du sang épanché, de l'œdème inflammatoire et surtout du déplacement des fragments. Elle est peu accusée dans les fractures par pénétration et les fractures dentelées. — Pour constater la *mobilité anormale*, il suffit de saisir un about dans chaque main et de leur imprimer des mouvements en sens inverse ; on produit ainsi au niveau de la fracture une flexion angulaire. — On dénomme *crépitation* bien plutôt une sensation perçue par le toucher qu'un bruit entendu par l'oreille. On la fait naître en immobilisant d'une main l'extrémité supérieure du membre pendant qu'avec l'autre main on imprime des mouvements modérés à la partie du membre située au-dessous de la fracture. Il faut savoir distinguer la crépitation osseuse des crépitations articulaire, tendineuse, emphysémateuse et sanguine. L'interposition de parties molles (muscles, tendons, aponévroses) entre les abouts prévient la crépitation. Les fractures sous-périostées ou par pénétration ne la présentent pas ; on ne peut que très rarement la constater dans les fractures de la colonne vertébrale.

Certaines fractures font naître des symptômes particuliers : la fracture du sus-nasal occasionne des épistaxis ; celle des côtes peut produire des plaies du poumon, des pneumonies, des pleurésies ; celle de l'hyoïde gêne la mastication, la déglutition, et amène parfois une collection purulente des poches gutturales ; les fractures des vertèbres dorsales et lombaires produisent des paraplégies ; celles des vertèbres cervicales et du crâne, des paralysies souvent mortelles. Signalons comme symptômes généraux : la fièvre (fièvre aseptique de résorption), la lipurie, l'albuminurie, l'ictère hémaphéique.

Lorsqu'on soupçonne l'existence d'une fracture d'un rayon des membres, l'extrémité blessée doit être traitée et maniée avec les plus grands égards. Pour constater la « mobilité anormale » ou la « crépitation », on évitera d'imprimer aux rayons osseux des mouvements étendus, qui provoquent toujours des douleurs aiguës, parfois des déchirures des tissus péri-osseux et de la peau, des contractures suivies de déplacements fragmentaires irréductibles, des blessures vasculaires ou nerveuses. Il faut un examen rapide, mais complet, méthodique, fait avec ménagement. — La déformation de la région, l'impotence fonctionnelle, la mobilité anormale, la crépitation, les souffrances vives, imposent le diagnostic. Même en l'absence d'un ou de plusieurs de ces signes, on peut encore l'établir par l'examen attentif de la région. Pour les fractures des membres, il est souvent fixé au premier coup d'œil jeté sur le malade. Ce n'est que quand d'épaisses masses charnues, comme celles du bras et de la cuisse, s'opposent à la perception des signes révélateurs, que le diagnostic peut être hésitant. L'exploration rectale le laisse rarement indécis pour les fractures du bassin.

Signalons la confusion possible de certaines fractures avec une contusion, une rupture tendineuse, une entorse, une paralysie. Mais, en général, le diagnostic différentiel se pose en ces termes : Y a-t-il *fracture* ou *luxation?* L'exploration méthodique de la partie blessée, la recherche des apophyses et de la mobilité, permettent généralement de résoudre la question. La mobilité anormale des fractures a un caractère spécial : elle se manifeste dans tous les sens, et d'ordinaire elle est à peu près également accusée, que l'on porte la partie inférieure du membre en avant ou en arrière, dans l'adduction ou dans l'abduction. Celle des luxations est plus circonscrite : les mouvements anormaux se produisent plus ou moins étendus dans une certaine direction, ils sont impossibles dans les autres ; de plus, le membre abandonné à lui-même est rigide, allongé ou raccourci. Enfin quand, dans les fractures, la réduction n'est pas maintenue, la déformation reparaît aussitôt. Dans les luxations, si elle est plus laborieuse, elle est ordinairement définitive. — La *radioscopie* et la *fluoroscopie* sont surtout applicables aux fractures des petits animaux et à celle de la partie inférieure des membres chez les grandes espèces. Le prix des appareils, la difficulté d'obtenir l'immobilisation des blessés sont de sérieux obstacles à la généralisation de ces méthodes.

Il s'en faut, et de beaucoup, que la thérapeutique des fractures offre, en vétérinaire, la même importance que dans la chirurgie de l'homme. Pour les sujets de nos grandes espèces, la conservation de la vie n'est pas suffisante : hormis quelques exceptions, il faut une guérison assez parfaite pour qu'ils récupèrent la liberté de leurs mouvements et leur aptitude au travail ; d'autre part, le traitement est souvent difficile, en raison de leur indocilité et des multiples obstacles que l'on a à vaincre pour immobiliser les abouts. Aussi, en général, sacrifie-t-on les animaux de ces espèces lorsqu'ils sont atteints de fractures graves. Ce n'est pas que le processus réparateur y soit insuffisant ; chez eux, le tissu osseux a la même structure et se comporte de la même façon que celui de l'homme. L'ancienne croyance que les os des animaux ne se soudaient pas parce qu'ils ne contenaient point de moelle, n'a d'ailleurs plus cours. Mais la durée et les frais du traitement, son résultat imparfait, la boiterie persistante lorsqu'il s'agit d'une fracture d'un rayon des membres, donnent un fâcheux bilan qui, souvent, commande le sacrifice du blessé. Nombreux sont les cas où l'intervention du vétérinaire est limitée au diagnostic. Il en est, toutefois, où la cure doit être essayée, même dans les grandes espèces : c'est lorsque la régularité des allures n'est pas indispensable à l'utilisation de l'animal (laitières, étalons, poulinières). Doivent entrer aussi en ligne de compte, le jeune âge du sujet, sa légèreté, sa docilité, le faible déplacement des abouts, l'absence de plaie : autant de conditions favorables à la rapide et régulière consolidation des fractures. La statistique de Bartke montre que sur 3 473 chevaux de l'armée prussienne atteints de fractures, 774 guérirent (22,29 p. 100), 358 furent améliorés (10,31 p. 100), 607 moururent (17,48 p. 100) et 1 734 durent être abattus (49,93 p. 100). 453 guérisons se répartissent ainsi : appareil locomoteur, 189 ; colonne vertébrale et tronc, 177 ; tête, 87. — Parmi les 189 guérisons de fractures de l'appareil locomoteur, on en trouve : 91 de la première phalange, 27 de la troisième, 15 de la deuxième, 11 du tibia, 10 du scapulum, 6 du fémur. Dans les 177 guérisons de fractures de la colonne vertébrale et du tronc, le bassin figure pour 148, les côtes pour 22. Dans les 87 fractures guéries de la tête, on en relève : 21 du maxillaire supérieur ; 18 du frontal ; 16 du maxillaire inférieur ; 10 de l'os nasal.

Pour le chien, la guérison est la règle très générale. Elle survient dans 85 p. 100 des cas (Fröhner). Le pronostic est par conséquent quatre fois moins grave que chez le cheval où la proportion des succès atteint 22 p. 100 (statistique de Bartke). Beaucoup de propriétaires ne reculent devant aucun sacrifice. L'ankylose, les difformités, la claudication persistante, l'amputation même ne sont pas des contre-indications au traitement. Souvent on ne demande que la conservation de la vie.

Le traitement décidé, si le blessé n'est pas au voisinage du local où il doit être placé, il faut l'y transporter sans aggraver le mal. On n'abandonnera pas à lui-même le membre fracturé ; on le fixera, au moins provisoirement, quitte à n'appliquer que plus tard un pansement définitif. — Pour le chien, de l'étoupe et des linges, deux tiges de bois et quelques tours de bandes suffisent. — Chez les grands animaux, on évitera la marche : les mouvements étendus de la partie inférieure du membre provoqueraient des douleurs inutiles et des désordres graves au foyer fractural ; les abouts osseux pourraient embrocher la peau, transformer une fracture fermée en fracture ouverte. On enveloppera avec des linges, un drap ou une épaisse couche d'étoupe le rayon blessé ; on l'immobilisera avec des éclisses et de la bande, puis le patient sera placé dans une voiture. Dans les villes populeuses, on trouve, pour le transport des chevaux blessés, des véhicules spéciaux : l'animal y est introduit ; on l'y assujettit debout, — la position décubitale entraînant toujours des réactions violentes. Dans la pratique rurale, on se sert, le plus souvent, d'une simple charrette. On la place de façon que son plancher soit à peu près de niveau avec le terrain sur lequel l'animal est amené ; si les lieux ne s'y prêtent pas, on peut improviser, avec de la paille ou du fumier, une sorte de plan incliné. Le blessé, incité au besoin par quelques coups de fouet, y monte sans grande résistance. Une fois chargé, il faut l'immobiliser, le soustraire aux secousses, aux cahots du véhicule : avec une bricole et une avaloire, ou à l'aide de cordes, on le fixe solidement en avant et en arrière, puis on le cale latéralement par des bottes de paille. Un homme placé à la tête le surveille pendant le trajet. Arrivé à destination, le cheval est descendu avec les mêmes précautions.

Parfois — lorsque les abouts n'ont éprouvé aucun changement de rapport, que le rayon osseux a conservé sa forme, sa direction et sa longueur normales — le praticien effectue immédiatement la contention ; mais les cas de ce genre sont rares. On est ordinairement obligé de modifier la position des fragments. Pour certaines fractures, où le déplacement a lieu dans le sens de l'épaisseur de l'os, la réduction se fera sur l'animal debout : par des pressions exercées sur l'un des fragments, l'autre étant maintenu fixe, les rapports normaux sont vite rétablis. Si le déplacement est plus accusé, s'il nécessite des manœuvres laborieuses, il est prudent, après application d'un bandage provisoire, de coucher le blessé. — Le chien, muselé, sera tenu sur une table.

La réduction est simple si les abouts sont disposés angulairement ; elle est plus compliquée s'ils sont déplacés suivant leur longueur, s'ils se chevauchent ; alors, il y a un raccourcissement du membre, que la contraction musculaire maintient et accentue.

Les manœuvres de réduction comprennent : 1° l'*extension* ; 2° la *contre-extension* ; 3° la *coaptation*. — L'extension s'exerce sur le fragment inférieur; la contre-extension s'opère en tirant le fragment supérieur en sens inverse. Pendant ce temps, le chirurgien met en contact les abouts et les coapte.

Pour les petits animaux, les mains suffisent, le plus souvent, à rendre aux muscles contractés leur longueur primitive. Supposons qu'il s'agisse d'une fracture de l'avant-bras. L'opérateur saisit, d'une main, le fragment supérieur, et de l'autre l'inférieur ; par des tractions opérées en sens inverse, il arrive à redonner à l'os sa longueur et sa direction normales. Si le chien est de forte taille, il peut être utile de faire exécuter la contre-extension par un aide.

Bien plus difficile est la réduction dans les grandes espèces, où la puissance musculaire est telle qu'elle résiste aux tractions combinées de plusieurs aides. Le sujet couché sur le côté opposé à la fracture, des longes sont fixées aux rayons supérieurs du membre et attachées à un poteau ou à un mur ; elles constituent les agents mécaniques de la *contre-extension*. D'autres lacs, fixés sur le paturon, le canon ou l'extrémité inférieure du radius — toujours le plus près possible du traumatisme, sans toutefois comprimer les tissus péri-fracturaux — sont confiés à des aides qui pratiquent l'*extension* en exerçant des tractions lentes, continues, régulières, suivant l'axe du membre. Les tractions manuelles d'un grand nombre d'aides sont difficiles à régler, elles se font par à-coups, isolément, et ne donnent souvent qu'un médiocre résultat. Un treuil, des moufles, permettent d'agir avec plus de régularité et de force. La *coaptation* est la partie délicate de l'opération. Quand de volumineuses couches musculaires recouvrent l'os (cuisse, bras), la main ne perçoit que vaguement les abouts ; si elle reconnaît que les choses sont à peu près en place, la précision est difficile, et cependant, de cette partie de l'opération dépend le succès complet ou la guérison défectueuse de la fracture. Pour les membres, le mode de déplacement de l'about inférieur peut être indiqué par la situation du pied, la direction de la pince ; il faut tenir compte de ce signe pour juger de la réduction. Les fragments mal affrontés se soudent, mais le cal est volumineux, difforme, et le membre, raccourci, dévié ; une boiterie persistante en est la conséquence. C'est surtout chez les animaux lourds, fortement musclés, qu'il est difficile d'obtenir une parfaite juxtaposition des abouts. Des esquilles, des lambeaux musculaires interposés, une grande obliquité des surfaces en rapport, sont encore des causes qui rendent singulièrement difficile le travail de la coaptation. Pour l'olécrâne, la hanche, la pointe de l'ischium, la contraction musculaire éloigne les fragments et rend d'ordinaire l'affrontement impossible.

Dans certains cas, les muscles, spasmodiquement contractés, résistent d'autant plus que l'on tire davantage : la traction appelle la contraction. Pour avoir raison de ces « révoltes musculaires », il faut recourir à l'anesthésie. Chez le chien, l'injection préalable de morphine est avantageuse : elle plonge l'organisme dans un état de torpeur favorable à l'action des vapeurs anesthésiques, elle réduit presque à néant la période d'excitation ; on a ainsi prévenu les mouvements violents capables de compliquer la fracture, lesquels ne manquent jamais quand on emploie directement les inhalations anesthésiques. Pour les grands animaux, on devra recourir à la chloroformisation ou à l'anesthésie par la méthode mixte, en ayant soin, pendant la période d'excitation, de maintenir en rapport les abouts. La résolution musculaire obtenue, on réduit, on coapte, et l'on applique le pansement inamovible. On ne cessera l'administration de l'anesthésique que lorsque l'appareil peut résister aux mouvements du blessé et à la contraction de ses muscles.

Doit-on, dans tous les cas de fractures, exécuter immédiatement les manœuvres de réduction ? S'il existe un épanchement sanguin volumineux, un fort gonflement inflammatoire, ne vaut-il pas mieux attendre la diminution de l'engorgement ? Chez l'homme, Dupuytren et Velpeau voulaient que l'on réduisît immédiatement, quel que fût l'état du foyer fractural. Malgaigne a montré l'énorme résistance qu'offrent, dans la réduction des fractures, les muscles enflammés. Un poids de 1 kilogramme, suspendu à la patte d'un lapin dont la cuisse était fracturée, donnait, le jour même de l'accident, un allongement de un centimètre ; deux jours après, avec un poids de 3 kilogrammes, on n'obtenait qu'un allongement de 5 millimètres. Sur un autre lapin atteint de fracture du tibia, le chevauchement qui était de 2 centimètres fut réduit le jour même par un simple poids de 125 grammes : deux jours après, un poids de 5 kilogrammes n'allongea le membre que d'un centimètre et demi. Le douzième jour, 9 kilogrammes et demi donnèrent un allongement de 5 millimètres ; 25 kilogrammes ne donnèrent pas davantage, et le tibia se rompit sous la traction. — On juge, par ces données, de l'effort à déployer, si, au lieu d'un lapin, il s'agissait d'un cheval ou d'un bœuf !

En conséquence, on réduira, autant que possible, avant l'apparition des phénomènes inflammatoires, mais on se gardera de violenter une fracture enflammée, de la comprimer, de la tordre ; on risquerait d'y provoquer des accidents phlegmoneux ou gangreneux. Les fragments osseux sont noyés dans l'exsudat, dans les caillots sanguins ; la main les distingue mal ou ne les perçoit pas ; la coaptation ne peut être exécutée qu'imparfaitement.

Les abouts sont en bonne position ; il faut les y maintenir. Le squelette intérieur faisant défaut, on y supplée par un squelette extérieur provisoire.

Chez les animaux, pour ceux des grandes espèces surtout, l'immobilisation parfaite du foyer de la fracture n'est pas chose aisée. Les difficultés sont d'autant plus grandes que les blessés sont plus indociles et plus lourds. Le cheval ne peut se tenir longtemps sur trois membres ; sans cesse il essaie de s'appuyer sur l'extrémité endolorie. Et si le chien conserve assez volontiers la position décubitale, si chez lui le pansement est d'une facile application, il est rare qu'il ne cherche pas ensuite à s'en débarrasser.

Les matériaux employés pour l'édification des bandages sont l'étoupe, l'ouate, les attelles, les bandes et un grand nombre de substances ou de préparations durcissantes.

En général, on recouvre d'abord la région d'une couche d'étoupe comblant les vides, formant un épais matelas destiné à protéger le membre contre la pression des attelles. Celles-ci sont le plus souvent des planchettes de bois, minces, solides, qu'on peut se procurer partout ; celles en treillis métallique ont le double avantage d'être légères et de prendre la forme de la région ; on emploie aussi le zinc, la gutta-percha, le feutre, le carton. Ce dernier est très utile en chirurgie canine ; on peut le couper en bandes ayant la forme, la longueur et la largeur du membre. Chez les grands animaux, une plus forte résistance est nécessaire ; aussi se sert-on de pièces solides, en bois ou en fer, rappelant par leur forme les parties à envelopper. Les attelles doivent recouvrir non seulement l'os fracturé, mais encore les deux qui lui sont contigus ; elles doivent immobiliser complètement les articulations que cet os concourt à former ; lors de fracture des membres chez le chien, il convient de les prolonger jusqu'à la partie inférieure de la patte. Le nombre des attelles varie : pour les petits animaux, deux suffisent généralement ; on en applique souvent trois ou quatre pour les sujets des grandes espèces.

La bande ordinaire à pansement et la tarlatane sont employées le plus communément ; des lanières découpées dans de vieux linges de toile et cousues ensemble pourraient remplir le même office.

On distingue deux grands groupes de bandages : les *amovibles* et les *inamovibles*. Les premiers peuvent être changés fréquemment ; aucune substance durcissante ne soude les diverses parties qui les composent (étoupe, attelles, bande). Dans les inamovibles une matière agglutinative fait adhérer entre elles leurs différentes pièces constitutives. Ils sont de beaucoup les plus employés dans notre chirurgie ; plus solides, plus fixes que les autres, ils offrent plus de résistance aux dents du chien et constituent un manchon d'une extrême dureté, capable de remplacer le rayon osseux fracturé.

Nous ne dirons qu'un mot des bandages amovibles. Dans le *bandage roulé*, on enveloppe le membre d'ouate ou d'étoupe, on dispose les attelles, puis la bande est enroulée de bas en haut. — Le *Scultet* diffère du précédent en ce que l'on applique une série de bandes séparées, chacune fixée par une épingle ou un point de suture. On peut ainsi lever une partie du pansement, sans toucher au reste.

Quand on veut obtenir un pansement solide, à demeure, il est nécessaire d'unir ses différentes parties entre elles et avec la peau, à l'aide d'une substance d'abord liquide, devenant dure, solide par la dessiccation, et destinée à donner au membre une réelle fixité, à constituer, comme le voulait Malgaigne, un « squelette externe » remplaçant le squelette interne rompu dans sa continuité ; — il est nécessaire d'appliquer un *inamovible*.

La *poix noire*, que l'on trouve partout et qui se solidifie rapidement, est une substance fort usitée en vétérinaire, même pour les grands animaux. Le plus souvent on y ajoute de la térébenthine, laquelle abaisse le point de fusion du mélange et lui donne plus de fluidité. La première couche appliquée sur la peau doit être demi-liquide, de façon à éviter les brûlures. La poix ayant de la tendance à fondre sous l'influence de la chaleur du corps, on recommande de l'arroser d'eau froide plusieurs fois par jour. — Gombault a préconisé le mélange à parties égales de poix noire et de poix-résine. Delwart a vanté une préparation composée de poix noire, 1 000 ; poix de Bourgogne, 1 000 ; térébenthine de Venise, 500. On a encore recommandé les mélanges suivants : 2 parties de résine et 1 de cire ; — 5 parties de gutta et 1,5 de résine.

L'usage de la *gomme arabique* dans le traitement des fractures remonte à l'époque hippocratique. On l'emploie dissoute dans l'eau chaude, en solution sirupeuse épaisse. Elle n'est solidifiée qu'au bout de six à huit heures.

A défaut de gomme arabique, on peut se servir du mélange d'Abulcasis : colle faite avec de la farine, des blancs d'œuf et de l'eau. — Indiquons encore les préparations agglutinatives de Larrey (blancs d'œuf battus dans l'eau, eau-de-vie camphrée et eau blanche), de Seutin (amidon bouilli dans l'eau), de Velpeau (100 parties de dextrine, 60 d'eau-de-vie camphrée et 50 d'eau chaude), de Lafontaine (mélange à chaud d'alun cristallisé et d'alcool). Laugier taillait des bandelettes de papier, larges de 4 à 5 centimètres, les recouvrait d'empois sur leurs faces et les enroulait autour du rayon fracturé. Ce procédé, incontestablement simple, a l'inconvénient de demander douze heures pour se solidifier. Le mélange d'empois et de plâtre (Lafargue) durcit rapidement.

Introduit dans la thérapeutique des fractures par l'école arabe, le *plâtre* n'a été utilisé en Europe qu'au commencement de ce siècle. En vétérinaire, il a été recommandé par Bernard dès 1839. On l'utilisa d'abord à la façon des mouleurs : le membre fracturé, placé dans une gouttière, on coulait autour de lui du plâtre gâché. Le bandage ainsi obtenu était très lourd. A Mathysen et Van de Loo revient l'heureuse innovation des bandes plâtrées. Pour les préparer, on prend de la tarlatane ou un tissu quelconque à larges mailles (de vieux rideaux conviennent très bien) ; on y découpe des bandes, on les étale et sur leurs deux faces on dépose du plâtre, que l'on fait pénétrer dans les mailles du tissu par des frictions exécutées avec la main ; roulées, ces bandes sont conservées dans une boîte métallique. Quand on veut les employer, on commence par les imbiber d'eau à l'aide d'une éponge, puis on les enroule autour de la région à immobiliser, en couche plus ou moins épaisse suivant la mobilité des abouts. Aujourd'hui, on se sert rarement de bandes préparées d'avance ; généralement on se contente de découper des lambeaux de tarlatane que l'on trempe dans la bouillie plâtrée. Celle-ci ne doit être ni trop épaisse, ni trop claire ; on la prépare avec parties égales d'eau et de plâtre conservé à l'abri de l'humidité, non éventé. Les bandes, imprégnées du mélange, sont enroulées autour du rayon fracturé : la solidification est obtenue en dix minutes ; le bandage offre une telle dureté qu'il résiste aux chocs les plus violents. — On a reconnu au plâtré circulaire plusieurs inconvénients : il comprime trop ou trop peu la fracture et soustrait à l'examen la région blessée. — Actuellement, dans la chirurgie de l'homme, on emploie les attelles ou les gouttières plâtrées. Les attelles, formées de tarlatane pliée en dix, douze, quinze épaisseurs, sont imbibées de bouillie plâtrée, puis étalées sur le membre ou le rayon fracturé, sans faire de plis, et maintenues par des aides ; le praticien enroule alors, autour du membre, de la bande qui applique exactement les attelles sur les irrégularités de l'article. Quand la solidification est suffisante, on enlève cette bande, puis on réunit les différentes parties de l'appareil, par des ligatures peu serrées et disposées en différents points de sa hauteur. On obtient ainsi un manchon contentif très solide que l'on peut serrer ou desserrer à volonté et qui permet de surveiller attentivement le foyer fractural. — Les gouttières plâtrées sont découpées sur le membre sain, puis le patron ainsi obtenu est retourné. Leur mode d'application est le même que celui des attelles.

Le bandage de Beelz, excellent pour les grands animaux, est fait de bandes plâtrées, entre lesquelles on interpose une couche de chanvre. En Allemagne on utilise beaucoup le « tripoli », mélange de plâtre, de carbonate de chaux, de carbonate de magnésie, de charbon et de sable ; ce mélange se solidifie vite et se prend en masse plus solide que le plâtre (Müller).

Si avantageux qu'il soit, le plâtre ne saurait être d'un usage général. Il ne convient guère pour les fractures des rayons supérieurs des membres ; on lui a justement reproché son manque de fixité dans ces cas.

Pour les fractures des membres, Simon a recommandé la *gutta-per-cha*. La réduction opérée, le rayon fracturé est entouré d'une couche d'ouate de tourbe, puis sur celle-ci sont disposées deux gouttières de gutta-percha, soudées ensuite à l'aide d'un cautère cultellaire chauffé au rouge. Suivant les indications, on peut pratiquer des fenêtres dans cet appareil sans en diminuer la résistance. La solidification est rapide. Si la gutta est d'un prix de revient assez élevé, elle peut servir indéfiniment. Pour lever le pansement, on fend l'enveloppe avec un couteau ou un cautère.

Mentionnons encore la pâte de Piau (de Sablé), formée d'un mélange de gutta, d'encens et d'ouate. Elle a été reconnue très avantageuse par tous les praticiens qui l'ont utilisée.

Avec le *silicate de potasse*, on peut faire des bandages d'une extrême résistance, mais l'appareil n'est solide qu'au bout de quelques heures. On en imprègne de la toile grise (Frégis) ou des bandes de papier taillées dans un journal (Brun). Frégis l'emploie pour toutes les fractures du chien.

De cet exposé rapide des divers bandages, nous tirerons les conclusions suivantes : Quand on a affaire à une fracture simple, sans inflammation ni engorgement accusés, il faut appliquer immédiatement un appareil inamovible ; on donnera la préférence au bandage plâtré, silicaté ou dextriné. Pour les régions supérieures des membres, on aura recours à la poix ou aux mélanges résineux lesquels se fixent aux poils et se déplacent peu. Est-on en présence d'un œdème marqué, d'une vive sensibilité et d'une tuméfation considérable, ou s'agit-il d'un malade qu'on ne pourra surveiller? Le mieux est d'appliquer tout d'abord le Scultet ou un pansement ouaté, consolidé par des attelles. Au bout de quelques jours, quand les symptômes inflammatoires seront atténués, on appliquera un bandage inamovible. Si l'on emplâtrait immédiatement le rayon fracturé, il faudrait changer le pansement au bout de quelques jours, dès que le membre jouerait dans l'appareil.

Adjuvants des bandages. — Chez les grands animaux, les bandages, malgré leur force de résistance, pourraient céder sous le poids considérable qu'ils ont à supporter, quand l'animal risque l'appui sur le membre fracturé. On leur associe des ferrements, dont Chabert et Bourgelat ont fait connaître les premiers spécimens. Certains de ces appareils ne sont pas sans valeur. Dans son *Essai sur les appareils et les bandages* (1770), le fondateur des Écoles vétérinaires décrit des ferrements qui pourraient remplir d'utiles indications. Pour les fractures du paturon, il faisait souder aux éponges du fer deux tiges métalliques réunies en arrière du boulet par une plaque concave, laquelle, doublée d'un coussin, supportait la jointure et déchargeait le paturon. Pour les fractures du canon ou de l'avant-

bras, une tige partant de la pince du fer montait jusqu'au niveau de
la région scapulo-humérale, qu'elle soutenait après s'être élargie.
Beaucoup d'autres appareils calqués sur les précédents ont été imaginés dans le même but.

Les fracturés des grandes espèces doivent rester debout — les
efforts du relever pouvant déranger l'appareil et déplacer les abouts.
C'est dans ce but et aussi pour soulager les membres sains, que l'on a
recours aux appareils de suspension. — Afin d'éviter la fatigue des
muscles supérieurs du membre, qui pend inerte et surchargé de son
bandage, il peut être avantageux de fixer autour du bras ou de la
cuisse une sorte de culotte en toile ou en cuir, attachée au plafond de
l'écurie ou aux cordages de l'appareil. — En creusant le sol au niveau
du membre fracturé ou en surélevant les membres sains, on empêche
encore toute velléité d'appui pouvant compromettre le travail de
l'ostéogenèse.

Par la voie du *Bulletin de la Société centrale de médecine vétérinaire* (1883), Rélier a fait connaître un appareil à la fois contentif et
suspenseur, qu'il emploie après l'application d'un bandage composé
de tours circulaires et d'un mélange agglutinatif.

Il est formé de deux parties. La première, fabriquée avec du fer
feuillard, se compose de deux bandes A, B, contournées sur plat,
garnies d'épais bourrelets, embrassant l'une la jambe et l'autre le canon.

Ces bandes sont reliées par trois autres longitudinales C, D, E
également rembourrées ; deux de celles-ci, C et D, légèrement inflé-
chies en avant et sur champ, suivent, l'une en dedans, l'autre en
dehors, la direction du membre ; l'interne porte trois boucles et
l'externe autant de contre-sanglons.

La troisième E, à peine incurvée sur plat, longe la face postérieure
du membre et présente, vers le milieu de sa face postérieure, une
ouverture dans laquelle passe une courroie, dite de sûreté, servant à
maintenir et le bandage et l'appareil dont elle fait partie.

La deuxième partie est représentée par une forte tige K, appelée
béquille, dont la longueur est telle que, dans l'appui simulé par le
membre, elle isole le pied du sol.

Vers ses deux tiers inférieurs, elle offre deux coudes, le premier la
dirige en dedans de la ligne d'aplomb et le deuxième lui fait reprendre
la verticale, puis se termine par un pied assez large donnant plus de
stabilité au point d'appui.

Pourvue en outre de deux ouvertures, l'une à son extrémité supérieure et l'autre un peu au-dessus du premier coude, elle peut ainsi
être annexée, en arrière, à la partie précédente, qui, pour cela, présente deux vis à écrou façonnées sur de petites tiges que supportent
deux bandelettes de fer G, H, placées transversalement sur la face

postérieure, et à chaque extrémité de la bande E. Ces bandelettes sont maintenues, à leur place respective, au moyen de boulons les reliant à deux autres semblables qui, leur étant parallèles, occupent, sur la face antérieure, les extrémités de la même bande E.

Pour réunir les deux parties, il n'y a qu'à introduire les vis dans les ouvertures et mettre les écrous.

Aux membres antérieurs, les bandes C, D, E, sont droites ; en arrivant à la région digitée, elles décrivent les contours nécessaires pour loger librement le boulet et le sabot et dépassent de 2 ou 3 centimètres l'extrémité inférieure du membre. De cette façon, la béquille devient inutile.

D'une fabrication simple, facile et peu coûteuse, cet appareil immobilise parfaitement la fracture et concourt puissamment à entretenir la solidité du bandage. Grâce à la béquille, il soutient le poids dévolu au membre fracturé. La pression exercée sur la béquille tend à faire remonter l'appareil vers l'extrémité supérieure de la jambe ; or, la forme de celle-ci limitant ce léger mouvement, les muscles ressentent forcément une compression, laquelle, a pour effet, en annihilant passagèrement leur contractilité, de borner les mouvements et de favoriser la fixité. Au premier abord, son poids paraît excessif, mais, quand on se rend compte de la force du cheval et de l'énergie qu'il déploie pour se débarrasser de ses moyens de contention, on reste convaincu que la miniature n'est point de mise en pareil cas. Porteur de son appareil,

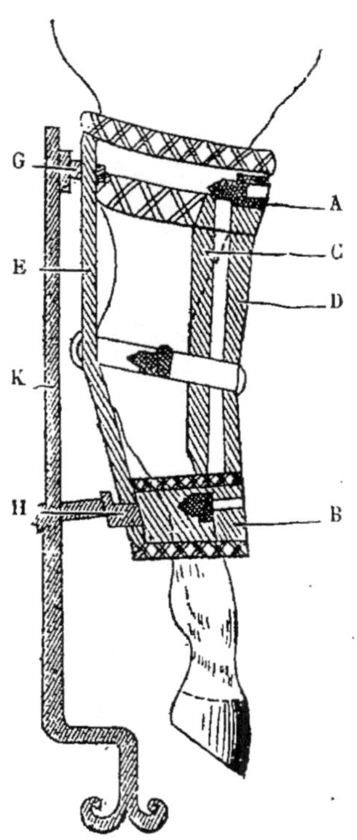

Fig. 82. — Appareil de Rélier.

l'animal peut rester debout sans se fatiguer, se déplacer, se coucher, se relever et, dans ces diverses attitudes, il ne survient, au point de vue de la fixité, aucun dérangement. En outre, toutes les fonctions s'accomplissant bien, l'on a ainsi moins à craindre les complications, immédiates ou médiates, qui surviennent avec l'appareil suspenseur (Rélier).

Quelquefois, surtout si c'est un membre antérieur qui est lésé, il est nécessaire de remettre le fracturé sur pied, en le soulevant avec des barres ou des sangles et des poulies. Une fois debout, prenant confiance sur sa béquille, on le voit, au bout de quelques jours, se coucher et se relever sans aides.

Rélier estime son procédé bien supérieur à l'appareil de suspension,

qu'il qualifie de « lit de mort des animaux ». Il y aurait parfois avantage, ce nous semble, à associer ces deux moyens. — Rappelons que
déjà Lafontaine avait préconisé l'emploi d'une béquille en bois, permettant l'appui du membre fracturé.

On s'est demandé si, sous le couvert de l'antisepsie, il n'y aurait pas
avantage, pour obtenir une réduction plus complète, à inciser le
foyer d'une fracture fermée et à suturer les abouts. On se sert
de fils d'argent ou de platine ; l'os est perforé avec une vrille ou
un foret. Une suture en anse (*fig.* 83) suffit quand la fracture

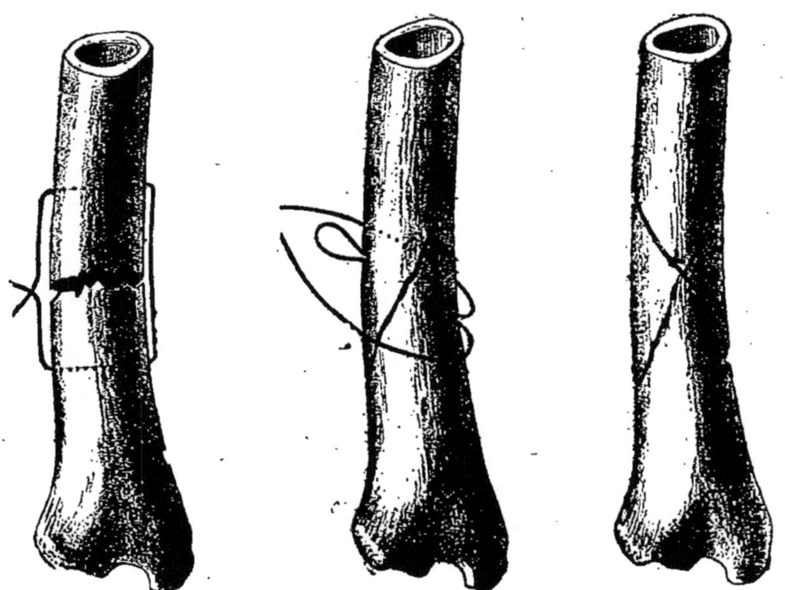

Fig. 83. — Suture en anse.   Fig. 84. — Suture en anse   Fig. 85. — Ligature sur
                                        double.   encoche.

est transversale ; si celle-ci est oblique, il est bon d'appliquer, perpendiculairement au trait de fracture, une suture en anse double
(*fig.* 84). — La *ligature* osseuse est plus rapide que la suture : à
l'aide d'une aiguille courbe, enroulez le fil perpendiculairement à la
ligne de rupture et fixez-le par une encoche (*fig.* 85). On peut aussi
encheviller les fragments : une cheville d'ivoire, d'os ou de métal
introduite dans le canal médullaire réunit les abouts. — Les *attelles*
en acier appliquées sur le périoste et boulonnées solidement ont été
conseillées.

Cette chirurgie entreprenante n'est pas inoffensive entre toutes les
mains ; avant d'y recourir, on doit demander à la petite chirurgie
tout ce qu'elle peut donner. Dans la majorité des cas, les bandages
bien appliqués donnent des résultats moins brillants, mais aussi sûrs

et aussi rapides. On réservera la suture et la ligature osseuses pour les fractures que l'on ne peut réduire ou coapter.

Jusqu'en ces dernières années, la complète immobilisation du foyer de la fracture a été considérée comme une règle absolue. Tous les cals vicieux, exubérants, et toutes les variétés de pseudarthrose reconnaissaient pour cause une insuffisance de contention. Aussi éprouva-t-on quelque surprise lorsque, en 1886, Championnière vint condamner les anciennes méthodes, préconisant le massage immédiat et la mobilisation précoce, qui donnent une guérison plus rapide et plus sûre.

L'immobilisation a des avantages : elle permet la formation régulière du cal et évite les « *refractures* » qui pourraient se produire sous l'influence de chocs ou de mouvements de torsion du membre, quand les trabécules osseuses nouvelles n'ont encore qu'une faible résistance. Mais elle n'est pas absolument nécessaire. Qui n'a vu des chiens guérir seuls, sans le moindre traitement ? Les fractures des côtes ne se consolident-elles pas, malgré les mouvements continuels de dilatation et d'abaissement du thorax ? — Remarquons qu'elle n'est pas sans inconvénients. Comprimé sous un lourd pansement, le membre « respire mal » ; il s'atrophie, s'enraidit, s'ankylose. Pour être vraiment curatif, le traitement des fractures devrait atteindre deux buts : immobiliser les abouts osseux qui sont des agents passifs du mouvement, et mobiliser les muscles, les tendons, les jointures, qui en constituent les agents actifs. S'il est des cas où ces deux indications semblent inconciliables, il en est d'autres où leur association est possible. A ce point de vue, on peut diviser les fractures en deux grands groupes : 1° celles où la mobilité anormale des abouts est très faible (certaines fractures phalangiennes chez le cheval, fracture de l'un des métatarsiens ou des métacarpiens chez le chien) ; 2° celles où la disposition des fragments leur permet de se déplacer et de se chevaucher facilement (fractures du canon).

Pour les lésions de la première sorte, la nature s'est chargée de pourvoir à la contention ; les pansements inamovibles ne sont pas nécessaires, et l'on doit éviter les compressions vasculaires et nerveuses. La complète liberté du membre, un léger massage de la région fracturée, quelques mouvements imprimés de temps en temps aux articulations voisines, voilà des moyens suffisants. Tout au plus devra-t-on placer, sur la surface malade, un pansement fait avec de l'ouate, des éclisses et quelques tours de bande peu serrés. Au bout d'une dizaine de jours, on enlèvera l'appareil pour permettre le massage et la mobilisation.

Mais il serait imprudent de traiter de la même façon les fractures d'autres rayons osseux, où les abouts sont disposés en bec de flûte ou fort déplacés. Ici, l'indication première et constante, c'est de réunir

solidement, dans leur position normale, les parties divisées, afin que
le cal n'ait pas de dimensions excessives. Il faut reconnaître aussi,
avec les spécialistes, que le bandage est analgésique : nombre de
chiens qui crient continuellement avant la réduction de leur fracture
cessent leurs lamentations aussitôt après l'opération.

Cagny a publié quelques résultats obtenus chez le chien par le procédé de Championnière. L'auteur ne fait rien, absolument rien ; pas de
manœuvres de réduction, pas de bandage. Le blessé est placé dans un
endroit isolé. Il peut se déplacer, mais tout ce qui pourrait l'obliger à
des mouvements brusques doit être évité avec soin. Comme nourriture, on lui donne de la viande, des os, et du lait additionné d'un
peu de manne, s'il y a constipation. La guérison surviendrait rapidement, sans déformation marquée et sans boiterie persistante, accident
malheureusement trop commun quand on a appliqué un bandage.
L'observation IV du travail de Cagny montre que le procédé n'est pas
exempt de reproches. Sur une levrette, une fracture du tibia, traitée
par l'expectation, a laissé une exostose très visible, de l'irrégularité
de la marche et une déformation de la jambe. Nous voulons bien
admettre que, dans ce cas, la faute incombe au propriétaire, « qui
laissait sa chienne monter un perron de quelques marches, où elle
tombait plusieurs fois » ; mais nous pensons que les faits de consolidation vicieuse ou de cal volumineux seraient assez communs si l'on
traitait ainsi par l'indifférence les fractures des membres. Même chez
le chien, et malgré les succès de Ribaud, le procédé n'a son indication
que dans les diérèses de notre premier groupe. Il n'est qu'exceptionnellement applicable aux animaux des grandes espèces : leur poids
considérable et la tendance qu'ils ont à prendre un point d'appui sur
le membre fracturé exigent un solide bandage.

Chez le chien, toutes les fois qu'il y a déplacement, nous appliquons
un pansement, et ce n'est qu'après quinze jours à un mois, suivant
l'âge des sujets, le degré de fixité des abouts, que nous commençons
la mobilisation du membre et le massage de la région. Celui-ci est
avantageux ; il « fait du muscle », active la circulation, étale les
épanchements péri-fracturaux et facilite leur résorption par les lymphatiques. L'une des principales conditions du succès, c'est de savoir
attendre l'heure où il convient d'employer ce moyen. La complète
immobilité est d'ailleurs presque impossible à obtenir chez les animaux ; ses inconvénients sont beaucoup moins à craindre que chez
l'homme.

Le bandage doit être étroitement surveillé. Il se peut qu'une compression exagérée amène des désordres irréparables. On les reconnaît
à l'abattement du sujet, à l'inappétence, à la fièvre de réaction ; ces
symptômes constatés sur un fracturé indiquent que les choses vont

mal. Si le pansement laisse exposée la partie inférieure du membre, les doigts se montrent tuméfiés, quelquefois suintants ou couverts de phlyctènes (*fig*. 86). L'appareil levé, on peut trouver des eschares superficielles ou profondes. En pareille occurrence, il faut laisser entiè-rement libres, pendant plusieurs heures, les parties vulnérées et laver les plaies à l'eau phéniquée ; peu à peu le dégorgement s'opère, la circulation se rétablit, la chaleur revient ; on fait alors un second pansement modérément serré. Lorsqu'on a appliqué le premier bandage sur un membre tuméfié, il arrive qu'au bout de quelques jours la contention n'est plus suffisante : le membre joue dans son appareil.

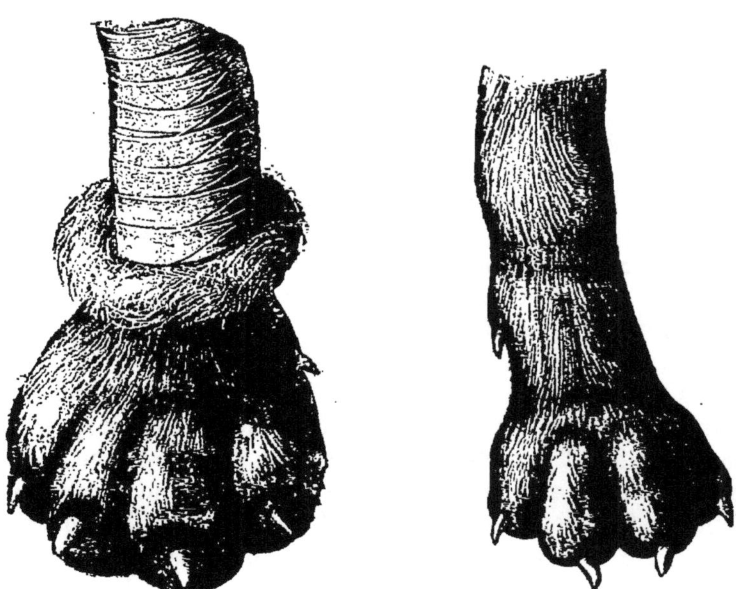

Fig. 86. — Gangrène du pied causée par un bandage défectueux.

Tantôt il faut renouveler celui-ci, tantôt on se contente de couler autour de la région fracturée une certaine quantité de plâtre gâché.

Malgré tout le soin qu'on a mis à l'édification du pansement, souvent il se dérange au bout d'un certain temps : on doit le refaire ou le consolider. La réfection permet au praticien de constater l'état des tissus péri-fracturaux et de s'assurer que les abouts ont définitivement repris leur position normale.

Le temps que l'appareil doit rester à demeure n'est fixé par aucune règle absolue : ce temps varie suivant l'espèce animale, l'âge du sujet, la mobilité de la fracture. Il est, en général, d'un mois pour les petits animaux, de deux mois pour les sujets des grandes espèces.

On le lèvera en prenant certaines précautions. Quand il est fait avec de la poix, on le détrempe dans de l'eau à 45 ou 50° : la poix se

ramollit, bientôt il est facile de dérouler les bandes. Si l'on a employé
la dextrine, l'amidon, le même procédé réussit très bien ; on peut
aussi couper les tours circulaires avec des ciseaux ; les attelles s'enlèvent ensuite aisément et l'étoupe divisée s'arrache sans effort. Les
plâtrés sont beaucoup plus résistants ; il est quelquefois nécessaire de
les briser au marteau. Les bandes platrées sont coupées à l'aide d'un
sécateur. Pour la section des bandages inamovibles, Gobbels-Copette
recommande le procédé suivant : placer verticalement, entre l'ouate
et les bandes, un fil métallique ; en enroulant le fil de bas en haut,
autour d'un axe faisant office de treuil, on divise les bandes.

Le bandage retiré, on peut voir si la fracture est consolidée. Il va
sans dire que l'on doit toujours agir avec beaucoup de ménagement,
surtout si l'on suppose le cal encore peu résistant. L'animal est ensuite
abandonné à lui-même. La boiterie n'a pas complètement disparu,
souvent l'appui se fait à peine, mais peu à peu la marche devient
plus facile, les articulations s'assouplissent. Il est des cas cependant
où une boiterie subsiste : le cal, volumineux, gêne une articulation,
un nerf ou un tendon. Les moyens à mettre en œuvre sont la cautérisation en pointes fines et pénétrantes, qui amène la résorption partielle de la périostose, ou la névrotomie, lorsqu'il s'agit de fractures
des rayons inférieurs des membres.

Les *fractures articulaires closes* peuvent se consolider régulièrement, sans complication ; mais la réparation est généralement lente,
souvent elle est imparfaite : l'arthrite et l'ankylose sont communes ;
parfois un cal exubérant supprime à peu près tout mouvement de la
jointure. Il est des cas où il ne se produit aucun travail de consolidation.
— Dans le traitement de ces fractures, il ne faut point prolonger outre
mesure l'immobilisation ; on commencera de bonne heure le massage,
qui préviendra les raideurs et l'ankylose.

Les *décollements épiphysaires* se produisent chez les jeunes animaux : nous avons plusieurs fois observé, sur le chien, le décollement de l'extrémité inférieure du radius. La réduction et la contention
sont généralement difficiles, en raison du petit volume du fragment
épiphysaire. Le voisinage articulaire assombrit le pronostic. Le traitement ne diffère point de celui des fractures en général.

Les *complications des fractures* sont nombreuses. — La *contusion
et l'épanchement sanguin* existent dans tous les cas ; toutefois, quand
ils sont très accusés, ils offrent une gravité particulière : les tissus
fortement contus, écrasés sous une peau intacte, peuvent se mortifier
et transformer une fracture fermée en fracture ouverte ; une collection
sanguine volumineuse a de la tendance à suppurer ; aussi les plaies
les plus légères doivent-elles être soigneusement désinfectées et la

région protégée par un pansement ouaté modérément compressif. — La *blessure d'une artère* importante donne parfois naissance à un hématome diffus, au niveau duquel la main perçoit des battements. Si une circulation collatérale suffisante ne s'établit pas, la gangrène par ischémie est possible. Contre cet hématome, on conseille la compression ouatée du foyer fractural ou la ligature des deux bouts artériels après débridement des tissus. — La *fièvre* ne fait jamais complètement défaut, mais elle a peu d'importance tant que le blessé reste gai et que l'appétit est conservé. Si la température atteint ou dépasse 40°, il faut surveiller attentivement le traumatisme. Les purgatifs et les diurétiques suffisent pour combattre une fièvre légère. — Les *thromboses* et les *embolies*, l'*emphysème*, les *plaies superficielles*, l'*inflammation aiguë diffuse* de la région, sont encore des complications possibles. — La *gangrène* est toujours d'un sombre pronostic. Elle peut succéder à une contusion violente, à des lésions artérielles, à une phlegmasie intense, à une compression excessive. Les sphacèles superficiels seront traités par les antiseptiques, les bandages fenêtrés ou les pansements fréquemment renouvelés. Chez le chien, la gangrène de toute la partie inférieure du membre nécessite l'amputation.

Sous l'influence de diverses causes locales ou générales, dont quelques-unes sont encore mal connues, le cal est long à se former ; l'ossification commencée s'arrête, il semble que l'animal soit incapable de faire de l'os. On doit lui donner une nourriture substantielle et de l'exercice, masser et doucher la région malade ; si le phosphate de chaux et le phosphore ne sont point, comme on l'a cru, des « ossifiants infaillibles », ils jouissent tout au moins de propriétés toniques et ne laissent pas d'être avantageux. Les recherches de Springer ont décelé les propriétés ostéogènes des céréales ; on ne négligera pas d'utiliser celles-ci (V. *Rachitisme*). La méthode thyroïdienne a donné quelques succès chez l'homme. — Parfois aucun cal ne se forme ; les abouts sont simplement réunis par du tissu fibreux, ou les deux surfaces se recouvrent de cartilage, s'entourent d'une pseudosynoviale, et l'on assiste à la formation d'une véritable arthrodie. On a accusé surtout le défaut de coaptation et l'immobilisation insuffisante de provoquer ces pseudarthroses ; le tempérament et certaines diathèses ont aussi été incriminés. Chez l'homme, les recherches de Cooper, de Dupuytren, de Tillaux, ont montré qu'il y a presque toujours interposition, entre les abouts, d'un débris musculaire, aponévrotique ou tendineux. Quand la pseudarthrose est définitivement constituée, on ne traite guère dans notre médecine. Cependant, pour les petits animaux, on peut avoir à intervenir. On a cherché à irriter les fragments : 1° en les frottant l'un contre l'autre ; 2° par la cautérisation du tissu fibreux interfragmentaire ou sa scarification sous-cutanée ; 3° par des sétons passés en travers de la fausse articulation ; 4° par des injections irritantes dans le foyer fractural. — Dammann a guéri deux pseudarthroses des métatarsiens, chez le cheval, par deux injections, à trois jours d'intervalle, de 6 grammes d'un mélange à parties égales d'acide lactique et d'eau distillée. — Lannelongue emploie avec grand succès les injections de chlorure de zinc au dixième. — On a obtenu aussi des guérisons par la galvanopuncture interfragmentaire.

Un autre moyen consiste à susciter une congestion thérapeutique au niveau de la pseudarthrose. On y arrive par l'application d'une bande de caoutchouc peu serrée en amont de la fracture, après avoir consolidé celle-ci par un appareil inamovible. Les auteurs qui ont employé cette méthode de congestion artificielle disent en avoir obtenu de bons résultats ; mais elle ne réussit que dans les cas où le tissu interfragmentaire est fibreux, par conséquent ossifiable. Quand les abouts sont séparés par une bride musculaire, la résection de cette dernière doit être pratiquée. — Chez l'homme, les surfaces osseuses sont avivées, ensuite réunies par la suture ou la ligature (*fig.* 83, 84 et 85). Les plaques métalliques aseptiques vissées sur les extrémités osseuses remplissent la même indication ; mais les vis déterminent de l'ostéite raréfiante, la plaque joue, des accidents consécutifs sont à craindre. Quénu leur préfère une tige osseuse prise sur le veau, longue de 10 à 12 centimètres et engagée dans le canal médullaire des abouts. Cet os agit non seulement comme tuteur, mais sans doute aussi en irritant le tissu osseux et en suscitant la formation d'ostéoblastes.

Si la fracture a été mal réduite, si les extrémités osseuses insuffisamment maintenues par le bandage se sont déplacées, il peut en résulter un volumineux cal ou une direction vicieuse du membre. Une première intervention recommandable consisterait à refracturer le cal, par une action brusque des mains ou au moyen des ostéoclastes. L'ostéotomie antiseptique mériterait aussi d'être essayée. — Mais ces graves complications ne sauraient être traitées que chez les petits animaux.

De même, si le cal comprime un nerf volumineux et provoque de la paralysie, bien que l'on puisse désenclaver le nerf, il est rare que l'on pratique cette opération.

IV. — FRACTURES OUVERTES.

Les *fractures ouvertes* ou *exposées* sont celles dont le foyer communique avec l'extérieur par une solution de continuité des parties molles. Cette solution de continuité peut résulter de l'action traumatique qui a causé la fracture ; elle est parfois produite de dedans en dehors, par une esquille déplacée qui embroche la peau ; dans certains cas, elle est consécutive à l'élimination d'une escarre. A ces fractures, on trouve des altérations osseuses, ligamenteuses, musculaires et cutanées très variables ; en général, elles présentent des délabrements étendus. Chez le chien, les écrasements par roue de voiture ou de tramway déterminent des lésions d'une extrême gravité : la peau perforée, décollée, laisse voir les tendons et les muscles déchirés, les articulations ouvertes ; de la fracture, comprenant de nombreuses esquilles, partent des fissures multiples ; le traumatisme est généralement souillé par des poils, de la terre ou d'autres corps étrangers.

L'infection de la fracture reconnaît pour cause la pénétration, dans le foyer morbide, d'éléments pathogènes apportés par l'agent vulnérant ou les corps étrangers qu'il entraîne, les intruments explorateurs, les doigts, les pièces du pansement. Purifier la plaie, tel est le premier acte de l'intervention ; si l'aseptisation est parfaite, la fracture peut guérir rapidement : le cal, d'abord embryonnaire, devient directement osseux sans passer par la phase cartilagineuse, comme dans les fractures closes.

Quand la plaie externe est très étroite, il faut se garder d'explorer le trajet, de l'irriter, de le souiller. Un écoulement sanguin abondant et persistant fera craindre la communication avec le foyer fractural. Dans le doute, on agira comme si les lésions les plus graves existaient : on rasera les régions avoisinantes, on les désinfectera ; la plaie sera largement irriguée avec le Van Swieten ou l'eau phéniquée forte, puis recouverte de collodion iodoformé, de gaze iodoformée et d'ouate. Il ne reste qu'à immobiliser le membre.

Si l'un des fragments saillit par la solution de continuité, si surtout il est dépériosté, la nécrose en est fatale : il faut le couper à l'aide d'une scie ou de cisailles tranchantes, désinfecter avec les solutions précédentes ou la liqueur alcoolo-phéniquée, puis panser et immobiliser.

Lorsqu'il y a une plaie large et des esquilles (fractures par les roues de voiture, par les armes à feu), l'antisepsie la plus rigoureuse est encore de rigueur et décide de la marche ultérieure du traumatisme. Les bas-fonds seront débridés et examinés. On jugera immédiatement de l'étendue des altérations ; on verra s'il y a avantage à soigner la blessure ou à amputer le membre (chien). La conservation décidée, on enlèvera les esquilles séparées du périoste ; vouées à la mort, elles provoqueraient la suppuration dans le foyer traumatique, seraient la cause de fistules persistantes et nécessiteraient plus tard la « nécrotomie ». Quant aux esquilles périostées, conservées et protégées par un pansement antiseptique, elles peuvent contribuer à la réparation. Si les abouts qui doivent se souder étaient pointus, il serait bon d'en augmenter les surfaces de coaptation par un coup de cisailles ou un trait de scie.

Ces opérations terminées, la plaie doit être nettoyée avec une extrême minutie, par les solutions antiseptiques fortes. Quelques sutures osseuses (fil d'argent) et cutanées (soie) peuvent être utiles. Après saupoudrage à l'iodoforme, la plaie est comblée avec de la gaze iodoformée, ou suturée et drainée.

Le bandage de Scultet est le meilleur pour ces fractures compliquées : la région blessée est recouverte de couches d'ouate, puis immobilisée à l'aide d'attelles et de bandes de toile. On peut aussi appliquer un pansement inamovible à la dextrine, au plâtre ou à la gutta, dans lequel on pratique, au niveau du trauma, une fenêtre permettant la désinfection de celui-ci. — Les pansements amovibles doivent être renouvelés assez fréquemment ; pour cela on se guide sur l'abondance des sécrétions de la plaie, la température du malade, le degré des souffrances. Ce qu'il faut éviter à tout prix, ce sont les suppurations diffuses, l'ostéomyélite, l'infection purulente.

Les appareils prothétiques n'étant point applicables dans notre chirurgie, tant qu'il persiste un peu de sensibilité et de chaleur dans un membre, que la circulation et l'innervation semblent conservées, il faut se garder d'amputer et toujours tenter la conservation. Les bains antiseptiques prolongés, les pansements corrects, permettront, sans danger pour le malade, l'élimination des parties mortes et « la nature est toujours plus avare que le couteau ». C'est ainsi que nous procédons pour les fractures compliquées du chien, si fréquentes à la suite des écrasements. Nous laissons le mort s'éliminer ; nous nous contentons d'éviter les complications par une scrupuleuse antisepsie, et nous obtenons d'excellents résultats. Tout dernièrement encore, alors que l'amputation au jarret semblait nécessaire, nous avons pu conserver à un chien une bonne partie de ses régions métatarsienne et phalangienne.

Cependant, si l'os est très altéré, s'il y a de nombreuses esquilles, si les artères et les nerfs sont détruits, si la plaie suppure, si l'état général est grave, il peut être nécessaire, pour sauver le blessé, de recourir à l'ablation du membre.

La technique opératoire en est réglée : après application d'un garrot en caoutchouc, incision circulaire de la peau en tissu sain, dissection du tégument qui pourra recouvrir le moignon réséqué quelques centimètres au-dessus de l'incision cutanée. Les muscles sont coupés au bistouri, l'os à la scie, les vaisseaux volumineux sont liés à la soie ou au catgut, puis la peau est rabattue et suturée. Pansement antiseptique. Au bout de quelques jours, on enlève les fils. Généralement en trois semaines à un mois la cicatrisation est achevée.

Les fractures sont fréquentes chez les *oiseaux*, non seulement chez les gallinacés domestiques, mais aussi dans les autres ordres, les grimpeurs exceptés ; 250 cas compulsés par Larcher se répartissent ainsi : gallinacés, 125 ;

palmipèdes, 35 ; struthionides, 30 ; rapaces, 25 ; passereaux, 20 ; échassiers, 15.
— De tous les os, l'humérus, le tibia, le fémur, sont ceux sur lesquels on rencontre le plus souvent des fractures ; il est relativement rare d'en observer sur le cubitus, le radius, les côtes et l'omoplate.

Par suite de l'épanchement de l'air contenu dans les tubes creux des os longs, on voit assez souvent survenir de l'emphysème traumatique, et lors de fracture ouverte, permettant l'issue de l'air, l'oiseau éprouve une grande difficulté à voler, à se maintenir dans l'atmosphère, bien que les ailes soient indemnes. (Richard Owen, Gürlt, Larcher.)

Dès le xiiie siècle, Demetrius avait publié un travail sur le traitement des fractures des faucons. On doit à Dieterichs une étude sur le traitement des fractures des gallinacés. Souvent, quand la lésion est abandonnée à elle-même, elle se répare irrégulièrement et le cal est volumineux ; quelquefois cependant, sans doute lorsque l'oiseau condamne à l'immobilité la partie blessée, la consolidation est régulière.

V. — PÉRIOSTITE. — OSTÉITE. — OSTÉOMYÉLITE.

Étroitement liées dans leurs rapports anatomiques et leurs fonctions, rendues solidaires les unes des autres par les voies vasculaires qui les pénètrent, les diverses parties constituantes de l'os — le périoste, le tissu osseux, la moelle — sont souvent atteintes par les mêmes causes morbides, altérées au même degré ou à des degrés différents, suivant qu'elles ont été frappées d'emblée ou envahies successivement. Il se peut aussi que l'inflammation reste localisée un certain temps ou même pendant tout son cours au périoste ou au tissu osseux lui-même.

L'*ostéo-périostite traumatique* est exposée ou abritée. La première forme se voit sur tous les animaux, elle complique les plaies osseuses, les fractures ouvertes ; fréquemment elle amène de la nécrose ou de la carie. Les ostéo-périostites abritées sont surtout fréquentes chez le cheval. Comme causes prédisposantes, on cite la position superficielle des os, le jeune âge des sujets, l'alimentation vicieuse. Jacoulet et Joly ont longuement insisté sur un état particulier du tissu osseux qu'ils dénomment *ostéitisme* et déclarent héréditaire, lequel prédisposerait aux inflammations osseuses, périostiques et articulaires. Les causes occasionnelles sont les contusions et le travail exagéré (*ostéite de fatigue*). Les os des membres sont souvent atteints (canon, phalanges, genou, jarret). Pour Joly, la fourbure n'est pas primitivement une congestion du tissu podophylleux, mais une ostéite de la troisième phalange, pouvant se compliquer de kéraphyllocèle et d'encastelure (Huret). — Le plus souvent limitée au périoste et à la couche superficielle de l'os, l'inflammation peut atteindre le rayon osseux tout entier. Drouin a présenté à la Société centrale de médecine vétérinaire de très remarquables panostéites du canon.

Quand il s'agit d'un os des membres, la boiterie est le premier symptôme observé. Un examen attentif dévoile les signes locaux de l'inflammation : tuméfaction, sensibilité, chaleur, douleur. Le plus souvent l'affection passe à l'état chronique et amène la production d'exostoses (suros, formes), d'hyperostoses ou aboutit à l'arthrite chronique ankylosante (genou cerclé, éparvin). La suppuration est exceptionnelle.

L'ostéite des membres exige un repos de quatre à six semaines. Pendant toute la phase raréfiante des panostéites la fracture est à craindre. La nécrose et la carie aggravent le pronostic des ostéites exposées.

Le repos est la première indication du traitement des ostéo-périostites. S'il y a plaie, l'antisepsie (injections, bains, pansements) préviendra la nécrose et la carie. Contre les ostéites abritées on conseille le froid, la compression, le massage, les applications résolutives, la périostotomie. Il est de règle, pour nos malades, d'appliquer sur toute la région affectée une préparation vésicante qui précipite l'évolution du processus. La cautérisation conseillée par quelques auteurs agit de la même façon. Dans les cas graves, pour éviter la fracture du rayon affaibli, il est bon de placer le sujet sur un appareil de suspension. Après la guérison, il persiste souvent une exostose. Parfois l'ostéo-périostite suppure : un abcès sous-périostique serait débridé et traité antiseptiquement; l'ostéomyélite suppurée (carie, nécrose) réclame l'ablation des parties malades et les pansements antiseptiques.

L'*ostéo-périostite diffuse*, généralisée à la plupart des os du squelette, à ceux des membres surtout, s'observe quelquefois sur le chien (*fig.* 87). Les os

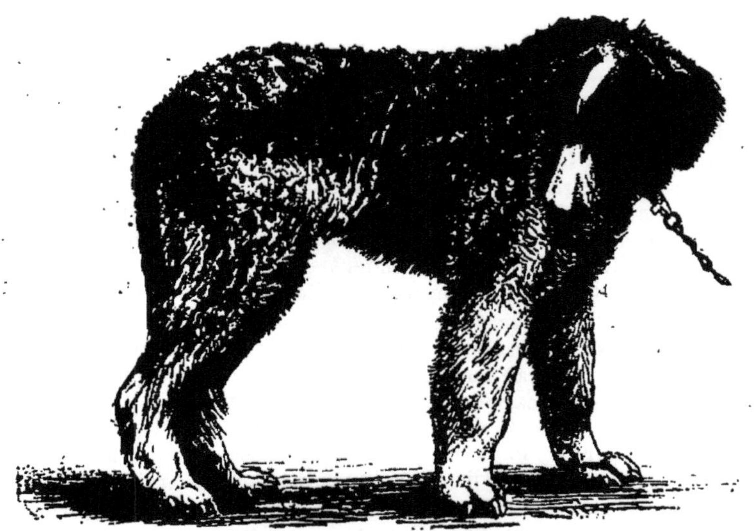

Fig. 87. — Chien atteint d'ostéo-périostite diffuse des membres.
(D'après une photographie.)

atteints sont littéralement couverts de végétations osseuses formant d'ordinaire une couche d'épaisseur à peu près uniforme, creusée d'étroites dépressions comblées par du tissu fibreux. Nous avons autopsié deux chiens dont tous les os des membres étaient atteints de ces périostoses ostéogéniques. Liénaux, Carougeau et Porcher ont également observé cette curieuse affection dont les causes et la nature sont inconnues. Au musée d'anatomie de l'École d'Alfort, on peut voir sur un squelette de fort remarquables lésions. Dans un cas observé par Kitt et où les caractères histologiques de l'ostéopériostite faisaient défaut, l'auteur admet qu'il s'agissait d'hyperplasie osseuse d'origine myopathique. — La maladie résiste à tous les traitements.

L'*ostéite actinomycosique* est commune, surtout aux maxillaires; l'*ostéite botryomycosique* est très rare. (V. *Actinomycose* et *Botryomycose*.)

L'*ostéite tuberculeuse*, fréquente chez l'homme, est moins connue sur les animaux. On l'a surtout rencontrée chez le bœuf, le porc et les oiseaux. Elle fuit les diaphyses et se cantonne de préférence dans les épiphyses ou les os courts. Chez les bovidés, on l'a constatée sur le tibia, l'humérus, le radius, les côtes, les vertèbres cervicales. Dans les espèces aviaires, elle est surtout fréquente chez les psittacidés (Larcher, Eberlein). (V. *Tuberculose*.)

L'*ostéite morveuse* est actuellement sans intérêt au point de vue thérapeutique. Nous ne ferons que la signaler. Les abcès qui, au cours de cette infection, surviennent dans les tissus périosseux, peuvent atteindre l'os, y provoquer de la périostite et de l'ostéomyélite. Il est des cas où l'ostéite survient sans altération préalable des parties molles avoisinantes ; le diagnostic en est alors quelquefois très difficile. A l'autopsie d'un cheval morveux abattu pour cause de boiterie incurable du membre antérieur gauche, Nocard trouva dans l'humérus un volumineux abcès diaphysaire. Cet os paraissait avoir éprouvé un gonflement considérable de toute sa moitié supérieure ; une couche épaisse de tissu fibreux, induré, lardacé, infiltré de sérosité, l'enveloppait en lui adhérant intimement. Dans la partie supérieure du canal médullaire, existait un abcès des dimensions d'un œuf de poule.

L'*ostéite rhumatismale* paraît très rare dans toutes les espèces. Elle revêt presque toujours une marche chronique, entrecoupée d'accès subaigus. De très longue durée, elle se termine d'ordinaire par la production d'une hyperostose. Le rhumatisme osseux exige un traitement longtemps continué ; aussi, quand, par l'administration de salicylate de soude ou d'autres agents, on a mis un terme aux accès aigus, doit-on continuer l'usage des alcalins et des arsenicaux. On prescrira en outre une nourriture tonique et un exercice modéré. Le traitement local, d'ailleurs peu actif, ne diffère point de celui des ostéites simples. Il comprend les vésicants et la cautérisation.

L'*ostéomyélite spontanée diffuse*, qui affecte surtout les os longs au niveau des cartilages épiphysaires, est bien connue chez l'homme. Les recherches bactériologiques ont appris que les staphylocoques en sont les agents ordinaires ; divers autres microorganismes (streptocoque, colibacille, microcoque ténu) peuvent la déterminer. Il semble que les éléments pathogènes, dispersés par le sang, aient besoin d'une cause adjuvante pour entrer en action. Un coup, un choc, un heurt, suffiraient pour créer un lieu de moindre résistance, dans lequel les microorganismes viendraient pulluler et détermineraient des lésions de la plus haute gravité. Le décollement épiphysaire, l'arthrite, les infections purulente et septique sont des complications possibles.

Cette maladie est peu connue chez les animaux. On l'a provoquée expérimentalement sur de jeunes sujets en associant le traumatisme et l'injection de staphylocoques dans les veines. Nous venons d'en observer un remarquable exemple sur un cheval de deux ans. L'ensemencement de la moelle osseuse a donné des cultures de staphylocoques.

Quand un seul os est atteint, que l'affection est récente et ses désordres peu étendus, le traitement peut conduire à la guérison. (V. *Carie* et *Nécrose*.) Dans les cas d'ostéomyélite diffuse, surtout lorsque plusieurs os sont frappés, il n'y a pas lieu d'entreprendre la cure.

VI. — CARIE. — OSTÉOMYÉLITE SUPPURÉE.

L'affection désignée en vétérinaire sous le nom de *carie* est essentiellement caractérisée par la suppuration interstitielle de la substance osseuse, accompagnée de phénomènes nécrobiotiques, et aboutissant à la destruction complète du territoire osseux envahi.

Provoquée par les microbes pyogènes, notamment par les *staphylococcus pyogenes albus* et *aureus*, elle correspond à l'*ostéomyélite traumatique* des chirurgiens de l'homme, — le terme carie étant, par eux, appliqué surtout à la tuberculose osseuse.

Les suppurations péri-osseuses peuvent se compliquer de carie. Les plaies osseuses faites par des instruments souillés conduisent d'ordinaire au même résultat. Chez les animaux, comme chez l'homme, la carie est quelquefois liée à un état morbide général ; alors elle apparaît sans cause déterminante appréciable. Il se peut d'ailleurs que les microorganismes arrivent dans les os par la voie sanguine : Rodet et Jaboulay ont déterminé l'ostéomyélite et la suppuration osseuse en injectant des cultures de staphylocoques dans les veines du lapin. Mais dans la presque totalité des cas, la carie résulte de causes locales. La situation superficielle et la porosité des os les y prédisposent. Chez le cheval, la dernière phalange, en raison de sa texture, de la fréquence des traumatismes qui l'atteignent et des processus infectieux qui s'ensuivent, fournit la très grande majorité des faits de carie que nous observons dans la pratique. L'os naviculaire, les apophyses épineuses du garrot, les maxillaires (barres), les côtes sont encore fréquemment atteints.

Au début, la carie est parfois abritée ; elle se dénonce alors par une tuméfaction chaude, douloureuse de l'os lésé. Très rapidement, le pus se fait jour au dehors et les symptômes sont ceux des plaies fistuleuses : engorgement diffus, œdémateux, creusé d'une ou de plusieurs fistules laissant écouler un pus de mauvaise nature. La sonde pénètre aisément l'os enflammé et infiltré de pus en produisant un bruit de crépitation. Les symptômes fonctionnels varient avec l'os atteint : aux membres on note une boiterie intense ; aux barres on constate une salivation abondante et une difficulté de la mastication. Fréquemment les symptômes généraux sont accusés : inappétence, décubitus prolongé, température élevée.

Le sondage ne saurait laisser le diagnostic indécis : la crépitation produite par la sonde qui pénètre l'os est pathognomonique. Le séquestre dur et résistant de la nécrose résonne sous la sonde qui ne le pénètre pas.

En raison de sa marche envahissante, la carie est d'un sombre pronostic, surtout à la 3ᵉ phalange qu'elle détruit en quelques jours et où elle amène si fréquemment le décollement du sabot et l'arthrite suppurée. A la nuque, à la paroi cranienne, elle peut se compliquer de méningite. Quel que soit son siège, la pyémie n'est pas rare.

La thérapeutique doit tendre à l'élimination rapide et complète du territoire osseux envahi, à la transformation du foyer morbide en plaie osseuse simple dont la cicatrisation se fera promptement par le mécanisme ordinaire. On a le choix entre deux méthodes : dans l'une, exclusivement chirurgicale, on excise, à l'aide de l'instrument tranchant, toute la partie cariée ; l'autre, plus conservatrice, consiste à transformer l'os carié en une véritable escarre chimique analogue à l'esquille de la nécrose, capable comme elle de provoquer, à sa périphérie, un processus inflammatoire d'intensité modérée mais qui suffit à la délimitation. Par ce procédé, on tend, suivant l'expression d'Ollier, à *nécrotiser* l'os carié, — à lui donner artificiellement les caractères physiques et chimiques de l'os nécrosé.

L'emploi de l'un ou de l'autre de ces moyens est subordonné à diverses circonstances, surtout au siège de la carie et aux désordres qu'elle a déjà provoqués. En tous les cas, il est de règle absolue d'intervenir le plus tôt possible.

Le traitement de la carie par la cautérisation actuelle remonte à une époque fort ancienne ; les hippiatres, qui l'avaient emprunté à la chirurgie de l'homme, en usaient largement. Lafosse en a souvent constaté les bons effets. Le fer rouge, dit-il, produit une escarre non contagieuse et « la suppuration qui survient à sa suite est un véritable couteau avec lequel la nature sépare la partie gâtée de la partie saine ». Non seulement la cautérisation escarrifie les parties cariées, elle suscite encore dans la région qui les entoure une inflammation franche, éliminatrice et cicatrisante. On a plusieurs fois employé avec un plein succès la cautérisation répétée dans des cas de carie costale qui avait résisté aux autres moyens. — L'opération doit être effectuée suivant certaines règles : lorsque le mal affecte des os placés au voisinage d'organes importants (crâne, côtes, extrémités des os longs), il faut cautériser légèrement, pendant peu de temps, y revenir à plusieurs reprises, à un jour ou deux d'intervalle, afin que la chaleur ne pénètre pas jusqu'aux organes que ces os recouvrent ou protègent ; on doit cautériser plus longtemps les os spongieux que ceux qui sont secs et compacts, en raison de la grande quantité de liquide qui, en s'évaporant des premiers, éteint rapidement le cautère, et aussi parce que la carie les affecte plus profondément.

Un grand nombre de caustiques chimiques ont été préconisés contre la carie : l'émétique (Saint-Cyr), le chlorure de zinc, le nitrate d'argent et les acides minéraux plus ou moins dilués, en particulier l'acide sulfurique (Pollock, Mollereau). Nous n'aimons point ce traitement par les caustiques ; il est long, difficile, douloureux et souvent insuffisant. Non seulement ces agents sont impuissants à arrêter la carie, mais ils peuvent déterminer de graves désordres dans les parties molles qui recouvrent le rayon affecté.

Toutes les fois que l'on peut intervenir directement et facilement sur l'os malade, il faut procéder à l'ablation du tissu carié. C'est toujours ainsi qu'on doit opérer dans les cas où la troisième phalange est atteinte. Ici, l'opération consiste à mettre à nu la membrane tégumentaire qui enveloppe la phalange, à exciser largement toutes les parties des membranes veloutée et podophylleuse gangrenées ou en voie de mortification, puis, à l'aide d'une rénette ou d'une curette bien tranchantes, à enlever couche par couche la partie de l'os frappée de mort, jusqu'à ce que la surface mise à nu témoigne de sa vitalité, de son intégrité parfaite, par sa résistance redevenue normale, par sa coloration rutilante au contact de l'air, par la rosée sanguine qui suinte des aréoles du tissu spongieux dans toute son étendue. Lorsque cette surface offre encore quelques points où le tissu osseux reflète une teinte brune, violacée ou jaune verdâtre, si la pression y fait suinter quelque trace de pus ou de sanie, il faut, avec la curette, creuser tous ces points, jusqu'au tissu spongieux sain; on empiétera sur celui-ci plutôt que de laisser une parcelle de tissu malade. Souvent, pour avoir voulu conserver une mince couche de l'os du pied, on est obligé, un, deux ou trois jours après, de faire une large brèche au sabot, d'enlever un vaste lambeau de la membrane tégumentaire et d'évider profondément la phalange. On a conseillé d'arrêter le creusement de l'os en deçà des limites de la carie et de compléter l'opération par l'application, sur la partie malade, d'un tampon ouaté imprégné d'un liquide caustique, d'acide sulfurique dilué au tiers ou au quart. Ces solutions caustiques auraient la merveilleuse propriété d'arrêter leur action à la limite des parties altérées. Nous avons dit ailleurs que cette propriété était illusoire. Mieux vaut en finir tout de suite avec la carie, par l'évidement poussé jusqu'au tissu osseux sain et par l'application d'un pansement antiseptique: — Lors de carie de la troisième phalange, quand, par exception, les membranes podophylleuse ou veloutée sont saines, on doit les respecter : leur conservation est d'une grande importance pour la régénération parfaite de l'ongle. En pareil cas, il faut disséquer le lambeau correspondant à la carie pour mettre à découvert la portion osseuse malade (Bouley). — Dans d'autres circonstances, on devra ménager autant que possible le périoste. On le décollera avec soin, on le soulèvera avec des érignes, de façon à conserver le tissu qui peut concourir à la reconstitution de l'os. De la conservation de la couche cellulaire interne du périoste dépend, en effet, la régénération plus rapide, plus parfaite de l'os détruit; la pratique journalière des chirurgiens de l'homme le démontre surabondamment. — Des altérations très étendues peuvent nécessiter l'amputation dans les petites espèces. — Les règles particulières relatives au traitement de la carie en certaines régions seront indiquées aux chapitres qui traitent de leurs affections.

Les indications générales, si importantes dans la carie de l'homme, sont tout à fait secondaires chez les animaux. Pourtant, chez le chien, il est des cas où l'on peut utilement administrer à l'intérieur, l'huile de foie de morue, le quinquina, la liqueur de Fowler ou les alcalins.

VII. — NÉCROSE.

La *nécrose*, la *carie sèche* ou *gangrène sèche des os*, a une étiologie complexe. Chez les animaux, le traumatisme en est la grande cause déterminante. Les rayons des membres y sont par cela même, les plus exposés : le radius et le tibia sont ceux auxquels on constate généralement la nécrose, en raison de la fréquence des actions contondantes qui les atteignent et du défaut de protection de leur face interne; les côtes, les phalanges, le scapulum, le sternum, les maxillaires, en offrent aussi de fréquents exemples. — Diverses infections, la gourme en particulier, s'accompagnent parfois de lésions osseuses entraînant des mortifications plus ou moins étendues. Cuillé et

Sendrail ont relaté un cas de nécrose de l'hyoïde d'origine gourmeuse. — Le rôle des intoxications saturnine et phosphorée est mal établi chez les animaux. Von Stubenrauch a essayé en vain de déterminer la nécrose phosphorée chez des lapins ; il croit que cette nécrose constitue une lésion propre à l'homme et qu'elle survient chez des sujets atteints d'une maladie infectieuse des dents ou des mâchoires.

On tend de plus en plus à faire jouer le rôle étiologique principal aux microbes et à leurs toxines. Certains chirurgiens de l'homme classent les nécroses d'après l'agent pathogène en cause : nécroses à staphylocoque, à streptocoque, à pneumocoque, à bacille d'Eberth, à bacille de Koch. Chez les animaux, les staphylocoques, les streptocoques, le bacille de la morve, le bacille de Koch, l'actinomycète, doivent jouer le principal rôle.

Le volume du *séquestre* varie beaucoup. Parfois il ne représente qu'une très faible portion de l'os ou même s'élimine par très petits fragments (nécrose parcellaire) ; dans certains cas (panostéite), la presque totalité du rayon est frappée. Les séquestres sont *exposés* ou *invaginés*. Le musée de l'École d'Alfort possède plusieurs séquestres invaginés du scapulum, catalogués sous les numéros 360, 361 et 362. Nous en avons vu deux beaux spéci-

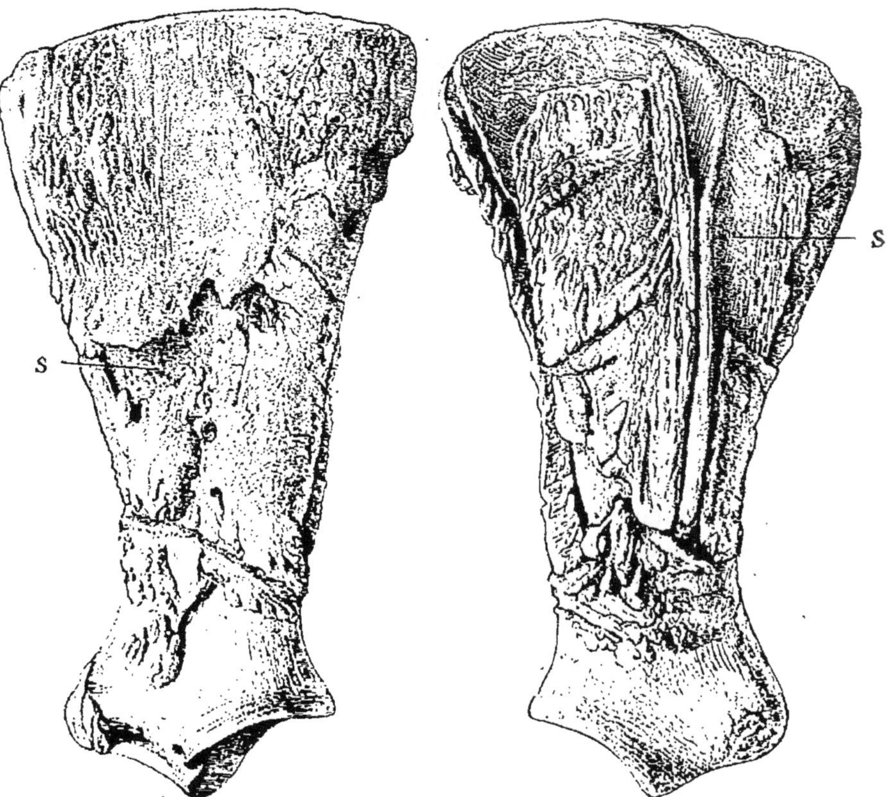

Fig. 88. — Nécrose du scapulum. S, séquestre. (Pièce empruntée au musée de l'École d'Alfort.)

mens au musée de l'École de Lyon. Dans l'observation de Barrier et Gervais, il s'agit d'une jument qui avait reçu un coup de pied sur le bord antérieur de l'épaule droite, à douze centimètres environ de l'articulation scapulo-humérale. Le scapulum, nécrosé, était revêtu d'un manchon ostéo-cartilagineux de nouvelle formation. — Jacquot a rapporté l'histoire d'un poulain d'un an, convalescent de la gourme, qui avait reçu un coup de pied à la partie supérieure de l'avant-bras. A l'autopsie, on trouva une nécrose étendue du radius avec séquestration de la partie nécrosée.

Quand le foyer est abrité, la nécrose se traduit par une tuméfaction chaude, douloureuse, œdémateuse, du rayon atteint. Dès que l'os est à nu, les symptômes sont ceux des plaies fistuleuses : engorgement plus ou moins accusé au centre duquel s'ouvre une ou plusieurs fistules ; la sonde tombe sur un corps dur, sec, résistant, qu'elle ne peut pénétrer et que l'on reconnaît pour de l'os dépériosté. Un séquestre invaginé amène une tuméfaction énorme et un abondant écoulement de pus par les orifices (cloaques, égouts, grands foramens) que présente l'os nouveau. Les symptômes fonctionnels varient avec l'os atteint : boiterie s'il s'agit d'un os des membres; difficulté de la mastication si la lésion siège aux barres ; impossibilité de la déglutition quand la nécrose frappe l'hyoïde.

Comme la nécrose est une mortification limitée, sans tendance à l'extension, son pronostic est moins grave que celui de la carie. Un séquestre superficiel et peu étendu se détache lentement par ostéite raréfiante, des parties voisines ; après son élimination, la plaie se comble de bourgeons charnus qui s'ossifient. Les séquestres invaginés sont plus graves : ils déterminent une suppuration abondante qui affaiblit le sujet; la fracture, les stéatoses viscérales et la pyémie sont des complications à redouter; l'extraction exige une délicate intervention chirurgicale.

Si toute surface osseuse dénudée est prédisposée à la nécrose, l'infection joue le rôle primordial. Un morceau d'os privé de circulation, mais aseptique, est toléré par les tissus ; il ne provoque pas de suppuration, il peut même se greffer sur place, et les caractères de cette nécrose aseptique sont bien différents de ceux des mortifications infectieuses. Aussi, dès qu'un os est mis à nu, séparé de son périoste, doit-on, après désinfection minutieuse, le recouvrir d'une préparation antiseptique (vaseline iodoformée, phéniquée ou boriquée) qui prévienne sa dessiccation et le protège contre les agents extérieurs.

La mortification réalisée, le traitement comporte quatre indications : 1° hâter la délimitation ; 2° favoriser l'élimination ; 3° prévenir les infections ; 4° activer la réparation. — Quand la nécrose n'a atteint qu'un îlot très limité et superficiel, comme cela se rencontre fréquemment à certains os, de simples injections antiseptiques suffisent à prévenir toute complication : par la seule réaction locale, le séquestre est éliminé et la perte de substance qui en résulte se comble rapidement. Autrefois on employait fréquemment les escarrotiques et les caustiques : les uns injectaient la teinture d'iode ou la liqueur de Villate dans la fistule; les autres cautérisaient celle-ci avec une pointe rouge. Aujourd'hui, l'eau phéniquée, la liqueur de Van Swieten, le chlorure de zinc à 5-10 p. 100, sont les substances les plus employées. Bien que la disjonction du séquestre s'opère lentement, il n'y a pas lieu de l'effectuer à l'aide de l'instrument tranchant. On abandonne ce travail à la nature. Souvent la gouge ou la rénette enlèveraient trop ou trop peu de tissu. Toutefois, si l'on redoutait que l'inflammation ne se propageât à quelque organe important, il serait avantageux d'exciser la partie morte et de ne s'arrêter qu'en tissu sain, facilement reconnaissable à son aspect et au sang qui suinte sur la coupe. A part ces cas exceptionnels, on laissera la disjonction se faire spontanément.

Pendant que se produit la séparation du mort et du vif, il faut, par des soins particuliers, éloigner les complications. Les abcès seront ouverts, les fusées purulentes débridées en partie déclive et drainées ; de fréquentes irrigations antiseptiques conjureront la résorption purulente.

Dès que la délimitation est opérée, le pus change d'aspect ; séreux jusque-là, il devient blanchâtre, consistant ; à ce moment, si le séquestre est isolé et non incarcéré, rien de plus simple que de l'extraire : après débridement, on le saisit avec des pinces et on l'amène au dehors. — La *phalangectomie* a été pratiquée par Garcin (1834) sur un mulet atteint de clou de rue : l'os du pied, totalement nécrosé, ne tenait plus que par « une très petite portion ligamenteuse » ; on l'enleva tout entier ; au bout de quatre mois, l'animal « fut remis à la voiture et, bien que boiteux, continua ce service pendant deux ans ». Sur une génisse atteinte de clou de rue compliqué de nécrose, Delafond fit la *sésamoïdectomie* (1838). Dix-neuf jours après, l'opérée boitait à peine ; elle guérit complètement.

L'opération est encore facile quand l'os, bien qu'invaginé dans une boîte osseuse épaisse, communique avec l'extérieur par un foramen de grandes dimensions, capable de le laisser passer : il suffit de l'aller prendre avec des pinces au fond de la cavité où il repose. Lorsque les cloaques sont étroits, l'extraction devient plus difficile ; elle nécessite la *séquestrotomie* ou *nécrotomie*. Si l'on abandonne le séquestre à lui-même, le malade suppure abondamment et s'affaiblit ; mais on se gardera d'intervenir trop hâtivement ; il faut que le tissu osseux néoformé ait une résistance suffisante pour ne point se fracturer pendant les manœuvres opératoires. Ce fait aurait surtout une grande importance si l'on opérait sur un rayon des membres.

L'intervention décidée, on doit diviser les parties molles en évitant les gros vaisseaux et les nerfs ; autant que possible l'incision doit réunir les trajets fistuleux. La région enflammée chroniquement, saigne abondamment ; l'esmarchisation ou tout au moins un garrot de caoutchouc placé supérieurement sont de bonnes précautions opératoires. Arrivé sur l'os, on décolle le périoste, puis, à l'aide du trépan ou de la gouge et du maillet, on fait sauter une lame osseuse assez large pour pouvoir explorer la cavité suppurante. On tombe parfois sur une diaphyse totalement nécrosée ; force est alors d'étendre la

brèche et « d'enlever le couvercle du cercueil osseux où gît la diaphyse morte ». En pareil cas, il est prudent de diviser le séquestre
afin de ne point amoindrir outre mesure la résistance de l'étui protecteur. La cavité est curettée, irriguée, tamponnée à la gaze iodoformée. Les pansements antiseptiques favorisent la réparation
complète du trauma. On conçoit quels délabrements entraîne une telle
opération, et le long temps nécessaire à la guérison. Chez les très
jeunes sujets, où la puissance de réparation est grande, le succès est
possible, mais souvent une boiterie persiste, incompatible avec
l'exploitation économique des animaux. Aussi dans les grandes
espèces, l'abstention est-elle la règle, même lorsque l'extraction du
séquestre est facile.

Pour éviter l'opération toujours grave de la séquestrotomie, on a
préconisé des agents chimiques capables d'opérer la dissolution du
tissu nécrosé. Il y a quelque vingt ans, Pollock recommanda, chez
l'homme, l'usage de l'acide sulfurique étendu de son poids d'eau.
Badigeonné avec ce liquide, le séquestre devient mou, friable ; il est
dissous en partie, et le reste est éliminé par la suppuration. Marcacci
a recommandé le perchlorure de fer pour activer la délimitation.
D'après lui, cet agent irriterait la partie vivante et provoquerait la
formation d'abondants vaisseaux capillaires séparant bientôt le mort
du vif. — Morris a fait connaître plus récemment un autre procédé.
Les fistules débridées, l'auteur injecte une solution d'acide chlorhydrique à 2 ou 3 p. 100, laquelle décalcifierait les os nécrosés sans
exercer aucune action sur l'os vivant. Une solution chlorhydropepsique
employée ensuite et ainsi composée : acide chlorhydrique, XVI gouttes ;
pepsine, 2 grammes ; eau distillée, 120 grammes, — digère les débris,
caséeux et graisseux, reliquats des parties décalcifiées de l'os. En
employant alternativement ces deux solutions, le séquestre est vite
détruit et la guérison survient.

A ces méthodes chimiques, on continue à préférer les procédés san-
glants, plus rapides et plus sûrs dans leurs résultats.

Pendant toute la durée du traitement, on donnera au blessé, avec
une nourriture alibile, des excitants et des toniques. On surveillera la
marche du mal et l'on parera aux complications qui peuvent surgir.
(V. *Ostéite* et *Fractures incomplètes*.)

VIII. — EXOSTOSES.

Résultat d'une ostéo-périostite productive, les exostoses sont particulièrement fréquentes aux membres du cheval, où beaucoup d'entre elles ont des
appellations spéciales. D'une façon générale, on donne le nom d'*exostose* aux
tumeurs osseuses nettement circonscrites ; celui de *périostose* aux néoformations étalées, en plaque ; celui d'*hyperostose* à l'augmentation de volume
d'un os dans toutes ses dimensions. Au point de vue de leur structure, on

distingue : 1° des *exostoses éburnées*, ne renfermant pas de vaisseaux ; 2° des *exostoses compactes*, formées par du tissu dense ; 3° des *exostoses spongieuses*, constituées par du tissu aréolaire. Relativement à leur siège, on reconnaît des *exostoses épiphysaires*, développées à la périphérie de l'os ; des *exostoses parenchymateuses*, formées dans l'épaisseur même de l'os ; des *enostoses*, occupant le canal médullaire.

Dès longtemps, les observateurs ont noté que les exostoses se développaient surtout au niveau des surfaces d'attache des principaux ligaments : les *osselets*, aux points d'insertion des ligaments latéraux ou interosseux du genou ; les *suros*, aux surfaces d'insertion des ligaments intermétacarpiens, de l'aponévrose post-métacarpienne ou du suspenseur du boulet ; les *formes du paturon*, vers les zones d'insertion des ligaments latéraux ou des brides de l'aponévrose de renforcement du perforant. Les exostoses de la tige rachidienne naissent également aux attaches du ligament vertébral commun inférieur, des ligaments interépineux ou articulaires (Goubaux et Barrier). Quelle que soit la puissance d'un muscle, on ne trouve presque jamais d'exostose au lieu d'insertion de son tendon terminal. Drouin a toutefois signalé les formes de l'éminence pyramidale ou formes de l'extenseur antérieur des phalanges. Ces faits s'expliquent d'ailleurs aisément, si l'on songe que les ligaments des extrémités ont à supporter les réactions du sol, tandis que les tendons subissent seulement l'action plus ou moins puissante des muscles qu'ils terminent, laquelle est toujours bien inférieure aux tractions considérables que la masse entière du corps parfois surchargée et animée d'une grande vitesse imprime aux agents destinés à maintenir en rapport les surfaces articulaires (Barrier). Les quelques exceptions à cette règle se rencontrent sur des cordes tendineuses jouant en un point de leur trajet le rôle de ligaments. — Les traumatismes, le couper, sont des causes fréquentes d'exostoses. Les pressions violentes, les inflammations de voisinage, le jeune âge, l'hérédité, l'ostéitisme (Jacoulet et Joly) jouent aussi un rôle plus ou moins important dans le développement des tumeurs osseuses. — Signalons les exostoses dites *ostéogéniques*, apparaissant sans cause évidente, et parmi elles, plus particulièrement les exostoses craniennes rencontrées surtout chez les sujets de l'espèce bovine. (Goubaux.)

Les manifestations que déterminent les exostoses varient à l'infini suivant le siège, l'âge et le volume de celles-ci. Renault a vu chez le cheval deux protubérances osseuses sises à la paroi frontale de la cavité cranienne déterminer l'immobilité par compression de l'encéphale. Neyraud a cité un cas de paraplégie due à l'étranglement de la moelle épinière par une exostose intra-rachidienne. Les tumeurs osseuses du bassin, souvent consécutives à des fractures, peuvent blesser, même perforer la vessie et l'intestin (Bouley jeune, Coulbaux, Palu) ou gêner considérablement la parturition. (Favre.)

Mais les exostoses les plus fréquentes et les plus importantes au point de vue pratique sont celles qui se développent sur les membres des animaux moteurs. Pendant toute la durée de l'ostéite qui les prépare et les édifie, elles déterminent une boiterie ; plus tard, quand l'inflammation a disparu, elles peuvent encore gêner les tendons, empêcher le fonctionnement régulier des articulations, comprimer des vaisseaux ou des nerfs.

Après Hunter et Cooper, quelques auteurs ont recommandé, pour faire disparaître les tumeurs osseuses, l'administration des *acides minéraux* dilués, — pauvre moyen, qui n'a jamais procuré de résultat satisfaisant. Si des succès ont été portés à son actif, il est bien plus vrai de les attribuer à la seule évolution de l'organisme. L'existence, chez les jeunes chevaux, de tumeurs osseuses fugaces, éphémères, qui se résorbent avec l'âge, est bien connue. Beaucoup de praticiens, Liard et Gillibert entre autres, ont cité des faits de disparition spontanée de ces exostoses. Toutefois, en général, les tumeurs osseuses sont tenaces. Pour en obtenir la résolution, on a recommandé les vésicants et les fondants. La teinture d'iode, les onguents de Lebas et Girard, ont eu leur période de vogue. Aujourd'hui, le vésicatoire, le vésicatoire mercuriel, la pommade au biiodure de mercure, sont les préparations les plus usitées. Le bichromate de potasse, essayé d'abord par Neff, Fœlen, a donné d'excellents résultats à Schmid, Peuch, Lamouroux. On en fait des pommades au 1/16, au 1/8, au 1/4, au 1/3. Si l'on emploie une pommade au 1/16, au 1/12 ou même au 1/8, que l'on pratique des frictions légères et à plusieurs jours d'intervalle, la médication ne laisse pas de traces. Au contraire, si l'on fait usage d'une pommade forte, si les frictions sont vigoureuses et fréquentes, les bulbes pileux sont détruits par le caustique et la peau escarrifiée. (Peuch.)

Les innombrables préparations à composition secrète — feux liquides, niments, onguents, pommades, — vantées contre les tares osseuses, n'ont aucune supériorité sur le vésicatoire mercuriel et la pommade au biiodure, qui restent les agents le plus communément employés. Il y a avantage à percuter légèrement la tumeur, avec le dos du plessimètre, avant d'appliquer le topique. La flagellation et le massage, déjà usités par les hippiatres, ont été conseillés à nouveau par Félizet. La compression de la tumeur est un procédé de Lafosse, rajeuni par Möller. On y a rarement recours. — Quand les vésicants ont échoué, on emploie d'ordinaire la cautérisation. On l'a vantée sous toutes ses formes : en pointes superficielles, en raies, en pointes pénétrantes. Nous préférons ce dernier procédé, qui atteint l'os lui-même et y développe une vive inflammation ; nous traversons la peau en un ou deux coups de cautère, nous pénétrons dans la tumeur osseuse et nous recouvrons d'un vésicatoire la surface cautérisée.

Mais il est des cas où la cautérisation échoue ; c'est pour eux que le bistouri a été préconisé. Sewel, professeur au Collège vétérinaire de Londres, imagina, pour déterminer la résorption des exostoses, de diviser le périoste à leur surface. Pour pratiquer la *périostotomie*, on se sert d'une sorte de bistouri à lame forte, à tranchant convexe et à pointe mousse ; on fait à la base de l'exostose une incision dans laquelle on engage le périostotome ; on le glisse à plat sous la peau, jusqu'à la partie supérieure de la tumeur osseuse ; on imprime à l'instrument un quart de cercle sur son axe, de façon à mettre le tranchant en rapport avec l'exostose, puis on le retire en incisant le périoste. D'après Sewel, il ne surviendrait qu'une légère inflammation, et au bout de dix à quinze jours, l'animal pourrait reprendre son service. L'opération n'a donné à Reynal aucun bon résultat. Bouley la croyait avantageuse pour les tumeurs sous-cutanées comme les suros, inutile et dangereuse contre les formes et l'éparvin. Le Calvé l'a trouvée inefficace. Pratiquée sous l'asepsie elle est sans danger, mais ses effets sont très incertains.

L'ablation des tumeurs osseuses est rarement effectuée. L'opération, facile pour celles pourvues d'un pédicule, est laborieuse pour les tumeurs sessiles, fixées à l'os par une large base. Faite aseptiquement, avec la gouge et le maillet, l'opération est radicale et sans danger; elle nous a donné de beaux succès dans certains suros ayant résisté aux vésicants et au feu. L'ablation de l'éparvin a été conseillée par Le Calvé, mais il s'agit d'ordinaire en pareil cas d'une arthrite chronique ankylosante et non d'une exostose.

La névrotomie pratiquée au-dessus du boulet, sur le médian ou le sciatique, suivant la localisation de l'exostose, est un dernier traitement qui peut réussir après échec de la cautérisation. (V. *Formes*.)

Les exostoses sont assez communes chez les oiseaux. Elles se développent de préférence aux os des membres, quelquefois à ceux du tronc, tantôt sans cause appréciable, tantôt à la suite de traumatismes. On a observé des exemples d'hyperostose de plusieurs rayons des membres. (J. Hunter.) Muyschel et Adamovics ont signalé des cas d'hyperostoses généralisées chez les gallinacés. (Larcher.)

IX. — RACHITISME.

L'expression de *rachitisme* doit être réservée pour dénommer le ramollissement des os chez les jeunes sujets, et celle d'*ostéomalacie* pour désigner les mêmes altérations survenant chez un animal adulte. Ces deux processus morbides paraissent relever de causes semblables, et les différences constatées dans les lésions dépendent vraisemblablement de l'état de développement des os malades : dans l'ostéomalacie, l'os, déjà calcifié, abandonne ses sels calcaires, qui sont repris par la circulation et éliminés, tandis que les altérations du rachitisme sont le résultat d'une calcification insuffisante.

Relativement fréquent sur les jeunes chiens et les porcelets, le rachitisme s'observe quelquefois sur le poulain, le veau, le mouton, les carnassiers sauvages entretenus en captivité (lion, guépard, tigre), le singe et les gallinacés. La conformation spéciale des membres de certaines espèces de chiens (bassets à jambes torses), considérée par Daubenton comme le résultat d'un rachitisme arrêté dans sa marche et transmis ensuite héréditairement, ne semble plus pathologique aujourd'hui; nous la regardons seulement comme un caractère propre à cette race. Mais il est fréquent d'observer le rachitisme sur les jeunes chiens, en particulier chez les danois. Les porcelets des races améliorées (races anglaises et croisements) y semblent prédisposés.

D'ordinaire la maladie s'exprime par des symptômes généraux et des troubles locaux. Les altérations osseuses sont fort diversifiées. Aux membres, on observe des gonflements épiphysaires, des nouures, des incurvations des rayons osseux; les membres antérieurs déviés en avant, en arrière, en dehors ou en dedans, prennent un aspect spécial (pattes de blaireau, pattes en sabre). La colonne vertébrale peut être incurvée en contre-haut (cyphose), en contre-bas (lordose) ou latéralement (scoliose). Des végétations osseuses se rencontrent quelquefois à l'union des côtes et du cartilage costal (chapelet rachitique) ou sur le sternum (poitrine de poule). Les os du crâne présentent

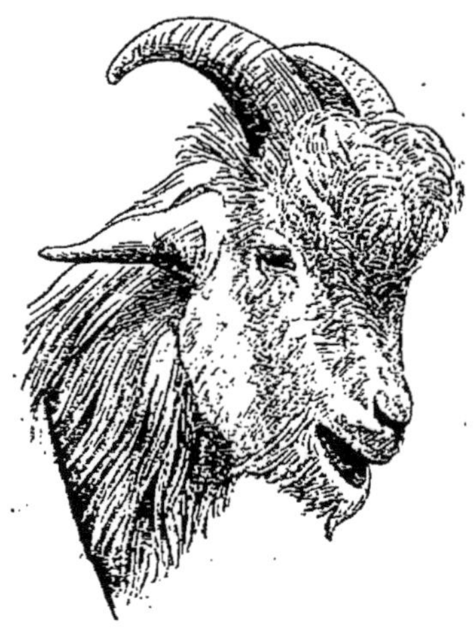

Fig. 89. — Chevreau rachitique.
(D'après une photographie.)

dans certains cas des fontanelles. Chez le cheval, le porcelet et le chevreau, les mâchoires sont souvent boursouflées (*fig.* 89).

La pathogénie du rachitisme est encore obscure. Guérin, Roloff, Voit, Chossat, Milne-Edwards, auraient déterminé artificiellement le rachitisme sur des chiens et des porcelets, en les soumettant à un régime pauvre en sels de chaux. Mais Tripier et Weiske, qui ont répété ces expériences, n'ont obtenu que des résultats négatifs. — Pour certains auteurs, Heitzmann entre autres, l'os rachitique serait décalcifié par l'acide lactique ou l'acide phosphorique; l'administration du premier par le tube digestif et en injections sous-cutanées aurait déterminé l'affection sur de jeunes carnassiers (chiens et chats). Ici encore nous avons les faits négatifs de Toussaint et Tripier. — Le rachitisme est-il dû à une inflammation de l'os, et le phosphore, que préconise Kassowitz, provoque-t-il réellement un travail inflammatoire substitutif salutaire? Existe-t-il toujours, au début de l'affection, de la dilatation de l'estomac et des troubles digestifs, comme le veut Comby? Autant de questions pendantes à l'heure actuelle. Le rachitisme n'est d'ailleurs pas le résultat d'une cause unique; il est l'aboutissant d'une «dégénérescence à causes multiples». Tout ce qui affaiblit le jeune sujet, tout ce qui trouble sa nutrition, favorise le ramollissement des os. — Lafosse a remarqué que l'invasion de la maladie coïncide avec l'époque du sevrage; de là l'indication de ne pas priver trop tôt les jeunes sujets du lait maternel; celui-ci, en effet, possède seul les qualités digestibles nécessaires à l'estomac du nouveau-né. Les pommes de terre données en grande quantité prédisposeraient le porc au rachitisme. Roll l'a vu se développer sur de jeunes lions nourris de viande désossée. Le même fait a été constaté pour le chien.

L. Lafosse incrimine les mauvaises conditions hygiéniques, les loges humides, mal entretenues, exposées au nord, où la lumière du soleil ne pénètre jamais. Trasbot accuse, chez le chien et le chevreau, la trop grande simplicité des aliments dépourvus de condiments et surtout le défaut d'exercice à l'air libre et à la lumière naturelle.

La prophylaxie se déduit de ces multiples conditions étiologiques. On veillera surtout à l'hygiène, à la bonne qualité des aliments; on prescrira une nourriture aussi alibile que possible. Pour pallier l'insuffisance de phosphate de chaux, on ajoutera une certaine quantité de grains à la ration. Si la diarrhée survient, elle sera combattue par les moyens ordinaires.

Le traitement curatif est complexe. Il convient de prescrire les préparations calciques solubles, notamment le chlorhydro-phosphate, le lacto-phosphate ou le glycéro-phosphate. En sirop, ces préparations se donnent à la dose de deux à trois cuillerées à soupe par jour pour un chien de taille moyenne. Comme succédané, on a recommandé la poudre d'os : une cuillerée à thé ou une cuillerée à soupe suivant les cas. Mais Springer prétend que les substances minérales, pour être utilisées par l'organisme, doivent être combinées à la substance vivante. Le phosphate de chaux emprunté au règne minéral, ainsi que les phosphates des os, ne seraient pas absorbés : on les retrouverait en totalité dans les excréments. L'auteur conseille chez l'homme une décoction de céréales dont il donne la formule : mettez dans 4 litres d'eau deux cuillerées à soupe de chacune de ces substances : blé, avoine, seigle, orge, son, maïs; faites bouillir pendant rois heures, passez et ajoutez de l'eau de façon à faire 1 litre. Cette décoction peut être utilisée pour tous les animaux, particulièrement pour le chien. Aux herbivores, il est préférable de donner les grains en nature. — Depuis Bretonneau, l'huile de foie de morue a été conseillée par un grand nombre de praticiens; c'est un tonique analeptique renfermant de l'iode et du phosphore. Chez le chien, on l'administre à la dose de une à deux cuillerées à soupe par jour. — Kassowitz a préconisé le phosphore (1 milligramme par jour pour le chien ; 1 à 5 centigrammes pour les poulains de grande taille). On le donnerait dissous dans l'huile ordinaire ou mieux dans l'huile de foie de morue :

<pre>
Huile de foie de morue............ 100 grammes.
Phosphore ....   1 centigramme.
</pre>

On utilise aussi la cervelle qui renferme du phosphore en combinaison déjà organisée.

Tout ce qui est capable de stimuler l'appétit, d'activer la nutrition, doit être mis en œuvre. — Les toniques ferrugineux (teinture de Mars : V à VI gouttes pour le chien, 2 grammes pour les grands animaux), le quinquina, la gentiane, sont recommandables. On connaît les remarquables effets du sel gemme chez le mouton et le veau.

L. Lafosse recommandait les applications vésicantes sur les tuméfactions de la tête, et les frictions irritantes (mélange d'eau-de-vie et d'essence de térébenthine) sur les membres. Le même auteur, pour prévenir la déformation des os des membres, conseillait, au début de l'affection, de soutenir ceux-ci par des attelles ou des emplâtres.

Lorsque l'amélioration commence, le petit noué se lève plus volontiers et circule ; l'appétit renaît ; les os, qui étaient flexibles, se durcissent, mais leur courbure persiste ; cependant, il arrive fréquemment qu'au bout de quelque temps, par un exercice régulier et une bonne nourriture, les déviations disparaissent à peu près complètement. Dès que la nutrition osseuse est rétablie, aux deux extrémités de la diaphyse courbée, l'os pousse en droite ligne, les appositions périostiques se font presque exclusivement dans la concavité de la diaphyse, si bien qu'après complet développement, le rayon osseux a une disposition régulière.

Quand, au contraire, une déformation persiste sur un rayon des membres, il n'y a d'espoir de redresser l'os que par l'*ostéoclasie* ou l'*ostéotomie*. Ces opérations n'entreront probablement jamais dans notre chirurgie. Ce qui est difficile, ce n'est point de briser l'os — on a pour cela les ostéoclastes de Colin et de Robin (ostéoclasie), ni de le diviser avec des ciseaux après incision de la peau (ostéotomie) ; c'est de le maintenir en bonne position. Nos malades sont indociles, ils remuent sans cesse et déplacent leurs pansements ; la soudure régulière des abouts séparés est incertaine. Aussi, pour eux, le traitement du rachitisme est-il à peu près exclusivement médical.

Le rachitisme n'est pas très rare sur les oiseaux tenus en captivité ou en domesticité (Larcher, Mégnin). On l'observe notamment chez la poule, le faisan, le dindon, le pigeon, le canard, l'oie et le merle. Il apparaît ordinairement dans les premiers mois de la vie. Tantôt tous les os sont atteints, tantôt le mal est limité à quelques-uns, habituellement aux os du tronc (vertèbres, côtes, sternum, bassin). La vie au grand air, une nourriture fortifiante, des frictions stimulantes sur les membres (alcool, vin chaud) : tel est le traitement à instituer.

X. — OSTÉOMALACIE. — OSTÉOCLASTIE. — OSTÉOPOROSE.

Quelques auteurs décrivent dans des chapitres spéciaux l'*ostéomalacie*, la *maladie du son*, l'*ostéoclastie* et l'*ostéoporose*. L'ostéomalacie, signalée chez le cheval, le chien, le porc et la chèvre, est caractérisée, nous l'avons dit, par le ramollissement des os chez les sujets adultes. Sous le nom de « maladie du son », de « grosse tête », on a décrit une affection du cheval caractérisée par une hypertrophie des os de la tête qui sont devenus spongieux, faciles à couper au couteau ; pour Friedberger et Fröhner il s'agit là d'une forme du rachitisme. Dans l'ostéoclastie ou cachexie ossifrage spéciale aux têtes bovines, il n'y aurait ni ramollissement, ni déformation des os ; la substance spongieuse serait en partie résorbée et le canal médullaire agrandi. L'ostéoporose consisterait surtout en une dilatation des canaux de Havers avec résorption de la substance osseuse compacte. Germain a observé cette dernière affection à l'état enzootique sur les chevaux de Cochinchine. La plupart des pathologistes, avec Friedberger et Fröhner, ne différencient point ces affections ; ils ne voient en elles que des formes morbides reconnaissant des causes de même ordre, lesquelles aboutissent en fin de compte à une fragilité anormale du tissu osseux, due à la résorption de sa substance spongieuse, compacte, ou des sels calcaires. Cette fragilité s'observe particulièrement chez les animaux de l'espèce bovine (cachexie ossifrage).

Sur le cheval, l'ostéoporose débute tantôt par des douleurs rhumatismales, tantôt par des synovites ; ces dernières ont été fréquemment rencontrées par Germain sur les chevaux de Cochinchine. Dans la « maladie du son » les maxillaires s'épaississent ; le chanfrein est boursouflé, sa cavité normale remplacée par un bombement plus ou moins accusé. La respiration et surtout la mastication deviennent difficiles. Les différents rayons osseux des membres ne présentent généralement aucune déformation. Le sujet meurt dans le marasme. — Chez la vache, la tête est rarement atteinte ; ce sont surtout les membres qui sont affectés; aussi la malade conserve-t-elle la position décubitale. Avec un appétit diminué et capricieux, on observe de la parésie du train postérieur, puis des fractures multiples pouvant affecter les différents rayons osseux; mais il est exceptionnel de rencontrer le ramollissement et la déformation de ces derniers.

Les causes invoquées pour expliquer ces états pathologiques sont à peu près identiques. Chez le cheval l'ostéoporose serait due à l'insuffisance de sels de chaux dans les fourrages, la maladie du son à une nourriture riche en débris de meunerie ou en son. Un fait très souvent noté dans l'espèce bovine, c'est que la maladie attaque d'ordinaire exclusivement les vaches en état de gestation ou en pleine lactation, ce que l'on rapporte à la déperdition considérable de sels de chaux que nécessitent le squelette du fœtus et la production du lait. Les mâles ne sont presque jamais atteints. Un autre fait non moins bien observé, c'est la localisation de l'affection à certaines contrées. Vernant l'a étudiée dans la Nièvre, Thierry dans l'Yonne, Leclainche dans l'Aube, Cantiget dans l'Indre-et-Loire, Collard dans la Marne. C'est invariablement dans les régions où le sol est pauvre en phosphate de chaux que la maladie se développe. Cantiget a fourni à cet égard des analyses de différents terrains, toutes très démonstratives :

	Terrain où la cachexie n'existe pas.	T. où la cachexie existe parfois.	T. où la cachexie est fréquente.
Azote	7,184	3,076 à 2,164	3,016
Acide phosphorique	4.048	1.280 à 1,320	940
Potasse	14,688	5,100 à 5,032	1,464
Chaux	245,952	10,752 à 25,872	9,148

La recherche de la quantité d'acide phosphorique que renfermait le foin récolté sur chacun de ces terrains a donné les résultats suivants :

1° 2^{kg},500 de foin provenant de terrains à cachexie laissaient environ 170 grammes de cendres renfermant 2 grammes p. 100 d'acide phosphorique;

2° 2^{kg},500 de foin provenant de terrains où la cachexie est rare donnaient à peu près autant de cendres, mais on y trouvait 2^{gr},70 et même 2^{gr},80 p. 100 d'acide phosphorique;

3° Enfin 2^{kg},500 de foin récolté sur des terrains où la cachexie est inconnue donnaient moins de cendres (145 à 150 grammes), mais celles-ci renfermaient jusqu'à 3^{gr},85 p. 100 d'acide phosphorique.

Ces analyses, ainsi que les résultats de l'intervention à laquelle elles ont conduit, démontrent péremptoirement que la pauvreté du sol et du foin en phosphates est la cause déterminante de la cachexie osseuse. De là l'indication de fournir, au terrain, de la marne calcaire, surtout des engrais chimiques riches en phosphates et en superphosphates. L'expérience n'est plus à faire; elle a été répétée par un grand nombre de praticiens, qui tous ont vu disparaître la maladie. Le jeune âge, la gestation, la lactation, ne sont que des causes prédisposantes. Par conséquent, il semble possible aujourd'hui, en « traitant » seulement le sol, en lui fournissant les phosphates qui lui manquent, de prévenir et même de guérir la « cachexie ossifrage ». Mais cette amélioration du sol ne peut se faire que lentement. — On obtiendrait la guérison rapide des malades si l'on pouvait les faire émigrer dans une contrée où l'affection ne sévit pas.

L'alimentation devra être modifiée. Aux fourrages récoltés dans le pays, on substituera les graines de céréales et de légumineuses, l'avoine, les chaumes de fèves et de pois, toutes substances riches en sels calcaires. Les tourteaux ou pains d'huile sont aussi très avantageux ; ceux de colza et de lin contiennent plus de matières grasses ; d'autres, comme ceux de coton, plus de substances minérales (Collard).

— En cessant de traire les vaches, de façon à tarir la sécrétion lactée, et en ne les faisant plus saillir, on diminuerait la consommation de phosphate de chaux ; mais ces mesures ne peuvent être qu'exceptionnellement appliquées.

La thérapeutique médicamenteuse, moins importante que le régime alimentaire, ne doit cependant pas être négligée. On a recommandé l'huile de foie de morue (200 à 300 grammes pour le bœuf) ; son prix élevé en restreint l'usage en médecine vétérinaire. — Le phosphore à la dose de 1 à 5 centigrammes par jour pour le bœuf, dissous dans 100 grammes d'huile de foie de morue, a été préconisé par un grand nombre d'auteurs et encore tout récemment par Bass. Au phosphate de chaux et à la poudre d'os tant prônés, on préférera les graines de céréales. (Springer.)

Les toniques amers et ferrugineux (gentiane, quinquina, eau rouillée, teinture de Mars) stimulent l'appétit et relèvent les forces. S'il existe des symptômes locaux (tuméfactions articulaires), les frictions de vinaigre chaud, d'alcool camphré, d'essence de térébenthine, peuvent être utiles.

Chez la femme, la castration a donné des résultats encourageants dans l'ostéomalacie. Elle mérite d'être essayée sur les femelles domestiques.

XI. — TUMEURS.

Au point de vue clinique, il y a avantage à diviser les tumeurs des os en *bénignes* et *malignes*, sans tenir compte des nombreux groupes établis au nom de l'anatomie pathologique. Les *lipomes* et les *myxomes* des os sont à peu près inconnus chez les animaux. Les *fibromes* (?) n'ont guère été signalés que sur les parois des sinus maxillaires du cheval et sur le maxillaire inférieur du bœuf (Zundel). — Les *chondromes* (enchondromes et périchondromes) offrent plus d'intérêt : Gurlt en a rencontré dans les maxillaires supérieur et inférieur chez le cheval, la chèvre et le chien ; Röll, chez le mouton et chez le cheval. Kiener et Peuch ont publié une intéressante observation de chondrome ostéoïde.

Les *périchondromes* seuls sont justiciables de l'extirpation. S'ils ne causent que peu de gêne, il est préférable de n'y pas toucher ; lorsqu'ils déterminent une claudication, comme cela a lieu pour les chondromes de la patte, chez le chien, on doit les extirper ; si la lésion atteint toute l'épaisseur de l'os, l'amputation s'impose. Dans le fait de Kiener et Peuch, après l'application du feu, la tumeur développée à l'extrémité inférieure du radius, finit par atteindre le volume des deux poings, le membre était tuméfié jusqu'à l'épaule, l'animal marchait sur trois jambes, traînant l'extrémité fléchie. Malgré l'amputation, l'animal succomba.

La plupart des auteurs n'admettent point l'existence de *tumeurs épithéliales* ou *carcinomateuses primitives* des os ; ces néoplasmes prendraient naissance en un point où se rencontre du tissu épithélial, l'os ne serait envahi que secondairement. Chez le cheval, on observe assez fréquemment, aux os de la face, des épithéliomes qui ont pour point de départ des vestiges des cordons épithéliaux dentaires inclus dans le maxillaire supérieur. Nous aurons l'occasion de revenir sur ces *épithéliomas térébrants*. (V. *Tumeurs des mâchoires*.) — Les sarcomes à myéloplaxes se rencontrent comme tumeurs primitives des os, ainsi que le prouvent les observations de Mégnin, de Trasbot, et plusieurs recueillies par nous. Développé sur un os des membres, le sarcome déforme la région et détermine une forte claudication. Il arrive que le rayon osseux, n'ayant plus une résistance suffisante pour supporter le poids du corps, se fracture.

Les seuls traitements offrant quelques chances de succès sont l'ablation complète de la tumeur et l'amputation. Lors de tumeur développée sur un doigt, chez le chien ou le chat, on obtient parfois la guérison en désarticulant à la jointure métacarpo-phalangienne ; mais le plus souvent il faut amputer le métacarpe. Trasbot a traité ainsi avec succès une levrette que le propriétaire tenait absolument à conserver.

On a rencontré des tumeurs diverses dans les os des oiseaux. Von Bibra a relaté un cas d'enchondrome du sternum chez un oiseau exotique, et Laborde un cas d'ostéo-fibrome de la patte chez la poule (Larcher). Nous-mêmes avons recueilli des exemples d'ostéo-sarcome chez la poule et le pigeon.

XII. — HYDATIDES.

On n'a publié qu'un très petit nombre d'observations d'*échinocoques des os* chez les animaux domestiques. Dans le fait de Colin, observé sur le cheval, les hydatides formaient à la région sous-lombaire une tumeur énorme qui avait envahi les muscles de cette région : elle se reproduisit après deux ablations partielles ; elle s'étendait vers l'ilium ; on trouva des échinocoques dans le diploé de cet os.

La thérapeutique applicable en pareil cas est mal fixée. Si le diagnostic était posé et l'intervention possible, il faudrait ouvrir largement la cavité kystique et en curetter les parois. Les vésicules sont disséminées dans le tissu spongieux ; il est très difficile de les enlever toutes, et une seule vésicule oubliée peut « faire de la récidive ». On devrait pratiquer le grattage jusqu'au tissu sain ; ici, la meilleure chirurgie est celle qui dépasse les limites du mal. La plaie serait ensuite désinfectée, puis recouverte d'un pansement antiseptique.

Bibliographie. — I. **Fêlures.** — Fromage de Feugré, *Correspondance*, t. II. —
Bettinger, *Recueil de méd. vét.*, 1827. — Vitry, *Journal de méd. vét. théor. et
prat.*, 1830. — Crépin, *Ibid.* — Donnarieix et Bouley, *Recueil de méd. vét.*, 1843. —
Négrier, *Journal des vét. du Midi*, 1845. — Bouley, *Bullet. de la Soc. cent. de
méd. vét.*, 1846. — Rossignol. *Ibid.*, 1855. — Schmidt, an. in *Recueil de méd. vét.*,
1857. — Liard, *Journal de méd. vét. milit.*, t. III. — Barreau, *Ibid.*, t. VIII. —
Lecot, *Annales de méd. vét.*, 1885. — Lemhöfer, *Militär vet. Zeitschr.*, 1895. —
Dischereit, *Zeitschrift für veterinärkunde*, 1898. — Courteaud, *Recueil d'hygiène
et de méd. vét. milit.*, 1896. — Lafosse, *Traité de Pathologie*. — Héring, *Pathologie*. — Bouley, *Dictionn de méd. et de chir. vét.*, t. VII.

II. **Fractures.** — Lafosse, *Dictionnaire et Cours d'hippiatrique*. — Vitry, *Journal
théorique et pratique*, an. in *Recueil de méd. vét.*, 1830. — Levrat, *Recueil de méd.
vét.*, 1831. — Delaguette, *Journal de méd. vét. théor. et prat.*, 1834; *Travaux de
l'École de Lyon*, 1834-1835; *Recueil de méd. vét.*, 1836. — Baritaud, *Journal des
vét. du Midi*, 1839. — Bernard, *Ibid.*, 1839.— Lafargue, *Ibid.*, 1840. — Barth,
Veterinary Medical Association, 1840. — Hering, *Repertorium*, 1843-1847. — Delwart, *Journal vét. et agricole de Belgique*, 1843. — Spooner, *Veterinary medical
Association*, 1845. — Portal, *Journal de méd. vét.*, 1845. — Patey, *Journal des
vét. du Midi*, 1845. — Walker, *The veterinarian*, 1846. — Staub, *Journal de
méd. vét.*, 1851. — Mathysen, *Annales de méd. vét.*, 1853. — Gombault, *Bullet.
de la Soc. cent. de méd. vét.*, 1853. — Sewel, *The Veterinarian*, 1854. — Lafontaine, *Recueil de méd. vét.*, 1855. — Schmidt, an. in *Recueil de méd. vét.*, 1857. —
Festal, *Journal des vét. du Midi*, 1860. — Gurlt, *Magazin*, 1846 et 1862. — Hertwig,
Ibid., 1851. — Dietrichs, *Ibid.*, 1856. — Albrecht, *Ibid.*, 1863. — Poisson, *Recueil
de méd. vét.*, 1860. — Boeseuroth, an. in *Annales de méd. vét.*, 1861. — Aubry.
Recueil de méd. vét., 1863. — Closiez, *Ibid.*, 1866 et 1867. — Rossignol, *Journal de
méd. vét.*, 1862. — Vogel, an. in *Annales de méd. vét.*, 1863. — Anderson, *The
Veterinarian*, 1868. — Defays, *Annales de méd. vét.*, 1871. — Goubaux, *Recueil
de méd. vét.*, 1868. — Dupuy, *Journal de méd. vét. milit.*, 1869. — Leisering,
Sächs. Bericht, 1871. — Maury, *Recueil de méd. vét.*, 1873. — Leblanc, *Ibid.*,
1873. — Salle, *Bullet. de la Soc. cent. de méd. vét.*, 1876. — Railliet et Wolff.
Ibid., 1882. — Barret, *Recueil de mémoires et observations sur l'hygiène et la
méd. vét. milit.*, 2e série t. XVI. — Förster, *Thierärztl. Instrum. u. Verband-
lehre.*, Wien, 1884. — Relier, *Bullet. de la Soc. cent. de méd. vét.*, 1883. — Trasbot.
Ibid., 1888. — Felizet, *Ibid.*, 1888. — Smith, *The Veterinary Journal*, 1886. —
Lesbre, *Journal de méd. vét.*, 1888. — Delaporte et Plouvier, *Bullet. des vét.
milit.*, in *Répertoire vét.*, 1892. — Cagny, *Bull. de la Soc. cent. de méd. vét.*, 1893.
— Ribaud, *Ibid.*, 1893. — Fröhner, *Monatshrifte für prakt. Thierheilkunde.*, 1895.
— Eberlein, *Ibid.*, 1896. — Pfeiffer, *Ibid.*, 1897. — Hobday, *The Journal of comp.
Pathol. and Therap.*, 1896. — Verlinde, *Annales de méd. vét.*, 1897. — De Luyck,
Ibid. 1898. — D'Arboval, *Dict. de méd., de chir. et d'hygiène vét.*, t. I. —
Peuch et Toussaint, *Chirurgie vét.*, t. II. — Stockfleth, *Chirurgie*. — Möller
u. Frick, *Lehrbuch der Chirurgie*, 1899. — Fröhner, *Allgemeine Chirurgie*, 1900.
— Bartke, *Ibid. Handbuch der thierärztlichen Chirurgie*, von Bayer u. Fröhner,
1898.

Forgue et Reclus, *Thérapeutique chirurgicale.* t. I. — Ricard, *Traité de Chirurgie* de
Duplay et Reclus, t. II.

Pseudarthroses. — Oger, *Journal des Haras*, 1841. — Arloing, *Recueil de méd.
vét.*, 1868. — Damman, an. in *Annales de méd. vét.*, 1876. — Moller u. Frick, *Lehrbuch der Chirurgie*.

III. **Périostite. Ostéite. Ostéomyélite.** — Riss, *Recueil de méd. vét.*, 1836. —
Villate, *Ibid.*, 1855. — Mootz, an. in *Ibid.*, 1857. — Turner, *The Veterinarian*,
an. in *Journal des vét. du Midi*, 1857. — Cox, *Ibid.*, an. in *Recueil de méd. vét.*,
1857. — Moon, *Ibid.* — Hartmann, *Annales de méd. vét.*, 1869. — Carpentier
Ibid., 1866. — Sébastien, an. in *Ibid.*, 1866. — Barret, *Recueil de mémoires et
observations sur l'hygiène et la méd. vét. milit.*, t. XIII. — Eggeling, *Archiv für
Thierheilkunde*, 1875. — Werner, *Ibid.*, 1881. — Grebe, *Ibid.*, 1881. — Nocard,
Archives vét., 1882. — Moulé, *Bullet. de la Soc. cent. de méd. vét.*, 1889-1890. —
Caudwell, *The vet. Journal*, an. in *Recueil de méd. vét.*, 1889. — Courmont et Dor,
C. R. de la Soc. de biologie, 1891. — Taminiau, *Annales de méd. vét.*, 1892. —

Lucet, *Annales de l'Institut Pasteur*, 1892. — Coremans, *Annales de méd. vét.*, 1894.
— Dhers et Gilly, *Bull. de la Soc. cent. de méd. vét.* 1894. — Schick, *Berliner thier. Wochenschr.*, 1895. — Bouchet, *Recueil de méd. vét.*, 1896. — Lanzillotti-Buonsanti, *La Clinica vet.*, 1898. — Rieck, *Sächs Bericht*, 1899. — Prietsch, *Ibid.*, 1899. — Liénaux, *Annales de méd. vét.* 1899. — Carougeau et Porcher, *Journal de méd. vét.*, 1899. — Jacoulet, Joly, Vivien, *Bullet. de la Soc. cent. de méd. vét.*, 1898, 1899, 1900.

IV. **Nécrose**. — Garcin, *Recueil de méd. vét.*, 1834. — Yvart, *Ibid.*, 1853. — Vicat, *Annales de méd. vét.*, 1858. — Marcareix, *Recueil de méd. vét.*, 1871. — A. Barrier et Gervais, *Ibid.*, 1898. — Hodder, *The veterinarian*, 1896. — Von Stubenrauch, *Semaine médicale*, 1899. — Cuillé et Sendrail, *Revue vét.*, 1899. — Trasbot, *Dictionnaire de méd. vét.*, t. XIV. — Stockfleth, *Chirurgie*. — Williams, *Principles and practice of Veterinary Surgery*.

V. **Carie**. — Signol, *Bullet. de la Soc. cent. de méd. vét.*, 1857. — W. Axe, *The Veterinarian*, 1863. — Pollock, an. in *Recueil de méd. vét.*, 1871. — Bouley, *Ibid.*, 1876. — Mollereau, *Ibid.*, 1876. — De Riols, *Ibid.*, 1877. — Greiner, *Ibid.*, 1892. Münch, *Wochenschrift für Thierkeilkunde*, 1897. — Steuding, *Zeitschrift für Fleisch und Milchhygien*, 1899.

VI. **Exostoses**. — Coulbaux, *Recueil de méd. vét.*, 1825. — Leblanc, *Ibid.*, 1826. — Lassaigne, *Ibid.*, 1828. — Gellé, *Ibid.*, 1828. — Renault, *Ibid.*, 1829. — Lautour, *Journal prat. de méd. vét.*, 1829. — Renault, *Recueil de méd. vét.*, 1831. — Sewel, an. in *Ibid.*, 1835. — Clarc, *Journal des vét. du Midi*, 1838-1839. — Bouley, *Recueil de méd. vét.*, 1842. — Patu, *Clinique vét.*, 1843. — Perciwall, *Lameness in the Horse*, London, 1849. — André, *Journal de méd. vét.*, 1848-1851. — Viedua, an. in *Ibid.*, 1849. — Gautier, *Journal. des vét. du Midi*, 1851. — Goubaux, *Recueil de méd. vét.*, 1855. — Dudfield, *The Veterinarian*, an. in *Recueil de méd. vét.*, 1855, et *Journal de méd. vét.*, 1855. — Schrader, *Gurlt. u. Hertwig's Magazin*, 1860. — Peuch, *Journal de méd. vét.*, 1868. — Lamouroux, *Ibid.*, 1870. — Lavendhomme, *Annales de méd. vét.*, 1871. — Bouley, *Bullet. de la Soc. cent. de méd. vét.*, 1875. — Peters, *Berlin. Archiv*, 1883. — Neyraud, *Journal de méd. vét.*, 1889. — Barrier, *Ibid.*, 1891. — Dupas, *Recueil de méd. vét.*, 1898. — Vogt, *Wochenschrift für Thierheilkunde*, 1898. — Jacoulet, Joly, *Bullet. de la Soc. cent. de méd. vét.*, 1898, 1899, 1900. — Williams, *Principles and practice of Veterinary Surgery*. — Möller u. Frick, *Lehrbuch der Chirurgie*.

VII. **Rachitisme**. — Lafosse, *Journal des vét. du Midi*, 1856. — Sebrès, *Ibid.*, 1858. — Roloff, *Virchow's Archiv*, 1866. — Zundel, *Recueil de méd. vét.*, 1873. — Pröger, an. in *Ibid.*, 1875. — Heitzmann, *Ibid.*, 1875. — Laquerrière, *Recueil de méd. vét.*, 1876. — Stockfleth, *Repertorium*, 1878. — Zürn, *Die Krankheiten des Hausgeflugels*, 1882. — Voit, *Annales de méd. vét.*, 1881. — Fröhner, *Repertorium*, 1884. — Popow, *Arch. f. Veterinärmedicin*, 1884. — Pütz, *Deutsche Zeitschr. f. Thiermed.*, 1887. — Soula, *Revue vét.*, 1888. — Benjamin et Redon, *Bullet. de la Soc. cent. de méd. vét.*, 1890. — Martis, *Recueil de méd. vét.*, 1892. — Meltzer, *Deutsche thier. Wochenschr.*, 1895. — Von Harrevet, *Tijdschrift d'Utrecht*, 1895. — Röder, *Sachs. Bericht*, 1895. — Röbert, *Ibid.*, 1896.

VIII. **Ostéomalacie**. — Dèle, *Recueil de méd. vét.*, 1836. — *Comptes rendus des travaux de l'École de Lyon*, 1837-38, in *Recueil de méd. vét.*, 1838. — Bopp, *Magazin*, 1838. — Maris, *Annales de méd. vét.*, 1853. — Paravicini, *Il Veterinario*, 1854. — Imlin, *Recueil de méd. vét.*, 1855. — Haubner, *Sächs. Bericht.*, 1859. — Zundel, *Journal de méd. vét.*, 1862. — Nyen, *Recueil de méd. vét.*, 1863. — Göring, *Ibid.*, 1863. — Zundel, *Journal de méd. vét.*, 1863. — Olston, *Repertorium*, 1863. — Anacker, *Thierarzt*, 1865. — Villant, *Annales de méd. vét.*, 1866. — Villaret, *Recueil de méd. vét.*, 1866. — Crowhurst, an. in *Recueil de méd. vét.*, 1869. — Zundel, *Ibid.*, 1870, 1873, 1874 et 1875. — Pütz, *Pütz'sche Zeitschrift*, 1873, 1874, 1875. — Landel, *Repertorium*, 1873. — Duvieusart, *Annales de méd. vét.*, 1875. — Vernant, *Recueil de méd. vét.*, 1875. — Zippelius, *Deutsche Zeitschr. f. Thiermed.*, 1876. — Dobusch, *Oesterr. Vierteljahrsschr.*, 1877. — Harms, *Hannov. Jahresber.*, 1880-1882. — Germain, *Recueil de méd. vét.*, 1881. — Rilbert, *Annales de méd. vét.*, 1881. — Thierry, *Recueil de méd. vét.*, 1882. — Prümers, *Berlin. Archiv*, 1886. Furlanetto, *Progrès vét.*, 1890. — Leclainche, Rossignol, Greffier, Caussé, Chobart, *Bullet. de la Soc. cent. de méd. vét. prat.*, 1891. — Rossignol, *Ibid.*, 1893. —

Cantiget, *Bullet. de la Soc. cent. de méd. vét.*, 1891. — Collard, *Ibid.*, 1893. — Mesnard, *Ibid.*, 1894. — Tapon, *Ibid.*, 1894 ; et *Bull. de la Soc. de méd. vét. prat.*, 1892. — Mosselman et Hébrant, *Annales de méd. vét.*, 1895. — Sestini, *Il nuovo Ercolani*, 1898. — Elliot, *The journal of comp. pathol. and therap.* 1899. — Ballu, *Recueil d'hygiène et de méd. vét. milit.*, 1899. — Courtial, Carougeau et Porcher, *Bullet. des Sciences vét. de Lyon*, 1900.

IX. **Tumeurs des os.** — Dupuy et Prince, *Journal prat. de méd. vét.*, 1830. — Rychner, an. in *Journal de méd. vét.*, 1851. — Kopp, *Journal des vét. du Midi*, 1859. — Kiener et Peuch, *Journal de méd. vét.*, 1869. — Mégnin, *Bullet. de la Soc. cent. de méd. vét.*, 1876. — Degive, *Annales de méd. vét.*, 1880. — Kitt. *München. Jahresber.*, 1895. — Eberbach, *Deutsche thier. Wochenschr.*, 1896.

CHAPITRE XII

ARTICULATIONS

I. — CONTUSIONS.

Les contusions articulaires simples, sans luxation, entorse ou fracture concomitantes, sont rares. On distingue des *contusions indirectes* et des *contusions directes*. Dans les premières, les lésions ne se produisent pas au point contus ; c'est ainsi qu'une chute sur les genoux peut amener une contusion de l'épaule: la tête humérale et la cavité du scapulum, poussées par deux forces inverses, s'entrechoquent, les os et les cartilages sont contusionnés, les franges synoviales écrasées. Les contusions directes se montrent où la violence extérieure a frappé ; elles succèdent à des traumatismes ou à des chutes; les parties molles sont atteintes avant les os et les synoviales.

La douleur locale, l'impotence du membre, parfois la distension de la synoviale, montrent qu'il existe des lésions articulaires. Il est plus difficile de déterminer leur nature et leur étendue. Y a-t-il déchirure de la synoviale, écrasement des ligaments intra-articulaires, fissure des os, tassement du tissu spongieux ?

Le *pronostic* doit être réservé ; les contusions articulaires se compliquent parfois de raideur et d'ankylose.

Au début, le traitement comprend surtout l'immobilisation, la compression et les antiphlogistiques. L'immobilisation s'obtient par les bandages (poix, plâtre) qui font en même temps de la compression. Celle-ci est plus sûrement obtenue avec la bande élastique. Les antiphlogistiques comprennent les douches, les compresses astringentes, l'irrigation continue.

Les vésicatoires jouissent toujours d'une grande vogue dans le public. On les utilisera surtout pour les articulations supérieures des membres où l'application des bandages est presque impossible.

Au bout de quelques jours, le massage et l'eau chaude remplacent le froid, l'immobilisation et les vésicants.

Contre les boiteries persistantes, on a recours à la cautérisation ou aux névrotomies.

II. — ENTORSES.

L'entorse est une sorte de luxation incomplète et éphémère. Sous l'action d'un mouvement forcé .de flexion, d'extension, d'abduction ou d'adduction, les surfaces articulaires tendent à s'écarter, les tissus articulaires et péri-articulaires (ligaments, os, tendons, muscles) sont tiraillés. Tandis que dans la luxation les surfaces articulaires conservent des rapports anormaux, dans l'entorse elles reprennent rapidement leur situation normale.

L'entorse est produite par toutes les causes capables d'exagérer les mouvements articulaires au delà des limites physiologiques. C'est ainsi qu'agissent les faux appuis, les glissades, les chutes, les traumatismes. Une contraction musculaire violente et brusque peut déterminer l'entorse de la colonne vertébrale ou des membres (cheval qui a le pied engagé sous un bat-flanc ou dans une ornière).

Les altérations produites sont des plus variables quant à leur gravité : dans les cas bénins, il y a eu seulement distension des liens articulaires et rupture de quelques fibres ; assez souvent les ligaments ainsi que la synoviale sont partiellement déchirés ; il arrive que des ligaments funiculaires puissants arrachent la portion osseuse sur laquelle ils s'insèrent ; les tendons, les muscles, sont rupturés partiellement ou totalement et parfois déplacés ; il est des cas où les cartilages diarthrodiaux sont écrasés du côté opposé à celui où les ligaments ont été distendus ; enfin un épanchement sanguin plus ou moins abondant ne manque jamais de se produire, soit dans le tissu conjonctif péri-articulaire, soit dans la synoviale elle-même.

Suivant le siège des principales lésions, on a distingué des entorses *antérieures*, *postérieures* et *latérales ;* mais peu de jours après l'accident, l'inflammation a irradié tout autour de la jointure, et le diagnostic anatomique précis est souvent impossible.

Les principaux *symptômes* observés sont: la douleur, le gonflement, la gêne ou l'impossibilité des mouvements de l'articulation lésée.

La douleur est vive, subite. La palpation permet de la retrouver facilement ; elle est surtout accusée à l'insertion des ligaments arrachés. Aux membres elle se traduit par une forte boiterie. C'est elle qui gêne les mouvements de l'articulation. Le gonflement survient rapidement ; il tient à l'infiltration séreuse des tissus déchirés, à l'hydarthrose consécutive et parfois même à l'hémarthrose ; on le perçoit aisément à la partie inférieure des membres (boulet, jarret), il est plus difficile à reconnaître aux articulations scapulo-humérale et coxo-fémorale.

En général, il est facile de distinguer de l'entorse une luxation ou une fracture. Toutefois, pour l'épaule et la hanche, l'épaisseur des masses musculaires peut rendre le diagnostic hésitant.

Le pronostic varie avec les lésions produites. Bénin quand il y a distension sans rupture des liens fibreux articulaires, il devient grave si les ligaments et les tendons sont déchirés, les extrémités osseuses fracturées. La *restitutio ad integrum* des mouvements est parfois difficile à obtenir : les épanchements articulaires sanguins se résorbent très lentement ; la péri-arthrite, l'atrophie musculaire, amènent fréquemment des boiteries de longue durée.

La thérapeutique des entorses a beaucoup varié suivant les époques. Les hippiatres usaient largement des irritants : sur le boulet forcé, Solleysel appliquait son « emmiellure » ; dans le tour de bateau, les reins étaient recouverts d'une couche de poix cantharidée en demi-fusion. Contre les entorses récentes, les Lafosse conseillaient la saignée, les discussifs — surtout les frictions avec l'eau-de-vie camphrée — et l'eau froide ; lorsque déjà il y avait une forte tuméfaction, ils prescrivaient les émollients ; plus tard, ils utilisaient les résolutifs. Au temps de la doctrine physiologique, on combattait l'inflammation par les saignées générale et locale, les cataplasmes froids (farine de lin, fécule), les applications émollientes. L'inactif populéum servait à des frictions quotidiennes ; la graisse et les huiles n'étaient pas oubliées. L'observation montra bientôt l'inanité de pareils traitements. La boiterie, nous dit Delorme, persistait toujours pendant six semaines, deux mois et souvent plus. On revint aux vésicants : charges, onguent de Lebas, onguent vésicatoire. C'est encore la thérapeutique actuellement suivie par les praticiens : les vésicants, dit-on, dérivent l'inflammation articulaire, l'appellent à la peau, en même temps qu'ils immobilisent la jointure par la sensibilité et l'engorgement qu'ils déterminent.

Un traitement rationnel doit varier suivant l'époque à laquelle on est appelé. En présence d'une entorse récente, il faut chercher à modérer l'inflammation et l'engorgement. On a conseillé d'imprimer à la jointure des *mouvements artificiels* destinés à remettre en situation normale les parties qui peuvent être déplacées : leur utilité est douteuse. L'*immobilisation* est un moyen bien préférable. On la réalise en laissant le sujet au repos complet, en entravant les membres antérieurs ou en appliquant sur la jointure un bandage inamovible (V. *Écart* et *Effort de boulet*). Les compresses imbibées d'eau ordinaire, d'eau salée, d'eau blanche, d'eau-de-vie camphrée, ont leur utilité. Souvent on prescrit les bains d'eau courante ou l'irrigation continue. Pour être efficace, l'action réfrigérante doit être prolongée, permanente si possible ; ainsi on évitera la réaction, qui exagère les phénomènes inflammatoires. Les applications de glace, vantées par Bourrel, sont avantageuses ; elles demandent à être surveillées : trop prolongées, elles pourraient amener du sphacèle de la peau.

En ces dernières années, on a fort recommandé le *massage* et la *compression élastique*.

Les excellents résultats que donne le massage dans le traitement de l'entorse des humains sont connus. La chorégraphie lui est redevable de signalés services. Peu d'années se passent sans qu'il fasse merveille sur quelque artiste en vogue : Forgue et Reclus citent le cas d'une « étoile » de l'Opéra qui, entorsée, fut traitée par le massage ; deux jours après, elle « faisait des pointes » dans son salon. — Chez les grands animaux, le massage ne donne pas de cures aussi rapides ; jusqu'alors il a d'ailleurs été peu utilisé. On l'effectue comme il a été indiqué au chapitre de l'*Inflammation* : les mains, enduites de vaseline ou de glycérine, exercent dans le sens du courant veineux des passes d'abord très légères, puis de plus en plus fortes au fur et à mesure que la sensibilité s'émousse. Ces manipulations sont continuées pendant cinq à dix minutes : les caillots sanguins sont écrasés, l'œdème est étalé et facilement résorbé, le volume de la jointure diminue bientôt. Les articulations inférieures des membres se prêtent bien à de pareilles manœuvres ; mais on ne saurait masser aussi efficacement l'épaule et la cuisse, à cause des masses musculaires énormes qui les recouvrent. Lorsque les passes doivent être faites à rebrousse-poil, on pratiquera le massage médiat, en appliquant sur la peau une feuille de parchemin.

La *compression élastique* a également pour effet d'étaler dans les mailles conjonctives les produits morbides épanchés. Parfois on l'associe à la réfrigération : la région affectée est entourée d'étoupes, d'une bande élastique, puis soumise à l'irrigation continue.

L'*entorse chronique* doit être traitée par les frictions stimulantes, les vésicants, le feu, les sétons, les injections irritantes. L'essence de térébenthine, l'ammoniaque, le liniment ammoniacal, sont fréquemment utilisés, surtout chez le bœuf. Si l'application vésicante n'est pas faite sous les yeux du praticien, il aura soin de tracer, par quelques coups de ciseaux, les limites de la surface à recouvrir. Négliger cette précaution — ici comme dans une foule d'autres cas, — c'est s'exposer à voir l'agent thérapeutique appliqué à côté du mal, ou même en des régions défendues : le pli du genou, celui du jarret ou le creux du paturon. Lors de lésions persistantes (induration, périostose), on aura recours à la cautérisation en raies, en pointes superficielles ou en pointes fines.

Pour certaines entorses — celles de l'épaule et de la hanche notamment, — les *sétons* comptent encore de nombreux partisans ; leur action salutaire est due principalement à l'immobilisation qu'ils provoquent. Contre les atrophies musculaires, on pourra utiliser les injections irritantes : essence de térébenthine, solution aqueuse saturée de sel marin, solution alcoolique de vératrine.

En général, nous traitons les entorses au début par les bandages inamovibles, la compression aidée de la réfrigération, la chaleur humide ou les vésicants. Au bout de dix à quinze jours, nous utilisons les douches et le massage. Si la claudication tarde à disparaître, qu'il persiste de l'induration, de la périostose ou de l'hydarthrose, nous avons recours à la cautérisation.

III. — LUXATIONS.

Le terme *luxation* doit être réservé pour désigner le déplacement anormal et permanent des extrémités articulaires. Suivant le degré du déplacement, on reconnaît des *luxations complètes*, dans lesquelles les surfaces articulaires n'ont plus aucun rapport de contiguïté, et des *luxations incomplètes*, où les extrémités osseuses sont encore en rapport dans une étendue variable. On distingue aussi des *luxations traumatiques*, survenant brusquement sur une articulation saine; des *luxations consécutives, symptomatiques*, ou *pathologiques*, succédant à une altération préexistante de la jointure (hydropisie, arthrite, tumeurs); des *luxations congénitales*, développées pendant la vie intra-utérine. Ces deux dernières variétés sont sans importance pour le praticien; elles commandent le sacrifice de nos malades. Seules les *luxations traumatiques* sont intéressantes au point de vue thérapeutique. De cause directe ou indirecte, elles surviennent sous l'influence de traumatismes, de glissades, de chutes, même par la seule contraction musculaire.

De semblables déplacements ne vont point sans des lésions parfois considérables : la synoviale est déchirée; les ligaments sont partiellement rupturés; les muscles, tiraillés ou rompus; les cartilages contus ou écrasés; fréquemment une parcelle osseuse est arrachée par un ligament ou un tendon; dans certains cas il y a une véritable fracture; les vaisseaux et les nerfs péri-articulaires sont meurtris et déchirés. La communication de la synoviale avec l'extérieur et l'arthrite traumatique sont des complications possibles.

Les principaux *symptômes* des luxations sont: la douleur, l'impuissance du membre, l'immobilité et la déformation articulaires.

L'immobilité de la jointure n'est pas due seulement à la douleur, elle persiste sous le chloroforme : la flexion, l'extension, sont limitées ou nulles. Les déchirures très étendues de la capsule et des ligaments permettent parfois une mobilité excessive dans tous les sens.

A moins d'engorgement très accusé, la déformation articulaire est caractéristique : on constate des dépressions où il existait des saillies et réciproquement. L'axe du membre paraît changé; si l'on fait jouer l'articulation lésée, on constate que les extrémités articulaires ne se correspondent plus.

La crépitation qu'on rencontre dans certaines luxations donne la sensation d'un raclement sourd; elle résulte du frottement des surfaces cartilagineuses contre les os ou les ligaments voisins. On ne saurait la confondre avec la crépitation sèche et nette des fractures.

Parfois on observe un allongement ou un raccourcissement du membre. Les luxations vertébrales donnent souvent naissance à certains symptômes fonctionnels traduisant l'offense de la moelle.

L'immobilité et la déformation articulaires suffisent au *diagnostic*. Dans les contusions et les entorses, l'immobilité est due à la douleur; elle disparaît par l'anesthésie. Quand il y a fracture péri-articulaire, on note une crépitation sèche et fine ainsi qu'une plus grande mobilité de l'articulation. S'il y a luxation, la réduction est difficile à obtenir mais facile à maintenir; dans les fractures, la réduction est facile et la contention difficile. La coexistence d'une fracture et d'une luxation rend quelquefois le diagnostic malaisé (luxation coxo-fémorale avec fracture du col du fémur). Les luxations anciennes se reconnaissent à l'atrophie des muscles, à la saillie des surfaces osseuses déplacées. On se gardera de confondre celles-ci avec une exostose, un cal volumineux ou une production d'arthrite sèche.

Le *pronostic* varie suivant les lésions produites, l'ancienneté de la lésion. D'une façon générale, toute luxation, même réduite, laisse à sa suite de la raideur ou de l'ankylose. Facile quand on intervient de bonne heure, la réduction devient au contraire très difficile après quelques mois. Si la luxation n'est pas réduite, l'ancienne articulation disparaît, la cavité articulaire se remplit de tissu fibreux; une véritable néarthrose se constitue autour de l'extrémité osseuse déplacée, les tissus environnants se groupent, se spécialisent pour former une pseudo-synoviale et des brides ligamenteuses. Une guérison naturelle se produit, mais outre qu'elle se fait lentement, il persiste presque toujours une claudication très accusée. Les deux bœufs dont parle Callot, boitaient encore fortement treize mois après une luxation coxo-fémorale abandonnée à elle-même.

Trois indications principales dominent la thérapeutique des luxations : 1° opérer la réduction ; 2° prévenir la récidive ; 3° combattre les complications.

La réduction est plus ou moins facile suivant que la luxation est récente ou ancienne. Quand on intervient avant l'apparition des phénomènes inflammatoires, les procédés de douceur réussissent presque toujours. La tête articulaire a quitté son « domicile » en perforant la synoviale ; « par cette porte elle est sortie, par là elle doit rentrer ». Si l'on est fixé sur la façon dont est survenu l'accident, le premier temps de la réduction consiste à faire reprendre au membre la position qu'il occupait au moment de la luxation. Par des manœuvres méthodiques spéciales pour chaque déplacement, on arrive à réintégrer, dans sa cavité, la tête luxée ; on obtient ainsi un rétablissement complet des rapports des surfaces, tandis que les moyens de force augmentent souvent les dégâts, créent une nouvelle déchirure de la synoviale ou n'aboutissent qu'à repousser celle-ci dans l'intérieur de la jointure, à l'interposer entre les surfaces articulaires : la réduction est incomplète, la récidive presque fatale. Si les procédés de douceur, avec ou sans la narcose, ne donnent aucun résultat, les procédés de force deviennent obligatoires.

Chez les petits animaux, le vétérinaire peut effectuer à lui seul l'*extension*, la *contre-extension* et la *coaptation*. Quand on opère sur le cheval ou le bœuf, des aides sont nécessaires. Agir sur l'animal debout serait préférable : on éviterait ainsi les efforts du relever ; mais l'on est presque toujours obligé de coucher le sujet. Pour pratiquer la contre-extension, des longes passées sous la partie supérieure du membre (dans l'ars pour l'antérieur, dans l'aine pour le postérieur) sont tirées par des aides ou arrêtées soit à un anneau, soit à un poteau. Les cordages destinés à l'extension sont adaptés dans le paturon, au-dessus du genou ou du jarret. La force à déployer est parfois énorme en raison de la résistance musculaire. Pour vaincre cette dernière, on a préconisé la méthode des *tractions continues*. En général, bientôt les muscles sont relâchés, la réduction est possible. Si ce moyen échoue, on aura recours à l'anesthésie, qui livre sans défense les muscles péri-articulaires.

Dans la réduction des luxations anciennes, les moyens de douceur ne réussissent pas ; il faut un grand déploiement de force. Pour réduire une vieille luxation de l'humérus chez un homme, Mayor dut employer vingt et un aides ! Et combien sont faibles les muscles de l'homme, comparés aux masses puissantes qui entourent l'épaule et la cuisse des sujets des grandes espèces domestiques. Les aides tirent rarement ensemble, les tractions sont saccadées ; aussi, mieux vaut se servir de tourniquets ou de moufles, qui permettent d'agir d'une façon beaucoup plus régulière. On effectue d'abord les tractions dans la direction actuelle du rayon déplacé ; à mesure que le membre s'allonge, on doit se rapprocher de sa direction normale. Pendant ce temps, l'opérateur, à l'aide des mains ou de leviers augmentant sa force, cherche à obtenir la coaptation : dès que les rayons sont de niveau, il les pousse l'un vers l'autre, les place dans l'axe qu'ils doivent occuper ; habituellement on perçoit un bruit spécial, un claquement dû à la rencontre des extrémités articulaires. Les mouvements deviennent possibles, la jointure reprend son aspect ordinaire, et le membre sa longueur normale. On est immédiatement frappé du changement survenu dans le fonctionnement de l'extrémité.

En étudiant les luxations en particulier, nous verrons qu'il existe pour chacune d'elles des manœuvres spéciales de réduction. Ces manœuvres sont quelquefois très pénibles, très longues ; mais en variant le sens des tractions, en surveillant de près la coaptation, on arrive d'ordinaire à remettre les parties en bonne position. Des cas se rencontrent cependant où toutes les tentatives sont vaines ; il faut recourir à la section sous-cutanée des brides fibreuses ou à l'*arthrotomie antiseptique*. Évitant les vaisseaux et les nerfs importants, le chirurgien incise la peau, le tissu conjonctif, les muscles, la synoviale ; il se rend compte *de visu* des altérations ; il donne écoulement aux liquides épanchés, sectionne les ligaments qui s'opposent à la rentrée de la tête articulaire. Parfois celle-ci doit être réséquée. L'arthrotomie nous a donné quelques demi-succès sur le chien ; le plus souvent il persiste de la raideur ou de l'ankylose.

La réduction opérée, il faut prévenir la récidive. Les moyens ne diffèrent guère de ceux que nous avons indiqués pour les fractures. Partout où l'application en sera possible, les pansements inamovibles constitueront la méthode de choix ; aux membres, on devra toujours y avoir recours. Chez les grands animaux, les ferrements de Bourgelat pourront rendre des services. On évitera les mouvements et le décubitus ; de là l'indication de maintenir les animaux pendant quelque temps sur un appareil de suspension.

Combien de temps doit-on laisser les bandages ? — Certains auteurs conseillent de les enlever au bout de quelques jours ; d'autres recommandent de les laisser en place six semaines à deux mois. La mobilisation précoce expose à la récidive et à l'arthrite ; l'immobilisation trop prolongée peut amener de l'ankylose et de l'amyotrophie.

Pour ne pas avoir à compter avec ces causes d'insuccès, on enlèvera le bandage au bout de deux à trois semaines, et l'on commencera à promener le blessé. Les frictions stimulantes, le massage, l'exercice, préviendront l'atrophie musculaire et rétabliront la régularité des mouvements.

Les *plaies* constituent toujours une grave complication. Les blessures pénétrantes, qui ouvrent le foyer traumatique, entraînent d'ordinaire l'arthrite et l'ankylose ; celles-ci, toutefois, ne sont pas fatales. Quant aux lésions non pénétrantes, l'antisepsie permet d'en obtenir la cicatrisation sans accidents infectieux.

Les luxations compliquées de fracture sont incurables économiquement chez les grands animaux. Dans les petites espèces, on réduira la luxation, ensuite on immobilisera le rayon fracturé après avoir affronté les abouts.

IV. — PLAIES.

Nous distinguerons parmi ces lésions :
1° Des *plaies non pénétrantes* ou *péri-articulaires ;*
2° Des *plaies pénétrantes* ou *avec perforation de la synoviale.*

1° Plaies péri-articulaires.

Fréquentes aux membres, elles offrent, dans leur marche et leur pronostic des particularités dues au voisinage de tendons, de ligaments, de synoviales tendineuses, — condition qui expose à des complications diverses. Les tissus fibreux, peu vasculaires, se nécrosent facilement s'ils sont baignés par le pus ou envahis par un processus infectieux ; l'extension de la phlegmasie à l'articulation est à redouter.

Avec une antisepsie bien comprise, le chirurgien peut éviter ces accidents. Si la plaie a été faite par un instrument infecté, il faut en nettoyer tous les coins avec une solution antiseptique forte (sublimé à 2 p. 1000, crésyl à 5 p. 100, chlorure de zinc à 6-8 p. 100, liqueur alcoolo-phéniquée : alcool 10 grammes, acide phénique 1 gramme), puis appliquer un pansement ouaté. Il est important de réaliser une immobilisation aussi complète que possible de la jointure. Tous les praticiens savent combien il est parfois malaisé d'obtenir la cicatrisation régulière des plaies situées dans le pli du jarret ou dans celui du genou. Le repos absolu, l'emmaillotement du membre depuis le sabot jusqu'au-dessus de la lésion, le pansement à éclisses, la suspension, sont autant de moyens avantageux.

Les larges cicatrices développées au niveau des articulations causent de la gêne dans les mouvements, d'où l'indication de réduire au minimum, par des sutures et des pansements bien appliqués, l'aire des plaies qui peuvent entraîner cet inconvénient.

Les indurations cicatricielles, si fréquentes à la face antérieure du genou, enraidissent le membre, rendent l'appui moins sûr et prédisposent à de nouvelles chutes. La thérapeutique des chevaux couronnés doit bénéficier des découvertes modernes. Aux cicatrisants vulgaires, on doit substituer la désinfection soignée du traumatisme et les pansements antiseptiques.

2° Plaies pénétrantes.

Les *plaies pénétrantes* des articulations et l'*arthrite traumatique* seront étudiées séparément. Non seulement l'ouverture d'une synoviale articulaire n'entraîne point forcément l'inflammation de celle-ci, mais, grâce à l'antisepsie, on peut souvent l'éviter si l'on intervient à temps et correctement. Les séreuses, comme tous les autres tissus, se réparent vite au sein des traumas, à la seule condition d'être mises à l'abri de l'infection. L'extrême gravité des plaies articulaires n'est due, en effet, ni à la lésion des aponévroses et des tendons (Paré), ni à la résistance des tissus au gonflement inflammatoire (Brasdor, Bichat, Larrey), ni à l'action de l'exsudat sur la synoviale et les cartilages (David) ; elle dépend tout entière de l'inoculation de la plaie, de l'infection de la synoviale. Tous les jours ne voyons-nous pas les ponctions des synoviales, faites aseptiquement, avec nos fins trocarts, se cicatriser rapidement, par première intention ! — Ici encore, sans souillure, point de complication ; sans germes, point de suppuration.

Tantôt l'infection de la synoviale est primitive et résulte de la pénétration directe de l'agent vulnérant dans l'intérieur de la cavité articulaire ; tantôt elle est secondaire, consécutive à l'inflammation suppurative ou nécrosique des tissus para-articulaires. Dans ce dernier cas, le pronostic est des plus graves, car, d'ordinaire, quand la synovie apparaît à l'extérieur, la séreuse est déjà profondément altérée.

Au début, les symptômes sont peu accusés : une plaie large ou étroite qui laisse écouler de la synovie existe sur l'une des faces de la jointure ; la locomotion reste régulière, le travail peut être continué. Mais la phlogose ne tarde pas à envahir l'articulation ; celle-ci se tuméfie, devient fort douloureuse, la synovie qui s'échappe de la plaie est trouble. Le plus souvent, si le trauma n'est pas l'objet de soins éclairés, au bout d'un laps de temps qui varie de deux à six jours, le praticien se trouve aux prises avec l'arthrite traumatique.

Ce qu'il faut s'efforcer de prévenir c'est l'inflammation de la synoviale. Nous verrons que cette prophylaxie comporte l'aseptisation précoce de la plaie, suivie de l'immobilisation aussi complète que possible de la jointure.

La gravité des lésions traumatiques des articulations est, en général, proportionnelle à l'importance fonctionnelle de ces organes. Toutefois, les dimensions de la plaie, son siège sur les faces antérieure, latérales ou postérieure de la jointure, l'étendue des désordres péri et intra-articulaires, influent beaucoup sur cette gravité.

Les recherches de Rigot et de Goubaux ont montré que les synoviales articulaires, comme les gaines tendineuses, sont parfois cloisonnées, divisées en plusieurs loges, donnée qui explique la localisation du processus infectieux à une partie de la synoviale, la guérison rapide de certaines plaies articulaires et de certaines arthrites récentes.

On a prétendu que les lésions articulaires des membres postérieurs étaient habituellement plus redoutables que celles des membres antérieurs ; mais les différences réelles que l'on constate à cet égard tiennent surtout à la com-

plexité anatomique, ainsi qu'au fonctionnement plus ou moins actif des
jointures. Une plaie pénétrante qui intéresse une épaisse couche de tissus
péri-articulaires est d'ordinaire plus inquiétante que la simple blessure d'un
cul-de-sac. Nous ne saurions trop insister sur ce point, ce qui crée surtout
le danger c'est l'infection, ce sont toutes les conditions susceptibles de la
déterminer ou de la favoriser.

En présence d'une articulation qui vient d'être ouverte, doit-on, par le
sondage, explorer la plaie pour préciser le diagnostic ou pour se rendre un
compte exact des altérations ? Aujourd'hui, dans la chirurgie de l'homme,
dit Ch. Nélaton, l'exploration avec un stylet aseptique, ou mieux avec le
doigt, après débridement de la plaie, est absolument indiquée. Pour nos
blessés, en raison des circonstances dans lesquelles nous devons réaliser
l'asepsie, cette pratique serait dangereuse. Bien que l'écoulement synovial
ne soit pas caractéristique de l'ouverture de l'articulation — il peut résulter
de la blessure d'une gaine tendineuse, — il faut proscrire le sondage. Rien
n'est plus périlleux que de pénétrer dans les jointures avec des sondes
malpropres, et l'exploration avec un stylet aseptique qui côtoie les parois
d'une plaie accidentelle n'est pas toujours innocente ; l'instrument peut
s'infecter dans la traversée de la plaie et inoculer la synoviale. Le mieux est
de se conduire comme si la lésion la plus grave existait. Que de fois la
curiosité du praticien a eu pour conséquence l'inflammation d'une jointure
qui ne demandait qu'à se fermer !

La thérapeutique des plaies articulaires et de l'arthrite traumatique a beaucoup varié avec les époques. Dans les temps préantiseptiques, la haute gravité de ces plaies a fait essayer contre elles tout l'arsenal médico-
chirurgical. Les préparations les plus diverses ont été tour à tour préconisées
et délaissées.

Déjà les hippiatres étaient divisés au sujet du traitement des plaies des
jointures. Les uns, avec Solleysel, employaient la cautérisation ; les autres
avec Garsault, prescrivaient les émollients.

Dans les années qui suivirent l'apparition des premiers journaux vétérinaires, la doctrine physiologique battait son plein. Pour prévenir ou combattre l'inflammation, on faisait de copieuses saignées et le blessé était soumis à une diète sévère ; on recouvrait les jointures malades de décoctions de
guimauve, de mauve, de graine de lin, de populéum ; on prescrivait des
cataplasmes simples ou associés à des narcotiques (morelle, belladone, lau-
danum). Les plaies elles-mêmes étaient pansées à la teinture d'aloès, à
l'alcool dilué, à la pâte camphrée. Les avocats de la méthode antiphlogistique publièrent leurs résultats, et l'on vit Corroy, Auboyer, Prétot, com-
menter des « séries heureuses ». Pour Lecoq, il fallait d'abord combattre les
phénomènes inflammatoires par les émollients, ensuite immobiliser la jointure et obstruer la plaie à l'aide de pansements compressifs. Je suis porté,
disait cet auteur, à regarder le mécanisme de le cicatrisation des membranes
synoviales comme analogue à celui par lequel se ferment les vaisseaux sanguins blessés : une portion du liquide contenu se coagule dans l'ouverture,
adhère à ses lèvres et finit, en s'organisant, par faire partie des parois qui ont
été entamées. La compression, favorisant la formation et le séjour du caillot,
doit nécessairement hâter le moment de la cicatrisation. Si la méthode
antiphlogistique réussissait parfois, ses échecs étaient sans nombre : on ne
tarda pas à les lui reprocher (Renault, Tisserant) ; d'autre part, on citait des
cas de cures spontanées, dont la nature avait fait tous les frais. On continua
cependant longtemps encore l'usage des cataplasmes. Ils diminuaient les
souffrances et on leur attribuait la vertu de « prévenir l'inflammation ». Nous

savons aujourd'hui que leur atmosphère humide et chaude est, au contraire, des plus favorables aux microbes pyogènes et à l'infection.

Dès le commencement de ce siècle, les vétérinaires anglais préconisaient la cautérisation de l'orifice externe de la fistule, afin de déterminer une escarre s'opposant à l'écoulement de la synovie et favorisant la cicatrisation du traumatisme. Ce traitement fut essayé en France. Mercier et Desmoulières ne craignaient point, lorsqu'ils intervenaient au début du mal ou en pleine période inflammatoire, de plonger dans la fistule un cautère chauffé à blanc. Les résultats parurent d'abord encourageants ; les observations publiées tendaient à établir que la cautérisation profonde et répétée pouvait amener la guérison, dans des cas où les autres traitements avaient échoué. Renault qualifia ce procédé de « téméraire et peu rationnel » ; il n'admettait son emploi que comme moyen extrême. — L'application du fer rouge sur les plaies articulaires exerçait une action désinfectante qui, dans quelques cas, pouvait être salutaire ; mais on l'a justement abandonnée pour des procédés moins incendiaires.

Tisserant fit remarquer que les émollients et la cautérisation des fistules ne donnaient que des résultats incomplets. Il persistait des engorgements de l'articulation malade, des indurations des parties molles, des gonflements des abouts articulaires, souvent même des exostoses. L'auteur conseillait de calmer l'inflammation par les émollients, puis d'employer le vésicatoire en frictions répétées sur la jointure. Ce dernier pouvait être d'ailleurs remplacé par la cautérisation en pointes (Renault, Lecoq) ou en raies. Parfois, dix à quinze jours après l'application des vésicants, l'animal reprenait son service. — Comme dérivatifs, on a proposé une foule de préparations et d'agents. Dans un cas de plaie articulaire du jarret, Saussol, après avoir fait une suture entortillée, appliqua sur toute la jointure « une couche de moutarde délayée dans du vinaigre. Vingt jours après, la bête put reprendre son service ». — Quelques auteurs attachaient une réelle importance au traitement interne. On employait surtout l'émétique, que Reboul prônait encore en 1845.

Afin d'obtenir l'occlusion de la plaie synoviale, on essaya les corps qui, en vertu de leurs propriétés chimiques, étaient capables de coaguler l'albumine : alun calciné (Lecoq), alcool et teinture d'aloès, eau de Rabel (Mercier), tanin (Caussé), sels de plomb (Mazzini), sulfate de cuivre ; mais c'est sans contredit le sublimé qui réunit les plus nombreux suffrages ; en quelques années il supplanta tous ses rivaux. Préconisé par Saint-Cyr, il fut reconnu dès le début de son emploi comme l'un des médicaments les plus avantageux dans le traitement des plaies articulaires. Pour les jointures superficielles, on en saupoudrait un emplâtre de poix ou de térébenthine, que l'on appliquait sur la blessure, où on le maintenait au moyen d'un bandage ou de bandelettes agglutinées ; parfois l'écoulement synovial se tarissait, et quand, au bout d'une huitaine de jours, on retirait l'appareil, le fond de la plaie était recouvert d'une escarre solide et la guérison assurée ; si l'oblitération était incomplète, on renouvelait l'emplâtre. Pour les articulations profondes, où débouchait une fistule d'une certaine longueur, on imitait généralement Schaack et Delorme : on introduisait dans le trajet canaliculaire une mèche couverte de caustique. — Beaucoup d'auteurs, Rey en particulier, ont associé avec avantage les vésicatoires, appliqués sur toute la surface de la jointure, et le sublimé sur la plaie.

Le collodion simple ou additionné de sublimé a été recommandé, il y a quelque vingt ans, pour réaliser l'occlusion du trauma. Michotte ayant à traiter une blessure pénétrante de l'articulation fémoro-tibio-rotulienne, employa d'abord les réfrigérants. Le deuxième jour, quatre grammes de sublimé

furent dissous dans trente grammes de collodion ; on appliqua ce produit
sur la plaie, par couches successives, jusqu'à formation d'un emplâtre résistant. Neuf jours après, celui-ci fut retiré ; la plaie était fermée. Degive a également utilisé avec beaucoup de succès le collodion sublimé.

Barthe a tenté de substituer le nitrate d'argent au sublimé. Le bichlorure
de mercure agirait souvent avec violence et déterminerait la chute d'une
volumineuse escarre qui augmente les dimensions de la plaie, tandis que
l'azotate d'argent, moins actif, plus maniable, produirait une escarre
s'éliminant promptement, sans augmentation de l'étendue de la plaie
externe. Son emploi est des plus simples ; le crayon est introduit dans la
fistule où on le laisse fondre lentement. Aux plaies larges, il serait bon de
lui imprimer quelques mouvements afin d'assurer son action sur tout le
pourtour de la lésion pénétrante. On peut répéter son application plusieurs
fois sans aucun danger ; il est avantageux de recourir en même temps à
l'application d'un vésicatoire.

De bonne heure, l'eau froide a été recommandée ; encore aujourd'hui elle
est fort employée dans le traitement des plaies synoviales des grands animaux, et l'on a publié de nombreuses observations paraissant établir son
efficacité. Pour Trasbot les irrigations froides constituent le traitement par
excellence des plaies articulaires. L'écoulement en nappe est préférable au
courant fort et à l'écoulement en jet. Autant que possible, l'eau aura
une température de 12 à 15 degrés; toutefois, il ne faut renoncer à l'irrigation que si la température de l'eau est voisine de zéro. — Lorsque l'irrigation fut expérimentée aux hôpitaux d'Alfort, des élèves qui se relayaient
d'heure en heure, jour et nuit, arrosaient continuellement l'articulation
malade, à l'aide d'un tube en cuir partant d'un baquet placé au-dessus du
blessé (Bouley). Dans un cas de Barreau, l'irrigation fut pratiquée par
six hommes, s'alternant auprès de la bête malade pour verser l'eau sur la
plaie à l'aide d'une seringue ordinaire. De pareils procédés avaient l'inconvénient d'exiger plusieurs aides ; ils n'étaient guère applicables que pour les
chevaux de l'armée.

Les appareils à irrigation ont simplifié la méthode. En voici le dispositif:
un réservoir placé à 2 ^{m}, 50 environ du sol, est alimenté par une conduite
d'eau ; à sa partie inférieure est fixé un ajutage pourvu d'un robinet permettant de graduer l'écoulement du liquide, lequel se fait par un tube de caoutchouc, d'un diamètre interne de 7 à 8 millimètres. Selon les cas, l'extrémité
libre de ce tube est introduite dans la plaie, ou sa portion terminale, percée
de trous faits avec les ciseaux, est disposée circulairement autour du
membre et au-dessus de la jointure malade. La bifurcation du tuyau métallique permet de faire usage de deux tubes de caoutchouc: l'un entoure la
jointure, l'autre est introduit dans la plaie. — Partout il est facile d'improviser un appareil d'irrigation. Un baril fixé à une certaine hauteur
au-dessus du sol, est rempli au fur et à mesure des besoins ; sa partie inférieure porte un robinet sur lequel est adapté le tube de caoutchouc ; ce
dernier doit-être assez long pour se prêter aux mouvements de l'animal. —
Comme à la plupart des praticiens, l'irrigation continue nous a donné quelques remarquables succès; nous avons vu se fermer en un mois, une énorme
plaie articulaire du boulet postérieur gauche produite par un soc de charrue.
Le traumatisme fut irrigué avec une solution tiède de crésyl à 3 p. 100;
pendant quelques heures, l'articulation resta enveloppée de compresses
antiseptiques, puis la blessure fut soumise à l'action continue de l'eau froide;
en cinq semaines, la guérison était parfaite. Une jument traitée par Mauri
présentait sur la face antérieure du boulet antérieur gauche une plaie con-

tuse avec ouverture de l'articulation; au bout de neuf jours on la retira
des irrigations. L'écoulement synovial avait cessé, et la plaie était entièrement recouverte d'une couche de bourgeons charnus, fermes et de bonne
nature.

Vers 1860, l'onguent égyptiac, patronné par Verrier, était le remède en
faveur. Dans le traitement des plaies articulaires, cet auteur employait
d'abord la saignée, la diète, les cataplasmes, les émollients, les lotions
calmantes; la douleur apaisée, il débridait la fistule de manière qu'elle
permit le passage du doigt, puis à l'aide de celui-ci, il y introduisait
plusieurs fois par jour une certaine quantité d'égyptiac pur ou dilué dans de
l'huile. Par ce traitement, dit Verrier, les douleurs diminuent rapidement,
l'appui augmente, la fistule se rétrécit, l'écoulement synovial devient
moins abondant; souvent au bout de huit à dix jours, la fistule est cicatrisée
et l'articulation a récupéré la liberté complète de ses mouvements. Benjamin,
Robert, Fœlen, Royer, Salle, publièrent des observations favorables, et malgré les échecs de Raulet, de Caussé, de Barreau, l'égyptiac resta classé en
bon rang.

La glycérine, employée seule ou concurremment avec les vésicatoires et
l'irrigation continue, a été recommandée par Aureggio. En injections dans la
fistule, « elle limiterait à la période de congestion, l'inflammation articulaire »; elle aurait donné d'assez nombreux succès dans des cas désespérés.
Mais beaucoup de praticiens ne lui ont pas trouvé une supériorité marquée
sur les traitements précédents.

L'emploi du camphre, assez répandu autrefois dans le traitement des
plaies articulaires, puis délaissé, a été conservé en Belgique, associé à
l'antisepsie. Voici la méthode thérapeutique qui aurait donné à Hébrant
95 p. 100 de guérisons : la plaie nettoyée à fond est lavée avec de l'eau
de son, désinfectée avec de l'eau phéniquée à 5 p. 100 ou de la liqueur
de Van Swieten, puis enduite d'une couche de pommade camphrée (camphre
et axonge āā). — On renouvelle l'application de pommade quatre ou cinq
fois par jour; après les trois premiers jours on diminue son degré de
concentration, on prend 1 pour 2, puis 1 pour 3, puis enfin 1 de camphre
pour 4 d'axonge. Pendant toute la durée de la cure, le cheval est placé dans
une stalle étroite, et soumis à un régime diététique convenable. La grande
quantité de camphre étalée sur toute la région produit une réfrigération
continue qui empêche l'inflammation de la synoviale ; de plus, le camphre
jouit de propriétés antiseptiques que l'on augmente par l'addition d'acide
phénique dans la proportion de 5 p. 100; le deuxième ou le troisième jour
la synovie est coagulée, les bourgeons charnus sont excités et le trajet s'oblitère bientôt (Hébrant).

C'est là, il nous semble, une manière d'antisepsie dans laquelle le camphre
ne joue pas le rôle principal. Nettoyer et désinfecter soigneusement la région
avec de l'eau phéniquée à 5 p. 100 ou de la liqueur de Van Swieten, voilà qui
est bien ; mais l'iodoforme en poudre ou la vaseline iodoformée donneraient
au moins d'aussi bons résultats que la pommade camphrée.

Parmi les traitements proposés en ces derniers temps, mentionnons
encore l'enveloppement de la région et l'occlusion de la plaie avec une
bande de caoutchouc (Petzold), avec de la « terre glaise » (Hoffmann), et les
injections, dans le trauma, d'une solution alcoolique de tanin (Vigezzi).

Par cet aperçu de l'histoire de la thérapeutique des plaies articulaires, on voit que des guérisons ont été obtenues par les moyens
les plus variés. Mais si l'on pouvait comparer les succès annoncés

aux très nombreux échecs restés inconnus, la statistique serait des plus sombres. Quoi qu'on en ait dit, la plupart de ces traitements ne pouvaient rien contre les traumas pénétrants infectés dans leur profondeur.

Les notions acquises sur la pathogénie des complications auxquelles exposent ces plaies commandent de délaisser les vieux moyens pour l'antisepsie. Cette dernière doit dominer le traitement des traumas articulaires.

Les *piqûres* des articulations offrent, en général, moins de gravité que les blessures larges ou avec perte de substance. Exécutées suivant certaines règles, elles sont innocentes. On verra que les hydarthroses peuvent être ponctionnées au trocart avec la plus complète impunité ; mais pour cela nous employons des instruments de petit calibre, propres, aseptiques. On a conseillé de débrider la plaie, d'ouvrir largement la synoviale, d'aseptiser la cavité articulaire : pareille intervention nous paraît téméraire sur les animaux, où la purification de la jointure est toujours très difficile. Nous nous en tenons à la désinfection du trauma et à son occlusion par un pansement ou un enduit collodionné. Rappelons l'observation de Michotte, relative à une plaie de la jointure fémoro-tibio-rotulienne, qui fut ainsi recouverte de couches successives de collodion et se cicatrisa en peu de jours. L'application d'un emplâtre au sublimé, après désinfection de la piqûre, et une friction vésicante péri-articulaire, constituent un traitement qui mérite d'être conservé : le bichlorure de mercure, déposé près de la brèche synoviale, y exerce son action germinicide ; le vésicatoire fait de l'immobilisation. Les succès obtenus par Rey, Dyer, Delorme, ont péremptoirement démontré la valeur de ce procédé. Avant d'être « barrée », la plaie devra être soigneusement désinfectée. Pour que l'oblitération soit efficace, la synoviale ne doit pas avoir été inoculée. L'essentiel est de ne point enclore d'éléments infectieux.

Prévenir l'infection de la synoviale ou purifier celle-ci dans sa portion souillée et la mettre ensuite à l'abri des germes : voilà, pour les *plaies larges* comme pour les piqûres, ce que l'on doit chercher à réaliser. On fera l'antisepsie soignée du trauma par une large irrigation ; on l'occlura par un enduit collodionné et quelques lames de gaze, après l'avoir saupoudré d'iodoforme, puis l'on immobilisera la région en la recouvrant d'un appareil ouaté, complété ou non par des bandes plâtrées. — Quand la région ne se prête pas à l'application d'un pansement, on emploie les vésicants, surtout avantageux lors de plaies articulaires étroites. L'action « dérivative » qu'on leur attribue est illusoire, à peu près nulle quant aux effets utiles ; mais ils peuvent exercer une influence des plus salutaires en faisant de l'immobilisation et de l'occlusion.

Lorsque la plaie est très étendue, on en diminue les dimensions par quelques points de suture appliqués vers l'angle supérieur ; pour certaines jointures, il convient de fixer un drain. La suture totale est dangereuse ; si l'asepsie des couches superficielles de la plaie n'est pas rigoureuse, les liquides infectés fusent dans la synoviale. Elle a cependant réussi dans maints cas. Saussol, notamment, a obtenu un succès par la suture entortillée.

L'un de nous a rapporté un cas de rapide guérison, par l'antisepsie, d'une plaie articulaire fort grave d'un boulet postérieur. A la face externe de cette région existait une solution de continuité linéaire longue de 10 centimètres ; la synoviale métacarpo-phalangienne était largement ouverte entre les grands sésamoïdes et l'extrémité inférieure du métatarsien principal. En écartant les lèvres du trauma, on apercevait, en avant, les surfaces articulaires métatarsienne et phalangienne ; en arrière, la surface articulaire antérieure des grands sésamoïdes. La zone péritraumatique et la plaie furent désinfectées, irriguées au Van Swieten, puis l'on appliqua un pansement iodoformé-ouaté. Sept jours après, celui-ci fut levé : on ne trouva sous la gaze qu'un peu de sérosité roussâtre ; la synoviale était fermée et les tissus recouverts d'une couche de granulations. On renouvela le pansement. Un mois après l'accident, la plaie était cicatrisée. — Traités par une rigoureuse antisepsie, les traumas articulaires n'auraient point d'autre marche si la purification pouvait toujours en être complète.

Parfois la plaie est compliquée de fracture des extrémités articulaires. De petites esquilles n'entraîneraient pas fatalement la perte de la jointure, mais toujours il y a avantage à sacrifier le blessé. Les résections et l'amputation sont des hors-d'œuvre dans la thérapeutique des grands animaux. La vache à béquille qui orne la couverture du sixième fascicule de la *Chirurgie* d'Hoffmann tentera peu de praticiens, encore moins de propriétaires. On réservera ces opérations pour les petits animaux, et l'on s'en tiendra de préférence aux procédés de la méthode conservatrice. Par une antisepsie bien dirigée, par des pansements bien faits, on conjurera les accidents septiques. L'ankylose est, à tous égards, préférable à l'amputation, en raison des accidents auxquels expose celle-ci et des graves inconvénients qu'offre l'orthopédie en vétérinaire. La gazelle que Laligant amputa pour une arthrite métatarso-phalangienne et qui mourut des suites de l'opération, aurait sans doute continué à vivre avec un membre ankylosé si l'on s'était borné à agir par de fréquentes injections détersives.

Il nous reste à dire quelques mots de l'immobilisation. Presque tous les auteurs ont considéré le repos de la jointure comme une condition très favorable à la réparation du traumatisme et ont conseillé de le réaliser dans la mesure du possible. En 1873, Degive émit des doutes sur son efficacité. On savait que des chevaux affectés d'arthrite traumatique du genou avaient parfaitement guéri, bien qu'ils fussent forcés de faire des étapes (Servoles). En différents cas où l'immobilisation avait été négligée, la cure ayant été tout aussi rapide qu'en maintenant le membre au repos, Degive se demanda « si l'immobilisation est réellement utile ou préférable au mouvement libre, à la mobilisation modérée des rayons articulaires ». Pour Maris, « l'immobilisation est toujours inutile dans les plaies articulaires, l'animal remplissant lui-même cette indication ». Laho et Thiernesse, au contraire, continuent à penser que cette immobilisation est une des principales conditions de la réussite, et la grande majorité des auteurs partage cette manière de voir.

Afin de réduire au minimum les phénomènes inflammatoires, il convient de placer le malade sur un appareil de suspension, à moins que son irritabilité ne s'y oppose.

L'immobilisation ne doit pas être trop prolongée ; il faut compter avec l'engourdissement de la jointure et les amyotrophies péri-articulaires. Dès que la plaie synoviale est fermée et la douleur éteinte, le massage et un exercice modéré font les frais de la thérapeutique de convalescence.

Ainsi que le remarquait déjà Tisserant, souvent la guérison n'est pas complète ; il persiste des lésions qui nécessitent l'application du feu. Avec l'antisepsie, ces altérations consécutives sont moins fréquentes qu'autrefois.

Nous avons eu particulièrement en vue le traitement des traumas articulaires du cheval. Pour le *bœuf* et les *petits animaux*, les indications thérapeutiques sont semblables. Chez le chien, les bains antiseptiques tièdes répétés nous ont donné les meilleurs résultats dans les cas de plaies des articulations inférieures des membres.

V. — ARTHRITE TRAUMATIQUE.

Lors de plaie articulaire souillée, en général dès le troisième, le quatrième ou le cinquième jour, l'infection a diffusé dans la jointure : l'arthrite traumatique est constituée.

L'articulation, tuméfiée, très douloureuse à l'exploration, est maintenue dans l'attitude la plus favorable au repos de ses tissus. S'il s'agit d'un membre, l'appui ne se fait que par la pince ; de fréquentes flexions convulsives accusent des douleurs lancinantes ; un engorgement chaud, œdémateux, envahit les régions voisines ou le membre tout entier ; la plaie laisse écouler en abondance une synovie à peine louche ou déjà purulente.

A mesure que le processus infectieux étend ses dégâts, les symptômes s'accentuent ; les mouvements les plus restreints de l'articulation provoquent de violentes douleurs, que l'animal évite en restant immobile, fiché au sol ou continuellement couché. Bientôt la tuméfaction est considérable. Par la fistule s'écoule une synovie purulente, chargée de flocons blanc jaunâtre, qui répand une odeur fétide. La fièvre est vive, la température peut atteindre et dépasser 40°. L'amaigrissement s'accentue vite ; des escarres produites par le décubitus apparaissent aux parties saillantes du corps. Quand les sujets résistent, les cartilages articulaires se détruisent et la jointure s'ankylose. Mais cette terminaison n'est pas fatale ; par un traitement énergique institué assez tôt, on peut la conjurer.

Au chapitre précédent, nous avons indiqué les divers moyens thérapeutiques usités dans le courant de ce siècle pour combattre les plaies articulaires et l'arthrite traumatique : la saignée, la diète, les émollients, les pansements à la teinture d'aloès, les préparations camphrées, l'alun, le tanin, le sulfate de cuivre, les vésicants, les caustiques, le fer rouge, l'irrigation continue, l'égyptiac, la glycérine, la cautérisation des fistules, les feux en raies ou en pointes. La plupart de ces moyens sont délaissés.

Les injections antiseptiques et les applications vésicantes, ou l'irrigation continue, sont restées les traitements pratiques de l'arthrite traumatique. En ces dernières années, les faits se sont multipliés qui démontrent la supériorité de l'antisepsie, aussi bien pour l'arthrite traumatique que pour les plaies articulaires récentes. Lorsque la synoviale blessée est le siège d'une phlegmasie infectieuse, les injections et les irrigations antiseptiques sont bien supérieures aux procédés, aux agents de la vieille thérapeutique, sans faire exception pour les caustiques ni pour l'égyptiac.

Si déjà les lésions infectieuses sont profondes, si la synoviale est fortement épaissie et granuleuse, si les cartilages sont en voie de destruction, tout espoir est perdu de conserver à la jointure sa mobilité normale. Mais les antiseptiques apaiseront les troubles généraux, conjureront les infections et l'intoxication putride, favoriseront l'ankylose, — terminaison relativement heureuse pour certaines catégories de blessés (reproducteurs, petits animaux). Au début de la phlogose articulaire, ils peuvent davantage. La synoviale est seule atteinte, souvent dans une partie seulement de son étendue; la synovie est peu modifiée dans ses propriétés, les cartilages possèdent encore leur poli normal : la guérison est possible. S'il persiste un peu de raideur et de l'engorgement de la jointure, le massage, les vésicants ou la cautérisation seront ultérieurement mis en œuvre.

Il ne faut pas craindre de débrider une plaie étroite, afin de rendre plus faciles, plus complets, plus actifs, les injections et les lavages. On agira comme pour un phlegmon : les contre-ouvertures dans les points déclives, le drainage, assureront le libre écoulement du pus. Mauri, Labat, Alix et d'autres praticiens ont relaté des faits qui démontrent péremptoirement la salutaire action du sublimé. Dans le premier cas de Mauri, il s'agissait d'une jument qui, dans une chute, s'était ouvert le boulet antérieur droit. Dix jours après, malgré les astringents, les préparations camphrées, la bête allait de mal en pis. Un vésicatoire fut appliqué sur la jointure et des injections de liqueur de

Van Swieten furent faites dans la fistule. Sept jours plus tard, l'écoulement synovial avait cessé, la fistule était oblitérée, la bête avait recouvré sa gaîté. Pendant une semaine, on fit des applications d'alun calciné pour réprimer les bourgeons charnus. Quelques bains de rivière achevèrent la guérison.

L'immobilisation est importante. On doit, par des moyens variables suivant les cas (pansement ouaté complété ou non par un appareil plâtré, vésicatoires, entravement, appareil de suspension), limiter le plus possible les mouvements de la jointure.

Quand l'arthrotomie et les lavages sont impuissants à arrêter l'infection, on a conseillé l'ablation de la synoviale, infectée en pleine épaisseur et formant avec son substratum cellulo-adipeux, une véritable éponge purulente.

Malgré les soins les plus rationnels, le traitement est toujours fort long. Nombre de malades, épuisés par les souffrances, couverts de meurtrissures aux régions saillantes, fourbus et intoxiqués, finissent par succomber.

VI. — ARTHRITE CLOSE IDIOPATHIQUE.

Entre l'arthrite close et l'arthrite traumatique existe la différence capitale qui sépare la contusion de la plaie contuse : aucun corps étranger venant du dehors n'a pénétré dans la jointure, ce qui explique la rareté de la suppuration dans les phlegmasies articulaires closes. Nous ne parlons point ici des arthrites infectieuses ; elles seront étudiées plus loin. Celle dont nous allons nous occuper résulte de causes locales qui, sans ouvrir la synoviale, en ont provoqué l'inflammation.

Les plaies non pénétrantes des jointures, les contusions violentes, les entorses, les luxations, les fractures épiphysaires, en sont les causes habituelles.

L'arthrite close s'annonce par de la chaleur, de la sensibilité, du gonflement. La synoviale sécrète abondamment; à l'intérieur, le liquide s'accumule et distend les points faibles, mais l'engorgement œdémateux périphérique masque fréquemment ces distensions. — Les caractères de l'épanchement intrasynovial ont fait distinguer les formes *séreuse*, *pseudo-membraneuse* et *purulente*.

Atténuer les phénomènes inflammatoires, telle est la première indication du traitement de l'arthrite abritée. Les saignées générale et locale sont inutiles. Même pour l'articulation du pied, on abandonnera la traditionnelle saignée de pince, qui expose à l'infection suppurative des tissus sous-cornés. Les pommades émollientes, les cataplasmes, les compresses d'eau blanche et d'eau-de-vie camphrée ne valent pas le froid (bains, douches, irrigation continue) ou l'immobilisation par un bandage approprié. « L'immobilité est le traitement antiphlogistique par excellence d'une jointure enflammée » : elle assure le repos des tissus et permet la réparation rapide des lésions articulaires. Le bandage Delorme (V. *Entorse du boulet*) est avantageux. Par l'immobilité et la compression qu'il détermine, il constitue un bon traitement des phlogoses articulaires non exposées. Son application est facile sur les jointures phalangiennes, le boulet, le genou, le jarret. Pour les articulations supérieures des membres (épaule, coude, hanche, grasset), les emplâtres poissés sont recommandables. Il y a souvent avantage à combiner l'immobilisation et la réfrigération. — Beaucoup de praticiens, dès le début, emploient les préparations vésicantes, afin de dériver l'inflammation synoviale ; elles ne conviennent que si les phénomènes inflammatoires sont modérés ou déjà atténués.

Quand l'hydropisie synoviale est très abondante, on doit faire la ponction de la jointure. Au point culminant de la tuméfaction, la peau sera rasée, savonnée, lavée à l'alcool et au Van Swieten. Le trocart et les mains de l'opérateur seront soigneusement désinfectés. Le liquide extrait est tantôt clair, tantôt un peu fibrineux, parfois rougeâtre ou déjà louche, en voie de purulence. Dans ce dernier cas, le lavage de la séreuse peut conjurer l'arthrite suppurée. A l'aide d'une seringue aseptique, ou mieux du Dieulafoy ou du Potain, on injecte, dans la synoviale, une solution de sublimé à 1 p. 1000 ou d'acide phénique à 3-5 p. 100 ; celle-ci est ensuite retirée ; on recommence jusqu'à ce que le liquide sorte limpide, débarrassé des grumeaux qui souillaient les premières injections. Le lavage terminé, on ferme la plaie au collodion et l'on recouvre la région d'un pansement ouaté. La cavité articulaire se trouve ainsi purifiée dans la mesure du possible. Mais le résultat n'est pas toujours favorable : quand déjà des microbes pyogènes parvenus dans la jointure par les voies du sang y ont commencé leurs déprédations, souvent l'article s'abcède, et le pus se fait jour à l'extérieur en nécrosant les tissus péri-articulaires. Le traitement doit être celui de l'arthrite traumatique.

L'arthrite close non compliquée laisse souvent après soi une jointure raide, endolorie, impotente, avec un certain degré d'hydarthrose. Les affusions chaudes, le massage, la compression, les vésicants et la cautérisation sont les moyens auxquels on doit alors recourir. Après un repos suffisant, la remise au travail aura lieu graduellement. Parfois la forme chronique se complique de périostose et de fausse ankylose (V. *Arthrite déformante* et *Ankylose*). Quand ces lésions existent aux jointures inférieures des membres (genou, boulet, jarret, articulations phalangiennes), les névrotomies radiale ou tibiale sont indiquées.

VII. — ARTHRITES INFECTIEUSES.

Chez les animaux, indépendamment des arthrites traumatiques et des arthrites closes essentielles, nombre d'autres inflammations articulaires existent, dont la pathogénie, pour certaines du moins, est encore fort obscure. Elles ne sont point dues, comme les premières, à des violences extérieures, à des efforts, à l'action d'agents mécaniques, physiques ou chimiques; toutes paraissent constituer des accidents ou des épiphénomènes de maladies générales ou infectieuses.

- Nous ne ferons que mentionner l'*arthrite morveuse*, fréquemment observée autrefois. Déterminée par le bacille spécifique, sa gravité est toute dans l'affection dont elle relève. — La *pneumonie*, la *péripneumonie*, la *clavelée*, s'accompagnent parfois d'arthrites qui peuvent rester séreuses ou aboutir à la suppuration. — L'*infection purulente* donne fréquemment lieu à des arthrites multiples à évolution rapide. L'étude bactériologique du pus des jointures malades décèle la présence des staphylocoques ou des streptocoques. — La *gourme* peut aussi s'accompagner d'arthropathies. Mégnin en a relaté des observations dans lesquelles la guérison a été rapidement obtenue par les vésicants et l'arsenic à l'intérieur. Toutefois, la forme séreuse est rare; le streptocoque de Schütz est essentiellement pyogène; la suppuration est la terminaison ordinaire de ses localisations articulaires.

Si la *tuberculose* articulaire peut être *primitive*, exister en l'absence de toute lésion viscérale, le plus souvent elle est *secondaire* et représente un simple accident de la bacillose. Les expériences de Max Schüller, maintes fois répétées, ont montré qu'il est facile de la faire naître en contusionnant une jointure chez des sujets infectés. La plupart des arthrites tuberculeuses des animaux sont sans doute occasionnées par des traumatismes accidentels : la contusion fait de la région atteinte un lieu de moindre résistance, en même temps qu'elle ouvre les vaisseaux qui déversent là des bacilles. Les altérations peuvent débuter dans la synoviale, mais le plus ordinairement les épiphyses sont atteintes les premières; il s'y développe un foyer de carie, des fongosités qui inoculent la synoviale; plus tard, des altérations se rencontrent dans tous les tissus de la jointure. Selon leurs caractères, on a distingué diverses formes d'arthrites tuberculeuses, — arthrite avec hydarthrose, arthrite à grains riziformes, abcès froid, arthrite fongueuse, — formes encore peu étudiées chez les animaux. Suivant la virulence du bacille et la résistance du milieu, les lésions sont aiguës, subaiguës ou chroniques. — La tuberculose articulaire n'est pas très rare chez les bovidés (Guillebeau et Hess, Möller, Noack, Lucet). — Sous le nom d'*arthrite rhumatismale* (Goux), de *goutte* (Pradal), d'*arthrite fongueuse* (Requier), on a décrit chez le porc des arthropathies dont la nature n'a pas été déterminée. Si quelques-unes d'entre elles semblent devoir être rattachées au *rachitisme* ou au *rhumatisme*, il en est qui paraissent de nature tuberculeuse (Violet). Bergstrand a rapporté une observation d'arthrite bacillaire des jointures métatarso-phalangiennes chez un porc. — Les arthrites tuberculeuses sont très rares chez le chien et le chat. — Sur les gallinacées domestiques et les oiseaux qui vivent en captivité, elles sont relativement fréquentes. Larcher en a donné une très exacte description clinique. Lorsqu'elles sont en voie de développement, on voit les membres inférieurs fréquemment agités de mouvements spasmodiques; les oiseaux ont de la difficulté à se tenir longtemps sur les pattes, la démarche devient claudicante; beaucoup se condamnent à l'immobilité, comme s'ils étaient paralysés. Si une articulation des membres supérieurs est frappée, le vol est fort gêné ou même impossible. Les jointures sont le siège de tuméfactions partielles, d'abord molles, qui s'indurent ensuite et n'ont aucune tendance à rétrocéder. Tantôt les différentes couches qui les constituent se dessèchent et s'exfolient successivement; tantôt les tumeurs s'ulcèrent; les plaies, fistuleuses, à bords fongueux, saignants, renferment à leur fond une matière jaunâtre, feuilletée ou granuleuse. Les surfaces articulaires sont gravement altérées, quelquefois les os sont nécrosés. On trouve des bacilles en plus ou moins grand nombre dans les tissus altérés et dans les dépôts caséeux péri-articulaires ; en général, ils sont rares à ces derniers. Nous avons recueilli plusieurs cas d'arthrite tuberculeuse de la poule avec des lésions fort riches en bacilles. Les recherches d'Eberlein ont montré que, chez les perroquets phtisiques, les arthrites tuberculeuses se rencontrent dans la proportion de 25 p. 100.

Le traitement de la tuberculose articulaire des animaux n'offre qu'un médiocre intérêt (V. *Tuberculose*).

1° Rhumatisme articulaire.

Surtout commun chez le bœuf, observé également chez le cheval, le chien, le porc, le *rhumatisme articulaire aigu* est une maladie spéciale, différente des *pseudo-rhumatismes* qui compliquent parfois la pneumonie, la gourme, la péripneumonie, l'infection puerpérale. A l'appui de sa nature spécifique, on invoque : 1° les symptômes fébriles et la période initiale caractéristique des maladies infectieuses ; 2° l'atteinte simultanée d'articulations plus ou moins éloignées les unes des autres ; 3° l'endocardite qui vient parfois compliquer le rhumatisme ; 4° l'apparition de celui-ci dans des écuries modèles où le refroidissement ne saurait être incriminé (Friedberger et Fröhner). Le froid n'intervient dans la genèse de la maladie que comme cause occasionnelle.

Si les recherches bactériologiques n'ont pas entièrement élucidé la pathogénie du rhumatisme de l'homme, elles ont établi que les synoviales malades renferment fréquemment des microorganismes, le plus souvent des staphylocoques, des streptocoques ou des bacilles. Mais la spécificité n'est démontrée pour aucun de ces agents.

Le début, souvent insidieux, peut faire croire à l'existence d'une maladie interne. La boiterie, la douleur et l'hyperthermie locales, la multiplicité des jointures atteintes, le caractère ambulatoire de la fluxion, suffisent au diagnostic. L'observation rapportée par Trasbot dans les *Archives* de 1877 et recueillie sur un bœuf est vraiment typique. — Pendant l'évolution de ces arthrites, souvent il se produit d'autres déterminations rhumatismales sur les séreuses viscérales, notamment sur l'endocarde.

Dès que le rhumatisme articulaire est reconnu, il faut prescrire une bonne hygiène. Le malade sera tenu dans un local chaud, à l'abri des courants d'air et de l'humidité. Pendant l'hiver, on le garantira du froid par des couvertures et par l'enveloppement des membres. Comme nourriture, on donnera surtout des barbotages tièdes. La saignée, longtemps préconisée, n'a qu'une efficacité douteuse. Longtemps aussi l'émétique et d'autres agents ont joui d'une vogue peu méritée. Aujourd'hui tous les auteurs sont d'accord pour reconnaître la supériorité des préparations salicylées. On a successivement employé la salicyline, l'acide salicylique, puis le salicylate de soude, qui s'est montré plus efficace que les premiers. Aux grands animaux, on le donne à la dose de 60 à 100 grammes ; pour le chien, une dose quotidienne de quelques grammes suffit. Cet agent calme vite les douleurs et abaisse la température. En ces derniers temps, on a recommandé l'antipyrine, l'exalgine, la phénacétine, le sulfate de quinine, le salol, le naphtol, — médicaments dont l'action est généralement inférieure à celle du traitement salicylé. Si celui-ci est contre-indiqué (lésions rénales, albuminurie), on emploiera le sulfate de quinine et le bicarbonate de soude. Les applications locales (pommade phéniquée, pommade camphrée, populéum laudanisé, cataplasmes) ont peu d'efficacité. La suppuration, exceptionnelle, est produite par une infection secondaire.

Le *rhumatisme articulaire chronique* peut débuter d'emblée sous cette forme ou succéder à l'état aigu. La tuméfaction et la douleur varient beaucoup dans leur intensité. Localisée aux membres, l'affection provoque une boiterie continue ou intermittente. Au bout d'un certain temps, les marges articulaires se tuméfient, des crépitations se font entendre, des ostéophytes se développent à la périphérie de la jointure. Les lésions croissantes aboutissent à l'*arthrite sèche déformante*.

Le traitement de cette forme chronique ne diffère guère de celui de la forme aiguë, mais il a peu d'action. C'est encore par une hygiène bien entendue, évitant le froid et l'humidité, par les préparations salicylées, l'iodure de potassium, le bicarbonate de soude, l'arsenic, que l'on peut arriver à améliorer l'état général. Localement, la teinture d'iode, les frictions vésicantes, la cautérisation, ont paru avantageuses. S'il existait une hydropisie synoviale volumineuse, on aurait recours à la ponction. Sur un bœuf, Persillet a employé avec succès la ponction et la compression à l'aide d'une bande de laine.

2° Arthrite des vaches laitières. — Arthrite post partum.

Cette arthrite, encore qualifiée de *pseudo-rhumatismale*, est presque toujours localisée au grasset, quelquefois au genou ou au jarret. Elle est caractérisée par une forte boiterie, par la tuméfaction de la jointure, par des dilatations synoviales appelées « molettes » ou plus vulgairement « oignons ». L'étiologie a été longtemps obscure. Pauleau, qui en a traité plus de huit cents cas, a remarqué que « le plus souvent elle précède ou suit l'avortement, ou qu'elle se manifeste à la suite d'un vêlage laborieux, d'une délivrance incomplète ». Le même auteur accuse aussi les étables mal tenues, où les bêtes sont constamment couchées dans le purin. Aujourd'hui, on admet que cette arthrite peut survenir à la suite de la parturition, de l'avortement, ou apparaître comme accident de la métrite, de certaines affections inflammatoires des organes génitaux, de la fièvre aphteuse, des entérites, des mammites (Rossignol). On ne sait encore si elle est déterminée par une pullulation microbienne intrasynoviale ou par des toxines élaborées dans les voies génitales. Dans un cas d'arthrite fémoro-tibiale observé par nous, l'ensemencement de la synovie a donné des cultures d'un micrococque offrant tous les caractères du staphylocoque blanc.

Habituellement elle a une marche chronique ou subaiguë. A l'exploration du grasset, on constate de l'empâtement de la région, mais les tumeurs synoviales, surtout l'interne, dénoncent nettement l'hydropisie articulaire. A une période plus avancée, les parois de la synoviale distendue peuvent s'incruster de calcaire. Le processus n'aboutit pas à la suppuration. Jamais,

dit Pauleau, « je n'ai vu à aucune phase de la maladie, se former de pus
dans les parties malades ».

Le pronostic est grave. Si la forme exsudative peut céder à un traitement
rationnel, la forme plastique amène d'ordinaire un amaigrissement progressif et la mort dans le marasme.

L'antisepsie des voies génitales après la parturition ou l'avortement
est actuellement la seule indication prophylactique.

Pauleau et beaucoup d'autres praticiens ont noté le peu d'efficacité des topiques irritants et des différents feux liquides ; mais la cautérisation réussit souvent. La vache représentée par la figure 90,

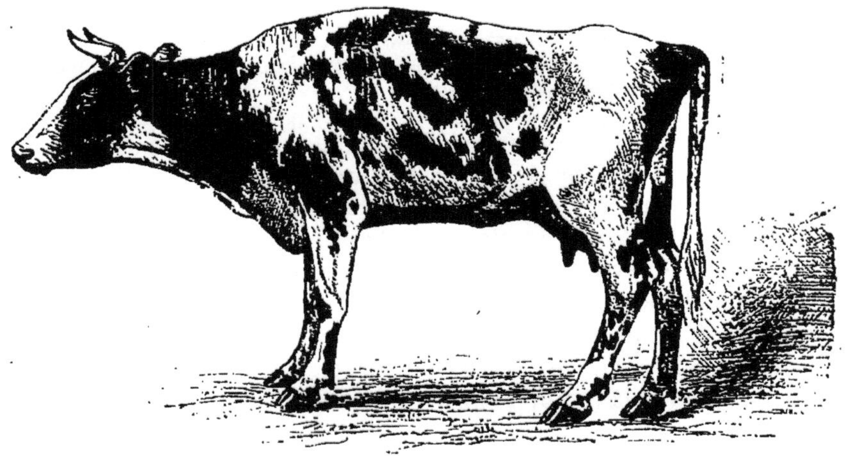

Fig. 90. — Arthrite fémoro-tibio-rotulienne. (D'après une photographie.)

est entrée dans notre service, en août 1894, pour une arthrite
fémoro-tibiale ; nous l'avons traitée par la cautérisation en aiguilles.
Au bout de six semaines, la guérison était presque complète. — On a
recommandé les frictions vésicantes à base d'azotate de mercure (Heu)
ou de bichromate de potasse (Guittard). Furlanetto accorde la préférence à cette dernière (bichromate 4, axonge 30). — Pauleau a obtenu
de nombreux succès par la cautérisation avec l'acide sulfurique. Sur
806 animaux ainsi traités, il n'aurait eu que 57 insuccès. Il conseille
de procéder de la manière suivante :

On prépare un demi-décilitre environ d'acide sulfurique du commerce et un bâtonnet du volume du doigt au bout duquel on fixe un
tampon de vieux linge. Un aide placé du côté opposé à celui sur
lequel on opère, saisit la queue d'une main, les trayons de l'autre ;
il attire à lui la mamelle pour l'éloigner du membre malade et permettre l'application de l'agent médicamenteux sur la tumeur interne,
en soustrayant le pis au contact de cet agent. On applique un corps
gras sur la partie de la mamelle qui sera en rapport avec l'acide.

Avec le pinceau imbibé d'acide sulfurique, on frotte la surface des tumeurs dont les poils ont été coupés. Une simple application n'e suffirait pas, il faut frotter pendant une minute environ. On prend les précautions nécessaires pour que le liquide ne se répande pas au delà des parties malades et ne tombe pas dans l'intervalle interdigité. Si l'animal est atteint des deux côtés à la fois, il est préférable de n'opérer le second membre que quatre ou cinq jours plus tard. L'opération terminée, la bête est reconduite à l'étable où elle est attachée court, afin qu'elle ne se lèche pas. Au bout d'un quart d'heure on peut la laisser en liberté.

Deux jours après la friction, la tumeur externe est totalement aplatie, l'interne a seulement diminué de volume. La peau, escarrifiée, paraît comme tannée. C'est à peine s'il existe une légère tuméfaction autour de l'escarre. Cependant, sur les bêtes à peau très fine, il arrive que la tuméfaction devient volumineuse et envahit la jambe.

Quinze jours, trois semaines, quelquefois un mois et plus se passent sans que les escarres se détachent. Même quand le tégument est détruit dans toute son épaisseur, il ne faut pas s'effrayer des chutes de peau qui surviennent, surtout à la face interne de l'articulation, où existent pendant la marche des frottements continuels ; elle guérissent parfaitement.

En été, les plaies sont pansées avec de l'huile empyreumatique, pour éloigner les mouches ; en hiver, on emploie la teinture d'aloès ou l'essence de térébenthine. Le résultat définitif du traitement est le plus souvent la guérison radicale des malades.

Rossignol a souvent obtenu de bons résultats par une seule application légère d'acide sulfurique du commerce.

3° Arthrite des nouveau-nés.

L'arthrite des jeunes animaux est une affection qui cause à l'élevage des pertes considérables. Observée dans toutes les espèces, elle sévit particulièrement sur les poulains, les veaux, les agneaux et les porcelets. Jusque vers le milieu de ce siècle, elle faisait périr le cinquième environ des animaux à la mamelle (Lecoq). — Dans le haras national du Wurtemberg, sur 187 jeunes poulains morts pendant une période de quinze années, 85 succombèrent à cette maladie (Hering). Sa fréquence a diminué avec les progrès de l'hygiène des écuries et des étables; mais sa mortalité n'a pas été notablement réduite; elle s'élève encore à 70-80 p. 100 des sujets atteints. Et la plupart de ceux qui survivent conservent des engorgements chroniques des articulations ou des hydropisies synoviales d'une ténacité désespérante, d'où l'axiome des cultivateurs normands : « Poulain boiteux, poulain perdu. » (Lecoq).

Habituellement, l'arthrite pyohémique survient dans les jours qui suivent la naissance. Sur 67 poulains traités par Hering, 47 (70 p. 100) sont morts dans les trois premières semaines de la vie.

Aucune jointure n'est à l'abri du mal, mais le jarret, le genou, le grasset, le coude, la hanche, l'épaule, sont celles qu'il touche le plus souvent ; on le trouve encore assez fréquemment au boulet, à la couronne, aux articulations costales et intervertébrales.

L'invasion est brusque. Habituellement précédée par des symptômes généraux, la tuméfaction articulaire, chaude, tendue, douloureuse, s'accroît rapidement. Presque toujours plusieurs articulations sont atteintes simultanément. La mort peut survenir au bout de vingt-quatre à quarante-huit heures, mais en général la marche est moins rapide ; parfois les jointures enflammées s'entr'ouvrent et donnent écoulement à de la synovie purulente.

Peu de maladies ont eu une étiologie et une thérapeutique aussi ondoyantes ; peu ont donné lieu à autant de conceptions erronées. On a successivement accusé : le changement de régime imposé à la mère vers la fin de la gestation (Lecoq), la mauvaise qualité du lait et la privation du colostrum (Darreau), l'hérédité, les refroidissements (Delafond), l'alimentation insuffisante (Roloff),... jusqu'à la persistance du trou de Botal ! — Bollinger, le premier, considéra la maladie comme une infection ayant sa source dans le cordon ombilical enflammé, suppurant. L'infection de la plaie de l'ombilic, par les produits de décomposition putride qui recouvrent le sol des écuries ou des étables, est le point de départ du processus morbide. Bollinger signale comme conditions prédisposantes : les tiraillements des vaisseaux ombilicaux au moment de la déchirure du cordon, sa rupture en un point trop rapproché du ventre, les contusions de la plaie ombilicale, les traumatismes des parois abdominales, enfin la naissance pendant la saison froide. Le séjour prolongé des animaux à l'écurie augmente, dans celle-ci, la proportion des matières putrides et favorise ainsi l'infection de la plaie ombilicale.

Morot est revenu sur cette étiologie en 1884. Pour lui, la cause de tout le mal, c'est la persistance de l'ouraque, c'est l'écoulement de l'urine, qui fermente, devient irritante, amène ensuite l'inflammation de ce conduit et l'omphalo-phlébite. Il conseille de traiter les fistules urinaires par la cautérisation ou la ligature. En laissant une certaine longueur au cordon et en le préservant de tout contact dangereux, au moyen d'un bandage de toile, on préviendrait ces fistules. — Chassaing déclare que l'arthrite exsudative et l'arthrite purulente sont deux maladies différentes. La première résulterait d'un état maladif de la mère et de la mauvaise qualité du lait, tandis que la seconde serait causée par l'inflammation de l'ouraque ou de la veine ombilicale, comme l'a enseigné Bollinger. — Cagny persiste à croire que la phlébite ombilicale et l'arthrite des jeunes animaux sont deux affections distinctes ; il les trouve fort différentes dans leur marche, et ce n'est qu'exceptionnellement qu'il les a constatées sur le même animal ; d'après lui, la phlébite ombilicale amènerait la mort dans la huitaine qui suit la naissance, avant l'apparition des symptômes articulaires, tandis que l'arthrite aurait une marche plus lente, attaquerait successivement différentes articulations et ne tuerait, en général, qu'après cicatrisation complète de la veine ombilicale. — Pour Cornic il y a deux affections distinctes des articulations chez les nouveau-nés : 1° l'infection par la phlébite du cordon, qui tue dans les quinze jours qui suivent la naissance ; 2° l'arthrite par auto-intoxication (le travail prématuré, la mauvaise alimentation de la mère, amèneraient chez le nouveau-né des troubles gastro-intestinaux, de la diarrhée, et des arthrites consécutives).

Ces formes multiples de la maladie, ces différences notées dans sa malignité et dans sa marche, semblent résulter de la diversité des microorganismes capables de la provoquer ou des degrés de virulence de son agent générateur, en admettant que celui-ci soit unique. On doit tenir aujourd'hui pour démontré que, dans la grande majorité des cas, la polyarthrite pyohémique des poulains, des veaux, des agneaux, des porcelets, est bien, comme l'a annoncé Bollinger, une maladie infectieuse générale, débutant par une phlegmasie du cordon ombilical, et produite par les agents de cette phlegmasie, notamment par les cocco-bacilles et les streptocoques (Nocard).

Le traitement a considérablement varié suivant la doctrine pathogénique en faveur. Lecoq conseillait la saignée, les lotions émollientes répétées, les bains froids, les lotions au sulfate de fer; la mère était soumise à une diète sévère et le petit privé d'une partie de sa ration. Darreau vantait les purgatifs (sulfate de soude et aloès) et les applications de populéum sur les jointures. — La théorie infectieuse de la polyarthrite appelle tout particulièrement l'attention sur la *prophylaxie* : éviter l'infection de la plaie ombilicale, la purifier par une solution antiseptique forte si elle est souillée, tenir aussi proprement que possible le local, telle en est la formule. Bollinger recommande de ligaturer le cordon, de favoriser la cicatrisation de la plaie ombilicale par les antiseptiques et d'appliquer sur l'abdomen un bandage protecteur, ou plus simplement une couche de goudron. L'écurie sera bien aérée ; on enlèvera fréquemment les excréments et la litière souillée.

Les prescriptions formulées par Nocard contre la « *white scour* » et la « *lung disease* » des veaux irlandais sont, ici, applicables : 1° maintenir les femelles prêtes à « mettre bas » sur une litière sèche et propre ; 2° dès que se montrent les signes précurseurs de la « mise bas » nettoyer la vulve, le vagin, l'anus et le périnée avec une solution tiède de lysol à 2 p. 100 ; 3° recevoir le nouveau-né sur une toile propre ou sur une épaisse couche de litière fraîche, non souillée par l'urine ou les excréments ; 4° aussitôt après la naissance, lier le cordon avec une ligature conservée dans une solution de lysol et le couper au-dessous de la ligature ; 5° badigeonner le moignon du cordon et l'ombilic, d'abord avec de l'eau iodée (eau de pluie, 1 litre ; iode métallique, 2 grammes ; iodure de potassium, 4 grammes), puis avec de l'alcool iodé (alcool méthylique, 1 litre ; iode métallique, 2 grammes), enfin les enduire d'une couche épaisse de collodion iodé à 1 p. 100. Le collodion séché, on pourra laisser le veau aux soins de sa mère.

Le traitement curatif comporte la désinfection de la région ombilicale (eau phéniquée, eau crésylée, eau iodée) et l'application, sur la plaie, d'une couche de vaseline antiseptique ou de collodion iodé. Quelques praticiens continuent de prescrire les purgatifs (sulfate de soude, crème de tartre); d'autres recommandent les antiseptiques (calomel, salol, naphtol). Le salicylate de soude (2 à 8 grammes) n'a pas grande efficacité. Les excitants (alcool, vin, café) sont indiqués pour soutenir le malade. Gott recommande de quotidiennes injections intra-veineuses d'argent colloïdal. Contre les tuméfactions articulaires, la thérapeutique a peu de prise. Au populéum, on préférera la vaseline additionnée de substances antiseptiques ou narcotiques. — Si la suppuration survient, on doit débrider, puis traiter par les antiseptiques. Les abcès musculaires exigeraient les mêmes moyens. Mais quand il existe des altérations aussi graves, il y a économie à sacrifier les malades.

Contre les tuméfactions articulaires chroniques, on emploiera les vésicants ou la cautérisation. Ainsi que l'a remarqué Darreau, ces tumeurs synoviales sont ordinairement très tenaces.

VIII. — HYDARTHROSES.

Les hydropisies des synoviales articulaires reconnaissent des causes multiples : contusions, luxations, entorses, plaies péri-articulaires, arthrites. Souvent, au cours de ces affections, la synoviale articulaire « bombe plus ou moins douloureusement » en ses points faibles, par suite d'un épanchement qui se fait dans sa cavité. Tantôt ces phénomènes s'atténuent graduellement et ne laissent aucune trace; tantôt les troubles aigus se dissipent et une hydarthrose persiste. Ce n'est pas là, toutefois, l'étiologie ordinaire des hydropisies articulaires. Sur les animaux moteurs, on les voit habituellement se développer sans phénomènes inflammatoires appréciables : des tumeurs molles, fluctuantes, indolores, apparaissent en certains points de l'articulation; elles s'accroissent peu à peu et finissent par déterminer des boiteries. Peu de chevaux utilisés longtemps à un service pénible en sont exempts. Remarquons encore que les jointures dont le fonctionnement est le plus actif sont aussi les plus fréquemment atteintes. C'est, en effet, au boulet, au jarret, au genou, au grasset, qu'on constate ordinairement les hydarthroses. On a incriminé le lymphatisme et l'hérédité. Certes, il est des animaux chez lesquels les hydarthroses apparaissent sans être provoquées par des efforts, par l'hyperfonction des jointures, mais, incontestablement, le travail exagéré en est la grande cause occasionnelle. Ajoutons que certaines hydropisies reconnaissent des causes spéciales. On en voit survenir pendant la gestation, qui disparaissent généralement avec le part et sont sans gravité. Il en est qui se développent après l'accouchement et comportent un pronostic plus grave que les précédentes. Enfin divers états morbides généraux ou infectieux, en particulier le rhumatisme et la gourme, peuvent s'en accompagner.

Au début de certaines hydarthroses, on constate parfois un peu de chaleur, de douleur à la palpation et une légère claudication; mais, en général, le mal se développe avec lenteur, sans provoquer de boiterie dans les premiers temps. Peu à peu les tumeurs synoviales grossissent et s'indurent; le liquide, sécrété en abondance, peut devenir la cause d'une claudication résultant surtout de l'obstacle apporté par la synovie au libre fonctionnement de l'articulation. Au repos, le membre prend une attitude spéciale correspondant à la capacité maxima de la séreuse. Dans les hydropisies anciennes, avec épanchement abondant, il y a parfois éloignement des surfaces articulaires et luxation véritable : à l'autopsie d'un cheval atteint d'une vieille boiterie de la hanche, Vitet trouva un relâchement si considérable de l'articulation coxo-fémorale, que la tête du fémur quittait parfois la cavité cotyloïde et y rentrait avec facilité.

Exception faite pour quelques rares cas, le *diagnostic* est facile. A chaque jointure, la synoviale fait hernie en des points spéciaux, toujours les mêmes, ce qui permet de différencier l'hydarthrose d'avec les hygromas et les hydropisies des gaines tendineuses. Il arrive que la physionomie clinique est modifiée par l'existence d'un ou de plusieurs cloisonnements de la séreuse hydropique; la distension d'un cul-de-sac peut faire défaut ou être à peine accusée.

Le *pronostic* varie avec le volume et l'âge des dilatations. Les hydropisies récentes et molles guérissent facilement; quand elles sont volumineuses, indurées, calcifiées, la cure en est des plus difficiles.

La prophylaxie des hydarthroses doit s'inspirer des causes capables de les provoquer. Les affections aiguës des jointures (plaies, contusions, entorses, luxations, arthrites) seront traitées conformément aux indications que nous avons formulées; on évitera le fonctionnement actif de l'article avant la disparition complète des phénomènes inflammatoires. — L'influence du travail exagéré, non proportionné à l'âge, à la résistance des tissus, commande l'entraînement méthodique des animaux jeunes. On a aussi conseillé un choix plus judicieux des reproducteurs. Les sujets atteints d'hydarthroses seraient éliminés de la reproduction. Quant aux prédisposés, on les ferait émigrer vers des localités sèches et on leur donnerait une nourriture alibile (avoine, fèves, féveroles).

Le traitement varie suivant l'âge et le degré de l'hydropisie, suivant les modifications de la synoviale et des tissus qui l'entourent. Contre les hydarthroses récentes, on a recommandé une foule de moyens. Toujours le repos de la jointure est avantageux : il arrête l'épanchement et favorise la résorption de la synovie. L'immobilisation complète est chose impossible chez les animaux, mais elle n'est pas nécessaire; il suffit de mettre le sujet en liberté dans un box ou au pâturage. La compression, très utilisée dans les écuries de luxe, seconde avantageusement le repos : à l'aide d'une bande de flanelle ou de toile, on entoure la jointure, de bas en haut, en exerçant sur les tissus une constriction assez forte ; on augmente la compression en mouillant la bande avant de l'appliquer. Aujourd'hui, surtout pour les chevaux de course, on fait usage de bas de caoutchouc de modèles variés : les uns, passés par-dessus le sabot, viennent s'appliquer exactement sur la jointure malade; d'autres sont à lacets ; tous ont l'avantage de s'opposer d'une façon permanente à la dilatation de la synoviale.

A la compression, on associe fréquemment les astringents : l'eau blanche, diverses autres solutions styptiques, l'alcool et l'eau-de-vie camphrés, les cataplasmes de terre glaise, le blanc d'Espagne délayé dans du vinaigre. — L'eau froide constitue, avec l'immobilisation, le massage et la compression, le traitement par excellence des hydarthroses récentes. On utilisera les douches ou les bains d'eau courante. Après chaque séance d'hydrothérapie, on massera la jointure, puis on l'entourera d'une bande enroulée ou d'un bas de caoutchouc. — Contre les hydarthroses, on a conseillé, à l'intérieur, l'aloès, le sulfate de soude, la scille, le colchique, le nitre et toute la série des diurétiques ; autant de remèdes dont l'action ne se fait guère sentir sur la synoviale affectée.

Quand les hydarthroses ont acquis un certain volume, ces traitements ne suffisent pas. Il faut recourir à des moyens plus actifs. Les applications vésicantes sont alors indiquées : la teinture de cantharides, l'onguent vésicatoire, les feux anglais et français, les liniments Géneau et Boyer, le topique James, l'onguent de Lebas, l'onguent Méré, les pommades au biiodure de mercure ou au bichromate de potasse et une foule d'autres préparations à formules connues ou secrètes ont été préconisés.

Il n'est pas jusqu'à la teinture d'iode, en frictions, qui n'ait eu ses partisans. Delrée faisait, matin et soir, une vigoureuse friction pendant dix à quinze minutes. Après chaque friction, la peau était recouverte d'axonge ou d'onguent populéum. Au bout de quelques jours, la peau se parcheminait, la tumeur s'affaissait et disparaissait ordinairement en quatre à six semaines de traitement. Entre nos mains la teinture d'iode ne s'est pas montrée supérieure aux autres irritants, au contraire. Delrée a d'ailleurs dû faire deux frictions par jour pendant quatre à six semaines. Les vésicants auraient donné des résultats plus rapides et au moins aussi satisfaisants. Dans notre service, nous nous servons à peu près exclusivement des onguents vésicatoires simple ou mercuriel et de la pommade au biiodure de mercure : leur action est énergique sans s'accompagner d'un prurit intense.

On peut alterner les vésicants et la teinture d'iode. Pour amener la chute des croûtes produites par un vésicant, L. Lafosse appliquait de l'huile iodée ou une pommade fondante, puis faisait quatre ou cinq frictions de teinture d'iode, une chaque matin. Le même auteur a obtenu de bons effets par des emplâtres formés de poix, de térébenthine et de cire, appliqués chauds sur les tumeurs synoviales. Ce traitement est fait de la dérivation et de l'immobilisation ; il exerce également une compression régulière et durable sur la tumeur synoviale ; on conçoit ses avantages. — La nature du vésicant a d'ailleurs moins d'importance que la façon dont il est appliqué. Un badigeonnage des poils avec le vésicatoire ne donne rien ou pas grand'chose, tandis qu'une friction correctement faite produit généralement des effets salutaires. — Du sixième au huitième jour, on commencera les lotions d'eau chaude pour ramollir et décoller les croûtes ; les douches, le massage, la compression feront le reste.

Pour les hydropisies volumineuses, anciennes, indurées, il faut recourir à la cautérisation. Aux feux superficiels en pointes, nous préférons la cautérisation en raies, en pointes fines ou en aiguilles. Les accidents d'arthrite signalés sont imputables, non au procédé, mais à l'inhabileté ou à l'inexpérience de ceux qui s'en servent ; à la condition d'employer des pointes suffisamment fines, aucun accident n'est à redouter, pas plus pour les synoviales articulaires que pour les autres. Avec l'aiguille du Paquelin, du Bourguet ou du zoocautère, nous traversons la synoviale en ses points les plus superficiels ; la synovie coule, la séreuse reste aseptique ; les effets thérapeutiques sont en général supérieurs à ceux de la cautérisation superficielle : on donne ainsi écoulement à une certaine quantité de liquide qui, avec les autres procédés, doit se résorber ; le calorique porté dans la synoviale y détermine des modifications salutaires, et au niveau de toutes les perforations se constituent ultérieurement des îlots fibreux dont la rétraction édifie autour de la synoviale un véritable bandage contentif d'une grande puissance. La cautérisation est le traitement le plus employé et le plus pratique. C'est bien, ainsi que l'a dit Lafosse, le « moyen véritablement héroïque ».

Tout efficace qu'il soit, le feu n'est point infaillible — et il tare. Aussi, a-t-on cherché, surtout pour les sujets de luxe, à le remplacer par d'autres procédés thérapeutiques. Il y a des siècles que l'on a songé à donner écoulement à cette synovie souvent épaisse, grumeleuse, difficilement résorbable. De temps immémorial, les Arabes ouvraient les vessigons de leurs chevaux à l'aide du fer rouge. Bruché (1826) ponctionnait les hydarthroses avec le cautère chauffé à blanc, et, lorsqu'elles étaient volumineuses, il les circonscrivait de pointes de feu. De temps à autre nous observons encore des arthrites du jarret ou du grasset consécutives à l'ouverture de vessigons par le cautère, — opération que continuent à faire quelques maréchaux et les empiriques. Déjà Garsault et nombre d'hippiatres du siècle dernier traversaient les vessigons par un séton animé avec « l'onguent de scarabée ». La ponction au bistouri a compté des partisans convaincus. En 1826, Cros adressait à la *Société centrale d'agriculture* un mémoire sur la « guérison des hydropisies par la ponction au bistouri ». Dard, Roettger, Fischer, Fideler, opéraient souvent ainsi et complétaient l'intervention par un bandage ou une friction vésicante.

Ces méthodes primitives ont causé de nombreux « désastres » ; souvent elles provoquaient des phlegmasies articulaires qui, bientôt, refroidirent les plus hardis. Pour être utile et inoffensive, la ponction doit être faite *capillaire* et *aseptique*. La peau sera rasée, savonnée, désinfectée. Au point culminant de l'hydarthrose, le trocart, stérilisé, sera implanté dans la synoviale, par un brusque mouvement de térébration. Inutile de faire la « ponction sous-cutanée », dans laquelle l'instrument, après avoir traversé la peau, parcourt le tissu cellulaire sur une longueur de 1 à 2 centimètres avant de pénétrer dans la synoviale. Dès que la tige est retirée, le liquide s'écoule par la canule ; de faibles pressions sur la jointure activent cet écoulement. Avec le Dieulafoy ou le Potain, on peut vider plus complètement la séreuse. — La synovie se reforme rapidement, mais d'ordinaire en moindre quantité ; des succès ont été obtenus à l'aide de simples ponctions répétées. Toutefois, dans la majorité des cas, on complète la ponction par la compression, les vésicants, la cautérisation ou les injections modificatrices. Nous y joignons généralement le feu en raies ou en pointes pénétrantes, suivant le siège et les dimensions de l'hydarthrose.

Pour modifier l'état de la synoviale, on a injecté dans celle-ci différents liquides. — Nous ne reviendrons pas sur la technique de l'injection. Elle a été décrite précédemment (Voy. *Hydropisies des synoviales tendineuses*). Parmi les agents employés, c'est la teinture d'iode qui eut le plus de vogue. Leblanc et Thierry, après l'avoir expérimentée sur les animaux et en avoir obtenu de bons résultats, recommandèrent l'injection de teinture d'iode au tiers (teinture d'iode, 1 partie ; eau, 2 parties), aussi bien pour les hydarthroses que pour les hydropisies tendineuses. Bientôt des accidents graves furent constatés à Alfort, par Bouley ; à Lyon, par Rey ; à Toulouse, par Lafosse, puis par un grand nombre de praticiens. Ces résultats malheureux ont fait rejeter l'injection iodée du traitement des hydarthroses ; mais ils datent d'une époque où l'asepsie était ignorée. Sous le couvert de celle-ci, le procédé réussirait.

Schede a fait connaître les premiers succès obtenus chez l'homme par les lavages articulaires avec la solution phéniquée forte. Beaucoup de chirurgiens qui emploient ce traitement l'ont trouvé excellent, et l'opération de Schede a reçu sa « consécration clinique. » L'observation suivante de Labbé (1884) mérite d'être citée. Un homme de trente et un ans souffrait depuis sept années d'une hydarthrose du genou. Quand l'auteur fut appelé, l'articulation était énorme, distendue par une grande quantité de liquide ; les muscles de la cuisse étaient très notablement atrophiés. La ponction fut faite à l'aide du gros trocart à hydrocèle ; 4 litres d'eau phéniquée à 5 p. 100 servirent à laver soigneusement la jointure ; la plaie de ponction fut obstruée par de la baudruche collodionnée et l'articulation entourée d'une forte couche d'ouate serrée par une bande ; le membre tout entier fut maintenu dans l'immobilité. Dix-huit jours plus tard, le genou avait repris son aspect normal. Les saillies et les méplats de l'articulation étaient aussi bien dessinés que sur le genou sain, ce qui n'avait pas eu lieu à ce degré, pendant sept années consécutives.

Parfois il faut employer un trocart d'assez fort calibre pour permettre la sortie des grumeaux que détermine l'action de la teinture d'iode ou de l'eau phéniquée sur la synovie et qui gênent le lavage articulaire.

Afin de prévenir la coagulation de la synovie, Nocard a recommandé les solutions d'acide thymique à 1 et 2 p. 1000. Partant de cette donnée que l'ergotine et, la morphine « diminuent les sécrétions », Laffitte a essayé un mélange à parties égales des deux solutions suivantes :

Ergotine... 1 gramme.
Eau distillée.. 40 grammes.

Chlorbydrate de morphine.............................. 0gr,50
Eau distillée .... 35 grammes.

Stottmeister a conseillé la solution d'éserine à 1 p. 100 (5 à 10 grammes). Cagny injecte dans les synoviales quelques centimètres cubes de la solution suivante : alcool à 96°, 100 grammes; antipyrine, 10 grammes; acide tannique préparé à l'alcool, 10 grammes.

Après ces injections modificatrices, on peut utilement employer la compression modérée (flanelle, toile ou caoutchouc) et l'immobilisation ou faire sur la région une friction vésicante. Avec Bassi, beaucoup de praticiens préfèrent la vésication au bandage.

Contre les hydarthroses qui ont résisté au feu pénétrant et aux injections modificatrices, on pourrait recourir à l'*arthrotomie*. Elle comporte les mêmes règles que la synoviotomie. Zone et matériel opératoires, chirurgien et aides doivent être rigoureusement aseptiques. Un lien de caoutchouc, placé au-dessus de la jointure, prévient l'hémorragie. — A la faveur d'une incision menée parallèlement aux gros vaisseaux et aux nerfs, on donne écoulement à la synovie, on extrait les fausses membranes et l'on fait une toilette soignée de la synoviale. On doit parfois exciser un lambeau sur chacune des lèvres. Celles-ci sont rapprochées par des points de suture, un court drain est placé à la commissure inférieure de la plaie, puis la région est recouverte d'un pansement antiseptique et immobilisée aussi étroitement que possible. — Mais c'est là une opération délicate, qui expose aux plus graves complications si l'asepsie est manquée. Gunther et Möller l'ont condamnée. Malgré quelques récents succès (Qualitz, Jacoulet, Le Calvé), il n'y a pas lieu de reviser ce jugement. Nous ne pouvons que répéter ici ce que nous avons dit au sujet des hydropisies tendineuses en général : dans les circonstances ordinaires de la pratique, si vous ne voulez point courir de très gros risques, continuez à préférer le cautère au bistouri ; laissez l'arthrotomie aux virtuoses et aux friands de la lame.

Pour terminer l'exposé des différents traitements employés contre les hydropisies synoviales, rappelons les essais d'électrothérapie faits autrefois par Rodet : deux excitateurs munis chacun d'une éponge imbibée d'eau acidulée étaient mis en communication avec les deux pôles d'une pile de Bunsen et appliqués sur la tumeur. Un engorgement chaud, douloureux, se développait autour de l'articulation ; il demeurait stationnaire pendant quelques jours, puis diminuait peu à peu, et ordinairement avec lui la tumeur synoviale.

Nous résumerons ainsi la thérapeutique des hydarthroses : Au début, prescrivez le repos, les douches, les bains froids, les astringents, la compression et le massage. Si ces moyens échouent, employez les vésicants, puis encore l'hydrothérapie et le massage. Lorsque l'hydropisie est abondante ou déjà ancienne et les tissus péri-synoviaux indurés, calcifiés, appliquez le feu en raies, en pointes fines ou en aiguilles.

IX. — ARTHRITE SÈCHE. — ARTHRITE DÉFORMANTE.

Assez commune sur le cheval, le bœuf, le chien, l'*arthrite sèche* ou *déformante* peut frapper toutes les jointures. Anatomiquement, elle est surtout caractérisée par l'usure des cartilages diarthrodiaux, par la production d'ostéophytes et la déformation des surfaces articulaires. L'affection est tantôt monoarticulaire, limitée à une seule jointure, tantôt polyarticulaire. Goubaux l'a rencontrée dans toutes les articulations. Elle est relativement fréquente au jarret, au genou, au boulet, à la couronne (Stockfleth). L'arthrite sèche du genou engendre une partie des osselets et le genou cerclé ; celle du jarret provoque la variété la plus grave de l'éparvin ; celle des jointures phalangiennes, nombre de formes osseuses. Nous l'avons souvent constatée au grasset chez le cheval et le chien ; on l'observe plus particulièrement sur les chevaux lourds et les chiens des grandes races ; tantôt elle est unilatérale, tantôt les deux articulations sont atteintes. L'arthrite sèche de la hanche est plus rare ; nous n'en avons recueilli que quelques cas chez le chien ; Möller et Siedamgrotzky l'ont rencontrée sur le cheval. — Au musée de l'École vétérinaire de Berne, on voit un squelette de cheval dont presque toutes les articulations sont atteintes. A l'autopsie d'un cheval traité sans succès pour une « raideur extrême » des quatre membres, Niebuhr trouva toutes les jointures affectées. Sticker a relaté un fait analogue.

La nature de l'arthrite sèche est encore discutée. Chez l'homme, l'origine rhumatismale a été soutenue par Charcot. Pour Weber, elle serait le résultat d'une lésion de la moelle ou des nerfs. Les lésions traumatiques, les luxations peuvent aboutir à l'arthrite déformante. D'après Quénu, l'arthrite sèche n'est pas une maladie spéciale ; elle est un mode de terminaison de toute espèce d'arthrite chronique, que celle-ci ait été engendrée par le rhumatisme, par un traumatisme, voire par une maladie du système nerveux. L'arthrite déformante serait donc un aboutissant possible de la plupart des arthropathies ; sa physionomie résulterait moins de la nature primitive de l'arthrite que de l'état de la nutrition générale du sujet et de la nutrition locale du membre atteint.

Monoarticulaire, elle reconnaît parfois une cause traumatique ; polyarticulaire, elle est habituellement liée à une affection générale. Les altérations, toujours caractéristiques, sont le résultat de deux processus simultanés : l'un, destructif, aboutissant à l'élimination des cartilages épiphysaires et à l'usure des surfaces osseuses ; l'autre, productif, amenant la formation de végétations cartilagineuses (ecchondroses) ou osseuses (ostéophytes). Les cartilages épiphysaires subissent l'altération velvétique ; leur partie centrale, qui supporte les plus fortes pressions, est éliminée. Les surfaces osseuses en contact s'éburnent, deviennent brillantes comme de l'ivoire ou sont marquées de rayures. A la périphérie, on observe des néoformations cartilagineuses qui bientôt s'ossifient. Les ligaments, la capsule articulaire, les muscles, con-

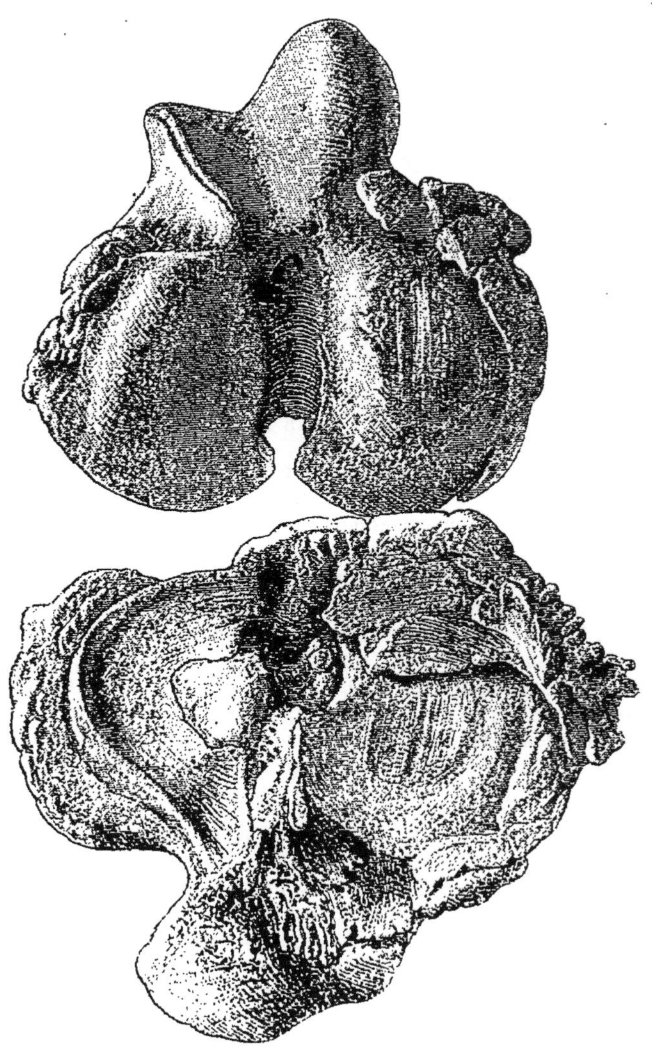

Fig. 91. — Arthrite sèche fémoro-tibiale. (D'après une photographie.)

tribuent également à la formation des stalactites osseuses. Si parfois il y a hypersécrétion synoviale, il est de règle de ne rencontrer dans l'article qu'une très faible quantité de liquide épais, roussâtre ; parfois même la sécheresse est absolue. La séreuse est généralement rouge, vascularisée, hérissée de villosités. Les corps étrangers articulaires sont fréquents. Les ligaments inter-articulaires, les ménisques (grasset, articulation temporo-maxillaire) sont toujours très altérés, quelquefois complètement détruits.

Pour les articulations facilement explorables, la déformation de la jointure, l'évolution lente du processus, sa chronicité, permettent le diagnostic. Chez le cheval et le chien, l'arthrite sèche fémoro-rotulienne se reconnaît aisément. L'animal est présenté boiteux d'un membre postérieur; à l'exploration de celui-ci, on trouve le grasset volumineux et les extrémités articulaires gonflées.

La marche de la maladie est continue et progressive; le pronostic est presque toujours fatal. Toutefois, les animaux de travail peuvent encore être utilisés au pas pendant un temps plus ou moins long.

Les vésicants, les injections intrasynoviales et le feu, échouent tout comme le froid, la chaleur humide, la compression et le massage. Chez le chien, nous avons obtenu quelques améliorations éphémères par le feu en aiguilles. Chez le cheval, si l'affection siégeait aux régions inférieures des membres (arthrites du genou, du boulet, de la couronne ou du pied), les névrotomies permettraient de prolonger l'utilisation des sujets.

X. — ARTHROPATHIES DANS LES AFFECTIONS NERVEUSES.

L'influence du système nerveux sur la nutrition des os et des articulations est encore peu connue. L'expérimentation a toutefois montré que les sections nerveuses simples sont rarement suivies d'ostéopathies et d'arthropathies. Celles-ci se produiraient plutôt quand la névrite ou la myélite viennent compliquer le traumatisme nerveux. Exceptionnelles chez les animaux, elles seraient assez fréquentes chez l'homme à la suite des piqûres, des plaies par armes à feu et autres blessures s'accompagnant de névrites. Diverses affections de la moelle épinière (traumatismes, compression, inflammation chronique, ataxie locomotrice) ou du cerveau (hémorragie, ramollissement, tumeurs) peuvent également donner naissance à des arthropathies.

Le traitement, des plus pauvres, se confond avec celui de l'affection causale. Aucune intervention locale ne peut avoir la moindre efficacité.

XI. — CORPS ÉTRANGERS.

Il ne sera pas question ici des corps étrangers venant du dehors (projectiles et autres corps métalliques, échardes); nous n'avons en vue que ceux développés dans la synoviale ou dans les tissus parasynoviaux. Les « souris articulaires », les « arthrophytes », sont rares chez les animaux; on ne les a guère signalés que chez le cheval. Goubaux en a trouvé dans les articulations fémoro-tibiale, tibio-tarsienne et temporo-maxillaire; Bruckmüller dans celles de l'épaule et du coude; Roloff dans celle du jarret; Stockfleth dans celles du jarret et du genou; Möller en a reconnu dans l'articulation carpienne d'un cheval pendant la vie. Nous en avons rencontré dans les articulations du genou, du boulet et du grasset. Ces corps existent surtout chez les sujets adultes ou âgés, quelquefois aussi chez de jeunes animaux. Stockfleth en a vu dans l'articulation tarsienne d'un poulain de six mois.

Si la pathogénie en est encore discutée, on sait maintenant que leur origine est variable. Les grains riziformes, que nous avons signalés déjà dans les synoviales tendineuses et les hygromas, semblent provenir de l'exsudat inflammatoire déposé à la surface de la synoviale. Libres ou pédiculés, les corps étrangers organisés sont de nature fibreuse, graisseuse, cartilagineuse, ostéo-cartilagineuse ou osseuse. Le plus souvent, ils relèvent de l'arthrite sèche, et tous les tissus constituants de la jointure semblent capables de leur donner naissance. Il est des arthrophytes d'origine traumatique qui ne sont que des parcelles de tissus normaux arrachés des épiphyses par des heurts, des coups, des actions traumatiques quelconques. On en a vu prêts à se détacher des surfaces articulaires auxquelles ils ne tenaient plus que par un mince pédicule. Tantôt ils sont solitaires, tantôt ils existent en plus ou moins grand nombre. Leur volume varie d'ordinaire entre celui d'un grain de plomb et celui d'un pois ; exceptionnellement ils peuvent atteindre les dimensions d'un œuf de pigeon. La plupart sont arrondis ; quelquefois l'une des faces présente une dépression en forme de hile. — Chez les animaux, les corps étrangers des synoviales n'ont pas de rapport avec la tuberculose.

Ces corps peuvent séjourner longtemps dans les synoviales sans causer aucun trouble ; mais il arrive — sans doute lorsqu'ils s'engagent entre les surfaces articulaires, sous un ligament ou un tendon — qu'ils provoquent des boiteries subites de durée variable. Tout à coup, pendant le travail, l'animal marche à trois jambes ; le membre boiteux est raide, comme s'il y avait luxation ; les souffrances sont vives. Ces symptômes tantôt disparaissent instantanément, tantôt s'effacent peu à peu. Dans une articulation superficielle, la palpation, méthodiquement pratiquée, peut conduire au diagnostic.

Celui-ci établi, s'il y a des troubles sérieux et que l'on doive intervenir, on a le choix entre divers procédés. Par l'*acupuncture*, on fait au corps étranger des piqûres multiples, on l'irrite, on cherche à le désagréger ; le succès est très incertain. On a recommandé la *fixation* de l'arthrophyte à la capsule ou sur un point extérieur des têtes articulaires. Le cheval maintenu debout, par l'action des doigts on amènerait le corps étranger au niveau du réceptacle choisi, et on l'y fixerait par une très fine cheville d'acier. On immobiliserait ensuite la région. Au bout de quatre à six jours, l'adhérence est établie ; on peut enlever la cheville. L'inflammation articulaire ainsi provoquée est combattue par le froid. Ce procédé compte peu de partisans : il est difficile de trouver une « place convenable » pour fixer l'arthrophyte.

L'extraction reste la méthode de choix. Mais l'opération est délicate chez les animaux : pour maintenir facilement le corps étranger pendant l'incision l'anesthésie est nécessaire, et la taille articulaire expose à l'arthrite suppurée, elle exige une sévère asepsie. En voici le manuel. Après désinfection soignée de la région, le corps à extraire est fixé à l'aide de la main gauche ou par les doigts d'un aide. A son niveau, l'opérateur incise les tissus péri-articulaires en évitant les gros vaisseaux et les nerfs. La synoviale ne doit être débridée qu'après hémostase des lèvres de la plaie, afin d'éviter l'épanchement de sang dans la jointure. L'arthrophyte peut s'énucléer sous les doigts qui le compriment ; parfois il est nécessaire d'aller le saisir avec des pinces. Les corps étrangers n'étant pas toujours solitaires, il faut s'assurer qu'il n'en reste pas dans l'articulation. On réunit par quelques points séparés les lèvres de la plaie, puis la couture est recouverte d'iodoforme ou de collodion iodoformé et d'un pansement ouaté assurant l'immobilisation de l'article.

Ajoutons que, généralement, ces productions existant dans des jointures déjà fort altérées, l'intervention ne donne que des résultats médiocres ou nuls. Parfois pourtant, la guérison est complète.

Dès 1838, Vigney a publié un très remarquable exemple de corps étrangers articulaires extraits par l'arthrotomie. Sur un cheval de

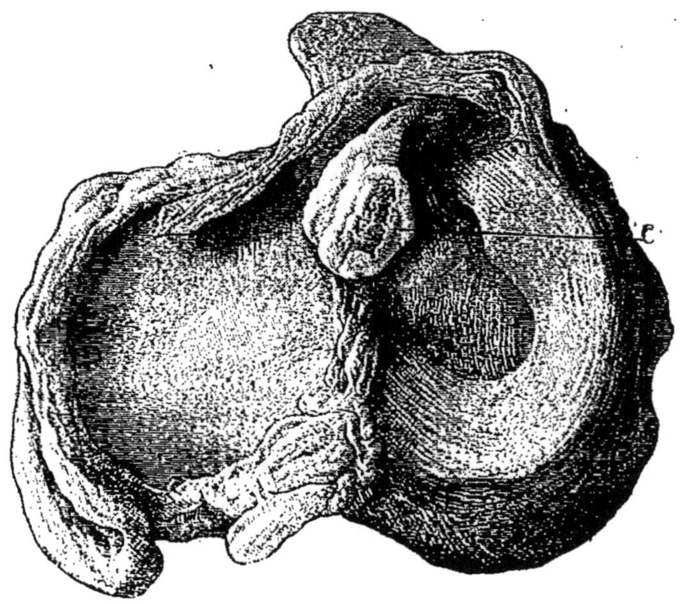

Fig. 92. — Arthrite sèche fémoro-tibiale. Surface articulaire du tibia ; c, corps étranger ostéo-cartilagineux fixé à la synoviale par un étroit pédicule. (D'après une photographie.)

cinq ans qui, à deux mois, avait eu de l'*arthrite des jeunes animaux*, on notait une tuméfaction accusée de l'articulation fémoro-tibio-rotulienne ; l'appui était impossible. Vigney ouvrit la jointure « entre les ligaments supérieur et latéral externe ». Il sortit une grande quantité de synovie. Le doigt introduit dans l'articulation put retirer six corps étrangers dont le volume variait de celui d'une fève à celui d'une grosse noix. La plaie fut fermée par un emplâtre de poix noire et de poix-résine. Deux mois plus tard le cheval boitait encore ; on le remit néanmoins au travail. La claudication finit par disparaître, mais lentement.

XII. — ANKYLOSES.

Dans ces états morbides, toujours secondaires, les jointures ont perdu la totalité ou une partie de leurs mouvements normaux. Entre la simple raideur articulaire et la complète soudure des extrémités osseuses, on rencontre une foule d'intermédiaires. Dans toute jointure ankylosée, les différents tissus concourent pour une part à l'immobilisation : les os, la synoviale, les ligaments, les aponévroses, les muscles, la peau elle-même. Il n'est pas jusqu'aux nerfs et aux vaisseaux qui ne soient rétractés.

L'anatomie pathologique a distingué : 1° des ankyloses *vraies* ou *complètes*, dans lesquelles les surfaces articulaires et les ligaments sont intéressés ; 2° des ankyloses *fausses* ou *incomplètes*, dues à des altérations des tissus péri-articulaires.

La clinique n'a pas accepté cette division : on a remarqué que des lésions des surfaces articulaires et des ligaments permettent parfois certains mouvements étendus, tandis que des altérations péri-articulaires peuvent immobiliser complètement la jointure. Aussi aujourd'hui, qualifie-t-on généralement, de *vraie* ou *complète*, l'ankylose qui ne permet aucun mouvement, et de *fausse* ou *incomplète*, celle qui diminue plus ou moins l'étendue des mouvements normaux.

Dans les *ankyloses complètes*, on distingue : 1° l'*ankylose osseuse interstitielle* ou *par fusion*, faisant habituellement suite aux arthrites suppurées, quelquefois à l'arthrite sèche (éparvin), et caractérisée par la disparition de la cavité articulaire, par la soudure des extrémités osseuses dépourvues de leur cartilage ; 2° l'*ankylose périphérique* ou *par jetées osseuses*, très fréquente chez les animaux et produite par l'ossification des tissus péri-articulaires, surtout des ligaments. Les cartilages et la synoviale sont en général conservés intacts.

Dans les ankyloses incomplètes, on reconnaît également une *ankylose intracapsulaire*, due à des produits plastiques organisés dans l'intérieur de la cavité, et une *ankylose extracapsulaire*, produite par la rétraction, l'induration ou la calcification des tissus péri-articulaires.

Fréquemment ces diverses altérations se trouvent combinées dans une même ankylose.

La prophylaxie des ankyloses réside dans le traitement rationnel des différentes maladies qui y aboutissent (fractures articulaires ou épiphysaires, inflammation aiguë ou chronique des articulations, plaies graves au niveau des jointures). Si, pour toutes ces affections, l'immobilité est la condition première de la cure, trop prolongée elle entraîne la rétraction des tissus et conduit à l'ankylose. — L'immobilisation complète étant difficile à réaliser chez les animaux, l'ankylose y est moins à redouter que chez l'homme ; toutefois, pendant la convalescence des arthropathies, il est indiqué de masser la région, d'utiliser les douches, les bains, l'exercice.

Lors d'ankylose incomplète, c'est encore aux mêmes moyens qu'il faut avoir recours : massage, hydrothérapie, exercice modéré, ou mobilisation pratiquée à l'aide des mains et fréquemment répétée.

Chez les grands animaux, les ankyloses complètes sont incurables. Pour celles du genou, du coude, de l'épaule, du jarret, de la cuisse, il n'est aucune intervention efficace. Contre les ankyloses phalangiennes vraies ou fausses, nos seules ressources sont la névrotomie plantaire haute et double, celle du médian ou du sciatique.

La thérapeutique curative peut être poussée plus loin pour les sujets des petites espèces. Si le massage, la mobilisation et l'exercice ne donnaient pas de résultat, si l'ankylose produite en mauvaise position gênait beaucoup la marche, on pourrait user des moyens employés en pareil cas chez l'homme. On préfèrerait le redressement brusque au redressement progressif. Sous le chloroforme, par des tractions violentes, au besoin par des ténotomies sous-cutanées, on mettrait les rayons en bonne position. S'il existait une ankylose osseuse complète, il faudrait en provoquer la rupture (arthroclasie). Créer une fausse articulation par l'ostéotomie ou réséquer les extrémités articulaires soudées sont des procédés plus complexes, jusqu'à présent inusités en vétérinaire.

Bibliographie. — I. **Entorses et luxations en général.** — VATEL, *Pathologie vétérinaire.* — D'ARBOVAL, *Dictionn. de médecine et de chirurgie, vét.*, t. I. — LAFOSSE, *Pathologie vétérinaire*, t. II. — PEUCH et TOUSSAINT, *Précis de chirurgie vétérinaire*, t. II. — STOCKFLETH, *Chirurgie.* — WILLIAMS, *Principles and Practice of Veterinary Surgery.* — MÖLLER u. FRICK, *Lehrbuch der Chirurgie.* FORGUE et RECLUS, *Thérapeutique chirurgicale*, t. I. — NÉLATON, *Traité de chirurgie de* Duplay et Reclus, t. III.

II. **Plaies articulaires et arthrites.** — SOLLEYSEL, *Le Parfait Maréchal.* — LAFOSSE, *Dictionnaire d'hippiatrique.* — MERCIER, *Journal prat. de méd. vét.*, 1826, — CORROY, *Recueil de méd. vét.*, 1827. — RENAULT, *Ibid.*, 1827. — PAULEAU, *Ibid.*, 1828 et 1829. — GÉRARD, *Ibid.*, 1831. — LECOQ, *Ibid.*, 1833. — AUBOYER, *Ibid.*, 1833. — PRÉTOT, *Ibid.*, 1836. — MERCIER, *Ibid.*, 1840. — REBOUL, *Journal des vét. du Midi*, 1845. — TISSERANT, *Ibid.*, 1845. — CAUSSÉ, *Ibid.*, 1846. — DELWART, *Journal vét. et agric. de Belgique*, 1842. — DUBOIS, *Ibid.*, 1845. — COURDOUAN, *Journal de méd. vét.*, 1845. — *The Veterinarian*, an. in *Recueil de méd. vét.*, 1850. — RÖHLING, *Gürlt u. Hertwig's Magazin*, 1850. — DUVIEUSART, *Annales de méd. vét.*, 1853. — GUILMOT, *Ibid.*, 1851. — SÉPULCHRE, *Ibid.*, 1855. — SAINT-CYR, *Journal de méd. vét.*, 1850. — OLIVIER, *Ibid.*, 1851. — REY, *Ibid.*, 1854. — KIRCHNER, *Gürlt u. Hertwig's Magazin*, 1852. — SCHRADER, *Ibid.*, 1860. — RINGUET, *Journal des vét. du Midi*, 1855. — ARNAL, *Ibid.*, 1855. — DTER, *The Veterinarian*, 1855, an. in *Journal des vét. du Midi*, 1855. — DELORME, *Journal de méd. vét.*, 1855. — MAZZINI, *Il Veterinario*, an. in *Journal de méd. vét.*, 1855. — KNOLL, *Journal de méd. vét.*, 1858. — ELETTI, *Il Veterinario*, 1857. — LEBLANC, *Recueil de méd. vét.*, 1858. — BENJAMIN, *Bull. de la Soc. cent. de méd. vét.*, 1858. — FOELEN, *Annales de méd. vét.*, 1861. — LEBLANC, *Clinique vet.*, 1862. — FAURE, *Journal des vét. du Midi*, 1862. — MOTTET, *Recueil de méd. vét.*, 1860. — LENCK et PONCET, *Ibid.*, 1863. — RAULET, *Ibid.*, 1864. — HAUBNER, *Sächs. Bericht*, 1862. — LEISERING, *Ibid.*, 1867 et 1872. — BARREAU, *Journal de méd. vét. milit.*, 1862. — HALL, *The Veterinarian*, an. in *Recueil de méd. vét.*, 1866. — CAUSSÉ, *Journal de méd. vét. milit.*, t. III. — SALLE, *Ibid.*, t. V. — SERVOLES, *Ibid.*, t. IX. — LATRILLE, *Ibid.*, t. IX. — BARTHE, *Ibid.*, t. XIV. — MICHOTTE, *Annales de méd. vét.*, 1873. — MARRIS, *Ibid.*, 1873. — MICHAUX, *Archives vét.*, 1876. — TRASBOT, *Bull. de la Soc. cent. de méd. vét.*, 1878. — AUREGGIO, *Ibid.*, 1878. — DUBOIS, *Annales de méd. vét.*, 1880. — ANDRIEU, *Archives vét.*, 1882 et *Bull. de la Soc. cent. de méd. vét.*, 1887. — ANTONI, *Giornale di anat. degli anim.*, 1887. — ROSENBAUM, *Gürlt u. Hertwig's Magazin*, 1886. — LORENZ, *Zeitschr. für Veterinärkunde*, 1890. — SCHIRRMANN, *Ibid.*, 1892. — NOACK, *Sächs. Bericht*, 1891. — WEIGAND, *Wochenschr. für Thierheilkunde*, 1891. — MAURI, *Revue vét.*, 1889. — LABAT, *Ibid.*, 1895. — LASSARTESSE, *Ibid.*, 1895. — PRÖGER, *Sächs. Bericht*, 1896. — STEGER, *Wochenschr. für Thierheilkunde* 1897. — HACKE, *Zeitschr. für veterinärkunde*, 1899.

III. **Arthrite close.** — Leblanc, *Journal prat. de méd. vét.*, 1829. — Raynard, *Recueil de méd. vét.*, 1835. — Prud'homme, *Ibid.*, 1844. — Serres, *Journal des vét. du Midi*, 1850. · Buhl, *Repertorium*, an. in *Journ. de méd. vét.*, 1850. — Sanson, *Bullet. de la Soc. cent. de méd. vét.*, 1852. — Coenraets, *Annales de méd. vét.*, 1855. — Bray, *Recueil de méd. vét.*, 1859. — Gilis, *Ibid.*, 1859. — Parent, *Journal des vét. du Midi*, 1861. — Bonetti, *Giornale di med. vet.*, an. in *Journal des vét. du Midi*, 1868. — Bonnaud, *Journal de méd. vét. milit.*, au. in *Recueil de méd. vét.*, 1869. — Latrille, *Journal de méd. vét. milit.*, 1871. — Durieux, *Annales de méd. vét.*, 1888. — Furlanetto, *Progrès vét.*, 1889, 1890, 1892 et 1893. — Thibault, *Ibid.*, 1889. — Barrier, *Bull. de la Soc. cent. de méd. vét.*, 1890. — Shuemacher, *Deutsche thierärztl. Wochenschr.*, 1895. — Bossi, *Ibid.*, 1898. — Dupont, *Revue vét.*, 1896. — Labat, *Ibid.*, 1896. — Averous, *Ibid.*, 1897. — Guittard, *Progrès vét.*, 1896. — Hess, *Schweizer Archiv.*, 1896.

IV. **Rhumatisme articulaire.** — Jacob, *Recueil de méd. vét.*, 1832. — Renault, *Ibid.*, 1833. — Olivier, *Ibid.*, 1837. — Loiset, *Journal des vét. du Midi*, 1838, 1839 et 1840. — Bouley jeune, *Recueil de méd. vét.*, 1840. — Oger, *Ibid.*, 1842. — Olivier, *Journal de méd. vét.*, 1846. — André, *Ibid.*, 1848. — Goux, *Journal des vét. du Midi*, 1845. — Serres, *Ibid.*, 1850. — Gendrot, *Ibid.*, 1850. — Caussé, *Recueil de méd. vét.*, 1857. — Prangé, *Bullet. de la Soc. cent. de méd. vét.*, 1858. — Serres, *Journal des vét. du Midi*, 1859. — Fabry, *Annales de méd. vét.*, 1861. — Auer, *Thierärztl. Mittheil.*, 1863. — Leblanc, *Recueil de méd. vét.*, 1864. — Heu, *Ibid.*, 1865 et 1866. — Thierry, *Ibid.*, 1866. — Oulmont, *Ibid.*, 1867. — Dammann, *Magazin*, 1871. — Harms, *Hannov. Jahresb.*, 1872. — Persillet, *Recueil de méd. vét.*, 1873. — Garnier, *Ibid.*, 1876. — Palat, *Bull. de la Soc. cent. de méd. vét.*, 1876. — Barreau, *Ibid.*, 1876. — Trasbot, *Archives vét.*, 1877-81. — P. Heu, *Recueil de méd. vét.*, 1879. — Dinter, *Sächs. Bericht*, 1879. — Derr, *Americ. vet. Review*, 1883. — Moore, *Transact. of the pathol. Soc.*, 1883, an. in *Jahresbericht*, 1883. — Trasbot, *Bull. de la Soc. cent. de méd. vét.*, 1884. — Mégnin et Sarrazin, *Ibid.*, 1887. — Rossignol, *Bull. de la Soc. de méd. vét. pratique*, 1885. — Krebs, *Berlin. Archiv*, 1885. — Campbell, *The vet. Journ.*, 1885. — Kitt, *Munchen. Jahresbericht*, 1884-85. — Condamine, *Recueil de méd. vét.*, 1887. — Vallet, *Recueil de méd. vét.*, 1888. — Magnin, *Ibid.*, 1888. — Vogel, *Adam's Wochenschr.*, 1888. — Furlanetto, *Progrès vét.*, 1888 et 1890. — Moulade, *Ibid.*, 1889. — Dessart, *Annales de méd. vét.*, 1888. — Moulade, *Ibid.*, 1890. — Dezuttère, *Ibid.*, 1890. — Palat, *Journal de méd. vét. milit.*, t. IX. — Guillobey et Dumas, *Recueil et observations sur l'hygiène et la méd. vét. milit.*, 1891. — Cadéac, *Dict. vét.*, t. XIX, 1891. — Barthélemy, *Journal de méd. vét.*, 1894. — Fumet, *Recueil d'hygiène et de méd. vét. milit.*, 1895. — Ehrhardt, *Schweizer Archiv.*, 1896. — Podkopaiw, *Archives de Pétersbourg*, 1896. — Bedel, *Bull. de la soc. cent. de méd. vét.*, 1898. — Pfeiffer, *Monatshefte für prakt. Thierheilkunde*, 1899. — Tetzner, *Zeitschr. für Veterinärkunde*, 1899.

V. **Arthrite des jeunes animaux.** — Bénard, *Recueil de méd. vét.*, 1828. — Lecoq, *Ibid.*, 1832. — Trager, *Die Füllenkrankeiten*. Weimar, 1839. — Darreau, *Recueil de méd. vét.*, 1842. — Loiset, *Journal des vét. du Midi*, 1843. — Delafond, *Recueil de méd. vét.*, 1844. — Guy, *Mémoire sur les maladies des veaux*. Lyon, 1844. — Texier, *Clinique vét.*, 1843. — Martin, *Annales de méd. vét.*, 1860 et 1861. — Dinckens, *The Veterinarian*, an. in *Recueil de méd. vét.*, 1864. — Hering, *Repertorium*, 1867. — Roloff, *Pütz'sche Zeitschr.*, 1873. — Zürn, *Ibid.*, 1873. — Bollinger, *Virchow's Archiv*, 1873; *Deutsche Zeitschr. für Thiermed.*, 1875. — Tombari, *Giorn. di Anat. fisiol. e pathol.*, 1882. — Morot, *Bullet. de la Soc. cent. de méd. vét.*, 1884. — Chassaing, *Ibid.*, 1884 et 1886. — Röll., *Spec. Pathol. u. Therapie.* — Fabry, *Bullet. belge*, 1885. — Laporte, *Ibid.* — Vogel, *Repertorium*, 1886. — Leroy, *Annales de méd. vét.*, 1888. — Lucet, *Recueil de méd. vét.*, 1889. — Morot, *Revue vét.*, 1890. — Roth, an. in *Recueil de méd. vét.*, 1890. — De Saint-Germain, *Sur le rhumatisme articulaire*, Thèse de Paris, 1892. — Ries, *Recueil de méd. vét.*, 1896. — Ziem, *Wochenschr. für Thierheilkunde*, 1898. — Hess, *Monatshefte für prakt. Thierheilkunde*, 1900. — Nocard, *Bullet. de la Soc. cent. de méd. vét.*, 1901.

VI. **Arthrite des vaches laitières.** — Rychner, *Bericht über Leist. i. Geb. d. Thierheilkde*, 1851. — Lecoutturier, *Annales de méd. vét.*, 1858. — Roloff, *Preuss, Mittheil.*, 1867. — Krebs, *Ibid.*, 1876. — Deneubourg, *Annales de méd. vét.*, 1868. — Pauleau, *Recueil de méd. vét.*, 1869. — Thierry, *Ibid.*, 1866. — Heu, *Ibid.*, 1866, et

Archives vét., 1877. — GUITTARD, *Bull. de la Soc. de méd. vét. pratique*, an. in *Revue vét.*, 1881, et *Progrès vét.*, 1890 et 1896. — DESSART, *Annales de méd. vét.*, 1888. — FURLANETTO, *Progrès vét.*, 1891 et 1892. — ROLBERT, in *Hoffmann's Chirurgie*. — MOUSSU, *Bull. de la Soc. cent. de méd. vét.*, 1895.

VII. **Hydarthroses.** — PERCIVALL, an. in *Recueil de méd. vét.*, 1824. — CHARLOT, *Recueil de méd. vét.*, 1827. — DANDRIEU, *Ibid.*, 1836. — RIGOT et GOUBAUX, *Ibid.*, 1843. — RENAULT, *Ibid.*, 1844. — REYNAL, *Ibid.*, 1844. — LECOQ, *Société vét. du Calvados*, 1841-42. — LACOSTE, *Ibid.*, 1845-46. — VALTAT, *Clinique vét.*, 1844. — LEBLANC et THIERRY, *Ibid.*, 1845 et 1847. — LEBLANC, *Ibid.*, 1847. — ROETTGER, *Annales de méd. vét.*, 1845. — BOULEY, *Recueil de méd. vét.* 1847 et 1849. — PEROSINO, *Ibid.*, 1847. — REY, *Journal de méd. vét.*, 1847 et 1849. — FISCHER, *Ibid.*, 1849 — LAFOSSE, *Journal des vét. du Midi*, 1849. — PERCIVALL, *The Veterinarian*, 1849, an. in *Recueil de méd. vét.*, 1849. — CHERRY, *Ibid.*, 1849. — HALLEN, *Ibid.*, 1849. — MARREL, an. in *Journal des vét. du Midi*, 1849. — LEBLANC, *Recueil de méd. vét.*, 1850 ; *Journal de méd. vét.*, 1857 ; *Clinique vét.*, 1861. — BOULEY, *Bull. de la Soc. cent. de méd. vét.*, 1851. — DELWART, *Annal. de méd. vét.*, 1852. — CAMBRON, *Ibid.*, 1853. — REY, *Journal de méd. vét.*, 1857. — RODET, *Ibid.*, 1859. — VERRIER, *Recueil de méd. vét.*, 1857. — BOSCO, an. in *Journal des vét. du Midi*, 1860. — ABADIE, *Cliniq. vét.*, 1863. — DELRÉE, *Annales de méd. vét.*, 1864. — LIARD, *Journal de méd. vét. milit.*, 1864-65. — DUPON, *Ibid.*, 1869-70. — REY, *Journal de méd. vét.*, 1868, et *Recueil de méd. vét.*, 1869. — VISEUR, *Recueil de méd. vét.*, 1875. — LABBÉ, *Ibid.*, 1884. — LEBRUN, *Ibid.*, 1888. — REPIQUET, *Ibid.*, 1888. — MONTANÉ, *Revue vét.*, 1886. — LAFFITTE, *Bull. de la Soc. cent. de méd. vét.*, 1886. — SANTINI, *Giorn. di Anat. fisiol. e patol.*, 1880. — ADAM, *Wochenschrift*, 1889. — BLAISE, *Recueil de Mémoires et Observat. sur l'hygiène et la méd. vét., milit.*, 2° série, t. XVI. — GUITTARD, *Progrès vét.*, 1890. — FURLANETTO, *Ibid.*, 1890 et 1892. — HOFFMANN, *Repertorium*, 1891-92. — NOWIKOW, *Archiv. für Veterinärmed.*, 1891, an. in *Jahresbericht*, 1892. — CAGNY, *Bullet. de la Soc. cent. de méd. vét.*, 1901.

VIII. **Arthrite déformante.** — GOUBAUX, *Bull. de la Soc. cent. de méd. vét.*, 1876, et *Comptes rendus de la Soc. de biologie*, 1873. — STOCKFLETH, *Chirurgie.* — WILLIAMS, *Principles and practice of veterinary Surgery.* — KITT, *München. Jahresber.*, 1886. — STICKER, *Berlin. Archiv.*, 1886. — ALBRECHT, *Repertorium*, 1888. — CADIOT, *Bullet. de la Soc. cent. de méd. vét.*, 1895. — CADÉAC et MATRION, *Journal de méd. vét.* 1899. — SANDRIN, *Recueil d'hygiène et de méd. vét. milit.*, 1900. — MÖLLER u. FRICK, *Lehrbuch der Chirurgie.*
QUÉNU, *Traité de chirurgie de* DUPLAY et RECLUS, t. II.

IX. **Corps étrangers.** — VIGNEY, *Société vét. du Calvados*, 1838. — GOUBAUX, *Comptes rendus de la Société de biologie*, 1852 et 1853. — POULET et VAILLARD, *Archives de physiologie*, 1885. — LANZILLOTTI, *La Clinica vet.*, 1895. — KÖNIG, *Semaine médicale*, 1899. — STOCKFLETH, *Chirurgie.* — BAYER, *Lehrbuch der Veterinär-Chirurgie.* — MÖLLER u. FRICK, *Lehrbuch der Chirurgie.*
FORGUE et RECLUS, *Thérapeutique chirurgicale*, t. I. — QUÉNU, *Traité de chirurgie de* DUPLAY et RECLUS, t. III.

X. **Ankyloses.** — MARTIN, *The journal of compar. pathol. and therapeut.*, 1897. — *Traités de chirurgie* de STOCKFLETH, de BAYER, de MÖLLER-FRICK.
FOLLIN et DUPLAY, *Pathologie externe*, t. III. — FORGUE et RECLUS, *Thérapeutique chirurgicale*, t. I. — LAGRANGE, *Traité de chirurgie de* DUPLAY et RECLUS, t. III.

QUATRIÈME PARTIE
MALADIES DES RÉGIONS

Section I. — **TÊTE**

CHAPITRE PREMIER
AFFECTIONS DU CRÂNE ET DE LA COLONNE VERTÉBRALE

1. — CRANE ET CERVEAU.

Exception faite pour certaines lésions traumatiques, la chirurgie cérébrale offre peu d'importance en vétérinaire. Nos malades n'ont pas bénéficié des merveilleux résultats thérapeutiques obtenus chez l'homme, par la trépanation, dans les cas d'épilepsie traumatique ou jacksonienne, de tumeurs ou d'abcès encéphaliques.

Établir un diagnostic exact serait une première condition indispensable au succès de l'intervention. On pourrait y arriver, dans quelques cas, en tenant compte des données acquises sur les *localisations cérébrales* par les recherches expérimentales et les faits cliniques.

Les troubles que déterminent les lésions cérébrables consistent en des *phénomènes d'irritation* ou *de suppression fonctionnelle.*

Parmi les premiers, les principaux sont la surexcitation des malades, les nausées et les vomissements, la névrite optique et surtout les *convulsions épileptiques.* Celles-ci renseignent sur le siège des lésions et sur leur étendue. Il est des sujets chez lesquels elles sont généralisées et simulent l'épilepsie essentielle ; chez d'autres, il y a seulement des spasmes isolés ; chez d'autres encore, les convulsions affectent d'abord le type de l'épilepsie jacksonienne et plus tard deviennent généralisées.

La *paralysie de la motilité et de la sensibilité* est le plus important symptôme de suppression fonctionnelle. La paralysie de la motilité peut résulter soit d'une compression, soit d'une destruction des centres moteurs de l'écorce cérébrale (zone rolandique, circonvolutions frontale et pariétale) ou des faisceaux pyramidaux. Les paralysies d'origine corticale affectent des formes cliniques différentes suivant le siège et l'étendue des lésions provocatrices. Ainsi que nous l'avons dit au chapitre des *Paralysies*, les *hémiplégies* sont déterminées par des altérations étendues des circonvolutions ascendantes d'un hémisphère ou par la destruction des fibres conductrices qui en partent, tandis que les *paralysies partielles* ou *monoplégies* résultent d'altérations limitées des mêmes circonvolutions.

Rappelons que dans les hémiplégies cérébrales (corticales, capsulaires ou pédonculaires) *la paralysie siège du côté opposé à la lésion*, et que assez souvent *l'hémiplégie est alterne* : la face est paralysée du côté de la lésion, et le tronc du côté opposé. Lors d'hémiplégie double, produite par une altération des centres moteurs des deux hémisphères ou de leurs faisceaux conducteurs, parfois la face, les lèvres, la langue, le voile du palais, le larynx sont frappés de paralysie (paralysie pseudo-bulbaire).

Les principales *paralysies partielles* d'origine cérébrale sont :

1° *Les monoplégies brachiales*, qui coïncident avec les lésions limitées de la partie moyenne des circonvolutions frontale limitante et pariéto-temporale (circonvolutions frontale et pariétale ascendantes de l'homme);

2° *Les monoplégies brachio-faciales*, qui résultent de lésions de la moitié inférieure des mêmes circonvolutions;

3° *Les monoplégies faciale et linguale*, qui sont provoquées par des lésions très limitées de l'extrémité inférieure de ces circonvolutions et plus particulièrement de la frontale;

4° *Les monoplégies brachio-crurales*, qui dépendent des lésions de la partie supérieure des mêmes circonvolutions;

5° *Les monoplégies crurales*, qui sont sous la dépendance de lésions limitées de la couche profonde de ces circonvolutions.

Les *phénomènes de « déficit » de la sensibilité* sont assez fréquents. Leur topographie est celle de la parésie ou de la paralysie motrice.

Les *altérations du cervelet* donnent lieu à des troubles multiples parmi lesquels les plus importants sont l'*incoordination des mouvements* et la *démarche ébrieuse* ou *titubante*. Assez fréquemment aussi il y a de la *paralysie* ou de la *parésie musculaire*. Chaque moitié du cervelet étant en connexion avec la moitié de la moelle du même côté et avec l'hémisphère cérébral du côté opposé, la lésion cérébelleuse et l'hémiplégie sont homolatérales. Dans la plupart des cas, les deux extrémités atteintes le sont inégalement : tandis que chez l'homme, c'est le membre supérieur qui est le plus touché, chez les animaux c'est ordinairement le membre postérieur. En général, le réflexe rotulien est exagéré du côté de la lésion. Dans les petites espèces, les lésions des pédoncules cérébelleux donnent lieu fréquemment à des attitudes et à des mouvements insolites : la tête est tenue inclinée; les malades tournent en cercle ou tombent et roulent « en tonneau ». On peut encore observer des contractures plus ou moins généralisées et une déviation des yeux vers le côté opposé à la lésion.

Les *lésions pédonculaires* et *protubérantielles* donnent toujours lieu à des troubles complexes, à des paralysies multiples : hémiplégie alterne, hémiplégie totale et croisée ou paralysie labio-glosso-laryngée. Les différents syndromes observés dépendent du siège et de l'étendue des altérations.

I. — Contusions et plaies du crâne.

L'aire relativement peu étendue de la cavité cranienne chez les animaux, ainsi que l'ampleur des sinus frontaux, surtout chez les ruminants, expliquent la fréquence moindre des affections du crâne dans les espèces domestiques que chez l'homme.

Légères, les *contusions* du crâne produisent dans la peau et les tissus sous-jacents des ruptures vasculaires qui aboutissent d'ordinaire a la *bosse sanguine*. Celle-ci peut être sous-cutanée, sous-aponévrotique ou sous-périostique; mais, dans la grande majorité des cas, elle a pour siège le tissu conjonctif épicranien.

On peut observer des contusions graves des os du crâne, sans fracture : es téguments sont meurtris, le périoste décollé, les vaisseaux des couches superficielles de l'os rompus. Après le calme des premiers jours, certains malades présentent des symptômes fébriles et du vertige traduisant une infection du foyer : ostéo-périostite, abcès sous-dure-mérien, méningo-encéphalite. Aussi le pronostic de semblables lésions doit-il être réservé.

Le traitement des hématomes craniens ne diffère point de celui des autres bosses sanguines. Au début, une douce compression constitue le moyen de choix. Les éraflures du derme pouvant donner accès aux microbes pyogènes, on aura soin, s'il en existe, de désinfecter la peau de la région vulnérée. Quand la résorption du sang épanché tarde à se produire, les ponctions capillaires ou même le débridement de la poche sont autorisés. L'hématome suppuré doit être ouvert hâtivement et traité comme un abcès.

Si la contusion osseuse amenait des complications encéphaliques, la trépanation pourrait être essayée comme dernier moyen.

Qu'elles soient produites par des instruments piquants, tranchants, contondants, ou par des armes à feu, les *plaies* de la région cranienne sont superficielles ou pénétrantes.

L'encéphale est parfois atteint par l'instrument vulnérant. Berthe a publié un rare exemple de ce genre dans le *Recueil* de 1825. Une vache avait reçu un coup de corne à environ sept centimètres au-dessus de l'œil droit. Quand l'auteur fut consulté, « une humeur glaireuse, mêlée de stries sanguines, s'écoulait par la narine correspondante ». Les jours suivants, la bête poussait au mur ou tournait de gauche à droite; on la sacrifia. La corne avait traversé les sinus frontaux, pénétré dans le crâne, percé de part en part la région inférieure du lobe droit du cerveau, un peu au-dessus de la couche ethmoïdale, et atteint la paroi postérieure de la cavité cranienne : il y avait inflammation très marquée de toutes les parties lésées, qui exhalaient déjà une odeur infecte.

Les *symptômes* varient beaucoup : la plaie est étroite ou large; dans certains cas il existe un véritable lambeau cutané plus ou moins flottant. L'hémorragie est souvent abondante. On note parfois des troubles généraux dus à la commotion, leur disparition subite ou graduelle est la règle. Une exploration prudente, avec un index ou une sonde aseptique, renseigne d'ordinaire sur l'étendue des altérations.

Le *pronostic* dépend des lésions produites. Les plaies superficielles se cicatrisent rapidement. Celles qui intéressent l'encéphale sont, au contraire, d'une extrême gravité; toutefois, elles n'entraînent pas fatalement la mort, même lorsqu'il y a blessure pénétrante ou destruction d'une portion de la masse cérébrale. Uebelen a vu guérir un chien et Meyer une vache chez lesquels le cerveau était blessé. Möller a traité avec succès des chevaux et des chiens atteints de lésions des os du crâne avec blessure du cerveau. A cet égard, l'observation de Fœlen est des plus intéressantes. (V. *Fractures du crâne.*)

Si le sang coule en abondance, il faut d'abord s'occuper de l'hémorragie. L'animal assujetti debout ou couché, on cherchera les bouts sectionnés qui donnent ; les pinces hémostatiques sont ici fort utiles ; les grosses artérioles seront liées à la soie ou au catgut. Lorsque la forcipressure et la ligature sont impraticables, la compression peut suffire : les rondelles d'ouate ou de gaze iodoformée, serrées par un bandage, ont raison de ces hémorragies. Ce n'est que dans des cas exceptionnels, quand un rameau important est blessé, qu'il peut être utile de lier l'un des gros troncs de la région.

L'hémostase réalisée, l'opérateur, avec son index aseptique ou une sonde flambée, reconnaît les dégâts. Cela fait, il rase la peau sur une large surface autour de la plaie ; celle-ci est ensuite soigneusement désinfectée (eau phéniquée ou crésylée à 3-5 p. 100, sublimé à 1 p. 1000), débarrassée des poils et des corps étrangers qu'elle peut recéler. Les bords en sont rapprochés par des points isolés à la soie ou par une suture entortillée, et si le trauma est aseptique, la réunion par première intention, sans drainage, est possible. Tous les chirurgiens ont insisté sur la rapide guérison des plaies du crâne. — Dans l'arrachement du toupet chez le cheval, Möller conseille la suture des lambeaux par des points séparés très rapprochés et quelques points profonds. Si déjà la plaie suppure, on peut arrêter la rétraction des lèvres par une suture avec de la grosse soie.

Aux *plaies contuses*, les portions vouées à la mortification seront excisées ; ensuite, après désinfection, les lèvres seront le plus possible rapprochées, afin d'abréger la durée de la cicatrisation. Si l'os est à nu, même dépériosté, la nécrose est loin d'être inévitable ; une correcte antisepsie la prévient d'ordinaire. Il n'est pas jusqu'aux lambeaux osseux détachés du crâne, mais adhérents au tégument, qui ne puissent être conservés, hormis les cas où la plaie suppure.

Quand la plaie est désinfectée, drainée et suturée, il est nécessaire de la protéger contre les germes extérieurs. Le collodion iodoformé, la gélatine d'Unna, suffisent pour les plaies légères. Si la lésion est grave, il convient d'appliquer un pansement. La région sera recouverte de gaze iodoformée, puis d'ouate que l'on maintiendra en place par un bandage. Bourgelat a décrit plusieurs bandages qui pourraient être employés ; le frontal simple ou le frontal composé (*fig.* 93) protégeraient les blessures de la face antérieure du crâne, et le bandage contentif des oreilles celles des parties latérales. Lanzillotti recommande la cravate de Mayor. Pour la confectionner, prenez un lambeau carré de toile, ayant deux mètres de côté ou un morceau triangulaire dont le grand côté mesure deux mètres ; appliquez sur la région frontale la partie centrale de la cravate, croisez les extrémités sous la ganache, puis nouez sur la nuque (*fig.* 94). Quand la plaie siège au niveau de la protubérance occipitale, la cravate est appliquée obliquement sur cette région : l'une des extrémités passe en avant de l'oreille, l'autre descend sur la région parotidienne, en arrière de l'oreille opposée ; les extrémités sont croisées sous la gorge, puis nouées sur le nez (*fig.* 95). On peut aussi protéger les plaies du crâne par des tours de bande passant sous la ganache et sur la nuque. Chez le chien, les plaies craniennes seront recouvertes d'une compresse

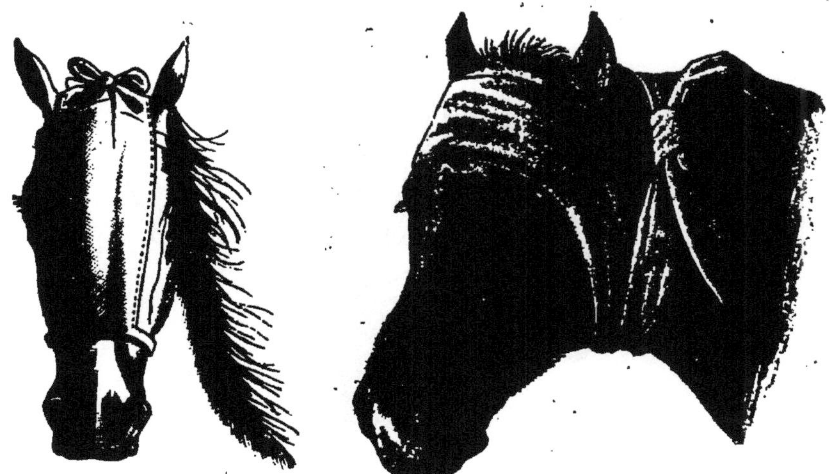

Fig. 93. — Frontal de Bourgelat.   Fig. 94. — Cravate de Mayor appliquée sur le front.

humide antiseptique maintenue par un bandage en toile (*fig.* 96) et, s'il est nécessaire, par un béguin ou une coiffe en cuir souple garnis de courroies et de boucles.

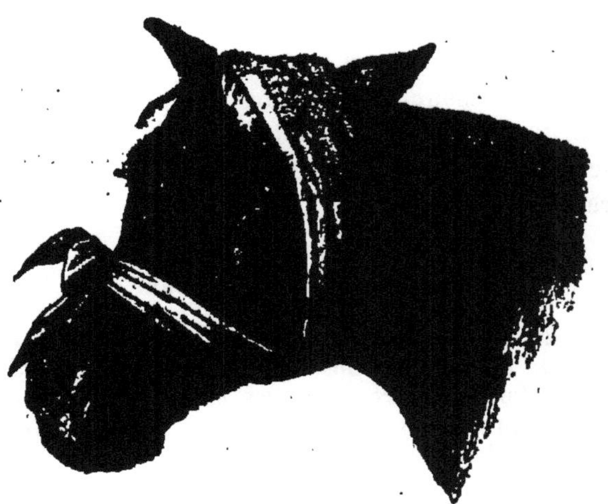

Fig. 95. — Cravate de Mayor appliquée sur la nuque.

Pour les grands animaux, l'irrigation continue des plaies de la tête a été longtemps le traitement classique ; elle peut rendre encore des services.

Que le traumatisme soit recouvert d'un pansement ou traité par

l'irrigation, les blessés de tête exigent le silence, la diète et les purgatifs. L'abattement, l'inappétence, l'hyperthermie, indiquent que le
trauma ne se répare pas régulièrement; il faut lever le pansement,
désuturer, voir s'il n'existe pas de collection purulente sous-cutanée
ou d'îlot osseux nécrosé. Parfois la méningo-encéphalite traumatique

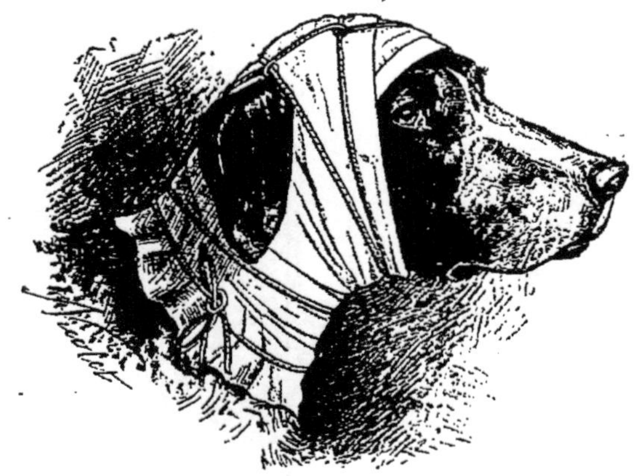

Fig. 96.

est venue compliquer la plaie cranienne. — Certaines suppurations
chroniques des fosses temporales reconnaissent pour cause « un bourbillon », une nécrose locale ou la présence d'un corps étranger. Leur
traitement consiste dans le débridement des fistules, l'excision de la
partie nécrosée ou l'extraction du corps étranger. (Voy. *Affections
inflammatoires.*)

Les animaux qui survivent à une contusion ou à une plaie de l'encéphale ne se rétablissent pas toujours complètement. On a noté sur
quelques-uns des troubles de la motilité, de la sensibilité générale, de
l'intelligence et des organes des sens. Durant la convalescence, il convient de prescrire la médication iodurée.

II. — Fractures du crâne.

Les *fractures du crâne* ne sont pas rares chez les animaux. Depuis Lafosse,
on en a relaté de nombreuses observations. Les causes ordinaires de ces
lésions sont les chutes à la renverse, les contusions violentes (surtout les
coups de pied), les projectiles. — Il s'agit le plus souvent de fractures *directes*,
produites au point d'application du trauma, quelquefois de fractures *indirectes* siégeant plus ou moins loin de ce point (fracture de la base du crâne
dans les chutes sur la nuque). On peut observer des fractures du frontal, du
pariétal, du temporal, de l'occipital, du sphénoïde.

Immédiatement après l'accident, presque toujours on constate des symptômes de commotion : l'animal tombe inanimé, la respiration se ralentit, le
pouls s'efface; la mort arrive parfois en quelques instants (Hering, Liard,
Goubaux, Trasbot, Mariot, Becker, Pflug, Morisot, Salonne). — Dans le cas
relaté par Hering, le sphénoïde était fracturé; dans celui de Trasbot, il était

complètement séparé des os environnants. — Le cheval dont parle Goubaux dans l'observation I de son travail et qui mourut instantanément, avait l'occipital fracturé en cinq pièces. — A l'autopsie de son cheval, Becker trouva une fracture esquilleuse de l'occipital et une forte hémorragie sur la moelle allongée. — Pflug rencontra une fracture transversale de toute l'ossature du crâne : la moelle était séparée de l'encéphale. — Sur la jument de Morisot, tombée à la renverse, le frontal était le siège d'une fracture complète indirecte, intéressant cet os dans toute sa hauteur, depuis le pariétal droit jusqu'à l'os lacrymal gauche ; l'artère nasale, rupturée, avait donné lieu à une abondante épistaxis.

Parfois les symptômes graves du début s'atténuent, la respiration devient plus facile, le pouls augmente de force et l'encéphale recouvre ses fonctions : l'animal se relève hébété, quelquefois tournant en cercle ou atteint d'amaurose (obs. IV de Goubaux).

Quand la lésion siège sur les faces antérieure ou latérales de la tête, la déformation, l'enfoncement ou la tuméfaction, parfois une plaie, permettent généralement le *diagnostic*. Celui-ci est plus difficile pour les fractures de la base. L'écoulement du sang par le nez et les oreilles est un signe de grande valeur, mais il peut accompagner d'autres lésions. — Mégnin a rapporté une observation d'hémorragie profonde extra-cranienne, consécutive à une fracture de l'apophyse basilaire chez le cheval. Tombé à la renverse et resté d'abord étendu, sans mouvement, l'animal s'était bientôt relevé et avait pu rentrer à l'écurie sans soutien, sans guide. Pendant trois jours, on crut le blessé hors de danger, puis un bruit de cornage se manifesta, qui alla sans cesse en augmentant, et le quatrième jour la mort survint par asphyxie. A l'autopsie, on trouva les poches gutturales distendues par du sang. L'apophyse basilaire de l'occipital, à sa jonction avec le sphénoïde, présentait une fracture simple, sans déplacement des surfaces fracturées. C'est là que s'était produite l'hémorragie, qui avait rempli les poches gutturales, lesquelles présentaient entre les deux hiatus occipito-sphéno-temporaux une déchirure d'environ 6 centimètres.

Le *pronostic* des fractures du crâne est très grave. Nombre de blessés ne sortent pas du coma et succombent rapidement. Chez quelques-uns, les signes de la commotion et de la contusion cérébrales s'atténuent peu à peu ; mais généralement des paralysies ou d'autres troubles graves persistent, et la méningo-encéphalite guette ces blessés dans les premiers jours.

Au point de vue thérapeutique, on doit distinguer des *fractures ouvertes* et des *fractures fermées*. Mais il est quelques règles générales applicables à toutes ces lésions. Le blessé sera isolé dans un box, à l'abri des diverses causes d'excitation. Une saignée générale peut être utile si l'animal est pléthorique. Toujours il convient d'entretenir la liberté du ventre par les barbotages et le sulfate de soude. L'irrigation continue de la tête ou les réfrigérants appliqués sur le crâne (glace, compresses froides) sont particulièrement utiles lors de fracture close.

Contre les *fractures de la base du crâne* (occipital ou sphénoïde), toute intervention directe est impossible. Mais l'on peut dans certains cas, instituer un traitement symptomatique. Sur le blessé de Mégnin, l'hyovertébrotomie aurait drainé la poche et prévenu l'asphyxie.

Les *fractures de la protubérance occipitale* sont peu graves ; il s'agit là simplement d'une fracture esquilleuse sans rapport avec le cerveau ; la guérison est assurée. Quel que soit l'état des téguments, que la fracture soit *récente* ou *ancienne*, *close* ou *ouverte*, on conseille d'extraire la partie osseuse détachée. S'il s'agit d'une fracture ancienne avec fistule, le trajet est débridé, le séquestre enlevé, et la plaie traitée antiseptiquement. — Sur un mulet atteint de fracture de l'occipital avec fistule consécutive, Peuch débrida celle-ci et put extraire une esquille épaisse, large de 3 centimètres, formée par une portion de la protubérance occipitale. Quinze jours après cette opération, la plaie était en bonne voie de cicatrisation.

Le traitement des *fractures du sinus frontal* varie suivant que la peau est intacte ou divisée. Lors de fracture fermée, même s'il y a enfoncement de la paroi externe du sinus, le cerveau n'est pas comprimé ; il n'y a qu'à laisser les choses en état. (Voy. *Fractures des sinus.)* Quand la fracture est ouverte, redressez les abouts, désinfectez et pansez antiseptiquement.

Les *fractures de la voûte crânienne* (pariétal, temporal, partie supérieure du frontal) exposent à des complications graves, et ici l'intervention demande à être conduite avec le plus grand ménagement.

Dans les fractures ouvertes, la désinfection minutieuse du trauma s'impose. S'il n'y a ni enfoncement des parois, ni aucun symptôme de compression, l'antisepsie est complétée par la suture et un pansement. — Un enfoncement existe, sans symptômes de compression, que faire? Les uns conseillent le relèvement des fragments, les autres se bornent à l'antisepsie. Des symptômes de compression exigent, dans tous les cas, le prompt redressement de l'os par les érignes, le tire-fond ou par la trépanation.

Une fracture fermée de la voûte se traite d'ordinaire par l'abstention. Un léger enfoncement de la paroi osseuse est quelquefois bien toléré. On ne prendra le trépan que si des troubles graves de compression se manifestent. Une simple incision cutanée permet l'usage de la spatule, de la sonde, d'un élévatoire ou d'un tire-fond ; mais parfois on doit pratiquer, près du foyer traumatique, une ouverture au trépan pour donner passage à l'élévatoire.

Fœlen a rapporté un intéressant cas de fracture du crâne, produite sur un poulain de deux mois par un coup de pied. Au-dessous de l'oreille droite, on remarquait un fort engorgement avec enfoncement de la table osseuse sur une surface large comme une pièce de cinq centimes. Le blessé présentant des symptômes graves de compression, l'auteur fit une incision en T sur le milieu de la tumeur; les deux lambeaux relevés, il put soulever la partie enfoncée au moyen d'un fort crochet. Il réunit ensuite les lèvres cutanées par une suture à bour-

donnets, puis le trauma fut traité par l'irrigation. Au sujet des
complications des traumatismes craniens, nous reviendrons sur cette
observation. Cock, Baumann, Siebenrogg, ont également obtenu la
guérison de plusieurs fractures graves du crâne.

Les fractures par coup de feu ont été peu étudiées chez les animaux.
Dans l'observation de Kopp, il s'agit d'un cheval autrichien, blessé à
Solférino par une balle qui avait traversé le frontal. L'auteur fit une
incision cruciale au niveau de la plaie, retira la balle, extirpa la portion osseuse défoncée, détacha une esquille de la faux du cerveau,
nettoya la plaie et sutura. Des symptômes de vertige se manifestèrent,
mais Kopp ne put suivre son opéré ; il ne sut pas le résultat définitif
de son intervention.

La *trépanation du crâne* n'a été pratiquée jusqu'alors que très
exceptionnellement dans un but thérapeutique. Sa technique ne
diffère pas essentiel-
lement de celle de la
trépanation des si-
nus, qui sera décrite
plus loin. La tête doit
reposer sur un plan
résistant et être soli-
dement maintenue.
Suivant le point où
l'on ouvre le crâne,
celui-ci est découvert
par une incision cu-
tanée droite, courbe,
en V ou en +, suivie
de l'incision ou du
décollement du cro-
taphite. Le périoste
détaché et soulevé
avec les couches épi-
craniennes, on arme
le trépan de sa cou-

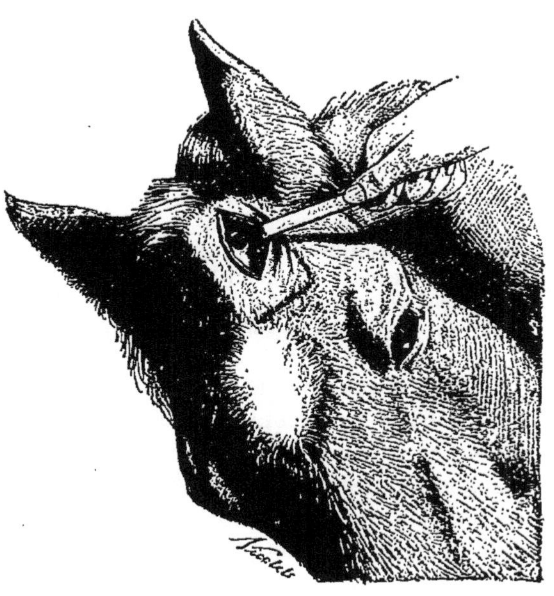

Fig. 97. — Trépanation du crâne.

ronne et de son perforateur, de manière que celui-ci dépasse la première de 5 millimètres environ, on l'applique au lieu d'élection et l'on
entame la paroi cranienne. Une fois la rainure assez profondément
creusée pour que la couronne ne s'en échappe pas, on rentre la pointe
du perforateur, et l'on achève la division de l'os en manœuvrant
l'instrument avec d'autant plus de précaution que l'on arrive plus
près de la dure-mère. Le disque osseux enlevé, s'il s'agit de relever
des fragments d'os enfoncés, on engage un élévatoire entre le crâne
et la dure-mère, sans diviser cette membrane. Lorsqu'il existe un

épanchement sous-méningé, on incise la dure-mère avec la pointe du bistouri. — L'hémorragie est généralement faible et s'arrête bientôt. Même quand on a ouvert le sinus de la faux du cerveau, l'hémostase résiste rarement au tamponnement.

III. — Commotion cérébrale.

La *commotion cérébrale* s'observe chez le cheval à la suite des chutes sur la tête ou des contusions craniennes. Wilhelm l'a constatée sur une vache tombée d'une hauteur de quatre mètres. Chez le chien et le chat, la commotion reconnaît également pour causes les chutes ou les coups sur le crâne.

Les phénomènes qui l'expriment sont connus. Un cheval tombe à la renverse ou s'affaisse, après avoir reçu sur le crâne une violente contusion. Il reste inanimé, les membres raides, les yeux demi-clos, les dents serrées ; la respiration est difficile et bruyante ; les sensibilités générale et spéciales sont abolies. Ces symptômes sont la conséquence de l'anémie du cerveau ; ils caractérisent le choc bulbaire de Duret. La boîte cranienne, déprimée par le traumatisme, comprime les hémisphères cérébraux ; le liquide céphalo-rachidien, contenu dans les ventricules latéraux, est chassé rapidement, à travers l'aqueduc de Sylvius dilaté et déchiré, dans le quatrième ventricule, et celui-ci, distendu outre mesure et ne présentant à cette invasion liquide qu'un orifice d'écoulement trop petit, éclate.

Dans la *commotion foudroyante*, produite par un traumatisme violent, l'animal tombe privé de mouvement, les sphincters relâchés laissent évacuer les matières fécales en abondance, et la mort survient rapidement.

Les troubles qui caractérisent la *forme légère* — l'hébétude du sujet, l'instabilité de l'équilibre, le ralentissement de la respiration — disparaissent en un quart d'heure à une demi-heure.

La *commotion grave*, intermédiaire entre les deux précédentes, est la plus importante pour le praticien ; c'est elle qu'il peut être appelé à combattre.

Il s'agit d'une anémie du cerveau : la saignée et la traditionnelle glace sur la tête ne sont pas indiquées. Il faut réveiller l'activité cérébrale. Les frictions sinapisées et térébenthinées sur les membres, les injections sous-cutanées d'éther, les lotions vinaigrées sur le front et les tempes, les inhalations d'ammoniaque, sont les moyens les plus recommandables. La respiration artificielle et les tractions rythmées de la langue pourraient être essayées. Fréquemment, malgré ces soins, la respiration se ralentit, le pouls s'efface et la mort arrive en quelques heures.

Dans les cas heureux, la motilité et la sensibilité reviennent, la tête quitte le sol, les membres effectuent quelques mouvements et l'animal se remet sur pied (Servoles). Le cerveau ayant récupéré ses fonctions, il faut chercher à prévenir la méningo-encéphalite ; alors, mais seulement alors, le sac de glace ou l'irrigation continue d'eau froide sont utiles. — Une vache traitée par Wilhelm guérit complètement en deux jours. Dans d'autres observations, la résolution n'a été obtenue qu'au bout d'un temps plus long, et parfois des désordres persistent, qui ne doivent pas disparaître.

La commotion cérébrale peut être suivie de troubles variés. La jument de Servoles se campait et portait la tête abaissée au point que le nez touchait la litière. La voix, les menaces, les coups, rien ne pouvait la sortir de ce coma profond. Onze jours après l'accident « le corps était penché à gauche, la tige dorsale décrivant une courbe concave à droite ». Les deux membres droits étaient rapprochés l'un de l'autre et engagés sous le corps, la tête était anesthésiée à droite, hyperesthésiée à gauche ; la région occipitale était le siège d'une douleur vive ; on notait une incoordination complète des mouvements ; la malade marchait droit devant elle jusqu'au mur, où elle appuyait la tête sans pousser. Un mois après, la jument avait perdu l'œil droit, et les allures étaient encore hésitantes. La saignée, les vésicatoires à la face interne des cuisses et des avant-bras, les trochisques dans les masséters, n'avaient eu que peu d'action sur ces troubles provoqués sans doute par une hémorragie intra-cranienne.

Arloing a publié l'observation d'un cheval de cavalerie qui, pendant une charge, s'était heurté front à front avec un autre cheval. Celui-ci se relevait sans aucun mal ; l'autre restait étendu sur le sol. On le transporta à l'infirmerie, où il fut soumis à de fréquentes ablutions d'eau froide sur la tête. L'état du blessé s'améliora lentement. Bientôt il put se relever et manger, mais deux mois plus tard, il présentait encore des symptômes graves : au repos, il était somnolent, moins excitable que ses voisins ; dès qu'on le mettait en mouvement, on constatait de l'incertitude et de l'incoordination des mouvements des membres, ainsi qu'une déviation de la tête à gauche ; la marche en ligne droite était impossible ; la lèvre supérieure était déviée à droite ; la vision paraissait abolie des deux côtés.

On sacrifia le sujet. La surface de l'hémisphère droit présentait des taches ocreuses dues à la destruction de globules sanguins et de quelques éléments nerveux.

Sous le nom de *contusion cérébrale*, on décrit des lésions du cerveau « qui diffèrent des plaies contuses en ce qu'elles ne sont pas produites par l'introduction d'un corps étranger dans l'épaisseur de la pulpe cérébrale » (Follin et Duplay). Souvent on observe, particulièrement dans la zone corticale, de petits caillots sanguins de la grosseur d'une tête d'épingle ou d'un grain de millet ; parfois une portion de l'encéphale est broyée, réduite en une bouillie rouge brun ou lie de vin, formée de matière cérébrale, de vaisseaux déchirés et de sang épanché. Fréquemment il y a épanchement sanguin intra ou extra-méningé.

Les symptômes varient avec la région atteinte ; ils sont d'ordinaire peu significatifs. Le *Journal de médecine vétérinaire théorique et pratique* a publié, en 1836, un exemple de contusion cérébrale observé sur un cheval. L'animal avait reçu un coup de pied sur le pariétal droit. Il s'était affaissé comme frappé d'un coup de massue. Il s'agita violemment pendant plus d'une heure, puis tomba dans le coma. Les paupières supérieures voilaient presque entièrement les globes oculaires ; le pouls était accéléré, petit, faible ; la sensibilité de la peau était anéantie. Une saignée abondante n'amena aucun changement. L'animal succomba cinq heures après l'accident. — La boîte cranienne n'offrait aucune trace de violence extérieure ; il n'y avait pas la plus légère ecchymose du tissu cellulaire sous-cutané. Sous le pariétal droit, vers le tiers postérieur de cet os, on trouva un peu de sang épanché à la surface externe de la dure-mère et entre les lames de l'arachnoïde. L'extrémité postérieure du lobe droit du cerveau était ramollie à son centre ; son tissu, diffluent, était ecchymosé.

Arloing a relaté l'observation d'un chien qui portait sur la région frontale, à gauche de la ligne médiane et à peu près à égale distance du sommet de la tête et de l'origine des apophyses orbitaires, une petite plaie contuse. Sur ce blessé, on constatait une parésie du bipède latéral droit et une diminution de la sensibilité tactile sur toute la moitié droite du corps. D'après ces symptômes, Arloing conclut à une *destruction de la couche superficielle du gyrus sigmoïde gauche,* — diagnostic confirmé par l'autopsie.

Le même auteur a vu un âne sur lequel on ne possédait aucun commémoratif et qui présentait pendant la marche une incoordination manifeste des mouvements. Abandonné en liberté, il tournait en cercle, le tronc incurvé à droite, la tête tordue sur l'encolure. Lorsqu'on voulait le guider par la longe, il se portait invinciblement à droite. Si on le violentait un peu pour le faire marcher en ligne droite, une chute devenait imminente. — L'animal fut sacrifié. A l'autopsie, on trouva des taches hémorragiques nombreuses dans l'hémisphère gauche et le cervelet.

Le diagnostic du siège des lésions est le plus souvent impossible. La somnolence au repos, l'incoordination des mouvements des membres, la torsion de la tête, l'incurvation du tronc, la tendance à tourner en cercle pendant la marche, indiquent bien l'existence de lésions encéphaliques. Mais dans quelle partie de la masse cérébrale siègent-elles ? Les observations publiées témoignent qu'il est impossible de déterminer avec certitude le côté lésé, d'après le sens du mouvement en cercle.

Le traitement de la contusion de l'encéphale doit tendre à prévenir la méningo-encéphalite par les dérivatifs et le froid sur la tête.

La *compression cérébrale,* produite par des lésions diverses — par un épanchement sanguin intra-cranien, une esquille, un corps étranger, un abcès, une tumeur — a été peu étudiée chez les animaux.

Les troubles qu'elle détermine sont dus à l'ischémie cérébrale, au tassement des éléments nerveux, au resserrement des cavités ventriculaires et au refoulement du liquide céphalo-rachidien. Pagenstecher a étudié, chez le chien, les déformations du cerveau que produit l'injection de cire entre la dure-mère et la voûte cranienne. Ses recherches ont établi que l'on peut, chez cet animal, diminuer la capacité du crâne de un trentième environ sans produire de phénomènes cérébraux. Tilmann introduisait, chez des chiens, de petites poches de caoutchouc mince entre la dure-mère et la pie-mère et y injectait, après cicatrisation de la plaie, des quantités variables de liquides de densité différente. Il a constaté que 4 centimètres cubes d'un liquide quelconque suffisent pour amener le *syndrome cérébral* de la compression. Le poids spécifique du liquide ne joue aucun rôle, tant que la voûte cranienne est tournée vers le bas. Si, au contraire, elle regarde en haut, 2 centimètres cubes de glycérine (qui a une densité double de celle de l'eau) ou 1 centimètre de mercure, suffisent pour produire le syndrome en question.

Les symptômes provoqués par la compression varient avec le siège, l'étendue, la nature du corps comprimant. Les principaux sont le coma, la lenteur de la respiration, l'hémiplégie du côté opposé. Certaines compressions limitées à un foyer moteur paralysent seulement un groupe de muscles.

Le traitement échoue si l'on ne peut obéir à l'indication causale : supprimer ou atténuer la compression de l'encéphale.

IV. — Complications des lésions traumatiques du crâne.

Les contusions, les plaies et les fractures du crâne peuvent se compliquer *d'épanchement sanguin, d'abcès, de corps étranger, de hernie du cerveau, d'encéphalo-méningite et d'épilepsie traumatique.*

Les *épanchements sanguins* se rencontrent souvent à l'autopsie des animaux qui ont succombé à un traumatisme cranien; ils sont *extra dure-
mériens*, c'est-à-dire situés entre la paroi osseuse et la dure-mère, ou
intra dure-mériens. On trouve peu d'observations relatant les symptômes
qu'ils déterminent chez les animaux; ordinairement il y a de l'hémiplégie du côté opposé. L'incertitude du diagnostic et la difficulté de préciser le point où l'hémorragie a eu lieu paralysent toute intervention énergique.

Trépanation et évacuation des caillots : telle serait la base d'un traitement
efficace.

Les symptômes des *abcès intra-craniens méningés* ou *encéphaliques* rappellent beaucoup ceux de la méningo-encéphalite. On observe d'ordinaire des
périodes de coma, séparées par des phases d'agitation violente : l'animal
pousse au mur, se dresse sur les pieds postérieurs, monte dans la mangeoire.
Parfois le malade ne peut se tenir debout; on reconnait alors des paralysies
plus ou moins étendues de la motilité.

Si, pour les collections purulentes encéphaliques qui ne relèvent point d'un
traumatisme cranien, toute thérapeutique offensive est quasi condamnée en
raison des difficultés que présente le diagnostic du siège des lésions, quand il
s'agit d'un abcès traumatique le traitement chirurgical est possible. On tré-
panerait au niveau de la plaie, on enlèverait les esquilles, et si le pus ne
s'écoulait pas, on inciserait la dure-mère. Au cas où le pus serait collecté en
plein tissu encéphalique on pratiquerait une ponction du cerveau à l'aide d'un
trocart aseptique.

Quinze jours après le traumatisme, le poulain de Fœlen (Voy. *Fractures
du crâne*), qui allait de mieux en mieux, tomba paralysé. Les membres
présentaient de temps en temps des contractions convulsives, l'œil était
pâle et pirouettait dans l'orbite, la pupille fortement dilatée, le pouls
presque imperceptible, la respiration saccadée ; quand on ouvrait la bouche,
elle restait entr'ouverte ; tout annonçait une mort prochaine. L'auteur
enleva entièrement la partie d'os détachée, souleva, au moyen d'un petit
élévatoire, l'os brisé et l'extirpa à l'aide d'une pince; un jet de pus s'é-
chappa de ce point. Une heure après, le poulain était debout. (Voy. *Fractures
du crâne*.)

Un *corps étranger* introduit dans le cerveau est rarement toléré ; s'il ne tue
pas immédiatement, il donne généralement lieu à de la paralysie ou à la
méningo-encéphalite. Lorsqu'il est superficiel, facile à voir ou à sentir,
l'extraction en est simple (obs. de Kopp); quand il est profondément situé,
la radiographie permet souvent d'en préciser le siège. Toutefois il est rare,
même chez l'homme, qu'on aille fourrager dans la pulpe cérébrale, avec une
sonde ou un stylet, à la poursuite d'un projectile.

L'*encéphalocèle* peut se produire lorsqu'il y a ouverture des parois craniennes. Elle survient immédiatement après le traumatisme ou dans les
jours qui suivent. — Whitlamsmith a relaté l'observation d'un chien
atteint de plaie pénétrante du temporal, avec hernie cérébrale du volume
d'un gros haricot et troubles très accusés de la locomotion. L'excision du
bourgeon cérébral, la désinfection de la plaie et la suture de la peau donnèrent la guérison sans complication. — Nous avons dit que Fœlen, traitant
un poulain atteint de fracture avait dû remédier au quinzième jour à un
abcès cérébral. Deux jours plus tard, une partie assez considérable du cerveau faisait hernie dans la plaie ; on la laissa s'éliminer ; le traumatisme

fut pansé à la teinture d'aloès. La substance cérébrale se recouvrit de granulations, des esquilles se détachèrent, la cicatrice d'abord en saillie s'affaissa,
et le poulain se rétablit complètement.

La réduction de l'encéphalocèle est d'ordinaire impossible ; on doit, comme
Fœlen, laisser s'éliminer la partie prolabée. Des compresses antiseptiques
tièdes, fréquemment renouvelées, favoriseront cette élimination et préviendront l'infection. Mieux vaut attendre l'œuvre de la nature que de recourir à
l'excision ou à la ligature.

L'*encéphalo-méningite*, résultat de l'infection, est la plus grave complication
des lésions du crâne. On cherchera à la prévenir par une antisepsie soignée
des plaies et des fractures. Le conduit auditif externe et les fosses nasales
sont des voies possibles d'introduction des germes.—Dès qu'elle est déclarée,
la saignée et les vésicatoires sur le crâne, conseillés par maints auteurs, ne
peuvent rien. On leur préférera l'irrigation continue, et elle n'a qu'une
médiocre efficacité. Quant au lavage antiseptique des méninges, il n'y faut
pas songer ; il est impraticable.

L'*épilepsie traumatique*, causée par une lésion des centres corticaux, es
caractérisée par des phénomènes convulsifs partiels, limités à la face, à un
membre, à une moitié du corps (épilepsie jacksonienne) et qui se produisent
sous forme d'accès séparés par des intervalles de durée variable. Quelquefois on note aussi des troubles de la sensibilité générale, des contractures, des paralysies transitoires. — Dans les cas où le siège précis de la
lésion peut être déterminé, la trépanation donne chez l'homme des résultats
remarquables.

On peut observer des accès convulsifs qui ont pour point de départ une
lésion superficielle ou une cicatrice du tégument du crâne (épilepsie par
irritation reflexe). Les vésicants, la cautérisation ponctuée, l'excision de la
cicatrice ont procuré des succès.

V. — **Affections inflammatoires du crâne.**

Les lésions inflammatoires des tissus épicraniens résultent le plus souvent
d'actions traumatiques, de la présence de corps étrangers ou de dents hétérotopiques.

Les *abcès* sont traités par l'incision et l'antisepsie. Certaines collections
purulentes péricraniennes sont dues à des corps étrangers qui ont perforé
les parois de la bouche. — La jument dont Lapoussée a rapporté l'observation présentait, au niveau de la salière droite, une tuméfaction du volume
d'un œuf de dinde, percée de quatre petites ouvertures fistuleuses. Après
incision, on put retirer une agglomération d'arêtes de blé de la grosseur d'un
œuf de poule. Au fond de la plaie existait une fistule aboutissant dans la
bouche, vers le milieu de la rangée supérieure des dents molaires. La guérison était complète au bout de trois semaines. — Klintman a publié une
observation analogue. Son malade était atteint d'un abcès de la fosse temporale produit par des brins de paille : cet abcès communiquait avec la
bouche par un canal fistuleux, dont l'orifice s'ouvrait près des molaires ; c'est
par la bouche que la paille s'était introduite dans les os du palais qu'elle
avait peu à peu perforés. Des injections astringentes amenèrent rapidement
la guérison.

La *nécrose et la carie* des os du crâne tirent leur gravité du voisinage des
méninges et du cerveau. Il faut de bonne heure extirper les parties malades
et panser antiseptiquement.

La *tuberculose* des os du crâne a été signalée chez les bovins (Moussu, Kütnan, Frick). Moussu a observé une vache de deux ans atteinte d'une tuberculose perforante des os de la cavité cranienne. Kütnan a vu une tuberculose cranienne (occipitaux, pariétaux, cheville du frontal), avec méningite bacillaire chez une génisse de deux ans. — Le traitement des lésions tuberculeuses primitives du crâne consisterait en l'ablation de la partie malade. Mais d'ordinaire, ces lésions sont secondaires; il n'y a qu'à sacrifier les malades.

VI. — Tumeurs.

La peau et le tissu conjonctif de la région cranienne peuvent être le siège de *papillomes*, de *fibromes*, de *lipomes*, de *sarcomes*, de *mélanomes*, de *kystes sébacés*, dont le traitement ne diffère point de celui des tumeurs en général. L'extirpation complète est la seule intervention efficace.

Les *exostoses* sont rares dans toutes les espèces. Chez les bêtes bovines, celles développées sur la face interne du crâne étaient considérées autrefois comme des cerveaux pétrifiés (Bartholin, Du Verney, Patellani). Vallisnieri, le premier, combattit cette opinion. Goubaux a publié sur la question un long travail dont voici la conclusion : Les tumeurs osseuses trouvées dans le crâne des animaux de l'espèce bovine ne sont autre chose que des exostoses de la face interne du crâne. — Le diagnostic de ces productions osseuses n'est point chose facile. Certains sujets sur lesquels on les a rencontrées étaient maigres, chétifs; mais la plupart étaient en bon état et n'avaient présenté aucun trouble de nature à révéler l'existence de semblables lésions. Il est cependant des cas où le crâne est manifestement déformé. Dans le fait de Colin, l'animal avait le frontal soulevé et l'arcade orbitaire gauche déviée. — Aucune intervention n'est à conseiller. Dès que la tumeur détermine des troubles graves, on doit abandonner le malade.

En raison de la fréquence relative des *kystes dermoïdes* chez le cheval et de l'intérêt qu'ils offrent au point de vue thérapeutique, nous leur avons consacré un article spécial.

Toujours congénitale, occupant la ligne médiane de la tête, la *méningo-encéphalocèle* se produit à la faveur d'une solution de continuité des parois du crâne. De volume très variable, elle renferme tantôt les méninges seules, tantôt les méninges, une partie du cerveau et une quantité plus ou moins considérable de liquide céphalo-rachidien. L'intervention chirurgicale n'est pas à conseiller. La tumeur est compatible avec la vie, toutefois, dès qu'elle offre un volume accusé, mieux vaut sacrifier le sujet.

Dans l'*intérieur du crâne*, on rencontre des tumeurs développées aux dépens des méninges ou de la substance cérébrale elle-même : — des *kystes*, des *cholestéatomes*, des *myxomes*, des *fibromes*, des *sarcomes*, des *mélanomes*, des *épithéliomes*. La *tuberculose du cerveau* n'est pas très rare chez les bovidés; plusieurs observations ont été récemment publiées. Elle a été également signalée chez le chien.

Suivant qu'elles sont circonscrites ou diffuses, suivant aussi le siège qu'elles occupent, ces tumeurs entraînent des conséquences fort diverses. Il en est qui provoquent de bonne heure des désordres très significatifs; d'autres restent absolument silencieuses pendant presque toute la durée de leur évolution et ne se révèlent que dans les jours qui précèdent la mort; d'autres enfin, tout aussi volumineuses que beaucoup de celles des deux catégories précédentes, ne déterminent aucun trouble appréciable. Ces modalités d'expression des tumeurs cérébrales tiennent à des causes diverses (lésions de voisinage, œdème, hyperémie, phlegmasie), mais surtout au siège de ces néoformations, à ce qu'elles occupent des régions intolérantes ou des régions tolérantes : les premières sont les centres moteurs de l'écorce cérébrale, les corps striés, les couches optiques, le mésocéphale, le cervelet et ses pédoncules ; les autres comprennent certaines régions de la masse des hémisphères et les parties blanches commissurales. Les néoplasmes des régions intolérantes de l'encéphale et ceux qui, développés au voisinage de ces régions, finissent par les intéresser (envahissement ou compression), donnent lieu à des troubles variés (convulsions, paralysie, immobilité). Chez le cheval, les tumeurs des plexus choroïdes — les *cholestéatomes* — ont été signalées par un grand nombre d'auteurs. Des recherches nécropsiques continuées pendant plusieurs années, nous ont montré la fréquence de cholestéatomes de petites dimensions sur des sujets qui ne présentaient, pendant la vie, aucun symptôme pouvant en faire soupçonner l'existence.

Les tumeurs cérébrales peuvent s'accompagner de congestion ou d'inflammation méningo-encéphaliques. On a observé des accès d'épilepsie ou du vertige, des paralysies diverses : parésie générale, hémiplégie, paraplégie, paralysie d'un membre.

Les paralysies les plus remarquables sont celles qui frappent les nerfs craniens. L'hémiplégie faciale, la paralysie de la langue, des mâchoires, de l'oreille, des paupières, la paralysie des nerfs oculo-moteurs, ont été fréquemment notées. Il en est de même des paralysies des nerfs acoustiques et des nerfs optiques ; la surdité et la cécité (la pupille étant contractée ou dilatée) sont des signes relatés dans une foule de cas. Ces paralysies sont caractéristiques. Si elles procèdent quelquefois de lésions secondaires, elles sont le plus souvent déterminées par la pression directe de la tumeur sur le nerf : — compression du facial et du trijumeau par une tumeur mélanique sur un cheval (Bouley et Goubaux), — compression du chiasma des nerfs optiques par un épithéliome de la glande pituitaire, sur un cheval (Mollereau).

Les tumeurs du cervelet déterminent parfois une inclinaison de la tête, de l'incoordination des mouvements (Cadiot et Roger, Cadéac), des convulsions choréiques (Cadiot et Roger, Leloir), des contractures (Chauveau). La sensibilité est émoussée dans certains cas, exagérée dans d'autres.

Le *diagnostic* est loin d'être toujours possible. La méningite, l'hémorragie cérébrale, l'hydrocéphalie, l'urémie, simulent parfois une tumeur intra-cranienne. Et souvent le siège topographique de la lésion ne peut être précisé, même dans le cas où la tumeur occupe l'une des régions motrices de l'encéphale.

Aucun traitement n'est à conseiller. La saignée, les réfrigérants sur le crâne, les révulsifs externes et internes n'ont d'action que sur les lésions congestives ou inflammatoires. L'iodure de potassium ne nous a jamais donné aucun résultat.

Outre qu'il est fort difficile de préciser le siège de la tumeur, la trépanation du crâne restera une opération d'exception dans notre chirurgie. Pour les grands animaux, il n'y a pas à hésiter : l'abatage s'impose. Les sujets d'appartement pourront être conservés, mais les troubles qu'ils présentent sont de ceux dont l'aggravation progressive est fatale : on assiste impuissant à leur évolution plus ou moins rapide.

VII. — **Kystes dermoïdes.** — **Kystes dentaires.** — **Dents hétérotopiques.**

Dans toutes les espèces animales, on observe des kystes dermoïdes et des fistules temporales, auriculaires ou para-auriculaires, fistules dues à des anomalies de développement et non à des lésions nécrosiques locales, comme on serait porté à le croire au premier abord. Ces fistules sont produites par l'inflammation et l'abcédation soit de *kystes dermoïdes vulgaires*, soit, beaucoup plus souvent, de *kystes dentaires.*

Particulièrement fréquentes chez le cheval, on les a signalées aussi chez le bœuf (Hertwig), le mouton (Berger-Perrière) et le chien (Werwey).

Il ne suffit pas qu'il y ait inclusion dentaire pour qu'il se produise un kyste; on rencontre en effet des dents autour desquelles il ne s'est pas développé de kyste, et il est des kystes dans lesquels la dent incluse ne fait pas saillie à l'intérieur de la poche.

Le degré de fréquence des *kystes dentaires* de la région temporo-auriculaire est établi par une statistique déjà ancienne de Lanzillotti et Generali. Ces auteurs en ont trouvé 68 cas sur un ensemble de 75 observations publiées dans les journaux vétérinaires.

C'est généralement pendant les premières années de la vie, au cours même de la période de dentition, que les kystes dentaires de la région temporale apparaissent. On peut en observer déjà dans les semaines qui suivent la naissance. Mersiva en a vu un cas sur un poulain de quatorze jours. L'affection s'exprime, au début, par une tumeur molle, étalée ou hémisphérique, indolore, dont les dimensions varient entre celles d'une noisette et celles d'un œuf. Parfois elle persiste longtemps avec ces caractères; d'autres fois, et c'est le cas le plus commun, la peau s'ulcère à son centre ou en un point quelconque de sa surface, le contenu du kyste s'écoule : la lésion devient fistuleuse. En général, l'orifice de la plaie est situé sur la partie latérale du crâne, un peu en avant de l'oreille, à quelques centimètres de la base de la conque (*fig.* 98),

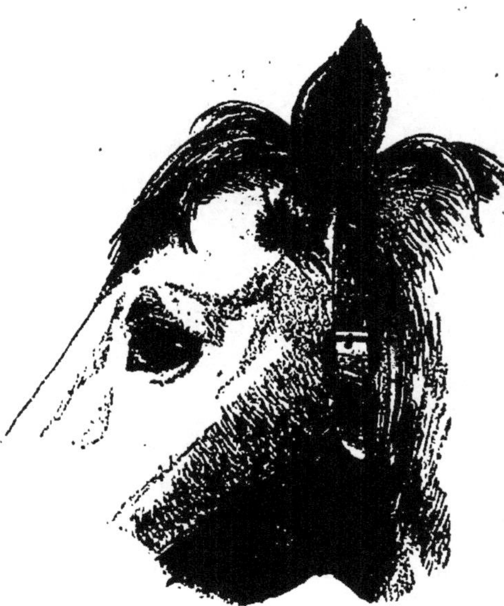

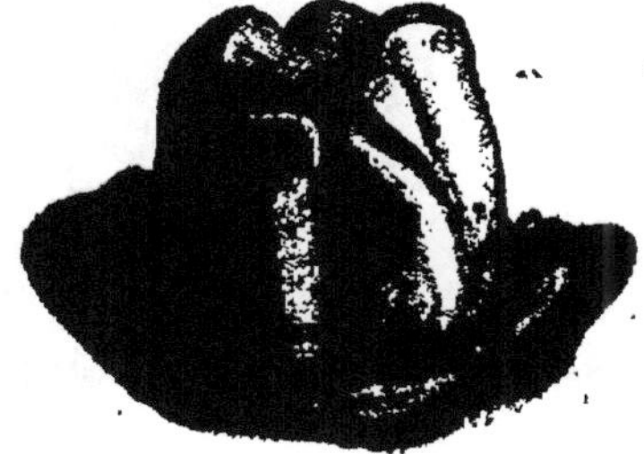

Fig. 98. — Fistule dentaire préauriculaire.   Fig. 99. — Dent hétérotopique.

souvent au niveau même du cartilage scutiforme ; il peut être plus rapproché de la région médiane ou de l'apophyse zygomatique ; quelquefois il siège à

la base de l'oreille, auprès du bord libre du pavillon et plus ou moins
haut sur celui-ci, plus rarement à l'intérieur de la conque. Dans le fait de
Rodet et dans plusieurs autres, la fistule, qui s'ouvrait assez haut sur la

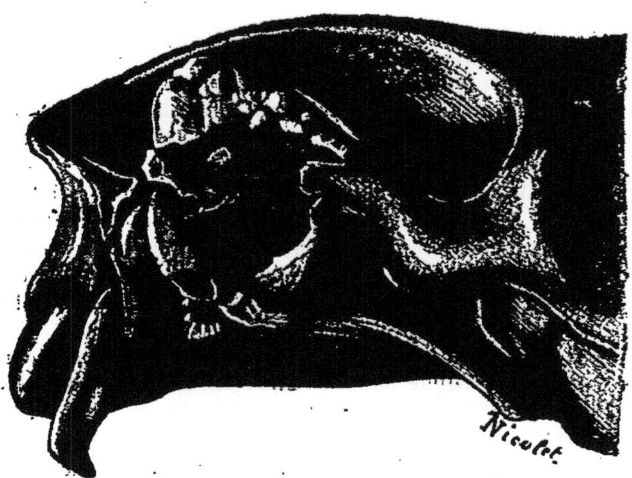

Fig. 100. — Dents hétérotopiques profondément implantées dans le crâne.

conque, avait son fond sur la crête zygomatique. — Rien n'est plus variable
que le degré de fixité des dents incluses : si, le plus souvent, leur extraction
est facile, dans certains cas l'opération est laborieuse, longue et non sans

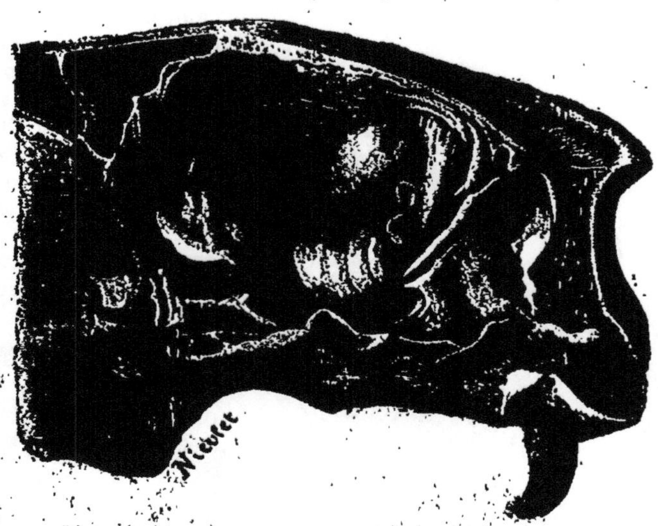

Fig. 101. — Coupe antéro-postérieure du crâne. Face interne. Saillies formées par
des dents hétérotopiques.

danger, ainsi qu'en témoignent les faits de Bruckmüller, de Degive, et un
plus récent, recueilli dans notre service. Exceptionnellement, la partie
profonde de ces dents est contiguë aux méninges ou même en saillie sur la
face interne du crâne (fig. 101).

A côté des observations de dents hétérotopiques multiples, il en est d'autres dans lesquelles plusieurs kystes dentaires se sont développés successivement et ont donné lieu à autant de fistules. Dans le cas de Rodet, après l'extraction d'une première dent, une autre est apparue. Sur son quatorzième opéré, Macorps enleva d'abord une dent, puis une autre au bout de trois mois; peu après, une nouvelle tumeur fluctuante se manifesta, provoquée par la sortie d'une troisième dent. Sur un cheval de quatre ans, nous avons enlevé, à trois mois d'intervalle, deux molaires implantées à l'origine de l'arcade zygomatique ; la fistule persista; deux mois plus tard, nous découvrîmes, à son fond, sur le temporal, une dent profondément implantée dont nous jugeâmes prudent de ne pas faire l'ablation.

Les *kystes dermoïdes* vulgaires (Charlot, Hertwig, Kaiser, Hoffmann, Gallier), s'accusent par des symptômes analogues à ceux des kystes dentaires : il y a une fistule donnant écoulement à un liquide séreux, visqueux ou purulent, et quelquefois saillie, par l'orifice fistuleux, d'un bouquet de poils (Charlot). Gallier a opéré une pouliche de deux ans qui présentait, du côté droit de la tête, à égale distance de l'œil et de l'oreille, une tumeur inflammatoire fistulisée, d'où s'échappaient, à la pression, quelques gouttes de pus. Le débridement mit à découvert, au fond de la fistule, une surface noirâtre, pigmentée, recouverte d'un bouquet de poils.

Pour certaines fistules dépendantes de *kystes dermoïdes simples*, on peut, après les avoir débridées, employer les injections irritantes et la cautérisation (Charlot). Si le kyste n'est pas trop profondément situé, on en fera l'ablation.

Pour les *kystes dentaires*, la ponction est toujours insuffisante. Il en est de même des injections escarrotiques et de la cautérisation. La guérison ne peut être obtenue qu'en enlevant la dent et le kyste, ou en extirpant la première et en provoquant la destruction de la membrane kystique par la suppuration.

L'opération décidée, le cheval doit être couché sur le côté opposé à la lésion. On enlève le licol et l'on fait tenir la tête par un ou deux aides. La région préparée, on débride la fistule; on oblitère par des pinces ou des ligatures les artérioles qui saignent. La dent est à découvert, plus ou moins saillante, plus ou moins intimement fixée. On essaie de la détacher avec de fortes pinces ou un davier; si elle résiste, on l'ébranle avec le repoussoir et le maillet, en agissant avec précaution, afin d'éviter l'éclatement de la paroi cranienne, la compression et la blessure du cerveau par une esquille. Les cas difficiles sont ceux où la dent ne donne pas prise aux instruments, ceux où elle est profondément implantée. On pourrait alors, avec la gouge, creuser autour d'elle une tranchée et la mobiliser à un degré suffisant pour pouvoir l'évulser avec les pinces. Mais on a à compter avec une nécrose osseuse consécutive (Bruckmüller), et quand la dent atteint les méninges, avec la méningo-encéphalite (Degive).

Il va sans dire que l'on doit s'entourer de précautions antiseptiques, appliquer un pansement et surveiller la cicatrisation de la plaie.

Lorsque l'opération expose à des périls, mieux vaut relever l'animal avec sa dent cranienne que de courir les risques de la méningo-encéphalite traumatique. En pratiquant l'ablation de deux molaires contiguës incluses dans le temporal, qui avaient déterminé une forte induration de la région préauriculaire, Degive ouvrit la boîte cranienne. Le doigt introduit dans la brèche résultant de la seule ablation des deux dents, — il n'y avait pas eu d'éclatement du tissu osseux voisin — percevait un tissu mou, dépressible, un peu en saillie au fond de l'ouverture : c'était la substance du cerveau. Le lendemain apparaissaient les premiers signes de la méningo-encéphalite ; deux jours plus tard, l'animal succombait.

Nous préciserons ainsi la conduite à tenir : Lorsque la dent est bien en saillie sur l'os et qu'elle n'adhère que modérément à celui-ci, il faut l'enlever, et l'opération est facile. Quand elle est profondément enclavée ou qu'il y a plusieurs dents contiguës fixées dans l'os, on peut opérer en s'entourant de précautions antiseptiques, s'il s'agit d'un cheval de luxe ou d'attelage ; mais si le malade est un sujet employé au trait ou au labour, mieux vaut s'abstenir. Pour les animaux de cette dernière catégorie, une fistule, siégeât-elle à la tête, est chose d'importance secondaire.

Dans les autres espèces, le traitement de ces lésions ne comporte aucune règle particulière. On suivra les indications qui viennent d'être formulées pour le cheval. — Sur l'agneau observé par Berger-Perrière, la fistule s'ouvrait à l'intérieur de l'oreille, à la base du cartilage conchinien ; à son fond existait une dent incisive caduque. Après l'ablation de celle-ci, la guérison se produisit rapidement. — Sur le chien opéré par Werwey, la fistule s'ouvrait aussi à l'intérieur de l'oreille. — Nous avons traité un caniche atteint de fistule ancienne de l'oreille droite, produite et entretenue par une molaire rudimentaire fixée dans le temporal. L'extraction n'en fut pas difficile. La plaie était cicatrisée au bout d'un mois.

VIII. — **Hydrocéphalie.** — **Immobilité.**

L'hydropisie ventriculaire chronique est fréquente chez le cheval, où elle constitue la principale cause de l'immobilité ; elle est exceptionnelle chez le bœuf, le porc, le chien et le mouton (Friedberger et Fröhner). L'hérédité, l'encéphalite, les hyperémies cérébrales actives ou passives, les efforts violents, sont les principales causes incriminées.

Contre l'immobilité récente, on recommande surtout des soins hygiéniques : placer les sujets dans des locaux frais, bien aérés, les utiliser avec ménagement, éviter de leur donner une alimentation intensive, les nourrir de son, de fourrages verts et de racines, et leur administrer de temps à autre des laxatifs. Pendant les temps chauds, les alcalins sont avantageux. (Friedberger et Fröhner.)

Pour favoriser la résorption de la sérosité intraventriculaire, on a conseillé les diurétiques, les sudorifiques, les purgatifs, les altérants, les dérivatifs; on a recommandé surtout le calomel, les injections répétées de pilocarpine, les frictions mercurielles, les vésicatoires, les sétons, les pointes de feu. Il n'y a pas à compter sur l'efficacité de ces agents.

La *trépano-ponction* a été essayée. Le sujet couché et la région préparée, on incise la peau sur le pariétal, près de la ligne médiane, on décolle le crotaphite, on trépane et l'on pénètre dans le ventricule avec un trocart aseptique (Voy. *fig.* 97). Le liquide s'écoule ou il est aspiré à l'aide du Dieulafoy. — Nous avons pratiqué cette opération sur un cheval. Nous pûmes retirer environ 60 centimètres cubes de liquide. Aucune amélioration notable ne fut obtenue. L'animal dut être sacrifié.

IX. — **Cénurose**. — **Échinococcose**.

Déterminé par le *Cœnurus cerebralis,* le tournis est surtout fréquent sur le mouton, beaucoup plus rare sur la chèvre et le bœuf, exceptionnel sur le cheval. Les proglottis du *Tænia cœnurus* du chien, déglutis par les agneaux et les antenais, produisent le cénure chez ces derniers; le chien, en mangeant le cerveau des moutons affectés de tournis, prend le ténia, et la maladie se perpétue ainsi dans les pâturages à l'état endémique.

Les *symptômes* sont locaux et fonctionnels. La palpation du crâne fait quelquefois reconnaître une tuméfaction due à la vésicule, et l'amincissement des os en ce point permet, dans certains cas, de percevoir la fluctuation. Quand ces signes locaux n'existent pas, le praticien a encore, pour se guider, certains symptômes spéciaux présentés par le malade.

1° Chez les moutons « tourneurs », la vésicule est située à la surface de l'hémisphère cérébral correspondant au centre de la circonférence décrite. D'après Lafosse, l'inclinaison du sommet de la tête serait un guide infaillible : Lorsque ce sommet penche d'un côté, de telle sorte que l'oreille ou la corne qui lui correspond est plus basse que l'opposée, c'est de ce côté que se trouve le ver.

2° Si le cénure occupe les parties antérieures du cerveau (lobes olfactifs ou corps striés), le mouton trotte droit devant lui, la tête encapuchonnée.

3° Développé dans le cervelet ou la partie postérieure du cerveau, il détermine une marche incertaine, titubante, avec chutes sur le sol.

4° Situé à la base du cervelet, dans le pont de Varole ou la moelle allongée, il donne lieu à des mouvements de roulement du corps autour de son axe longitudinal.

5° S'il est localisé entre le cerveau et le cervelet, l'animal progresse en avant, la tête relevée parfois jusque sur le dos.

6° S'il y a pression sur les tubercules quadrijumeaux, les yeux pirouettent dans les orbites et la démarche est celle d'un animal aveugle. (Neumann.)

Ces troubles, qui surviennent par accès, ne sont pas toujours nettement caractérisés, et il existe des formes hybrides dues à la présence de plusieurs parasites qui compriment diverses parties du cerveau, du cervelet ou de la moelle allongée.

Détruire l'encéphale des moutons sacrifiés, administrer fréquemment des anthelminthiques aux chiens et même les exclure des pâtu-rages, nourrir les jeunes agneaux et les antenais à l'étable, tels sont les moyens de prévenir la maladie. En général, les moutons atteints de tournis et destinés à la consommation sont immédiatement sacri-fiés. On n'intervient que pour des sujets de grande valeur ou destinés à la reproduction.

Tous les anthelminthiques administrés par le tube digestif ont été inutilement essayés contre le tournis des animaux. Il ne reste aujour-d'hui en présence que deux méthodes thérapeutiques : l'irrigation continue de la tête et la trépanation. La première a donné des résultats encourageants à Hartenstein et à Nocard. D'une application facile, elle mérite d'être essayée. L'amélioration est souvent rapide; la guérison complète peut être obtenue en quinze à vingt jours. Pendant l'hiver, les sachets de glace remplaceraient avantageusement l'eau froide.

L'existence fréquente de plusieurs vésicules, leur situation profonde dans certains cas, les difficultés qu'offre parfois l'opération, sont autant de circonstances défavorables à la trépanation.

Quand on n'est pas exactement fixé sur le siège du cénure, le mieux est d'opérer à 1 ou 2 centimètres en avant d'une ligne passant par la base des cornes, près du plan médian et un peu en dehors, pour éviter la faux du cerveau et son sinus veineux. Raser les poils et désinfecter soigneusement la peau sont des soins préliminaires indispensables. Cela fait, on incise le tégument en V (pointe en bas), et à l'aide du trépan, portant une couronne de 7 à 8 millimètres, sans projection de la pointe, on enlève une rondelle osseuse en res-pectant la dure-mère. La vésicule vient parfois faire saillie dans la cavité creusée par le trépan. On recommande de la vider lentement afin de prévenir une apoplexie fatale. Quand le liquide est écoulé, on saisit la poche entre les mors d'une pince et on l'extrait. La plaie cutanée peut être simplement recouverte d'un pansement térében-thiné (Friedberger et Fröhner). Möller recommande la suture à la soie ou au catgut.

La ponction à l'aide du trocart seul a été préconisée par Zehden. L'instrument est enfoncé dans le crâne à coups de marteau ; le stylet retiré, si le kyste a été atteint, la sérosité s'écoule; il est possible de le vider complètement à l'aide d'un aspirateur. On peut même, après avoir retiré la canule, aspirer les parois de la poche avec une seringue, puis les saisir à l'aide de pinces.

La proportion des guérisons varie de 6 p. 100 (Engelhard) à 70 p. 100 (Sutner). Mais, en général, les résultats ne sont pas encoura-geants. Beaucoup de sujets meurent quelques heures après l'opéra-tion, par suite de la blessure d'une artère méningée; d'autres suc-combent à la méningo-encéphalite.

Chez le *bœuf*, les sinus recouvrant toute la surface du crâne, il faut d'abord perforer la table externe, désinfecter le sinus, puis pénétrer dans le crâne. Le reste de l'opération ne diffère point de celle pratiquée chez le mouton.

Nous ne voulons que signaler l'*échinococcose cérébrale*. On l'a observée chez la vache, le chien et le cheval. Il est à remarquer que ce dernier, qui, de tous les herbivores domestiques, est le moins sujet à l'échinococcose, a fourni le plus grand nombre de cas de sa localisation encéphalique. Les symptômes sont ceux des tumeurs cérébrales : on note des troubles de la motilité, une paralysie générale ou des paralysies locales. Les troubles causés par l'atteinte des nerfs craniens permettent parfois le diagnostic du siège de la lésion.

Le traitement est analogue à celui de la cénurose.

ADDENDA.

I. — AFFECTIONS DES CORNES.

I. — Fractures.

Les affections traumatiques des cornes ont été rangées en deux groupes caractérisés par l'évulsion ou la non-évulsion de l'étui corné. Dans l'un et l'autre, le cornillon peut être *sain*, *fêlé* ou *fracturé*.

D'une façon générale, les fractures des cornes sont traitées par deux méthodes opposées : la *consolidation* ou l'*amputation*.

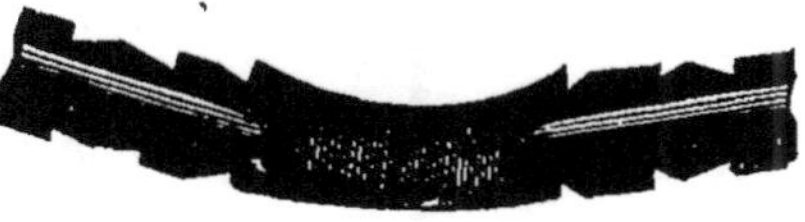

Fig. 102.

Divers bandages et appareils contentifs ont été utilisés. Les appareils inamovibles faits avec le plâtre, le mélange d'alun et d'alcool, les mélanges résineux sont fréquemment employés. Il est bon de les fixer par des tours de bande disposés en huit et recouvrant toute la hauteur de la corne On peut à l'exemple de Portal, compléter cet appareil par deux baguettes de bois que l'on cloue sur les cornes à l'aide de quelques pointes très courtes. Il faut attacher l'animal de façon qu'aucun ébranlement ne puisse venir déranger le travail de réparation.

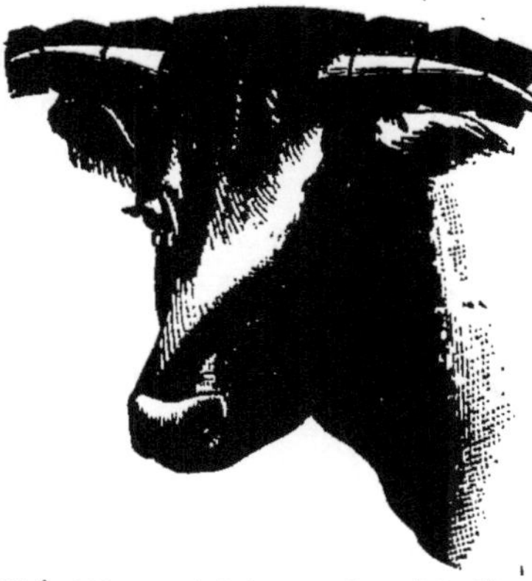

Coculet aurait toujours obtenu la guérison, même dans les cas les

Fig. 103. — Attelle de Coculet. (Peuch et Toussaint.)

plus graves, au moyen d'une simple attelle, en segment de cercle, cintrée au milieu, ayant une longueur égale à celle des cornes chez

les jeunes animaux, arrivant seulement jusqu'au deuxième contour
des cornes chez les adultes. Les deux extrémités portent trois crans
verticaux et une gouttière sur le milieu de leur face antérieure. L'appareil est placé sur la nuque et fixé à chaque corne au moyen de
trois liens de corde ou de fil de fer. On
fixe d'abord les liens de la base, puis
ceux du milieu et des extrémités (*fig.* 102
et 103). La corne saine, qui sert à maintenir la fracturée, fait fonction de levier
interfixe : comme les points d'appui sont
au niveau des deuxièmes attaches, si la
corne fracturée doit être portée en avant,
pour parfaire la réduction, on doit surtout
serrer le premier lien de la corne saine ;
mais il arrive plus souvent que la corne
doit être portée en haut et en arrière, et
qu'il faut, par conséquent, serrer davantage la troisième ligature. Cette attelle
s'emploie seule, sans pansement préalable, à moins de complications. Une fois
en place et convenablement assujettie, si
l'on essaie d'ébranler la corne fracturée
en la prenant par la pointe, sa mobilité
particulière est nulle ; le mouvement qui
résulte de la succussion entraîne celui de
la tête entière ; les abouts fracturés sont
donc parfaitement immobiles (Coculet).

En raison de la direction très variable
des cornes, l'attelle de Coculet n'est pas
applicable dans tous les cas. L'appareil
que Racine a préconisé (*fig.* 104) se compose de deux anneaux brisés (AA'), en fer,
s'adaptant chacun à une corne et reliés
par une tige transversale également en
fer, munie d'une ouverture à l'une de ses
extrémités, E, pour donner passage à la
tige de l'anneau que l'on maintient par
une clavette, et terminée à l'extrémité
opposée par un pas de vis E', sur lequel

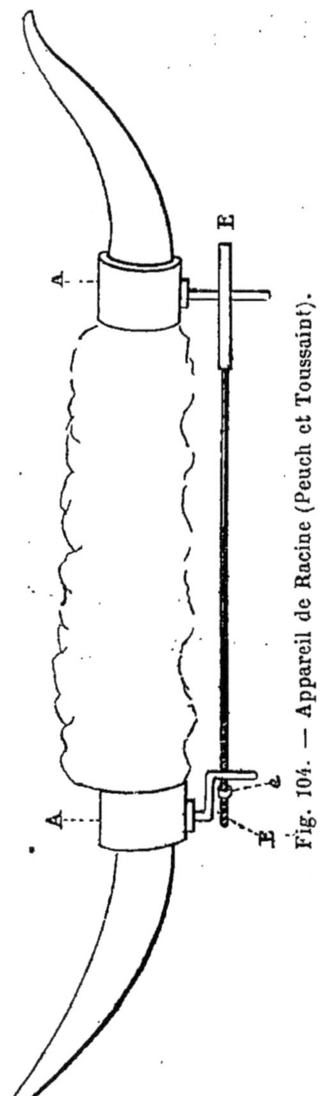

Fig. 104. — Appareil de Racine (Peuch et Toussaint).

peut se mouvoir un écrou *e*. Les anneaux sont réunis à la tige
transversale par deux autres tiges, dont l'une est perpendiculaire,
et l'autre coudée et taraudée. Cette disposition permet de
donner à l'appareil une situation telle, que les tiges des anneaux
soient toujours perpendiculaires au plan de la fracture. Dans cette

position, si on fait mouvoir l'écrou, la tige de l'un des anneaux
tendra à se rapprocher de l'autre ; par ce moyen, les abouts
fracturés seront maintenus rapprochés d'une manière aussi exacte
que possible. Chacun des anneaux est formé de deux branches articulées à charnière, aplaties, ouvertes en avant, mais pouvant former
un cylindre complet au moyen d'une vis, qui les maintient réunies,
tout en permettant de diminuer ou d'agrandir le diamètre de l'anneau suivant le diamètre de la corne. Pour se servir de l'appareil, on
commence par appliquer un pansement autour de la corne fracturée ; on l'entoure d'un anneau, placé en regard de la fracture, et
l'on fait glisser l'autre anneau jusqu'à la base de la corne saine. On
les réunit au moyen de la tige transversale et on les maintient solidement avec l'écrou. Racine rapporte qu'il a employé cet appareil sur
un bœuf de deux ans, atteint d'une fracture de la corne et du cornillon. Au bout d'un mois, la consolidation de la fracture était telle
que l'animal put être attelé au joug.

Voyons maintenant les divers cas qui peuvent se présenter.

L'*évulsion simple de l'étui corné* n'est pas une fracture véritable
mais une lésion analogue à l'arrachement du sabot. L'os n'étant pas
fracturé, on protégera sa surface par un bandage spirale allant jusqu'à
son extrémité (V. *Ablation des cornes*). Coculet se servait d'un mélange de résine en poudre et de
blancs d'œuf battus dans l'alcool. Mieux vaudrait tremper
les matériaux de pansement
dans une solution antiseptique. La nécrose d'un lambeau
de membrane kératogène ou
d'une légère surface osseuse
retarde peu la guérison.

L'évulsion cornée est souvent accompagnée de lésions
du cornillon qui peut être
fêlé, fracturé à distance ou
au ras de la tête. Dans le
premier cas, on ampute le
cornillon après en avoir fixé
la base par un pansement, ou
bien on cherche la consolidation totale à l'aide des appareils dont nous avons parlé.

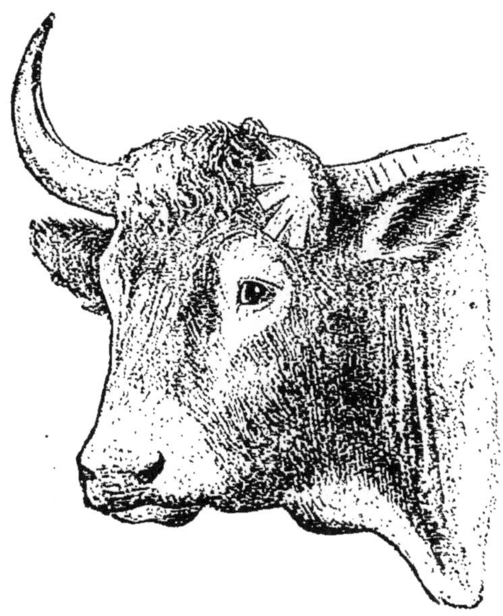

Fig. 105. — Fracture de la corne. — Pansement.

— Si le cornillon est fracturé loin de la tête, on régularisera la ligne
de fracture, puis l'on appliquera le pansement spirale ; si, au contraire, il est détaché au ras du crâne, on maintiendra les pièces du

pansement par une capote (Coculet), par des bandes poissées ou le bandage emplastique de Lund (*fig*. 105).

Dans les *fractures sans évulsion de l'étui corné*, nous distinguerons les fractures doubles de la corne et du cornillon, la fêlure de ces deux organes et la fracture sous-ongulée. Pour une fracture double de la corne et du cornillon, on doit régulariser le trait de fracture et traiter comme une amputation. — La fêlure de la corne et du cornillon permet la conservation de la corne à l'aide des appareils contentifs décrits; l'amputation n'est d'ordinaire pratiquée qu'après insuccès de la méthode conservatrice. — La fracture sous-ongulée se fait habituellement à la base du cornillon : on amputera si l'on ne tient pas à conserver la corne ; dans le cas contraire, on utilisera un appareil contentif.

Nous rapprocherons de cette fracture sous-ongulée, la *divulsion* qui se produit chez l'animal jeune (Coculet) : c'est la rupture du fibro-cartilage fixant le cornillon aux os de la tête. Elle serait plus difficile à guérir que la fracture sous-ongulée. Le traitement est d'ailleurs identique.

Les lésions traumatiques des cornes se compliquent parfois de phlegmasie purulente de la muqueuse qui tapisse la cavité du cornillon et le sinus frontal correspondant. Il faut alors recourir au traitement de l'*empyème des sinus*. (V. *Affections des sinus*.)

II. — Ablation des cornes.

La longueur démesurée des cornes, leur défectueuse incurvation, les fractures ou l'inflammation de la muqueuse qui tapisse la cavité de ces organes nécessitent parfois l'amputation. Pratiquée seulement sur l'étui corné, l'opération est inoffensive ; mais quand elle porte sur l'os, elle exige certaines précautions. L'animal est fixé debout à un arbre ou à un poteau; l'anneau nasal, les mouchettes, peuvent rendre des services dans la contention de l'opéré. Le procédé de Lafore est recommandable : La corne à amputer est passée dans l'œil de la plate-longe; celle-ci se réfléchit ensuite sur la corne opposée, en formant une demi-clef. Ainsi saisi, l'animal est fixé de front, et on a le soin de ne comprendre la corne malade dans le lien, qu'au premier tour. Les deuxième et troisième tours doivent embrasser l'arbre et l'autre corne seulement; par ce moyen la tête est serrée à fausse équerre, et la corne à amputer, étant ainsi portée en dehors, se présente bien à l'opérateur. Les quatrième et cinquième tours doivent abandonner la corne et fixer la face contre l'arbre en passant sous le menton ; enfin, on passe ensuite, une fois ou deux, le bout de la plate-longe entre l'arbre et la tête, afin de tenir ces deux derniers tours relevés et les empêcher de glisser. Il importe

de tenir plus basse que l'autre la corne sur laquelle on opère, de façon
que la sciure et le sang ne pénètrent.pas dans le sinus.

L'amputation se fait à l'aide d'une scie bien tranchante, à lame
mince, enduite de vaseline boriquée. On a conseillé de scier d'abord
circulairement l'enveloppe cornée, de façon à pouvoir détacher
ensuite la cheville osseuse en moins d'une minute. L'opérateur
éloigne la sciure et tarit l'hémorragie par des compresses antiseptiques chaudes. Le moignon de la corne est recouvert d'une épaisse
couche de gaze aseptique ou d'ouate. Si la corne a été coupée au
ras du crâne, on maintiendra
ces matériaux en place par une
capote, par des bandes poissées
où par l'emplâtre adhésif de
Lund (poix noire et térébenthine commune) arrondi et
découpé sur les bords (*fig.* 105).
Quand, au contraire, la corne
amputée présente un moignon
de quelques centimètres, on
maintiendra les pièces du pansement à l'aide d'un ruban de
fil, enroulé à deux chefs (*fig.* 106).
Un chef de la ligature est passé
sous la base de la corne opposée, enveloppée au préalable
d'un petit matelas d'étoupe ;
ce chef est ramené et main-

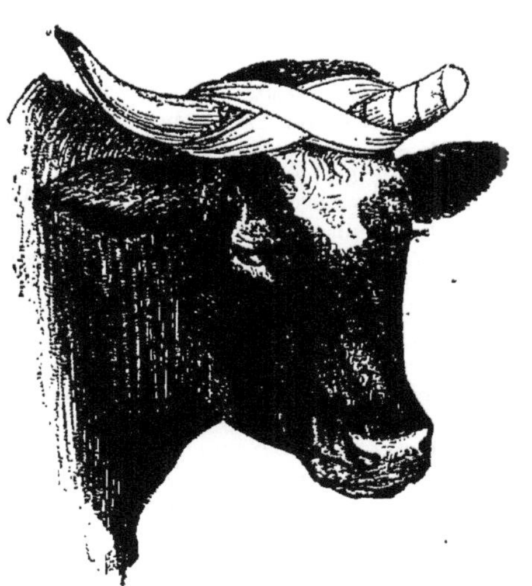

Fig. 106. — Pansement à la bande.

tenu près de la corne amputée en commençant un 8 de chiffre. L'autre
chef est roulé en spirale, à tours imbriqués et serrés sur la compresse ;
lorsque la spirale arrive près de la base de la corne, on relâche et
on enlève la plate-longe. Afin que l'animal ne s'échappe pas, on le fait
maintenir fortement par le bout du nez, et même par un anneau nasal
et par des tord-oreilles, lorsqu'il est turbulent ou méchant. On porte
alors sous la corne non amputée, le chef enroulé en spirale, et on
l'y fait passer dans un sens opposé à celui du premier chef ; on
ramène sur la corne amputée, en faisant le 8 ; on roule un ou deux
tours de spire autour de la corne amputée, et les deux bouts sont
définitivement fixés sur le front ou la nuque, par un nœud solide.
(Lafosse). S'il ne survient aucun phénomène grave, le pansement est
laissé en place huit ou douze jours. Il suffit de le renouveler pour
obtenir une cicatrisation complète en un mois.

L'inflammation de la muqueuse du sinus était autrefois une complication assez fréquente de l'amputation des cornes. Aujourd'hui,
avec l'antisepsie, elle doit être exceptionnelle.

Bibliographie. — I. CONTUSIONS ET PLAIES. — *Journal de méd. vét. théor. et prat.*, 1836. — BOULEY, *Recueil de méd. vét.*, 1850. — KAUMANN, *Preuss. Mittheil.*, 1856-57. — SCHNEIDER, *Wochenschrift*, 1862. — HACKBARTH, *Preuss. Mittheil.*, 1863-64. — KNESE, *Ibid.*, 1874-75. — SERVOLES, *Journal de méd. vét. milit.*, 1875-76. — THIERRY, *Journal de méd. vét.*, 1877. — ARLOING, *Ibid.*, 1879. — NOCARD, *Archives vét.*, 1882. — MAGNIN, *Recueil de méd. vét.*, 1888. — WHITLAMSMITH, *The Veterinarian*, 1894. — MARTIN, *Ibid.*, 1896. — STREBEL, *Schweizer Archiv.*, 1900. — CADÉAC, *Journal de méd. vét.*, 1901. — LANZILLOTTI, *Trattato di tecnica e terap. chirurgica.* Milano, 1890. — MÖLLER u. FRICK, *Lehrbuch der Chirurgie*, Stuttgart, 1892. — FORGUE et RECLUS, *Thérapeut. chirurg.*, t. II.— GÉRARD-MARCHANT, *Traité de chirurgie de* DUPLAY et RECLUS, t. III.

II. FRACTURES. — FROMAGE DE FEUGRÉ, *Corresp. sur les anim. domest.* Paris, 1810. — GOUCIS, *Ibid.*, 1811. — BINZ, *Sur les fractures*, Tübingen, 1824. — BERTHE, *Recueil de méd. vét.*, 1825. — CRÉPIN, *Journal prat. de méd. vét.*, 1827. — RODET, *Recueil de méd. vét.*, 1827. — LACOSTE, *Ibid.*, 1839. — BECKER, *Magazin*, 1838. — CARTWRIGHT, *The Veterinarian*, 1845. — HERING, *Repertorium*, 1849, an. in *Journal de méd. vét.*, 1850. — COCK, *The Veterinarian*, 1856. — LIARD, *Recueil de méd. vét.*, 1856. — HUTFORD, *The Veterinarian*, 1859. — FŒLEN, *Annales de méd. vét.*, 1861. — KOPP, *Journal de méd. vét. milit.*, 1862-63. — MÉGNIN, *Ibid.*, 1862-63. — GOUBAUX, *Recueil de méd. vét.*, 1864. — SALINS, *Journal de méd. vét. milit.*, 1864-65. — EBERSBACH, *Sächs. Bericht*, 1865. — JULES GÉRARD, *Annales de méd. vét.*, 1871. — PRIETSCH, *Sächs. Bericht*, 1872. — VOIGTLANDER, *Ibid.*, 1873. — DEFAYS, *Annales de méd. vét.*, 1871. — DE CESARE, *Il med. vet.*, 1872. — LA MAZZA, *Gior. med. vet. prat.*, 1876-77. — UEBELEN, *Repertorium*, 1877. — CRAS, *Recueil de méd. vét.*, 1878. — GSELL, *Ibid.*, 1878. — BURGER, *Thierärztl. Mittheil.*, 1882. — TRASBOT, *Bullet. de la Soc. cent. de méd. vét.*, 1878. — BAYER, *Oesterr. Zeitschr. für Veterinärkunde*, 1888. — SMITH, *The Veterinary Journal*, 1888. — FOURIE et SALONNE, *Recueil de méd. vét.*, 1891. — CONTI, an. in *Recueil de méd. vét.*, 1892. — MORISOT, *Recueil d'hygiène et de méd. vét. milit.*, 1896. — SALONNE, *Ibid.* — NEWSOM, *The veterinary journal*, 1896. — GONNELLI, *La Clinica vet.*, 1898. — FRÖHNER, *Monatshefte für prakt. Thierheilkunde*, 1898. — POITEVIN, *Recueil d'hygiène et de méd. vét. milit.*, 1898. — CARRÈRE, *Ibid.*, 1899. — MATRION, *Société des sciences vét. de Lyon*, 1899. — CADÉAC, *Journal de méd. vét.*, 1898. — HEINRICH, *Zeitschr. für Veterinärkunde*, 1899. — TILMANN, *Semaine médicale*, 1901. — VACHETTA, *La Chirurgia speciale degli animali domestici.* Pisa. — LANZILLOTTI, *Trattato di Tecnica e Terap. chirurgica.*— MÖLLER u. FRICK, *Lehrbuch der Chirurgie.*

III. LÉSIONS INFLAMMATOIRES. — LAFOSSE, *Journal des vét. du Midi*, 1856. — RODET, *Journal de méd. vét.*, 1860. — KLINTMANN, *Repertorium*, 1862. — BLANC, *Annales de méd. vét.*, 1865. — TRASBOT, *Recueil de méd. vét.*, 1869. — RENARD, *Journal de méd. vét.*, 1870. — JOST, *Preuss. Mittheil.*, 1870-71. — GREBIN, *Ibid.*, 1877-78. — BAYER, *Oesterr. Vierteljahrsschr.*, 1877. — THIERRY, *Recueil de méd. vét.*, 1888. — BLANC, *Journal de méd. vét. milit.*, t. I. — NAUDIN, *Ibid.*, t. III. — CHAMPETIER, *Recueil d'hygiène et de méd. vét. milit.*, t. XIII. — LAGRIFFOUL, *Ibid.*, t. XVI. — DELAMOTTE, et BROCHERIOU, *Ibid.*, t. XV. — FERRAND, *Répertoire de police sanit.*, 1893. — LASCAUX, *Recueil d'hygiène et de méd. vét. milit.*, t. XVIII, 1896. — LE CALVÉ, *Bullet. de la Soc. cent. de méd. vét.*, 1897. — ENGELEN, *Deutsche thierärztl. Wochenschr.*, 1898.

IV. DENTS HÉTÉROTOPIQUES. — MAGE-GROUILLÉ, *Corresp. sur les anim. domest.* de FROMAGE DE FEUGRÉ, t. IV. Paris, 1811. — GURLT u. HERTWIG, *Magazin*, 1835. — BERGER-PERRIÈRE, *Recueil de méd. vét.*, 1835. — MEER, *Magazin*, 1842. — HUTH, *Ibid.*, 1847. — GURLT, *Ibid.*, 1851. — GOUBAUX, *Recueil de méd. vét.*, 1854. — LAFOSSE, *Journal des vét. du Midi*, 1855. — MACORPS, *Annales de méd. vét.*, 1860. — TYVAERT, *Ibid.* — GUÉRIN, *Ibid.*, 1862. — HARPLING, *Edinburgh's Review*, 1862. — ADAM, *Wochenschrift*, 1862. — DRAECHE, *Annales de méd. vét.*, 1866. — GUERRAPAIN, *Recueil de méd. vét.*, 1866. — PEROSINO, *Il med. vet.*, 1868. — ORESTE e FALCONIO, *Archivio med. vet.*, 1868. — DENEUBOURG, *Annales de méd. vét.*, 1869. — GÉRARD, *Ibid.*, 1871. — BAY, *Ibid.* — GÉRARD, *Écho vét.*, 1872. — DEGIVE, *Annales de méd. vét.*, 1873. — LANZILLOTTI e GENERALI, *Gazzetta med. vet.*, 1873; *Archivio med. vet.*, 1876. — BARREAU, *Bullet. de la Soc. cent. de méd. vét.*, 1876. — ABADIE, *Ibid.*, 1878. — GODFRIN, *Annales de méd. vét.*, 1878. — DEGIVE, *Ibid.*, 1880. —

Hendrickx, *Ibid.*, 1885. — Siegen, *Ibid.* — Halot, *Ibid.*, 1888. — Morot, *Recueil de méd. vét.*, 1882-83. — Trinchera, *La Clinica vet.*, 1897. — Hobday, *Journal of comp. pathol. and thérapeut.*, 1900.

V. Tumeurs. — Vatel, *Journal prat. de méd. vét.*, 1827. — Vitry, *Ibid.* — Renault, *Recueil de méd. vét.*, 1827. — Bouley et Goubaux, *Ibid.*, 1847. — Goubaux, *Ibid.*, 1853. — Leblanc, *Bullet. de la Soc. cent. de méd. vét.*, 1854. — Vernant, *Recueil de méd. vét.*, 1863. — Vidal, *Journal de méd. vét. milit.*, 1863-64. — Dupon, *Ibid.*, 1865-66. — Lenck, *Ibid.*, 1868-69. — Cazalas, *Ibid.*, 1873-74. — Bouley, *Bullet. de la Soc. cent. de méd. vét.*, 1877. — Signol, *Ibid.* — Nocard, *Ibid.* — Nocard et Mollereau, *Ibid.*, 1879. — Buti, *La Clinica vet.*, 1878. — Mathis, *Journal de méd. vét.*, 1881. — Chuchu, *Bullet. de la Soc. cent. de méd. vét.*, 1883. — Mégnin, *Ibid.*, 1884. — Cadéac, *Revue vét.*, 1886. — Trasbot, *Bullet. de la Soc. cent. de méd. vét.*, 1889. — Mollereau, *Ibid.* et 1890. — Cadiot et Roger, *Recueil de méd. vét.*, 1893. — Blanc, *Journal de méd. vét.*, 1896. — Labat, *Revue vét.*, 1896. — Banvillet, *Ibid.*, 1896. — Wiart, *Recueil d'hygiène et de méd. vét. milit.*, 1896. — Jacoulet et Joly, *Bullet. de la Soc. cent. de méd. vét.*, 1896. — Jacotin, *Ibid.*, 1896. — Munzo, *The veterinary journal*, 1898. — Jacotin, *Recueil d'hygiène et de méd. vét. milit.*, 1898. — Ribaud, *Ibid.*, 1899. — Mettam, *The Veterinarian*, 1899. — Peter, *Berliner thierärztl. Wochenschrift*, 1898. — Kunnemann, *Deutsche thierärztl. Wochenschr.*, 1898. — Dubois et Lapoulot, *Journal de méd. vét.*, 1899. — Krummacher, *Monatshefte für prakt. Thierheilkunde*, 1899. — Repiquet, *Société des sciences vét. de Lyon*, 1899. — Poutrain, *Ibid.*, 1900.

VI. Tuberculose. — Moussu, *Bullet. de la Soc. cent. de méd. vét.*, 1895. — Rontledge, *The Veterinarian*, 1895. — Fischoeder, *Zeitschr. für Fleisch.*, 1895, an. in *Revue vét.*, 1896. — Lesage, *Progrès vét.*, 1896. — Lucet, *Recueil de méd. vét.*, 1896. — Jullian, *Journal de méd. vét.*, 1895.

VII. Affections des cornes. — Fromage de Feugré, *Correspondance*, t. II, Paris, 1810. — Lafosse, *Journal des vét. du Midi*, 1842. — Festal, *Ibid.*, 1843. — Lassarde, *Ibid.*, 1843. — Bonneval, *Ibid.*, 1844. — Festal, Bonneval, Tisserand. *Ibid.*, 1845. — Portal, *Journal de méd. vét.*, 1845. — Scholler *Magazin*, 1848. — Curdt, *Ibid.*, 1851. — Métayer, *Recueil de méd. vét.*, 1851. — Cruzel, *Ibid.*, 1856. — Serres, *Journal des vét. du Midi*, 1859. — Coculet, *Ibid.*, 1861. — Anacker, *Thierärzt*, 1869. — Deneubourg, *Annales de méd. vét.*, 1869. — Braga, *Gazzetta med. vet.*, 1874. — Racine, *Journal de méd. vét.*, 1878. — Eletti, *Giorn. med. vet. prat.*, 1878-79. — Trasbot, *Archives vét.*, 1879. — Johne, *Sächs. Bericht*, 1883. — Trinchera e Baldoni, *La Clinica vet.*, 1894. — Queyron, *Progrès vét.*, 1897. — Cuillé et Sendrail, *Revue vét.*, 1898. — Hartl, *Thierärztl. Centralblatt*, 1899. — De Saint-Martin, *Société des sciences vét. de Lyon*, 1900. — Lafosse, *Pathologie vét.*, t. II. — Peuch et Toussaint, *Précis de chirurgie vét.*, t. II.

II. — RACHIS ET MOELLE.

Comme celles de l'encéphale et du crâne, les connexions de la moelle et du rachis sont intimes, et généralement les lésions traumatiques de celui-ci intéressent également la moelle ou s'accompagnent vite de troubles dénonçant son atteinte.

Les altérations médullaires qui relèvent du traumatisme déterminent le plus souvent une paralysie motrice dans toutes les parties qui tirent leur innervation d'un point postérieur au siège de ces altérations, et presque toujours c'est une paraplégie que l'on constate. Toutefois, lors de lésion unilatérale, la paralysie peut être *hémiplégique*, limitée au côté sur lequel siège la lésion, mais les faits de ce genre sont très rares dans la pratique.

Lorsque la moelle est lésée dans sa portion lombaire, près de sa terminaison, parfois la paraplégie existe seule, sans troubles du côté de la vessie ni du rectum. — Les lésions de la moelle dorsale déterminent des troubles de la respiration, d'autant plus accusés qu'elles occupent un point plus rapproché de l'encéphale, et aussi des désordres constants du côté des organes gé-

nito-urinaires (rétention d'urine ou paralysie du col de la vessie, érection). —
Si la moelle est frappée dans sa portion cervicale, aux troubles précédents
s'ajoute la paralysie des membres antérieurs. On constate en outre l'inconti-
nence ou la rétention des matières fécales, la paralysie vésicale ou la rétention d'urine et quelquefois de la dysphagie. Exceptionnellement, on a vu la
paralysie des membres antérieurs avec intégrité des membres postérieurs.
— Quand la moelle est atteinte au niveau des premières vertèbres cervicales,
le diaphragme est paralysé comme tous les autres muscles de la respiration,
et au bout de quelques instants la mort survient par asphyxie.

I. — Entorse rachidienne.

Toutes les articulations intervertébrales peuvent sans doute être le siège
d'entorses, mais celles-ci sont observées presque exclusivement aux régions
les plus mobiles du rachis, c'est-à-dire au niveau de l'encolure et de la région
lombaire. Nous étudierons séparément *l'entorse cervicale* et *l'entorse dorso-
lombaire* ou *tour de reins*.

1. — Entorse cervicale.

Surtout fréquente sur le cheval et le bœuf (Blavette, Ledoyen, Lecoq),
l'entorse de l'encolure était connue dès la plus haute antiquité. Les hippiatres grecs l'ont décrite. Dans le cours du dernier siècle, elle a été l'objet
de très nombreuses observations.

L'étiologie en est banale. Toute cause capable de maintenir l'encolure
exagérément incurvée pendant un certain temps peut la produire. D'ordinaire
c'est un cheval qui se gratte la nuque avec un membre postérieur, ou un
paturon postérieur avec les dents ; le fer se prend dans le licol : immobilisé
dans cette altitude, l'animal se débat vivement ; au bout de quelques instants, il tombe sur le sol. Goubaux a prétendu que toujours la chute avait
lieu sur le côté convexe ; il n'a pu, dit-il, réussir à déterminer la déviation en
couchant un cheval la tête repliée sous l'encolure et en faisant monter deux
hommes sur cette dernière. Malgré ce résultat expérimental, il n'en est pas
moins certain que l'entorse peut se produire lorsque la chute a eu lieu sur le
côté concave de l'encolure (Brugnone, Serres, H. Bouley, Decroix, Benjamin).

On trouve habituellement le sujet couché ; souvent on n'arrive à le relever
qu'avec beaucoup de peine ; on constate alors que la tête est portée à gauche
ou à droite, quelquefois jusque sur l'épaule correspondante ; l'un des côtés
de l'encolure est plus ou moins convexe et l'autre concave. Le sommet de la
convexité correspond ordinairement à la quatrième ou à la cinquième vertèbre cervicale. L'animal ne marche plus en ligne droite ; il progresse en
décrivant un cercle de rayon variable. Assez souvent, il y a non seulement
incurvation de l'encolure, mais encore déviation en bas (fig. 107 et 108). Le
sujet de l'observation I de Gohier tenait la tête à environ deux pieds du sol et
ne pouvait la relever ni la porter à droite ; chez le blessé de Guillard, la tête
traînait sur la litière. En certains cas, il est facile de remettre l'encolure dans
sa direction normale, mais elle reprend tout de suite son attitude première,
comme mue par un ressort.

Pendant longtemps on a discuté sur *la nature* de l'accident. Les uns l'ont
étiqueté entorse ou luxation incomplète de l'encolure ; pour les autres il y
avait fracture de la tige cervicale ou distension des parties molles, ou torticolis dû au rhumatisme des muscles de l'encolure, ou paralysie de ces muscles. Des recherches nécropsiques entreprises surtout par Goubaux, Bonnaud,
Lanzillotti, Nocard, Labat, Mauri, ont appris qu'il n'y avait jamais luxation

complète des vertèbres cervicales, mais des lésions diverses, plus ou moins
accusées suivant la gravité de l'accident. Dans la forme légère, on trouve
seulement des lésions musculaires consistant en des infiltrations et des hémorragies interstitielles surtout accusées du côté où a eu lieu la chute. Quand
les symptômes sont plus accentués, les apophyses articulaires ont glissé les
unes sur les autres, le cartilage qui les recouvre est meurtri, les ligaments
capsulaires et les synoviales sont déchirés. Dans quelques cas, les apophyses
articulaires du côté concave sont fracturées; on rencontre aussi des altérations des disques intervertébraux et du ligament vertébral commun inférieur. Chez un cheval dont l'encolure était convexe du côté droit, Goubaux

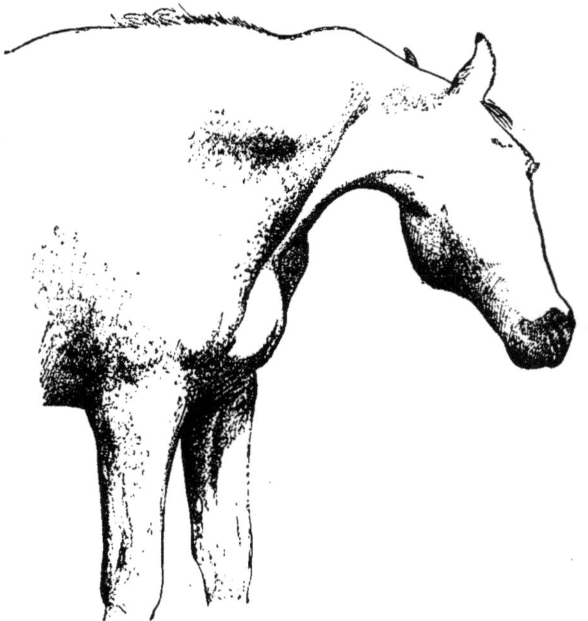

Fig. 107. — Entorse de l'encolure.

a constaté une fracture de l'apophyse articulaire antérieure gauche des
sixième et septième vertèbres cervicales. Les disques intervertébraux des
deux dernières articulations cervicales n'étaient plus attachés que par leur
périphérie. Les surfaces articulaires, au lieu d'être fixées l'une à l'autre par
toute leur étendue, étaient alors simplement contiguës, comme celles de
l'articulation scapulo-humérale, par exemple. A leur surface, la couche de
revêtement n'avait aucune apparence fibreuse : elle était douce au toucher,
molle et de couleur jaune citrin. Le ligament vertébral commun supérieur,
au-dessus de l'articulation de la sixième avec la septième vertèbre cervicale,
était très épais, rouge, et avait quelques-unes de ses fibres rupturées. — Le
malade de Rigal avait l'apophyse articulaire gauche de la troisième vertèbre
cervicale fracturée; l'apophyse articulaire droite avait été abandonnée en
partie par l'apophyse correspondante de l'axis, qui avait glissé en avant.
L'articulation amphiarthrodiale était aussi profondément altérée.

La déviation de l'encolure est donc accompagnée de lésions musculaires,
ligamenteuses, articulaires et parfois osseuses. C'est le déplacement des

apophyses articulaires, leur écartement, qui a frappé quelques vétérinaires et qui les a portés à admettre une luxation incomplète des vertèbres cervicales, mais ce déplacement des apophyses articulaires ne constitue pas, et dans aucun cas, une luxation des vertèbres cervicales (Goubaux). Peu importe, au point de vue thérapeutique, que l'on désigne ces lésions sous le nom de *luxation partielle* ou sous celui d'*entorse;* ce qui importait surtout, c'était d'être fixé sur leur nature.

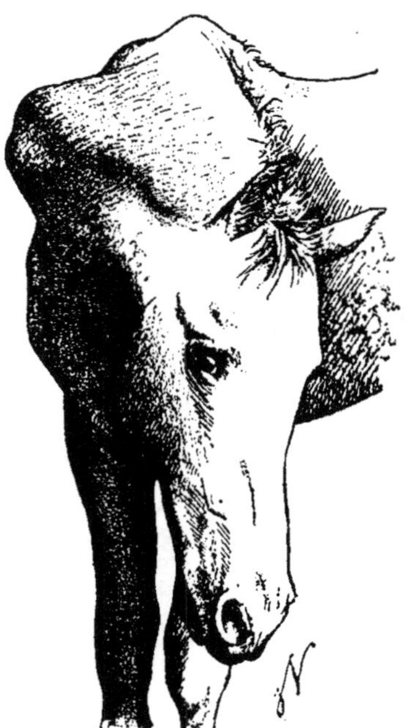

Fig. 108. — Entorse de l'encolure.

A quelle cause faut-il attribuer la persistance de cette déviation de l'encolure? Reprenant l'opinion de Végèce, Goubaux a soutenu qu'il s'agissait d'une paralysie des muscles du côté convexe. Ces muscles présentent des infiltrations sanguines et des déchirures; les filets qui les innervent sont ecchymosés jusqu'à leur point d'origine dans le canal rachidien; ce sont ces lésions des nerfs qui déterminent la paralysie des muscles (Goubaux). Mais cette pathogénie n'était point acceptée par tous les auteurs. A l'autopsie d'un cheval mort dans son service, Nocard a trouvé les muscles du côté convexe avec la même épaisseur, la même consistance, la même coloration que du côté opposé; ils présentaient bien quelques ecchymoses, mais non la dégénérescence graisseuse et la friabilité qui surviennent si rapidement dans la paralysie. Sans refuser toute influence à la paralysie unilatérale dans la pathogénie de la déviation de l'encolure, il faut en chercher ailleurs les causes principales (Nocard). D'ailleurs, Goubaux n'a pu reproduire l'affection par la section des nerfs moteurs des muscles de l'un des côtés du cou, et Bonnaud a constaté, par la faradisation, que les muscles du côté convexe avaient conservé leur contractilité.

Alors que souvent aucun obstacle mécanique ne s'oppose au retour à l'attitude normale, Bouley explique ainsi la persistance de la déviation : pendant les premiers jours, la douleur qui résulterait d'un déplacement de l'encolure est tellement forte que le cheval s'en abstient ; plus tard, l'inertie des muscles du côté convexe et surtout les adhérences anormales que les apophyses articulaires peuvent avoir contractées, semblent être les deux principales causes de la déviation.

Traitée de bonne heure, l'entorse de l'encolure, dont les symptômes paraissent si graves, guérit le plus souvent, mais il y a des cas incurables, et Blavette, Leblanc, Benjamin ont vu la mort survenir.

Les traitements les plus divers ont été préconisés. Étant donné qu'il n'y a parfois que des dilacérations musculaires, on s'explique aisément les succès obtenus par les moyens les plus simples. La guérison peut survenir sans aucune intervention.

Sur la face convexe de l'encolure, on a recommandé les irrigations

froides (Siebenrogg, Lanzillotti, Benci, Stöhr, Palat), les lotions émollientes (Falke) ou astringentes, les vésicants (Godine, Vives, Serres,
Barreau, Lanzillotti). On a prétendu que l'engorgement produit par
le vésicatoire aidait à « refouler les organes déviés ». Un tel résultat
ne s'explique pas par la vésication, et Nocard a fait justement remarquer que dans le cas où elle s'est produite « la guérison a été obtenue,
non parce que, mais quoique l'on ait eu recours au vésicatoire ». Le
roid, les astringents, les émollients, atténuent les phénomènes inflammatoires ; cela suffit quand il n'y a pas eu glissement notable des apophyses articulaires les unes sur les autres.

Certains auteurs ont conseillé de maintenir le blessé en décubitus
latéral complet : s'il est couché sur le côté convexe, le poids de la
tête tend à **redresser** l'encolure ; s'il repose sur la face concave, on
place une botte de paille sous la tête et un corps plus ou moins lourd
sur la convexité (?). Un cheval traité par Leblanc resta couché pendant
quelques jours sur le côté concave de l'encolure ; quand il se releva
on le laissa libre. De jour en jour, on vit la coudure diminuer ; en six
semaines, la guérison était complète.

Préconisée par Goubaux, l'*électrisation des muscles paralysés* est
un traitement peu pratique et qui a souvent échoué. Nocard, dans
un cas, a obtenu la guérison après quinze séances ; dans un autre, à
la neuvième, le sujet, très irritable, se fractura la colonne vertébrale.
Difficulté d'application, efficacité douteuse, accidents possibles par la
violence des réactions, voilà les raisons qui ont fait abandonner l'électrothérapie.

Pour les entorses graves, quand les apophyses articulaires ont glissé
loin les unes sur les autres ou sont fracturées, et qu'il existe une
forte déviation de l'encolure, le traitement comprend : 1° la réduction ;
2° la contention.

Dans les jours qui suivent l'accident, la réduction peut parfois se
faire sur l'animal debout : une main repousse la convexité pendant
que l'autre tire la tête du côté convexe. Il est préférable de faire exécuter cette seconde partie de l'opération par un aide, tandis que le
praticien appuie fortement sur la convexité.

Pour le sujet de sa première observation, Gohier dut agir violemment ; la déviation datait de dix-neuf jours ; l'animal étant debout,
on plaça la partie convexe de l'encolure contre un fort pilier de
pierre, de forme ronde : on exécuta l'extension et la contre-extension
au moyen de deux plates-longes qui entouraient le poitrail et les
épaules, et d'un licol de force, placé à la tête. Pendant que l'on
agissait en sens inverse sur l'encolure, on porta fortement la tête du
côté droit. Cette action violente, autant que douloureuse pour l'animal, fit entendre tout à coup un léger bruit, et l'encolure reprit sa
position naturelle.

Les tractions sont douloureuses ; la plupart des animaux se défendent vigoureusement ; on en a vu reculer violemment et s'abattre. Aussi convient-il souvent de coucher le blessé sur une bonne litière et de l'anesthésier avant d'exécuter les manœuvres que comporte la réduction.

N'ayant pu pratiquer la réduction que douze jours après l'accident, Lecoq coucha son blessé sur le côté concave. Pendant qu'on exécutait l'extension et la contre-extension, il essaya inutilement la réduction avec les mains ; il se plaça alors à genoux sur la convexité de l'encolure ; après deux fortes pressions, un léger soubresaut et un bruit sourd indiquèrent que la réduction était obtenue. — Serres coucha son cheval sur le côté convexe et plaça en dessous de la saillie un volumineux billot de bois recouvert de paille, tandis que des aides pressaient méthodiquement sur la tête et la partie antérieure de l'encolure. Ces manœuvres restant vaines, il appliqua une plate-longe à la tête, une autre en avant des épaules, et les fit tirer suivant l'axe du corps, la première en avant, la seconde en arrière, pendant qu'une vigoureuse pression était exercée sur la convexité de l'encolure. Ce moyen n'ayant encore rien donné, l'animal fut placé sur le sternum ; quatre aides tirèrent sur la tête et quatre sur la plate-longe destinée à la contre-extension : bientôt un craquement sourd se fit entendre, le rachis avait repris sa direction normale.

La réduction obtenue, l'encolure doit être maintenue en bonne position, car il est de règle de voir l'accident se reproduire dès que les tractions cessent. Une foule d'appareils ont été préconisés. Végèce entourait le cou d'une bande imbibée d'huile et de vin, sur laquelle on appliquait des éclisses, larges de quatre doigts, fixées avec des cordes. Seyler se servit de quatre attelles en bois, larges de quatre travers de doigts et un peu moins longues que l'encolure ; il les enveloppa d'étoupes, les trempa dans un mélange composé de parties égales de poix noire et blanche et d'un cinquième de térébenthine de Venise ; il en appliqua deux sur chaque côté de l'encolure et les maintint par des bandelettes de toile trempées dans le mélange résineux. Quatre autres attelles, épaisses de 6 centimètres, percées d'un trou à chacun des bouts, furent placées, en forme de chevalet, sur l'encolure, les deux plus longues à la partie postérieure du cou, les plus courtes à la partie antérieure ; les extrémités furent rapprochées au moyen de cordes. Le bandage resta trois semaines en place. La guérison fut parfaite.

Fadeux appliqua deux attelles de bois, une de chaque côté de l'encolure et le long des vertèbres, attelles maintenues au moyen de larges bandes de toile enduites d'un mélange résineux. La déviation ayant lieu à gauche, le patient fut maintenu la tête tirée vers la droite.

Quinze jours plus tard, on enleva le bandage ; il ne restait plus qu'une légère déviation de l'encolure qui disparut totalement.

Divers appareils spéciaux ont été recommandés. Ceux de Gohier, de Knudsen, de Michaud, peuvent rendre des services. Möller et Labat ont conseillé l'emploi de deux planchettes rembourrées, découpées aux dimensions de l'encolure et fixées par des liens de caoutchouc.

Tous ces bandages ont l'inconvénient de se déplacer et de déterminer des escarres. Aussi a-t-on eu recours à d'autres

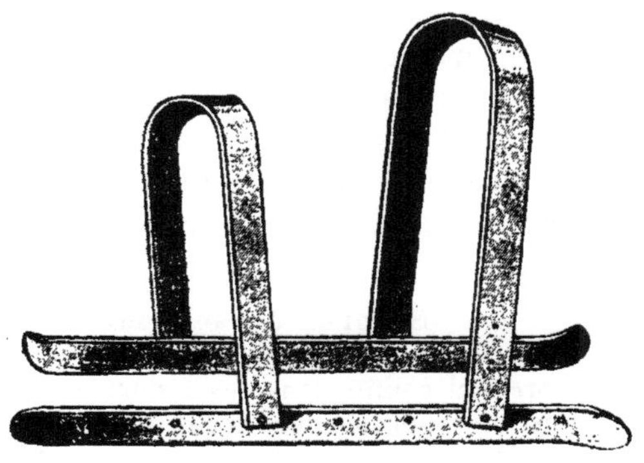

Fig. 109. — Appareil de Knudsen.

moyens. Parfois il a suffi d'attacher le blessé à deux longes, de façon que la tête soit fortement tirée du côté convexe.

Lafosse appliquait un surfaix muni de deux anneaux du côté de la convexité et un licol portant un anneau à la têtière ; deux longes partant du licol et passant dans les anneaux du surfaix redressaient et contenaient à la fois l'encolure. Ledoyen, Serres, Siebenrogg et beaucoup d'autres auteurs ont utilisé ce procédé. Sous l'inspiration de Bouley, Nocard l'a perfectionné. Au lieu d'employer de simples cordes, il s'est servi d'un long tube de caoutchouc de fort calibre. Ce tube était passé cinq ou six fois, bien tendu, de l'anneau du licol dans celui du surfaix, puis on l'arrêtait, et chaque jour on en augmentait un peu la tension. Sur un sujet ainsi traité, Nocard put, au bout de dix jours. enlever l'appareil ; la déviation avait complètement disparu ; tous les mouvements de l'encolure étaient possibles. Mais si avantageux qu'il soit, ce moyen ne réussit pas toujours quand déjà l'affection date de quelque temps. Labat l'a employé sans succès sur une pouliche atteinte d'entorse de la partie moyenne de l'encolure. La bête ne fut d'abord soumise à aucun traitement. Deux mois seulement après l'accident, elle fut amenée à l'École vétérinaire de Toulouse. Les liens de caoutchouc furent appliqués sans bénéfice. La tête était bien portée à droite, mais par la déviation de gauche à droite du tiers supérieur de l'encolure et non par le redressement de la portion lésée. L'encolure alors présentait une double incurvation : la première, inférieure, de droite à gauche ; la seconde, supérieure, de gauche à droite. A l'autopsie, on trouva les apophyses articulaires antérieures gauches des quatrième et cinquième vertèbres cervicales écrasées, les apophyses articulaires postérieures gauches des troisième et qua-

trième vertèbres intimement soudées au cal qui s'était formé à la
suite de l'écrasement des parties osseuses précitées ; du côté droit, les
apophyses articulaires des troisième, quatrième et cinquième vertèbres écartées de 2 à 3 centimètres, et l'intervalle occupé par une colon-
nette de cartilage incomplètement ossifié qui le remplissait et réunis-
sait ces apophyses.

Ces cals et ces soudures expliquent les insuccès du lien de caoutchouc. Pour être actif, il doit être appliqué de bonne heure. Si l'on
intervient trop tard, il échoue comme tous les autres moyens.

2. — Entorse dorso-lombaire. — Effort de reins.

Encore mal connu dans ses lésions essentielles et sa nature, l'effort de
reins est un syndrome qui s'accuse cliniquement par des troubles particuliers
de la locomotion. On a réuni sous ce nom des affections chroniques très
disparates (entorses, arthrites, méningite, myélite).

L'effort de reins a été signalé dans toutes les espèces domestiques. Chez le
cheval et le bœuf, il succède d'ordinaire aux pressions exercées sur la colonne vertébrale par des fardeaux trop lourds, aux chutes ou aux efforts
musculaires, quelquefois à une maladie infectieuse (pneumonie, gourme).
Sur les jeunes poulains de course, pendant l'entraînement, on observe fréquemment une affection spéciale, vulgairement appelée « mal de chien »,
dont les symptômes sont ceux de l'entorse dorso-lombaire. Les chutes, les
contusions de la région dorsale, la maladie du jeune âge, déterminent parfois chez le chien des troubles semblables.

La colonne dorso-lombaire ne possède plus sa rigidité normale, les bipèdes
antérieur et postérieur semblent obéir à des forces d'impulsion différentes.
Au repos l'éreinté prend une attitude étrange : tantôt les membres postérieurs sont engagés sous le tronc, tantôt portés à gauche ou à droite, tantôt
fortement écartés. De légères pressions sur la hanche ou des tractions modé-
rées sur la queue impriment au train postérieur de larges oscillations ayant
pour centre la région dorso-lombaire. Dans certains cas, lorsque le cheval est
couché, il ne peut se relever de lui-même, et quand on l'a remis debout, le
train postérieur vacille encore pendant quelques instants. Si l'on exerce le
sujet au pas, la partie postérieure du corps se balance « comme un bateau
au gré des vagues » ; de là le nom de « tour de bateau » donné à ce symptôme, et par extension à la maladie elle-même. Si on le fait trotter, les
membres s'entre-choquent, se blessent ; il y a imminence de chute. Dans
les tournants, ces symptômes sont encore exagérés ; la partie postérieure du
corps peut s'affaisser. Le travail en cercle, le reculer sont difficiles et constituent des épreuves complémentaires qu'il est bon de faire exécuter au malade
pour juger du pronostic.

Cet ensemble de symptômes évoque immédiatement l'idée de lésions graves de la région lombaire. Les recherches anatomo-pathologiques ont montré
la diversité des altérations rencontrées chez les sujets atteints de tour de
bateau. Dans un cas, Rigot trouva une déchirure centrale du grand psoas
gauche ; dans un autre, une rupture récente des ligaments sous-pubio-fémo-
raux. Goubaux a rencontré une fois l'oblitération de l'aorte postérieure, une
autre fois des altérations du muscle long du cou. On a également constaté
diverses lésions rénales, des tumeurs de la région dorso-lombaire (Bouley),
la synovite lombaire, des cicatrices de l'ilio-spinal.

Mais dans la grande majorité des cas, il existe dans les régions dorsale ou lombaire des altérations plus ou moins accusées des amphiarthroses vertébrales. Les disques intervertébraux sont quelquefois détruits partiellement; ils peuvent même avoir complètement disparu. Sur une coupe de la colonne vertébrale faite suivant le grand axe des vertèbres, Goubaux a trouvé les surfaces articulaires lisses, en regard et à distance l'une de l'autre : la place qu'occupait le disque intervertébral était restée libre. Les surfaces articulaires (tête et cavité) avaient l'aspect des extrémités des os longs après la macération, lorsqu'elles ont été dépouillées de leur couche cartilagineuse diarthrodiale. Enfin on peut observer une véritable ossification des fibrocartilages intervertébraux.

De toutes ces altérations, celles des vertèbres et des articulations intervertébrales, celles de la moelle et de ses enveloppes — trop peu étudiées, non recherchées même dans les autopsies — sont les plus importantes. Sans aucun doute, dans une bonne partie des cas étiquetés « tour de reins », il s'agissait bien de *myélite* ou de *méningo-myélite chroniques*.

Le traitement est pauvre et les indications en sont nécessairement vagues. Les localisations rhumatismales cèdent parfois au salicylate de soude et aux frictions résolutives. Contre la *parésie* des jeunes chevaux, encore inconnue dans son essence, on a vanté la strychnine, mais sans fournir aucun fait probant à l'appui de son efficacité. Nous avons essayé sans grand succès l'iodure de potassium.

L'*entorse dorso-lombaire récente* exige l'immobilisation de la région : il faut limiter le plus possible les mouvements à l'écurie, même empêcher le cheval de se coucher en employant l'appareil de suspension. Si le local est trop spacieux, on placera l'animal, d'un côté, très près du mur ; on limitera ses déplacements du côté opposé à l'aide d'une tige solide partant du râtelier, frisant la cuisse et fixée en arrière à un poteau. — La médication locale est peu active. Au début, on a recommandé l'eau froide ; mais la plupart des praticiens préfèrent les emplâtres appliqués depuis le garrot jusqu'à la croupe, de chaque côté de la tige rachidienne. Plus tard, le massage, les vésicatoires, la cautérisation en raies ou en pointes sont utiles ; celle-ci devra être pratiquée sur l'animal debout. A l'intérieur on administrera l'iodure de potassium, avec ou sans intermittences selon le degré de tolérance de l'organisme. Mais quel que soit le traitement institué, souvent on n'obtient qu'une amélioration ; l'animal ne peut être employé qu'à l'allure du pas. Cependant Goubaux a vu quelques chevaux guérir et reprendre leurs travaux habituels. Barreau rapporte également un exemple de guérison d'une double entorse rachidienne — cervicale et dorso-lombaire.

Tout dépend de la nature et de la gravité des altérations, et comme dans la plupart des affections chroniques, les modifications avantageuses qui surviennent dans l'état des malades ne s'accusent que lentement. Quand le traitement a été entrepris, il faut savoir en attendre les effets.

II. — **Luxations du rachis.**

En raison de l'ampleur de leurs surfaces articulaires solidement maintenues en contact par un fibro-cartilage épais, en raison aussi de la force des ligaments et des muscles qui les assujettissent, les vertèbres du dos et des lombes ne peuvent guère se luxer sans fracture. Si les vertèbres du cou sont plus mobiles, nous savons que l'accident si fréquemment décrit sous le nom de « luxation cervicale » a sa place au chapitre des entorses. Toutefois, on a publié plusieurs observations de luxation des premières vertèbres cervicales, compliquée ou non de fracture.

La *luxation occipito-atloïdienne* a été rencontrée par Lemaître sur une jument qui avait fortement « tiré au renard ». En pareil cas, comme cet auteur l'a observé, le ligament capsulaire est déchiré, les condyles s'échappent de l'atlas, compriment et écrasent la moelle allongée : la mort est instantanée. Les cas de luxation occipito-atloïdienne relatés par Gohier et Vivès ont trait à l'entorse de cette jointure.

La *luxation atloïdo-axoïdienne* a été également constatée. Baulot en a publié l'exemple suivant : Deux vaches luttaient par les cornes quand tout à coup l'une d'elles, ayant eu la tête fortement repliée sur l'encolure, tomba étendue sur le côté droit. La tête, immobile, était en extension forcée, prolongeant en ligne droite l'encolure ; celle-ci présentait une concavité à son bord supérieur, au niveau de l'articulation atloïdo-axoïdienne. Les mâchoires étaient convulsivement agitées, une bave écumeuse s'écoulait de la bouche. La bête ne put être relevée ; on la sacrifia. A l'autopsie, on rencontra des ecchymoses dans les muscles axoïdo-atloïdiens ; les facettes diarthrodiales de l'apophyse odontoïde et les apophyses transverses de l'atlas étaient écartées d'environ 2 centimètres, le ligament odontoïdien était déchiré et la moelle écrasée. Dans l'observation de « luxation atloïdo-axoïdienne » publiée par Godine, il s'agissait d'une entorse.

Husson, Beugnot, Van Rooy ont observé la luxation de l'articulation des deuxième et troisième vertèbres cervicales. Sur un cheval mort à la suite d'une chute sur la tête, Husson trouva une luxation complète de cette articulation avec fracture des apophyses transverses. — Le blessé de Van Rooy mourut le quatrième jour, après avoir été frappé de paralysie. Il y avait luxation de l'axis sur la troisième vertèbre cervicale, fracture de la crête inférieure de l'axis et des apophyses transverses de la troisième vertèbre, rupture du ligament supérieur, lésions de la moelle. La troisième vertèbre avait glissé en dessous et en avant de la deuxième. — Dans le cas publié par Beugnot, la moelle épinière était rupturée.

Les luxations du rachis ne sauraient se produire sans lésion grave de la moelle entraînant une paralysie ou même la mort immédiate. Ce n'est qu'exceptionnellement qu'on pourrait être appelé à intervenir. On réduirait une luxation cervicale en fixant les épaules du sujet et en exerçant des tractions sur la tête. On pratiquerait la contention avec l'un des appareils utilisés pour l'entorse de l'encolure.

Goubaux a fait connaître plusieurs faits de *rupture des disques intervertébraux* dans les régions cervicale, dorsale et lombaire. Barreau en a aussi rapporté un intéressant exemple.

L'accident se traduit par une mobilité anormale de la colonne vertébrale d'un côté à l'autre ou d'avant en arrière (Barreau), qui fait songer immédiatement à une rupture des moyens d'union de deux vertèbres. Fréquemment les symptômes sont beaucoup plus graves. Goubaux a constaté deux fois de la paraplégie. Le malade de Barreau tomba sur la litière pour ne plus se relever; il mourut au bout de dix jours. A l'autopsie, on trouva sur toutes les vertèbres, à partir de la treizième dorsale jusqu'à la quatrième lombaire, des ostéophytes qui soudaient les os par leur corps, ainsi que par leurs apophyses articulaires et épineuses. Le fibro-cartilage qui réunit la seizième vertèbre dorsale à la dix-septième était ossifié et fracturé. Barreau avait appliqué sur le dos de sa jument le classique emplâtre cantharidé. Assurément les autres moyens d'immobilisation auraient également échoué. En pareille occurence, il n'est pas d'intervention efficace.

III. — Fractures du rachis.

Si les fractures des dernières vertèbres dorsales et des premières lombaires sont les plus communes, il s'en produit aussi sur les vertèbres cervicales et le sacrum. Les fractures du sacrum et de la queue seront étudiées à part. En raison des altérations médullaires dont elles s'accompagnent, celles des régions cervicale, dorsale et lombaire, offrent une symptomatologie analogue et le même pronostic fatal.

Les *fractures des vertèbres cervicales* ont été rencontrées sur l'atlas, l'axis, la troisième

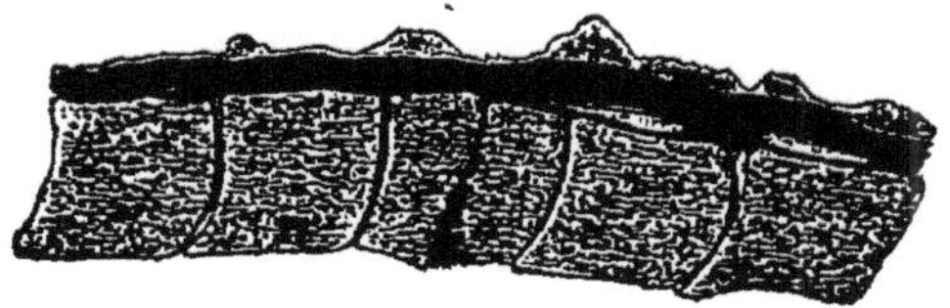

Fig. 110. — Fracture du rachis.

vertèbre, la quatrième, la septième. Les chutes en arrière ou en avant, la tête encapuchonnée, sont les causes les plus fréquentes de ces accidents. Collin a publié une observation de fracture de l'axis observée sur une vache qui, se battant avec une de ses compagnes, avait eu la tête tordue de gauche à droite, de haut en bas, et refoulée jusqu'en dessous du poitrail.

Les symptômes varient avec les altérations médullaires. Le poulain dont Letulle a rapporté l'observation fut trouvé couché; on le releva, il se rendit seul à l'écurie où il tomba sur la litière; il pouvait se dresser sur

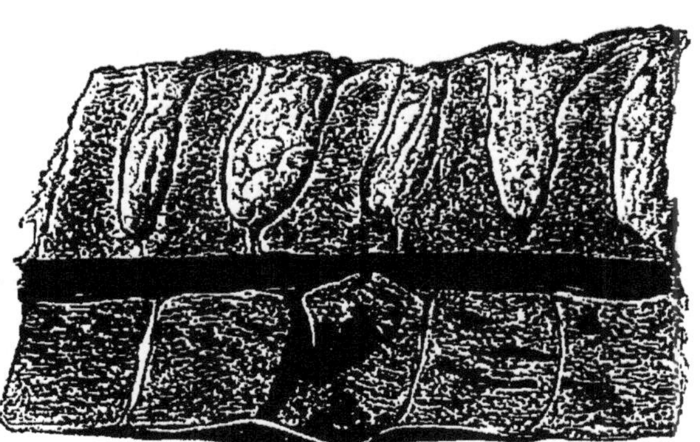

Fig. 111. — Fracture du rachis. — Écrasement du corps d'une vertèbre.

les membres antérieurs, mais le train postérieur restait inerte. A l'autopsie, on trouva l'extrémité postérieure de l'axis encore articulée avec la troisième vertèbre cervicale et complètement séparée du corps de l'os. — Appelé pour isiter un poulain tombé sur le sol après avoir « tiré au renard », Waters constata une torsion de l'encolure et une tuméfaction considérable au niveau des deux premières vertèbres cervicales. Quand on voulut faire marcher le sujet, il s'affaissa sur le sol, comme foudroyé. Le corps de l'axis était brisé en deux parties à la base de l'apophyse odontoïde. — Sur la jument de Salonne, la mort survint au bout d'une demi-heure. Le pivot odontoïdien de l'axis était fracturé transversalement. — La jument de Bonnard se releva facilement. Les jours suivants, on nota une paralysie du pharynx; les aliments étaient rejetés par le nez. La bête fut abattue; il y avait fracture de l'aile atloïdienne gauche ; la paralysie du pharynx avait été produite par une abondante infiltration sanguine de la fissure gutturale. — La vache de Collin, atteinte de fracture de l'axis, suivit encore le troupeau pendant deux jours; elle tomba sur le côté droit et ne put se relever. — Le cheval d'Adenot ne put se mettre debout ; le train antérieur fonctionnait encore, mais celui de derrière n'obéissait pas. La troisième vertèbre cervicale était brisée en quatre pièces principales et huit esquilles. — Le blessé de Wiart, complètement paralysé, avait une respiration extrêmement difficile. La mort survint le deuxième jour. On trouva la septième vertèbre cervicale brisée en cinq morceaux. A ce niveau, la moelle épinière était réduite en une matière rougeâtre et ramollie dans laquelle il était presque impossible de retrouver les traces des substances grise et blanche.

Parfois les *fractures des vertèbres dorsales et lombaires* sont limitées aux apophyses épineuses ou aux apophyses transverses. Beaucoup plus communes et plus graves sont les diérèses qui siègent sur les arcs et les corps vertébraux. D'ordinaire, la fracture intéresse l'une des trois dernières dorsales ou des deux premières lombaires, mais on a cité des exemples de fractures de la cinquième dorsale (Jacoulet et Joly), de la septième (Van Rooy), des huitième et neuvième (Bourgoin), de la troisième lombaire (Decroix), de la quatrième (Trasbot). Morisot a autopsié une jument qui, tombée dans une fouille de quatre mètres de profondeur, s'était fracturé la dix-huitième vertèbre dorsale, la première, la deuxième et la troisième lombaires.

Dès longtemps on a publié des exemples de fractures des vertèbres dorsales et lombaires, témoignant que ces fractures peuvent se produire dans des conditions fort diverses. Si, dans la généralité des cas, elles surviennent par le fait des réactions violentes auxquelles se livrent les chevaux assujettis en position décubitale, on les a vues se produire dans bien d'autres circonstances : au moment d'une chute (Decroix), d'un saut (Barreau), d'une ruade (Haubner, Joly), pendant le galop (Mittman), par la rupture d'un essieu de voiture lourdement chargée (Bouley et Goubaux), par un heurt violent de la colonne vertébrale contre un obstacle, — lorsque, par exemple, l'animal s'est engagé sous une barre de fer ou de bois étroitement fixée, ou bien lorsque, emballé, il est venu se jeter contre un mur (Jacoulet et Joly). Des faits plus récents ont appris qu'elles ont quelquefois pour cause l'inflexion brusque du rachis (Trasbot) ou le cabrer (Moussu). Possibles à tous les âges, elles sont favorisées chez les vieux animaux par la flexibilité moindre de la tige vertébrale ou l'ankylose (Ercolani, Camillo, Demarbaix, Möller) et par la friabilité anormale du tissu osseux.

La pathogénie des fractures d'abatage a été diversement interprétée. La plupart des auteurs qui ont écrit sur cette question incriminent les contractions des muscles abdominaux, lesquelles auraient pour effet de vousser la colonne vertébrale en contre-haut et de produire la fracture au point où se fait sentir au maximum l'action de ces contractions. Sous les pressions extrêmes qu'il subit, l'un des voussoirs de la colonne vertébrale incurvée éclate où s'écrase. A cette théorie, développée par Bouley en 1852 à la *Société centrale de médecine vétérinaire*, Magne objecta qu'il ne s'expliquait l'écrasement d'une vertèbre que par l'action des muscles puissants dont la tige dorsale est recouverte, et que les muscles abdominaux lui paraissaient insuffisants pour produire un semblable accident. Elle fut néanmoins très généralement acceptée, et c'est pour empêcher ou pour limiter le mouvement de flexion de la tige vertébrale que Bernardot et Butel ont imaginé leur *extenseur de la tête.*

Se fondant sur de minutieuses considérations anatomiques, Moussu a repris l'opinion de Magne. Il a prétendu que le seul muscle coupable était l'ilio-spinal, et qu'il déterminait la fracture par voussure en contre-bas de la colonne vertébrale. Mais sur les chevaux assujettis en position décubitale et dont les quatre membres sont fixés dans les entravons, le mécanisme de la fracture est complexe. Quand l'animal contracte violemment tous ses muscles, ceux des membres et de l'encolure comme ceux du dos, il nous a paru, à l'exploration directe de la colonne dorso-lombaire, pratiquée à la faveur d'une incision du flanc, que la tige rachidienne tendait à s'incurver légèrement en contre-haut, qu'elle était plutôt concave à sa face inférieure. Ajoutons qu'à l'examen du rachis des chevaux fracturés dans ces conditions, on trouve ordinairement les lésions d'écrasement bien plus accusées vers le bord inférieur du corps vertébral que vers sa face supérieure.

Toutes les inflexions de la colonne vertébrale, qu'elles soient en contre-haut, en contre-bas ou latérales, peuvent, si elles sont portées trop loin, déterminer la fracture du rachis; elles agissent là par un double mécanisme d'*arrachement* et d'*écrasement* des corps vertébraux.

Un certain nombre d'auteurs s'accordent à reconnaître qu'il est avantageux, dans l'abatage, de ne point laisser les quatre membres réunis, et les faits confirment la justesse de cette manière de voir. Il est rare, en effet, d'observer la fracture pendant la castration, opération qui exige le déplacement en avant du membre postérieur superficiel. Aussi, quand on couche un cheval âgé, sec, à reins courts, un sujet « fragile », est-il prudent, comme le font beaucoup de praticiens, de prendre l'un des membres antérieurs dans un trousse-pied et de n'appliquer les entravons qu'aux trois autres; ou bien, si l'abatage a été effectué suivant le procédé ordinaire, de désentraver un membre après l'avoir fixé à son congénère avec une plate-longe serrée au-dessus du genou ou du jarret. Au moment des réactions, la puissance musculaire déployée est moins grande; il y a moins de danger de fracture.

Le *diagnostic* des fractures du rachis est parfois difficile. Limitées aux apophyses épineuses ou transverses, elles ne donnent lieu qu'à des symptômes locaux souvent peu caractéristiques. Les fractures de l'arc ou du corps vertébral s'accompagnent de troubles graves dus aux lésions de la moelle. La mobilité des fragments, l'hématorrachis, la compression ou l'attrition de la moelle déterminent d'ordinaire une paralysie plus ou moins étendue. Celle-ci dénonce des troubles médullaires; mais quelle est la lésion qui les produit? Y a-t-il commotion de la moelle ou fracture? Et s'il y a fracture, quel en est le siège?

Quand le blessé reste étendu, « cassé » sur le lit où il a été contenu pour une opération chirurgicale, on est fixé tout de suite. Les autopsies, malheureusement trop nombreuses, ont appris que, dans ces cas, il y a presque toujours fracture de l'une des dernières dorsales ou des premières lombaires. Mais un cheval a été couché, ou il est tombé; on a dû le relever ou il n'a pu reprendre que difficilement l'attitude debout, et il présente des symptômes traduisant l'offense de la moelle : quelles lésions existent? — Lorsque la fracture siège à l'encolure, les phénomènes locaux sont parfois très nets. Sur les blessés de Collin et d'Adenot, on percevait facilement la crépitation; sur le premier, on voyait en outre, au niveau des trois premières vertèbres cervicales, une tuméfaction volumineuse. — Dans la région du dos et des lombes, la sensibilité et la déformation du foyer fractural sont difficiles à reconnaître, la crépitation est malaisée à percevoir. Toutefois, comme les fractures sont ici infiniment plus fréquentes que les autres lésions intéressant la moelle et pouvant déterminer les mêmes symptômes, on ne risque guère de se tromper en considérant le blessé comme atteint de fracture.

En général, par les symptômes fonctionnels qui surviennent, on est renseigné sur le siège de cette dernière. La paralysie remonte plus ou moins haut suivant la vertèbre atteinte : la fracture des dernières dorsales et des premières lombaires s'accompagne ordinairement de paraplégie avec paralysie du rectum et de la vessie; celle des premières dorsales entraîne la paralysie des muscles respiratoires, à l'exception du diaphragme; si la fracture s'est faite au-dessus de la quatrième cervicale, le diaphragme est paralysé et le malade succombe rapidement.

Lorsque la fracture est limitée aux apophyses épineuses ou transverses, l'application de bandes poissées, d'un vésicatoire ou le simple repos de la région suffisent à la guérison; si, plus tard, la suppuration survient, l'esquillotomie sera pratiquée. L. Lafosse rapporte deux cas, observés par lui, de fracture des apophyses transverses de l'atlas. Dans l'un, la ponction d'un phlegmon développé au niveau de la lésion, suivie de l'esquillotomie, amena une guérison rapide ; dans l'autre, l'aile droite de l'atlas était pendante : des réfrigérants d'abord, un vésicatoire ensuite, aboutirent à la consolidation avec légère déformation. Les fractures des apophyses épineuses du garrot et des apophyses transverses des vertèbres lombaires réclament un traitement analogue. (V. *Maladies du garrot et du dos.*)

Toute *fracture du rachis avec paralysie* commande l'abatage des grands animaux. Mais parfois on n'observe que de la parésie (obs. de Vatel, de Dupuy, de Decroix), on peut croire à un « tour de reins ». Quelle doit être, en ce cas, la conduite du praticien? Si une fracture simple, sans déplacement des vertèbres et sans épanchement sanguin dans le canal médullaire peut guérir, presque toutes les tentatives thérapeutiques ont échoué. Il y a toujours de l'hématorrachis, et si le cal se forme, il a grande chance de gêner la moelle. Au point de vue économique, l'abatage s'impose dans tous les cas. Dupuy tenta la guérison de son malade ; ne voyant aucune amélioration au bout de vingt-cinq jours, il le fit sacrifier. Nous-mêmes, après beaucoup de praticiens, avons dû prendre le même parti. — Si l'on se décidait à traiter un cas de parésie, les indications seraient les mêmes que pour l'entorse dorso-lombaire.

Quand il s'agit d'un animal de petite taille — d'un chien, par exemple, — que la déformation locale est sensible et le diagnostic possible, on a parlé d'essayer la réduction en fixant la tête et en tirant sur les membres postérieurs ou en pratiquant la suspension cervico-axillaire. Chez l'homme on a vu les symptômes paralytiques disparaître brusquement après la réduction. Mais la contention serait-elle réalisable? Pourrait-on immobiliser le dos ou les reins d'un chien

par un corset plâtré, l'encolure par deux attelles plâtrées ? Aucun
fait ne le prouve jusqu'à présent. Quand les phénomènes paralytiques
persistent, on a encore proposé d'ouvrir le rachis, d'enlever les
caillots ou les esquilles qui compriment la moelle. C'est là, même pour
nos petits blessés, une intervention fort délicate et trop aléatoire dans
ses résultats.

Les *lésions traumatiques de la moelle* résultent généralement de fracture ou
de luxation du rachis. Toutefois, on admet la production possible de lésions
de la moelle, sans bris des parties osseuses qui l'entourent.

On a décrit chez l'homme et chez les animaux une *commotion médullaire*
analogue à la commotion cérébrale. Sous l'influence de chocs, de chutes ou
de projectiles agissant sur la colonne vertébrale, il peut survenir des symptômes de paralysie d'autant plus complète que le choc est plus fort et d'autant plus étendue que l'ébranlement médullaire est plus rapproché du
cerveau. Ce qui caractérise essentiellement la commotion de la moelle, c'est
son caractère transitoire. Bientôt la sensibilité renaît dans les membres postérieurs ; la vessie et le rectum reprennent leurs fonctions ; tout rentre dans
la normale. Si les symptômes persistent plus longtemps, c'est qu'il existe
d'autres lésions : hématorrachis, hernie de la moelle au travers de ses enveloppes, ramollissement ou rupture de la moelle.

On n'est d'ailleurs pas fixé exactement sur la nature même de la commotion médullaire, et son histoire est à peu près entièrement à faire dans notre
médecine.

Saint-Cyr a publié l'observation d'une chienne sur laquelle avaient passé
les deux roues d'une voiture. Frappée immédiatement de paralysie complète,
la bête fut sacrifiée. A l'autopsie, on n'aurait rencontré ni luxation ni fracture, mais une *section complète de la moelle épinière* au niveau de la première
vertèbre lombaire.

La thérapeutique de la commotion médullaire est des plus pauvres. Les
altérations légères disparaissent d'elles-mêmes, tandis que les lésions graves
entraînent rapidement la mort.

IV. — **Affections inflammatoires du rachis.**

Les lésions inflammatoires du rachis sont décrites chez l'homme sous le
nom de *mal vertébral* ou *mal de Pott*. Cette affection est caractérisée cliniquement par la déformation de la région, des abcès, des fistules et de la paralysie. Les recherches modernes, particulièrement celle de Lannelongue, ont
montré la tuberculose en cause dans la presque totalité des cas.

La tuberculose vertébrale est assez fréquente sur les bovidés. Morot en
a observé plus de vingt cas, sans altération de la moelle. Tantôt, dit cet
auteur, les lésions atteignent une seule vertèbre, tantôt plusieurs ; tantôt
d'autres os (côtes, sternum) sont frappés. Dans un cas, il a trouvé des
lésions tuberculeuses sur la troisième vertèbre cervicale, la sixième vertèbre
dorsale, la cinquième, la huitième et la neuvième côtes droites, ainsi que
sur les huitième et neuvième cartilages costaux. Dans l'observation de Bril,
il s'agissait sans doute aussi d'une altération tuberculeuse ; les lésions concomitantes du poumon l'indiquent. Celle de Coremans a trait à l'ostéomyélite ; on ne rencontra pas dans le pus le bacille de Koch, mais des micoco-
ques isolés et des staphylocoques. Le même auteur a publié un cas de
tuberculose vertébrale chez le bœuf. Mais dans la grande majorité des faits

de carie vertébrale, observés chez les animaux, chez le cheval en particulier, il s'agissait d'ostéite suppurative consécutive à un abcès profond ou à une plaie entamant le rachis. (Voy. *Maladies de la nuque* et *M. du garrot*.)

Si les lésions sont limitées aux vertèbres, ordinairement il y a une ou plusieurs fistules et de la nécrose ou de la carie (Aubry). Mais les articulations vertébrales, la moelle ou ses enveloppes peuvent être atteintes : tantôt la moelle est simplement comprimée par les lésions osseuses ou par du pus, tantôt celui-ci fuse dans le canal rachidien et provoque une méningo-myélite. Ces lésions de la moelle déterminent des troubles de la motilité et de la sensibilité. On observe d'abord de la difficulté de la marche, puis de la paralysie.

L'observation II d'Aubry a trait à une jument de 12 ans qui présenta pendant trois semaines des symptômes bizarres : tristesse, inappétence, tremblements; puis l'épine dorsale se voûta en contre-haut, l'encolure était raide, la bête ne pouvait plus baisser la tête, les pupilles étaient dilatées; enfin survint la paralysie et la jument fut sacrifiée. A l'autopsie, on trouva les deuxième et troisième vertèbres dorsales cariées et entourées d'une abondante collection de pus. La moelle était saine. — Sur deux chevaux présentant une grande raideur de l'encolure, des fistules au niveau de la nuque et qui sont morts paralysés, nous avons trouvé dans un cas une arthrite suppurée occipito-atloïdienne, dans l'autre une arthrite suppurée atloïdo-axoïdienne.

Le traitement comprend la ponction des abcès, l'extraction des esquilles et les irrigations antiseptiques. Dans la première observation d'Aubry, il s'agit d'un poulain atteint d'une tumeur phlegmoneuse de l'encolure. Après quelques applications de populéum, on donna issue au pus. La plaie, mal soignée persistait encore à l'état fistuleux au bout de deux ans. Après débridement, on put extraire un volumineux séquestre constitué sans doute par l'apophyse articulaire antérieure de la troisième vertèbre cervicale. — Souvent l'abcès est profond, on n'en soupçonne point l'existence, et la thérapeutique est impuissante (Peuch et Arloing, Aubry).

Quand déjà il y a arthrite suppurée ou paraplégie, la mort survient rapidement et toute thérapeutique est vaine. On comprend que l'ouverture d'un abcès ou la trépanation puissent décomprimer la moelle, mais que faire contre la méningo-myélite? (V. *Ostéite*, *Nécrose* et *Carie*.)

V. — Tumeurs du rachis et de la moelle.

L'hyperostose des vertèbres, observée surtout chez les chevaux ensellés, peut envahir le canal médullaire, provoquant des symptômes de parésie, puis la paraplégie complète, comme dans l'observation de Neyraud. Cet auteur a constaté quatre tumeurs osseuses qui recouvraient la face inférieure du rachis sur une longueur de 40 centimètres à partir de la huitième dorsale. Le canal médullaire était considérablement rétréci et la moelle comprimée. — Sur une vache qui se déplaçait difficilement, surtout du train postérieur, Morot a trouvé une néoplasie développée dans l'épaisseur de la troisième vertèbre dorsale, en saillie sur le plancher du canal rachidien et propagée à la troisième articulation costo-vertébrale gauche. — Nous avons autopsié un chien de neuf ans atteint de paraplégie provoquée par un sarcome du lachis, qui avait presque entièrement détruit le corps de la première vertèbre lombaire. Ce malade n'avait manifesté des troubles de la motilité que quelques semaines avant de nous être présenté ; ils s'étaient accentués rapidement. Parker et d'autres auteurs ont publié des observations analogues.

Hertwig, Caussé, Trasbot, Railliet, Stubbe, Cadéac, ont rencontré dans le canal rachidien des tumeurs mélaniques ou sarcomateuses. Pfister y a trouvé, chez une vache, un lipome long de 8 centimètres, au niveau duquel le conduit était élargi.

Rarement les tumeurs de la colonne vertébrale donnent naissance à des symptômes locaux. Comme les néoplasies intra-rachidiennes, elles ne provoquent que des troubles fonctionnels dus à la compression lente de la moelle.

L'animal présente tout d'abord une raideur de la colonne vertébrale qui va en s'accentuant et aboutit généralement à la paraplégie. La marche du mal varie avec l'accroissement plus ou moins rapide de la néoplasie. — Souvent il est impossible de différencier les symptômes dus à une tumeur, de ceux qui résultent d'une entorse dorso-lombaire, d'une méningite ou d'une myélite chroniques. Sur les chevaux blancs atteints de mélanose, l'apparition d'une parésie du train de derrière doit éveiller l'idée d'une tumeur intra-rachidienne.

Quant à la thérapeutique, elle est à peu près nulle. Contre une néoplasie, que peuvent la pommade stibiée et le feu sur les reins ? Évidemment rien. Et l'intervention chirurgicale, la seule efficace, n'est point à conseiller pour nos malades.

VI. — **Déviations rachidiennes.**

Les déviations rachidiennes peuvent faire suite aux *entorses* ou aux *luxations* des articulations intervertébrales. Indépendamment de ces déviations traumatiques, on a maintes fois observé sur les animaux des déviations *congénitales* ou *acquises* de la colonne vertébrale, dont l'étiologie reste le plus souvent obscure. Gotti a publié sur ce sujet un important travail. Goubaux a rassemblé dans un mémoire les principaux exemples publiés en France (Girard, Ponchy, Serres, Billet, Vatel) et de nombreux faits personnels.

Observées dans toutes les espèces (cheval, bœuf, mouton, chien), les déviations rachidiennes se font suivant des directions diverses : il y a *lordose* si la déviation se fait de haut en bas ; *cyphose*, quand elle a lieu de bas en haut ; *scoliose*, lorsqu'elle est latérale.

La *lordose* (ensellement, ensellure, dos ensellé) serait favorisée par la longueur excessive de la région dorso-lombaire, par l'habitude qu'ont certains cochers d'enrêner leurs chevaux trop court pendant l'attelage, mais surtout par le service (selle ou bât). Les causes occasionnelles sont les pressions considérables exercées sur le dos et les lombes. Goubaux a cité le cas d'un cheval de gendarme qui devint remarquablement ensellé sous l'influence du poids de son cavalier et du paquetage. L. Lafosse a incriminé le rachitisme. On a quelquefois trouvé des exostoses sur les vertèbres de la région dorsolombaire et des altérations des disques intervertébraux.

On évitera les causes occasionnelles. Si le rachitisme ou l'ostéomalacie semblaient exercer une influence, on aurait recours au traitement de ces affections. Tout traitement curatif local est impossible. Heureusement que cette difformité n'empêche pas les animaux d'être utilisés à certains services.

La *cyphose* se remarque soit dans la région dorsale, soit dans la région lombaire. L'animal est bossu ; il y a raccourcissement du rachis ; les membres antérieurs sont plus rapprochés des postérieurs que dans les conditions ordinaires. — On l'a attribuée à des efforts musculaires violents, supérieurs au degré de résistance de la colonne vertébrale (Vitet, d'Arboval, Goubaux). La tuberculose vertébrale, si souvent en cause chez l'homme, est exceptionnelle sur les animaux. Serres a rapporté l'observation d'une mule atteinte de gibbosité quelque temps après la disparition de la gourme; on fit des applications locales d'onguent de Lebas et d'huile iodée et l'on administra à intérieur le protoiodure de mercure; une amélioration sensible survint.

Si l'on était consulté de bonne heure, pour un animal jeune, on pourrait essayer de comprimer la gibbosité. Une tige solide allant du garrot à la croupe, fixée à des sellettes, maintiendrait au niveau de la déformation un coussin bien rembourré (Stockfleth, Vachetta).

Congénitale ou *acquise*, la *scoliose* est souvent accompagnée de cyphose. On l'observe surtout dans la région dorsale.

Légère, elle pourrait résulter de l'habitude prise par l'animal d'incliner le corps à droite ou à gauche : quand un cheval boite d'un membre gauche, par exemple, il n'est pas rare de le voir incliner le corps à droite. La scoliose semble due parfois à un défaut d'action des muscles extenseurs d'un côté de la colonne vertébrale. Sur le cheval de l'observation II de son travail (déviation dorsale très accusée avec convexité à gauche), Goubaux nota des lésions dégénératives de la partie antérieure de l'ilio-spinal, de l'intercostal commun, du grand dentelé, du transversal des côtes et de cinq des muscles intercostaux externes du côté gauche. L'altération des muscles correspondait exactement au point de la colonne vétébrale qui était le siège de la déviation observée pendant la vie de l'animal. Le rachitisme ne semble avoir aucune action dans la production de la scoliose; les os des membres sont toujours sains.

Un traitement rationnel devrait s'inspirer de l'étiologie; mais celle-ci reste généralement ignorée. Ponchy a traité un poulain par des frictions sur les reins avec un mélange d'eau-de-vie camphrée et d'essence de térébenthine; en moins de deux mois, les régions lombaire et dorsale étaient complètement redressées. Mais sur ce poulain les symptômes étaient survenus rapidement; il ne s'agissait sans doute que d'un « tour de reins ». La scoliose est d'ailleurs souvent compatible avec le travail au pas.

VII. — Paralysies médullaires. — Paraplégies.

Dans toutes les espèces animales, on observe des paralysies limitées aux membres postérieurs tantôt incomplètes (parésies de l'arrière-main), tantôt complètes (paraplégies). Lorsqu'il y a paraplégie, le train de derrière est absolument inerte; à certains moments l'animal se dresse sur les membres antérieurs ou il progresse de ces seuls membres en traînant les postérieurs sur le sol (chien); généralement les sphincters vésical et rectal sont relâchés; la sensibilité des régions akinésiées est abolie ou seulement amoindrie.

Exceptionnellement provoquée par des lésions encéphaliques, nous l'avons dit déjà, la paraplégie résulte le plus souvent d'altérations de la moelle (traumatismes, phlegmasies, tumeurs). Nous avons maintes fois observé des paralysies du train de derrière ou des quatre membres, qui étaient dues à la compression de la moelle par des lésions d'arthrite rachidienne des régions lombaire, dorsale ou cervicale. Sur les vingt observations de compression médullaire recueillies chez le chien par Dexler, onze fois cette compression était produite par des lésions d'arthrite rachidienne ou de pachyméningite ossifiante, neuf fois par la pachyméningite scléreuse et la myélite diffuse. — Toutes les paraplégies ne sont pas d'origine centrale, médullaire ou encéphalique. Il en est qui relèvent d'altérations des nerfs, des vaisseaux ou des muscles du train postérieur. Mentionnons particulièrement les lésions simultanées des plexus lombo-sacrés, l'oblitération de l'aorte, les polymyosites hémoglobinémiques et rhumatismales.—Quelques auteurs disent avoir observé des « paraplégies psychiques » déterminées par la peur ou par une émotion vive. Aruch, qui en aurait constaté trois exemples chez le chien, incrimine dans un cas la jalousie, dans les deux autres une grande frayeur. Hagen parle d'un vieux cheval devenu subitement paraplégique à la vue d'une locomotive et chez lequel l'akinésie du train de derrière persista pendant quatre jours. On a encore signalé des « paraplégies réflexes » attribuées à la présence de parasites dans le rectum. (Hurliman, Damütz.)

Mais *la plupart des paraplégies non traumatiques sont de nature infectieuse ou toxique ;* elles résultent de myélites ou de méningo-myélites secondaires dont la cause initiale est soit une infection, soit une intoxication, d'origine externe ou interne. C'est au groupe des paralysies infectieuses que se rattachent les paraplégies enzootiques signalées chez nous par Coményy, fréquentes en Amérique, et qui sévissent en permanence dans certains pays.

La thérapeutique des paraplégies, non moins diversifiée que leur nature et leurs causes provocatrices, comprend quelques indications communes à la généralité des cas : — placer le cheval dans un box spacieux, sur une bonne litière ; le retourner plusieurs fois par jour afin d'éviter les escarres de décubitus ; le soutenir par une bonne alimentation, surtout par les barbotages de farine d'orge et le lait ; au besoin, évacuer le contenu du rectum et de la vessie ; enfin aider le malade à reprendre l'attitude debout et, s'il y parvient, recourir à l'appareil de suspension.

Bibliographie. — I. Entorse de l'encolure. — Grognier, *Corresp. sur les anim. domest.* de Fromage de Feugré, t. II, Paris, 1810. — Gohier, *Mém. et Observations,* t. II, Lyon, 1816. — Grognier, *Recueil de méd. vét.,* 1825. — Lebel, *Ibid.* — Lacoste, *Société vét. du Calvados,* 1831-32. — Godine, *Journal de méd. vét. théor. et prat.,* 1832. — Serres, *Journal des vét. du Midi,* 1837. — Spooner, *The Veterinarian,* 1838. — Jons, *Ibid.,* 1839. — Blavette, *Société vét. du Calvados,* 1838 et 1841-42. — Ledoyen, *Ibid.,* 1841-42. — Lecoq, *Ibid.* et *Recueil de méd. vét.,* 1842. — Rey, *Recueil de méd. vét.,* 1841 ; *Journal des vét. du Midi,* 1842. — Deloupy, *Ibid.,* 1842. — Leblanc, *La Clinique vét.,* 1844. — Percivall, *The Veterinarian,* 1847. — Busse, *Magazin,* 1849. — Gerlach, *Ibid.,* 1854. — Vives, *Journal des vét. du Midi,* 1854 et 1855. — Lemaître, *Ibid.* — Serres, *Ibid.,* 1857. — Maas, *Preuss. Mittheil.,* 1855. — Suth, *Ibid.,* 1856. — Seyler, *Annales de méd. vét.,* 1857. — Grimm, *Sächs. Bericht,* 1860. — Goubaux, *Recueil de méd. vét.,* 1864. — Siebenrogg, *Repertorium,* an. in *Recueil de méd. vét.,* 1866. — Barreau, *Journal de méd. vét. milit.,* t. II et t. VII. — Fadrux, *Annales de méd. vét.,* 1867. — Guittard, *Journal des vét. du Midi,* 1868. — Bonnaud, *Ibid.,* 1868. — Weiskopf, *Wochenschrift,* 1870. — Voigtlander, *Sächs. Bericht,* 1870. — Leblanc, *Bullet. de la Soc. cent. de méd. vét.,* 1872. — Goubaux, *Ibid.* — Immelmann, *Magazin,* 1873. — Benci, *Giornale med. vet. prat.,* 1874-75. — Pruch, *Journal de méd. vét.,* 1876. — Stöhr, *Preuss. Mittheil.,* 1876. — Benjamin, *Recueil de méd. vét.,* 1877 et 1878. — Pieuzet, *Journal de méd. vét. milit.,* t. XIV, 1877. — Mauri, *Revue vét.,* 1879. — Bouley, *Recueil de méd. vét.,* 1879. — Nocard, *Bullet. de la Soc. de méd. vét.,* 1879, et *Archives vét.,* 1879. — Delamotte, *Ibid.* — Palat, *Archives vét.,* 1888. — Serger, *Repertorium,* 1882. — Michaud, *Journal de méd. vét.,* 1883. — Klench, *American vet. Review,* 1884-85. — Cormack, *Ibid.,* 1887-88. — Vioezzi, *L'Ercolani,* 1888. — Rigal, *Revue vét.,* 1889. — Labat, *Ibid.,* 1889. — Moulé, *Bull. de la Soc. cent. de méd. vét.,* 1891. — Lanzillotti, *La Clinica veterinaria,* 1891 et 1896. — Bayer, *OEsterr. Zeitschr. für Veterinärkunde,* in *Berlin. thierärztl. Wochenschr.,* 1895. — Hendrickx, *Annales de méd. vét.,* 1896. — Schröder, *Zeitschr. für Veterinärkunde,* 1899. — Pohl, *Ibid.,* 1899.

— Stockfleth, *Chirurgie*. — Peuch et Toussaint, *Précis de chirurgie vétérinaire.* — Lanzillotti, *Trattato di Tecnica e Terapeutica Chirurgica.*

II. Entorse dorso-lombaire. — Lafosse, *Dictionnaire d'hippiatrique*, 1777, t. IV. — Robinet, *Manuel du bouvier*, 1789, t. I. — Rigot, *Recueil de méd. vét.*, 1827 et 1837. — Vatel, *Pathologie vét.*, 1828, t. I. — Herbelot et Dard, *Journal de méd. vét. théor. et prat.*, 1831. — Goubaux, *Recueil de méd. vét.*, 1846 et 1851. — Barreau, *Journal de méd. vét. milit.*, t. VII. — Degive, *Annales de méd. vét.*, 1878. — Vatel, *Recueil de méd. vét.*, 1882.

III. Fractures. — Vatel, *Recueil de méd. vét.*, 1828. — Dupuy, *Journal prat. de méd. vét.*, 1830. — Letulle, *Société vét. du Calvados*, 1845-46. — Decroix, *Recueil de méd. vét.*, 1851. — Adenot, *Journal de méd. vét.*, 1853. — Bouley, *Bullet. de la Soc. cent. de méd. vét.*, 1852. — Lebel, *Recueil de méd. vét.*, 1852. — Waters, *Ibid.*, 1854. — Collin, *Journal de méd. vét.*, 1855. — Van Rooy, *Annales de méd. vét.*, 1862. — Köhne, *Magazin*, 1861. — Hermann, *Preuss. Mittheil.*, 1868. — Schumann, *Ibid.*, 1869. — Leblanc, *Bullet. de la Soc. cent. de méd. vét.*, 1872. — Bonnard, *Journal de méd. vét. milit.*, t. IX. — Wiart, *Ibid.*, t. XIII. — Barry, *Recueil de méd. vét.*, 1874. — Goubaux, *Bullet. de la Soc. cent. de méd. vét.*, 1875. — Barreau, *Ibid.*, 1877 et 1878. — Bouley, *Ibid.*, 1877. — Rabe, *Wochenschrift*, 1879. — Bourgoin, *Journal de méd. vét.*, 1882. — Rolando, *Giorn. med. vet. prat.*, 1882. — Trasbot, *Bull. de la Soc. cent. de méd. vét.*, 1888. — Pagella, *Il med. vet.*, 1888. — Moussu, *Recueil de méd. vét.*, 1889. — Degive, *Annales de méd. vét.*, 1889. — Barreau, *Journal de méd. vét. milit.*, t. II. — Barret, *Recueil et observat. sur l'hygiène et la méd. vét. milit.*, 2º série, t. XIII. — Wolf, *Ibid.* — Joly, *Revue vét.*, 1894. — Gützlaff, *Berliner thierärztl. Wochenschr.*, 1894. — Flatten, *Ibid.*, 1895. — Morisot, *Recueil d'hygiène et de méd. vét. milit.*, 1896. — Salonne, *Ibid.* — Jacoulet et Joly, *Bullet. de la Soc. cent. de méd. vét.*, 1896. — Pécus, *Ibid*, 1898. — Fröhner, *Monatshefte für prakt. Thierheilkunde*, 1898. — Cuillé et Sendrail, *Revue vét.*, 1898. — Warner, *The journal of comp. med. and vet. Archives.* 1898.

IV. Lésions inflammatoires. — Sewel, *The Veterinarian*, 1842. — Schmidt, *Preuss. Mittheil.*, 1872. — Kopp, *Recueil de méd. vét.*, 1864. — Aubry, *Ibid.*, 1865. — Arloing et Peuch, *Journal de méd. vét.*, 1867. — Galles, an. in *Ibid.*, 1867. — Bril, *Annales de méd. vét.*, 1869. — Dammann, *Magazin*, 1871. — Scheibler, *American vet. Review*, 1885-86. — Coremans, *Annales de méd. vét.*, 1893 et 1894. — Clève, *Berlin. thierärztl. Wochenschrift*, 1895. — Morot, *Revue vét.*, 1896. — Steuding, *Zeitschr. für Fleisch und Milch Hygien*, 1899.

V. Tumeurs. — Trasbot, *Recueil de méd. vét.*, 1864. — Caussé, *Journal de méd. vét. milit.*, t. III. — Railliet, *Bullet. de la Soc. cent. de méd. vét.*, 1876, et *Archives vét.*, 1878. — Friedberger, *Münch. Jahresber.*, 1877-78. — Dieckerhoff, *Adam's Wochenschr.*, 1881. — Hubscher, *Schweiz. Archiv.*, 1884. — Cadéac, *Revue vét.*, 1885. — Neyraud, *Journal de méd. vét.*, 1889. — Stubbe, *Annales de méd. vét.*, 1890. — Parker, an. in *Recueil de méd. vét.*, 1890. — Moulé, *Bullet. de la Soc. cent. de méd. vét.*, 1890. — Morot, *Ibid.*, 1890. — Railliet et Morot, *Ibid.*, 1891. — Kühnau, *Schlesw. Mittheil.*, 1895, an. in *Berlin. thierärztl. Wochenschr.*, 1895. — Reinemann, *Archiv für Thierheilkunde*, 1899.

VI. Déviations rachidiennes. — N. Girard, *Recueil de méd. vét.*, 1824. — Ponchy, *Mémoires de la Soc. vét. du Calvados*, 1840. — Lafosse, *Journal des vét. du Midi*, 1856 et 1858. — Serres, *Ibid.*, 1859. — Goubaux, *Recueil de méd. vét.*, 1858. — Billiet, *Revue vét.*, 1876. — Vatel, *Recueil de méd. vét.*, 1882. — Gotti, *Sur les déviations congénitales de la colonne vertébrale.* Bologne, 1882. — Goubaux, *Recueil de méd. vét.*, 1886 et 1887. — Huth, an. in *Ibid.*, 1892. — D'Arboval et Zundel, *Dictionnaire vétérinaire.*

CHAPITRE II

AFFECTIONS DE L'ŒIL ET DE SES ANNEXES

I. — ŒIL.

Examen de l'œil.

L'examen de l'appareil oculaire comprend une série d'explorations méthodiques. Nous devons envisager : 1° l'examen extérieur de l'œil à la lumière naturelle et sans instrument ; 2° l'exploration des culs-de-sac conjonctivaux ; 3° l'épreuve de la pupille ; 4° l'examen des parties antérieures par l'éclairage latéral ; 5° l'examen des régions profondes avec l'ophtalmoscope ; 6° la tonométrie ou étude de la tension du globe.

L'*examen à la lumière naturelle*, sans instrument, pratiqué dans un endroit bien éclairé, permet de reconnaître immédiatement le volume et la procidence du globe (tumeur, exophtalmie), le larmoiement, l'écoulement d'une sécrétion muco-purulente, la photophobie ; — les altérations qu'offrent les paupières (tumeurs, plaies, œdème, gonflement, affections cutanées, trichiasis, entropion, ectropion), la conjonctive (rougeur, œdème, néoplasme), le corps clignotant, la caroncule, le sac et les points lacrymaux, la cornée (degré de courbure, plaies, ulcères, taches), la sclérotique (plaies, tumeurs). On peut également se rendre compte de l'état de la chambre antérieure (hypopyon, hypohéma, parasites), de l'iris (iritis), de la pupille (mydriase, myosis), du cristallin (luxation, cataracte).

Le larmoiement, l'irritation de la conjonctive et du globe appellent l'*exploration des culs-de-sac conjonctivaux*. — Pour renverser la paupière inférieure, on applique l'index et le médius de la main gauche sur la peau, à peu de distance des cils, et l'on exerce une légère traction en bas ; cette simple manœuvre suffit pour éverser la paupière et mettre à découvert le cul-de-sac inférieur. — La technique est plus délicate pour la paupière supérieure ; l'exploration du sillon conjonctival est ici assez difficile. On saisit le bord ciliaire entre le pouce et l'index de la main gauche et l'on tire la paupière vers soi, en avant et en bas, tandis que l'extrémité du pouce droit déprime la partie moyenne de la face cutanée de la paupière supérieure, ce qui permet à la main gauche de faire basculer le bord libre de la paupière en haut. On peut aussi soulever cette dernière avec une stapule. Rolland explore le cul-de-sac conjonctival supérieur à l'aide d'une curette spéciale garnie de vaseline. — La contraction violente de l'orbiculaire des paupières rend parfois impossible tout écartement à l'aide des doigts et oblige à l'emploi du blépharostat ou de l'écarteur à mains. Quelques gouttes d'une solution de cocaïne à 1-2 p. 100 facilitent beaucoup l'examen.

L'*épreuve de la pupille* comprend l'étude de ses variations sous l'influence de la lumière, des mydriatiques et des myotiques. Quand, à l'aide des mains, on maintient fermés les deux yeux de l'animal pendant quelques minutes, puis que l'on écarte brusquement les paupières de l'œil à examiner, si celui-ci est sain on doit observer un rétrécissement de la pupille. Lorsqu'il n'existe pas d'adhérences iriennes, l'instillation de cocaïne ou d'atropine, en solution aqueuse à 1 p. 100, dilate régulièrement la pupille. D'après la forme et l'étendue des synéchies, on distingue des pupilles en *pied de cheval*, en *feston*, en *haricot*, en 8, en *chapelet*, en *haltère*.

L'*examen à l'éclairage latéral* permet de reconnaître les moindres lésions des parties antérieures du globe. Comme source lumineuse, on se sert d'une lampe à huile ou à pétrole, de la lampe de Rolland ou de celle de Priestley-

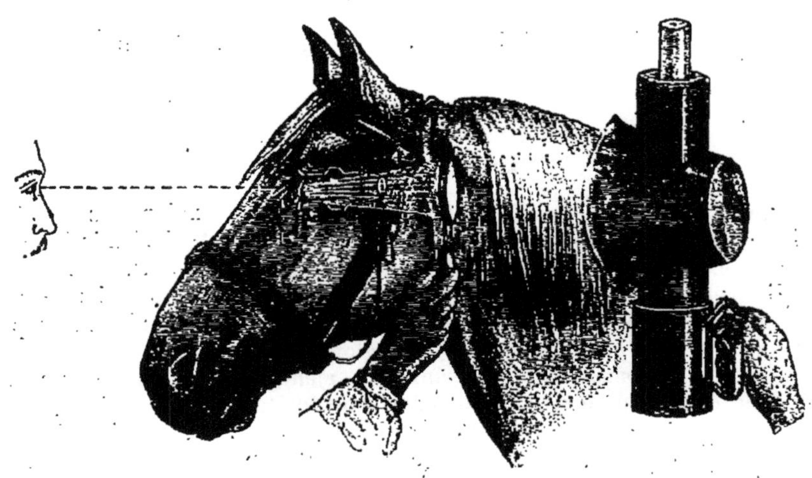

Fig. 112. — Examen de l'œil à l'éclairage latéral.

Smith. Cette dernière est constituée par deux cylindres métalliques qui glissent l'un dans l'autre : l'inférieur contient le foyer lumineux (bougie) qui, poussé par un ressort, reste toujours au même niveau; le supérieur, ouvert, porte sur un même diamètre deux tubes terminés chacun par une lentille biconvexe dont les distances focales sont différentes. Le grand avantage de cette lampe, c'est de réunir, dans un seul appareil, la source lumineuse et la lentille, de sorte qu'il suffit de l'approcher de l'œil, à distance focale, pour avoir celui-ci complètement éclairé. L'opérateur qui ne fait pas usage de la lampe Priestley-Smith doit se munir d'une lentille biconvexe de 15 dioptries environ.

Le cheval est introduit dans une salle obscure et maintenu par deux aides. Un troisième aide tient la lampe à 30-50 centimètres de l'œil à examiner, à sa hauteur et un peu en arrière; suivant les indications de l'opérateur, il l'abaissera, l'élèvera, l'éloignera ou l'avancera. Si l'animal tient les paupières fermées, on les écarte avec le blépharostat. Placé en face du cheval ou un peu sur le côté, le praticien interpose la loupe entre la lampe et l'œil de façon que la distance qui la sépare de la cornée soit un peu inférieure à sa distance focale, et concentre les rayons lumineux sur la face antérieure du globe. Plaçant très obliquement le verre collecteur et la lampe, il inspecte d'abord la cornée sur laquelle il promène son cône éclairant. Au fur et à mesure qu'il veut examiner plus profondément, il relève son faisceau lumineux par des mouvements successifs de la lentille, de façon à imprimer à ce faisceau une direction de moins en moins oblique, par rapport à la ligne de prolongement de l'axe antérieur de l'œil. Plus l'angle formé par l'axe du faisceau et l'axe antéro-postérieur de l'œil est petit, plus le faisceau lumineux pénètre profondément. On arrive à éclairer ainsi d'une façon véritablement parfaite la cornée, la chambre antérieure, l'iris, le cristallin, même les couches antérieures du corps vitré. Grâce à ce procédé, les plus légères opacités de la cornée, difficiles à reconnaître à l'éclairage du jour, sont décelées avec une absolue netteté. Les moindres changements dans la texture de l'iris, les synéchies postérieures, les dépôts dans la chambre antérieure ou sur la cristalloïde, la plus petite tache cristallinienne sont immédiatement reconnus. Il y a souvent avantage à utiliser deux loupes : l'une sert à concentrer les rayons lumineux; avec l'autre, tenue de la main opposée, on examine l'œil. Grâce au grossissement qu'elle fournit, les moindres détails sont perçus.

L'*examen des membranes profondes* exige l'emploi de l'ophtalmoscope. C'est un miroir concave monté sur manche et percé d'une ouverture centrale. Beaucoup d'ophtalmoscopes sont disposés de façon que diverses lentilles positives ou négatives puissent venir successivement se placer derrière le trou du miroir; elles permettent à l'opérateur de corriger sa réfraction s'il n'est pas emmétrope. En France, on emploie surtout l'ophtalmoscope de Rolland ou celui de Badal. L'examen ophtalmoscopique se pratique soit *à la lumière naturelle* soit *à la lumière artificielle*. L'examen à la lumière artificielle se fait à *l'image droite* ou à *l'image renversée*.

Quand on opère *à la lumière artificielle*, le sujet, placé dans une écurie obscure, est maintenu par deux aides qui, saisissant les oreilles, abaissent

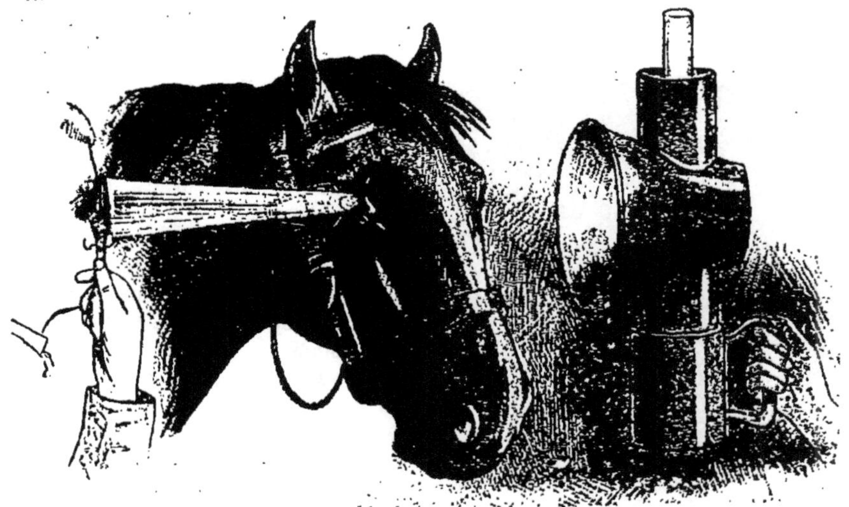

Fig. 113. — Examen de l'œil à l'éclairage direct.

la tête de façon que l'œil examiné soit à peu près à la hauteur de l'œil de l'observateur. Un troisième aide tient le foyer lumineux, non plus du côté examiné, comme pour l'exploration à l'éclairage oblique, mais du côté opposé, un peu au-dessus de l'oreille. Il peut être utile de tenir fermé l'œil non examiné. L'opérateur se place non pas directement en face de l'œil qu'il veut étudier, mais un peu obliquement, sur le prolongement antérieur d'une ligne qui passerait par la base de l'oreille opposée et par l'arcade sus-orbitaire de l'œil examiné (Hocquard et Bernard); il appuie la partie supérieure du dos du miroir, tenu par le manche, contre son arcade sourcilière et projette à travers la pupille le cône lumineux émané de la lampe. Les dépôts sur la cristalloïde antérieure et postérieure, les opacités de la lentille, les corps flottants de l'humeur vitrée, signalés par Reynal dans l'ophtalmie périodique, sont facilement reconnus : ces corps opaques, interceptant les rayons lumineux à leur niveau, apparaissent comme des taches sombres sur le fond vivement éclairé de l'œil. En approchant l'ophtalmoscope à quelques centimètres de l'œil à examiner, on obtient par ce procédé, avec un grossissement de 15 à 20 diamètres, une image droite et virtuelle du fond de l'œil. Ce grossissement permet de reconnaître les plus fins détails. Si l'observateur est myope ou hypermétrope, il doit corriger son amétropie par un verre approprié. De même si l'œil observé n'est pas emmétrope, il faut, pour avoir une image nette, interposer un verre qui rende parallèles les rayons émanés de la rétine. Ce verre, déterminé par tâtonnement, représente le nombre de dioptries mesurant l'amétropie de l'œil observé.

Dans le *procédé à la lumière artificielle et à l'image renversée*, l'observateur place l'ophtalmoscope à 50 centimètres environ de l'œil observé ; avec la main gauche, il tient à 4-5 centimètres en avant de cet œil une lentille convexe de 16 à 20 dioptries. Après avoir traversé la lentille, les rayons qui émergent du fond de l'œil forment une image réelle et renversée de la rétine, visible pour l'observateur. Cette méthode à l'image renversée nécessite une assez longue éducation.

L'*examen du fond de l'œil à la lumière du jour et à l'image droite*, pratiqué dès longtemps en Allemagne, a été préconisé chez nous par divers auteurs, mais surtout par Carrère et Nicolas. Il est d'une très grande simplicité. Avec un peu d'habitude, cet examen peut se faire au travers de la pupille non dilatée ; il est toutefois préférable d'instiller, une demi-heure à une heure avant l'opération, quelques gouttes de la solution de sulfate d'atropine. — L'animal est placé à l'entrée d'un local quelconque, à l'ombre d'un arbre ou dans une écurie-dock, parallèlement à la porte, qui sera fermée de façon que l'œil à examiner regarde l'intérieur de l'écurie. Ce qu'il faut, en somme, c'est que l'œil à éclairer soit placé dans une obscurité relative et qu'on puisse projeter à son intérieur la lumière du jour tombant sur l'ophtalmoscope. Il importe que la lumière réfléchie ne soit pas trop vive ; elle provoquerait les défenses de l'animal. On devra s'éloigner des rayons solaires directs et ne faire usage que des rayons diffus. Cet examen est possible

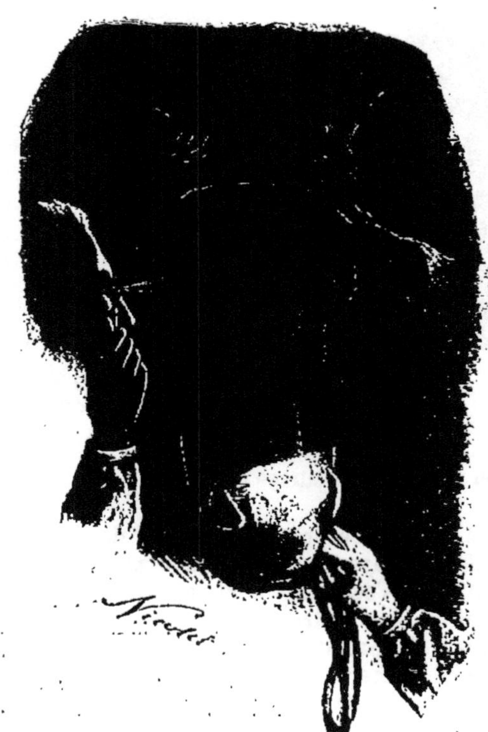

Fig. 114. — Examen du fond de l'œil à la lumière du jour.

aussi bien en hiver qu'en été, que le ciel soit clair ou couvert. (Nicolas.)

A quelle distance doit-on se placer ? A 20, 30, 50 centimètres, dit Carrère, afin que l'observateur soit à l'abri des accidents qui pourraient survenir s'il se rapprochait davantage de l'œil à examiner. Nicolas conseille de se placer résolument à quelques centimètres de la cornée, presque au contact des cils. Il est incontestable, ajoute-t-il, que, regardant l'intérieur d'une chambre par une ouverture relativement petite, on en verra une partie d'autant plus grande et plus nette qu'on sera placé plus près de l'ouverture.

Chez le cheval, l'aspect du fond de l'œil est tout différent de ce qu'on observe chez l'homme. Le tapis clair (*tapetum lucidum*) attire tout d'abord l'attention par le brillant de son coloris. Inférieurement, ce tapis clair est séparé du tapis sombre (*tapetum nigrum*) par une bordure horizontale recti-ligne. Un peu au-dessous de cette bordure on trouve la papille, entourée de tous côtés par le *tapetum nigrum*. On reconnaît d'ordinaire à la papille trois zones : une *zone périphérique*, blanchâtre, représentant la gaine celluleuse du nerf optique ; une *zone centrale*, blanc-jaunâtre, qui a l'aspect d'une cicatrice étoilée et présente près du centre deux ou trois petites taches plus rouges dans lesquelles on distingue un réseau de capillaires ; une *zone intermédiaire*, rose, parcourue par un fin lacis vasculaire.

La *tension intra-oculaire* a une grande importance en ophtalmologie. D'or-dinaire, pour la mesurer, on se contente de presser à l'aide du pouce ou de l'index sur le globe recouvert par la paupière supérieure. On peut encore exercer des pressions alternatives à l'aide des deux index placés à quelque distance l'un de l'autre, comme pour la recherche de la fluctuation. En com-parant les deux yeux, on arrive à obtenir des renseignements assez exacts. Chez l'homme, pour mesurer la tension intra-oculaire, on se sert d'instru-ments spéciaux (ophtalmotonomètres).

De la réfraction.

Les rayons lumineux qui vont former image sur la rétine traversent suc-cessivement la cornée, l'humeur aqueuse, le cristallin et le corps vitré, où ils subissent des déviations soumises aux lois de la réfraction. Un œil normale-ment conformé ou *emmétrope* est adapté, au repos, pour la vision à l'infini, c'est-à-dire qu'en dehors de toute accommodation, les rayons qui arrivent parallèles sur la cornée forment image sur la rétine. Les yeux *amétropes* (myopes ou hypermétropes) ne remplissent pas ces conditions.

La *myopie* est due à une trop grande longueur du globe, à une exagération de courbure de la cornée ou du cristallin, ou à un indice de réfraction trop élevé des milieux. Les rayons arrivant en parallélisme sur la cornée ont leur foyer principal en avant de la rétine ; pour qu'un objet soit vu distinc-tement, il doit être rapproché de l'œil. Quand le point le plus éloigné où puisse se faire la vision distincte — le *punctum remotum* — est situé à 1 mètre, on dit que la myopie est de une *dioptrie ;* elle est de 2, 4 dioptries si le *punctum remotum* siège à 50, 25 centimètres ; de 1/2, 1/4 de dioptrie quand il est placé à 2, 4 mètres. Chez l'homme, on corrige la myopie par des verres concaves de 1/4, 1/2, 1, 2, 4 dioptries, c'est-à-dire dont le rayon de courbure est égal à 4 mètres, 2 mètres, 1 mètre, 50 centimètres, 25 centimètres.

L'*hypermétropie* est déterminée par la brièveté de l'axe antéro-postérieur du globe ou par la trop faible réfringence des milieux. Les rayons arrivant de l'infini sur la cornée se réunissent en arrière de la rétine. Pour voir les objets éloignés, l'œil hypermétrope doit faire intervenir son accommodation ; celle-ci est insuffisante pour les objets plus rapprochés. Pour corriger ce vice de réfraction, on emploie chez l'homme des lentilles convexes.

On fait précéder le nombre de dioptries du signe + pour les verres con-vexes, du signe — pour les verres concaves. Une lentille de — 8 dioptries est une lentille concave de 8 dioptries.

On désigne sous le nom d'*astigmatisme* un état anormal de l'œil dans lequel les surfaces réfringentes ne sont pas des surfaces de révolution. Il résulte d'une conformation vicieuse de la cornée ou du cristallin. L'astigmatisme est dit *régulier*, lorsque, pour un même méridien, la force réfringente est partout la même. Pour la cornée, c'est ordinairement le méridien vertical qui est le plus convexe, ce qu'on attribue à la pression des paupières.... Dans l'astigmatisme *irrégulier*, la force réfringente varie dans les différents points d'un même méridien (Delens.)

Les anomalies de la réfraction sont assez fréquentes chez le cheval et offrent un certain intérêt. Souvent ce sont elles qui rendent le cheval peureux; les chevaux de selle sont dangereux pour ceux qui les montent. La *kératoscopie* ou *méthode de Cuignet* permet de diagnostiquer les anomalies de la réfraction chez les animaux, en utilisant le jeu des ombres qu'on observe quand on éclaire le fond de l'œil avec le miroir plan ou le miroir concave. On se rappellera que la marche des ombres avec le miroir plan est inverse de ce qu'elle est avec le miroir concave. — Voici comment Carrère conseille de procéder sur le cheval. L'animal est maintenu dans une chambre noire. L'observateur, placé à environ 1^m,25 ou 1^m,30 de l'œil à examiner, éclaire cet œil à l'aide d'un miroir concave de 25 centimètres de foyer environ. Il imprime au miroir un léger mouvement de rotation sur l'axe vertical d'abord, sur l'axe horizontal ensuite, ou inversement. Lors du premier de ces mouvements, une partie du champ pupillaire, tout entier éclairé d'abord, se trouve envahie par l'ombre qui marche dans le même sens que le miroir — ombre directe, — ou bien dans le sens opposé — ombre inverse. Dans le cas où l'ombre est directe, il y a myopie; si, au contraire, l'ombre est inverse, il y a hypermétropie ou emmétropie. Il peut arriver que l'ombre marche en sens inverse pour le diamètre vertical par exemple, et dans le même sens pour le diamètre horizontal ou inversement; alors il y a *astigmatisme*. — Cette méthode permet non seulement de reconnaître la variété du vice de réfraction, mais encore le degré. Il suffit de faire passer devant l'œil une série de verres correcteurs jusqu'à ce que l'ombre marche dans le sens opposé à celui qu'elle avait d'abord. A l'exemple d'Ablaire, on peut fixer les verres correcteurs sur une planchette terminée par un manche (*réglette kératoscopique*). En retranchant une dioptrie au numéro du verre employé pour obtenir ce résultat, on a le degré de l'amétropie.

On peut aussi déterminer la réfraction par l'examen à l'image droite. Nous avons dit (V. *Examen de l'œil*) que l'on ne perçoit distinctement le fond de l'œil que si celui-ci est emmétrope, c'est-à-dire si les rayons qui en sortent sont parallèles. Dans le cas contraire, il faut, pour les rendre parallèles et voir distinctement la papille, placer en arrière de l'ophtalmoscope un verre concave ou convexe dont le numéro indique le degré d'amétropie. Il est bien entendu que l'observateur est supposé emmétrope; s'il en était autrement, il devrait commencer par corriger son amétropie.

Les vétérinaires qui ont étudié la réfraction statique chez le cheval, n'ont pas obtenu des résultats concordants. En Allemagne, Berlin et Schlampp affirment que l'hypermétropie et l'emmétropie sont l'état normal; la myopie, l'exception et l'apanage des chevaux peureux. D'après Schmidt la myopie simple ou compliquée d'astigmatisme serait la règle en Angleterre, l'hypermétropie et l'emmétropie l'exception. En France, Tondeur et Carrère donnent des statistiques analogues à celles des auteurs allemands; Nicolas signale la fréquence de l'astigmatisme (29 cas sur 103 sujets examinés). Ces différences tiennent sans doute à la race et à la méthode employée. Tandis que Berlin et Schlampp opèrent à l'image droite, Tondeur, Carrère, Nicolas utilisent la kératoscopie.

I. — Lésions traumatiques.

Toutes les affections chirurgicales de l'œil réclament une antisepsie soignée du globe et de ses annexes. Nous en avons tracé les
règles au chapitre consacré à l'antisepsie (Voy. p. 70). Les solutions phéniquées (1 p. 200), crésylée (1 p. 150-200), boriquée (4 p. 100)
sublimée (1 p. 4000), forment les collyres de choix. Ces agents doivent
remplacer à tout jamais l'eau de guimauve, de plantain ou de laitue,
l'eau de rose, la décoction de fleurs de sureau et les autres liquides
plus ou moins antiphlogistiques, tant prônés autrefois. On les utilise
en lotions, en pulvérisations ou à l'aide de compresses ; celles-ci,

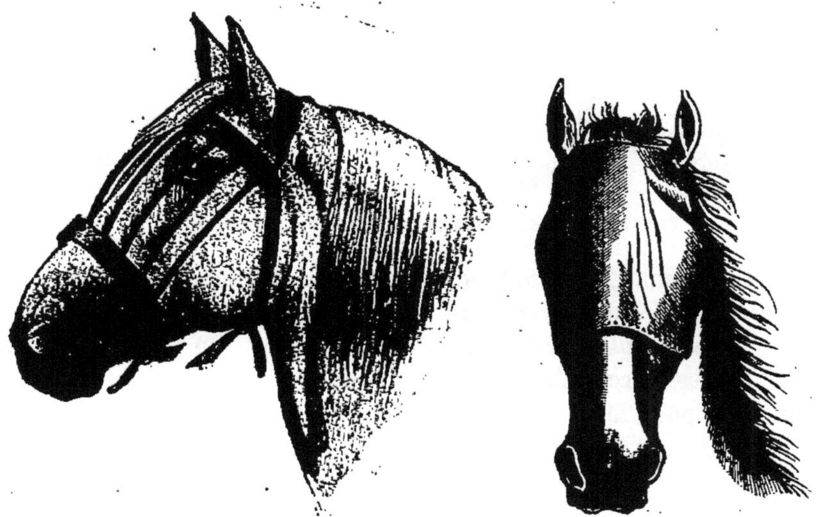

Fig. 115. — Protecteur de Brogniez.   Fig. 116. — Bandage pour les
                                                             yeux.

dont l'action est plus durable que les lavages, sont appliquées
tantôt froides, tantôt chaudes. En dehors des antiseptiques, la
chirurgie oculaire fait aussi usage de *collyres* spéciaux, conservés
dans des flacons de 20 à 25 grammes, fermés à l'émeri par un compte-
gouttes. On emploie surtout les *mydriatiques* (sulfate d'atropine,
chlorhydrate de cocaïne) et les *myotiques* (salicylate d'ésérine,
nitrate de pilocarpine) à la dose de 10 centigrammes de substance
active pour 25 grammes d'eau bouillie. Ces solutions s'altèrent facilement ; aussi recommande-t-on d'y ajouter quelques milligrammes
de sublimé. Aux solutions aqueuses Panas préfère des collyres huileux
stérilisés à 120 degrés : ces collyres restent transparents, il ne s'y fait
pas de culture, même quand ils sont exposés à l'air. Pour obtenir
l'anesthésie de l'œil, on emploie la cocaïne en solution de à 1-2 p. 100 ;

par des instillations de cette solution, en 5-10 minutes le résultat
est suffisant. — Diverses solutions astringentes sont également
conseillées dans les inflammations de l'œil : sulfate de zinc à
1 p. 200, borax à 1-4 p. 100, tanin à 0,50-2 p. 100. — L'applica-

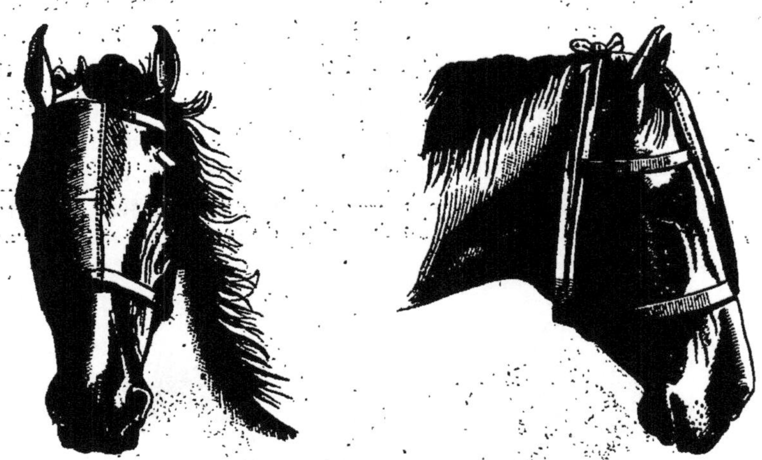

Fig. 117 et 118. — Bandage monocle (Bourgelat).

tion des pommades se fait en éversant la paupière inférieure et
en introduisant, au moyen d'un pinceau, gros comme un pois du
produit dans le cul-de-sac conjonctival inférieur. On utilise surtout
les pommades mercurielles (calomel ou oxyde jaune, 50 centigrammes
à 1 gramme pour 25 de vaseline).

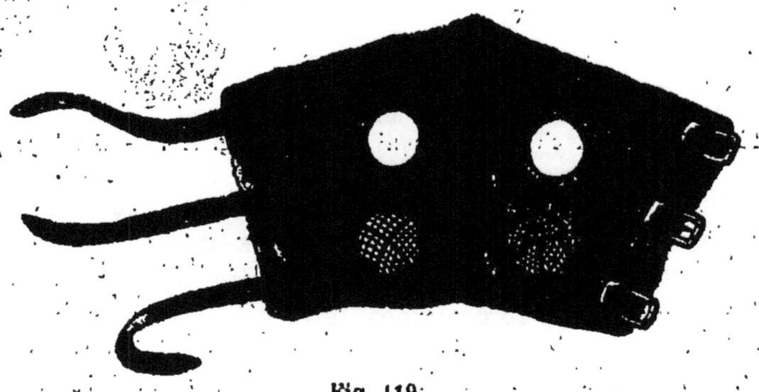

Fig. 119.

L'œil malade doit être protégé. Le chien atteint d'une affection
oculaire cherche sans cesse à se frotter, avec les pattes, sur les objets
à sa portée ou sur le sol; le cheval se gratte contre la mangeoire, le
mur ou le râtelier.

Pour empêcher le cheval de se frotter, on peut le placer tête en
arrière dans une stalle et le fixer aux poteaux postérieurs de celle-
ci, au moyen de deux longes tendues en sens opposé. Brogniez a

conseillé l'usage du *binocle* ou *diophtalme*. Cet appareil est formé d'une série de tiges métalliques courbes, réunies par deux demi-cercles : le plus grand est appliqué sur la région pariéto-temporale ou sur la nuque, l'autre repose sur le nez ; les courroies qui les terminent permettent de les fixer à la tête (*fig.* 115).

En substituant des tiges d'osier aux tiges de fer (Defays), l'appareil est moins lourd, mais aussi moins résistant. — La simple *capote*, à laquelle on pratiquerait, au niveau des yeux, deux ouvertures qui seraient garnies de demi-sphères en treillis métallique, comme dans

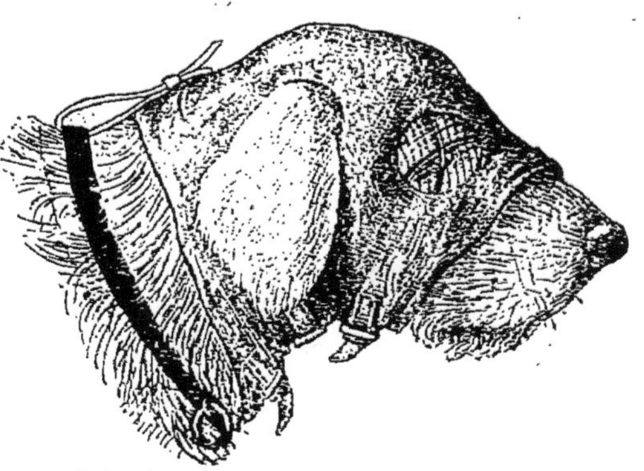

Fig. 120. — Protecteur de Brusasco.

l'appareil de Brusasco, pourrait être utilisée. — L'*œil double* de Bourgelat (*fig.* 116) et son *bandage monocle* (*fig.* 117 et 118) rendent des services. Ils permettent de maintenir sur l'organe les diverses pièces du pansement. Celui-ci sera toujours fait soit d'ouate hydrophile, boriquée ou salicylée, soit de gaze stérilisée.

On protégera l'œil du chien par un bandage ou par le bonnet diophtalmique de Brusasco (*fig.* 119 et 120). Construit en cuir, ce bonnet porte au niveau des yeux des ouvertures garnies d'un fin treillis métallique disposé en demi-sphère et soutenu par deux lamelles de fer en croix ; ces demi-sphères maintiennent par-

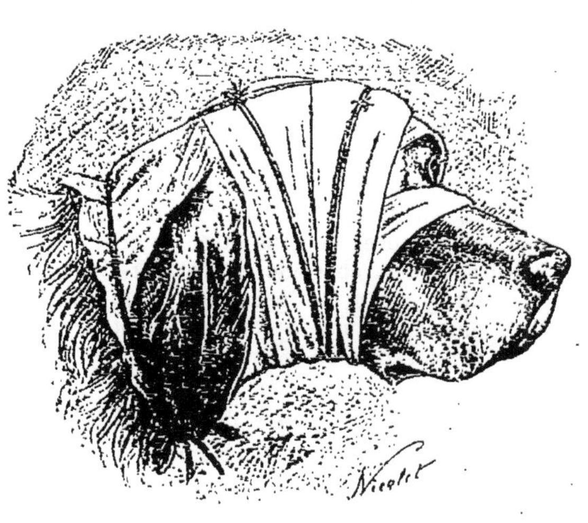

Fig. 121:

faitement les matériaux de pansement (ouate, gaze) appliqués sur l'organe malade.

Rares sont les sujets qui conservent volontiers le simple bandage (*fig.* 121).

Quelques instruments sont nécessaires pour une thérapeutique offensive. L'outillage comprend : un blépharostat externe ou deux écarteurs pour immobiliser les paupières ; une pince à fixer ; un couteau lancéolaire droit ou coudé ; une aiguille à cataracte ; une paire de ciseaux courbes à pointes mousses ; une paire de ciseaux droits à pointes mousses ; un couteau de de Graefe ; un kystitome ; des sondes pour explorer et dilater le canal lacrymal.

Les principales *affections traumatiques* du globe de l'œil sont : la *luxation* et l'*avulsion*, les *contusions*, les *plaies*, les *brûlures*, les *corps étrangers.*

Un corps étranger violemment introduit entre les parois de l'orbite et le globe de l'œil, peut chasser celui-ci hors de sa loge. Si le nerf optique est rompu, il y a *avulsion ;* s'il a été seulement distendu, il y a *luxation.*

Appelé de bonne heure pour un œil luxé et peu altéré, on doit en tenter la conservation, et, après désinfection soignée, le réintroduire dans l'orbite. On écartera les paupières, puis l'on exercera des pressions méthodiques sur le globe, suivant l'axe de l'orbite. La réduction se fait d'ordinaire avec un léger bruit. Pour l'obtenir il est quelquefois nécessaire de débrider la commissure externe. Les soins consécutifs se réduisent à l'antisepsie et à la protection du globe. Parfois la vision se rétablit complètement ; assez souvent des phénomènes inflammatoires se développent et une nouvelle intervention est nécessaire. Tout œil luxé, fortement endommagé ou enflammé doit être énucléé sans sursis.

La *contusion du globe* n'est pas rare chez le cheval. Habituellement produite par des coups de manche de fouet ou de cravache, ses lésions sont fort diversifiées. Elles consistent le plus souvent en des ecchymoses sous-conjonctivales, qui se résolvent en 10-15 jours sans présenter les diverses colorations qu'offrent les ecchymoses sous-cutanées. Les érosions de la cornée, les ruptures de l'iris et de la cristalloïde, la luxation du cristallin, la déchirure de la choroïde et de la rétine se rencontrent également. La rupture du globe a été observée ; c'est d'ordinaire la sclérotique qui se déchire, plus rarement la cornée ; l'humeur aqueuse, le cristallin, le vitré, peuvent alors s'échapper.

Les contusions légères cèdent rapidement à de simples lotions boriquées ; un pansement humide et une douce compression sont utiles. — L'hypohéma se résorbe en général par les mêmes moyens ; ce n'est qu'exceptionnellement qu'on devra lui donner issue par la paracentèse de la cornée. — Les luxations du cristallin doivent être respectées ; dans la luxation sous-conjonctivale, on a cependant conseillé de laisser d'abord se fermer la plaie scléroticale, puis d'extraire le cristallin. — Les lésions de l'iris, de la choroïde, de la rétine, réclament les moyens habituellement usités contre les maladies de ces organes. — S'il y a rupture des enveloppes, l'antisepsie soignée est seule capable de prévenir la panophtalmie ; les solutions boriquées ou sublimées sont préférables aux antiphlogistiques (eau froide, glace). Dans certains cas, il serait possible de fermer la plaie de la sclérotique par deux ou trois points à la soie.

Les *plaies du globe* sont *pénétrantes* ou *non pénétrantes*. Généralement produites par des instruments piquants ou tranchants, elles peuvent résulter aussi de la déflagration de la poudre ou de l'action des projectiles. Les plaies par grains de plomb sont fréquentes chez les chiens de chasse. Parfois elles sont limitées à la conjonctive, plus souvent elles atteignent la cornée ou la sclérotique; les plaies pénétrantes blessent l'iris, le cristallin, la choroïde, la rétine, et s'accompagnent d'hypohéma, de sortie de l'humeur aqueuse, de hernie de l'iris. La *hernie de l'iris* s'accuse par une saillie arrondie, de couleur foncée. Lorsque le cristallin a été blessé, une cataracte traumatique se développe rapidement. La fistule de la cornée est aussi une complication possible : l'humeur aqueuse s'écoule continuellement, l'œil devient hypotone, la vitre se ride.

La thérapeutique de ces plaies oculaires est des plus simples; pour les animaux, comme pour l'homme, elle est tout entière dans l'antisepsie. De la conduite que tiendra le chirurgien au moment du traumatisme ou dans les heures qui suivent, dépendra le plus souvent la conservation, non seulement de l'organe traumatisé, mais encore de son congénère. Il est, en effet, prouvé aujourd'hui que les accidents qui surviennent sur l'œil blessé ou sur le voisin (ophtalmie sympathique) sont presque toujours dus à la pénétration des germes dangereux, à l'infection. L'asepsie de l'œil se réalise par d'abondants lavages faits avec une solution de sublimé à 1 p. 4000. Cette solution ne peut causer aucun accident si elle ne contient pas d'alcool et si elle est soigneusement filtrée (Trousseau). Le liquide doit irriguer les culs-de-sac conjonctivaux, l'angle interne de l'œil, le bord ciliaire, les voies lacrymales. La protection de l'œil par un pansement aseptique est un complément important.

Les plaies étroites de la *conjonctive* ne réclament aucune autre intervention; les pertes de substances étendues exposent à une adhérence de la conjonctive palpébrale à la conjonctive oculaire (symblépharon); il y a parfois avantage à les suturer. — Les plaies de la *cornée*, quand elles sont aseptiques, se cicatrisent rapidement sans laisser d'opacité, — l'opération de la cataracte le démontre surabondamment; l'infection, au contraire, aboutit à la kératite suppurative avec toutes ses conséquences, et la moindre de celles-ci est la production d'une cicatrice opaque. L'*hypohéma* se résorbe d'ordinaire peu à peu. — Pour les plaies de la *sclérotique*, on a rarement recours à la suture.

Si l'iris hernié n'est pas souillé, le praticien, fera l'asepsie de l'œil et tentera la réduction à l'aide d'une sonde aseptique; après un second lavage, il instillera le collyre à l'ésérine. L'un des chevaux de Mouquet fut ainsi traité et guérit sans complication. — Si la hernie résiste à l'action de la sonde et à l'ésérine ou si l'iris est souillé, on excise la portion prolabée, on rentre dans la chambre antérieure la partie restée dans les lèvres de la plaie, on fait un lavage antiseptique et une instillation d'ésérine. Pour son premier malade, Mouquet procéda ainsi; mais le mal se compliqua d'iritis et de synéchie antérieure qui entraînèrent la perte de la vue du côté malade et l'atrophie du globe oculaire. On a également recommandé de cautériser la hernie irienne avec le thermo-cautère ou un caustique. Van Holsbeek employa le nitrate d'argent ; la hernie disparut ; l'œil reprit son volume primitif et la pupille recouvra sa forme normale. — Le traitement des fistules de la cornée comporte la cautérisation du trajet fistuleux avec le thermo-cautère, l'instillation d'ésérine et la protection de l'œil par un pansement modérément compressif.

Que les *brûlures* soient produites par des flammes, des corps en ignition ou en fusion, ou par des caustiques (alcalis, acides), un prompt lavage à l'eau froide est la première indication ; des compresses trempées dans de l'eau boriquée froide seront ensuite appliquées. Quand la brûlure a été déterminée par un acide, on conseille les injections abondantes, dans les culs-de-sac, d'une solution de bicarbonate de soude à 1 p. 100. Pour les brûlures par la chaux, Gosselin et Bussy ont eu l'idée d'employer les solutions sucrées, qui forment avec la chaux un saccharate soluble. Les larges escarres de la conjonctive exposent au *symblépharon* : on le préviendra en introduisant fréquemment de la vaseline dans les culs-de-sac.

Les principaux *corps étrangers* de l'œil sont les grains de sable, les balles de graminée, les poils, les insectes, les échardes, les grains de plomb. Tantôt ils occupent l'un des culs-de-sac conjonctivaux, tantôt ils sont incrustés dans l'épaisseur de la cornée ou logés dans l'intérieur de l'œil (chambre antérieure, iris, cristallin, corps vitré, papille).

Le *diagnostic* exige parfois un examen attentif. Le cul-de-sac conjonctival inférieur se prête bien à l'exploration; il n'en est pas de même du sillon conjonctival supérieur, aussi combien d'yeux collyrés sans succès, parce qu'ils recèlent des corps étrangers! Une instillation de cocaïne, l'éversion de la paupière supérieure, la curette d'exploration sont les moyens à employer. Certains corps étrangers incrustés dans la cornée sont d'un diagnostic difficile : on doit examiner la cornée obliquement et en différents sens; l'éclairage latéral est utile. Les corps étrangers qui, ayant franchi la cornée, restent en avant de l'équateur de l'œil, se décèlent par l'examen direct et l'éclairage latéral; l'ophtalmoscope permet de reconnaître ceux qui occupent la moitié postérieure, à moins qu'ils ne soient masqués par l'iris.

Le *pronostic* varie avec les altérations produites et le siège du corps étranger. Quand le globe a été perforé, le phlegmon de l'œil, la cataracte traumatique et les synéchies sont de très fréquentes complications.

L'extraction est le seul traitement rationnel. Un stylet mousse permet de détacher les corps étrangers implantés dans la conjonctive.

Pour saisir la balle d'avoine si souvent rencontrée sur la cornée du bœuf, Serres et Claude ont depuis longtemps conseillé l'usage de la pince anatomique. Mais, ainsi que l'a fait remarquer Schaack, il faut attendre, la pince à la main, le moment où le sujet ouvre l'œil; avec Coulom, il préfère l'usage de l'index. Le bœuf étant fixé à un poteau, ou tenu solidement par un bouvier, l'opérateur introduit l'index droit sous le corps clignotant, lui fait faire le tour de l'œil en comprimant légèrement celui-ci et en dirigeant vers l'extérieur le bout du doigt. La balle est ramenée sur l'index, ou reste attachée au bord libre des paupières. Cette manœuvre est innocente; elle détermine tout au plus un écoulement de larmes pendant cinq à dix minutes. Coculet employait un tube de plume naturelle, réduit en une lame large de deux millimètres et recourbée en anse, dont l'extrémité pointue vient s'engager dans le tronc des pennes; on râpe les vives arêtes de cette lame pour éviter qu'elles ne soient vulnérantes; on enlève la balle du premier coup en passant brusquement sur l'œil bien disposé, ce petit instrument, qui ne risque en aucune façon de faire des blessures.

Si on peut saisir avec la pince les corps incrustés dans la cornée, l'extraction en est facile, mais parfois il disparaissent dans le tissu cornéen; alors on doit fixer solidement le sujet, écarter les paupières avec le blépharostat, instiller la cocaïne et essayer l'extraction avec l'aiguille à cataracte. Dans quelques cas, afin de pouvoir saisir le corps étranger, il faut cliver au-devant de lui, avec le couteau de de Græfe, un mince lambeau cornéen. L'aiguille à paracentèse, introduite dans la chambre antérieure et venant comprimer la face postérieure de la cornée au niveau du corps qui y est fixé, peut le faire saillir.

Pour extraire les corps étrangers de la chambre antérieure, on fait au bord inférieur de la cornée, avec le couteau de de Græfe, une incision de quelques millimètres; si l'humeur aqueuse n'entraîne pas le corps, on le saisira à l'aide de pinces ou on le balayera avec la curette. Un corps étranger de l'iris sera emporté avec un lambeau de celui-ci (V. *Iridectomie*). Ceux de la sclérotique sont d'ordinaire facilement libérés. Pour ceux qui ont pénétré dans le cristallin ou dans le vitré, on a conseillé de débrider la sclérotique et d'aller saisir le corps étranger en s'aidant du miroir; mais ces manœuvres sont trop délicates pour devenir courantes sur les animaux. En général, on s'abstiendra quand ces corps demeureront silencieux, et si une réaction inflammatoire intense survient, on pratiquera l'énucléation de l'œil.

Lorsqu'il s'agit de corps magnétiques (grains de plomb, paillettes métalliques), on peut tenter l'extraction par les instruments aimantés.

En dehors des lésions traumatiques, le globe oculaire peut être le siège de *processus inflammatoires* dont nous devons formuler la commune thérapeutique. Protéger l'œil contre l'action irritante de la lumière et contre les poussières, en le recouvrant d'un pansement humide antiseptique, voilà, pour la presque totalité des cas, l'indication majeure. On se rappellera que les culs-de-sac conjonctivaux, les conduits lacrymaux, sont « hospitaliers aux microbes », et qu'il faut faire bonne garde de ce côté. Les lotions et les compresses antiseptiques, les lavages du conduit lacrymal, forment la base du traitement. Comme antiphlogistique oculaire, on recommandera surtout l'eau chaude sous toutes ses formes : une température de 35 à 45° est la plus favorable. Les infusions de camomille, de fleurs de sureau, les cataplasmes chauds, si vantés dans la pharmacopée populaire, n'agissent que par leur température ; on leur préférera les solutions antiseptiques. Pour calmer la douleur, les solutions cocaïnées sont excellentes.

Une médication interne est parfois utile. Elle a pour principaux agents les toniques, les alcalins, les arsenicaux. Les injections souscutanées de pilocarpine peuvent aider à la résorption des épanchements intra-oculaires. Quant à la saignée et aux vésicatoires, les indications en sont rares.

L'hypopyon. — La présence du pus dans la chambre antérieure — est un symptôme des affections ulcéreuses de la cornée, des inflammations de l'iris et du corps ciliaire. Les globules blancs qui le constituent proviennent tantôt des vaisseaux de l'iris et du corps ciliaire, tantôt du dehors quand il y a ulcère ou abcès de la cornée. Au début, on observe d'ordinaire un trouble général de l'humeur aqueuse ; bientôt l'épanchement forme à la partie déclive de la chambre antérieure un dépôt blanc jaunâtre, limité supérieurement par une ligne horizontale.

La résorption de cet épanchement — souvent plutôt plastique que purulent — est fréquente. Les lavages antiseptiques et les instillations d'atropine (quand il s'agit d'affections de l'iris) la favorisent. Lorsqu'il est purulent, la perforation de la cornée est possible. Au cas où l'épanchement est abondant il est prudent de lui donner issue : à l'aide du couteau de de Græfe, on ponctionne la partie inférieure de la cornée ; si le pus est liquide, il s'écoule immédiatement ; quand il y a d'abondantes fausses membranes, leur extraction se fait à l'aide de la pince à iridectomie ou d'une fine curette. On peut laver la chambre antérieure avec une solution de sublimé à 1 p. 2000. L'œil doit être ensuite protégé par un pansement. Dans les cas heureux, la plaie cornéenne se répare vite.

II. — Affections de la conjonctive.

L'inflammation de la conjonctive est ordinairement provoquée par des causes traumatiques (corps étrangers, contusions, plaies), par des vapeurs ou des gaz irritants (fumée, poussières). Fréquemment aussi elle complique l'entropion, l'ectropion, l'inflammation des voies lacrymales, les affections eczémateuses des paupières, ou elle survient au cours d'une maladie infectieuse (fièvre typhoïde, horse-pox, clavelée, maladie des chiens). Dans les espèces aviaires, on observe une conjonctive diphtéritique qui entraîne souvent la perte de l'œil.

La conjonctivite revêt parfois les allures d'une affection épidémique. Ménard l'a vue se comporter ainsi sur les chevaux d'une écurie du Jardin d'Acclimatation. Sobornow a étudié une conjonctivite enzootique apparaissant à l'époque de la fenaison et déterminée sans doute par des spores provenant des fourrages. Blazekovic a décrit une enzootie analogue qui sévissait sur les chevaux de la Slavonie.

La clinique distingue des conjonctivites *catarrhale, purulente, folliculaire, granuleuse et diphtéritique*. Dans la conjonctivite catarrhale, on note un développement accusé des vaisseaux; la muqueuse forme un léger bourrelet autour de la cornée (chémosis); elle sécrète abondamment un liquide muqueux ou muco-purulent. — Ce qui caractérise la forme purulente, c'est la production, à la surface de la conjonctive, d'une quantité considérable de pus; le chémosis est énorme et très œdémateux. — La conjonctivite folliculaire, fréquente chez le chien (Fröhner), se localise surtout à la face interne du corps clignotant : il y a gonflement intense des follicules lymphatiques qui se présentent sous forme de nombreuses tuméfactions arrondies, saillantes, rouge sombre. — Assez commune dans les pays chauds, dans les régions basses et marécageuses, la conjonctivite granuleuse est caractérisée par le développement de granulations jaune rougeâtre dans les culs-de-sac conjonctivaux, surtout dans le supérieur. C'est une affection essentiellement chronique, qui peut se compliquer d'ulcération de la cornée. — Dans la conjonctivite diphtéritique, il y a production, à la surface de la conjonctive, de pseudo-membranes fibrineuses.

Un traitement rationnel doit d'abord viser la cause. Que peuvent en effet les collyres s'il existe de l'entropion, de l'ectropion, un corps étranger, une inflammation des voies lacrymales ? Les saignées générale ou régionale et les révulsifs sont abandonnés. L'eau froide, les applications astringentes, doivent, ici encore, céder le pas aux liquides antiseptiques chauds. Nous donnons la préférence aux solutions aqueuses de sublimé à 1 p. 4000, de crésyl à 1 p. 150-200 ou d'acide borique. Les lavages répétés cinq ou six fois par jour ont rapidement raison de l'inflammation catarrhale.

Aux conjonctivites chroniques, on oppose le sublimé tiède à 1 p. 2000, le tanin (1 p. 400), le sulfate de zinc (1 p. 200) et la pommade à l'oxyde jaune de mercure (20 à 40 centigrammes pour 20 grammes de vaseline).

L'action de ces agents doit être complétée par certaines précautions : on préservera les sujets d'une lumière vive ; on évitera, par des moyens appropriés, toute irritation sur les parties malades.

Contre la sécrétion *purulente*, le topique par excellence est le nitrate d'argent à 1-2 p. 100. Toutes les vingt-quatre heures ou deux fois par jour, on éverse les paupières à l'aide du pouce et de l'index, puis on passe sur la conjonctive ectropionnée et préalablement nettoyée un pinceau trempé dans la solution argentique. Avant de relâcher la paupière, on neutralise l'excès caustique en lavant la muqueuse avec de l'eau salée. Si la douleur est vive, on emploie la cocaïne. Un chémosis accusé réclame parfois quelques scarifications. Toute complication cornéenne commande la plus grande réserve dans les cautérisations, ainsi que la complète neutralisation du caustique et, quatre ou cinq fois par jour, des instillations d'une solution d'ésérine à 1 p. 200.

La *conjonctivite folliculaire* sera traitée, au début, par les solutions de sublimé, d'acide borique, de sulfate de zinc ou de nitrate d'argent. Dans les formes avancées, l'excision totale du corps clignotant est la seule intervention efficace.

La *conjonctivite granuleuse* doit être combattue par des cautérisations légères, faites tous les deux jours, avec le glycérolé de sulfate de cuivre (1 p. 10) ou avec le crayon de sulfate de cuivre, et par de fréquentes lotions à l'eau boriquée. Lorsqu'elle est ancienne, on doit commencer le traitement par la destruction des principales granulations avec la curette ou la pointe d'un petit cautère, après anesthésie à la cocaïne.

Dans les diverses espèces aviaires, la *conjonctivite diphtéritique* sera traitée par le détachement des fausses membranes et par des instillations d'une solution de sublimé ou de créoline. On prendra les mesures nécessaires pour éviter la contagion.

Nous serons brefs sur les affections non inflammatoires de la conjonctive. Pour le *chémosis* séreux — l'œdème sous-conjonctival qui accompagne les inflammations des paupières, — le traitement de ces dernières affections est suffisant ; les mouchetures sont rarement indiquées. — Le *ptérygion* — l'épaississement de la conjonctive avec empiètement de celle-ci sur la cornée — ne se rencontre guère que chez le chien. On n'intervient que si le bourrelet muqueux s'étend au-devant de la pupille et gêne la vision. L'œil étant cocaïnisé, l'opérateur saisit la tumeur avec une pince à dents de souris et le détache de la surface cornéenne sous-jacente à l'aide de ciseaux fins ou du couteau de de Graefe. — Chez le chien, les petites élevures jaunâtres situées sous la conjonctive bulbaire (*pinguecula*) n'ont pas de sérieux inconvénients. Si l'on devait intervenir, on enlèverait la tumeur d'un coup de ciseaux.

III. — Affections de la cornée.

On divise les *kératites* en *superficielles*, *parenchymateuses* et *profondes*. Dans les premières, on a distingué : la *kératite simple* ou *circonscrite*, la *kératite phlycténulaire*, la *kératite vésiculeuse*, la *kératite vasculaire*. — La *kératite parenchymateuse* peut revêtir les formes *suppurative* et *interstitielle*. — La *kératite profonde* (*kératite ponctuée* ou *descemétite*) est plus rare. — Sous le nom de *kératite tachetée*, Bayer a étudié, chez le cheval, une altération de la cornée constituée par une série de points opaques siégeant dans les couches superficielles de la cornée, au-dessous de l'épithélium. Lohoff a décrit sur le cheval une kératite analogue. — Au point de vue clinique on reconnaît parfois : 1° une *kératite interstitielle*, dans laquelle la cornée se présente sous l'aspect d'un verre dépoli ; 2° une *kératite ulcéreuse*, caractérisée par une ulcération qui, d'abord très superficielle, peut traverser complètement la cornée, ouvrir la chambre antérieure et se compliquer de hernie de l'iris ; 3° une *kératite vasculaire* ou *pannus*, due au développement de vaisseaux dans la cornée : celle-ci a perdu sa transparence, elle est devenue rouge, comme charnue ; 4° une *kératite suppurative*. Parfois il existe une infiltration purulente totale de la membrane ; fréquemment l'abcès est arrondi ou en arc de cercle (*onyx*), il s'ouvre généralement à l'extérieur, parfois à l'intérieur (*kératite à hypopyon*).

L'inflammation de la cornée est provoquée le plus souvent par des actions traumatiques (contusion, plaie, corps étranger), par les vésicants ou les caustiques. Elle est quelquefois liée au lymphatisme, au rhumatisme, à quelque maladie infectieuse (influenza, clavelée, maladie des chiens). Avec la photophobie, l'occlusion des paupières, le larmoiement, la douleur à l'exploration, on observe des altérations cornéennes variables suivant la forme anatomique de l'inflammation.

La saignée, les vésicatoires, les sétons, les collyres métalliques, doivent être proscrits. Contre les formes interstitielle et ulcéreuse, on emploiera les compresses ou les lotions antiseptiques chaudes fréquemment répétées (crésyl à 1 p. 150, sublimé à 1 p. 4000). Les épithèmes chauds sont analgésiants ; ils favorisent aussi l'activité nutritive de la cornée et la résorption des produits épanchés. Dès que les phénomènes inflammatoires sont calmés, on utilise les insufflations de poudre de calomel ou la pommade à l'oxyde jaune de mercure (1 p. 20). Dans la kératite vasculaire, les moyens précédents ne suffisent plus. Furnari a recommandé d'enlever autour de la cornée, après cocaïnisation, une bandelette conjonctivale large de quelques millimètres (*péritonie, syndectomie, tonsure* ou *circoncision de la conjonctive*). Chez l'homme, pour provoquer la résorption du pannus, on a quelquefois déterminé une conjonctivite purulente en inoculant du pus blennorragique. Sur un cheval, James aurait obtenu un excellent résultat en introduisant entre les paupières du muco-pus provenant de l'œil d'un animal affecté d'influenza.

La kératite suppurative sera traitée d'abord par des compresses ou des lotions chaudes avec la solution sublimée ou créolinée. S'il y a de l'iritis, on utilisera les instillations d'atropine (1 p. 100) ; dans le cas contraire, mieux vaut employer l'ésérine (1 p. 100). Quand le pus est collecté, on doit lui donner issue avec une aiguille rougie, avec la pointe du bistouri ou de l'aiguille à cataracte.

De nombreux auteurs ont décrit une *kératite épizootique* observée sur le bœuf, la brebis, la chèvre, et particulièrement commune en été. L'œil est pleureur, sensible au moindre attouchement. Au bout de quarante-huit heures, on voit apparaître, au centre de la cornée, une tache grisâtre, représentant en tous points, par la forme, la dimension et la teinte, une balle d'avoine. (Chevaucherie.)

Au bout de huit à dix jours, l'opacité de la cornée disparaîtrait sans laisser aucune trace. Ce pronostic bénin, formulé par Chevaucherie, ne répond pas à la totalité des faits. Parfois il persiste une tache opaque, ou la cornée se

perfore et une panophtalmie se développe. Bayer a vu souvent la conjonctivite et la kératite peu accusées, tandis qu'il y avait de l'iridocyclite, de la
cataracte, des synéchies postérieures?

La nature infectieuse de la maladie n'est pas douteuse; mais on n'en
connait pas l'agent spécifique.

Pour prévenir la contagion, il convient de maintenir les animaux
à l'étable. — La désinfection de l'œil par les lavages à l'eau crésylée
ou sublimée est recommandable. Chevaucherie a employé la pommade
de Lyon (oxyde rouge de mercure, 5; pommade rosat, 30) appliquée
matin et soir sur la taie. Si du pus se collectait dans la cornée, on lui
donnerait issue par une ponction avec la pointe du bistouri ou de l'aiguille à cataracte.

On discute encore sur la nature des *ulcères de la cornée*. Avec Trasbot, quelques auteurs les considèrent comme des lésions nécrobiotiques, non inflammatoires, dues à la misère physiologique. Dans beaucoup de cas pourtant,
ils compliquent les conjonctivites, l'entropion, les brûlures, les kératites. —
En réalité, il semble exister des *ulcères phlegmasiques* et des *ulcères atoniques*.
Les premiers présentent des caractères inflammatoires accusés, tandis
qu'aux autres il y a peu ou pas de réaction.

Si l'ulcère creuse la cornée, un moment arrive où la membrane de Descemet,
repoussée en avant, fait hernie (*kératocèle*) ou se rompt. Dans ce dernier cas,
l'humeur aqueuse s'écoule; tantôt la fistule s'oblitère rapidement, tantôt elle
persiste longtemps. La perforation de la cornée expose à d'autres accidents :
il est fréquent de voir l'iris y adhérer (*synéchie antérieure*) ou s'engager dans
la fistule (*hernie de l'iris*); la cornée et la portion d'iris qui lui est fixée peuvent se dilater et constituer un *staphylome* : celui-ci est partiel (quand il
occupe seulement une partie de la vitre) ou total.

Contre ces ulcères, on a préconisé les solutions chaudes d'acide borique à 3-4 p. 400, de sublimé à 1 p. 4000, l'eau chlorée, la cautérisation palpébrale (Haan). Nous avons toujours obtenu les meilleurs
résultats des lotions avec la solution crésylée à 1 p. 100-200, répétées
cinq ou six fois dans la journée, et des instillations de quelques gouttes
du collyre à l'ésérine. L'atropine est indiquée lorsqu'il y a inflammation de l'iris. Si la membrane de Descemet, repoussée en avant, fait
hernie (kératocèle), on continuera les instillations avec le collyre à
l'ésérine, qui diminue la pression intra-oculaire, et l'on excitera la
vitalité de la cornée par quelques cautérisations légères avec la pointe
du thermo ou une aiguille à tricoter portée au rouge cerise. Les
poudres d'iodoforme et de calomel sont encore avantageuses.

Récent et de petites dimensions, le staphylome peut être traité
par l'iridectomie; volumineux et ancien, il exige l'ablation de l'œil.

Les *taches de la cornée* sont quelquefois congénitales; le plus généralement
elles succèdent à l'entropion, au trichiasis, à la conjonctivite, aux kératites,
aux plaies ou aux ulcères de la cornée. On en distingue plusieurs variétés :
1° le *néphélion* ou trouble léger de la transparence; 2° l'*albugo*, qui représente
une opacité plus marquée; 3° le *leucome* ou opacité totale d'aspect tendineux.

Divers traitements ont été recommandés contre les taches cornéennes. C'est le plus souvent aux irritants qu'on a recours : ils activent la circulation dans la cornée, et par cela même favorisent la résorption du tissu pathologique. On a surtout employé les insufflations de sucre, de calomel, de poudre de verre, de teinture de cantharides, d'essence de térébenthine pure ou diluée dans l'huile. La pommade à l'oxyde jaune de mercure (1 p. 10) est l'un des agents les plus efficaces. Par l'iridectomie, on peut parfois créer, en dehors de la tache, une pupille artificielle permettant le passage des rayons lumineux. Pour faire disparaître la couleur blanchâtre de la lésion, on a préconisé le tatouage de celle-ci à l'encre de Chine : la cornée préalablement cocaïnée, on y fait des piqûres ou des incisions obliques et superficielles. Bayer a pratiqué cette opération sur le cheval, à l'aide d'aiguilles trempées dans la matière colorante.

IV. — **Affections de l'iris et de la choroïde.**

L'iris, le corps ciliaire et la choroïde sont d'ordinaire affectés simultanément ; mais si, presque toujours, il y a *iritis, cyclite* et *choroïdite,* assez souvent l'une de ces phlegmasies, est prédominante.

L'*iritis* offre des formes anatomiques diverses : elle est *séreuse, plastique, parenchymateuse, suppurative* ou *hémorragique* (*hypohéma*). — L'injection périkératique, les modifications de couleur de l'iris qui, chez le cheval, devient jaunâtre ou rouillé, le trouble de l'humeur aqueuse, l'atrésie de la pupille, suffisent d'ordinaire au diagnostic de l'iritis. Quand il y a *cyclite* et *choroïdite,* indépendamment des symptômes précédents, on observe de petits flocons dans le champ pupillaire et une grande sensibilité de l'œil au niveau de la région ciliaire.

Le traitement n'est efficace que s'il est institué de bonne heure. Pour éviter les synéchies, on fera de fréquentes instillations entre les paupières avec un collyre à l'atropine :

Sulfate neutre d'atropine..............	10 à 15 centigrammes.
Acide borique......................	20 —
Eau distillée......................	20 grammes.

Quand l'atropine irrite la conjonctive, employez le collyre à la duboisine ou à la scopolamine (10 centigrammes pour 20 grammes d'eau).

La réaction pupillaire est d'autant plus accusée que l'affection est moins grave, de sorte qu'elle permet de formuler le pronostic. Si aucune dilatation ne se produit, c'est qu'il existe déjà des adhérences étendues ; des synéchies étroites n'empéchant pas l'iris de se dilater en certains points, donnent à la pupille des formes spéciales sur lesquelles Roland a insisté. L'atropine, quand l'emploi en est longtemps continué, peut rompre de récentes synéchies ; lorsqu'il y a des phénomènes glaucomateux, on doit la remplacer par l'ésérine à 1 p. 100 et pratiquer la *ponction de la cornée*. Le repos de l'œil (obscurité, bandage) est toujours salutaire. On ne supprimera pas l'atropine dès que les phénomènes inflammatoires aigus auront disparu; afin de prévenir toute récidive on continuera pendant plusieurs semaines de moins fréquentes instillations : on tiendra l'iris sous l'influence du mydriatique.

Nicolas conseille d'ajouter à la cure atropinique les injections sous-conjonctivales de cyanure de mercure : cyanure de mercure, 5 centigrammes ; eau distillée stérilisée, 10 grammes. Après instillation de quelques gouttes de la solution de cocaïne et application d'un tord-nez, l'opérateur saisit un pli de la conjonctive bulbaire dans la région supérieure et injecte, sous ce pli, un centimètre cube de la solution.

Le traitement général n'est pas à dédaigner. Si l'on soupçonnait la nature rhumatismale de l'affection, on donnerait le salicylate de soude ou le sulfate de quinine. Le calomel à l'intérieur, les injections sous-cutanées de sublimé

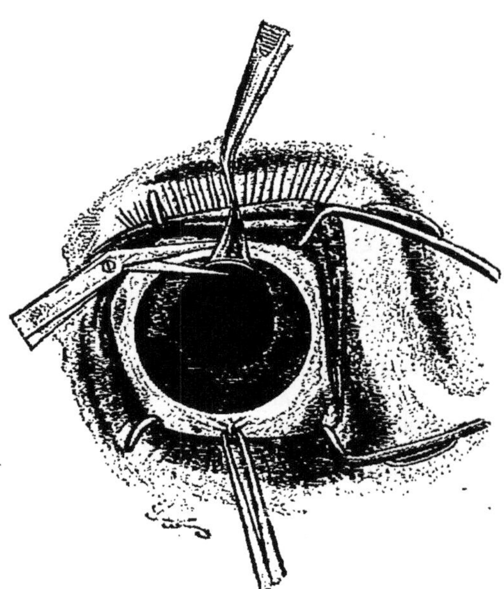

Fig. 122. — Iridectomie chez le cheval.

(Rolland) ou de pilocarpine aident à la résorption des exsudats plastiques.

S'il persiste des synéchies tenaces, cause de récidives, on aura recours à l'iridectomie ou à la corélysis dès que les troubles inflammatoires seront atténués.

L'*iridectomie* — l'excision partielle de l'iris — est faite pour créer une pupille artificielle ou pour combattre des phénomènes inflammatoires. Dans le premier cas (*iridectomie optique*), on veut remédier à des opacités de la cornée, à l'occlusion de la pupille ou à la cataracte; dans le second (*iridectomie antiphlogistique*), on veut combattre le glaucome, l'iritis et l'irido-choroïdite chroniques, ou rompre des synéchies.

C'est généralement en haut que l'on pratique la perte de substance, afin qu'elle soit masquée par la paupière supérieure; s'il y a des synéchies, elles fixent le lieu d'élection. Après aseptisation et cocaïnisation de l'œil ou anesthésie générale, les paupières sont écartées à l'aide du blépharostat. Avec le couteau lenticulaire coudé ou le couteau de de Græfe, on incise la cornée, on introduit la pince à iridectomie dans la chambre antérieure, on saisit l'iris, on l'amène doucement au dehors de la plaie et l'on en sectionne une portion à l'aide des ciseaux courbes (*fig.* 122). Après nettoyage de la plaie, il est bon d'appliquer sur l'œil, pendant vingt-quatre heures, un bandage protecteur. Les jours suivants, on se borne à des lavages antiseptiques et à des instillations d'atropine.

Pour rompre les synéchies postérieures, on a encore proposé la *corélysis*. L'opération consiste à ponctionner la cornée en un point opposé à la synéchie, et à rupturer celle-ci par traction à l'aide d'un petit crochet (crochet de Weber) dont l'extrémité est insinuée entre la face postérieure de l'iris et la cristalloïde.

La *choroïdite* est diffuse ou disséminée.

La *choroïdite diffuse* se reconnaît à l'ophtalmoscope : le fond de l'œil présente une teinte jaune sale d'exsudat répandue irrégulièrement et tranchant avec les régions saines du tapis ; la rétine est soulevée par places. Cette forme, heureusement rare, paraît fort grave : l'inflammation passe à la rétine et au nerf optique qui s'atrophient.

Dans la forme *disséminée*, fréquemment observée sur le cheval, le fond de l'œil montre des plaques arrondies de teinte variable (blanc jaunâtre, blanc nacré, gris bleuâtre ou rougeâtre). Carrère pense que cette maladie rend les chevaux peureux. Pour Nicolas, il s'agit d'une affection bénigne qui ne semble s'accompagner d'aucun trouble appréciable de la fonction visuelle.

Contre les choroïdites on conseille les injections sous-cutanées de pilocarpine, les purgatifs répétés, le salicylate de soude et les injections sous-conjonctivales de cyanure de mercure.

Carrère a observé la *scléro-choroïdite postérieure* sur un cheval myope de 4 dioptries. Il existait en dehors de la papille une tache blanc grisâtre, en coup d'ongle, sous la forme d'un croissant à concavité embrassant la papille dans toute sa moitié supéro-externe et empiétant de 2 à 3 millimètres sur le bord supérieur, le plus grand diamètre était vertical. Sur un plan antérieur à la partie blanc grisâtre, on voyait les vaisseaux rétiniens, à environ un millimètre de distance les uns des autres, changer de direction et décrire une légère courbe au lieu de rester rectilignes. Ce changement dans la direction des vaisseaux semblait indiquer un mouvement de recul de la rétine et presque justifier la dénomination de staphylome donnée à la scléro-choroïdite. La couleur blanc grisâtre de la tache était due à la disparition du pigment choroïdien et à l'atrophie de cette membrane qui, par suite de sa disparition, laissait voir la couleur de la sclérotique. En dedans de la papille, on constatait une tache semblable. Enfin, sur la partie de la choroïde pourvue de pigment noir, on pouvait voir çà et là de petites taches blanches à bords irréguliers, entourées d'un pigment noir. — Dans la scléro-choroïdite postérieure, la sclérotique est souvent ectasiée aux points où la choroïde a disparu.

On a décrit une *scléro-choroïdite antérieure* constituée par une atrophie partielle de la choroïde avec amincissement de la sclérotique. L'ectasie de cette dernière membrane forme un *staphylome* situé près de la cornée, au niveau du cercle ciliaire ou de l'équateur du globe.

Le traitement de la scléro-choroïdite comprend les injections de pilocarpine, le calomel à l'intérieur et les instillations du collyre à la cocaïne. Dans les cas où la tension du globe est augmentée, on pratique l'iridectomie. Quand l'œil est perdu et la déformation du globe accusée, l'énucléation est indiquée.

Fluxion périodique.

Très fréquente autrefois dans les Pays-Bas, dans certaines contrées de l'Angleterre, de la France, de l'Allemagne, de l'Autriche, en Pologne et en Hongrie, la *fluxion périodique* semble plus rare aujourd'hui.

L'hérédité, l'humidité, la nature argileuse des lieux, sont les causes le plus fréquemment signalées dans les publications anciennes. On ne sait encore si l'affection est de nature *rhumatismale* ou *infectieuse*. Koch, Dor, Blin ont décrit des agents microbiens qu'ils considèrent comme spécifiques.

Les symptômes des trois périodes de l'accès de fluxion sont bien connus : au début, larmoiement, photophobie, injection et infiltration de la conjonctive ; — à la période d'état, teinte feuille-morte de l'iris, trouble de l'humeur aqueuse avec flocons nébuleux dont le dépôt dans la partie inférieure de la chambre antérieure constitue l'*hypopyon* ; — à la période de déclin, disparition graduelle des symptômes précédents. — En général, la durée de l'accès varie de huit à quinze jours.

On a souvent discuté la nature de cette affection. Guérineau, Van Biervlier, Van Roussy, Mariot-Didieux, l'ont identifiée au *glaucome* de l'homme. Pour Bayer, Hocquard et Bernard, il s'agit d'une *irido-choroïdite*. Rolland considère la fluxion périodique comme une *iritis*, dont la synéchie serait le symptôme pathognomonique, nécessaire et suffisant au diagnostic de la maladie. Granclément reconnaît, chez le cheval, deux sortes de fluxion périodique : 1° une *fluxion franchement inflammatoire*, qui a les caractères de l'iritis rhumatismale de l'homme, et dont le processus s'étend parfois jusqu'au corps ciliaire (irido-cyclite ou irido-choroïdite) ; 2° une *fluxion sèche*, sans symptômes bien apparents d'irritation, mais donnant naissance à des synéchies et qui serait l'analogue de l'*uvéite irienne* de l'homme.

Dessart et Schimmel se refusent à accorder à l'iritis et à la synéchie postérieure l'importance que leur octroie Rolland. Pour eux, les lésions de la choroïde, du corps ciliaire, l'hypopyon, la périodicité des accès, ne sauraient être négligés dans le diagnostic. La synéchie postérieure n'est point, en tout cas, une lésion pathognomonique de la fluxion.

Les agents hygiéniques et le choix des reproducteurs dominent la *prophylaxie*. On écartera de la reproduction les juments et les étalons fluxionnaires. Par des croisements bien entendus, on infusera « du sang » aux chevaux de race commune, à tempérament lymphatique. L'amendement du sol, la suppression des marécages (drainage), une alimentation nutritive (grains), l'émigration, sont à conseiller comme moyens préventifs.

Une foule de traitements ont été préconisés pour favoriser la résolution de la phlegmasie. L'obscurité est favorable dans tous les cas. Nous doutons de l'efficacité de la saignée (générale ou locale). Beaucoup d'auteurs ont recommandé une médication interne. Le sulfate de soude, le bicarbonate de soude, le calomel (5 à 10 grammes par jour), auraient été, dit-on, utilement employés. Pour Dor, l'iodure de potassium administré par la voie buccale à la dose de 25 à 30 grammes par jour serait très efficace. Rolland préconise les injections sous-cutanées biquotidiennes de deux centigrammes de sublimé dissous dans trois grammes d'eau.

Le traitement local est médical (myotiques et mydriatiques) ou chirurgical (ponction de la cornée, iridectomie). — Hocquard et Bernard croient que le sulfate d'ésérine à 1 p. 100 favorise l'écoulement des liquides de la chambre antérieure et prévient l'accolement de la périphérie de l'iris à la face postérieure de la cornée. — Rolland condamne l'usage de l'ésérine. Dans la fluxion, dit cet auteur, il n'y a ni tendance au glaucome, ni danger d'adhérence de l'iris à la cornée. Au contraire, sous l'influence de l'ésérine, la pupille rétrécie serait plaquée contre la cristalloïde antérieure et immobilisée, condition éminemment favorable à l'établissement de l'occlusion pupillaire par les exsudats, par les synéchies partielles ou totales, dont il faut à tout prix éviter la formation. Aussi Rolland recommande-t-il, dès le début de l'accès, les instillations répétées 5 à 10 fois par jour, de la préparation suivante :

Sulfate neutre d'atropine.................... 10 centigrammes.
Eau... 10 grammes.

Dès que la dilatation de la pupille est complète, on fait des instillations plus rares, et l'on affaiblit au besoin la concentration du collyre, de peur de trop irriter la conjonctive. On en continuera toutefois l'usage jusqu'à la disparition de toute rougeur. L'action de l'atropine sur l'iris constitue un des meilleurs moyens pour juger de la marche de la phlegmasie. Tant que la pupille résiste à l'action du mydriatique, l'inflammation persiste. La résolution commence et s'accentue au fur et à mesure que se produit la dilatation progressive de l'orifice pupillaire. L'atropine ne se borne pas à dilater la pupille et à empêcher la formation des synéchies ; elle a encore prise sur les douleurs, parfois vives, qui accompagnent la fluxion. Tous les auteurs sont aujourd'hui d'accord sur l'efficacité de la cure atropinique ; on la conseillera de bonne heure, on devancera les adhérences promptes à souder l'iris à la cristalloïde.

Quand l'exsudat de la chambre antérieure est abondant, on peut recourir à la ponction de la cornée. La région oculaire, les mains de l'opérateur et les instruments (blépharostat, aiguille, trocart ou kératome) doivent être aseptiques ; l'œil est anesthésié à la cocaïne et le blépharostat appliqué Pour fixer le globe, le moyen le plus simple consiste à engager les doigts de la main gauche sous les paupières et à saisir avec ces doigts l'œil à opérer. L'aiguille trocart ou le kératome est introduit à deux millimètres en avant du limbe scléro-cornéen, en ayant soin de le tenir bien parallèle à l'iris, auquel il ne doit pas tou-

cher. L'humeur aqueuse s'écoule par la canule maintenue en place ou
par la rainure du kératome.

Appelé quand déjà les synéchies sont formées, on essayera de les
rompre à l'aide de la pommade à l'atropine (3 ou 4 applications par
jour). Lorsque ce moyen ne réussit pas, il reste l'iridectomie. Le
choix de la portion d'iris à exciser dépendra de la position des synéchies, de leur volume, de leur largeur; c'est dire qu'il faut, à l'aide de
tous les procédés de diagnostic, avoir soigneusement reconnu le terrain sur lequel on veut opérer. Plus la synéchie sera large, plus la
portion d'iris excisée devra être étendue. A cause de la forme même
de la pupille, l'iridectomie sera toujours supérieure ou inférieure.

Quand, par une synéchie postérieure totale, l'œil est devenu
impropre à la vision, Rolland en conseille l'énucléation afin d'éviter
l'ophtalmie sympathique. Mais celle-ci est peu à craindre chez le cheval, et si l'on en croyait Schimmel, il faudrait la rayer du cadre de la
nosologie hippique.

V. — Affections du cristallin.

Les *luxations du cristallin* sont *incomplètes* ou *complètes*. Dans les premières,
le cristallin est encore enchâssé entre le corps vitré et l'iris, il n'a éprouvé
qu'une légère déviation ; dans les autres, il occupe soit la chambre antérieure
(*luxation en avant*), soit le corps vitré (*luxation en arrière*), soit le tissu cellulaire sous-conjonctival (*luxation sous-conjonctivale*). Au cas très exceptionnel
où toutes les enveloppes de l'œil se rupturent, le cristallin peut être expulsé.

La *luxation incomplète* est produite par un mouvement de rotation du cristallin autour de son axe vertical ou de son axe antéro-postérieur. Dans le
cas de Carrère, observé sur un cheval atteint d'irido-cyclite, le bord interne
du cristallin était refoulé en arrière et en dehors ; dans la région correspondante, l'iris était animé d'un tremblotement dû à l'absence d'appui fourni par
le cristallin. — La *luxation complète* est une complication fréquente de la cataracte. Signalée par Stockfleth, elle a été bien étudiée par Bayer et Möller.
Leclainche, Mouquet, Nicolas et d'autres en ont relaté des observations.

Quelle que soit la variété de la luxation, on s'abstiendra de toute intervention chirurgicale.

Cataracte.

L'opacité du cristallin — la *cataracte* — rencontrée sur tous les animaux
domestiques, est surtout fréquente sur le cheval et le chien. Elle est due tantôt à des lésions de la capsule (*cataractes capsulaires* ou *fausses cataractes*),
tantôt à des altérations de la lentille elle-même (*cataractes lenticulaires* ou
cataractes vraies), tantôt enfin à des lésions simultanées de la capsule et de
la lentille (*cataractes capsulo-lenticulaires* ou *mixtes*).

Particulièrement fréquentes chez le cheval à la suite de la fluxion périodique, les *cataractes capsulaires* sont dues à des productions pseudo-membraneuses qui se déposent sur la cristalloïde et s'accusent d'ordinaire par la
présence, en avant du cristallin, d'une couche blanchâtre plus ou moins
opaque. Les cataractes lenticulaires, communes chez le chien, offrent des
aspects variés (cataractes striée, étoilée, fenêtrée, périphérique ou centrale ;

cataractes molle, dure, plâtreuse, calcaire; cataractes laiteuse, verte, noire).

L'étiologie a divisé les cataractes en *traumatiques* et *spontanées, congénitales* et *acquises*. La *cataracte congénitale* a été observée sur le poulain, le veau, la chèvre. Pour les *cataractes acquises*, les traumatismes de l'œil (contusions, plaies), l'hérédité, l'âge avancé (cataractes séniles), l'arthritisme, certaines affections oculaires (fluxion périodique), le diabète, l'action de diverses substances plus ou moins toxiques, la présence de parasites dans la chambre antérieure (filaires, cysticerques), jouent un rôle étiologique. Bouchard et Charrin ont provoqué la cataracte chez des lapins par l'administration de naphtaline. Mouquet a cru pouvoir attribuer à l'arthritisme la cataracte qu'il a observée sur un chien de deux ans et sur un autre de trois ans. Altenhof a vu la cataracte apparaître sur un chien dont l'urine contenait 12 grammes de sucre par litre. — La cataracte sénile se développe en général lentement et aux deux yeux. Nous l'observons communément sur le chien. Elle est plus rare sur les solipèdes. Bayer en a publié un exemple recueilli sur un cheval de quarante-cinq ans. — Quelle que soit la cause de la cataracte, il semble que la dessiccation du cristallin soit le phénomène initial de son opacification. Kunde a montré qu'en soustrayant, chez la grenouille, une certaine quantité d'eau à la masse du sang, on peut déterminer la cataracte. Landsberg a également réussi, par des injections de pilocarpine, à provoquer la cataracte chez les animaux.

Le *traitement* est médical ou chirurgical. Les saignées locales, les vésicants au voisinage de l'orbite, les antiphlogistiques, les purgatifs, auraient procuré quelques succès dans le traitement du simple dépôt sur la cristalloïde antérieure. Les instillations d'huile phosphorée entre les paupières, recommandées chez l'homme par Tavignot, ne semblent donner aucun résultat chez le cheval (Decroix, Palat, Vidal), ni chez le chien.

L'*opération de la cataracte* n'est pas à conseiller pour le cheval (Gohier, Dupuy et Dupuytren, Tenon, Leblanc). Même avec les moyens de l'époque actuelle, elle expose à de graves complications. Récemment encore (1892), Lanzillotti a eu un insuccès sur le cheval, bien qu'il n'eût négligé aucune précaution antiseptique. La réussite de l'opération ne donnerait d'ailleurs pas le résultat désiré. L'œil privé de cristallin est non seulement dépourvu de sa faculté d'accommodation, mais il ne réfracte plus suffisamment les rayons lumineux : l'image va se former en arrière de la rétine, les objets prennent des dimensions fantastiques, les opérés deviennent peureux, et pour les utiliser on a dû quelquefois les aveugler (Hertwig). Ajoutons que la cataracte du cheval est habituellement capsulaire ou mixte, et que souvent elle est compliquée de lésions des autres parties du globe (fluxion périodique). L'opération n'offre donc d'intérêt que comme sujet d'exercice opératoire.

Mais le chien peut en bénéficier. Pourvu que l'animal puisse avoir une sensation vague des objets, pourvu qu'il puisse se conduire, le résultat est notable et légitime l'intervention. Les statistiques de

Berlin et de Möller sont intéressantes à ce point de vue. L'opération n'est toutefois indiquée que si la vision est complètement abolie.

Quel que soit le procédé employé, la conjonctive sera soigneusement aseptisée avec la solution aqueuse de sublimé à 1 p. 4000 ou la solution huileuse de biiodure de mercure à 4 p. 1 000 (Panas). L'asepsie absolue des instruments et des mains est indispensable. On se contente parfois de l'anesthésie locale (cocaïne), mais la chloroformisation est préférable.

Les trois principaux procédés opératoires sont : 1° le *déplacement;* 2° la *discision;* 3° l'*extraction.*

1° DÉPLACEMENT. — Il comprend l'*abaissement* et la *réclinaison.*

Le sujet couché, la pupille est dilatée avec une solution d'atropine. On fixe l'œil avec une pince.

Pour l'*abaissement,* l'aiguille est tenue en plume à écrire, dans une direction oblique de bas en haut et un peu d'avant en arrière, la pointe horizontale, la convexité tournée en haut. Implantez-la dans la sclérotique à 4-5 millimètres de la cornée, un peu au-dessous du diamètre transverse de l'œil et faites-la pénétrer en arrière du cristallin.

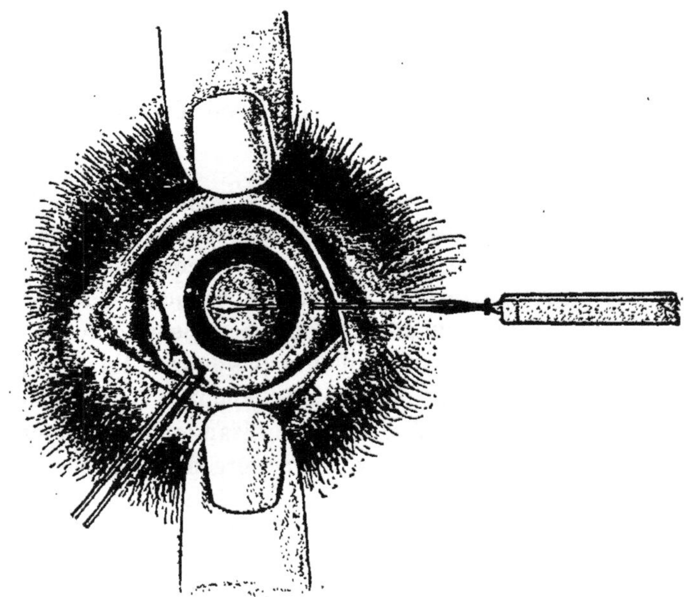

Fig. 123. — Opération de la cataracte par abaissement ou par réclinaison chez le chien.

Une fois introduite toute la portion courbe de l'aiguille, ponctionnez la capsule cristalline en bas et en arrière. Portez ensuite l'extrémité de l'aiguille vers la partie supérieure du cristallin, en remontant en arrière ou en avant de celui-ci (*fig.* 123), et dans ce dernier cas après avoir fait exécuter à l'instrument un quart de tour sur son axe, de façon que sa convexité soit tournée vers la cornée, afin de ne pas blesser l'iris ; appliquez-en la concavité sur le sommet de la lentille, puis, par un mouvement de bascule, abaissez celle-ci de champ, enfoncez-la en bas et en arrière, au-dessous de l'axe visuel et dans le corps vitré. Maintenez-la quelques instants pour l'empêcher de remonter et sortez l'aiguille après l'avoir ramenée en position horizontale. Quand l'opération est bien exécutée, la face antérieure du cristallin est devenue inférieure (*fig.* 124).

Pour la *réclinaison*, introduisez l'aiguille dans l'œil et portez-la au

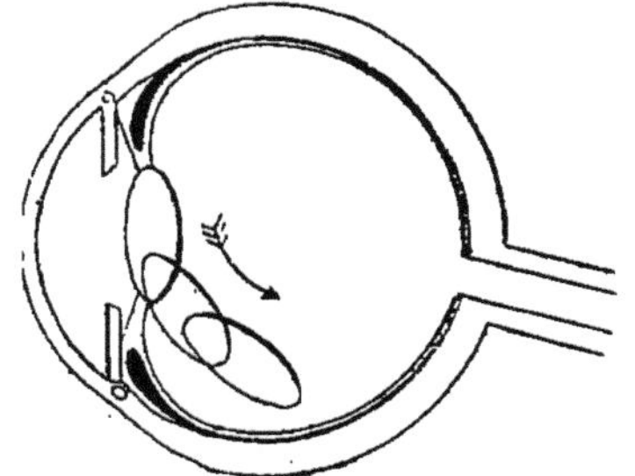

Fig. 124. — Abaissement du cristallin.

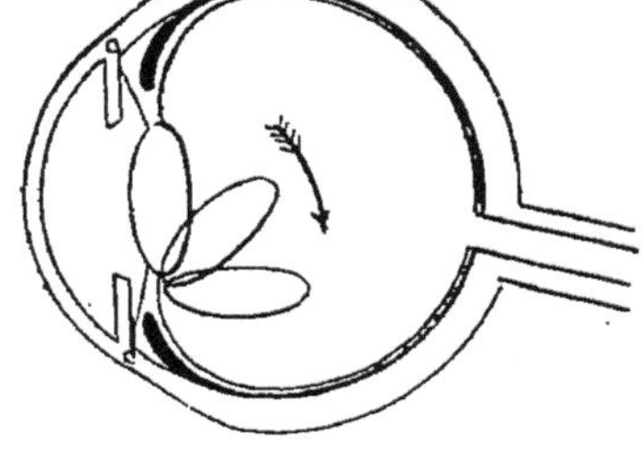

Fig. 125. — Réclinaison.

sommet du cristallin, comme il vient d'être indiqué pour l'abaissement. Au lieu de déplacer la lentille directement, de haut en bas, faites-la basculer en arrière dans le corps vitré ; couchez-la sur le plancher de l'œil, de manière que sa face antérieure devienne supérieure (*fig.* 125). Tenez-la ainsi fixée quelques instants pour l'empêcher de remonter, puis sortez l'aiguille après l'avoir ramenée en position horizontale.

Quand le cristallin est abaissé ou récliné enveloppé de sa capsule, il a une grande tendance à remonter et résiste longtemps à la résorption. La capsule peut se rupturer sous la pression de l'aiguille, mais il est plus sûr de la diviser en bas ou en arrière, là où le cristallin doit s'échapper.

2° DISCISION. — Applicable à toutes les cataractes des jeunes animaux et aux cataractes molles des sujets adultes ou âgés, la *discision* consiste à faire à la cristalloïde antérieure une solution de continuité permettant l'imbibition du cristallin par l'humeur aqueuse et sa résorption ultérieure.

Le sujet et l'œil sont préparés comme pour le déplacement. Quelques gouttes d'atropine ou de duboisine assurent la mydriase ; une instillation de cocaïne insensibilise la cornée. Les paupières sont immobilisées à l'aide du blépharostat ou des écarteurs à mains; une pince à fixer et une aiguille à arrêt constituent toute l'instrumentation. L'opération comprend deux temps :

Premier temps : Pénétration dans la chambre antérieure. — L'aiguille à discision, tenue en plume à écrire, perfore la cornée dans sa moitié supérieure à quelques millimètres de son bord et s'engage dans la chambre antérieure parallèlement à l'iris.

Deuxième temps : Incision de la capsule du cristallin. — La pointe de l'aiguille est dirigée vers la partie supérieure de la pupille. On incise la cristalloïde antérieure sur une étendue variable, en évitant de pénétrer dans la substance du cristallin, ce qui pourrait déterminer une subluxation. Möller fait une incision en croix occupant environ les deux tiers de la superficie de la capsule.

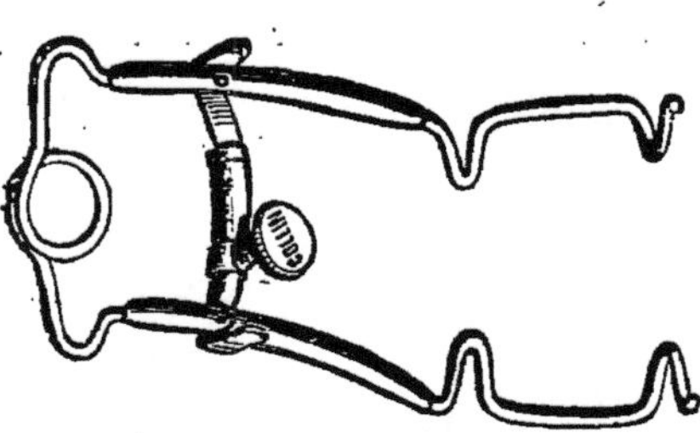

Fig. 126. — Blépharostat à ressort.

Afin de ne pas agrandir la plaie cornéenne, l'aiguille est retirée dans la direction qu'elle avait au moment de son introduction.

A la suite de l'opération faite par abaissement, par réclinaison ou par discision, le plus souvent on laisse l'œil sans pansement. Les jours suivants on instille de l'atropine.

Il est généralement nécessaire de pratiquer plusieurs séances de discision à quelques semaines d'intervalle. Randolph a opéré en deux séances, un chien d'arrêt atteint de cataracte lenticulaire double. Quinze jours après la deuxième opération, le chien pouvait être utilisé pour la chasse.

3° EXTRACTION. — Dans ce procédé, on donne issue au cristallin à la faveur d'une incision de la cornée. Les soins préparatoires (asepsie

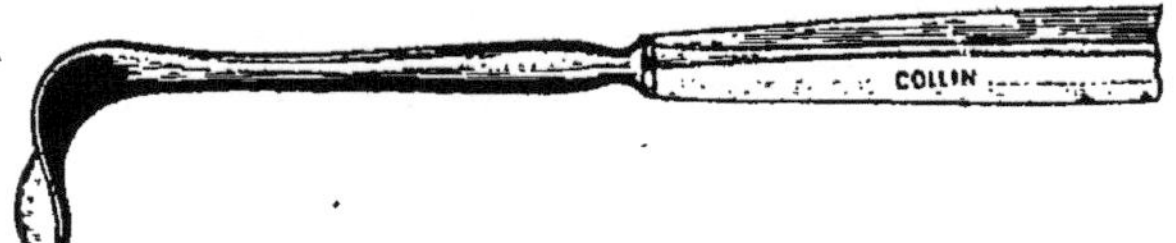

Fig. 127. — Écarteur à main des paupières.

de l'œil, fixation, anesthésie) sont identiques à ceux des méthodes précédentes. On veillera surtout à la désinfection des culs-de-sac conjonctivaux et des voies lacrymales; Panas conseille chez l'homme une solution huileuse de biiodure de mercure à 4 p. 1 000. Les instruments nécessaires sont : un blépharostat, une pince fixatrice, un couteau lancéolaire coudé ou un couteau de de Græfe, un kystitome et une

curette. On a le choix entre l'*extraction linéaire* avec ou sans iridectomie et l'*extraction à lambeau*.

L'*extraction linéaire*, applicable seulement aux cataractes molles,
comprend trois temps :

Premier temps : Incision de la cornée. — On plonge le couteau
lancéolaire coudé à la partie supérieure de la cornée, à quelques millimètres du bord de la sclérotique, et on le dirige dans la chambre anté-

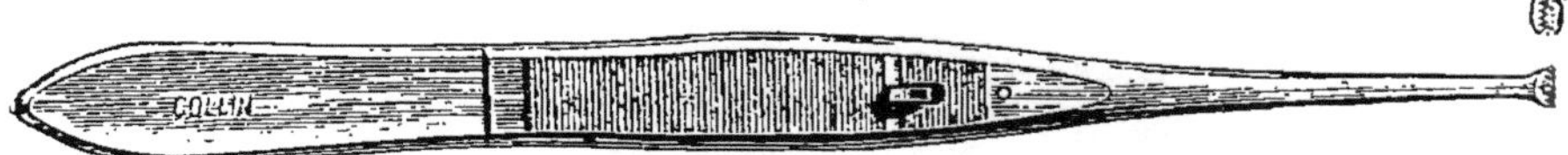

Fig. 128. — Pince fixatrice.

rieure, parallèlement à l'iris. L'humeur aqueuse s'écoule par l'incision
qui doit avoir 5 à 6 millimètres. L'instrument est retiré.

Deuxième temps : Division de la capsule. — A la faveur de cette
plaie cornéenne on introduit le kystitome et on déchire la capsule en
triangle Δ.

Troisième temps : Évacuation du cristallin. — Avec le dos de la

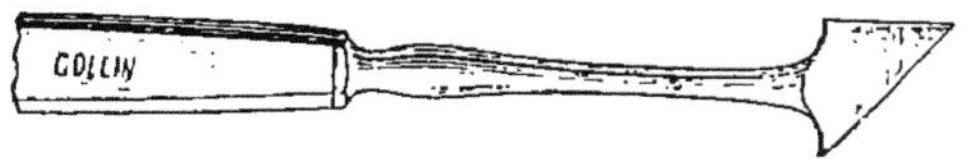

Fig. 129. — Couteau lancéolaire coudé.

curette, on exerce une pression sur la partie inférieure de la cornée ;
le cristallin glisse entre les bords de l'incision kératique et vient bientôt
saillir au dehors. Une curette étroite introduite dans la capsule cristallinienne permet d'enlever les derniers débris.

Pour l'extraction des cataractes dures, on peut combiner l'iridectomie à l'extraction linéaire. On fait à la cornée une solution de con-

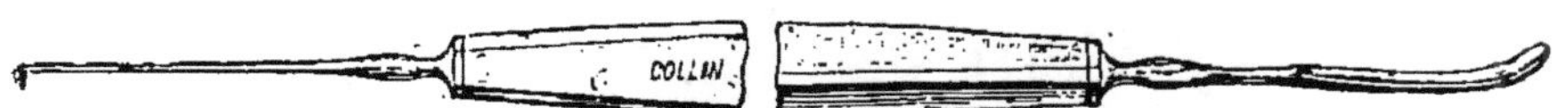

Fig. 130. — Kystitome et curette.

tinuité un peu plus longue ; au deuxième temps, on sectionne l'iris
dans toute l'étendue de l'incision.

La *méthode à lambeau* est indiquée pour les cataractes dures,
séniles, dans lesquelles le noyau du cristallin ne peut sortir que par
une plaie cornéenne large.

L'opération comprend trois temps, les deux derniers analogues
à ceux de l'extraction linéaire. Le premier temps — *l'incision de la*

cornée et la formation du lambeau — est d'une exécution assez
délicate.

Avec le couteau de de Græfe, tranchant tourné en haut, on ponctionne la cornée un peu au-dessus de l'extrémité externe du diamètre
transversal de l'œil, on en dirige la pointe dans la chambre antérieure, parallèlement à l'iris, pour la faire sortir en un point diamé-

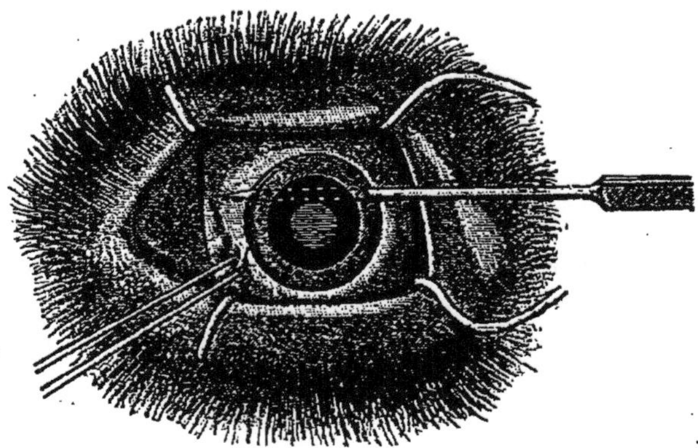

Fig. 131. — Opération de la cataracte par extraction (chien). Section de la cornée.

tralement opposé à l'orifice d'entrée (*fig.* 131); on sectionne ensuite
tout le lambeau supérieur de la cornée par des mouvements de scie
imprimés au couteau. L'humeur aqueuse s'écoule totalement, et parfois l'iris s'engage dans la plaie. Introduit dans la chambre antérieure
sans blesser la cornée ni l'iris, le kystitome divise la cristalloïde en

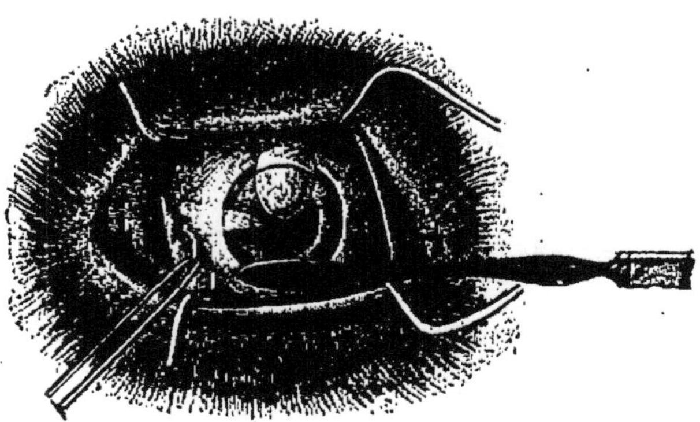

Fig. 132. — Opération de la cataracte. Sortie du cristallin.

triangle. — Par une légère pression exercée avec le dos de la curette
sur la moitié inférieure de la cornée, on évacue facilement le cristallin
si l'incision est suffisante (*fig.* 132). Parfois l'iris s'oppose à la sortie :
le bord supérieur du cristallin n'arrive pas à s'en décoiffer ; en pareil
cas, il faut pratiquer l'iridectomie.

L'instillation d'ésérine prévient l'enclavement de l'iris. Il est nécessaire d'appliquer sur l'œil un pansement occlusif aseptique ou de suturer les paupières. Souvent la plaie cornéenne est fermée au bout de quarante-huit heures. — Vers le quatrième jour, on a recours à l'atropine pour éviter les synéchies.

L'infection de la plaie cornéenne est une complication grave. On la reconnaît aux souffrances du sujet, à la tuméfaction des paupières, à l'aspect de la plaie opératoire dont les bords sont grisâtres et infiltrés. Si l'on veut sauver l'œil, il faut traiter énergiquement : ignipuncture des bords de l'incision kératique, lavages répétés avec le sublimé à 1 p. 2000, injections sous-conjonctivales de sublimé.

Chez le chien, après l'opération de la cataracte, l'accommodation peut se rétablir rapidement (Contejean).

VI. — Affections de la rétine et du nerf optique.

L'inflammation de la rétine et celle du nerf optique ont été peu étudiées chez les animaux. Généralement elles coexistent; il y a *neurorétinite*. Schindelka en a relaté deux observations recueillies sur des chevaux atteints d'influenza. Dans la première, en dehors d'une tuméfaction de la conjonctive avec injection périkératique, il y avait rétrécissement de la pupille. Après dilatation de celle-ci par l'atropine, on vit, au premier jour, la papille fortement injectée dans une partie de son étendue; la zone rétinienne voisine était saillante et moins transparente ; ses vaisseaux étaient peu visibles. Bientôt l'autre œil présenta de semblables altérations. Plus tard, de petits foyers hémorragiques se produisirent dans la rétine et un trouble floconneux apparut dans le corps vitré. Ces symptômes s'atténuèrent peu à peu, mais les vaisseaux de la rétine restèrent ondulés. — Le second malade mourut le sixième jour. La section de l'œil montra une infiltration hémorragique des tissus rétrobulbaires. Sur une longueur de 2 centimètres à partir du bulbe, le nerf optique était tuméfié, moins consistant, plus rouge qu'à l'état normal ; il y avait du sang épanché entre les faisceaux nerveux. La papille était rouge et saillante. Au voisinage, on apercevait une sorte de vésicule de la grosseur d'un pois, formée par la rétine décollée; la cavité ainsi produite contenait un liquide séreux, hémorragique.

On a préconisé les mercuriaux, les injections de pilocarpine et de strychnine; mais actuellement, il n'y a point de traitement efficace contre ces inflammations de la rétine et du nerf optique.

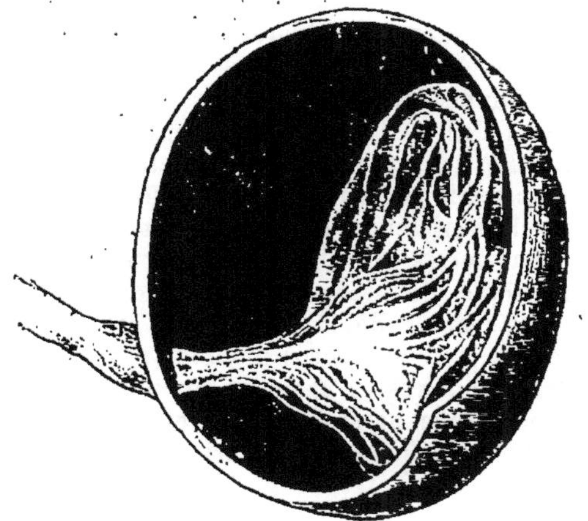

Fig. 133. — Décollement de la rétine (Bayer).

Dans le *décollement de la rétine (fig. 133)*, un liquide est collecté entre cette membrane et la choroïde. Ce décollement est *traumatique* (contusion du globe, plaie du globe avec évacuation brusque du corps vitré) ou *spontané*. D'après Bayer, il serait fréquent chez le cheval à la suite des maladies de la choroïde.

Le décollement est plus ou moins étendu. Le liquide collecté peut être du sang ou un mélange de sang et de pus, mais ordinairement il est séreux et de couleur jaunâtre. — L'examen ophtalmoscopique bien pratiqué permet de reconnaître le décollement et son étendue.

La perte de la vision par décollement total de la rétine et irido-choroïdite chronique est la terminaison habituelle.

Comme traitement médical, on conseille les purgations répétées et les injections sous-cutanées de pilocarpine. — Les ressources du traitement chirurgical sont l'*iridectomie* et l'évacuation du liquide par ponction de la sclérotique et de la choroïde au niveau du décollement. Deutschmann conseille d'injecter en plein globe une petite quantité de corps vitré extrait de l'œil d'un lapin. En général tous les traitements sont inefficaces.

L'*atrophie du nerf optique et de la papille* a été signalée chez les animaux. Elle est *idiopathique* ou *symptomatique* de lésions du cerveau et de la moelle. Chez l'homme, on distingue une *atrophie blanche*, dans laquelle la papille vue à l'ophtalmoscope est pâle, et une *atrophie grise*. La décoloration de la papille résulte de l'atrophie des capillaires. — Sur une jument observée par Carrère, la papille de l'œil droit était blanc nacré, ses vaisseaux avaient à peu près complètement disparu ; il existait en même temps de la choroïdite atrophique. L'animal était borgne. — Labat et Mouquet ont publié des faits analogues.

Divers traitements ont donné quelques résultats dans des cas où l'affection était récente. On s'adressera de préférence à l'antipyrine et aux injections hypodermiques de pilocarpine à dose suffisante pour provoquer la salivation.

VII. — Glaucome et hydrophtalmie.

Le *glaucome* et l'*hydrophtalmie* sont deux affections qui résultent de l'augmentation des liquides intra-oculaires. Si la coque est inextensible, la tension du globe devient considérable : c'est le *glaucome*; si au contraire les enveloppes se dilatent, l'œil prend un volume exagéré : il y a *hydrophtalmie*.

Comme causes du glaucome, on signale l'arthritisme, les contusions de l'œil, l'iritis, l'irido-choroïdite, la kératite panneuse. Quelques-uns l'attribuent à une hypersécrétion (inflammatoire ou nerveuse) des liquides oculaires ; d'autres le regardent comme l'effet d'un obstacle à la filtration normale des liquides en dehors des enveloppes.

La dureté du globe oculaire à la palpation est le symptôme pathognomonique du glaucome. On note aussi une dilatation de la pupille, un léger trouble de la cornée et l'anesthésie de cette membrane; si on la touche avec un corps mousse, il ne se produit aucun mouvement réflexe des paupières. L'examen ophtalmoscopique montre la papille excavée, repoussée en arrière par la pression intra-oculaire. — Dans l'hydrophtalmie, le globe de l'œil peut acquérir des dimensions considérables et la sclérotique est amincie.

Au début du glaucome, pour diminuer la tension intra-oculaire, on conseille les instillations répétées d'une solution d'ésérine à 1 p. 100-200. Irritante pour la conjonctive, cette substance peut être remplacée par le nitrate de pilocarpine à 1 p. 100. Les injections sous-cutanées de ce dernier sel méritent d'être essayées.

Ainsi que l'a reconnu de Graefe, dès que le glaucome est bien établi, l'*iridectomie* est l'opération qui donne les meilleurs résultats. On a également conseillé la *sclérotomie*. Elle provoquerait la formation de cicatrices au niveau desquelles les liquides intra-oculaires filtreraient : l'augmentation de tension du globe serait évitée. L'incision de la sclérotique se fait tantôt au niveau du limbe scléro-cornéen, tantôt dans le voisinage de la région équatoriale. Le couteau ne doit pas pénétrer à plus de quelques millimètres ; il faut éviter de le plonger profondément dans le corps vitré.

On combat l'hydrophtalmie par les *ponctions répétées* de la chambre antérieure et l'application d'un bandeau compressif ou par l'*iridectomie*. Quand l'œil perdu constitue une difformité choquante, on en fait l'énucléation.

VIII. — Ophtalmie sympathique.

Certaines inflammations d'abord localisées à un œil peuvent retentir sur le globe oculaire opposé et y provoquer des troubles graves. L'irido-choroïdite ou cyclite est la cause habituelle de l'*ophtalmie sympathique* chez l'homme. Cette dernière affection s'observerait dans la plupart des espèces animales, notamment chez le cheval. On connaît la pratique des maquignons anglais qui détruisaient par la chaux l'œil atrophié afin de prévenir « l'ophtalmo-sympathie ». Tout dernièrement encore, Rolland préconisait l'ablation de tout œil perdu par la fluxion, afin de prévenir l'atteinte de l'œil sain. Or, Schimmel nie l'ophtalmie sympathique chez le cheval. Il faut bien savoir, dit cet auteur, que la cause qui a déterminé l'affection d'un œil peut également provoquer des troubles dans l'autre. De nombreuses expériences ont démontré que l'ophtalmie sympathique doit être exclue de la pathologie de l'espèce chevaline. Les blessures de la région ciliaire, avec rétention du corps vulnérant ayant provoqué une irido-cyclite traumatique, qui, chez l'homme, entraînent presque toujours une ophtalmie sympathique, restent sans effet pour l'autre œil chez le cheval (Schimmel). Sans doute une telle assertion ne saurait, avant confirmation, être acceptée sans réserve ; mais les faits sur lesquels elle est basée témoignent que les accidents sympathiques ne se produisent pas avec une égale fréquence dans toutes les espèces.

La pathogénie de cette sympathie morbide a été diversement interprétée. La transmission du mal se ferait, pour les uns, par les vaisseaux, pour les autres, par les nerfs. On admet généralement aujourd'hui qu'il s'agit d'une migration des germes de l'œil malade : ils remonteraient dans la gaine du nerf optique jusqu'au chiasma, puis se rendraient à l'autre l'œil en progressant le long de son nerf, d'où l'expression d' « *ophtalmie migratrice* ». Les expériences de Deutschmann sur les animaux semblent démonstratives de ce mode de propagation. Pour divers auteurs, ces germes seraient de vulgaires micrococques.

L'ophtalmie sympathique est d'ordinaire une irido-choroïdite séreuse ou plastique. Dans la forme séreuse, on voit apparaître des troubles de l'humeur aqueuse. Dans la forme plastique, l'iris altéré adhère à la cristalloïde par la plus grande partie de sa face postérieure, et la pupille est obstruée par des dépôts fibrineux. L'atrophie du globe est la terminaison habituelle de la maladie.

Pour la prévenir, le seul traitement pratique est l'énucléation de l'œil perdu. On aura soin de couper le nerf optique le plus près possible de son trou d'émergence; la plaie sera pansée antiseptiquement, et s'il se développait un moignon sensible — un névrome, — on l'exciserait sans délai.

Toute irritation sympathique exige, en dehors de l'énucléation de l'œil primitivement atteint, les compresses chaudes, les instillations d'atropine et le traitement mercuriel. Pour le cheval, Rolland indique de faire une trentaine d'injections de 2 centigrammes de sublimé dans 3 grammes d'eau, à raison de deux par jour.

IX. — **Panophtalmie.** — **Ablation de l'œil.** — **Prothèse oculaire.**

L'*ophtalmie traumatique* — le *phlegmon de l'œil*, la *panophtalmie* — succède ordinairement aux lésions traumatiques du globe oculaire (plaies, brûlures, opérations) ou aux ulcérations de la cornée. Chez les chiens de chasse, elle est quelquefois provoquée par un grain de plomb. Elle relève d'une infection venue de l'extérieur (plaie) ou de l'intérieur (infection endogène). Trasbot distingue les cas où les lésions sont limitées à la chambre antérieure et ceux dans lesquels elles affectent l'œil tout entier. Une différence fondamentale existerait entre ces deux formes : dans la première, les lésions resteraient unilatérales, tandis que dans la seconde elles entraîneraient fatalement, tôt ou tard, la perte de l'œil opposé, par inflammation sympathique.

Le diagnostic n'est délicat que quand la perforation n'est pas encore établie (infection endogène); dès qu'elle existe, il s'impose. Ce qui est difficile en quelques cas, c'est de préciser les altérations, c'est de dire si elles sont localisées à la cavité séreuse antérieure, ou au contraire étendues aux parties profondes de l'œil. Trasbot conseille un sondage prudent, qui permettrait presque toujours de poser un diagnostic exact et complet.

On s'efforcera de conjurer la panophtalmie par l'antisepsie des plaies oculaires, par l'asepsie des mains et des instruments opératoires.

Le traitement varie suivant la gravité des altérations. Si elles sont limitées à la chambre antérieure, après débridement de la cornée les injections antiseptiques tarissent la suppuration; l'humeur aqueuse est remplacée par un tissu fibreux; l'œil, diminué de volume, déformé, constitue un moignon sans danger pour le congénère et pouvant servir à l'application d'un œil artificiel. Trasbot a vu un cheval ayant perdu un œil par suite d'une ophtalmie traumatique limitée au département antérieur, dont l'autre œil s'est conservé intact pendant toute la vie. Étendue à la chambre postérieure, l'inflammation exposerait à la méningo-encéphalite et à l'ophtalmie sympathique. Une rigoureuse désinfection exige le sacrifice de cet œil purulent.

Deux méthodes ont été préconisées : l'*exentération* ou *éviscération* et l'*énucléation*. — Dans la première, la conjonctive est incisée parallèlement au bord cornéen et mobilisée sur une profondeur d'un centimètre. La sclérotique est divisée circulairement à 1-2 millimètres du bord cornéen, de façon à enlever le segment antérieur de l'œil; l'intérieur du globe est vidé et la sclérotique curettée. Ce procédé, peu usité en vétérinaire, n'a pas d'avantages sur l'énucléation.

Pour cette dernière opération, l'anesthésie n'est pas nécessaire ; on peut faire autour du globe oculaire et sous la conjonctive cinq ou six injections d'une solution de cocaïne à 1 p. 100.

Très près du bord externe de la cornée, on saisit la conjonctive à l'aide de pinces, on l'incise avec les ciseaux courbes et on la détache sur toute sa circonférence en se rapprochant le plus possible du limbe cornéen. Ensuite on plonge entre le globe oculaire et l'orbite, vers l'angle interne de l'œil, le bistouri droit tenu en plume à écrire, tranchant en dehors ; on le fait pénétrer jusqu'au fond de la cavité, on détache la partie inférieure du globe oculaire en rasant, de dedans en dehors, jusqu'à l'angle externe de l'œil, la demi-circonférence inférieure de l'orbite. On reporte le bistouri à l'angle interne et l'on rase de même la demi-circonférence supérieure. L'œil n'est plus fixé que par le nerf optique et les muscles droits. On introduit au fond de l'orbite, en longeant sa paroi externe, les ciseaux courbes dont la concavité est tournée vers le globe oculaire, et, d'un coup, on sectionne le nerf et les muscles.

On lave la cavité avec une solution antiseptique, on la comble de gaze iodoformée et l'on réunit les paupières par un ou deux points à la soie. Le lendemain, on coupe les fils de suture, on enlève la gaze, on déterge soigneusement la cavité. Les jours suivants, on se borne à répéter cette détersion. La guérison survient rapidement.

Quand la suppuration est tarie, souvent les paupières sont tirées dans l'orbite et l'application d'un œil artificiel est assez difficile. Aussi Vigezzi a-t-il proposé d'appliquer, aussitôt après l'ablation du globe, un œil provisoire percé de quatre trous : un supérieur, caché par la paupière correspondante, sert à favoriser l'irrigation de la face interne de celle-ci ; deux latéraux laissent passer un drain de caoutchouc fenêtré ; un inférieur, plus large que les autres, permet le passage de petits tampons d'ouate. Les paupières sont ainsi maintenues en bonne position et, à la faveur des trous, il est facile de pratiquer l'antisepsie de la plaie orbitaire. Quand l'inflammation a disparu, l'œil provisoire est remplacé par l'œil définitif.

Pour remédier à la difformité qui résulte de l'énucléation de l'œil on peut faire la *suture des paupières* ou appliquer *un œil artificiel*.

La *suture* a été pratiquée sur le cheval par Bayer. Après désinfection de la région, il incisa la conjonctive aux deux paupières le long du bord interne de chacune d'elles et sur les deux tiers externes de leur longueur. La muqueuse décollée, repoussée en arrière, les surfaces cruentées des paupières furent réunies au catgut sur un drain fixé à leur angle interne. Quinze jours après, l'accolement était parfait. Cinq mois plus tard, il existait à la place de l'œil une cavité régulière partout recouverte de poils.

Schmidt, Bauer, Hertwig, Streisguth, Trasbot, ont écrit sur la *prothèse oculaire*. Le verre, la gomme, la porcelaine, la corne ne conviennent pas pour la confection des yeux artificiels ; mieux vaut utiliser la gutta-percha, ainsi que l'a fait d'abord Streisguth. Avec cette substance, on fabrique pour le cheval des coques solides de 40 à 45 millimètres de diamètre et de 2 millimètres d'épaisseur, pesant à peine 10 grammes. D'après Trasbot, elles ne doivent pas constituer un segment de sphère, mais un segment d'ovoïde coupé perpendiculairement au grand diamètre. La surface externe, convexe, porte une saillie circulaire de 10 à 12 millimètres de diamètre, dont l'ombre simule la pupille.

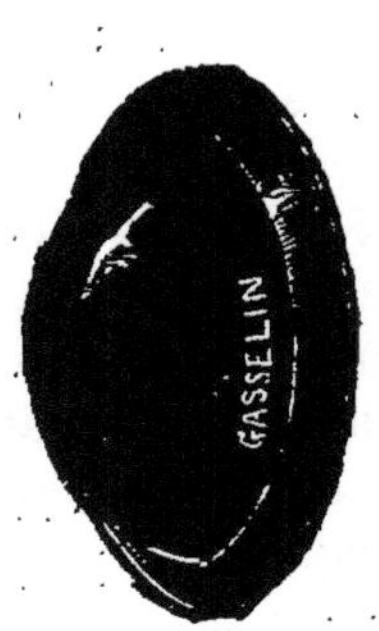

Fig. 134. — Œil artificiel pour le cheval.

L'œil postiche ne doit être placé que quand la suppuration est complètement tarie. La paupière supérieure tirée en avant, on glisse haut, sous sa face profonde, l'un des bords de la capsule ; on engage ensuite l'autre bord sous la paupière inférieure tirée de la même manière.

Bien construits et bien adaptés à l'orbite, ces yeux artificiels simulent l'œil normal ; ils donnent aux « connaisseurs » l'illusion de la réalité, et à un examen par trop superficiel, on peut s'y tromper. Il convient de les maintenir dans un état de parfaite propreté.

Bien que la prothèse oculaire soit surtout à conseiller chez les grands animaux (cheval, bœuf), nous l'avons utilisée avec avantage chez le chien.

X. — Tumeurs. — Tuberculose. — Parasites.

Au point de vue clinique, les tumeurs de l'œil sont *bénignes* ou *malignes*. Les premières s'observent particulièrement sur la conjonctive ; les autres sur les membranes profondes (choroïde, rétine).

Parmi les tumeurs de la conjonctive, mentionnons les *dermoïdes*, les *polypes*, les *lipomes*, les *mélanomes*, les *kystes*.

Les *dermoïdes* ont été l'objet d'un grand nombre d'observations. Signalés dans toutes les espèces, ils sont particulièrement fréquents sur le chien. En général, ils sont constitués par une plaque ou une languette offrant les caractères de la peau et recouvrant la sclérotique, quelquefois une partie de la cornée.

Les *tumeurs malignes*, qui ne sont pas rares, ont été longtemps englobées sous le nom de *cancer de l'œil*. Le plus souvent il s'agit d'*épithéliome* (Leisering, Hartmann, Bayer), de *sarcome* (Born, Hess) ou de *mélanome* (Anacker, Bayer). Les tumeurs malignes débutent tantôt par l'hémisphère antérieur de l'œil (cornée, sclérotique, iris), tantôt par l'hémisphère postérieur (choroïde, rétine, nerf optique). Le diagnostic de ces dernières exige, au début, l'emploi de l'ophtalmoscope. Plus tard, la cornée ou la sclérotique est perforée et le néoplasme saille plus ou moins au dehors.

L'excision complète est le seul traitement efficace des tumeurs bénignes. Après anesthésie à la cocaïne, on saisit le dermoïde avec des pinces à dents de souris et on le détache à petits coups, au moyen de ciseaux courbes sur plat, à pointes fines. L'opération n'offre pas de difficultés pour la portion qui est en rapport avec la sclérotique, elle est plus délicate pour la portion cornéenne. Il ne faut pas chercher à enlever la partie qui pénètre dans l'épaisseur de la cornée, de peur de perforer cette membrane. Comme

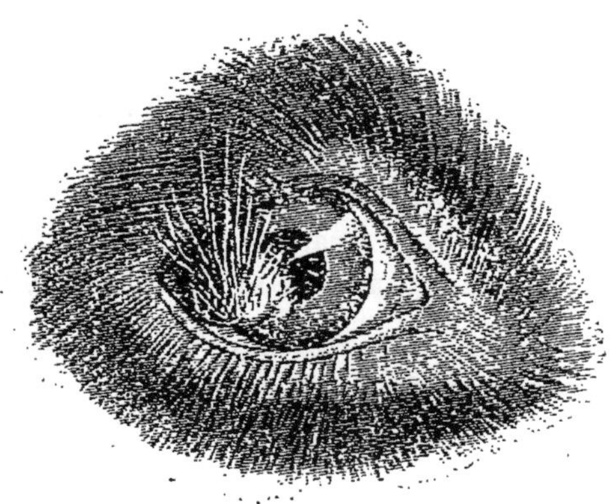

Fig. 135. — Dermoïde de la conjonctive.

ces tumeurs sont très vasculaires, on opérera plus à l'aise et plus sûrement en faisant verser sur l'œil un filet d'eau tiède pendant toute la durée de l'opération (Labat). De simples soins de propreté suffisent à la guérison. Il ne reste parfois qu'une cicatrice blanchâtre, à peine visible.

Les tumeurs malignes entraînent non seulement la perte de l'œil, mais compromettent la vie de l'individu. Aussi doit-on pratiquer de bonne heure l'énucléation du globe.

La *tuberculose oculaire* a été fréquemment signalée chez les bovidés. Les divers milieux de l'œil sont atteints isolément ou simultanément. Dans les quatre cas publiés par Mathieu, la tuberculose était étendue aux différents milieux de l'œil. L'observation de Hess a trait à une tuberculose de l'iris et de la choroïde; il existait de petits tubercules avec dépôt fibrineux sur la face postérieure de l'iris.

Si la lésion bacillaire était primitive et encore localisée, l'ablation de l'œil pourrait conjurer la généralisation. Mais d'ordinaire, il s'agit de tuberculose secondaire.

Les *parasites* du globe de l'œil sont rares. On a rencontré des *filaires* sur le cheval, l'âne, le mulet et le bœuf. Avec les symptômes ordinaires de l'inflammation oculaire (larmoiement, photophobie, cornée laiteuse), on peut voir la filaire s'agiter dans l'humeur aqueuse « à la façon d'une anguille dans son bassin ». Le parasite provoque souvent une opacité complète de la cornée et la perte de la vue; parfois cette opacité ne se produit pas : la filaire meurt et son cadavre disparaît.

Chez le bœuf, la filaire de l'œil semble assez fragile. Lafosse a recommandé les collyres au sulfate de zinc et au nitrate d'argent; Chaignaud, les lotions de teinture d'aloès étendue d'eau distillée; Faure, l'administration, pendant quatre ou cinq jours, de 4 grammes de sulfure de mercure et de 8 grammes de soufre sublimé.

Chez le cheval, les agents médicamenteux étant inefficaces (Vande-velde), l'extraction directe du ver a été pratiquée. L'animal maintenu debout à l'aide du tord-nez, l'œil est cocaïnisé et les paupières écartées par le blépharostat. On ponctionne la cornée à sa partie infé-rieure, à 2 ou 3 millimètres du limbe scléro-cornéen, à l'aide du couteau à cataracte. En comprimant le globe oculaire de la main gauche, le ver est généralement entraîné avec l'humeur aqueuse. Au besoin, on pourrait aller le saisir avec les pinces à iridectomie.

Le *cysticerque ladrique* (*Cysticercus cellulosæ*) a été rencontré dans les différentes parties de l'œil du porc.

II. — ANNEXES DE L'ŒIL

I. — **Affections des paupières**.

I. — DIFFORMITÉS CONGÉNITALES OU ACQUISES.

L'*ankyloblépharon* — la soudure partielle ou totale des bords palpébraux — se rencontre quelquefois chez le mouton, le chien et le chat. Il est congénital ou consécutif aux inflammations des paupières.

Si l'ankyloblépharon est incomplet, on engagera avec précaution, par l'ouverture naturelle, une sonde cannelée que l'on glissera sous la paupière jusqu'à l'angle opposé ; sur ce guide, on débridera avec le bistouri. On peut encore fendre l'ankyloblépharon d'un coup de ciseaux. — Quand les paupières sont complètement unies, on pratique sur un pli du tégument une première incision et l'on opère ensuite comme précédemment. Pour éviter la soudure des lèvres de la plaie, on fera de fréquents lavages à l'eau tiède et l'on introduira entre les paupières un peu d'huile stérilisée ou de pommade boriquée. On peut aussi suturer la peau à la muqueuse : les paupières écartées, on fait sur chaque lèvre un premier point de suture médian, puis deux ou quatre autres suivant l'étendue de la division.

Le *symblépharon* — l'adhérence anormale des paupières au globe de l'œil — est une complication assez fréquente des inflammations, des ulcères, des brûlures de la conjonctive et des opérations pratiquées sur celle-ci. Sa gravité varie suivant que la paupière est soudée à la cornée ou à la sclérotique ; dans le premier cas, parfois la cécité est complète.

On préviendra le *symblépharon* en dirigeant la cicatrisation des lésions traumatiques de la conjonctive : on passera tous les jours entre les surfaces vives un stylet aseptique et l'on y fera des applications d'huile stérilisée ou de vaseline boriquée. Si l'adhérence est constituée, il faut la rompre. Une simple bride sera sectionnée ; une réunion large sera disséquée avec un bistouri à lame étroite, en ayant soin d'anticiper plutôt sur la conjonctive palpébrale.

Le *trichiasis* — la déviation des cils en arrière, vers le globe de l'œil, sans participation de la paupière à ce mouvement — est d'ordinaire produit par une inflammation chronique de la paupière. Pour conjurer la conjonctivite et la kératite, on arrachera les cils vulnérants. Si ce moyen est insuffisant, on coupera la partie de la paupière qui supporte les cils déviés. Cette ablation est plus sûre que la destruction des bulbes pileux par des aiguilles rougies.

Le renversement en dedans de la paupière — l'*entropion* — est partiel ou total, simple ou double, assez souvent bilatéral. Aubry, Bourdeau, Hamon l'ont observé à la naissance sur les poulains et les muletons (entropion congénital). On le constate particulièrement sur les chiens de chasse (courants ou braques) et sur les caniches. On distingue un *entropion spasmodique*, dû aux inflammations de la conjonctive ou de la cornée, et un *entropion organique*, lié à des lésions *chroniques* de la peau, de l'orbiculaire et des cartilages tarses. L'eczéma et la gale des paupières produisent souvent cette déformation palpébrale.

Hamon a traité avec succès des poulains par de simples lotions astringentes ou excitantes ; dans ces cas, il s'agissait sans doute d'entropion spasmodique. L'entropion organique exige une intervention chirurgicale : *cautérisation*, *suture* ou *excision*.

Un premier procédé consiste à tracer, à 1-2 centimètres du bord libre de la paupière et parallèlement à ce bord, une ou deux raies de feu qui divisent la peau. Bien qu'il ait donné des succès, il est peu employé ; si le sujet n'est pas anesthésié ou si la région n'est pas insensibilisée à la cocaïne, il faut craindre une déviation du cautère et l'atteinte de l'œil.

Dans le second, on provoque la mortification d'un lambeau de peau, en faisant à celle-ci un pli parallèle au bord de la paupière et en appliquant sur sa base une suture à points entre-croisés.

L'*excision* est le moyen de choix. Sur la paupière déviée, on excise un lambeau de peau, en ayant soin de proportionner la largeur de ce lambeau au degré de l'entropion. Le sujet solidement fixé en position décubitale, avec des pinces ordinaires ou à béquilles on saisit la peau au voisinage du bord libre de la paupière, de façon à former un pli parallèle à ce bord (*fig.* 136), et on coupe la base du pli à l'aide des ciseaux courbes. Il est avantageux de réunir par quelques points les bords de la plaie. Certains opérateurs passent les fils avant de sectionner la peau. Marlot saisit le lambeau palpébral à l'aide d'une pince à verrou, place à sa base trois ou quatre épingles, l'ampute, puis exé-

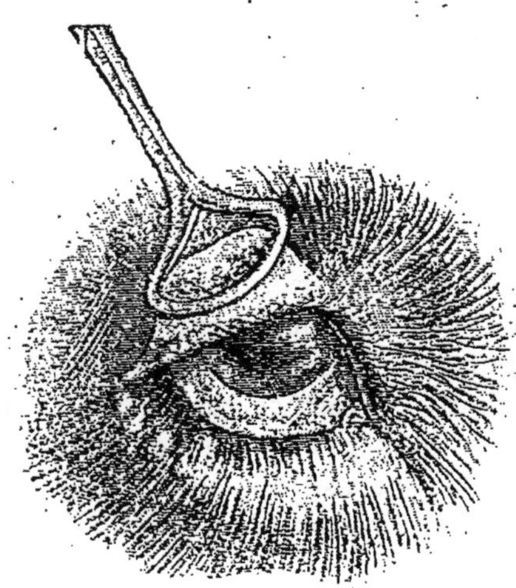

Fig. 136. — Opération de l'entropion (chien). Le lambeau cutané à exciser est maintenu par les pinces.

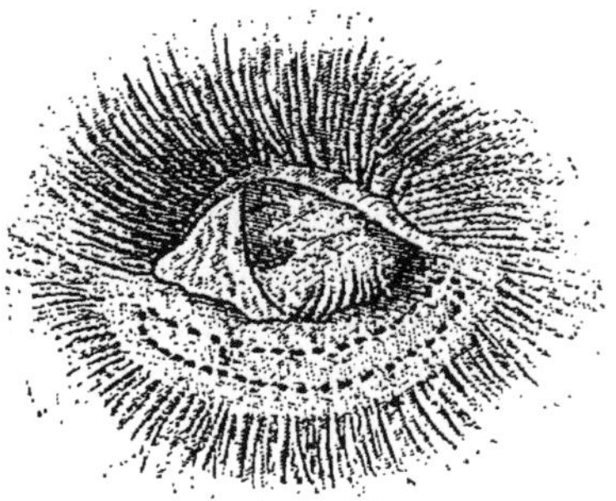

Fig. 137. — Le lambeau cutané à enlever est délimité par deux incisions courbes (lignes pointillées).

cute la suture entortillée. Au lieu de faire l'excision avec les ciseaux, on peut se servir du bistouri : deux incisions courbes délimitent le lambeau cutané à enlever (*fig.* 137); on le saisit avec des pinces ; on l'enlève en évitant de pénétrer trop profondément et d'atteindre l'œil.

L'ectropion — le renversement en dehors du bord libre des paupières — est général ou partiel, simple ou double, quelquefois bilatéral. Le gonflement de la conjonctive, l'inflammation prolongée du tégument des paupières, les lésions traumatiques avec perte de substance, les brûlures de la région péri-oculaire en sont les causes habituelles. Beaucoup moins fréquent que l'entropion, c'est à la paupière inférieure qu'on l'observe le plus souvent.

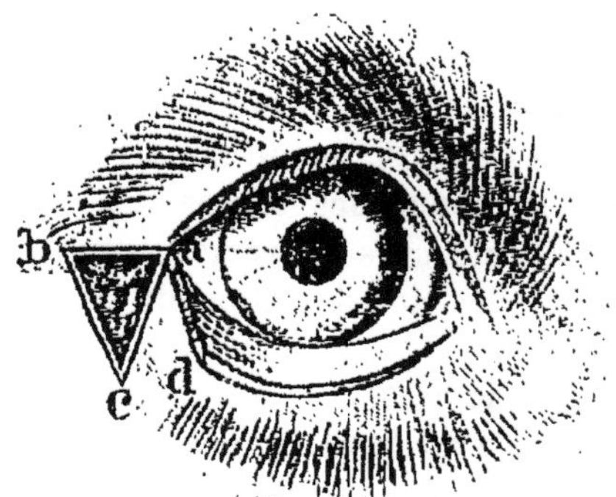

Fig. 138. — Opération de l'ectropion (chien). Procédé de Dieffenbach.

Quand le renversement est dû au gonflement de la conjonctive, il suffit parfois de pratiquer dans celle-ci des scarifications et d'appliquer sur l'œil une compresse froide ; mais il est plus sûr d'exciser une languette du bourrelet muqueux.

Si l'ectropion résulte d'une rétraction inflammatoire de la peau, on fera l'opération que Dieffenbach et de Graefe ont recommandée pour l'homme (*fig.* 138). Elle comporte : l'incision de la commissure externe suivant la ligne *ab* ; l'excision partielle du bord de la paupière éversée *ad* ; l'excision du triangle de peau *bca* ; la mobilisation du lambeau cutané *cad*, et une double suture réunissant les lèvres *ad* et *ab*, *ac* et *bc*. On pourrait aussi exciser, près de la commissure externe, un lambeau triangulaire comprenant toute l'épaisseur de la paupière et dont la base correspondrait au bord libre de celle-ci, puis suturer les deux bords de la plaie.

Contre l'ectropion cicatriciel, on emploiera le procédé de Sanson-Wharton Jones. Le tissu cicatriciel est circonscrit par deux incisions

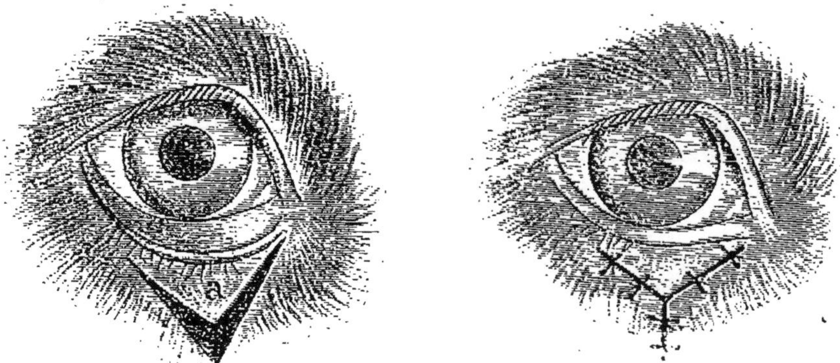

Fig. 139 et 140. — Opération de l'ectropion. Procédé de Sanson-Wharton Jones.

en **V** ; le lambeau triangulaire *a* est ensuite décollé et mobilisé de la pointe à la base ; celle-ci peut alors remonter et les lèvres des incisions sont réunies par une suture en **Y** (*fig.* 139 et 140).

II. — LÉSIONS TRAUMATIQUES.

Les *contusions* produisent dans les paupières des ecchymoses qui occupent le tissu cellulaire sous-cutané ou sous-conjonctival. Les hématomes y sont exceptionnels. — En général, les lotions boriquées suffisent à la guérison. Il est rare que l'on ait à pratiquer l'évacuation d'une collection sanguine.

L'*emphysème des paupières* reconnaît généralement pour cause soit une fracture du nez ou des sinus, soit une blessure du sac et des conduits lacrymaux ; quelquefois il est consécutif à l'insufflation des salières. Il disparaît vite dans la plupart des cas, et sans la moindre intervention directe.

Les *instruments tranchants* peuvent diviser la paupière parallèlement, perpendiculairement ou plus ou moins obliquement à son bord libre. Les plaies perpendiculaires sont les plus graves, en raison de l'écartement toujours accusé des bords (coloboma artificiel). Les *plaies contuses*, surtout fréquentes à la paupière supérieure, succèdent à des chutes, à des coups, à des déchirures par les crochets ou à des morsures ; la paupière est parfois complètement arrachée ; l'hémorragie est d'ordinaire insignifiante (Serres, Dupon). En outre des complications générales des traumatismes, les lésions de l'appareil lacrymal, le symblépharon, l'entropion et l'ectropion sont des accidents possibles.

Le traitement est des plus simples. Les poils coupés ou rasés, la plaie sera irriguée par une solution antiseptique tiède. Si la blessure est récente, on en réunira les bords. Les bandes agglutinatives sont peu usitées. C'est à la suture qu'il faut recourir. La plupart des auteurs, avec Serres, recommandent la suture entortillée. Les pointes des épingles sont coupées presque au ras de la spire. On doit attacher les animaux de façon qu'ils ne puissent se frotter. Un bandage monocle est parfois utile. — Lors de plaie ancienne, il faut aviver les bords avant de suturer. Si la cicatrisation ne peut être obtenue, on excisera le lambeau qui irrite la cornée. Ce pis aller met l'œil à la merci des agents atmosphériques ; on n'y aura recours qu'après échec de sutures correctement exécutées.

III. — LÉSIONS INFLAMMATOIRES ET TUMEURS.

Le *phlegmon des paupières* succède aux contusions et aux plaies ; il se termine habituellement par la formation d'abcès. Si le débridement est différé, le pus se fait jour au dehors ; quelquefois l'abcès s'ouvre dans le cul-de-sac conjonctival. — Le traitement comprend l'incision effectuée parallèlement au bord libre, les irrigations antiseptiques et l'application d'un bandage.

L'inflammation du bord libre des paupières — la *blépharite ciliaire* — est quelquefois observée chez le chien. Les lavages répétés avec une solution antiseptique légère et tiède (eau boriquée), la pommade à l'oxyde rouge de mercure (1 p. 100 à 1 p. 20), forment la base du traitement local. A l'intérieur, on prescrira l'huile de foie de morue, la liqueur de Fowler ou l'iodure de fer.

Chez le chien, la peau des paupières est souvent affectée d'*eczéma*. La *gale folliculaire* y est également très fréquente. En raison du voisinage de l'œil, il faut, dans le traitement de ces affections, éviter l'emploi de substances irritantes ou prévenir l'action de celles-ci sur le globe oculaire.

Les *tumeurs des paupières* sont bénignes ou malignes. Chez le cheval, le bœuf et le chien, on observe assez communément des *verrues*. On les saisit entre les mors d'une pince à dents de souris, et avec les ciseaux on les excise. Marlot préfère traverser la base de la tumeur par trois ou quatre épingles, amputer le néoplasme et faire une suture entortillée.

Les *sarcomes*, les *mélanomes* et les *épithéliomes* ne cèdent qu'à l'ablation totale et hâtive. Quand la conjonctive bulbaire est envahie, l'énucléation de l'œil est souvent nécessaire. Yvon a opéré avec succès une jument de six ans, atteinte d'une « tumeur cancéreuse » située sur l'arcade sourcilière droite. L'œil droit était complètement occlus par une masse charnue très volumineuse et de mauvais aspect. L'ouverture ellipsoïde du globe oculaire, effacée par la turgescence des deux paupières, n'apparaissait plus que sous la forme d'une fente hideuse, des angles de laquelle s'écoulait une matière ichoreuse de mauvaise odeur. L'auteur ne put extirper la tumeur qu'au prix de délabrements considérables ; il dut sacrifier les paupières.

Les principales affections de la *troisième paupière* ou *corps clignotant* sont : l'*inflammation*, la *nécrose* et les *tumeurs*.

L'*inflammation aiguë* est une forme de conjonctivite et se traite comme celle-ci. — L'*inflammation chronique* se cantonne parfois sur le corps clignotant et entraîne l'hypertrophie de cet organe. En général, l'ablation est indiquée. Dans le cas de Jourdier, décrit sous le nom de « fongus de la troisième paupière », le corps clignotant faisait saillie entre les paupières et représentait une masse rugueuse, de teinte marbrée, formée par des végétations plus ou moins volumineuses, saignantes et tellement serrées qu'elles semblaient n'en former qu'une seule. Jourdier fit maintenir son cheval debout et soulever par un aide la paupière supérieure ; avec une pince, il saisit le bord libre du corps clignotant, le tira en haut et en dehors ; puis, avec des ciseaux courbes, il en fit la section. La guérison fut parfaite. — Avant d'opérer, une instillation de cocaïne est avantageuse.

La *nécrose du cartilage*, accusée par l'existence d'une fistule au milieu de bourgeons charnus, exige l'ablation du corps clignotant.

Pour les *tumeurs* (Crépin, Bayer, Williams, Fröhner), l'excision totale est le seul traitement efficace. Chez le cheval, dans un cas de sarcome, Bayer extirpa le corps clignotant tout entier. L'observation de Williams a trait à une tumeur graisseuse sise entre le corps clignotant et la cornée ; elle adhérait au corps clignotant, qu'elle repoussait en dehors et en haut. Après instillation de cocaïne, l'auteur extirpa la tumeur en respectant la troisième paupière. La guérison fut rapide. — Sur une jument de neuf ans, Fröhner a facilement enlevé, après cocaïnisation, une tumeur épithéliale de la grosseur d'une noix et le corps clignotant sur lequel elle était développée.

II. — Affections de l'appareil lacrymal.

Les affections de la *glande lacrymale* ont été peu étudiées chez les animaux. Mentionnons les *plaies*, l'*inflammation* (dacryoadénite), les *fistules* et les *tumeurs*. — Les lésions traumatiques et inflammatoires de la glande s'accompagnent ordinairement d'une hypersécrétion lacrymale — d'*épiphora* — qui doit être distinguée du larmoiement causé par l'oblitération des voies lacrymales. — Les *fistules* sont cutanées ou conjonctivales. On les traite par la cautérisation (feu ou nitrate d'argent). Si l'orifice muqueux normal n'est plus perméable, on transforme d'abord la fistule cutanée en fistule conjonctivale. — Les *tumeurs* exigent parfois l'ablation de la glande.

La *caroncule lacrymale* est un simple repli de la conjonctive recouvrant un agglomérat de follicules glandulaires et quelques bulbes pileux. Son hypertrophie — l'*encanthis* — est inflammatoire ou néoplasique. On l'observe assez fréquemment sur le chien. — L'encanthis inflammatoire peut être combattue par les collyres astringents ou antiseptiques, mais habituellement on a recours à l'excision : la partie à enlever est soulevée par des pinces et excisée avec les ciseaux courbes. Leblanc a pratiqué plusieurs fois cette opération sur le cheval et la vache. Lafosse, Lecoq, Cruzel et Peuch ont relaté des observations de *cancer de la caroncule* ou *encanthis cancéreuse*. Barthélemy aîné, Leblanc, Lafosse, ont décrit des cas de mélanose de cet organe. — Le traitement de ces néoplasmes est l'ablation complète et précoce.

Les affections des *points* et des *conduits lacrymaux*, du *sac lacrymal* et du *canal* qui lui fait suite se traduisent d'ordinaire par un symptôme commun : le *larmoiement*. Dès que celui-ci est constaté, il faut en déterminer la cause. L'examen des points lacrymaux permet de reconnaître immédiatement s'ils sont rétrécis, oblitérés ou déviés. Quand on n'y constate aucune altération, on doit pratiquer à l'aide de la seringue d'Anel, une injection d'eau tiède par le point lacrymal inférieur : si le liquide sort par la narine, les voies sont libres ; s'il s'échappe seulement par le point lacrymal supérieur, les conduits lacrymaux sont perméables, mais le sac ou le canal est oblitéré ; si le liquide reflue par le point lacrymal injecté, le conduit correspondant est oblitéré.

Les *déviations* portent surtout sur le point lacrymal inférieur ; elles se

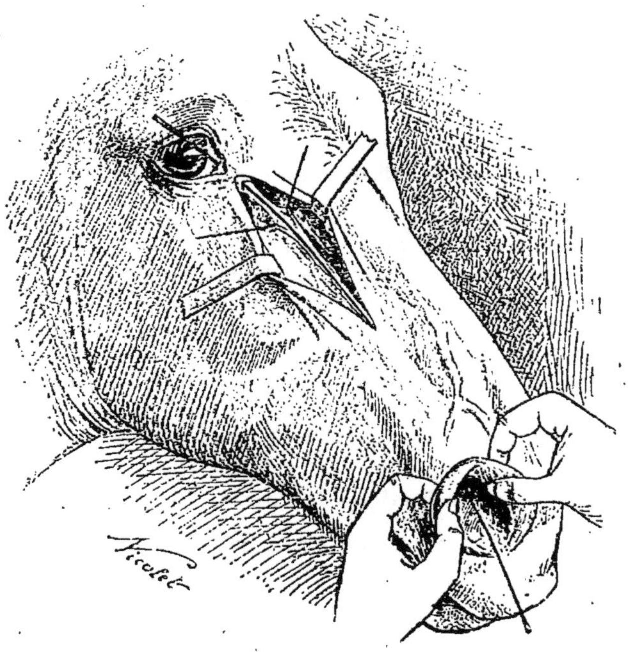

Fig. 141. — Canal lacrymal.

produisent en dedans (inversion) ou en dehors (éversion). L'inversion se voit dans l'entropion, et l'éversion dans l'ectropion. En outre du traitement qu'exige la maladie causale, il convient de débrider le point et le conduit lacrymal dans toute sa longueur avec le couteau boutonné de Weber. La même intervention est applicable aux *oblitérations*. Des cathétérismes gradués préviennent l'occlusion du conduit ainsi créé.

L'oblitération des deux conduits lacrymaux exige le débridement du sac.

L'inflammation des points et des conduits lacrymaux reconnaît les mêmes causes que la conjonctivite et le coryza. Parfois elle est due à des corps étrangers très déliés qui ont pénétré dans les conduits, ou à des produits concrétés qui les obstruent et entretiennent la maladie (Lafosse).

L'inflammation du sac lacrymal (dacryocystite) est assez fréquente. Elle est aiguë ou chronique. Cette dernière forme, liée à l'obstruction du canal, succède d'ordinaire aux inflammations de la conjonctive et de la pituitaire. Là gourme et la maladie des chiens peuvent s'en accompagner. — Après une période de larmoiement, on aperçoit, dans l'angle interne de l'œil, une saillie — une « tumeur lacrymale » — formée par la distention du sac. Si on la comprime, elle se vide par les conduits lacrymaux ou par le canal, quand celui-ci est resté perméable. — La dacryocystite peut devenir phlegmoneuse ; le pus s'ouvre une porte de sortie ; généralement la *fistule lacrymale* ainsi constituée a peu de tendance à la résolution, et parfois elle est compliquée de nécrose. Girard et Leblanc en citent des exemples.

Le traitement des inflammations des voies lacrymales réclame le cathétérisme avec une sonde flexible et des injections antiseptiques ou astringentes tièdes, faites avec la seringue d'Anel (sulfate de zinc à 1 p. 200, nitrate d'argent à 1 p. 300, solution saturée d'acide borique, sublimé à 1 p. 4000, crésyl à 1 p. 200). — La *tumeur lacrymale* cède également aux indications précédentes : 1° rétablir la perméabilité des voies lacrymales ; 2° combattre l'inflammation. — L'*abcès* doit être ouvert à l'aide du couteau de Weber, au niveau du point lacrymal supérieur. Si celui-ci est difficile à trouver, l'incision sera faite à la peau. — La *fistule* exige avant tout le rétablissement des voies lacrymales. C'est donc encore au cathétérisme qu'il faut recourir.

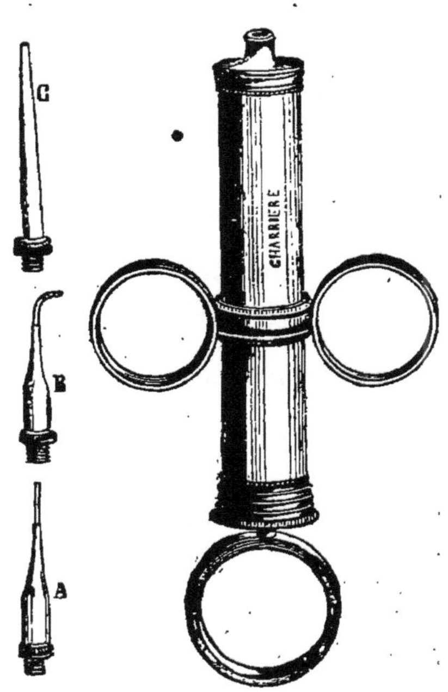

Fig. 142. — Seringue d'Anel.

Quand tous ces moyens sont inefficaces, on conseille, pour supprimer le larmoiement, l'ablation de la glande lacrymale.

L'*obstruction du canal lacrymal* est *congénitale* ou *acquise*. Quand elle est congénitale, on observe quelquefois à la place de l'orifice nasal une petite tuméfaction fluctuante qu'il suffit de débrider pour rétablir le cours naturel des larmes.

Maury a publié un cas d'oblitération congénitale du canal lacrymal sur une pouliche de deux ans. On notait du larmoiement. A partir de l'angle nasal de l'œil, sur les deux côtés de la face, on voyait une matière d'un blanc jaunâtre, caillebottée, adhérant à la peau de la région, qui était excoriée et dépilée par places. Les points lacrymaux, les conduits et le sac étaient sains. Il n'existait pas d'égout nasal. Avec l'index engagé à la face interne du naseau, on sentait l'extrémité inférieure du canal lacrymal terminée en cul-de-sac. En pressant celui-ci, le contenu s'écoulait par l'angle nasal de l'œil. Le débridement par les naseaux étant difficile, en raison de l'étroitesse de ces derniers et de la situation profonde de l'organe à atteindre, l'auteur trépana à égale distance de la suture qui réunit la partie inférieure du bord antérieur du maxillaire supérieur à l'apophyse externe du petit sus-maxillaire et du renflement du maxillaire correspondant à la racine de la première molaire. Le disque osseux enlevé, il perçut l'extrémité du canal lacrymal, qu'il ouvrit en travers à l'aide du ténotome courbe. Une sonde en **S** fut introduite dans le cul-de-sac ; par un léger effort, elle pénétra dans la cavité nasale et vint sortir par le naseau correspondant. Une mèche fut alors fixée dans le trajet. Un peu plus tard on opéra de la même façon de l'autre côté. La guérison se fit régulièrement.

L'*obstruction acquise* succède le plus souvent à l'inflammation de la muqueuse du canal ; elle peut être aussi déterminée par une tumeur.

Le traitement de l'obstruction inflammatoire comprend le sondage et les injections antiseptiques répétées. Lorsqu'elle est récente, on introduit un tube effilé dans l'égout nasal ; par une insufflation vigoureuse, la perméabilité du canal peut être immédiatement rétablie.

Quand l'oblitération est définitive, on doit créer une voie artificielle d'écoulement dans la cavité nasale. Pour les cas où l'occlusion siège dans la partie sous-muqueuse du canal et non loin de l'orifice, Leblanc a conseillé le manuel suivant : introduire par le point lacrymal supérieur un stylet de baleine, l'enfoncer jusqu'à ce qu'on éprouve de la résistance, puis, lorsqu'on sent l'extrémité du stylet par le tact, pratiquer une contre-ouverture pour extraire l'instrument. Celui-ci entraîne avec lui un cordon composé de deux ou trois fils de soie, qui est laissé dans le trajet une vingtaine de jours. — Si l'oblitération existe dans la partie osseuse du canal, on peut recourir au cathétérisme ou à la trépanation. Cette dernière n'a donné aucun bon résultat à Leblanc sur les animaux de l'espèce bovine. Le succès plus récent de Maury est encourageant.

La destruction des points et des conduits lacrymaux par la cautérisation, ainsi que l'extirpation de la glande lacrymale, sont des moyens peu recommandables.

III. — **Affections des muscles de l'œil.**

Pris dans son sens étymologique, le mot *strabisme* s'applique à toutes les déviations anormales de l'œil ; c'est un symptôme d'altérations diverses : défaut d'équilibre des muscles oculaires sans paralysie, paralysie de ces muscles, adhérences anormales du globe de l'œil, tumeurs de l'orbite. Pour l'homme, on tend à réserver cette appellation aux déviations du globe oculaire par défaut de synergie des muscles, sans paralysie. — On distingue un *strabisme convergent* (déviation en dedans du globe oculaire), un *strabisme divergent* (déviation en dehors), un *strabisme supérieur* et un *strabisme inférieur*.

On a publié des exemples de strabisme chez les animaux.

Sur la jument observée par Loiset, l'œil gauche était porté en haut et du côté externe et la cornée partiellement engagée sous la paupière supérieure ; par contre le bulbe de cet œil laissait apercevoir, vers la paupière inférieure, une bande blanche semi-lunaire, formée par la sclérotique revêtue de la conjonctive. On remarquait, en outre, que les ellipses décrites par les bords de la pupille et de la cornée, avaient cessé d'être transversales, un mouvement de rotation ayant entraîné le globe oculaire, sur lui-même, d'environ un quart de circonférence. Quant le regard se portait fixement sur un point quelconque, l'œil strabique se déviait encore davantage. Du reste les yeux de la jument étaient beaux, saillants et d'une grande vivacité d'expression. — L'observation de Maury a trait à une mule de sept ans. Le strabisme semblait s'être développé peu à peu. Au début, lorsque la cornée n'était qu'en partie dérobée, l'animal, pour mieux voir, inclinait la tête de côté, l'œil strabique se déviait un peu ; au moindre signe que l'on faisait en se plaçant derrière elle, la bête se déplaçait, la pupille était alors masquée par la paupière inférieure. Plus tard la cornée était tout à fait éclipsée ; c'est tout au plus si l'on apercevait à la paupière inférieure la ligne de démarcation avec la sclérotique.

Le traitement chirurgical du strabisme consiste à sectionner le tendon du muscle qui est le plus court ou à reporter en avant l'insertion du muscle qui paraît le plus long. On s'en tient généralement à la première intervention. Après anesthésie locale ou chloroformisation, les paupières étant écartées à l'aide du blépharostat, on saisit la conjonctive tout près du limbe cornéal, en dedans ou en dehors, et on l'incise avec les ciseaux courbes ; on introduit le crochet à strabisme sous le tendon à sectionner, puis l'on divise celui-ci à l'aide des ciseaux.

Les *paralysies oculaires* sont d'origine périphérique ou centrale. Les causes périphériques habituelles sont les traumatismes intra-orbitaires ; les causes centrales comprennent les tumeurs, les hémorragies, les ramollissements, les traumatismes cérébraux. — Rappelons que la 3e paire ou oculo-moteur commun innerve le releveur de la paupière supérieure, le droit supérieur, le droit interne, le droit inférieur, le petit oblique et le muscle ciliaire ou de l'accommodation ; que la 4e paire ou nerf pathétique est destinée au grand oblique ; que la 6e paire ou nerf moteur oculaire externe se distribue au muscle droit externe de l'œil et au muscle droit postérieur.

Brissot a publié un exemple de paralysie du muscle droit supérieur de l'œil sur une vache de six ans. Les deux yeux étaient atteints ; le bord supérieur de la cornée, qui, à l'état normal, est presque de niveau avec le bord de la paupière supérieure, en était éloigné de 3 centimètres et demi ; la cornée était recouverte, dans un quart de son étendue, par la paupière inférieure. Entre la paupière supérieure et la cornée, à travers la conjonctive, on apercevait les terminaisons musculo-aponévrotiques des muscles droits supérieur, interne et externe, terminaisons qui se gonflaient et se dessinaient nettement sous la muqueuse à chaque contraction, à l'exception de celle du muscle droit supérieur. Un produit de cette vache, une génisse de trois ans, présentait, atténués, les symptômes observés sur la mère.

Le traitement doit varier avec l'origine de la paralysie. L'iodure de potassium, la révulsion périorbitaire et les courants continus en constituent les principaux agents.

Goubaux a consacré à la paralysie de la paupière supérieure un travail où sont relatées nombre d'observations de *ptosis* indépendantes de la paralysie. — Les frictions irritantes et le feu sur la paupière sont les moyens conseillés. Mais, ainsi que l'a fait remarquer Leblanc, « rien ne constate qu'ils aient réussi ».

IV. — **Affections de l'orbite.**

Les *contusions* de l'orbite sont fréquentes chez le cheval : la forte saillie de l'arcade orbitaire l'expose à ces accidents. Chez les animaux de l'espèce bovine, la région de l'orbite est quelque peu protégée par les cornes. Chez les carnivores, l'arcade osseuse est remplacée par un ligament, particularité qui favorise l'exophtalmie.

Les contusions s'accompagnent d'épanchement sanguin sous-cutané ou sous-périostique ; parfois il y a fracture de l'apophyse orbitaire. Les chocs violents peuvent donner lieu à la forme légère de la commotion cérébrale. Le froid (eau, glace) suffit à la guérison.

Les *plaies* non pénétrantes de l'orbite s'arrêtent au tissu conjonctif sous-cutané ; pénétrantes, elles atteignent le contenu de l'orbite (tissu cellulo-graisseux, muscles, vaisseaux, nerfs) ou les os. Elles sont ordinairement produites par des clous en saillie ou par des crochets. On a vu des domestiques brutaux, armés d'une fourche de fer, la diriger vers l'œil et atteindre les parties osseuses après avoir traversé la peau des paupières, celle des salières ou la conjonctive (Leblanc).

Les *piqûres* ne laissent souvent qu'une plaie insignifiante ; si les vaisseaux ont été atteints, il se produit un hématome intra-orbitaire, et quand la plaie est infectée, des complications septiques sont à craindre. Leblanc a tracé un sombre tableau des piqûres par coup de fourche. Le bœuf qui fait le sujet de l'observation III de son travail eut l'œil atrophié par une exostose volumineuse développée dans la cavité orbitaire ; un autre succomba à des accidents encéphaliques. Nous avons vu mourir de septicémie aiguë un cheval atteint de plaie pénétrante de l'orbite produite par un crochet souillé. La jument traitée par Robellet succomba sans doute à la même complication. — Les *instruments tranchants* déterminent des lésions de gravité variable. — Sous l'action d'un corps *contondant*, parfois la peau se coupe de la profondeur à la superficie, sur l'arcade, et la plaie semble avoir été produite par un instrument tranchant. Rey a signalé la fréquence de la nécrose à la suite de ces lésions.

Le traitement des plaies de l'orbite doit être surtout antiseptique. La peau environnante sera rasée et désinfectée. — Les piqûres seront irriguées au sublimé et occluses par une couche de collodion. — Les plaies par instruments tranchants seront aseptisées et fermées par une suture. Si les lèvres sont meurtries, on suivra les indications données pour les plaies contuses. Rey attaquait par la cautérisation la nécrose osseuse consécutive. L'antisepsie a bien diminué la fréquence de cette complication. Si elle survenait, la fistule serait débridée et la lésion osseuse traitée d'abord par les injections, puis par l'extraction de l'esquille.

Parmi les *fractures* de l'orbite, celle de l'arcade orbitaire est de beaucoup
la plus fréquente. Elle est simple ou compliquée de plaie, avec ou sans déplacement des fragments. Il est aisé de déterminer l'existence de cette fracture ; il suffit de porter un doigt en dessous de l'arcade et un autre en dessus ;
la solution de continuité est aussitôt rendue sensible, et par la mobilité d'une
partie dure, et par la déformation de la partie contusionnée.

S'il y a plaie sans enfoncement, les esquilles libres sont enlevées,
le trauma désinfecté, puis drainé et suturé. On combattra les phénomènes inflammatoires par l'eau froide, la glace ou les antiseptiques.
Habituellement aucune complication ne survient. Trois semaines à
un mois après l'accident, il ne reste plus qu'une cicatrice et un peu
d'induration de la région.

Sur certains blessés, les fragments sont enfoncés et menacent de
perforer l'œil. Alors la réduction s'impose. Dans un cas, Hendrickx,
à l'aide d'un doigt introduit sous la paupière supérieure, l'autre main
agissant à l'extérieur, essaya de remettre l'apophyse en place. Après
plusieurs tentatives infructueuses, il trépana le sinus frontal à quelques centimètres du foyer fractural ; une tige introduite dans l'ouverture servit à pousser de bas en haut le fragment déplacé, tandis que
le pouce de la main libre, glissé sous la paupière, agissait dans le
même sens. L'apophyse reprit sa place, la plaie fut désinfectée et la
peau suturée. Une éponge fine arrosée d'une solution de sublimé fut
tenue constamment appliquée sur la région. Bien que la conjonctive
eût été déchirée et la cornée blessée, le trauma marcha régulièrement
vers la guérison. Quatre mois plus tard, une tuméfaction douloureuse
apparut à la paupière supérieure ; un abcès s'y développa. Après
extraction d'une esquille, la cicatrisation s'effectua rapidement. —
Lanzillotti a publié l'observation d'un cheval qui, tamponné par un
tramway à vapeur, avait le globe oculaire gauche sorti de l'orbite ; il
y avait fracture de la partie inférieure de l'orbite, des os lacrymal,
zygomatique, et de la partie supérieure du maxillaire. L'œil n'avait
plus que quelques adhérences ; on l'enleva, ainsi que les esquilles, et
l'énorme plaie fut pansée d'abord au sublimé et à l'ouate, puis à la
pâte de Socin, enfin à la poudre de charbon phéniquée. La cicatrisation s'opéra sans complication.

Si la contention des fragments était nécessaire, on appliquerait sur
l'orbite des bandes enduites de poix noire. Quelquefois une fistule persiste, qui doit être traitée par les moyens habituels.

Les *néoplasmes* des fosses nasales ou des sinus envahissent parfois l'orbite.
On peut trouver dans celle-ci des tumeurs primitives, bénignes ou malignes.
Nous avons recueilli maints exemples de ces dernières chez le cheval et le
chien.

Les *exostoses* sont plus fréquentes sur le bœuf que sur les autres animaux
domestiques (Leblanc). Kampmann a relaté un cas de lipome observé chez

une vache : la saillie et l'hyperémie du globe oculaire s'accusèrent de plus en plus; la vue disparut. A l'autopsie, on trouva un lipome de la grosseur du poing, enveloppant le nerf optique et adhérant fortement à la face posté-

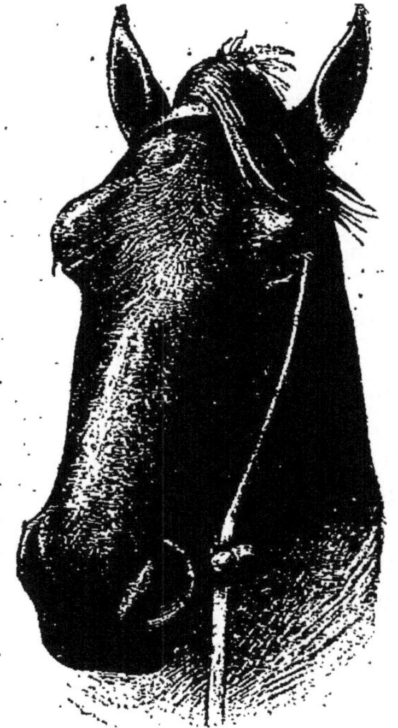

rieure du globe; il remplissait toute la cavité de l'orbite. — Sur un cheval atteint d'exophtalmie (*fig.* 143), l'ablation du globe nous a montré un sarcome mélanique englobant le nerf optique et les muscles oculaires (*fig.* 144).

Les tumeurs de l'orbite se signalent par l'exophtalmie, qui est directe ou latérale suivant le siège du néoplasme. Si le phlegmon de la cavité orbitaire détermine ce même symptôme, les autres caractères cliniques permettent de le distinguer des tumeurs.

Certaines exostoses développées sur le pourtour de l'orbite sont justiciables de l'ablation (Leblanc). Mais on a maintes fois pris pour de véritables exostoses des dents hétérotopiques implantées dans les parois de l'orbite ou au voisinage de celle-ci.

En général, les néoplasmes de la cavité orbitaire doivent être respec-

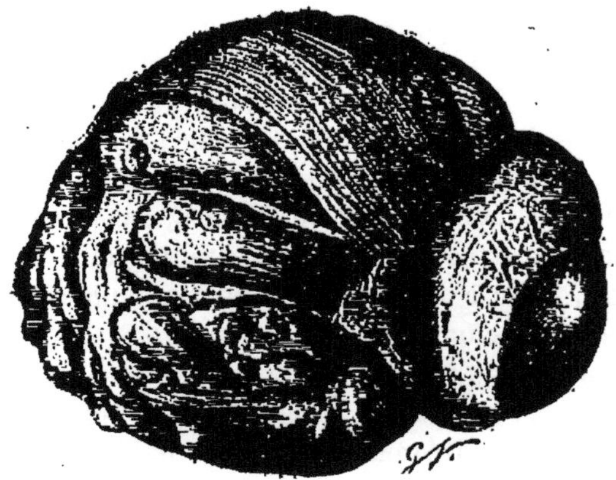

Fig. 143 et 144. — Sarcome mélanique de l'orbite.

tés tant qu'ils ne s'accompagnent pas de troubles graves. Dans les rares cas où ils sont bien délimités et pas trop profondément situés, l'ablation est possible. Pour les autres, l'intervention exige d'abord l'énucléation de l'œil.

Bibliographie. — I. **Généralités. Ophtalmoscopie.** — LEBLANC, *Recueil de méd. vét.*, 1825. — VAN BIERVLIET et VAN ROOY, *Annales de méd. vét.*, 1862. — DEFAYS, *Ibid.*, 1871. — SCHOELER, *Ibid.*, 1879. — LUSTIG, *Hannover. Jahresbericht*, 1878-79. — BAYER, *Œsterr. Vierteljahrsschr*, 1881. — FÖHRINGER, *Wochenschrift*, 1881. — BERLIN, *Zeitschrift für vergl. Augenheilk.*, 1882. — HOCQUARD et BERNARD, *Bullet. de la Soc. cent. de méd. vét.*, 1882. — CHELCHOWSKY, *Thierarzt.*, 1884. — VIOLET, *Journal de méd. vét.*, 1885. — BRUSASCO, *Il med. vet.*, 1885. — SCHLAMPP, *Koch's Monatsschrift*, 1885. — MOLLER, *Klinische Diagnostik*, Stuttgart, 1887, et *Lehrbuch der Augenheilkunde für Thierärzte*, 1889. — BAYER, *Lehrbuch der Veterinär-Chirurgie*. Wien, 1887. — CHELCHOWSKI, *Jahresbericht*, 1888. — SCHLAMPP, *Leitfaden der klinischen Untersuchungs-Methoden des Auges*. München, 1889. — TONDEUR, *Koch's Monatsschrift*, 1889. — MOULÉ, *Bullet. de la Soc. cent. de méd. vét.*, 1891. — CHELKOWSKI, *Recueil de méd. vét.*, 1891. — BARRIER et GUÉNOT, *Ibid.*, 1891. — CARRÈRE, *Bullet. de la Soc. cent. de méd. vét.*, 1891 ; *Recueil d'hygiène et de méd. vét. milit.*, 1892 et 1893. — NICOLAS, Thèse de doctorat, Bordeaux, 1896 ; *Précis d'ophtalmoscopie vétérinaire*, 1898 et *Recueil de méd. vét.*, 1899. — SMITH, *The journal of comp. pathol. and therap.*, 1898. — BALLANGÉE, *Recueil de méd. vét.*, 1899. — ABLAIRE, *Ibid.*, 1899 et 1901. — BAYER, *Augenheilkunde*, 1900.

II. **Lésions traumatiques et corps étrangers de l'œil.** — STRAUB, an. in *Annales de méd. vét.*, 1855. — COCULET, *Journal des vét. du Midi*, 1859. — SCHAACK, *Journal de méd. vét.*, 1859. — COULOM, *Journal des vét. du Midi*, 1862. — VAN HOLSBEEK, *Annales de méd. vét.*, 1862. — DEFAYS, *Ibid.*, 1871. — CLAUDE, *Journal de méd. vét.*, 1879. — MOUQUET, *Recueil de méd. vét.*, 1893. — TROUSSEAU, *Presse médicale*, 1896. — CAVALIN, *Recueil d'hygiène et de méd. vét. milit.*, 1896. — *Il nuovo Ercolani*, 1897. — PANAS, *Bullet. de l'Académie de médecine*, 1898. — LANZILLOTTI-BUONSANTI, *Trattato di Tecnica e Terapeutica chirurgica*. Milano, 1891. — VACHETTA, *Trattato di Oftalmojatra veterinaria*. Pisa, 1892. — DELENS, *Traité de chirurgie de Duplay et Reclus*, t. IV. — FORGUE et RECLUS, *Thérapeutique chirurgicale*, t. II.

III. **Affections de la conjonctive.** — LECOQ, *Mém. de la Soc. vét. du Calvados*, 1841-42. — BLAZEKOVIC, *Koch's Monatsschrift*, 1879. — BERNARD, *Archives vét.*, 1880. — MENARD, *Bullet. de la Soc. cent. de méd. vét.*, 1886. — FRÖHNER, *Archiv f. wiss. und pract. Thierheilkunde*, 1888. — CAVALIN, *Recueil d'hygiène et de méd. vét. milit.*, 1896. — ANGERSTEIN, *Berliner thierärztl. Wochenschr.*, 1896. — MILLER, *American vet. Review*, 1898. — GUITTARD, *Progrès vét.*, 1898. — LUTHENS, *Zeitschr. für veterinärkunde*, 1900. — LELAINCHE, *Dict. vét.*, t. XIV. — FORGUE et RECLUS, *loco cit.* — DELENS, *loco cit.* — BAYER, *loco cit.*

IV. **Affections de la cornée.** — COQUET, *Instr. et obs. sur les maladies des animaux domest.* Paris, 1793. — MARRIMPOEY, *Recueil de méd. vét.*, 1829. — GROSSKOPF, *Magazin*, 1850. — VORBERG, *Preuss. Mitth.*, 1854-55. — COCULET, *Journal des vét. du Midi*, 1859. — ADENOT, *Journal de méd. vét.*, 1863. — GUILMOT, *Annales de méd. vét.*, 1864. — ALLEMANI, *Il med. vet.*, 1865. — ROLOFF, *Preuss. Mitth.*, 1866-67. — HAMON, *Recueil de méd. vét.*, 1867. — CASTORANI, *Annales de méd. vét.*, 1868. — BARREAU, *Journal de méd. vét. milit.*, 1873-74 et 1874-75. — GUÉPIN, *Recueil de méd. vét.*, 1879. — BLAZEKOVIC, *Koch's Monatsschrift*, 1879. — MATHIEU, *Journal de méd. vét.*, 1879. — REPIQUET, *Ibid.*, 1879. — BRUSASCO, *Il medico vet.*, 1880. — BRUN, *Archives vét.*, 1881. — JEWSEJENKO, *Jahresbericht*, 1882 et 1887. — POPOW, *Ibid.*, 1884. — FRÖHNER, *Repertorium*, 1884. — BOULEY, *Bullet. de la Soc. cent. de méd. vét.*, 1885. — BOUCHERON, *Ibid.*, 1885. — BAYER, *Zeitschr. für vergl. Augenheilk.*, 1885. — CHEVAUCHERIE, *Recueil de méd. vét.*, 1884 et 1885. — VIOLET, *Journal de méd. vét.*, 1885. — JAMES, *Veter. Journal*, 1886. — KÜFFNER, *La Clinica vet.*, 1886. — BAYER, *Œsterr. Zeitschr. f. wiss. Vet.*, 1888. — CRAVENNA, *Il medico vet.*, 1888. — RANDOLPH, *Recueil de méd. vét.*, 1890. — CADIOT, *Bullet. de la Soc. cent. de méd. vét.*, 1891. — RABBAGLIETTI, *La Clinica vet.*, 1891. — LOHOFF, an. in *Recueil de méd. vét.*, 1892. — HAAN, *Ibid.*, 1892. — MOUQUET, *Ibid.*, 1893 et 1894. — BAYER, *Ibid.*, 1893. — BARREAU, *Journ. de méd. vét. milit.*, 1873. — GOTTING, *Wochenschrift*, 1895. — SCHMIDT, *Wochenschr. für Thierheilkunde*, 1896. — WEESE, *American vet. Review*, 1897. — PENBERTHY, *The journal of comp. pathol. and therap.*, 1897. — THIERRY, *Journal de méd. vét.*, 1897. — ANGERSTEIN, *Berliner thierärztl. Wochenschr.*, 1898. — KUHNERT, *Archiv für wis. u. prakt. Thierheilkunde*, 1898. — PERRUSSEL et GRIVEAUX, *Journal de méd. vét.*, 1898. — OLLERICH, *Archiv für Thierheilkunde*, 1899. — PETER, *Ber-*

liner thierärztl. Wochenschr., 1899. — Morel, *Recueil a'hygiène et de méd. vét. milit.*, 1900. — Schmidt, *Archiv für Thierheilkunde*, 1900. — Frohner, *Monatshefte für prakt. Thierheilkunde*, 1901. — Petrie. *American vet. Review*, 1901. — Trasbot, *Dictionn. vét.*, t. XIV. — Vachetta, *Trattato di Oftalmojatra.*

V. Affections de l'iris et des membranes profondes. Amaurose. — Marrimpoey, *Recueil de méd. vét.*, 1829. — Riss, *Ibid.*, 1831. — Lafosse, *Journal des vét. du Midi*, 1845. — Schmidt, au. in *Recueil de méd. vét.*, 1851. — Straub, *Repertorium*, 1857. — Ilgues, *Annales de méd. vét.*, 1874. — Chaillous, *Journal de méd. vét. milit.*, 1862-63. — Van Rooy, *Annales de méd. vét.*, 1863. — Bevière, *Journal de méd. vét.*, 1863. — Barreau, *Journal de méd. vét. milit.*, 1869. — Renaux, *Ibid.*, t. XIV. — Blazekovic, *Koch's Monatsschrift*, 1879 et 1880. — Siedamgrotzky, *Sächs. Bericht*, 1878. — Stamm, *Preuss. Mitth.*, 1880-81. — Schindelka, *OEsterr. Vierteljahrsschr.*, 1883. — Schlampp, *Zeit. f. vergl. Augenh.*, 1883. — Eversbuch, *Ibid.*, 1885 et 1886. — Tharenko, *Jahresbericht*, 1884. — Hirschberg, *Ibid.*, 1886. — Sonin, *Ibid.*, 1888. — Silvestrini, *Gior. an. fis. e pat.*, 1888. — Carrère, *Bullet. de la Soc. cent. de méd. vét.*, 1891 ; *Recueil d'hygiène et de méd. vét. milit.*, 1892 et 1896. — Labat, *Bullet. de la Soc. cent. de méd. vét.*, 1892 et *Revue vét.*, 1892. — Mouquet, *Recueil de méd. vét.*, 1893. — Scott, *The Veterinarian*, 1895. — Fröhner, *Monatshefte für prakt. Thierheilk.*, 1893-94. — Mathis, *Bullet. de la Soc. des sciences vét. de Lyon*, 1899. — Quadrelli, *Il nuovo Ercolani*, 1900. — Roder, *Sächs. Bericht*, 1900. — Nicolas, *Les maladies inflammatoires du tractus uvéal*, Paris, 1901. — Martin, *Recueil de méd. vét.*, 1901.

VI. Fluxion périodique. — Marrimpoey, *Recueil de méd. vét.*, 1829. — Bernard, *Ibid.*, 1836. — Lapoussée, *Journal des vét. du Midi*, 1839. — Dulac, *Ibid.*, 1846. — Gourdon, *Ibid.*, 1849 et 1850. — Jeannin, *Répert. de méd. vét.*, 1849. — Hamon, *Mém. de la Soc. cent. de méd. vét.*, 1854. — Mariot-Didieux, *Ibid.* — Mazzini, *Il Veterinario*, 1856. — Lessona, *Giorn. di med. vet.*, 1857. — Gandy, *Annales de méd. vét.*, 1859. — Serres, *Journal des vét. du Midi*, 1860. — Guilmot, *Annales de méd. vét.*, 1860. — Demilly, *Clinique vét.*, 1861 et 1862. — Van Biervliet et Van Rooy, *Annales de méd. vét.*, 1862. — Sichel, *Ibid.* — Guilmot, *Ibid.* — Nagel, *Magazin*, 1863. — Falconio et Orestf, *Il Medico vet.*, 1863. — Hairion, *Annales de méd. vét.*, 1863. — Verheyen, *Ibid.* — Guilmot, *Ibid.*, 1864. — Woss, *Preuss. Mitth.*, 1868-69. — Cabaroc, *Clinique vét.*, 1868. — Courdouan, *Ibid.* — Bassi, *Il medico vet.*, 1872. — Friedberger, *München. Jahresbericht*, 1873-74. — Chuchu, *Recueil de méd. vét.*, 1876. — Blazekovic, *Koch's Monatsschrift*, 1880. — Laurent, *Bullet. de la Soc. cent. de méd. vét.*, 1880. — Krysztofowicz, an. in *Journal de méd. vét.*, 1881. — Eversbuch, *Deutsche Zeitschr. f. Thierm.*, 1881. — Bernard et Hocquard, *Archives vét.*, 1882 et *Bullet. de la Soc. cent. de méd. vét.*, 1882. — Violet, *Journal de méd. vét.*, 1882-83-84. — Bayer, *Zeitschr. für vergl. Augenh.*, 1883. — Cappalletti, *Gior. di med. vet. prat.*, 1885. — Bertacchi, *Ibid.* — Schimmel, *Jahresbericht*, 1886. — Berlin, *Repertorium*, 1889. — Trélat, *Revue vét.*, 1890. — Rolland, *Ibid.*, 1891 et 1892. — Dessart, *Ibid.*, 1892, et *Annales de méd. vét.*, 1892. — Schimmel, an. in *Ibid.*, 1892. — Lucet, *Recueil de méd. vét.*, 1893. — De Metz, *Revue vét.*, 1893. — Grandclément, *Ibid.*, 1896. — Trinchera, *La clinica vet.*, 1896. — Rizzi, *Ibid.*, 1897. — Camille, *Ibid.*, 1897. — Kirnbauer, *Thierärzt. Centralblatt*, 1897. — Knafnitsch, *Ibid.*, 1897. — Schuler, *Zeitschr. für Veterin.*, 1897. — Siedamgrotsky, *Sachs. Bericht*, 1897. — Novotny, *Thieräztl. Centrallblatt*, 1898. — Bayer, *Monatshefte für prakt. Thierheilkunde*, 1899. — Dor, *Bullet. de la Soc. des sciences vét. de Lyon*, 1899 et *Bullet. de la Soc. cent. de méd. vét.*, 1901. — Gathelier, *Bullet. de la Soc. des Sciences vét. de Lyon*, 1899. — Bernhardt, *Berliner thierärztl. Wochenschrift*, 1900. — Hartenstein, *Sächs. Bericht*, 1900. — Vanney, *Journal de méd. vét.*, 1901.

VII. Affections du cristallin. — Gohier, *Mém. et obs. sur la méd. vét.*, Lyon, 1816. — Haubner, *Magazin*, 1837. — Peters, *Ibid.*, 1841. — Cartwright, *The Veterinarian*, 1811. — Brognier, *Journal vét. et agricole de Belgique*, 1842 et 1843. — Hanmann, *Ibid.*, 1842. — Leblanc, *Clinique vét.*, 1847. — Brognier, *Journal vét. et agricole de Belgique*, 1848. — Saint-Germain-Leduc, *Journal de méd. vét.*, 1851. — Hering, *Repertorium*, 1856. — Herbst, *Wochenschrift*, 1860. — Eberhardt, *Magazin*, 1863. — Tavignot, *Recueil de méd. vét.*, 1870. — Decroix, *Journal de méd. vét. milit.*, t. IX. — Palat, *Ibid.* — Vidal, *Ibid.* — Philippeaux, *Annales de méd.*

vét., 1871. — HOCQUARD et BERNARD, *Recueil de méd. vét.*, 1882. — VIOLET, *Journal de méd. vét.*, 1883. — BAYER, *Zeitschr. f. vergl. Augenh.*, 1885. — MÖLLER, *Ibid.*, 1886. — BERLIN, *Ibid.*, 1887. — LANZILLOTTI-BUONSANTI, *La Clinica veterinaria*, 1892. — MOUQUET, *Recueil de méd. vét.*, 1893. — FROMAGET et NICOLAS, *Recueil de méd. vét.*, 1898. — NICOLAS, *Ibid.*, 1899. — LÉO, *Zeitschr. für Thiermed.*, 1898. — LUNGWITZ, *Sächs. Bericht*, 1898. — WILHELM, *Ibib.*, 1898. — PISENTI, *Il nuovo Ercolani*, 1899. — EGGEBRECHT, *Zeitschr. für Veterinärkunde*, 1900.

VIII. Extirpation de l'œil. — RENAULT, *Recueil de méd. vét.*, 1829. — BÉNARD, *Ibid.* — ELEOUET, *Ibid.*, 1836 et 1841. — SCHMID, *Repertorium*, 1853, an. in *Annales de méd. vét.*, 1854. — SAINT-CYR, *Journal de méd. vét.*, 1855. — RÜFFERT, *Preuss. Mitth.*, 1855-56. — BURMEISTER, *Ibid.*, 1856-57. — LEBLANC, *Recueil de méd. vét.*, 1857. — PONCET, *Ibid.*, 1864. — BERLIN, *Repertorium*, 1876. — BAYER, *Œsterr. Vierteljahrsschr.*, 1878. — HARRISSON, *Amer. vet. Review*, 1882-83. — HESS, *Schweizer Archiv*, 1884. — BAYER, *Zeit. f. vergl. Augenh.*, 1885. — SMITH, *The Veterinary Journal*, 1887. — SCHIMMEL, *Ibid.*, 1890. — VIGEZZI, *Il nuovo Ercolani*, 1896, an. in *Journal de méd. vét.*, 1896. — LANZILLOTTI et BALDONI, *La Clinica vét.*, 1896. — PADER, *Recueil d'hygiène et de méd. vét. milit.*, 1900. — TRASBOT, *loco cit.*

IX. Affections des paupières. — CRÉPIN, *Recueil de méd. vét.*, 1836. — GOUBAUX, *Ibid.*, 1848. — YVON, *Mém. de la Soc. vét. du Calvados*, 1849-50. — SERRES, *Journal des vét. du Midi*, 1860. — AUBRY, *Recueil de méd. vét.*, 1862. — BOURDEAU, *Ibid.*, 1863. — JOURDIER, *Journal de méd. vét. milit.*, 1862-63. — BÉGIN, *Ibid.* — DUPONT, *Journal de méd. vét. milit.*, 1865-66. — HAMON, *Recueil de méd. vét.*, 1867. — CAUSSÉ, *Journal de méd. vét. milit.*, 1869-70. — BASSI, *Il medico vet.*, 1879. — VIGEZZI, *La Clinica vet.*, 1883. — HARRISON, *Amer. vet. Review*, 1883-84. — OSTERTAG, *Zeitschr. für vergl. Augenh.*, 1885. — BAYER, *Ibid.* — BRUSAFERRO, *Gior. di med. vet. pat.*, 1886. — HUELSEN, *Amer. vet. Review*, 1887-88. — MAGNIN, *Bullet. de la Soc. cent. de méd. vét.*, 1892. — MARLOT, *Ibid.*, 1894. — CAVALIN, *Recueil d'hygiène et de méd. vét. milit.*, 1896. — LANZILOTTI-BUONSANTI, *La clinica vet.*, 1897. — MOOR, *The journal of comp. med. and vet. archives*, 1900. — HOFFMANN, *Thierarztliche chirurgie.* — DELENS, *loco cit.* — LANZILLOTTI, VACHETTA, *loc. cit.*

X. Affections de l'orbite. — PRITCHARD, *The Veterinarian*, 1829. — LEBLANC, *Clinique vét.*, 1843. — ROBELLET, *Journal de méd. vét.*, 1854. — REY, *Journal de méd. vét.*, 1856. — COOK, *The veterinarian*, 1856. — PEUCH, *Journal de méd. vét.*, 1870. — EMMERICH, *Preuss Mittheil.*, 1879-80. — HENDRICKX, *Annales de méd. vét.*, 1891. — LANZILLOTTI-BUONSANTI, *La Clinica vet.*, 1896. — FRÖHNER, *Monatshefte für prakt. Thierheilkunde*, 1899. — CUILLÉ et SENDRAIL, *Revue vét.*, 1899.

XI. Affections des voies lacrymales. — YOUATT, *The veterinarian*, 1832. — PERCIVAL, *Ibid.*, 1842. — VIGEAU et TYVAERT, *Annales de méd. vét.*, 1864. — BONNAUD, *Journal des vét. du Midi*, 1867. — MAURI, *Revue vét.*, 1894. — FRÖHNER, *Monatshefte für prakt. Thierheilkunde*, 1897. — MAHONY, *The vet. journal*, 1898.

XII. Affections des muscles de l'œil. — LOISET, *Journal des vét. du Midi*, 1841. — MALBY, *Ibid.*, 1853. — BRISSOT, *Bullet. de la Soc. cent. de méd. vét.*, 1885. — PELAGI, *Gior. di an. fis. e pat.*, 1885. — BRONWER, *Jahresbericht*, 1886.

XIII. Tumeurs. Dermoïdes. — LECOQ, *Recueil de méd. vét.*, 1824. — LEBLANC, *Ibid.* — PUISSESSEAU, *Ibid.*, 1825. — GODWIN, *The veterinarian*, 1835. — YVON, *Mém. de la Soc. vét. du Calvados*, 1852-53. — SAINT-CYR, *Journal de méd. vét.*, 1855. — FAURE, *Journal des vét. du Midi*, 1861. — MANFREDI, *Il Medico vet.*, 1870. — BAYER, *Œst. Vierteljahrsschr. f. wiss. Vet.*, 1878. — SCHINDELKA, *Ibid.*, 1882. — ANACKER, *Preuss. Mitth*, 1879-80. — RENNER, *Ibid.*, 1882-83. — HESS, *Schweizer Archiv*, 1884. — COLLARD et THIERRY, *Bullet. de la Soc. cent. de méd. vét.*, 1885. — LABAT, *Revue vét.*, 1886. — DEGIVE, *Annales de méd. vét.*, 1885. — SIEGEN, *Ibid.*, 1885. — VIGEZZI, *Il medico vet.*, 1887. — BAYER, *Œsterr. Vierteljahrsschr.*, 1888. — WILLIAMS, *The veterinary Journal*, 1895. — BRU, *Revue vét.*, 1896. — FRÖHNER, *Monatshefte für prakt. Thierheilkde*, 1893 et 1896-97. — ENGELEN, *Deutsche thierärzt. Wochenschr.*, 1896. — LE CALVE, *Recueil de méd. vét.*, 1900. — VACHETTA, *Trattato di Oftalmojatra*.

XIV. Tuberculose. — MATHIEU, *État sanitaire des animaux domestiques*, 1880. — ROEDER, *Sächs. Bericht*, 1890. — HESS, *Schweizer Archiv*, 1891. — EDELMANN, *Deutsche Zeitschr. für Thiermed.*, 1892. — MONCRT, *Revue vét.*, 1895. — WINTER, *Wochenschrift*, 1895. — FISCHOEDER, *Zeitschrift für Fleisch. u. Milchhygiene*, 1895.

XV. Parasites. — DEGUILHEN, in GOHIER, *Mém. et Observ. sur la chir. et la méd.*

vét., 1816, t. II. — Chaignaud, *Recueil de méd. vét.*, 1827. — Bosch, *Magazin*, 1835. — Roche-Lubin, *Journal de méd. vét. prat.*, 1836. — Ancèze, *Journal des vét. du Midi*, 1839. — Faure, *Ibid.*, 1844. — Serres, *Ibid.*, 1858. — Baillet, *Ibid.* — Durréchou, *Ibid.*, 1864. — Miles, *The veterinarian*, 1864. — Panizza, *Il Medico vet.*, 1869. — Bayer, *Œsterr. Vierteljahrsschr.*, 1878. — Railliet, *Archives vét.*, 1877, et *Dict. de méd. vét.*, t. XIV. — Mills, *The veterinary Journal*, 1885. — Neumann, *Maladies parasitaires non microbiennes des animaux*, 1892 et *Revue vét.*, 1897. — Appleton, *The vet. Journal*, 1899. — Hopkins, *The journal of comp. med. and vet. archives*, 1900. — Mokod, *Recueil de méd. vét.*, 1900.

CHAPITRE III

AFFECTIONS DE L'OREILLE

Exploration de l'oreille. — Otoscopie.

Chez les animaux, l'otoscopie est limitée à l'exploration de l'oreille externe. L'*examen du pavillon* n'exige aucune manœuvre spéciale ni l'emploi d'aucun instrument. Lorsque cette partie est endolorie, les malades se défendent; il faut les assujettir. Pour les individus des grandes espèces, on fera tenir

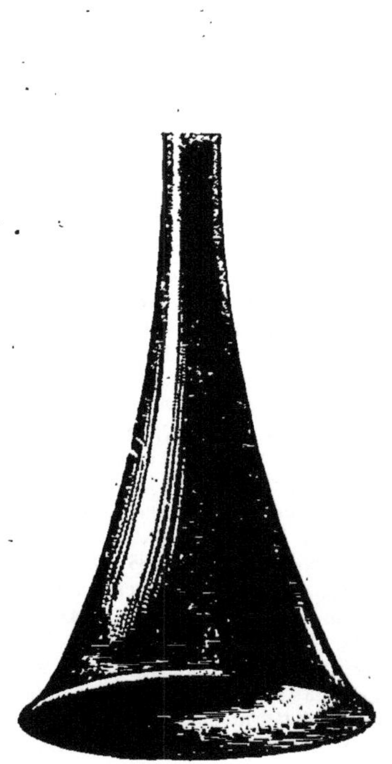

Fig. 145. — Spéculum tubulaire.

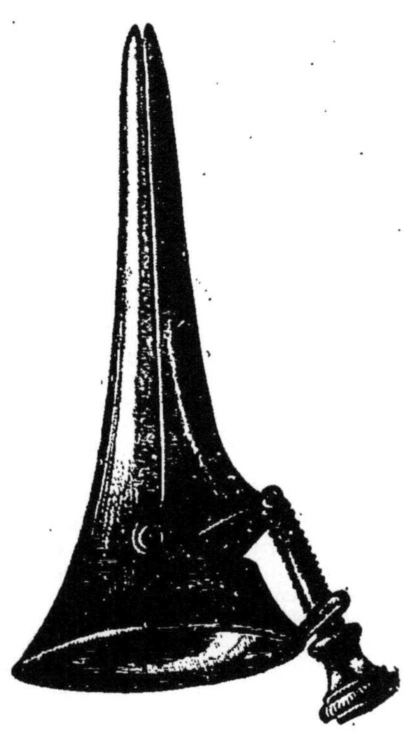

Fig. 146. — Spéculum bivalve.

solidement la tête abaissée; on appliquera un tord-nez au cheval; si l'on veut examiner à l'aise l'intérieur du pavillon, il est avantageux de coucher le sujet. — Le chien sera muselé et couché sur une table. — Il importe de placer l'oreille de manière que la lumière naturelle éclaire bien l'intérieur du pavillon.

L'examen de l'entrée du conduit auditif peut encore être fait sans le secours d'aucun instrument spécial. En portant l'oreille dans une direction propice, on aperçoit la première portion du conduit. Un sommaire examen renseigne sur l'état de son tégument, sur la présence de cérumen en quantité anormale, de tumeurs ou d'un corps étranger. On peut se servir d'une lumière artificielle qui éclaire le fond de l'oreille. Quand le conduit auditif renferme un exsudat liquide, de légères pressions exercées à son niveau produisent un bruit caractéristique.

Pour explorer d'une façon plus complète le conduit auditif, on peut recourir aux *speculum auris*. Ces instruments permettent de dilater légèrement la partie externe du conduit et de rendre plus rectiligne la direction de celui-ci. Ils se rattachent à deux types : le *spéculum univalve* ou *tubulaire* et le *spéculum bivalve*

Parmi les spéculums tubulaires, le plus usité est celui de Toynbee. Il consiste en une sorte d'entonnoir métallique à long col, à paroi mince, à bords mousses. Évasé à son extrémité externe, il se rétrécit graduellement jusqu'à son extrémité opposée. On l'introduit avec précaution au fond de l'oreille, ensuite on éclaire le conduit auditif en utilisant soit la lumière naturelle, soit une lumière artificielle fournie par une bonne lampe à pétrole, et en concentrant les rayons lumineux dans la cavité du spéculum à l'aide d'un miroir réflecteur. C'est à cet instrument que les médecins auristes accordent généralement la préférence.

Pour les animaux, pour le chien en particulier, les spéculums bivalves sont plus avantageux. On fera choix d'un instrument à valves longues, rétrécies vers leur extrémité, arrondies d'un coté à l'autre. Le spéculum d'Itard, à valves fixées sur deux branches articulées, permet d'explorer facilement la première partie du conduit auditif. Il est d'un usage commode pour le chien.

I. — OREILLE EXTERNE.

1. — Lésions traumatiques.

La situation de la conque, sa disposition en saillie, sa longueur chez beaucoup d'animaux, le voisinage de la boîte cranienne, contre laquelle elle peut être fortement comprimée, sont des circonstances qui la prédisposent aux diverses lésions produites par les violences extérieures.

Les *contusions* de la conque se présentent sous des degrés divers de gravité: tantôt il y a un simple décollement du tégument avec épanchement de sang dans la cavité ainsi produite, tantôt il y a en même temps fracture du cartilage et quelquefois attrition des tissus voisins.

Les affusions tièdes répétées ou l'irrigation continue favorisent et hâtent la guérison. Chez le chien, il est avantageux d'immobiliser la conque par l'application d'un filet. — Dans certains cas, il persiste une tumeur sanguine ou un kyste séro-sanguin. La fracture du cartilage et l'attrition des tissus de la base de l'oreille peuvent se compliquer de suppuration ou de gangrène.

Les *plaies de la conque* sont le plus souvent irrégulières, à bords déchiquetés et meurtris. La section de l'artère auriculaire antérieure peut donner lieu à une hémorragie assez abondante. Chez les petits animaux, la cicatrisation est souvent gênée par les frottements ou l'agitation continuelle des oreilles.

Pour celles qui intéressent la peau seule et sont peu étendues, le traitement est simple : on coupe les poils au voisinage, on désinfecte la blessure et on la recouvre d'une pommade antiseptique. Si les bords en sont très écartés, on doit les maintenir rapprochés par quelques points de suture. Même quand le cartilage est entamé, habituellement ces moyens suffisent. Lorsque le pavillon a été divisé vers son bord libre, si les bords de la solution de continuité ne sont pas affrontés, ils se cicatrisent à distance : l'oreille est fendue. Aux plaies récentes, on rétablit la continuité de l'organe en réunissant les lèvres cutanées. par une suture. Les solutions de continuité anciennes peuvent être traitées de la même manière, après avivement des bords. Dans tous les cas, la conque doit être soustraite aux frottements et aux grattages.

Pour les plaies profondes de la base de l'oreille, il convient également ment de recourir aux sutures. L'affrontement intime des lèvres dans toute leur épaisseur est indispensable pour éviter les espaces morts et les accidents auxquels expose la suppuration en cette région. Les plaies avec perte de substance, celles qui résultent de l'arrachement du pavillon avec les dents ou par un coup de pied, seront traitées comme les plaies contuses ordinaires. Toujours il est indiqué de protéger l'oreille par un pansement.

Pour les grands animaux, on peut recouvrir la plaie d'une couche d'ouate maintenue à demeure par le bandage contentif de Bourgelat. Ce bandage est formé de deux pièces de toile triangulaires, réunies à leur base et présentant chacune une ouverture formée d'une sorte de manchon ou « gousset » qui laisse passer l'oreille et en garnit la base. Il est fixé au moyen de six liens : les deux supérieurs sont pourvus, près de l'oreille, d'une ganse dans laquelle on passe les deux liens moyens ; les liens supérieur et moyen d'un côté s'entre-croisent ensuite sous la ganache avec les liens correspondants du côté opposé et sont noués sur la nuque. En bas, les deux pièces du bandage sont croisées en X sur le front ; les liens qui y sont fixés se croisent sous la ganache et sont noués sur le chanfrein. Lorsqu'on veut protéger les pavillons, le bandage est garni, au niveau de ceux-ci, de prolongements ou oreillères. — Le cheval sera en outre attaché la tête en arrière, fixée aux deux poteaux de la stalle.

Pour le chien, on se sert ordinairement du béguin, sorte de coiffe en toile ou en filet, pourvu d'un côté de deux ou trois boucles, et de l'autre de lanières de cuir qui permettent de le fixer solidement. Au moyen de cet appareil, les deux oreilles appliquées en bas et en avant sur la région parotido-temporale, ou relevées sur la nuque, sont immobilisées, soustraites aux grattages et aux frottements. A défaut de béguin, on peut utiliser, dans le même but, un long mouchoir ou une pièce de toile, pliés en diagonale et formant une bande un peu plus large que la main : la partie moyenne est appliquée sur le crâne ; les extrémités sont croisées sous la gorge et nouées sur la nuque. Si le bandage est long, on peut faire deux ou plusieurs 8 sur le crâne et sur la nuque. Mais quel qu'en soit le mode d'application, ce bandage est beaucoup moins solidement fixé que le béguin.

Dans les cas où les tissus sont fortement contus, le phlegmon et la gangrène partielle de l'oreille externe sont à craindre.

Lors de fracture de la base de la conque, si les parties se consolident en position défectueuse, le conduit auditif peut être plus ou moins complètement obstrué. Nous avons observé plusieurs faits de ce genre chez le chien. On n'interviendra que s'il survient des complications.

<h3 align="center">II. — Hématome. — Abcès. — Nécrose.</h3>

Les *hématomes* du pavillon sont particulièrement communs chez le chien. Ils occupent le plus souvent la face interne de la conque, rarement la face externe, quelquefois les deux. Presque toujours le liquide est collecté entre le périchondre et le cartilage.

Les phénomènes inflammatoires qui accompagnent leur évolution se dissipent rapidement, mais le liquide collecté ne se résorbe qu'avec une grande lenteur, et parfois, sous l'influence des multiples circonstances susceptibles d'occasionner l'inflammation aiguë des parois du kyste, la suppuration y survient.

La ponction simple de ces tumeurs réussit rarement : la plaie se cicatrise, la collection se reproduit. Après avoir donné issue au liquide, il convient de faire dans la cavité une injection irritante (alcool, teinture d'iode, solution sublimée à 1 p. 500 ou phéniquée à 5 p. 100), et d'immobiliser l'oreille. Très généralement plusieurs injections sont nécessaires.

L'incision large des parois de la tumeur, avec ou sans excision, est un moyen plus sûr ; mais la guérison survient par suppuration ; l'oreille reste longtemps épaissie, déformée. Le séton (bande ou filasse) passé à travers la poche, suivant son grand axe, a les mêmes inconvénients que le débridement. — Dans la plupart des cas, on devra prescrire un traitement pour combattre l'otite externe ou le chancre auriculaire, qui coexistent si fréquemment avec l'othématome.

Les *abcès* de la conque occupent tantôt les deux faces de l'organe, tantôt l'une d'elles seulement. Les phlegmons multiples des oreilles observés chez la vache par Pofeld, sont rares dans toutes les espèces.

Toujours fort douloureux, l'abcès du pavillon doit être ponctionné hâtivement, afin de conjurer l'otite externe, la nécrose du cartilage conchinien et les fusées purulentes dans la région périauriculaire. On l'ouvrira à sa partie déclive ; on le traitera par de fréquentes injections antiseptiques. Mêmes indications pour les abcès de la base de l'oreille, qui exposent aux fusées purulentes sous-parotidiennes, et chez le cheval au *mal de nuque*. Les abcès des parois du conduit auditif externe causent de vives souffrances; ceux développés dans la région mastoïdienne, à la surface du temporal, englobent la base de la conque et peuvent détruire partiellement celle-ci. Pour tous ces phlegmons, l'incision précoce est la règle.

Les *brûlures* et les *gelures* peuvent se rencontrer à tous les degrés. Leur traitement ne comporte aucune indication spéciale.

La *nécrose du cartilage conchinien*, plus commune chez le cheval que dans les autres espèces, succède aux suppurations périauriculaires (plaies, abcès). Chez le cheval, les plaies par morsure sont fréquemment en cause. La symptomatologie est celle des plaies fistuleuses : tuméfaction, sensibilité, une ou plusieurs fistules laissant écouler un pus liquide, grisâtre, fétide, parfois sanguinolent. La destruction progressive du cartilage amène une déformation du pavillon qui se raccourcit, se casse, se ratatine sous l'influence des phéno-

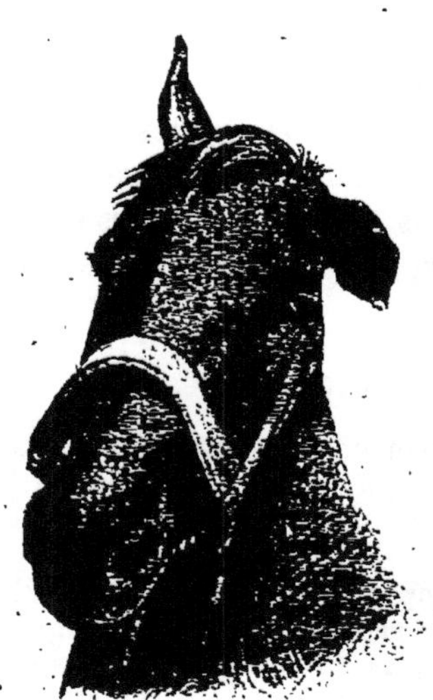

Fig. 147. — Nécrose du cartilage conchinien.

mènes de rétraction cicatricielle qui s'effectuent dans son épaisseur (*fig.* 147).

Contre cette tenace affection, on a conseillé les injections antiseptiques ou escarrotiques, la cautérisation (nitrate d'argent, pointe de feu) et l'amputation. Il va sans dire que l'emploi des injections doit être le plus souvent précédé soit du débridement des fistules, soit de l'établissement d'une ou de plusieurs contre-ouvertures.

Les nécroses limitées à la région supérieure de la conque n'exigent que l'excision partielle. Pour celles qui sont étendues ou qui occupent la partie inférieure du cartilage, le seul traitement recommandable est l'amputation complète du pavillon. En voici la technique :

L'animal couché, la tête est portée dans l'extension et la conque tenue par un aide. La région préparée, avec le bistouri convexe, incisez la peau circulairement à quelques centimètres de la base de l'oreille. Libérez ensuite la partie inférieure de la conque, décollez la peau, la partie supérieure de la parotide, coupez les muscles, les vaisseaux et les nerfs, tout en ménageant le cartilage scutiforme; arrivé sur le ligament fibreux, divisez-le d'un coup de bistouri. Arrêtez l'hémorragie par la ligature de l'artère auriculaire antérieure et par la compression. Lavez la plaie, suturez ses lèvres et recouvrez-la d'un pansement, après avoir appliqué un petit tampon d'ouate sur l'ouverture du conduit auditif, afin d'éviter la pénétration, dans ce conduit, du sang qui suinte encore des petits vaisseaux. — Au bout d'une semaine, l'animal peut reprendre son service ; souvent en quinze jours la cicatrisation est complète. — Le développement d'une phlegmasie du conduit auditif, pouvant se propager aux compartiments profonds de l'oreille et aux méninges, n'est plus à craindre avec l'antisepsie.

Conséquence possible des lésions traumatiques de la base de l'oreille et des abcès développés en cette région, la *nécrose du cartilage scutiforme* est en réalité extrèmement rare. Ce que l'on a pris et ce que l'on prend encore souvent pour cette affection, ce sont les lésions produites et entretenues par des dents hétérotopiques. Dans l'observation de Martin et dans beaucoup d'autres, il ne s'agissait certainement pas, comme l'ont cru les auteurs, d'une nécrose du cartilage scutiforme, mais de kystes dentaires abcédés. (V. *Tumeurs du crâne.*)

Divers moyens ont été proposés pour combattre la nécrose du cartilage scutiforme. Un premier traitement consiste à débrider les fistules et à y faire des injections antiseptiques ou légèrement escarrotiques. Il importe d'éviter la stagnation du pus au fond des trajets fistuleux et d'empêcher les frottements que pourrait exercer sur la plaie le frontal de la bride ou du licol. La cautérisation au fer n'est pas à conseiller. Le plus souvent on enlève le cartilage.

L'opération est plus simple encore que l'ablation de la conque. La peau rasée et désinfectée, on découvre le cartilage par deux incisions en V, en T ou en + ; on le saisit avec des pinces et on coupe au ras de ses bords les muscles qui s'y insèrent. La plaie est asséchée et suturée.

III. — Ulcère de la conque. — Chancre auriculaire.

Maladie spéciale au chien, le *chancre auriculaire* ou *ulcère de la conque* est fréquent sur les sujets à oreilles longues et pendantes. Il succède habituellement à une lésion traumatique du bord du pavillon ; souvent aussi il accompagne le catarrhe auriculaire et il n'est qu'un accident de la diathèse arthritique : alors le plus ordinairement les deux oreilles sont affectées. Presque toujours l'ulcère est situé vers l'extrémité de là conque.

Que le chancre auriculaire ait été précédé d'une division du bord libre de l'oreille ou qu'il se soit développé d'emblée, dès qu'il est constitué, il a une grande tendance à persister, entretenu par les grattages, les frottements et l'agitation incessante des oreilles.

Son traitement comprend de nombreux moyens. Lorsque le chancre auriculaire coexiste avec le catarrhe, ce dernier constitue l'affection principale ; c'est lui qu'il faut surtout combattre : le catarrhe guéri, souvent le chancre se rétrécit et disparaît ; mais c'est en vain que l'on essayerait d'obtenir la cicatrisation de l'ulcère si l'on n'a pas tout d'abord supprimé l'otite.

Une première indication fort importante, qui ressort de l'étiologie du mal, c'est d'immobiliser les oreilles. Pour cela, on fait usage d'un béguin ou d'un « bonnet » de toile, qui permet de fixer les oreilles, après les avoir renversées l'une sur l'autre à la partie supérieure de la tête. Le bonnet n'est pas facilement accepté par le plus grand nombre des chiens; la plupart, tant qu'ils ne sont pas habitués à la sensation désagréable qu'il détermine, cherchent à s'en débarrasser avec leurs pattes. La seule immobilisation des oreilles peut suffire à la guérison des chancres auriculaires récents; mais on favorise celle-ci en modifiant l'état général par un traitement interne. Les arsenicaux et les alcalins, notamment la liqueur de Fowler et le bicarbonate de soude, sont les agents qui donnent les meilleurs résultats.

Lorsque le mal est ancien, que les plaies sont profondes et leurs bords indurés, on a recommandé l'emploi d'une foule de topiques astringents, irritants ou légèrement caustiques : les applications de pommade mercurielle (Saint-Cyr, Bouillard, Violet), d'huile de camomille (Rust), de pétrole (Weinmann), d'huile animale de Dippel (Faveux) l'emplâtre de diachylon ou de poix (Lafosse), les pulvérisations d'éther (Peuch). On préfère aujourd'hui les antiseptiques (lotions, bains, poudres, pommades). Nettoyer les plaies deux ou trois fois par jour par des lavages ou la balnéation, les essuyer, les saupoudrer d'iodoforme ou les recouvrir de vaseline, voilà un bon traitement.

Coculet faisait sur la face externe de l'oreille une application vésicante. Le Roux et Favé appliquent une raie de feu à la face inférieure de la conque, à environ un centimètre de l'ulcère. Bissauge désinfecte l'ulcère, le recouvre d'une poudre antiseptique, de coton salolé puis d'une plaque en aluminium maintenue par une aiguille (attache parisienne) qui transperce le cartilage conchinien. Beaucoup de vétérinaires préfèrent passer deux sétons de filasse à travers l'oreille, au voisinage de la lésion ; dans les jours qui suivent l'opération, les bords des ulcères s'affaissent, sont moins sensibles, et la sécrétion morbide se tarit bientôt. Si le chancre résiste aux moyens locaux, l'état général laisse à désirer; il faut insister sur le traitement interne. (V. *Catarrhe auriculaire.*)

IV. — Corps étrangers et parasites de l'oreille.

On peut rencontrer dans l'oreille des amas de matière cérumineuse concrétée, des corps inertes (graviers, petits cailloux, fragments d'os ou de bois, parcelles ou épis de graminées) ; des parasites d'espèces diverses (mouches, poux, acares). Les poux se complaisent dans l'intérieur velu de la conque des grands ruminants. Chez le cheval, on constate parfois à l'intérieur de la conque des lésions provoquées par les simulies. Dans les oreilles des animaux de l'espèce bovine, on a trouvé des rougets (Zundel), des dermanysses (Gassner, Schümacher), des gamases (Ostertag). Chez les chiens atteints de catarrhe auriculaire, si, pendant les temps chauds, l'oreille n'est pas tenue très propre par de fréquents lavages, il peut se développer, dans le conduit auditif externe, des larves, des « asticots » issus d'œufs de diptères déposés à son entrée.

Les injections d'eau tiède faites avec une seringüe à canule large, constituent un bon moyen de traitement de la plupart des corps étrangers du conduit auditif. Le liquide s'insinue entre les parois du conduit et le corps étranger, puis chasse celui-ci par rétropulsion. Les corps libres et les insectes sont vite expulsés. Les produits hygrométriques, qui se gonflent par le liquide ainsi que les corps implantés dans les tissus, résistent parfois. Des pinces fines, un stylet, une curette mousse, peuvent alors rendre des services. Les manœuvres seront habilement dirigées; on évitera la déchirure du tympan et la pénétration du corps dans l'oreille moyenne. Rarement il est nécessaire d'inciser les parois du conduit auditif. Pour extraire les insectes, on peut faire usage soit d'une mèche de coton ou de laine portée au fond de l'oreille, soit d'un stylet enduit à son extrémité d'une substance visqueuse, collante, de térébenthine grasse, par exemple. Mais les injections d'eau constituent encore la meilleure pratique.

Après l'extraction de ces corps, on doit quelquefois combattre des accidents inflammatoires. Leur traitement est celui de l'otite aiguë traumatique. (V. *Otites parasitaires*.)

V. — **Otite externe.**

L'*otite externe*, — *l'inflammation du conduit auditif externe*, — particulièrement commune chez le chien, rare chez les autres animaux, est *simple* ou *parasitaire*. A l'état simple, elle peut revêtir la *forme aiguë* ou la *forme chronique*. Suivant sa nature et les causes dont elle procède, elle est localisée à une oreille ou bilatérale. L'influence de l'état général sur le développement de l'otite est surtout manifeste chez le chien, où l'affection est· presque toujours sous l'influence soit de la maladie du jeune âge, soit de la diathèse dartreuse (Mégnin). Elle coexiste fréquemment avec les dermatoses eczémateuses. L'inaction et l'alimentation irrationnelle concourent souvent à sa production. — Quelquefois elle est parasitaire, causée par des cryptogames (Gotti) ou par des acariens.

Le traitement de l'*otite externe aiguë* comporte tout d'abord la section des poils qui garnissent l'oreille et le nettoyage de celle-ci par un savonnage tiède. Si la douleur est vive, on prescrira des injections chaudes émollientes ou narcotiques : décoction de mauve, de guimauve, de tête de pavot, préparations laudanisées, solution de chloral à 1 p. 100, glycérine cocaïnée. Les solutions antiseptiques faibles, surtout l'eau boriquée, sont avantageuses lorsque la sécrétion est abondante. Aux injections, on peut associer les projections dans l'oreille de poudres antiseptiques ou simplement absorbantes : amidon, sous-nitrate de bismuth, oxyde de zinc et acide borique, tanin et iodoforme; dermatol, poudres parfumées pour les chiens de luxe. Mais ces poudres, ordinairement employées pour la nuit, ne doivent pas séjourner longtemps dans le conduit auditif : elles pourraient former des otolithes et entraîner des complications. Parfois on complète l'action des injections par le dépôt, à l'entrée du conduit auditif externe, d'un peu de vaseline boriquée, salolée ou salicylée.

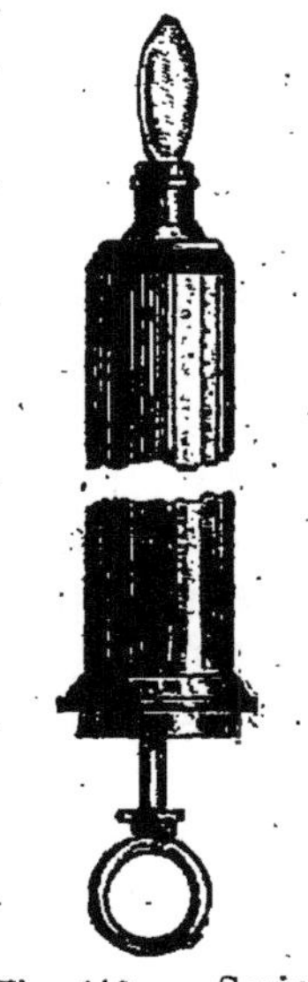

Fig. 148. — Seringue pour injections auriculaires.

Les saignées locales, l'application de sangsues à la base des oreilles, les frictions avec la teinture éthérée de croton (Stockfleth), sont rarement employées. Il est exceptionnel que l'abcédation ou l'étranglement du tégument enflammé nécessitent un débridement.

Quand déjà les phénomènes inflammatoires et la douleur sont moindres, l'indication principale est de déterger fréquemment l'oreille par des injections tièdes. Il importe de faire pénétrer le liquide jusqu'au fond du conduit, en exerçant quelques légers frottements à la base de la conque. Ces lavages, répétés deux ou trois fois par jour, seront suivis d'une injection astringente [alun, sulfate de zinc (2-3 p. 100), tanin et glycérine (1 p. 20)] ou antiseptique (acide borique, crésyl). Les solutions de permanganate de potasse (1 p. 1000) ou de créoline (1 p. 200) seront utilisées de préférence lorsque l'écoulement exhale une odeur fétide.

Les alcalins et les arsenicaux sont les principaux agents du traitement interne. Pour maintenir la guérison, pour éviter les récidives, il est bon d'en continuer l'administration une semaine ou quinze jours chaque mois. — Le régime alimentaire n'est pas sans importance. On recommande d'insister sur l'alimentation carnée. L'indication est excellente pour la plupart des malades, mais non pour tous : si les sujets ont été longtemps mal nourris, s'ils sont débilités, on devra prescrire la viande et les toniques ; si au contraire le malade consomme journellement une forte ration de viande, il convient de la diminuer, de la supprimer même pendant un certain temps, et de donner comme nourriture exclusive des soupes aux herbes, des pâtées maigres, du lait, des préparations lactées.

L'otite externe chronique fait suite à l'otite aiguë ou elle se constitue d'emblée, sous l'influence de causes encore mal déterminées, mais presque toujours dominées par l'état constitutionnel.

Sa thérapeutique, comme celle de la forme aiguë, comprend des moyens locaux et une médication interne.

Une foule de préparations ont été recommandées en injections.

Mentionnons particulièrement : la glycérine iodée, les solutions d'alun (2-3 p. 100), de sulfate de zinc (1-3 p. 100), de permanganate ce potasse (2 p. 1 000), de tanin, la décoction d'écorce de chêne, l'acide phénique à 1 p. 100-150, la créoline à 1 p. 100. Les instillations d'une solution d'acide chromique à 3 p. 100 (X à XX gouttes), précédées et suivies d'un lavage à l'eau tiède, donnent souvent d'excellents résultats (Imminger).

Les ulcérations superficielles du conduit seront traitées par les solutions de nitrate d'argent ou de permanganate de potasse ; si elles existent à l'entrée du conduit auditif, on peut les cautériser légèrement. Les fongosités cèdent parfois à l'action des styptiques ou des caustiques légers ; mais le plus souvent il faut en pratiquer l'excision.

La coexistence fréquente du catarrhe avec les affections dartreuses indique assez qu'il est généralement sous la dépendance d'un état morbide constitutionnel. Aussi doit-on instituer un traitement interne. Suivant les cas, on prescrira les arsenicaux ; les iodurés, les toniques ou les alcalins. L'exercice est toujours un adjuvant utile.

VI. — Otites parasitaires. — Acariases auriculaires.

Chez le *chien*, le *chat* et le *furet*, ces otites sont déterminées par des symbiotes (*Symbiotes auricularum*) ; chez la *chèvre* et le *lapin*, par des psoroptes (*Psoroptes communis*). Rappelons que, chez le chien, en outre des symptômes des otites vulgaires, on observe au cours de la maladie, des accidents épileptiformes qui surviennent principalement lorsque les malades sont surmenés ou exercés à la chasse ; ces accidents peuvent entraîner la mort.

La prophylaxie des otites parasitaires consiste à isoler les malades et à désinfecter les locaux (chenils, clapiers, cabanes) où l'affection est constatée.

Quand l'oreille n'est pas le siège de désordres graves, le *traitement curatif* est toujours rapidement suivi de succès. On nettoie l'intérieur de la conque et le conduit auditif par un savonnage à l'eau tiède, que l'on répète au besoin, et l'on fait dans les oreilles, jusqu'à guérison, une ou deux injections quotidiennes avec une préparation acaricide quelconque. Les plus efficaces sont la solution de créoline à 1-2 p. 100 et celle de sulfure de potasse à 2 p. 100.

VII. — Tumeurs

Les tumeurs de l'oreille ne sont pas rares chez les solipèdes, les bêtes bovines et le chien. On y rencontre surtout des verrues, des polypes, des kystes sébacés.

Particulièrement communes sur les bêtes bovines, les *verrues* existent parfois en grand nombre sur les deux faces de la conque. Chez le cheval, en outre des *kystes sébacés* qui se rencontrent vers l'entrée du conduit auditif, le pavillon peut être le siège de tumeurs fibreuses ou sarcomateuses. Nous avons opéré trois fois en cinq ans un cheval atteint de *fibro-sarcome* de la face interne de la conque (*fig.* 149), qui se reproduisait malgré l'ablation aussi

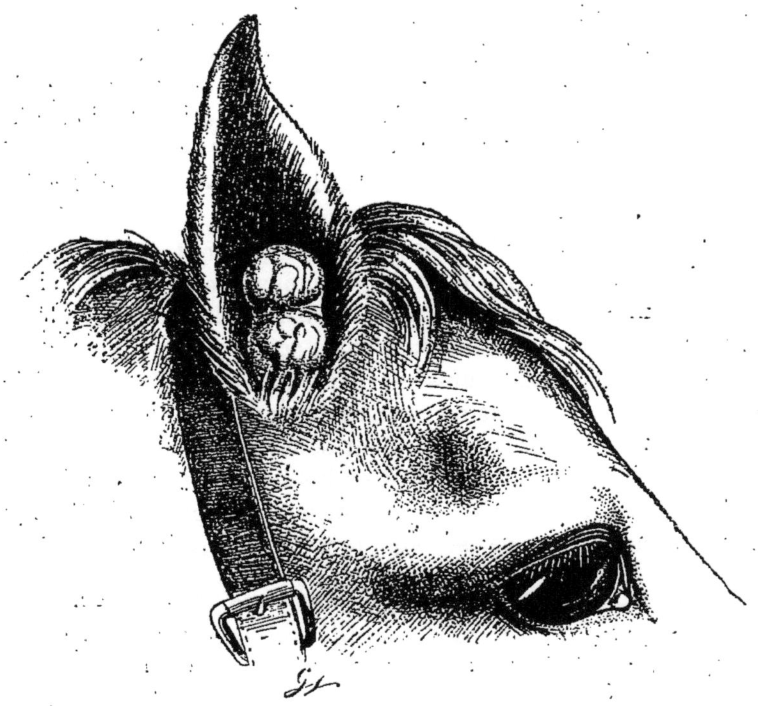

Fig. 149. — Fibro-sarcome de l'oreille.

complète que possible, suivie de cautérisation de sa surface d'implantation.

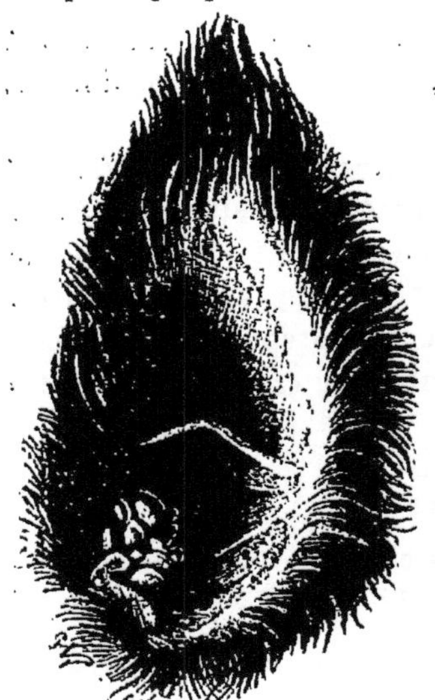

Fig. 150. — Papillomes de l'oreille (chien).

A chaque récidive, la base de la tumeur s'élargissait et les attributs du sarcome s'y accusaient davantage.

Les *polypes* de l'oreille, que l'on observe assez fréquemment chez le chien, sont ordinairement circonscrits à la partie inférieure de la conque et au conduit auditif externe (*fig.* 150). Sauf de rares exceptions, ils succèdent à l'otite externe chronique. Très variables dans leur forme, leurs dimensions, leur consistance, ils sont d'ordinaire nombreux, pédiculés ou sessiles, et disposés en chou-fleur ou en grappe. De l'oreille malade suinte un liquide fétide, sanguinolent à certains moments. Quand l'affection est bilatérale, la fonction auditive est plus ou moins complètement abolie.

Les polypes tout récents et offrant encore les caractères des granulations, seront traités par les astringents, les styptiques, les caustiques légers. Plus volumineux et de consistance fibreuse, ils ne sont curables que par l'ablation. L'arrachement convient pour les polypes pédiculés. Les autres seront coupés à leur base avec un bistouri à lame étroite ou avec des ciseaux courbes, et leur point d'implantation sera cautérisé. Souvent plusieurs interventions espacées de quelques jours sont nécessaires, et, dans la plupart des cas, l'ablation totale est impossible.

Chez tous les animaux, les tumeurs *malignes* ou envahissantes sont rares. Pour elles, il faut pratiquer hâtivement l'amputation de la conque.

VIII. — **Oblitération du conduit auditif externe.**

L'oblitération accidentelle du conduit auditif externe peut être le résultat d'ulcérations, d'abcès ou d'inflammations répétées, déterminant un tel épaississement de la membrane que les parois opposées de celle-ci arrivent au contact et se soudent. Dans certains cas, elle provient de l'écrasement, de l'arrachement ou de l'amputation du pavillon.

Brogniez et Douterluigne ont vu, chez le cheval, l'oblitération du conduit auditif, consécutive à l'amputation, se compliquer d'otite profonde et d'accidents encéphaliques mortels.

Il faut traiter l'oblitération accidentelle par l'incision du tissu obturateur et entretenir les dimensions du nouveau canal par une dilatation longtemps continuée.

IX. — **Paralysie de la conque.**

La paralysie de la conque est rare dans toutes les espèces. On en a publié quelques observations recueillies sur le cheval. Elle peut guérir sous l'influence d'un traitement approprié. Plusieurs fois la guérison a été obtenue par des frictions excitantes sur la base de l'oreille. Dans un cas, Lapoussée a fait usage d'un mélange d'alcool cantharidé et d'ammoniaque ; la conque paralysée était tenue relevée en la fixant à l'oreille opposée.

II. — OREILLE MOYENNE

Les affections de la membrane du tympan et de l'oreille moyenne sont très rares ou mal connues chez les animaux. Elles peuvent résulter d'un violent traumatisme ou succéder à l'otite externe suppurée; il y a des exemples d'otite moyenne parasitaire (Gellé, Stadler, Schümacher) ou bacillaire (Siedamgrotzky et Schütz, Bournay).

Le traitement des lésions traumatiques comporte l'extraction des corps étrangers, puis des injections tièdes faites avec une grande douceur, afin de débarrasser la caisse du sang épanché et coagulé. On mettra celle-ci à l'abri du froid, de l'air et des impressions extérieures au moyen d'une boulette d'ouate placée à l'entrée du conduit auditif.

L'*otite moyenne catarrhale* semble rare dans toutes les espèces. L'*otite moyenne suppurative* succède à l'otite externe suppurée (Maury) ou elle résulte d'une violente action traumatique. Elle peut se produire à la suite de l'amputation de l'oreille (Brogniez et Douterluigne), de l'extraction d'une dent hétérotopique (Morot), de l'arrivée dans la caisse de parasites qui y descendent après avoir perforé le tympan ou qui y montent par la trompe d'Eustache (lingualule).

Les vapeurs tièdes dirigées dans le conduit auditif, les injections émollientes ou antiseptiques légères, les fumigations et l'administration d'un purgatif drastique si l'affection est grave : tels sont les moyens recommandés pour combattre l'otite moyenne catarrhale. Lorsqu'elle est liée à une autre maladie, il faut opposer à celle-ci un traitement approprié.

A sa première phase, l'otite moyenne suppurative est combattue par les mêmes moyens. Si le diagnostic *collection purulente de l'oreille moyenne* pouvait être établi, il faudrait ponctionner la membrane du tympan à l'aide d'une lame étroite portée au fond du conduit auditif externe. — L'abcès ouvert, on doit faire de fréquentes injections anti-septiques. Parfois il est avantageux de modifier l'état des parties malades par de légères cautérisations. La trépanation de l'apophyse mastoïde, effectuée chez l'homme pour donner issue au pus accumulé dans les cellules mastoïdiennes, n'a jamais été pratiquée en chirurgie vétérinaire.

Contre l'otorrhée persistante, non liée au traumatisme, on pres-crira, suivant les cas, les alcalins, les arsenicaux ou les iodurés.

III. — OREILLE INTERNE

Les *lésions traumatiques* de l'oreille interne sont quelquefois primitives, produites d'emblée par des actions contondantes portant sur la région tem-porale, ou par des corps vulnérants aigus qui pénètrent profondément dans l'oreille. — Leur traitement est celui des altérations de même ordre qui intéressent l'oreille moyenne.

Peuch a recueilli, sur le chien, une intéressante observation d'otite interne suppurative, causée par un épillet de brome stérile qui, introduit accidentel-lement dans le conduit auditif, et sous l'influence des mouvements de la tête, avait perforé la membrane du tympan, traversé l'oreille moyenne et pénétré dans le labyrinthe par la fenêtre ovale.

L'otite interne est une affection d'une très haute gravité. La suppuration peut s'établir dans le labyrinthe et produire des désordres entraînant promp-tement la mort.

Surdité.

La diminution et l'abolition de la faculté auditive — la dysécée et la sur-dité — sont assez communes chez les animaux. Elles sont unilatérales ou bilatérales; dans ce dernier cas, l'altération de l'ouïe est ordinairement inégale pour les deux oreilles; l'une est plus sourde que l'autre.

Le traitement de la surdité doit varier suivant la nature de la cause qui l'a produite. La surdité, qui apparaît dans le cours des diverses affections aiguës de l'oreille, disparaît ordinairement avec la résolu-tion de celles-ci. Quand elle procède d'une influence générale, d'un état diathésique, on doit combattre ce dernier. Sauf de rares exceptions, quand elle est bien constituée et qu'elle est ancienne, quelle qu'en soit la cause, il y a peu d'espoir d'en obtenir la guérison. On lui a opposé les dérivatifs appliqués au voisinage de l'oreille, et les altérants ou les excitants du système nerveux administrés à l'intérieur. Les vésicatoires, les sétons, le feu, l'électricité, sont les principaux agents recommandés. A l'intérieur, on a utilisé la noix vomique et l'iodure de potassium.

Il n'y a rien à faire contre la surdité inhérente à la vieillesse.

Bibliographie. — I. Lésions traumatiques et nécrose de la conque. — BROGNIEZ et DOUTERLUIGNE, *Répertoire de méd. vét.*, 1849. — LEMOIGNE, *Il veterinario*, 1845. — POFELD, *Ibid.*, 1883. — LINDENBERG, *Magazin*, t. XIII. — CADÉAC et LARAVOIRE, *Journal de méd. vét.*, 1899.

II. Ulcères de la conque. — STEINER, *Magazin*, 1836. — KÖNIG, *Thierärztl. Zeitung*, 1849. — HERTWIG, *Krankheiten der Hunde*, 1853. — BOUILLARD, *Journal de méd. vét.*, 1856. — SERRES, *Journal des vét. du Midi*, 1858. — MOLINIÉ, *Ibid.*, 1866. — COCULET, *Recueil de méd. vét.*, 1872. — MÉGNIN, *Le chien*. Paris, 1877. — FAVÉ, *Journal de méd. vét.*, 1879. — BASSI, *Il medico vet.*, 1888. — NOCARD, *Revue vét.*, 1892. — MÜLLER, *Die Krankheiten der Hundes*. Berlin, 1892. — BISSAUGE, *Bullet de la Soc. cent. de méd. vét.*, 1898.

III. Otite catarrhale. — STAUB, *Repertorium*, an. in *Journal de méd. vét.*, 1850. — BROGNIEZ, *Journal de méd. vét.*, 1850. — GURLT, *Magazin*, 1851. — HECKMEIJER, *Bericht über die Leistungen im Gebiete der Thierheilkunde*, 1852. — WEISSENBRUCK, an. in *Journal de méd. vét.*, 1854. —GRICE, *The Veterinarian*, an. in *Journal des vét. du Midi*, 1867. — FRIEDBERGER, *München. Jahresber.*, 1873-74. — SIEDAMGROTZKY, *Dresdener Bericht*, 1878, an. in *Recueil de méd. vét.*, 1883. — ROBIN, *Ibid.*, 1883. — BRAÜER, in *Ibid.*, 1891. — JANICKE, in *Ibid.*, 1892. — IMMINGER, *Berlin. Thierärztl. Wochenschr.*, 1894. — KROON, *Tydschr. de Hollande*, 1895. — PRIETSCH, *Sachs. Bericht*, 1897. — DIEM, *Wochenschr. für Thiermed.*, 1898. — HOFFMANN, *Oester. Monatsschr.*, 1898, — MILLER, *American vet. Review*, 1898. — BEIER, *Sachs. Bericht*, 1899. — BERTINELLI, *Il nuovo Ercolani*, 1899. — RÖMER, *Deutsche thierärztl. Wochenschrift*, 1899.

IV. Otite parasitaire. — HERING, *Magazin*, 1835. — DELAFOND, *Recueil de méd. vét.*, 1859. — MÉGNIN, *Bullet. de la Soc. centr. de méd. vét.*, 1876, 1878 et 1884. — NOCARD, *Ibid.*, 1882 et 1883. — CAPARINI, *Revue vét.*, 1877. — GUZZONI, *Sul l' acariasi del condotto uditivo externo*. Milano, 1877. — BOUCHERON, *Comptes rendus de l'Acad. des sciences*, 1885. — CADÉAC, *Journal de méd. vét.*, 1887. — RAILLIET, *Dict. prat. de méd., de chir. et d'hyg. vét.*, t. XV, 1888. — PEZAS, *Revue vét.*, 1889. — VALLET, *Bullet. de la Soc. cent. de méd. vét.*, 1890. — LUCET, *Recueil de méd. vét.*, 1890. — LAVERAN, *Bullet. de la Soc. de biologie et Revue vét.*, 1892. — GOTTI, *Giornale di Anat. fisiolog. e patol.*, 1871. — SCOTT, *The Veterinarian*, 1897. — VACHETTA, *La Chirurgia speciale degli Animali domestici*. — RAILLIET, *Dictionnaire vét.*, t. XV.

V. Othématome. Tumeurs de l'oreille — HERTWIG, *Krankheiten der Hunde*, 1853. — TRINCHERA, *Giornale di anat. fis. e patol.*, an. in *Annales de méd. vét.*, 1874. — CAPARINI, *Bollelino vet.*, 1880. — SAVARESE, *La Clinica vet.*, 1889. — WEBER, *Bullet. de la Soc. cent. de méd. vét.*, 1886. — HOFFMANN, *Monatschrift für Thierheilkunde*, 1889, et *Thierärztliche-Chirurgie*. — HOBDAY, *Journal of comp. pathol. and therap.*, 1896. — VACHETTA, *La Chirurgia speciale degli Animali domes. tici.* — MÉGNIN, *Le Chien*. Paris, 1877. — MÖLLER u. FRICK, *Lehrbuch der Chirurgie*.

VI. Otites moyenne et profonde. — BROGNIEZ, *Répertoire de méd. vét.*, 1849. — DOUTERLUIGNE, *Ibid.*, 1849. — HECKMEIJER, *Repertorium*, 1857. — PRUCH, *Journal de méd. vét.*, 1867. — GÉRAUD, *Clinique vétérinaire*, 1867. — LEHNERT, *Sächs. Jahresber.*, 1871. — SIEDAMGROTZKY, *Ibid.*, 1878. — MAURI, *Revue vét.*, 1879. — GURLT, *Magazin*, 1881. — BOURNAY, *Journal de méd. vét.*, 1892. — KREBS, *Berlin. thierärztl. Wochenschr.*, 1892. —ZSCHOKKE, *Deutsche thierärztl. Wochenschr.*, 1895. — MONFALLET, *Revue vét.*, 1895.

CHAPITRE IV

AFFECTIONS DE LA TROMPE D'EUSTACHE ET DE LA POCHE GUTTURALE

I. — TROMPE D'EUSTACHE.

Profondément situées et abritées par le massif cranien, les *trompes d'Eustache* ne sont que très rarement intéressées par les agents vulnérants. Lors de fracture de la base du crâne, si parfois elles sont atteintes, partiellement déchirées, leur lésion est sans importance, en raison de l'extrême gravité de l'affection principale.

Ces conduits peuvent cependant être le siège d'états pathologiques divers. La membrane qui les tapisse étant continue, d'une part avec la muqueuse pharyngienne, d'autre part avec celle de l'oreille moyenne, on comprend leur participation aux maladies de ces organes. Chez le cheval, la propagation à la trompe des phlegmasies pharyngiennes est assez commune.

On a publié quelques faits cliniques relatifs à l'*ectasie de la partie antérieure des trompes*, à l'*épaississement de leur muqueuse*, à des *adhérences de leur paroi*, à leur *oblitération*, à leur *destruction partielle par des tumeurs*, à la présence de *corps étrangers* dans leur intérieur.

Des brins de fourrage, des barbes ou des épis de graminées notamment peuvent s'engager dans la trompe. On l'a trouvée remplie de matières alimentaires. Nous avons recueilli, chez le chien, un exemple de méningo-encéphalite due à l'action vulnérante d'un corps étranger métallique qui, engagé dans la trompe, avait atteint l'oreille moyenne. Une observation de Gellé établit que certains parasites peuvent arriver, par la même voie, dans la caisse du tympan. (V. *Otite moyenne.*)

Toutes les affections qui amènent l'oblitération de la trompe d'Eustache, qu'elles soient bornées à cet organe ou qu'elles surviennent à la suite d'une maladie de la caisse ou du pharynx, entraînent une surdité plus ou moins complète. La libre communication de l'oreille moyenne avec le pharynx est, en effet, indispensable au fonctionnement régulier de l'ouïe. Dès qu'elle est interrompue, l'air contenu dans la caisse ne peut plus se renouveler ; il se résorbe ; l'équilibre de pression sur les deux faces du tympan n'existant plus, celui-ci est refoulé en dedans par la pression atmosphérique qui s'exerce sur sa face externe. Or, la membrane du tympan ne peut effectuer ce déplacement qu'en pressant la chaîne des osselets ; sous son action, la base de l'étrier s'enfonce dans la fenêtre ovale et comprime le liquide labyrinthique. Ces modifications produites dans les parties profondes de l'oreille n'entraînent pas seulement la perte de l'ouïe, mais l'excitation des ramifications nerveuses labyrinthiques, transmise au mésocéphale, donne lieu, chez les sujets prédisposés, à des crises convulsives, épileptiformes, méningitiformes ou vertigineuses. (Boucheron.)

II. — POCHE GUTTURALE.

Les *poches gutturales* représentent deux sortes de sacs membraneux, d'une capacité de 4 à 5 décilitres. Adossées l'une à l'autre sur la ligne médiane, elles touchent, en haut, à la base du crâne et à l'atlas ; en bas, à l'œsophage et au larynx ; en avant, elles s'appuient sur la face postérieure du pharynx ; en dehors et en arrière, elles sont en rapport avec la parotide, le tissu conjonctif sous-parotidien, des vaisseaux et des nerfs.

La région où sont situées les poches gutturales est d'une constitution anatomique fort complexe, que nous devons rappeler brièvement. Sous la peau, on trouve : 1° une *couche conjonctive*, plus ou moins épaisse suivant les sujets, et le *peaussier*; 2° le *muscle parotido-auriculaire*, dont les fibres sont dirigées dans le grand axe de la région et qui occupe seulement une partie de celle-ci; 3° la *parotide*; 4° l'*aponévrose sous-parotidienne*, qui va du tendon du mastoïdo-huméral à celui du sterno-maxillaire; 5° sous cette aponévrose et en avant, la *grande branche de l'hyoïde*; en arrière, l'*apophyse styloïde de l'occipital*; entre les deux, les *muscles occipito-styloïdien* (ancien *stylo-hyoïdien*) *et digastrique*; dans le tiers inférieur de la région, la *glande maxillaire*; enfin 6° la *poche gutturale*, dont la paroi externe est appliquée sur la face profonde de l'aponévrose sous-parotidienne, des muscles occipito-styloïdien et digastrique.

Cette région est traversée par trois artères principales : 1° la *carotide externe*, la plus volumineuse, obliquement dirigée en avant et en haut, sous la parotide, d'abord un peu au-dessous, puis en avant de la poche; 2° l'*occipitale*, située sous l'apophyse transverse de l'atlas, en arrière du sac guttural; 3° la *carotide interne*, profondément sise dans un repli de ce sac et qui monte vers la base du crâne. — Dans son trajet parotidien, la *veine jugulaire* est tantôt superficielle, tantôt presque entièrement recouverte d'une couche de tissu glandulaire. La *glosso-faciale* vient se réunir à la jugulaire en avant de l'angle postéro-inférieur de la parotide. — Le *nerf facial* traverse cette glande en haut et en avant; les *nerfs grand hypoglosse* et *glosso-pharyngien* sont situés vers la base et en dehors de la poche; le *pneumo-gastrique*, le *spinal* et le *ganglion cervical du grand sympathique* sont compris, avec la carotide interne, dans le repli que forme la muqueuse de la poche à sa partie supérieure.

En anatomie chirurgicale, l'espace triangulaire limité en avant par le bord ascendant du maxillaire, en bas par la veine glosso-faciale, en haut par le tendon du sterno-maxillaire, est désigné sous le nom de *triangle de Viborg*.

En raison de la situation profonde de ces sacs, de la concomitance fréquente de leur phlegmasie avec les états inflammatoires des organes contigus, leurs affections étaient confondues avec celles du pharynx, du larynx, des parotides, des ganglions sous-parotidiens ou des glandes maxillaires.

La *pathologie des poches gutturales* comprend : 1° l'*inflammation catarrhale* et la *collection purulente* de ces sacs; 2° leur *distension par l'air ou par des gaz*, la *pneumatose* ou *tympanite*; 3° les *corps étrangers* qui peuvent y pénétrer accidentellement; 4° les *tumeurs* qui s'y développent ou s'y propagent.

I. — Inflammation catarrhale et collection purulente des poches gutturales.

Unilatérale ou *double*, l'*inflammation catarrhale* de la poche gutturale est presque toujours une affection secondaire survenant comme complication des pharyngites aiguës : du pharynx, l'inflammation se propage par continuité le long de la trompe d'Eustache et atteint la paroi du sac guttural; cette extension du processus inflammatoire a lieu surtout lors de la pharyngite gourmeuse. En quelques cas, elle est amenée par une phlegmasie de voisinage, qui s'est propagée à la poche par contiguïté; c'est ainsi qu'elle accompagne parfois les parotidites infectieuses, les abcès sous-parotidiens ou rétro-pharyngiens. Dans une observation de Rupprecht, elle a eu pour cause la fracture de l'une des branches de l'hyoïde; dans plusieurs autres, elle était liée à la présence d'un néoplasme développé dans la poche ou à son voisinage.

Quels qu'en soient les causes et le mécanisme de production, l'inflammation développée dans la paroi de la poche y revêt bientôt le type chronique : l'exsudat ne s'écoule qu'en partie ; durant les intervalles des repas, il s'accumule dans les sacs, s'y décompose et entretient la phlegmasie.

Le principal *symptôme* de la collection purulente des poches gutturales est un *jetage intermittent*, ne se montrant d'ordinaire qu'au moment des repas, pendant la mastication et la déglutition des liquides. Quelquefois il apparaît aussi, mais moins abondant, durant l'exercice. En général inodore, grumeleux, formé d'une partie liquide qui tient en suspension des flocons. de volume variable et de couleur blanc jaunâtre, il s'écoule par la gouttière inférieure des naseaux sans agglutiner les poils et sans former de croûtes. Lorsque la collection purulente est double, le jetage est toujours bilatéral ; quand elle est simple, il est observé tantôt aux deux naseaux, tantôt seulement à celui qui correspond à la poche gutturale affectée. — Exceptionnellement, la muqueuse de la poche gutturale peut être le siège d'une imflammation ulcéreuse donnant lieu à un jetage sanguinolent. (Eder.)

Les ganglions sous-glossiens, plus ou moins tuméfiés, forment une *glande* allongée, mobile sous la peau et sur les parties profondes, analogue par ses caractères à celle de la sinusite purulente. La région parotidienne est le siège d'une tuméfaction plus ou moins accusée, accompagnée ou non de chaleur et de sensibilité anormales.

Quand le pus collecté dans la poche malade s'écoule difficilement, celle-ci, augmentée de dimensions, entrave la déglutition et la respiration par la compression permanente qu'il exerce sur le pharynx et le larynx. Distendues à l'excès, les poches gutturales peuvent se rompre sous l'action des efforts réitérés de déglutition ou des ébrouements ; en d'autres cas, elles provoquent des accès de suffocation et l'asphyxie. La mort peut encore survenir par hémorragie (ulcération de la muqueuse et ouverture d'une artère), ou par une pneumonie gangreneuse consécutive à la pénétration des aliments dans les voies respiratoires.

La maladie n'a aucune tendance à la guérison spontanée. Le pus s'épaissit, prend une consistance caséeuse ou crétacée. A la longue, le jetage diminue et les troubles fonctionnels s'atténuent.

(*) *a*, naso-transversal ; *b*, muscle sus-maxillo-labial avec son tendon ; *c*, muscle sus-naso-labial ; *d*, grand sus-maxillo-nasal ; *e*, muscle alvéolo-labial ; *f*, muscle zygomato-labial ; *g*, muscle maxillo-labial ; *h, h*, risorius de Santorini ; *i*, muscle masséter ; *l*, scuto-auriculaire externe ; *m*, temporo-auriculaire externe ; *n*, muscle parotido-auriculaire ; *o*, branche stylo-maxillaire du muscle digastrique (à son insertion) ; *p*, muscle sterno-maxillaire ; *p'*, son tendon ; *q*, muscles sterno-hyoïdien, thyroïdien et omoplat-hyoïdien ; *r*, muscles de la nuque ; *s*, tendon commun au mastoïdo-huméral, au splénius et au petit complexus : *t*, muscle fronto-palpébral ; *u*, muscle orbiculaire des lèvres ; *v, v*, glande parotide ; *w*, apophyse zygomatique ; *x*, cartilage scutiforme ; *y*, fausse narine. — 1, nerf facial ; 2, branche du facial s'anastomosant avec le nerf maxillaire supérieur ; 3, branche du facial s'anastomosant avec le nerf maxillaire inférieur ; 5, filet cervical du facial ; 6, nerf auriculaire postérieur ; 7, branche inférieure de la deuxième paire cervicale ; 11, artère massétérine (avec la veine correspondante) ; 12, artère transversale de la face (avec la veine correspondante) ; 13, artère glosso-faciale ; 14, artère coronaire inférieure ; 15, artère coronaire supérieure ; 16, 17, 18, branches terminales de l'artère glosso-faciale ; 19, artère auriculaire postérieure (13-19, veines correspondantes) ; 20, veine jugulaire ; 21, tronc temporal ; 22, veine glosso-faciale ; 23, veine auriculaire postérieure ; 24, 24, canal de Sténon ; 24', origine de ce canal ; 25, glandes molaires supérieures. (ELLENBERGER-BAUM, *Topographische Analomie des Pferdes.*)

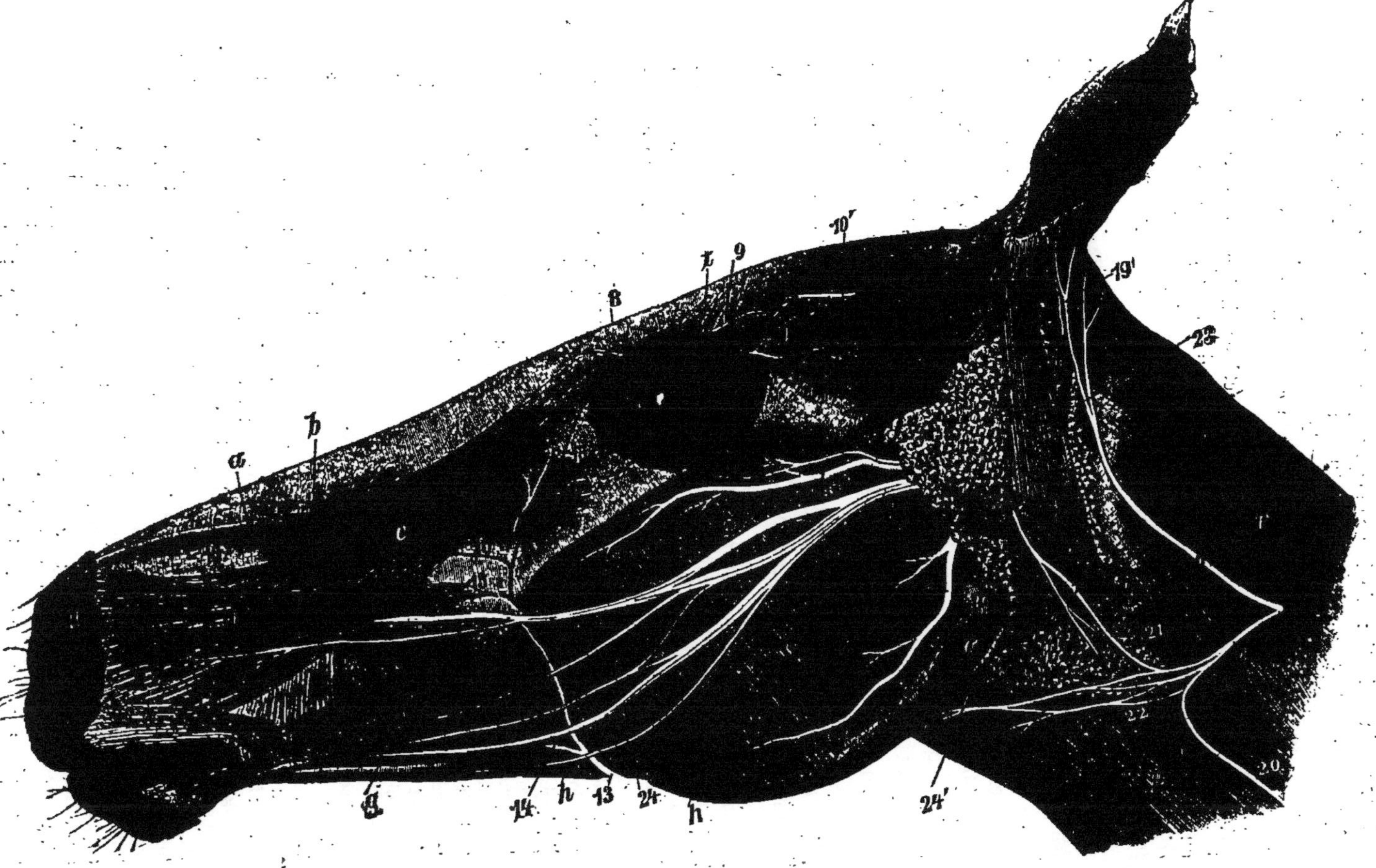

Fig. 151. — Face latérale de la tête. Couche superficielle. (Le peaussier est en grande partie enlevé.) (*).

Lorsque la collection de la poche gutturale est accusée par ses trois signes
principaux, — par le jetage, par la tuméfaction des ganglions lymphatiques
de l'auge et par un bombement de la région parotidienne, — il est facile de la
distinguer de la *pharyngite chronique*, de la *collection purulente des sinus* et de
celle *des cornets*.

Même dans les cas embarrassants, les caractères cliniques permettent ordinairement la différenciation. Lors d'empyème des sinus, le jetage est particulièrement abondant pendant l'exercice, il exhale presque toujours une
odeur très fétide, et souvent il y a d'autres signes propres à cette affection.

Pour combattre la phlegmasie catarrhale récente des poches gutturales, on peut employer les fumigations tièdes simples ou antiseptiques et les applications révulsives ou vésicantes sur la région parotidienne. Ces moyens auraient donné quelques succès; mais ils sont
d'une médiocre efficacité; on ne doit pas en prolonger l'usage. Sans
contester qu'ils puissent avoir une influence favorable dans certains
cas et tout au début, lorsqu'ils ont paru donner la guérison il n'est
pas sûr que l'on ait bien eu affaire à une phlegmasie catarrhale de
la poche.

Dès longtemps, on a proposé de modifier l'état de la muqueuse
enflammée à l'aide d'injections faites par la trompe d'Eustache.

La conception de cette intervention appartient incontestablement à Lafosse.
Dans son mémoire sur la « morve pharyngienne », lu à la *Société d'agriculture* en 1790, cet hippiatre disait : « Je pense qu'il serait possible de tenter
un moyen pour parvenir dans ces cavités ; ce serait d'y introduire un chalu-

(*) *aa*, muscle sus-maxillo-labial; *bb*, muscle sus-naso-labial; *c*, plan superficiel de
l'alvéolo-labial; *d*, son plan profond; *g*, muscle masséter; *h*, muscle orbiculaire
de l'œil; *i*, muscle temporal; *k*, muscle occipito-styloïdien; *k'*, muscle digastrique; *l*, muscle sterno-maxillaire; *l'*, son tendon; *m*, muscles sterno-hyoïdien
et sterno-thyroïdien; *n*, muscle crico-pharyngien; *o*, tendon du mastoïdo-
huméral; *p*, musculature de la nuque; *q*, *q'*, glandes molaires inférieures et
glandes labiales; *r,r'*, glandes molaires supérieures ; *s*, parotide enlevée en partie;
t, glande sous-maxillaire; *u*, ganglions rétropharyngiens ; *v*, sonde introduite
dans la fausse narine incisée; *w*, cartilage de l'aile du nez; *y*, aile de l'atlas ;
z, cartilage scutiforme (oreille). — 1, nerf nasal superficiel ; 2, nerf nasal inférieur ; 3, nerf labial supérieur ; 4, sa terminaison buccale ; 5, branches destinées
au muscle alvéolo-labial; 6, nerf maxillaire inférieur dans son conduit dentaire ;
6', os trépané pour montrer le nerf dans le conduit; 6', nerfs mentonniers;
7, nerf massétérin; 8, nerf facial; 9, nerf temporal superficiel; 10, sa branche
d'union au nerf facial; 11, nerf auriculaire moyen; 12, nerf auriculaire postérieur;
13, nerf du stylo-hyoïdien; 16, nerf lacrymal; 17, nerf frontal; 23, artère thyro-
laryngienne; 24, artère maxillaire interne; 25, artère massétérine et veine correspondante; 26, artère grande auriculaire ; 26', artère auriculaire postérieure ;
27, artère auriculaire antérieure; 28, artère auriculaire inférieure; 29, artère
temporale superficielle; 30, artère transversale de la face (avec les veines correspondantes); 31, artère glosso-faciale; 32, artère labiale inférieure; 33, artère
labiale supérieure; 34, artère nasale latérale; 35, artère nasale dorsale; 36, artère
angulaire de l'œil (avec les veines correspondantes) ; 39, veine buccale; 40, veine
alvéolaire; 41, veine jugulaire; 42, tronc temporal ; 43, veine maxillaire externe;
44, veine occipitale; 45, veine auriculaire postérieure (sectionnée); 46, maxillaire
mis à nu ; 47, crête zygomatique; 48, apophyse zygomatique; 49, canal de Sténon. (ELLENBERGER-BAUM.)

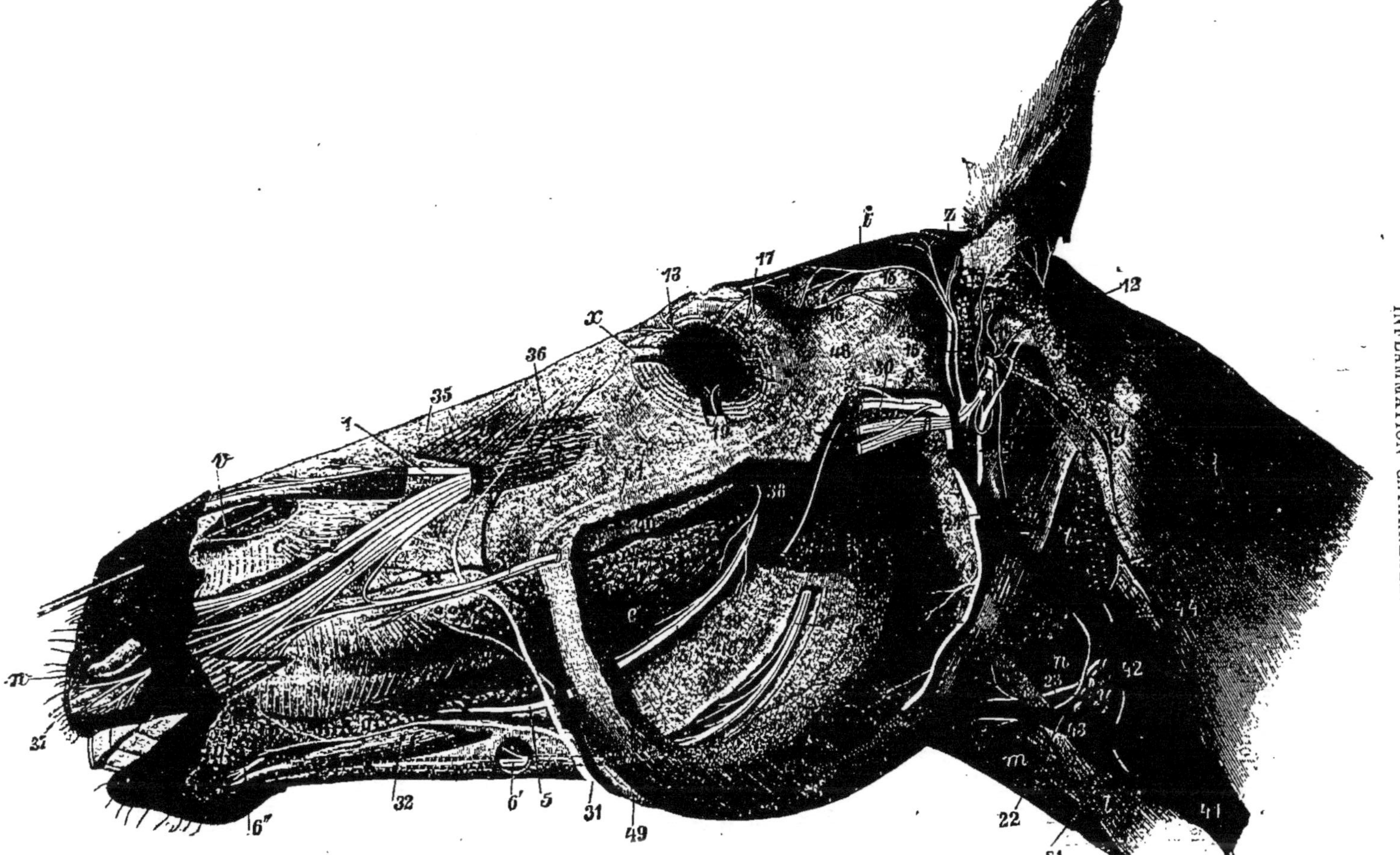

Fig. 152. — Face latérale de la tête. Deuxième couche. (Les muscles du plan superficiel sont en grande partie enlevés ainsi que la parotide.) (*).

meau d'émailleur armé d'un robinet, auquel on adapterait une seringue, afin
d'injecter des décoctions de plantes adoucissantes et détersives. Le chalumeau
aurait son extrémité recourbée et arrondie pour ne pas blesser le cheval...
On l'introduirait dans la bouche, en soulevant le voile du palais... On pourrait
encore, avec plus de facilité, porter cet instrument par les narines, en ram-
pant le long des parties palatines des os maxillaires... Cette opération que
j'ai faite avec facilité sur les cadavres, me prouve qu'on peut facilement la
faire sur le vivant ; et si je ne l'ai pas tentée, c'est que les circonstances des
temps y ont mis obstacle. »

En 1836, Günther fit connaître l'instrument qu'il avait imaginé pour pratiquer le cathétérisme des poches gutturales et décrivit l'opération. Celle-ci
peut fournir de bonnes indications diagnostiques, mais sa valeur thérapeutique est médiocre.

La sonde de Günther (*fig.* 154) se compose : 1° d'un tube métallique (t),
ordinairement en étain, d'une longueur d'environ 80 centimètres, fixé sur un
manche métallique (m) aplati et creusé d'une rainure médiane longitudinale ;
2° d'un curseur mobile (c), pouvant être fixé par une vis, et servant à préciser la distance de l'entrée du nez à l'orifice antérieur de la trompe.
Cette distance étant égale à celle comprise entre le naseau et l'angle
externe de l'œil, on la mesure en plaçant l'extrémité de la sonde au niveau de
cette partie de l'œil et en faisant glisser le curseur jusqu'à ce que son extrémité corresponde à la narine ; on le fixe là en serrant sa vis. On a ainsi un
repère qui permet l'exécution facile de l'opération.

Le cathétérisme peut être effectué le plus souvent sur l'animal
assujetti debout, dans un travail, un tord-nez appliqué à la lèvre
inférieure ou à l'oreille. La tête doit être tenue modérément étendue
sur l'encolure. La sonde, aseptisée par immersion dans l'eau bouil-

(*) *a*, portion du muscle mylo-hyoïdien situé en avant du masséter (rabattu) ; *b*, muscle
génio-hyoïdien ; *c*, muscle génio-glosse ; *d*, glande sublinguale ; *e*, *e*, maxillaire
inférieur (la plus grande partie est enlevée) ; *f*, maxillaire supérieur ; *g*, grande
branche de l'hyoïde ; *h*, aile de l'atlas ; *i*, tendon du digastrique ; *i'*, *i''*, ventres antérieur et postérieur de ce muscle ; *k*, portion du muscle mylo-hyoïdien située dans
la région massétérine ; *l*, muscle basio-glosse ; *m*, muscle ptérygoïdien ; *n*, muscle
stylo-hyoïdien ; *o*, faisceau stylo-maxillaire du digastrique (la limite de la portion
sectionnée est indiquée par une ligne pointillée) ; *p*, muscle crico-pharyngien ;
q, muscle petit oblique de la tête ; *r*, tendon atloïdien commun au mastoïdo-huméral, au splénius et au petit complexus ; *t*, mastoïdo-huméral ; *u*, sterno-maxillaire ;
v, muscle sterno-thyroïdien ; *w*, muscle sterno-hyoïdien ; *x*, omoplat-hyoïdien ;
y, grand oblique de la tête ; *z*, muscle splénius. — 1-4 molaires supérieures ;
4', sixième molaire supérieure ; 5, nerf facial ; 6, branche destinée au muscle
alvéolo-labial avec la veine correspondante ; 7, nerf lingual (la portion située sous
le muscle mylo-hyoïdien est en pointillé) ; ses rameaux : un superficiel (7') et un
profond (7'') ; 8, maxillaire inférieur avec l'artère et la veine correspondantes
(tous trois sectionnés) ; 9, nerf mylo-hyoïdien ; 10, nerf glosso-pharyngien ; 11, 11,
11, nerf hypoglosse (la portion située sous le muscle mylo-hyoïdien est en pointillé) ; 12, nerf laryngé supérieur ; 14, nerfs vague et sympathique ; 15, 16, branches
du nerf spinal ; 17, veine occipitale ; 18, 18, canal de Wharton ; 19, artère carotide ;
21, 22, 23, artère thyro-laryngienne ; 24, artère carotide interne ; 25, artère occipitale ; 26, artère carotide externe ; 27, artère maxillaire externe ; 28, artère pharyngienne ; 26, artère linguale ; 30, artère sublinguale ; 32, artère maxillaire
interne qui donne les artères massétérine, auriculaire et temporale, toutes sectionnées ; 33, tronc veineux temporal ; 34, glande parotide (sectionnée) ; 35, glande
thyroïde ; 36, veine jugulaire ; 37, ganglions rétropharyngiens. (ELLENBERGER-
BAUM.)

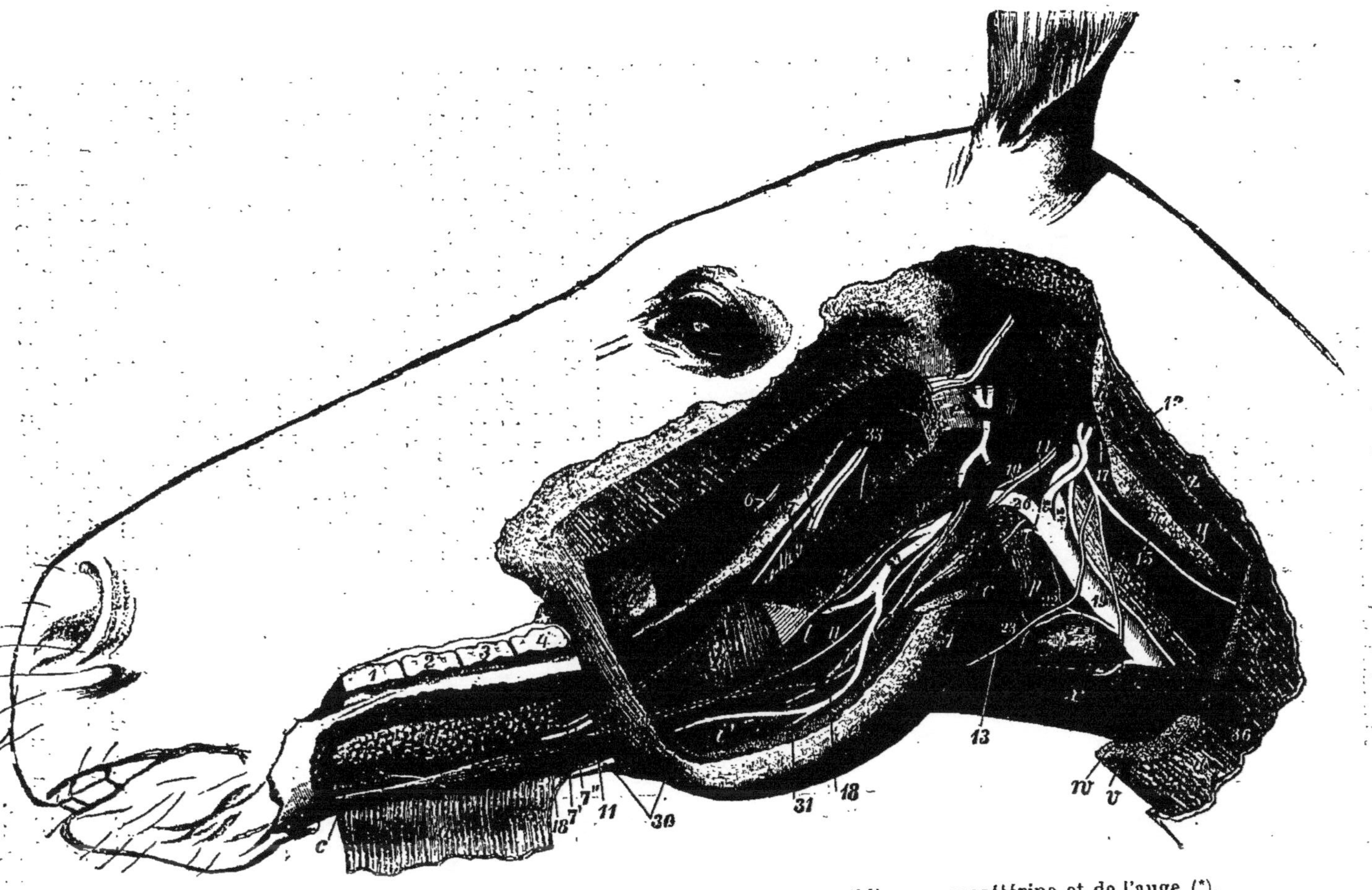

Fig. 153. — Face latérale de la tête. Troisième plan des régions parotidienne, massétérine et de l'auge (*).

lante, est enduite de vaseline boriquée. On l'introduit dans la cavité nasale, on l'y fait progresser le long de la paroi inférieure, l'extrémité recourbée dirigée vers cette paroi, jusqu'au moment où elle atteint la trompe, ce qui est indiqué par l'arrivée du curseur à l'entrée de la cavité nasale. Alors on imprime à l'instrument un mouvement de rotation sur son axe (un quart de cercle en dehors), de manière à tourner l'extrémité de la sonde contre l'opercule, en regard de l'orifice d'entrée de la trompe. Portant ensuite le manche vers la ligne médiane, contre l'aile interne du nez, et faisant exécuter à la totalité de l'instrument de légers mouvements de propulsion, de recul et de latéralité, on cherche à en introduire l'extrémité dans la trompe. Ce résultat est indiqué par la facile pénétration de la sonde ; tant qu'on éprouve de la résistance, elle n'est pas engagée dans le conduit.

Quand la sonde a pénétré dans une poche malade, si on retire le manche, généralement du pus s'écoule. On peut évacuer celui-ci et laver la poche par une injection. On emploie à cet effet un liquide antiseptique (eau boriquée, eau phéniquée ou créolinée à 1 p. 100-200). Pendant ces injections, la tête doit être tenue en position déclive, afin de favoriser l'écoulement du liquide par les cavités nasales ; sa pénétration dans les voies respiratoires pourrait déterminer une pneumonie.

Si le cathétérisme provoque de vives réactions, il faut coucher le cheval. Il est alors avantageux de tenir légèrement soulevée l'extrémité inférieure de la tête, afin de pouvoir plus facilement engager l'extrémité de la sonde dans l'ouverture de la trompe. — Les injections, faites seulement après avoir replacé la tête en position horizontale, seront peu abondantes, en raison du danger de pénétration dans les bronches du liquide injecté.

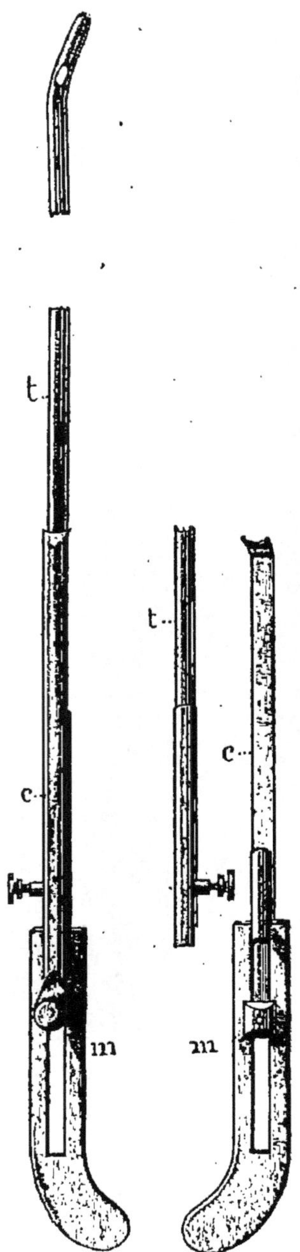

Fig. 154. — Cathéter de Günther.

Étant données la disposition anatomique des sacs gutturaux et l'accumulation forcée, dans leur intérieur, de l'exsudat sécrété par la muqueuse, le cathétérisme et les injections modificatrices ne peuvent évidemment donner de bons résultats qu'à la condition d'être répétées un certain nombre de fois. Il est bien préférable de recourir à l'ouverture de ces sacs par la région parotidienne.

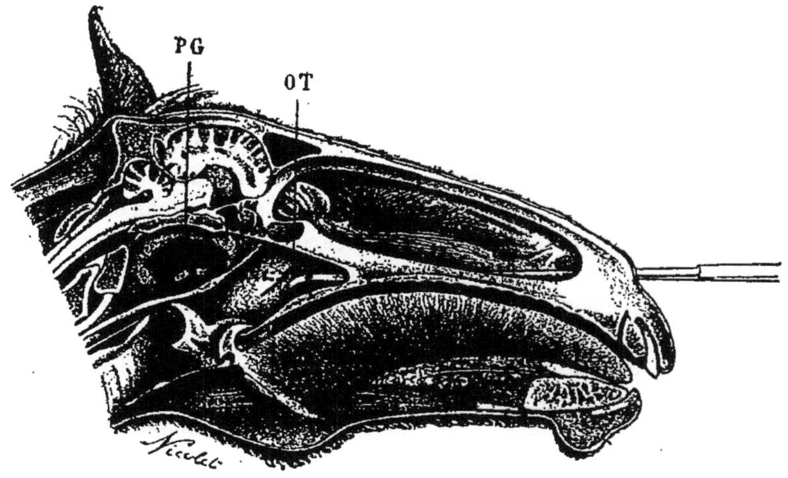

Fig. 155. — Cathétérisme de la poche gutturale. — OT, orifice de la trompe; PG, poche gutturale.

Dans cette région, la poche gutturale est accessible surtout en deux points, — en ses parties supérieure et inférieure ; mais lorsqu'elle est distendue par le produit de sécrétion de la muqueuse malade, on peut aussi l'atteindre par sa partie moyenne, à travers la parotide.

Voyons les procédés opératoires proposés pour l'ouvrir et donner issue à son contenu.

HYOVERTÉBROTOMIE.— Cette opération, qui consiste à ouvrir la poche gutturale par sa partie supérieure et à faire une contre-ouverture au-dessous du bord inférieur de la parotide, a été décrite en 1779 par Chabert et Fromage de Feugré. Dans les premiers temps, ces auteurs ouvraient la poche en traversant le digastrique ; plus tard, ils ont conseillé de faire la ponction au niveau du muscle occipito-styloïdien. On verra plus loin que l'opération a été modifiée par Dieterichs. Dans le cours du dernier siècle, elle a encore été décrite sous le noms de *cystigutturotomie* (Mazza) et d'*eustachiotomie* (Vogel). — Dès 1802, Viborg proposa de lui substituer l'ouverture des sacs gutturaux par leur partie inférieure, à la faveur d'une incision faite dans le triangle qui porte le nom de cet auteur. Ce procédé, que Leblanc préconisa en France, est avantageux dans nombre de cas. — On peut aussi ouvrir la poche gutturale vers sa partie moyenne, en traversant la parotide avec un instrument mousse.

Toutes ces opérations peuvent être pratiquées sur le malade assujetti
debout, après avoir appliqué un tord-nez à la lèvre inférieure ou à l'oreille.
On doit procéder ainsi lorsqu'il y a des phénomènes dyspnéiques intenses,
urgence d'aller vite, — à moins de faire préalablement la trachéotomie. Mais,
sauf pour la dernière intervention (ponction à travers la parotide), on opère
généralement sur l'animal couché. La tête doit être portée dans l'extension
et tenue ferme.

1° **Procédé de Chabert et Fromage**. — *Premier temps : Incision
de la peau et dissection des tissus qui recouvrent la poche gutturale.* — Cette incision se fait sur le bord postérieur de la parotide, à la
hauteur de l'aile de l'atlas. La région préparée (peau rasée et aseptisée), au niveau du tiers moyen du bord de l'atlas on divise verticalement,
sur une longueur de 3 à 4 centimètres, la peau et la couche conjonctive
sous-cutanée. Tandis qu'à l'aide d'un écarteur la lèvre antérieure de
l'incision est tirée en avant et en bas, de manière que l'angle supérieur
de cette incision corresponde au tendon commun au mastoïdo-huméral
et au petit complexus, tendon qui doit être respecté, on divise l'aponévrose sous-parotidienne dans toute l'étendue de la plaie cutanée,
en évitant de blesser la glande et la veine auriculaire. Si l'on tombe
sur les branches nerveuses des première et deuxième paires cervicales,
on les éloigne ou on les sectionne.

La lèvre antérieure de l'incision (peau, glande et aponévrose) tirée
en avant, on engage l'index — face dorsale en dehors — sous l'aponévrose, et on la détache des couches sous-jacentes (muscles atloïdo-
mastoïdien ou petit oblique de la tête, occipito-styloïdien, digastrique)
en faisant exécuter au doigt des mouvements de latéralité et en le
portant non en bas, mais en avant. Bientôt le décollement est suffisant ;
la pulpe de l'index perçoit les repères : en avant, la partie élargie
de la grande branche de l'hyoïde ; en arrière, l'apophyse styloïde
de l'occipital ; entre les deux, la couche musculaire formée par l'occipito-styloïdien et le digastrique (*fig.* 156).

Deuxième temps : Ponction. — Par une traction suffisante excercée
au moyen de l'écarteur sur la lèvre antérieure de l'incision, la plaie
s'entr'ouvre largement : on aperçoit la couche profonde du champ
opératoire, formée par l'occipito-styloïdien et le digastrique. C'est au
centre du muscle occipito-styloïdien, un peu au-dessus de l'angle
postéro-inférieur de la branche de l'hyoïde, que la ponction doit être
faite. Tenez le bistouri dans une position oblique en bas et en avant,
le tranchant tourné vers la branche de l'hyoïde ou « vers le bout du
nez » ; engagez-le dans la plaie, appliquez-en la pointe sur le centre
du muscle, la lame parallèle aux fibres de celui-ci ; ponctionnez en
faisant pénétrer seulement un centimètre de lame dans la poche et
retirez aussitôt l'instrument. — Si le fil du bistouri était dirigé vers
l'oreille ou l'atlas, il y aurait danger d'atteindre soit le nerf facial

ou l'artère auriculaire postérieure, soit la carotide interne et les filets
nerveux qui l'accompagnent ; en le tournant vers le larynx, le nerf

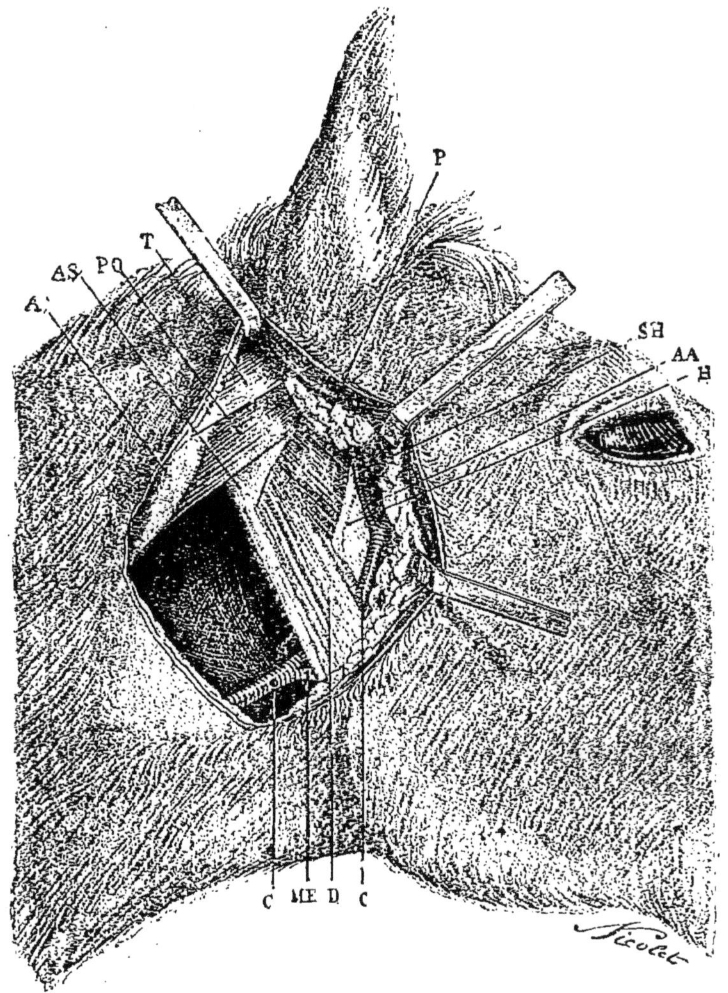

Fig. 156. — Couche profonde de la région parotidienne. Hyovertébrotomie (*).

(*) P, parotide ; T, tendon du petit complexus ; A, atlas ; PO, petit oblique de la
tête ; AS, apophyse styloïde de l'occipital ; H, grande branche de l'hyoïde ;
SH, muscle occipito-styloïdien (stylo-hyoïdien) ; D, muscle digastrique ;
CC, artère carotide ; ME, artère maxillaire externe ; AA, artère auriculaire postérieure.

La ligne pointillée est tracée sur l'occipito-styloïdien, à la hauteur où doit être
faite la ponction de ce muscle et de la poche gutturale.

grand hypoglosse et la carotide externe seraient menacés. On se gardera de faire dans la poche une ponction profonde : elle exposerait
aussi à des lésions vasculaires ou nerveuses. Bien que, lors de dis-

tension de la poche gutturale, les vaisseaux et les nerfs de la région soient plus ou moins déviés, il n'y a pas à redouter leur atteinte quand l'opération est méthodiquement exécutée. — On engage l'index dans la poche, puis on en évacue le contenu par une irrigation antiseptique.

Troisième temps : Contre-ouverture. — On introduit dans le sac l'extrémité d'un trocart courbe ou de la sonde en S, et l'on porte vers l'oreille l'autre extrémité de l'instrument, de manière à donner à celui-ci une direction à peu près parallèle à la parotide ; on le pousse verticalement sous la glande, jusqu'au fond de la poche gutturale, où l'on traverse la paroi de celle-ci. L'extrémité de la sonde ou du trocart vient saillir dans le triangle de Viborg. On lui donne issue en faisant à la peau et à l'aponévrose sous-cutanée une boutonnière parallèle au tendon du sterno-maxillaire. On pratique en avant un débridement dans le même sens, et l'on passe un drain ou une mèche en retirant l'instrument.

Cette opération est suffisante dans la plupart des cas : elle permet l'écoulement facile du muco-pus sécrété par la muqueuse malade et l'irrigation large de cette membrane ; mais elle ne convient pas quand la poche renferme du pus concrété ou des « chondroïdes ». Ceux-ci ne peuvent être extraits qu'en élargissant la contre-ouverture.

2° **Procédé de Dieterichs.** — Dieterichs a modifié l'opération de Chabert et Fromage (1822). L'incision cutanée est faite un peu plus bas ; elle occupe le tiers inférieur de l'aile de l'atlas et se prolonge un peu au-dessous. Après avoir décollé la parotide, on incise l'aponévrose sous-parotidienne et l'on engage le doigt dans l'espace angulaire circonscrit par les muscles atloïdo-mastoïdien et digastrique. En dilacérant le tissu conjonctif et en passant entre les artères carotide externe et occipitale, on arrive sur la partie postérieure de la poche. L'index appliqué par sa face palmaire sur l'angle que forment ces deux artères, on introduit, le long de sa face dorsale, un trocart ou un bistouri avec lequel on ouvre la poche ; on agrandit ensuite au degré voulu l'ouverture de ponction à l'aide des doigts. On peut faire ainsi une large brèche permettant l'extraction des matières plus ou moins consistantes renfermées dans le sac. Pour la contre-ouverture, on procède comme il a été dit plus haut, en se servant d'un trocart ou d'une sonde en S.

Möller, à qui nous avons emprunté cette description, donne la préférence à l'opération de Dieterichs : elle exposerait moins que les autres à des blessures vasculaires ou nerveuses et elle donne un plus large passage. Il a pu introduire la main tout entière dans la poche et explorer la trompe d'Eustache. — Lanzillotti pratique également l'ouverture des sacs gutturaux suivant la méthode de Dieterichs. Pour effectuer la ponction, il se sert d'un trocart ou d'une sonde. Il fait remarquer que cet acte opératoire, toujours des plus simples quand la poche est distendue, offre parfois une certaine difficulté quand la muqueuse est affaissée.

3° **Procédé de Viborg**. — Préconisé au commencement de ce siècle pour remplacer l'hyovertébrotomie, il comprend deux temps :

Premier temps : Incision et dissection des tissus qui recouvrent la partie inférieure de la poche; ponction de celle-ci. — Au milieu du triangle de Viborg et parallèlement au tendon du sterno-maxillaire, on fait, immédiatement en arrière du maxillaire inférieur, une incision cutanée de 6 à 10 centimètres. Un second coup de bistouri divise le peaussier. La partie inférieure de la parotide modérément soulevée, avec la sonde ou l'extrémité de l'index on dilacère le tissu conjonctif jusqu'à ce que l'on arrive sur la poche. On la ponctionne avec le trocart ou le bistouri.

Deuxième temps : Agrandissement de l'ouverture et fixation d'un drain. — Pour élargir l'ouverture ainsi pratiquée au fond du diverticule, on y engage l'index de l'une des mains, puis, en forçant quelque peu, celui de la main opposée; avec les doigts, on déchire la muqueuse. On peut aussi agrandir l'ouverture en avant ou en arrière, à l'aide d'un bistouri guidé sur la sonde cannelée. Après évacuation du contenu de la poche, on fixe dans la plaie un drain à la faveur duquel on peut irriguer la muqueuse malade.

L'avantage de cette opération, c'est d'ouvrir la partie la plus déclive de la poche, de faire là une large brèche permettant l'extraction facile des concrétions et des chondroïdes. Quand le sac guttural est distendu,

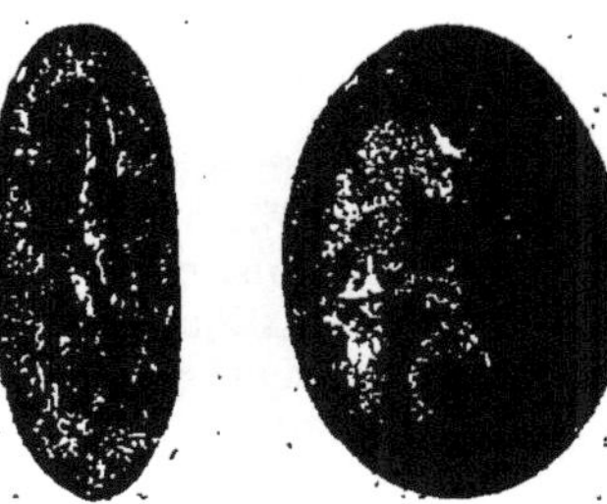

Fig. 157. — Concrétions des poches gutturales.

la ponction en est facile par le triangle de Viborg. Mais, ainsi que l'ont fait remarquer Hering et Möller, dans maints cas où l'on a cru pénétrer dans la poche, on a simplement ouvert une collection purulente sous-parotidienne.

4° **Ponction par la partie moyenne de la région parotidienne**. — Cette opération, généralement réservée pour ouvrir les abcès sous-parotidiens, peut aussi être faite dans le cas d'empyème de la poche gutturale. Que l'on se serve du bistouri et de la sonde, du trocart ou du cautère, il importe de se rendre exactement compte de la situation de la veine jugulaire, afin de ne pas atteindre ce vaisseau. En cette région périlleuse, le trocart et le cautère peuvent, tout comme le bistouri, causer des accidents. Nous avons décrit le procédé de choix. (V. *Abcès*, p. 124.)

On fait habituellement une contre-ouverture déclive en se servant d'une sonde courbe et en procédant comme il a été dit à propos de l'hyovertébrotomie. On passe ensuite une mèche ou un drain.

Aucune de ces opérations n'est à proscrire. Toutes peuvent donner la guérison du catarrhe purulent de la poche gutturale. Et si aujourd'hui on tend généralement à accorder la préférence au procédé de Viborg ou à celui de Dieterichs, qui sont incontestablement les plus avantageux pour les cas où l'on doit ouvrir largement le sac, cependant l'hyovertébrotomie ancienne, aussi bien que la ponction à travers la parotide, a encore ses indications.

Comme soins consécutifs, on doit faire dans le sac, tous les jours, à la faveur du drain, deux ou trois injections antiseptiques tièdes (sublimé à 1 p. 1000, créoline ou acide phénique à 2-3 p. 100), et changer la mèche ou le drain de temps à autre. Quand l'affection est ancienne, les parois de la poche gutturale sont fort épaissies, elles adhèrent aux tissus voisins ; la guérison exige un assez long temps.

Il est avantageux de varier les agents thérapeutiques utilisés pour les injections ; on peut remplacer les antiseptiques par des solutions irritantes ou légèrement caustiques (teinture d'iode diluée, nitrate d'argent à 1 p. 100) et appliquer sur la région parotidienne une préparation vésicante. — Si la poche a été ouverte en haut et en bas, on laissera se fermer d'abord l'orifice supérieur, tout en maintenant quelque temps encore à la plaie inférieure un tampon, lequel ne doit être supprimé que quand la sécrétion purulente est entièrement tarie.

Exceptionnellement, les poches gutturales peuvent être le siège d'un *catarrhe séreux*. Thomassen a observé cette affection sur un poulain. Vers l'âge de deux mois, ce poulain présenta dans la région parotidienne une tumeur molle, élastique, qui augmenta peu à peu de volume et finit par provoquer un bruit anormal de la respiration et de la dysphagie. — Des applications de pommade iodurée et d'onguent cantharidé ne donnèrent aucun résultat. A un an, ce poulain avait la région parotidienne droite déformée par une forte tuméfaction molle, indolente, kystique, se prolongeant dans la gouttière jugulaire, mesurant 33 centimètres dans le sens antéro-postérieur et 15 dans le sens vertical. On constatait en outre de la dyspnée et de la dysphagie. Ouverte en sa partie inférieure, la tumeur donna écoulement à plus de deux litres d'un liquide séreux, légèrement ambré. L'application d'un drain et des injections antiseptiques suffirent à la guérison.

II. — **Tympanite.**

L'accumulation d'air ou de gaz dans les poches gutturales — la *pneumatose* ou *tympanite* — est beaucoup plus rare que leur inflammation catarrhale.

Presque tous les cas publiés ont été recueillis sur de jeunes animaux, la plupart sur des poulains âgés de moins d'un an. On a observé la maladie dans les premiers mois de la vie (Friebel et Kühnert, Thomassen).

Parfois unilatérale, ordinairement double, elle peut se développer de deux manières. Chez certains sujets, elle est le résultat de l'accumulation, dans les sacs gutturaux, d'air qui y pénètre au temps d'expiration (Perosino, Gerlach, Günther) ou sous l'influence des mouvements de déglutition (Möller).

Dans les cas de cet ordre, il existe une disposition anormale de la trompe : celle-ci fonctionne à la manière d'une soupape qui permet l'entrée de l'air dans la poche et en empêche la sortie.

Dans une partie des faits relatés (Bassi, Degive, Moller), la tympanite semblait être le résultat de l'accumulation, dans la poche, de gaz inodores ou fétides formés *in situ*; mais, dans ces cas, il y avait aussi inflammation catarrhale de la muqueuse, et la poche contenait un exsudat plus ou moins abondant. On conçoit que la phlegmasie de la muqueuse puisse provoquer un tel épaississement de la membrane, au niveau de l'orifice de communication du sac avec la trompe, que cet orifice se trouve obstrué et que les gaz qui viennent à se former dans le premier s'y trouvent retenus. Selon Degive, cette pathogénie de l'affection serait la plus commune.

La région parotidienne est le siège d'une tuméfaction diffuse, élastique, indolore, qui augmente graduellement de dimensions et s'étend surtout en bas et en arrière, sur la gorge et dans la partie supérieure de la gouttière jugulaire. Si l'affection est bilatérale, la tuméfaction existe d'emblée des deux côtés.

La percussion de la tumeur dénote une résonance tympanique plus ou moins prononcée suivant l'abondance des gaz et la distension du sac. Lorsque la pneumatose est considérable, la compression permanente exercée sur le larynx et l'œsophage peut déterminer une gêne de la respiration, un bruit ronflant ou sifflant et de la dysphagie.

Le *diagnostic* n'offre pas de difficulté. Même quand la poche tympanisée renferme une certaine quantité de liquide, l'exploration de la zone tuméfiée fournit des indications précises.

Le massage, les révulsifs, les vésicants ne donnent pas de résultat. Par des compressions légères et répétées, méthodiquement effectuées sur la tumeur, on peut arriver à en diminuer momentanément le volume; mais bientôt elle est revenue à ses dimensions premières (Degive). — La ponction ou l'incision, même suivies d'injections irritantes dans la poche, ainsi que le drainage de celle-ci, n'ont guère plus d'efficacité (Niebuhr, Lison, Dubois, Dieckerhoff). Cependant, dans un cas où la poche tympanisée paraissait être restée en communication avec le pharynx, Degive obtint un succès par l'incision large et des injections quotidiennes d'une solution de nitrate d'argent à 1 p. 200.

La guérison n'est assurée qu'en modifiant, par une intervention chirurgicale, la disposition de l'orifice de communication de la poche malade avec la trompe. Cette intervention consiste: 1° à ouvrir la poche en un point aussi rapproché que possible de son orifice ; 2° à agrandir celui-ci avec le doigt ou le bistouri.

Pour pénétrer dans la poche, on a le choix entre les deux premiers procédés décrits au sujet du *Traitement de la collection purulente*. On emploiera de préférence celui de Dieterichs, qui a l'avantage de permettre l'ouverture large du sac. — Pour agrandir l'orifice, on introduit dans celui-ci et dans la partie antérieure de la trompe une sonde cannelée dont la rainure est dirigée en avant, et au moyen d'un bistouri ordinaire à lame étroite ou d'un bistouri boutonné, on débride la paroi inférieure du conduit sur une étendue d'environ 1 centimètre. L'hémorragie est faible et ne nécessite l'emploi d'aucun moyen hémostatique. — Lorsque la poche a été ouverte en sa partie supérieure, on peut aussi, avec l'index, en atteindre l'orifice, le dilater, l'élargir en y faisant pénétrer le doigt et en dilacérant la paroi de la trompe. Pour éviter sûrement la reproduction de la tympanite, l'ouverture cutanée de la poche doit être maintenue béante pendant cinq semaines au moins. (Degive.) Si la muqueuse s'enflammait à la suite de l'opération et que du pus s'accumulât dans le sac, on pratiquerait une contre-ouverture.

III. — **Corps étrangers.**

Indépendamment des concrétions et des chondroïdes qui se forment dans les poches gutturales, on peut y rencontrer de véritables corps étrangers provenant de l'extérieur et qui y sont parvenus par des voies diverses : — par une solution de continuité de la région parotidienne ; — par la trompe ectasiée ; — à la suite d'une fracture de l'hyoïde et d'une déchirure du sac guttural ; — par une communication anormale établie entre la poche et le pharynx, lorsque le pus collecté en abondance dans la première, s'est fait jour en avant, perforant la muqueuse de la poche et la paroi du pharynx.

Sur un vieux cheval de guerre utilisé pour les travaux anatomiques, Rigot trouva dans la poche gutturale gauche un biscayen d'un pouce de diamètre. Une cicatrice cutanée, qui se prolongeait dans la parotide, en arrière de l'artère faciale, indiquait le trajet qu'avait parcouru le projectile avant de pénétrer dans la poche, où il avait déterminé une phlegmasie purulente. — Le plus souvent ce sont des matières alimentaires que l'on rencontre dans les sacs gutturaux. Sur un cheval autopsié par Schlampp, une seule poche en renfermait plus de 800 grammes. — Une jument observée par Kiwit présentait les signes d'une collection purulente double : tuméfaction des régions parotidiennes, jetage, extension de la tête sur l'encolure, gêne de la déglutition et de la respiration. On dut pratiquer la trachéotomie. Après une amélioration de courte durée, la mort survint. A l'autopsie, on trouva les poches gutturales remplies d'un mélange de foin et de paille mâchés. — Un cheval traité par Rosenkilde et qui avait, d'un côté, la région parotidienne du volume d'une tête d'homme, succomba également ; la poche gutturale du côté tuméfié était énorme, distendue par des aliments mâchés. — Sur le malade d'Ekemann, l'une des poches gutturales, remplie d'aliments, formait une volumineuse tumeur sur le côté de la gorge. L'incision de la poche et l'évacuation des matières alimentaires donnèrent la guérison.

Le *traitement* consiste à ouvrir la poche gutturale ectasiée, à extraire les corps étrangers qu'elle renferme et à y faire des irrigations antiseptiques. — Si les aliments trouvés dans la poche y étaient parvenus par la trompe, on devrait désobstruer celle-ci ; mais quand l'orifice antérieur de la trompe est élargi par des lésions chroniques de ses bords, l'affection récidive. De même dans les cas où une communication anormale existe entre le pharynx et la poche gutturale : les aliments continuent à pénétrer dans cette dernière, et la guérison est des plus incertaines.

IV. — Tumeurs.

Les néoplasmes développés dans les poches gutturales sont extrêmement rares. Plusieurs observations relatées sous le titre de *tumeurs des poches gutturales* (Vatel, Salle) ont trait, non à des tumeurs véritables, mais à des cas d'inflammation chronique avec fort épaississement de la muqueuse de ces sacs. Dans les faits d'Hallander et de Mathis, il s'agit bien de néoplasmes des sacs gutturaux. — Le cheval dont parle Hallander fut atteint d'hémiplégie dans les derniers moments de sa vie. A l'autopsie, on reconnut que les troubles paralytiques avaient été provoqués par une tumeur sarcomateuse développée dans les poches gutturales et propagée au canal rachi-

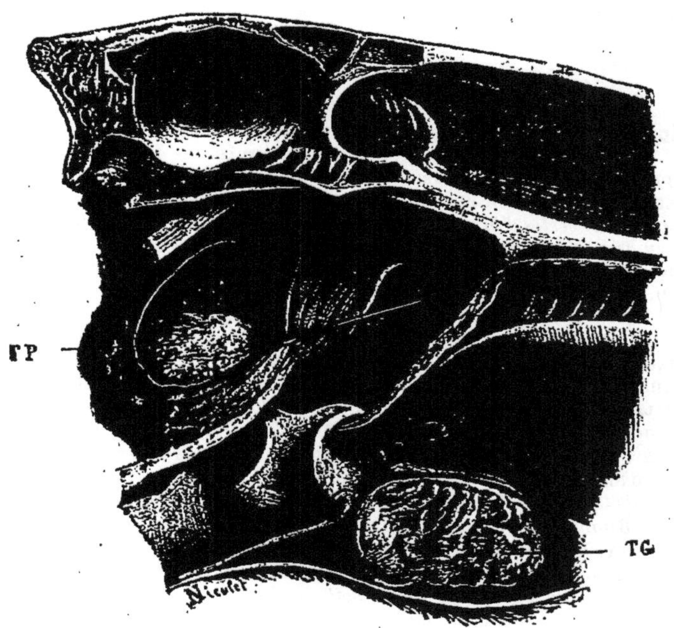

Fig. 158. — TP, tumeur épithéliale secondaire des ganglions rétro-pharyngiens et de la poche gutturale ; TG, tumeur épithéliale secondaire des ganglions sous-glossiens.

dien. — L'observation de Mathis est relative à un cheval sur lequel une tumeur de la poche gutturale droite provoqua successivement un fort bruit de cornage, une angine à allure grave et un œdème éléphantiasique. — L'un de nous a publié deux observations de tumeurs des sacs gutturaux (épithéliome et sarcome) qui n'avaient provoqué que les symptômes ordinaires de la collection purulente de ces sacs.

Quels que soient le siège et la nature de ces tumeurs, elles s'accompagnent d'empyème de la poche affectée. Lorsqu'elles ont acquis un certain volume, elles suscitent des troubles de la déglutition, de la respiration, et par la compression qu'elles exercent sur les organes adjacents, en particulier sur les nerfs, elles déterminent d'autres symptômes rationnels graves.

Dans les cas publiés, le diagnostic n'a été fait qu'à l'autopsie. Durant la vie, ce que l'on peut reconnaître en tenant compte des principaux symptômes, c'est l'existence d'une affection inflammatoire de la poche gutturale.

Quand il s'agit d'un cheval qui a dépassé l'âge adulte — l'âge de la gourme, —
la question de savoir si cette affection est simple ou liée à un néoplasme,
ne peut être résolue avec certitude que par la ponction de la poche malade,
effectuée de préférence selon le procédé de Dieterichs. La poche largement
ouverte en sa partie supérieure, on peut se rendre parfaitement compte des
altérations dont elle est le siège.

Le seul traitement efficace serait l'ablation de la tumeur. Un néoplasme
bénin, développé sur la muqueuse et pédiculé, pourrait être excisé et sa
base curettée ; mais très généralement on a affaire à des tumeurs malignes,
primitives ou secondaires (*fig.* 158), pour lesquelles toute intervention utile
est impossible.

**Bibliographie. — I. Inflammation catarrhale et collection purulente
des poches gutturales. Hyovertébrotomie.** — Lafosse fils, *Dictionnaire
d'hippiatrique*, 1775. — Chabert, *Journal de l'agricult. et du commerce*, 1779. —
Chabert et Fromage de Feugré, *Dict. d'agriculture*, 1779. — Lafosse, *Observations et découvertes d'hippiatrique*. Paris, 1800. — Viborg, *Sammlung von Abhand-
lungen für Thierärztl. u. Oekonom.*, Bd. III. — Dupuy, *Affection tuberculeuse*.
Paris, 1811. — Dieterichs, *Handbuch der Veterinär-Chirurgie*. Berlin, 1822. —
Volpi, *Trattato di operazioni chirurgiche per gli animali domestici*. Milano, 1823.
— U. Leblanc, *Recueil de méd. vét.*, 1826. — Vatel, *Journ. théor. et prat. de méd.
vét.*, 1827 et *Rec. de méd. vét.*, 1832; *Éléments de pathologie vét.* Paris, 1828. —
Zinheisen, *Büch's Zeitschrift*, 1831. — Delafond, *Recueil de méd. vét.*, 1833. —
Günther, *Zeitschr. für Thierheilkunde*, 1834. — Éléouet, *Rec. de méd. vét.*, 1836.
— Delafond, *Ibid.*, 1838. — Rösch, *Archiv für Thierheilkunde*, 1839. — Lecoq,
Journal des vét. du Midi, 1840. — Carlisle, *The Veterinarian*, 1841. — Dieterichs,
Zeitschr. für Thierheilkunde, 1842. — Papa, *Chirurgia veterinaria*. Torino, 1844.
— Brogniez, *Traité de chirurgie vétérinaire*. Bruxelles, 1845. — Bouley aîné.
Bullet. de la Soc. centr. de méd. vét., 1846. — Fischer, *Journal vétérinaire et agri-
cole de Belgique*, 1847. — Goubaux et Valtat, *Bull. de la Soc. centr. de méd. vét.*,
1850.—Rey. *Journal de méd. vét.*, 1852.—Bruckmuller, *OEsterr. Vierteljahrsschrift*,
1853. — Röll, *Ibid.*, 1855. — Prince, *Journal des vét. du Midi*, 1854. — Tombs.
The Veterinarian, 1858, an in *Recueil de méd. vét.*, 1861. — Haubner, *Sächs.
Bericht*, 1859-60. — Ehler, *Ibid.* — Boisnard, *Journ. de méd. vét. du Midi*, 1862.
— Gurlt, *Magazin*, 1863. — Fusco, *L'arch. della vet. ital.*, 1869. — Rivolta,
Gior. d'anat. fis. e. pat. degli animali, 1871. — Defays, *Annales de méd. vét.*,
1871. — Sodero, *Cistigutturotomia*. Napoli, 1783. — Hertwig, *Handbuch der
Chirurgie*. Berlin, 1864. — Bayer, *OEsterr. Vierteljahrsschrift*, 1875. — Corsaletti,
Giorn. anat. fis. e. pat. degli animali, 1876. — Goubaux, *Bull. de la Soc. centr.
de méd. vét.*, 1878. — Hering, *Operationslehre*, 1878. — Caparini, *Bollettino vete-
rinario*, 1880. — Johne, *Sächs. Bericht*, 1882. — Bassi, *Il Med. vet.*, 1881. — Bassi,
Rivolta, *Ibid.*, 1882. — Polansky, *OEsterr. Vierteljahrsschr.*, 1883. — Schlampp,
Adam's Wochenschr., 1884. — Dobesch, *OEsterr. Monatsschr.*, 1884. — Susson, *The
Veterinarian*, 1887. — Bland Sutton, *Ibid.*, 1888. — Wolrash, *Amer. vet. Review*,
1866-1867. — Savarese, *La Clinica vet.*, 1889. — Weber, *Berlin. thierärztl.
Wochenschr.*, 1890. — Ridge, *American vet. Review*, 1891. — Valley, *Journal of
comp. pathol. and therap.*, 1892. — Sequens, *Jahresbericht* von Ellenberger u.
Schütz, 1894. — Baldoni, *La Clinica vet.*, 1894. — Monod, *Bull. de la Soc. centr.
de méd. vét.*, 1895. — Cadiot, *Ibid.*, 1895. — Eder, *Wochenschr. für Thier-
heilkunde*, 1896.— Winter, *Ibid.*, 1896. — Solimani, *La Clinica vet.*, 1898. —
Tapaken, *Deutsche thierärztl. Wochenschrift*, 1899.
Stockfleth, *Chirurgie*. — Peuch et Toussaint, *Précis de chirurgie vétérinaire*. —
Lanzillotti-Buonsanti, *Trattato di Tecnica e Terapeutica chirurgica*. — Möller
u. Frick, *Lehrbuch der Chirurgie*. — Hoffmann, *Tierärztliche Chirurgie*. — Fried-
berger et Fröhner, *Lehrbuch der speciellen Pathol. u. Therapie*.
II. **Tympanite.** — Gohier et Vatel, *Éléments de pathologie vétérinaire*, t. II. —
Vatel, *Recueil de méd. vét.*, 1832. — Niebuhr, *Tidskrift de Copenhague*, an. in
Repertorium, 1860. — Bassi, *Il Med. vet.*, 1862. — Baldassare, *Giorn. di anat.*

fisiol. e patol. degli animali. 1870. — FRIEBEL u. KÜHNERT, *Preuss. Mittheil.*, 1881-82. — DEGIVE, *Annales de méd. vét.*, 1883. — THOMASSEN, *Ibid.*, 1891. — SEQUENS, *Veterinarius*, 1894, an. in *Jahresbericht*, 1894. — PENBERTHY, *Journ. of comp. pathol. and therap.*, 1894. — MAC FADYEAN, *Ibid.*, 1895; *The Veterinarian*, 1895. — KROON, *Tijdschrift d'Utrecht*, 1899. — TAPKEN, *Deutsche thierärztl. Wochenschr.*, 1899. — DEGIVE, *Annales de méd. vét.*, 1900. — STOCKFLETH. *Chirurgie.* — MÖLLER u. FRICK, *Lehrbuch der Chirurgie.*

III. **Corps étrangers.** — RENAULT et RIGOT, *Recueil de méd. vét.*, 1834. — KIVITT, *The Veterinarian*, 1872, an in *Repertorium*, 1873. — RIVET. *Annales de méd. vét.*, 1872. — ROSENKILDE, EKEMANN, in *Chirurgie de* STOCKFLETH.

IV. — **Tumeurs.** — CONRAD, *Magazin*, 1839. — VATEL, *Bull. de la Soc. cent. de méd. vét.*, 1873. — SALLE. *Ibid.* — BRYDEN, *American vet. Review*, 1882-1883. — HALLANDER, *Tidskrift de Stockholm*, 1889. — MATHIS, *Journ. de méd. vét.*, 1889. — HAHN. *Adam's Wochenschr.*, t. XXI. — CADIOT, *Bullet. de la Soc. de méd. vét.*, 1896. — MONTANÉ, *Revue vét.*, 1897.

CHAPITRE V

AFFECTIONS DU NEZ, DES CAVITÉS NASALES ET DES SINUS

Procédés d'exploration des fosses nasales. — Rhinoscopie.

L'inspection du nez et des naseaux permet de se rendre compte de l'état des tissus superficiels, des parties osseuses et cartilagineuses, de reconnaître une dépression ou un gonflement du chanfrein, une déformation ou une tuméfaction des ailes des naseaux. Parfois il y a écoulement unilatéral ou bilatéral d'un liquide dont les caractères fournissent de précieuses indications.

Pour examiner l'intérieur du naseau et la partie inférieure de la cavité nasale, il suffit d'écarter les lèvres de l'orifice, après avoir placé l'animal dans un lieu bien éclairé par la lumière solaire. Si le sujet est très irritable, on applique un tord-nez à la lèvre inférieure ou à l'oreille. Ordinairement on procède de la façon suivante : avec l'une des mains on saisit la lèvre inférieure; avec l'autre on écarte les bords de l'orifice, la pulpe du pouce appliquée en dedans de la lèvre interne, et la face dorsale de l'index faisant effort sur la lèvre externe, près de la commissure supérieure. On peut aussi faire tenir par un aide la tête de l'animal et écarter les lèvres du naseau avec les deux mains. — Souvent il est avantageux de se servir d'un miroir concave (rhinoscope simple) avec lequel on éclaire la cavité nasale.

On a recommandé l'usage d'instruments spéciaux destinés à élargir l'ouverture des naseaux. Il y a des *spéculums nasi* univalves, bivalves, tubulaires. Ils sont peu usités. Lanzillotti emploie un spéculum bivalve à branches longues, fenêtrées, coudées sur le plat et mues par une vis.

Si l'on veut examiner plus profondément les cavités nasales, il faut recourir à l'éclairage par une lumière artificielle, le plus ordinairement par une lampe à huile ou à pétrole. Bayer et Lanzillotti recommandent la lampe de Priestley-Smith.

Le procédé le plus simple consiste à concentrer les rayons lumineux dans la cavité à l'aide d'un miroir-réflecteur. La lampe est portée à hauteur convenable par un assistant placé au niveau de la tête du cheval et du côté opposé au naseau à examiner. La tête de l'animal maintenue élevée par un aide, le praticien écarte les ailes du naseau avec l'une de ses mains ; le miroir, tenu de l'autre main, réfléchit les rayons lumineux dans la cavité nasale correspondante.

En ces dernières années, on a imaginé des appareils permettant d'utiliser la lumière électrique pour l'exploration des cavités nasales. Les principaux *rhinoscopes à lumière externe* sont : 1° Le *réflecteur électrique* de Bayer ;

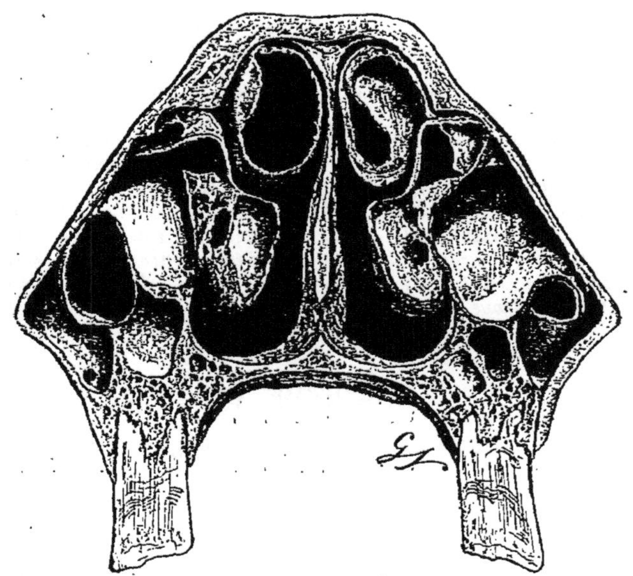

Fig. 159. — Coupe transversale des cavités nasales et des sinus, pratiquée au niveau de la cinquième molaire.

2° le *panélectroscope* de Leiter et les *tubes rhinoscopiques* de Polansky et Schindelka.

Les *rhinoscopes à lumière interne* éclairent les cavités nasales par une lampe portée dans ces cavités. Le *rhino-laryngoscope* de Leiter est l'instrument de choix.

Le *réflecteur électrique* de Bayer est un miroir métallique concave, monté sur manche, miroir au centre duquel est fixée une anse de platine qui devient incandescente par l'électricité d'un accumulateur ou d'une pile. Léger et d'un maniement facile, ce réflecteur projette une vive lumière dans la cavité nasale.

Le *panélectroscope* de Leiter (*fig*. 160, P) se compose d'une sorte d'étui métallique horizontal fixé sur un manche vertical creux. Celui-ci porte, à son extrémité inférieure, deux bornes (*b*) auxquelles s'adaptent les rhéophores (*r*), et à sa partie supérieure, l'anse de platine qui fait l'office de foyer lumineux (*f*). A sa surface est rivé un ressort de contact ou interrupteur (*i*) qui permet de fermer le circuit. Quant à l'étui, il comprend : 1° une paroi antérieure, percée d'un large orifice et pourvue en avant d'un court prolongement circulaire conique, auquel peuvent s'adapter les tubes rhinoscopiques décrits plus loin ; 2° une lame de verre (*l*) obliquement disposée de haut en bas, d'arrière en avant, fixée sur le plancher de l'étui, dépassant le niveau supérieur de celui-ci, et destinée à mettre l'œil à l'abri des matières infectieuses qui peuvent être projetées hors de la cavité nasale; 3° la lampe électrique en saillie sur le plancher de l'étui ; 4° un large miroir réflecteur (*m*) serti sur l'étui dans une direction légèrement oblique de haut en bas et

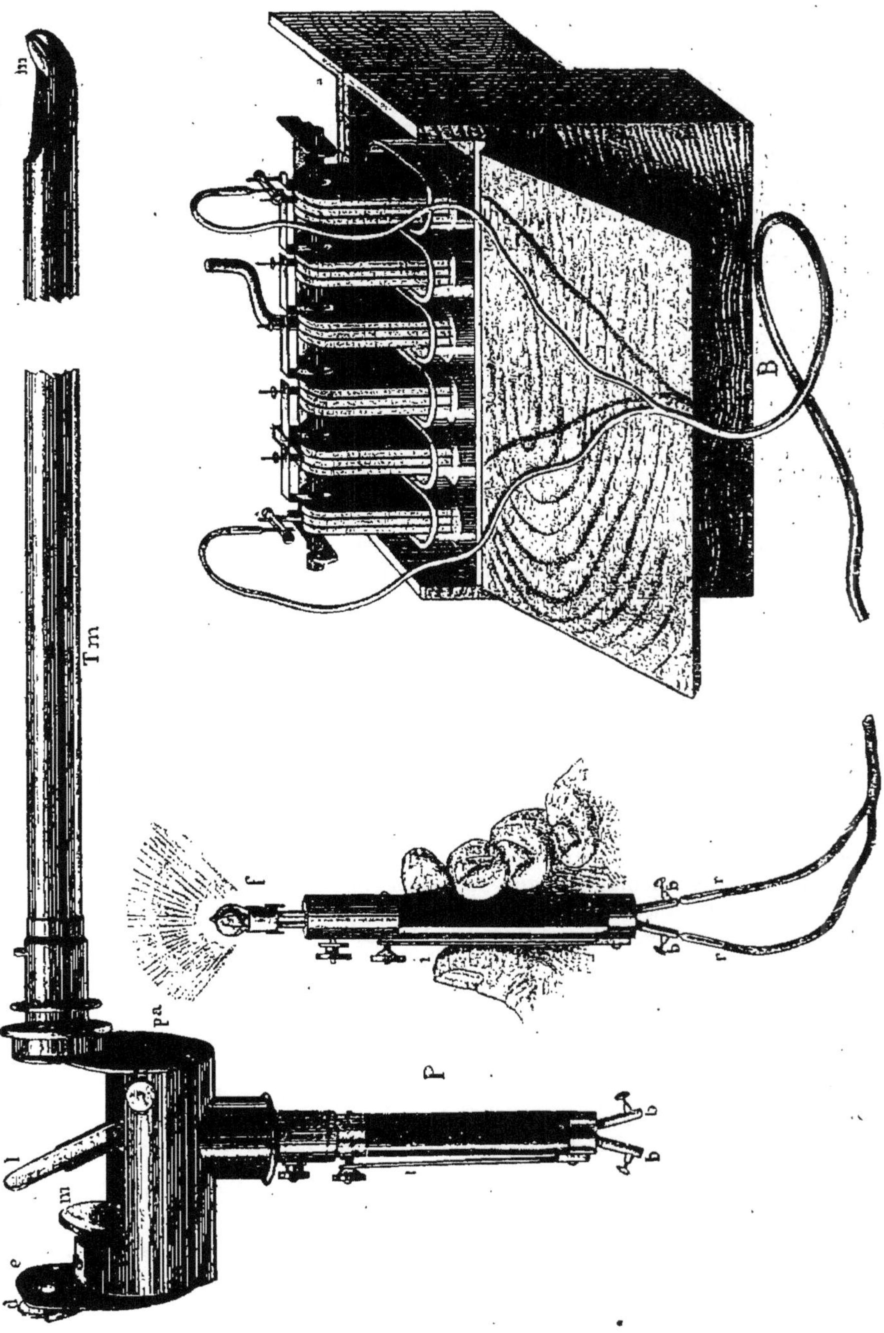

Fig. 160. — Panélectroscope de Leiter.

d'avant en arrière ; 5° une paroi postérieure garnie d'un écran mobile (*e*), percé d'une ouverture centrale, et d'un petit disque de verre (*d*) également mobile, en arrière duquel doit se placer l'œil qui observe. — Pour obtenir l'incandescence du fil de platine, on se sert d'une batterie (B) de 6, 8 ou 10 éléments, dont l'immersion est réglée par une vis. Aux deux extrémités se trouvent les montants métalliques sur lesquels se fixent les rhéophores. — Le liquide excitateur a pour formule : acide chromique, 160 grammes ; sulfate de mercure, 10 grammes ; acide sulfurique, 125 grammes ; eau, 1 litre. Pour le préparer, on dissout à chaud l'acide chromique, on laisse refroidir, on ajoute le sulfate de mercure, ensuite l'acide sulfurique. La quantité de liquide nécessaire pour actionner six éléments est d'environ 2 litres.

Pour faire fonctionner l'appareil, on remplit tous les godets au même degré, on place les rhéophores, on ferme le circuit en pressant sur le ressort du manche du panélectroscope, et l'on immerge les éléments de la batterie jusqu'à ce que la lampe fournisse une lumière suffisante. L'immersion complète d'emblée donnerait un courant trop fort : le fil de platine serait brûlé.

Avec le panélectroscope seul, on peut examiner la partie inférieure des cavités nasales ; mais si l'on veut éclairer celles-ci profondément, il faut y adapter l'un des *tubes rhinoscopiques* de Polansky et Schindelka.

Le *tube rhinoscopique avec miroir* (*fig.* 161, Tm), long de 54 centimètres, a un diamètre de 15 millimètres ; son extrémité postérieure, légèrement évasée, s'adapte au prolongement tubulaire du panélectroscope ; près de son autre extrémité, arrondie et fermée, existe une fenêtre ovale à la partie antérieure de laquelle est fixé obliquement un petit miroir plan qui réfléchit les rayons lumineux du photophore. En engageant le tube plus profondément, en le ramenant vers le naseau et en le faisant pivoter sur lui-même, on peut examiner les différentes régions des cavités nasales. La surface de muqueuse aperçue est peu étendue, mais bien éclairée.

Le *tube droit, ouvert aux deux bouts* (*fig.* 161, T), est pourvu d'un mandrin en bois, arrondi à son extrémité libre. Pour l'engager dans la cavité nasale, on le munit de son mandrin afin de ne pas blesser la muqueuse. — On l'utilise à plusieurs fins. Il permet de reconnaître si la cavité est normale comme ampleur ou rétrécie, si elle contient une tumeur ou un corps étranger. Le mandrin retiré et le tube adapté au photophore, on peut déterminer la nature de la lésion. On peut aussi engager dans ce tube le rhinoscope à miroir.

Le *tube avec une ouverture latérale* (*fig.* 161, Tc) est pourvu d'une charnière (c) près de son extrémité qui s'adapte sur le panélectroscope. Dans ses deux tiers antérieurs et sur la face opposée à la charnière, il est creusé d'une ouverture large d'un centimètre et demi, qui permet de projeter sur une grande étendue de la muqueuse, le rayon lumineux du photophore. Comme le précédent, il doit être introduit muni de son mandrin, afin d'éviter les blessures de la muqueuse.

Le *tube avec trois ouvertures latérales* (*fig.* 161, Tr) est formé d'une partie postérieure cylindro-conique, pourvue d'un ressort à boudin (r), et de trois tiges métalliques étroites réunies à leur extrémité antérieure, laissant entre elles des fenêtres larges d'environ un centimètre. Un mandrin creusé de trois cannelures s'adapte exactement au tube. On engage celui-ci après l'avoir garni de son mandrin ; ce dernier retiré et le tube adapté au panélectroscope, la muqueuse est visible par les ouvertures, et l'on peut, grâce au ressort, projeter facilement les rayons lumineux sur la partie que l'on veut examiner.

Le *rhino-laryngoscope* de Leiter (*fig.* 162) se compose : 1° d'un tube métal-

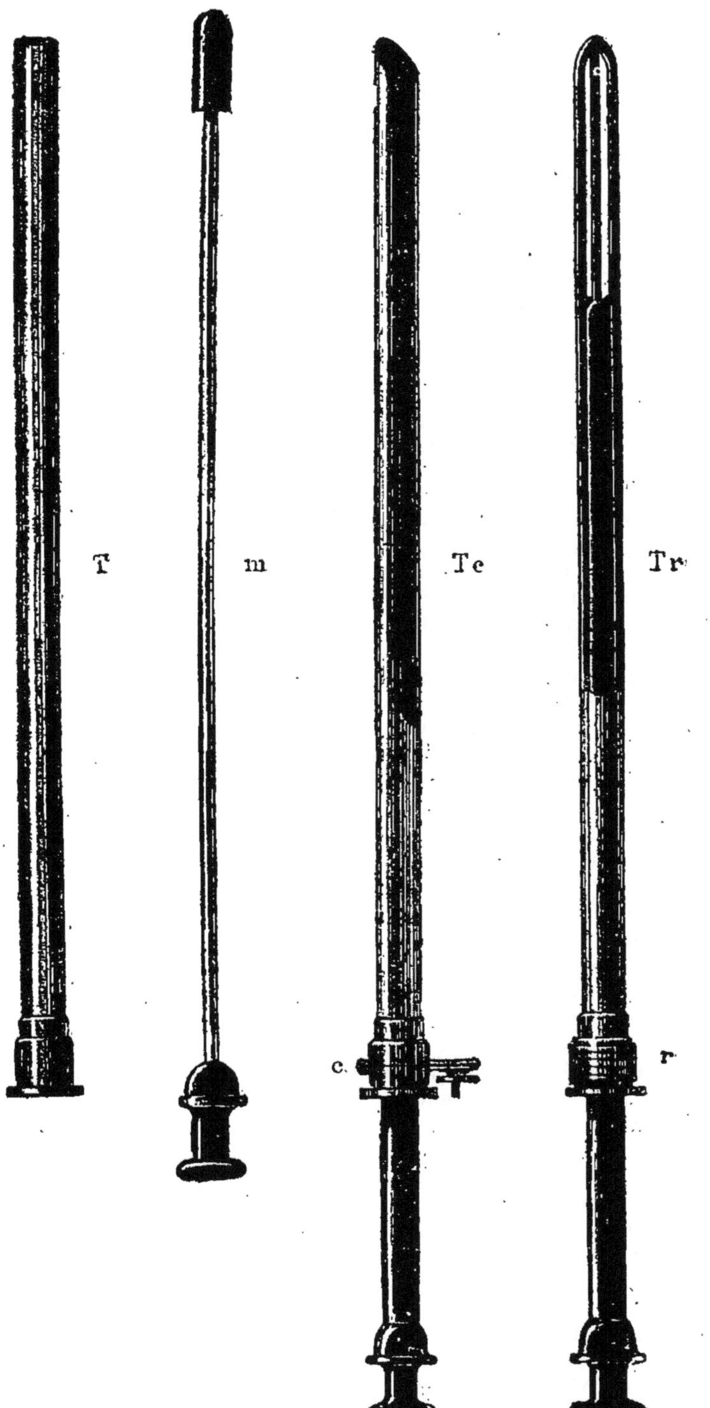

Fig. 161. — Tubes rhinoscopiques.

lique dont la longueur est de 56 centimètres et le diamètre de 1 centimètre
et demi ; 2° d'un étui protecteur exactement adapté au tube précédent et qui
en augmente le diamètre de 1 millimètre et demi environ. Près de son
extrémité antérieure fermée et arrondie, le tube présente : 1° une fenêtre
ovale (f) longue de 15 millimètres, large de 12, garnie d'un verre et au
niveau de laquelle on voit, dans l'intérieur du tube, la lampe électrique
qui sert de foyer lumineux ; 2° tout près de cette ouverture, une autre fenêtre carrée de 1 centimètre de côté (f'), également garnie d'un verre à travers
lequel on aperçoit un prisme, qui reçoit l'image de la surface éclairée par la
lampe et renvoie cette image à l'œil de l'observateur. L'autre extrémité,
évasée en entonnoir, a son ouverture garnie d'un verre et sert d'oculaire.
Elle porte : 1° deux bornes (b) qui servent à fixer les rhéophores ; 2° un ressort ou interrupteur (i) qui permet de fermer le circuit ; 3° deux ajutages (a)
qui mettent la cavité de l'appareil en communication avec l'extérieur ; à l'un
d'eux s'adapte un tube de caoutchouc dont l'autre extrémité est fixée sur un
long tube métallique spiralé, immergé dans un récipient rempli d'eau froide
(R). Au moyen d'une soufflerie, on peut lancer dans l'appareil de l'air froid
qui en prévient l'échauffement et conjure toute brûlure de la muqueuse.
L'incandescence de la lampe s'obtient comme il a été dit pour le panélectroscope. On se sert de la même pile. Pour ne pas brûler le fil, on doit prendre
les mêmes précautions.

Comme objets accessoires utilisés pour l'examen rhinoscopique, mentionn-
nons encore : 1° le masque métallique à lunettes, qui met le visage à l'abri
des matières virulentes pouvant être rejetées par les naseaux ; 2° l'appareil
de désinfection, destiné à aseptiser les tubes rhinoscopiques et le rhino-laryngoscope, quand ces instruments ont servi pour un cheval atteint ou suspect
d'une maladie contagieuse. Avec ce dernier appareil, la désinfection est
opérée par la vapeur d'eau à 120°.

On pourrait faire l'examen des fosses nasales avec les tubes rhinoscopiques
ou le rhino-laryngoscope, sur l'animal debout, solidement assujetti, l'oreille
ou la lèvre inférieure garnie d'un tord-nez ; mais il est préférable d'y procéder après avoir couché le patient sur le lit de paille, le coussin d'abatage
ou la table, et sur le côté opposé à la cavité que l'on veut explorer. Sur la
table de l'appareil Daviau, la tête étant à environ un mètre du sol et pouvant
être très étroitement fixée, les manœuvres que comporte cet examen sont
d'une facile exécution. Sous le chloroforme, il peut être fait très complet et
avec la plus grande aisance. Le tube qui va être introduit dans la cavité
nasale doit être immergé pendant quelque temps dans l'eau tiède, puis
essuyé et enduit de vaseline boriquée ou de glycérine. Quand on emploie le
tube à miroir ou le rhino-laryngoscope, avant de l'introduire on essuie
soigneusement le miroir ou les glaces et on le recouvre de l'étui. La batterie
est placée à proximité. On la garnit de ses fils conducteurs. Les éléments sont
tenus en dehors du liquide excitateur.

Si l'on se sert du *panélectroscope*, le tube dont on veut faire usage est
d'abord introduit dans la cavité nasale. Un aide écarte les lèvres du naseau,
tandis que l'opérateur, tenant en plume à écrire le tube garni de son étui ou
de son mandrin, l'engage doucement dans une direction presque horizontale,
en l'inclinant toutefois légèrement en dedans et en bas. Une fois franchie
l'entrée de la cavité, le tube glisse jusqu'au fond du méat inférieur sans
aucune résistance, si l'on a soin de lui imprimer de légers mouvements de
rotation sur son axe et d'en porter l'extrémité libre en dehors et un peu en
haut : ainsi l'instrument arrive dans le pharynx sans heurter les volutes
ethmoïdales. On adapte le tube au panélectroscope après avoir dégagé la

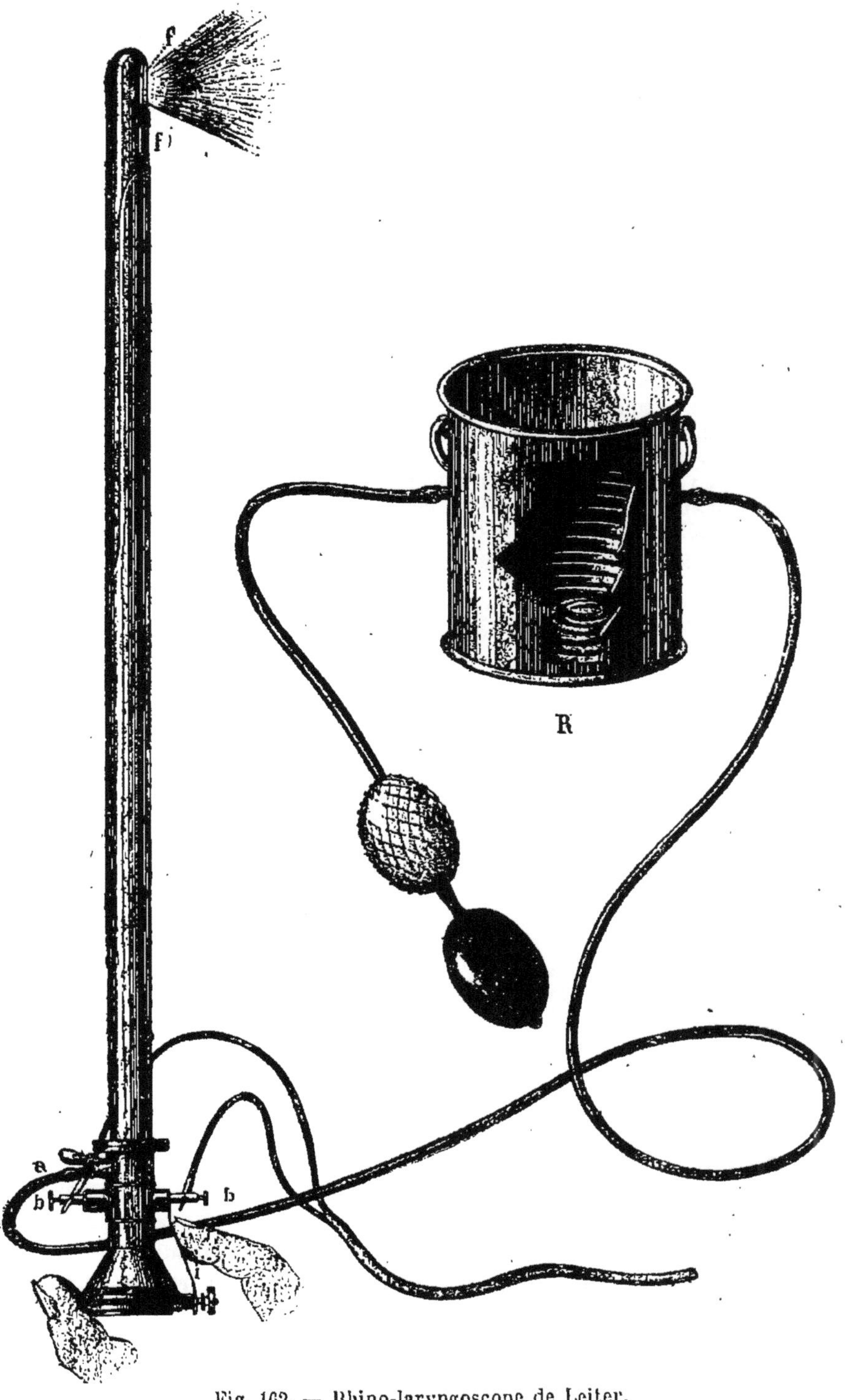

Fig. 162. — Rhino-laryngoscope de Leiter.

glace (tube à miroir) ou retiré le mandrin et l'on applique les rhéophores. On saisit de la main droite le manche de l'instrument, le pouce appliqué sur la lame métallique qui ferme le courant ; la main gauche soutient l'étui et la base du tube. Le circuit fermé, un aide immerge lentement les éléments jusqu'à ce que l'éclairage soit suffisant. On fait l'exploration méthodique des parois du pharynx et des cavités nasales en retirant le tube vers les naseaux et en lui imprimant certains autres mouvements, en faisant pivoter sur son axe le tube à miroir, en inclinant le tube à charnière, en portant dans des directions variées le tube à ressort.

On introduit le *rhino-laryngoscope* dans la cavité nasale en prenant les mêmes précautions que pour les tubes rhinoscopiques. Les rhéophores adaptés, le circuit fermé et les fenêtres de l'instrument dégagées, on immerge les éléments jusqu'à ce que la lampe éclaire bien les surfaces où la lumière est projetée. Quand l'examen se prolonge, si l'on craint l'échauffement ou une brûlure de la muqueuse, on fait fonctionner la soufflerie.

En retirant l'appareil vers les naseaux et en lui imprimant de légers mouvements de rotation sur son axe, on inspecte successivement les différentes régions de la muqueuse. La surface éclairée est assez étendue ; ses détails sont grossis lorsque le tube est près de la membrane ; ils sont rapetissés s'il en est éloigné. Quand on emploie cet instrument ou le panélectroscope et le tube à miroir, au cours de l'exploration le miroir ou les glaces peuvent être souillés, la vue n'est plus nette ; il faut retirer l'appareil et essuyer les verres.

Ces procédés d'exploration se sont peu répandus, en raison des instruments assez compliqués qu'ils nécessitent. Dans la pratique on n'utilise guère que le rhinoscope simple et le cathéter de Günther.

I. — NEZ.

I. — Lésions traumatiques.

Le nez est assez fréquemment le siège de *lésions contuses*. Légères, celles-ci consistent en un épanchement sanguin sous-cutané peu abondant, circonscrit ou diffus, qui se résorbe graduellement. Lorsqu'elles ont été produites par une action traumatique violente, elles s'accompagnent communément d'épistaxis. Selon la région intéressée, il peut y avoir fracture des sus-nasaux ou de la cloison nasale avec hématome sous-muqueux.

Sur le chanfrein, le bout du nez ou les ailes des naseaux, on peut observer des *plaies* par instruments piquants, tranchants, contondants, ou des déchirures. Particulièrement communes chez le cheval, les *plaies des ailes du nez*, comme celles des lèvres, sont ordinairement le résultat de déchirures, de morsures, ou elles sont produites par des corps tranchants. Elles siègent sur l'une des lèvres ou sur la commissure supérieure et la fausse-narine. En général, les bords restent plus ou moins écartés et se cicatrisent isolément quand on ne les affronte pas par une suture. Celles qui occupent la lèvre interne peuvent se compliquer de nécrose de l'aile cartilagineuse.

La désinfection du trauma et une suture appropriée, complétée par l'occlusion, constituent tout le traitement pour les plaies régulières et récentes. On en réunit les lèvres par une suture entortillée ou par des points séparés à la soie ou au crin de Florence, avec ou sans suture de décharge. Si les bords en sont irréguliers, dentelés ou trop gravement meurtris, on les taille légèrement avec les ciseaux avant de les rapprocher. On recouvre la suture de collodion iodoformé.

Quand la solution de continuité remonte à plusieurs jours ou que déjà ses lèvres sont granuleuses, suppurantes, il convient de les raviver avant de les réunir. Certains insuccès proviennent de ce que la suture est supprimée trop tôt, ou, lorsqu'il y a perte de substance avec tendance à l'écartement, de ce que l'on a négligé d'appliquer quelques points profonds. Bayer a montré que lorsque déjà les lèvres sont bourgeonneuses, on peut, en les affrontant étroitement après les avoir désinfectées et sans les aviver, obtenir leur réunion immédiate. Lorsque ces plaies sont profondes, qu'on les abandonne à elles-mêmes et qu'elles suppurent, le cartilage est baigné par le pus ; il s'enflamme et quelquefois se nécrose.

La nécrose du cartilage des ailes du nez ou de la portion inférieure de la cloison est une complication possible des traumatismes qui portent sur le bout du nez, des plaies contuses de la région, surtout des morsures que les chevaux se font entre eux. Sous le titre de *carie nasale*, Renault a mentionné cette affection dans le *Compte rendu des travaux de l'École d'Alfort* (1834-35). Depuis, on en a relaté un certain nombre d'observations. Celles publiées par Barreau dans le *Journal de médecine vétérinaire militaire* (1865) sont particulièrement instructives.

Les tissus qui entrent dans la constitution de l'aile interne du naseau sont le siège d'une tuméfaction indurée, qui finit d'ordinaire par en occuper toute la hauteur et par se prolonger plus ou moins sur la cloison ; elle est unilatérale si la nécrose est limitée à l'aile cartilagineuse d'un naseau, bilatérale quand la cloison est atteinte. On y voit un ou plusieurs orifices fistuleux, creusés à fleur de peau ou entourés d'une couronne de granulations, et d'où sourd un pus liquide, grisâtre, strié de sang à certains moments. Dans quelques cas, il y a un écoulement nasal intermittent produit par l'issue du pus collecté dans les trajets fistuleux et les décollements. Les ganglions sous-glossiens du côté correspondant se tuméfient et s'indurent peu à peu. Quand le malade n'est pas examiné attentivement, ces symptômes pourraient éveiller l'idée de la morve ; mais le diagnostic différentiel est facile par les seuls signes cliniques.

Fig. 163. — Cartilages des naseaux.

La nécrose de l'aile cartilagineuse est assez grave. En général, elle dure plusieurs mois ; la tuméfaction qui l'accompagne cause une gêne respiratoire plus ou moins accusée ; elle laisse souvent à sa suite un rétrécissement de l'entrée de la cavité nasale, qui donne lieu à un bruit de cornage.

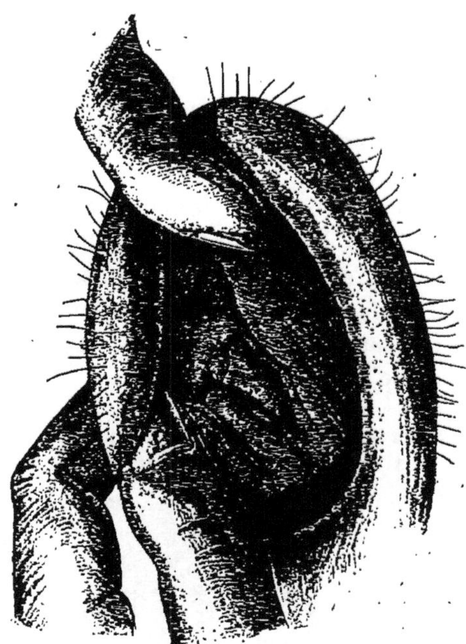

Fig. 164. — Nécrose de l'aile cartilagineuse du nez.

Le traitement consiste à débrider la fistule et à y faire des injections avec des solutions antiseptiques fortes (acide phénique, sublimé, teinture d'iode). Il donne assez vite la guérison si le mal est récent et la fistule peu profonde. — Pour les nécroses anciennes avec fistules multiples, on doit faire des débridements qui s'accompagnent parfois d'une hémorragie assez abondante. Après avoir détergé les bas-fonds, on tarit cette hémorragie par la cautérisation ou le tamponnement, et l'on emploie ensuite les antiseptiques.

Quelques praticiens utilisent les caustiques portés au fond des fistules (crayons de chlorure de zinc, de nitrate d'argent). Par la cautérisation au nitrate d'argent, pratiquée une fois tous les deux jours, Barreau obtint en deux semaines la guérison d'une nécrose cartilagineuse du nez qui remontait à plus de deux mois.

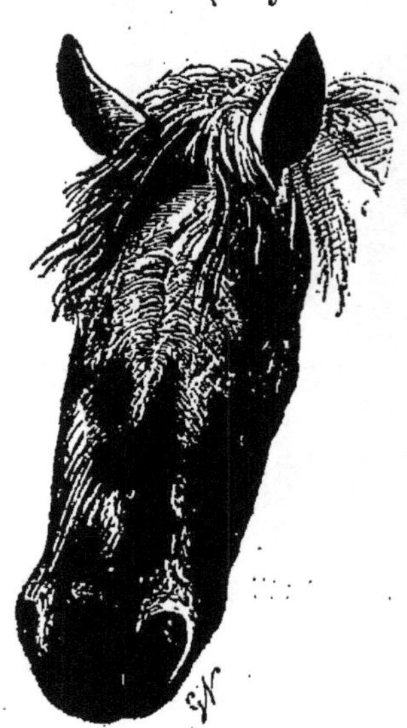

Fig. 165. — Œdème septique de la tête.

Rarement abondant dans les cas de lésions traumatiques du nez, l'*œdème* de cette région et des autres parties inférieures de la tête peut prendre des proportions considérables au cours de certaines maladies infectieuses (fièvre pétéchiale et gourme du cheval, fièvre catarrhale maligne du bœuf); — lors d'abcès profonds des régions gutturale et parotidienne, — de blessures du cou et de nécrose des premières vertèbres cervicales, quand l'animal tient la tête en position déclive (Möller), — de traumatismes des cavités nasales, de la bouche, de l'orbite, compliqués de septicémie bacillaire ou streptococcique. Ces dernières lésions peuvent s'accompagner très vite d'un œdème aigu énorme de la face (*fig.* 165). — Il ne s'agit là que d'un symptôme pouvant dépendre, on le voit, d'une foule d'affections, la plupart très graves. Les caractères de l'œdème et les phénomènes révélés par l'examen des diverses régions de la tête et de l'encolure permettent le diagnostic de l'affection primitive.

Le traitement de celle-ci est l'indication primordiale ; mais, dans nombre de cas, il convient de donner écoulement à la sérosité, en pratiquant sur la nappe œdémateuse d'étroites perforations au thermo-cautère.

II. — Fractures des os et de la cloison cartilagineuse.

Les fractures des os qui constituent le squelette du nez dans la région du chanfrein sont assez communes, bien que ces os soient à la fois très résistants et élastiques. Elles résultent toujours de *causes directes* et sont produites soit par l'action de corps contondants mus avec une grande force (coup de pied), soit par un heurt violent de la face contre un corps très dur ou par une chute sur la tête.

En général, deux symptômes attirent l'attention : *la déformation du nez* et *l'épistaxis*. Au niveau de la solution de continuité osseuse, on constate une simple excoriation, un gonflement diffus et douloureux ou une plaie variable dans son étendue et ses caractères. Aux fractures sous-cutanées, lorsque la tuméfaction est faible, on peut reconnaître s'il y a ou non déplacement. Aux fractures comminutives, la déformation est d'ordinaire bien apparente et il est aisé de constater la crépitation osseuse. Parfois les fragments, refoulés dans les cavités nasales, ont déchiré les cornets ; la cloison est meurtrie et déviée ; les cavités nasales sont rétrécies : il y a une gêne respiratoire plus ou moins accusée.

Dans certains cas, pour préciser le diagnostic, on pourrait recourir au cathétérisme des fosses nasales ou à l'examen rhinoscopique. Une longue sonde garnie d'ouate à son extrémité, engagée le long de la cloison à la hauteur du méat supérieur, ferait reconnaître les déviations de celle-ci.

La plupart des fractures des sus-nasaux guérissent vite et sans complication. L'hémorragie, même quand elle est abondante, peut être promptement tarie ; l'emphysème traumatique prend rarement de grandes proportions ; l'épanchement sanguin sous-cutané et le gonflement inflammatoire s'atténuent bientôt. — Aux fractures avec plaie, la nécrose d'une portion d'os est un accident possible ; on a vu aussi la collection purulente et la nécrose des cornets, l'abcès et la nécrose de la cloison, dans des cas où ces organes avaient été meurtris. Les déviations de la cloison et la consolidation en défectueuse position des fragments qui n'ont pu être replacés entraînent un rétrécissement définitif des cavités nasales.

Les fractures sous la peau intacte et sans déplacement ou avec peu d'enfoncement ne réclament aucune intervention opératoire. Pour elles, les lotions antiphlogistiques, émollientes ou astringentes, les fumigations tièdes antiseptiques et un repos de quelques jours constituent tout le traitement. — Si la voûte du nez est défoncée, si les fragments sont refoulés plus ou moins loin dans les cavités nasales, on doit tenter la réduction par les naseaux. Chez les grands animaux, on se sert d'une tige de bois un peu aplatie, dont l'extrémité qui doit comprimer la muqueuse est garnie d'une couche d'ouate. Avec cette tige agissant comme un levier du premier genre, prenant un point d'appui sur le plancher du nez et la com-

missure inférieure du naseau, que l'on a préalablement recouverts
d'ouate, on soulève les fragments osseux déplacés. Dans la première
partie de la cavité nasale, ces manœuvres permettent facilement la
réduction ; il n'en est pas de même pour les fractures qui ont leur
siège vers la base des sus-nasaux, où le cornet supérieur recouvre
presque tout le plafond de la cavité ; à moins d'employer un levier
étroit et de le tenir au contact de la cloison, d'agir en côtoyant celle-
ci, on blesserait le cornet déjà meurtri et l'on en pourrait provoquer
la nécrose. Il importe d'éviter les manœuvres violentes qui exposent
à des lésions graves de la muqueuse, et tout en cherchant à relever
les os déplacés, on doit favoriser la coaptation avec la main libre
appliquée sur le chanfrein, au niveau de la fracture.

Parfois, surtout quand la fracture est située haut, ces tentatives
échouent. Alors, dans certains cas, il convient de trépaner le sus-
nasal immédiatement en avant du foyer traumatique, puis, à l'aide
d'un élévatoire introduit dans la cavité nasale par cette ouverture, de
redresser les fragments. On peut aussi inciser la peau au niveau de
la fracture et effectuer avec la pince, l'érigne ou l'élévatoire, le
redressement direct des fragments encore adhérents, l'extraction des
esquilles et la suture de la peau avec drainage.

Il est rarement nécessaire d'appliquer un bandage assurant la
contention. Une fois la réduction opérée, les fragments ont peu de
tendance à se déplacer.

Les *fractures avec plaie cutanée* exigent tout d'abord une désinfection soignée du trauma. On ôte ensuite les esquilles, les petits
fragments voués à la nécrose ; avec un crochet ou un élévatoire, on
replace ceux qui doivent être conservés ; enfin on suture la peau en
fixant un drain de caoutchouc à l'angle inférieur de la plaie.

Dans certains cas graves, les désordres produits dans les cavités
nasales causent une gêne respiratoire accusée au point de faire
redouter l'asphyxie et de nécessiter la trachéotomie provisoire. Passé
le troisième jour, il est rare que l'on ait à pratiquer cette opération.

Les diverses complications qui peuvent survenir ultérieurement
exigent des traitements spéciaux dont les règles sont formulées en
d'autres chapitres. (V. *Nécrose de la cloison nasale* et *Collection purulente des sinus.*)

Déterminée par les mêmes causes que les fractures des sus-nasaux, la
fracture de la cloison cartilagineuse ne s'observe guère que comme complication des premières. On l'a cependant constatée à titre d'affection propre
(Schindelka). Le plus ordinairement la lésion existe vers le bord supérieur
ou la partie moyenne du septum. Il s'agit tantôt d'un écrasement d'une portion peu étendue de la plaque cartilagineuse et de la muqueuse qui la
recouvre, tantôt d'une sorte de fissure de la lame cartilagineuse avec déviation de la cloison dans l'une des cavités, décollement de la muqueuse sur
ses deux faces ou déchirure de cette membrane.

Habituellement les symptômes sont masqués par ceux de la fracture des sus-nasaux. Indépendamment de l'épistaxis, il se produit au niveau de la lésion un épanchement sanguin qui soulève la muqueuse; sur les deux faces de la cloison existe une tumeur molle, étalée, fluctuante, qui rétrécit les cavités nasales et cause une gêne de la respiration. Le plus souvent les deux tumeurs communiquent et forment ce que l'on a appelé « l'hématome en bissac ». Infectés, ces hématomes suppurent et entraînent la nécrose de la cloison.

Le traitement se confond avec celui de la fracture des os du nez. Pour maintenir les fragments cartilagineux, on ne peut en général intervenir efficacement qu'en agissant sur les sus-nasaux euxmêmes. Sur le cheval observé par Schindelka, la fracture siégeait près des naseaux; on put replacer les fragments et arrêter l'hémorragie par la compression digitale. L'hématome persistant de la cloison est traité par la ponction et les injections antiseptiques.

<h3 style="text-align:center">III. — Tumeurs.</h3>

Nous ne ferons que signaler les *papillomes* ou *verrues* que l'on observe assez communément sur la peau du nez, chez le cheval et chez le bœuf. Ces tumeurs coexistent avec d'autres, ordinairement nombreuses, développées sur les lèvres, les joues et ailleurs. Une simple mention suffit également pour les *fibromes* circonscrits et les *kystes* qui se rencontrent parfois en cette région. — Pour les *kystes sébacés* de la fausse narine (*fig. 166*), la ponction étroite, l'évacuation du contenu et une injection de teinture d'iode ou d'une solution antiseptique concentrée constituent le traitement le plus simple. A la vérité, on est souvent obligé de le répéter, mais il est inoffensif et suffit généralement à la guérison. S'il échoue, on pratiquera l'excision de la tumeur.

Sous le titre de *rhinosclérome*, on a publié quelques observations, recueillies chez le cheval, d'une affection spéciale des téguments du nez, surtout caractérisée par l'épais-

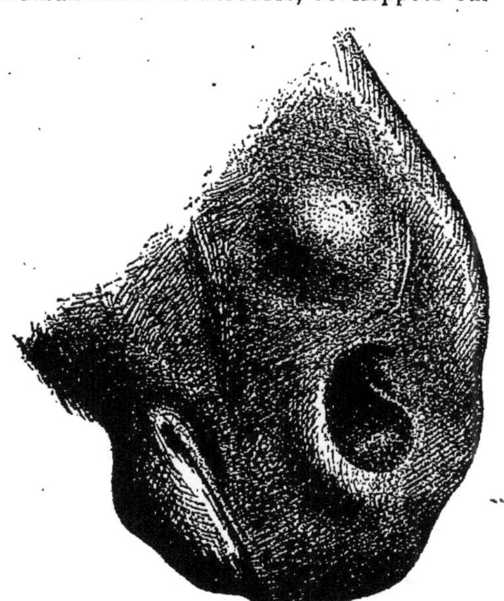

Fig. 166. — Kyste sébacé de la fausse narine.

sissement et l'induration de ces téguments. Dans ces faits, il s'agit vraisemblablement d'une variété d'éléphantiasis, analogue à celle constatée aux lèvres. Nous n'avons vu que cette forme, et il n'est pas démontré que d'autres aient bien eu affaire au *rhinosclérome vrai*. Chez l'homme, Hébra a donné cette appellation à une maladie des téguments du nez et des parties voisines, caractérisée par l'apparition de tumeurs dures, aplaties ou plus ou moins saillantes, confluentes ou isolées, de teinte ordinairement foncée, qui augmentent peu à peu de dimensions sans s'abcéder, tandis que d'autres se développent sur les surfaces adjacentes. Ces tumeurs déforment le nez et finissent par occlure les narines. On admet généralement aujourd'hui que le rhinosclérome est de nature microbienne, causé par un bacille spécifique. Jusqu'alors, aucune étude bactériologique n'a prouvé l'existence de cette affection chez les animaux.

Quoi qu'il en soit, l'affection décrite chez le cheval sous le nom de rhinosclérome est très grave. Dans quelques faits, la guérison aurait été obtenue par les injections interstitielles de teinture d'iode étendue d'eau (Jacobi) et par la cautérisation en aiguilles; mais presque toujours ces interventions sont plus nuisibles qu'utiles, ici comme dans le cas de fibrome éléphantiasique des membres.

Si les téguments hypertrophiés et indurés étaient creusés de fistules suppurantes, il faudrait songer à l'existence possible d'une phlegmasie mycotique, — à la botryomycose, par exemple.

Les *tumeurs malignes* qui ont pour point de départ le tégument externe du nez sont rares dans toutes les espèces animales. L'ablation hâtive est le seul traitement efficace.

IV. — **Paralysie de la fausse narine.**

On peut observer exceptionnellement chez le cheval la paralysie du muscle petit sus-maxillo-nasal, lequel a pour fonction de soulever la fausse narine pendant l'inspiration.

Goubaux a vu un cheval atteint de paralysie des deux fausses narines. Sur l'animal au repos, les symptômes étaient peu appréciables; mais par l'exercice ils devenaient vite nettement accusés : les fausses narines, au lieu de s'éloigner de la cloison cartilagineuse pour faciliter l'entrée de l'air dans les voies respiratoires, s'affaissaient au temps d'inspiration, s'appliquaient sur cette cloison et s'opposaient à l'entrée de l'air dans les cavités nasales. Le cheval ne pouvait trotter que péniblement, et il s'arrêtait bientôt, haletant, en danger d'asphyxie. — Dans ce cas, la paralysie ne fut que temporaire; elle disparut complètement. (V. *Paralysie faciale.*)

II. — CAVITÉS NASALES.

I. — **Lésions traumatiques.**

La plupart des lésions traumatiques des cavités nasales coexistent avec les fractures des os constituant les parois de ces cavités, des sus-nasaux, du frontal, des grands sus-maxillaires et des os incisifs (V. *Fractures du nez*). Il est rare que ces lésions relèvent d'actions traumatiques qui s'exercent, par la voie buccale, sur la voûte palatine et le plancher des cavités nasales; mais des blessures de la pituitaire, de la cloison et des cornets peuvent résulter de la pénétration, par les naseaux, de corps vulnérants aigus, tranchants ou contondants.

Celles de ces blessures qui siègent vers l'entrée des cavités nasales et même assez haut sur la cloison sont facilement reconnues; les autres ne s'accusent que par l'épistaxis et, dans quelques cas, par un bruit de cornage.

Exception faite pour les fractures, généralement les lésions trau-

matiques des cavités nasales guérissent vite et sans active intervention. Lorsque la cloison ou les cornets sont atteints, on s'efforcera
d'éviter les accidents de nécrose en employant les irrigations anti-

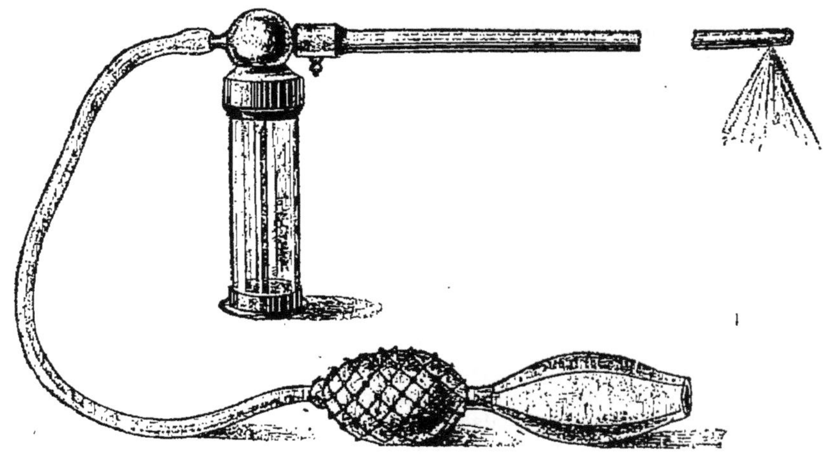

Fig. 167. — Pulvérisateur de Bayer.

septiques ou les pulvérisations faites avec les appareils de Frick ou
de Bayer (*fig.* 167). Les plaies de la muqueuse laissent une cicatrice
plate, souvent un peu saillante.

II. — Épistaxis.

Nous distinguerons des *épistaxis idiopathiques* ou *essentielles*, se produisant
indépendamment de toute altération antérieure de la muqueuse nasale ou
d'un traumatisme, et des *épistaxis secondaires* ou *symptomatiques*, déterminées
par des causes diverses (violence extérieure, ulcération, tumeur). Tantôt
l'hémorragie n'a lieu que d'un côté, tantôt elle se fait par les deux naseaux.

Toute épistaxis suppose la rupture de vaisseaux de la muqueuse — artériole, veinule ou capillaires. En raison des très nombreux canaux sanguins
qui la sillonnent et lui donnent, par places, l'aspect d'un tissu érectile, la
pituitaire est, plus que toutes les autres muqueuses, prédisposée aux ruptures vasculaires.

Les *épistaxis primitives* résultent généralement d'un état hyperémique de
la muqueuse, provoqué par des efforts musculaires violents, surtout quand,
à ces efforts, s'ajoute l'influence d'une température atmosphérique élevée.
Parmi les hippiatres, Ruini, Solleysel, Lafosse, signalent déjà les épistaxis
qui surviennent dans ces conditions. C'est à cette variété que se rapportent
les faits relatés par Decker, Lafosse, Hoffmann, Prietsch et beaucoup
d'autres. — Chez le bœuf, Cruzel incrimine le tempérament sanguin, l'alimentation avec des fourrages très alibiles, les efforts violents pendant la
saison chaude. Parfois l'animal la provoque en introduisant sa langue dans
les naseaux. — Il est des cas où ces épistaxis apparaissent sans que l'on
puisse les rapporter à aucune cause manifeste (Eisele, Adamovics); alors il
y a ordinairement quelque affection du sang (hémophilie, leucémie) ou des
petits vaisseaux, et il s'agit en réalité d'épistaxis symptomatiques.

L'étiologie des *épistaxis secondaires* comprend des causes nombreuses. En première ligne, il faut mentionner les *traumatismes du nez* avec ou sans fracture, qui s'accompagnent presque toujours d'une hémorragie de la pituitaire, dont l'abondance est en rapport avec l'étendue des lésions de la muqueuse. — En dehors de toute violence extérieure, l'épistaxis peut apparaître au cours des *inflammations* de la pituitaire ou lorsque celle-ci est le siège d'*ulcérations*. Chez le cheval, dans ce dernier cas, il s'agit le plus souvent de lésions morveuses. — Divers coryzas spécifiques s'accompagnant d'ulcération ou de gangrène de la muqueuse peuvent donner lieu à des hémorragies nasales; mais elles sont exceptionnelles dans le coryza aigu simple. — Sur les chevaux qui travaillent dans les fours à chaux, on en constate assez fréquemment qui sont dues à l'action corrosive, sur la pituitaire, des fines particules de chaux en suspension dans l'air inspiré (Maury). Bigoteau a signalé des accidents analogues sur des chevaux qui consommaient du sainfoin avarié. — L'épistaxis est un symptôme fréquent des *néoplasmes* des cavités nasales; il est de règle que les tumeurs molles s'ulcèrent à un moment donné de leur évolution, et donnent lieu ainsi à des hémorragies. On en observe qui sont dues à la présence de *parasites* ou de *corps étrangers* dans les cavités nasales. Il en est qui accompagnent certaines *infections* (charbon, anasarque), les maladies par altération du sang et diverses cachexies. Signalons enfin les épistaxis d'origine toxique, encore peu étudiées chez les animaux.

Chez le cheval, les épistaxis que nous rencontrons le plus habituellement reconnaissent pour causes les *traumatismes*, les *tumeurs des cavités nasales* et la *morve*. Avant l'emploi de la malléine, on considérait comme suspect de morve tout cheval chez lequel survenaient des épistaxis non traumatiques et indépendantes d'une affection organique des cavités nasales.

Tandis que les épistaxis traumatiques, parfois abondantes au début, diminuent peu à peu et se tarissent vite pour ne plus reparaître, celles qui dépendent d'une tumeur ulcérée ou de la morve sont d'ordinaire peu abondantes et récidivantes. Deigendesch a relaté l'observation d'un cheval qui eut, pendant dix ans, de fréquentes épistaxis déterminées par un angiome ulcéré de la cloison.

Les épistaxis abondantes et prolongées ou répétées à de brefs intervalles peuvent avoir une issue fatale. Chez le cheval notamment, maints auteurs ont publié des exemples d'épistaxis mortelles.

Dans la plupart des cas, le *diagnostic* n'offre aucune difficulté. Aux caractères de l'écoulement, on reconnaît tout de suite que l'hémorragie a sa source sur la pituitaire. — Dans l'hémoptysie, le sang est spumeux, il s'écoule toujours par les deux naseaux, ainsi que par la bouche chez quelques animaux, et l'on observe d'autres symptômes : accélération de la respiration, toux, dyspnée, râles sibilants ou muqueux. — Dans l'hématémèse (carnassiers), le sang, rejeté à la fois par le nez et la bouche, est coagulé, noirâtre, marc de café. — Quand l'épistaxis n'est pas consécutive à un traumatisme, le *diagnostic* étiologique est important. Très généralement les signes cliniques, la malléine et l'examen rhinoscopique permettent de l'établir.

Les épistaxis traumatiques ou essentielles peu abondantes ne réclament aucune intervention bien active. Pour elles, il faut se borner à l'application de compresses froides sur le front et le chanfrein, sur la région vulnérée s'il y a eu traumatisme, et à des injections d'eau chaude dans les cavités nasales. Si l'écoulement sanguin persiste ou s'il est abondant, on fera des injections astringentes (eau additionnée de vinaigre, d'alun, de tanin, de sulfate de zinc ou de perchlorure de fer). Il est toujours indiqué d'immobiliser l'animal et d'attacher la tête élevée autant que possible, sans cependant lui donner une attitude telle que le sang s'écoule vers le pharynx. L'insufflation de poudres astringentes n'est pas à recommander. Pour les cas où une intervention directe est facile, on utilisera la compression ou la cautérisation.

Lors d'épistaxis unilatérale abondante, il est parfois avantageux de tamponner la cavité nasale avec de l'ouate préalablement trempée dans l'eau salée (8 p. 1 000) ou boriquée bouillie, et en procédant de la manière suivante : la partie centrale d'un mouchoir étalé ou d'un lambeau d'étoffe quelconque est appliquée sur le naseau qui saigne; on introduit dans celui-ci, en y refoulant le mouchoir, de l'ouate ou de l'étoupe. On tamponne ainsi la première partie de la cavité nasale, et dans les cas où la pituitaire est blessée en cette région, l'hémorragie s'arrête. Si l'épistaxis était bilatérale, on ne pourrait recourir à ce moyen qu'après avoir pratiqué la trachéotomie provisoire. Le tamponnement ne convient, du reste, que pour les cas où l'épistaxis est due à des lésions occupant une région de la pituitaire voisine des naseaux.

Tandis que l'on agit localement, il faut encore, dans les cas graves, ne pas négliger le traitement interne. Il a pour principaux agents les boissons froides, acidulées ou alcoolisées, les injections d'eau salée et les injections hypodermiques d'ergotine (5 à 10 grammes d'ergotine Bonjean pour le cheval, 10 à 30 centigrammes pour le chien).

III. — Corps étrangers et parasites.

Chez les animaux, on peut rencontrer dans les cavités nasales des *Corps étrangers* divers. Parfois il s'agit de *matières alimentaires* qui y sont parvenues par les orifices gutturaux lorsqu'il y a dysphagie, ou à la faveur d'une ouverture anormale de la voûte palatine, produite le plus souvent par une tumeur maligne de la bouche, du nez ou du maxillaire. On verra plus loin que des aliments peuvent pénétrer dans les fosses nasales par la voie des sinus lorsque, par le fait d'une affection dentaire, ces cavités viennent à communiquer avec la bouche. — Des corps étrangers d'une autre nature ont été rencontrés dans les cavités nasales du cheval et du bœuf, où ils avaient été introduits accidentellement ou intentionnellement : on y a trouvé des tampons d'étoupe ou d'ouate, des éponges, des morceaux de bois (Rey, Berg), un bottillon de paille (Hermann), un rouleau de bande (Körner), un tuyau de plume (Tannenhauer), une branche de ronce (Zboril), un bâton de sureau (Stockfleth). Dieterichs a retiré du nez d'un chien une longue soie de porc implantée dans la pituitaire. — Les *concrétions* ou *rhinolithes* sont très rares dans toutes les espèces. Les corps étrangers réniformes trouvés par Dussau dans la cavité nasale d'un cheval provenaient sans doute d'un sac guttural.

Si le corps fixé dans la cavité nasale est volumineux, la colonne d'air qui traverse cette cavité est très réduite et provoque un bruit de cornage ; parfois la respiration se fait exclusivement par la fosse nasale opposée. En général, il n'y a point de déformation du nez. L'adénopathie sous-glossienne n'apparaît que si la présence du corps étranger se prolonge et entretient une phlegmasie de la muqueuse.

Les troubles respiratoires, l'épistaxis ou l'écoulement muco-purulent, portent à faire l'exploration des cavités nasales. Quand le corps étranger est situé près de l'entrée de celle-ci, on peut l'apercevoir à l'examen rhinoscopique le plus simple. S'il est fixé profondément, ou de petites dimensions, il ne peut être reconnu que par le cathétérisme ou par l'examen avec les tubes rhinoscopiques.

Lorsque la présence d'un corps étranger dans les fosses nasales est constatée, il est indiqué de l'enlever sur-le-champ. S'il est facilement accessible, on assujettit l'animal debout, puis, avec de longues pinces, on saisit le corps et on l'extrait. Quand l'obstruction est produite par des tampons d'étoupe, on peut être obligé de répéter plusieurs fois cette opération. On prendra les précautions nécessaires pour éviter la propulsion du corps étranger dans le pharynx et sa déglutition.

Chez le chien et les autres petits animaux, l'extraction est beaucoup plus délicate quand le corps étranger n'est pas à proximité de la narine. Si l'on croit à l'existence d'un corps étranger, on peut s'en tenir à des injections avec des solutions antiseptiques légères et tièdes, ou faire la trépanation, et à la faveur de l'ouverture ainsi pratiquée, extraire le corps ou le repousser d'arrière en avant pour le sortir par la narine.

Chez les bêtes bovines, lors d'accumulation de matières alimentaires dans les cavités nasales, il est quelquefois nécessaire de trépaner. Bantzer a conseillé d'ouvrir largement ces cavités à l'aide de la scie. Par deux incisions convergentes en avant, il taille sur le nez un lambeau cutané médian, et avec une petite scie il divise les sus-nasaux sur la ligne de ces incisions. Le lambeau d'os délimité est soulevé, détaché du septum et relevé en arrière. Les deux cavités nasales sont ainsi à découvert.

Comme *Parasites* des fosses nasales, on ne connaît guère que les *linguatules*, fréquentes chez le chien, très rares dans les autres espèces domestiques, signalées cependant chez le cheval, le mulet, le mouton et la chèvre. Il suffit de mentionner les *hémopis* que l'on rencontre quelquefois dans les cavités nasales du cheval.

Les linguatules sont plus communes chez le chien qu'on ne le pense généralement. Sur 630 chiens autopsiés à Alfort par Colin, 64 en présentaient de 1 à 11. A Toulouse, la proportion est à peu près la même : sur 60 chiens examinés par Neumann, 5 en hébergeaient. La fréquence de ces parasites varie cependant suivant les contrées : rares à Munich, ils sont communs à Berlin. (Friedberger et Frohner.)

Les linguatules peuvent occuper les diverses régions des cavités nasales ;

mais le plus souvent elles se cantonnent dans les interstices des volutes ethmoïdales, dans les méats et plus particulièrement dans le cul-de-sac du méat moyen, où elles sont à l'abri des courants respiratoires.

Quand elles ont acquis un certain développement, surtout si elles existent en grand nombre, elles provoquent des grattages du nez, de fréquents éternuements, exceptionnellement des phénomènes rabiformes. Pendant la marche ou la course, parfois les animaux s'arrêtent et présentent les symptômes d'une dyspnée plus ou moins intense. A certains moments, il y a du jetage muqueux, grisâtre ou sanguinolent ; mais les épistaxis proprement dites sont rares et peu abondantes.

Les linguatules peuvent séjourner longtemps dans les cavités nasales, et les symptômes qu'elles provoquent persister pendant dix, douze, même quinze mois. Elles finissent par succomber ou par être expulsées. L'affection qu'elles causent tend donc naturellement vers la guérison.

Le *diagnostic* est basé sur la constatation des parasites ou de leurs œufs. Relativement au diagnostic différentiel, on peut avoir à éliminer le *coryza simple*, la *maladie du jeune âge* et la *rage*. A l'autopsie des sujets qui ont présenté des manifestations rabiformes, on ne doit pas négliger l'examen des cavités nasales.

Le plus souvent on n'institue aucun traitement ; on attend la disparition naturelle de la maladie. Quelques auteurs disent avoir obtenu de bons résultats par des injections légèrement irritantes (ammoniaque, benzine ou huile empyreumatique étendues d'eau) suivies de fumigations émollientes. Les insufflations de poudres sternutatoires, de même que les fumigations irritantes, sont insuffisantes. La trépanation des fosses nasales, qui favorise l'action des injections, sera réservée pour certains cas graves.

IV. — Catarrhe nasal. — Coryza aigu.

Dans toutes les espèces animales, l'inflammation de la muqueuse des cavités nasales se présente sous les formes *aiguë* et *chronique*.

On observe fréquemment le *coryza aigu* aux changements de saison, par les temps humides ou lorsque la température vient à s'abaisser brusquement. Souvent aussi on le voit apparaître à la suite de l'irritation de la pituitaire par des gaz (fumée des incendies), par les poussières qui se dégagent des fourrages avariés, par des liquides injectés dans les cavités nasales. Les lésions traumatiques du nez, les corps étrangers qui y séjournent quelque temps, les tumeurs, provoquent une rhinite circonscrite ou étendue à une plus ou moins grande surface. La rhinite secondaire est quelquefois causée par la propagation à la pituitaire d'une phlegmasie de voisinage (pharyngite), ou elle survient comme simple accident d'un état morbide infectieux. — Chez les oiseaux, on rencontre communément un catarrhe nasal spécifique provoqué par la diphtérie.

Au cours de la gourme, on peut observer un *coryza phlycténulaire* ou *pustuleux*, dû à l'éruption qui se produit sur la pituitaire. — Les irritations violentes exercées sur celle-ci et certains agents pathogènes peuvent donner naissance à une phlegmasie *croupale*, *ulcéreuse* ou *nécrotique*. Non seulement la muqueuse peut être détruite sur de grandes surfaces, mais les cornets et les volutes ethmoïdales sont quelquefois frappés de nécrose partielle. Quand la mort ne survient pas par infection, la muqueuse bourgeonne très activement au pourtour des îlots de sphacèle, les cavités nasales sont partiellement obstruées et un jetage fétide s'écoule par les naseaux.

Lorsque le coryza est accompagné d'érosions ou d'ulcérations de la pituitaire, il importe de le différencier de la morve. Les caractères des lésions de la muqueuse, leur marche, la bilatéralité du jetage, les commémoratifs, l'état des ganglions sous-glossiens permettent souvent de se prononcer. Dans les cas douteux, on aura recours à la malléine ou à l'inoculation.

Le *traitement* comprend des indications variables suivant les causes et la forme de la maladie. Le coryza simple, non traumatique, guérit spontanément. On favorise sa résolution par des soins hygiéniques. On doit soustraire les malades aux brusques variations de température, tout en les utilisant à un léger travail, ou les laisser dans un local à température douce et, si les ébrouements sont fréquents, donner des fumigations d'eau tiède simple, crésylée ou phéniquée. — A la suite des lésions qui ont déterminé la rhinite traumatique, des caillots sanguins peuvent être retenus dans les cornets déchirés : il faut entraîner ces caillots par une irrigation chaude et aseptiser la muqueuse à la faveur de la brèche faite par le traumatisme, lorsqu'elle est encore béante. Si l'on craint la mortification de la muqueuse contusionnée, déchirée ou décollée, on multipliera les irrigations ou les pulvérisations antiseptiques.

C'est encore au même traitement que l'on doit d'abord recourir dans les formes graves, compliquées de nécrose partielle de la muqueuse et des cornets. Il est alors indiqué, en outre, d'administrer à l'intérieur des excitants diffusibles et des toniques. Au cas où l'un des cornets est nécrosé, il faut en pratiquer l'ablation en procédant comme il est indiqué plus loin.

V. — Coryza chronique. — Hyperplasie de la pituitaire. Hypertrophie des cornets.

Dans la rhinite chronique, la pituitaire est le siège d'une inflammation persistante qui y provoque des altérations et des troubles fonctionnels variables. En général, l'affection est caractérisée par une hypertrophie de la muqueuse, quelquefois des cornets, et par une augmentation de la sécrétion de cette membrane.

Dans les premiers temps, la muqueuse est légèrement épaissie, granuleuse, de couleur pâle, grisâtre ou violacée suivant les points. Plus tard, on y peut observer de petites érosions superficielles discrètes ou plus ou moins rapprochées, qui se cicatrisent sans laisser de traces.

Les ganglions sous-glossiens sont ordinairement tuméfiés ; ils deviennent plus consistants à la longue ; mais, même lorsqu'il y a des érosions sur la muqueuse, ils n'acquièrent ni le volume, ni la dureté qu'ils présentent dans la morve.

Chez certains chevaux, le catarrhe nasal chronique donne lieu à un épaississement considérable de la pituitaire et à une hypertrophie des deux cornets ou du cornet supérieur seulement (Jessen, Hering, Hoyer, Stockfleth, Möller). Le cornet hypertrophié forme une sorte de tumeur polypeuse, conique ou cylindrique, qui comprime les parties voisines, atrophie le cornet inférieur et remplit plus ou moins complètement la cavité nasale correspondante ; parfois il est dur, osseux (Stockfleth) ; il peut acquérir des dimensions telles qu'il refoule, en dedans, la cloison médiane, en dehors, la paroi externe des sinus, et en haut l'os nasal.

Il est exceptionnel que le cornet soit hypertrophié dans sa partie antérieure au point d'être apparent lorsqu'on écarte les ailes du nez; mais avec le doigt on sent parfois la tumeur. Quand la lésion est limitée à la partie supérieure du cornet, elle peut être reconnue par le cathétérisme et l'examen rhinoscopique.

Sous la dénomination de *maladie de reniflement*, Haubner, Haubold et Harms ont décrit, chez le porc, une affection dont la nature est encore indécise, mais qui paraît être une forme grave d'inflammation catarrhale des fosses nasales, le plus souvent sous la dépendance du rachitisme.

Nous rattachons également au coryza chronique l'état morbide que Sand a appelé *dégénérescense muqueuse des cornets*. Observée chez le poulain, l'affection, d'abord localisée aux cornets, peut se propager aux os du nez et de la face. Ses manifestations rappellent. celles de l'hypertrophie inflammatoire des cornets et des tumeurs des cavités nasales. La maladie paraît débuter toujours dans le jeune âge. Tantôt elle a une marche assez rapide; tantôt elle est chronique, évolue très lentement et ne s'accompagne de troubles fonctionnels qu'au bout de plusieurs années.

On recherchera si le coryza chronique n'est pas symptomatique de l'existence d'une tumeur ou d'ulcérations de la pituitaire. Les caractères du jetage, son écoulement par les deux naseaux ou par un seul et les constatations faites à l'exploration des cavités nasales permettent souvent de résoudre la question. Pour le diagnostic différentiel avec la morve, on a certains signes cliniques, l'injection de malléine et l'inoculation du jetage. Il est parfois difficile de décider si l'on a affaire à une rhinite hypertrophique ou à un néoplasme de la cavité nasale; dans quelques cas on doit recourir à l'examen rhinoscopique ou à la trépanation.

Le coryza chronique simple est généralement combattu par des fumigations antiseptiques et excitantes (eau tiède additionnée de crésyl, d'acide phénique, d'essence de térébenthine ou de plantes aromatiques), par les irrigations d'eau tiède ou d'eau boriquée, avantageuses pour débarrasser les cavités nasales des sécrétions qui y sont retenues, et par des pulvérisations ou des injections de liquides astringents, antiseptiques ou caustiques (solutions d'alun, de tanin, de sulfate de zinc, de crésyl, d'acide phénique, de permanganate de potasse, de nitrate d'argent). On évitera l'usage des solutions toxiques, car une partie du liquide peut être déglutie. — A l'intérieur, on prescrira le goudron ou l'essence de térébenthine.

Dans les cas où le coryza chronique est *symptomatique*, l'indication primordiale est de traiter l'affection qui lui a donné naissance et qui l'entretient. Elle consiste le plus ordinairement à enlever un polype développé dans les cavités nasales ou dans les sinus.

Contre la rhinite avec *hypertrophie des cornets*, les traitements précédents échouent. Les diverses médications internes proposées, les préparations iodées entre autres, n'ont pas plus d'efficacité. La cautérisation, souvent usitée par les chirurgiens de l'homme, ne convient pas pour les animaux. La seule intervention recommandable, la seule qui ait donné des résultats, c'est *l'ablation du cornet hypertrophié.*

Pratiquée avec succès par Jessen, Höyer, Stockfleth et quelques autres, cette opération peut être faite de deux manières. Dans un premier procédé, on arrache le cornet par le naseau, à l'aide d'une longue et solide pince ou d'une érigne pointue. Höyer, qui s'est servi de ce dernier instrument, dut s'y reprendre à plusieurs fois pour extraire la totalité du cornet malade. L'hémorragie fut peu abondante et l'affection ne récidiva point.

L'autre intervention, recommandée par Jessen, consiste à ouvrir avec le trépan le plafond de la cavité nasale (*fig.* 171) et à extraire le cornet par cette ouverture. L'ablation peut ainsi être faite plus régulière, plus complète, et si l'hémorragie est abondante, il est aisé de la tarir avec le thermo-cautère. C'est par ce procédé que Jessen a guéri quatre sujets. Hering et Stockfleth ont aussi obtenu des succès.

Quelle que soit la technique suivie, l'ablation du cornet hypertrophié ne donne pas toujours la guérison. Dans certains cas, surtout lorsque l'affection est ancienne, des fongosités s'élèvent de la plaie d'excision et des parties voisines ; bientôt la cavité nasale est de nouveau obstruée.

Le traitement de la *dégénérescence des cornets* est celui de l'inflammation catarrhale de la muqueuse des sinus : trépanation, drainage et injections antiseptiques. Quand l'affection est récente, ces moyens suffisent d'ordinaire pour donner la guérison complète (Sand).

VI. — Nécrose des cornets.

Longtemps la *collection purulente des cornets et leur nécrose* ont été considérées comme des accidents de nature morveuse. Un certain nombre de faits, la plupart récents, ont appris qu'elles peuvent représenter une affection purement locale, consécutive tantôt à une phlegmasie aiguë de la pituitaire ou à la carie des dernières molaires, tantôt à une action traumatique qui a porté soit sur le chanfrein, soit directement sur les cornets, dans la profondeur des cavités nasales.

Le plus souvent, la nécrose des cornets reste assez longtemps localisée à ces organes et s'accuse par un jetage fétide unilatéral, par de la gêne respiratoire due au rétrécissement de la cavité nasale, par une adénopathie sous-glossienne de petites dimensions et par une tuméfaction de la base du chanfrein. Elle s'est comportée ainsi dans les faits de Sand, de Möller, de Fröhner et de Breton.

Dans l'une des observations de Fröhner, il s'agissait d'une jument de six ans, sur laquelle on constatait, à droite, un jetage abondant, jaunâtre, fétide, une tuméfaction des ganglions de l'auge avec adhérence de la peau, de l'hyperémie de la pituitaire et, vers la base du sus-nasal, un gonflement douloureux, circonscrit, où la percussion donnait un son mat. Les lésions occupaient la partie profonde de la cavité nasale ; l'examen de celle-ci, pratiqué à l'aide du rhinoscope simple, ne permit pas de les constater. Le sus-

nasal trépané, on reconnut que le cornet supérieur était partiellement
nécrosé. On réséqua la partie mortifiée, puis on fit des pansements antiseptiques, des irrigations créolinées et des tamponnements à la gaze iodoformée.
La guérison fut obtenue en trois semaines. — La seconde observation a trait à
une jument de douze ans, qui présentait à peu près les mêmes symptômes
que la précédente. A noter seulement que le jetage était bilatéral et le
chanfrein tuméfié à gauche, vers la base du sus-nasal. On trépana cet os; on
réséqua la partie nécrosée du cornet ethmoïdal et l'on pansa comme dans le

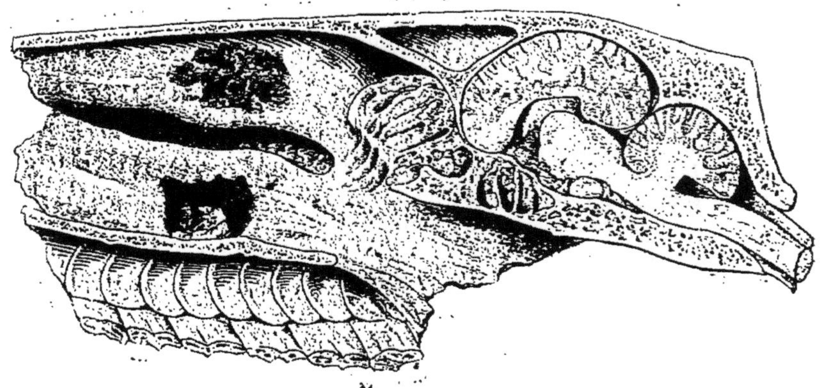

Fig. 168. — Nécrose des cornets.

cas précédent. La guérison fut obtenue en quinze jours. — Le sujet de la troisième était un cheval de neuf ans, atteint de nécrose du cornet ethmoïdal
gauche. Il subit la même opération que les deux premiers malades. Au bout
de dix jours, il fut remis à son propriétaire. Trois semaines plus tard, la
guérison était complète. — Le malade opéré par Breton guérit également,
bien que la nécrose des cornets coexistât avec une carie de la troisième molaire.
En d'autres cas, le résultat n'a pas été aussi heureux. Parfois le jetage a
persisté beaucoup plus longtemps. Pour l'un des malades de Möller, la nécrose récidiva et l'on dut renoncer à la cure. — On doit compter aussi avec
des complications rapidement mortelles.

Le traitement comporte la trépanation de la cavité nasale malade,
quelquefois celle des sinus du même côté, l'ablation de la portion
nécrosée des cornets et des pansements antiseptiques.

VII. — Abcès et kystes de la cloison.

Chez les grands animaux, chez le cheval en particulier, on peut observer
des abcès de la cloison. Les *abcès aigus* sont le plus souvent d'origine traumatique et succèdent à un hématome ou à une plaie pénétrante du septum.
Les symptômes fonctionnels, remarqués les premiers, sont ceux d'un rétrécissement des cavités nasales. A l'inspection, on aperçoit plus ou moins profondément, de chaque côté de la cloison, une tumeur étalée, régulière,
rouge foncé. Quand l'exploration digitale est possible, elle permet de constater la fluctuation. Les deux tumeurs sont indépendantes, séparées par la
cloison, et restent telles ou finissent par communiquer.
Le *traitement* comprend la ponction, quelquefois un débridement qui s'op-

pose à la stagnation du pus dans le foyer, et des injections antiseptiques faites à l'aide d'un tube de caoutchouc introduit dans la cavité de l'abcès.

Les *abcès chroniques* attirent ordinairement l'attention par une gêne croissante de la respiration et par un bruit anormal qui devient de plus en plus prononcé. Si l'on examine les cavités nasales, on y trouve une tuméfaction fluctuante, presque toujours bilatérale (Leblanc, Montané), au niveau de laquelle la muqueuse est peu altérée ou au contraire enflammée, épaissie et sillonnée de petits vaisseaux. Ces abcès finissent par s'ouvrir dans l'une des cavités nasales; il s'en écoule un pus liquide, souvent grumeleux. Sur un cheval qui faisait entendre un bruit de cornage nasal et dont la respiration était discordante, Montané constata, sur la cloison, un volumineux abcès bilatéral s'étendant en avant jusqu'aux ailes du nez, atteignant en haut le susnasal, en bas le plancher de la cavité.

On a relaté quelques faits de *kyste de la cloison nasale*. Dans le cas de Scharenberger, le cheval avait des épistaxis unilatérales, et sur la cloison on constatait une tumeur ferme, creusée d'un orifice d'où s'écoulait une matière brunâtre, colloïde, contenant des granulations jaunâtres de la grosseur d'une tête d'épingle.

Presque toujours les abcès chroniques sont symptomatiques d'une nécrose avec destruction partielle ou perforation de la cloison.

On fera la ponction de l'abcès ou le débridement de la fistule, de façon à permettre le libre écoulement du pus. On cherchera ensuite à tarir la suppuration et à arrêter la nécrose par des injections antiseptiques, et quand cela est possible, par l'introduction, dans la cavité suppurante, d'un tampon de gaze iodoformée.

Les *ulcères térébrants* ou *perforants* de la cloison médiane du nez sont des plus rares dans toutes les espèces. Chez le cheval, on en aurait observé plusieurs cas qui n'étaient pas sous la dépendance de la morve (Lafosse, Campagne). — L'évolution de l'ulcère s'accomplit plus ou moins rapidement. La muqueuse apparaît d'abord évidée, puis excavée dans sa couche dermique. Lorsque son chorion est entièrement traversé, le processus gagne le cartilage. Parfois l'ulcère perforant est bilatéral; la cloison est attaquée à la fois sur ses deux faces. — Le cheval observé par Campagne était maigre et avait la respiration sifflante. Un jetage blanc grisâtre s'écoulait par les deux naseaux; la pituitaire était épaissie; il n'y avait pas d'engorgement des ganglions de l'auge. A l'examen des cavités nasales, on voyait sur la cloison une perforation complète mesurant 5 à 6 centimètres de diamètre et dont les bords étaient indurés. L'affection remontait à trois mois.

Les processus ulcératifs qui creusent ainsi la muqueuse et perforent la cloison peuvent sans doute être de nature diverse. S'il ne s'agit ni de la morve, ni du cancer, on pourrait, au début, combattre efficacement le mal par les caustiques ou par le fer rouge, quand son siège le rend accessible à ces moyens.

VIII. — **Tuberculose.**

On n'a publié jusqu'ici que de rares exemples de « tuberculose nasale » chez les animaux. Les quelques cas observés sur des sujets de l'espèce bovine (Strerath, Brissot, Zimmerman, Zschokke) sont sujets à caution. Pour aucun de ces cas, la preuve qu'il s'agissait bien de tuberculose n'a été faite par la constatation du bacille de Koch. — L'un de nous a recueilli une observation de tuberculose du nez et des cavités nasales chez le chat. Le tégument du nez était détruit sur une large surface. Les caractères objectifs de la lésion étaient ceux du cancroïde ulcéré (V. *fig.* 57).

Comme les autres tuberculoses externes, celle du nez est généralement secondaire. Elle coexiste avec de graves altérations viscérales. Sa thérapeutique n'offre aucun intérêt chez les animaux. (V. *Tuberculose*, t. I, p. 248.)

IX. — **Tumeurs.**

Pendant longtemps, on a désigné sous le nom générique de polypes presque toutes les tumeurs rencontrées dans les fosses nasales. L'anatomie pathologique a révélé la multiplicité des productions néoplasiques qui se développent dans ces cavités et a permis d'en tracer une assez complète description.

On observe ces tumeurs dans les diverses espèces animales ; mais c'est chez le cheval, le bœuf et le chien qu'elles se montrent particulièrement fréquentes.

Dans la plupart des cas, il s'agit de *polypes muqueux* ou *fibreux*, de *sarcomes*, *d'épithéliomes pavimenteux* ou *cylindriques*. Bien plus rares sont les *kystes*, les *ostéomes*, les *enchondromes*. On a relaté quelques observations de *papillomes*, de *lipomes*, *d'adénomes*, *d'angiomes* et de *tumeurs parasitaires* (*actinomycomes*, *botryomycomes*). Mentionnons aussi les *kystes dentaires* et les déformations dues aux *dents erratiques* qui, d'abord incluses dans les os, se développent dans l'une des cavités nasales, où elles peuvent atteindre la cloison (Godine).

Le *diagnostic* des tumeurs des cavités nasales est facile dès que ces tumeurs ont acquis un certain développement. Le jetage persistant, les épistaxis, l'obstruction partielle ou complète de l'une des fosses nasales, la gêne et le bruit anormal de la respiration, la déformation de la région et les autres désordres locaux, les phénomènes qui dénoncent l'envahissement de la bouche et du pharynx en certains cas, enfin dans quelques-uns la tumeur secondaire qui apparaît aux ganglions sous-glossiens : tels sont les principaux signes révélateurs. — Le cathétérisme avec la sonde de Günther et l'examen rhinoscopique donnent des renseignements précis.

On peut ordinairement reconnaître les *polypes* à leur évolution lente, à leur aspect, à l'absence ou à l'apparition tardive de la déformation de la région et des désordres locaux. — L'évolution très lente du néoplasme, sa consistance, sa dureté, éveilleront l'idée d'un *ostéome* ou d'un *enchondrome*. — La couleur violacée de la tumeur, sa large insertion sur la cloison, sa fixité, les épistaxis abondantes et répétées sont des caractères qui appartiennent aux *angiomes*. — Quant aux tumeurs malignes, elles ont pour attributs l'envahissement rapide des parties voisines et des cavités adjacentes, la déformation précoce de la région et souvent une altération de l'état général. Tandis que les *sarcomes* retentissent peu sur les ganglions voisins, les *épithéliomes* s'accompagnent rapidement d'adénopathies spécifiques.

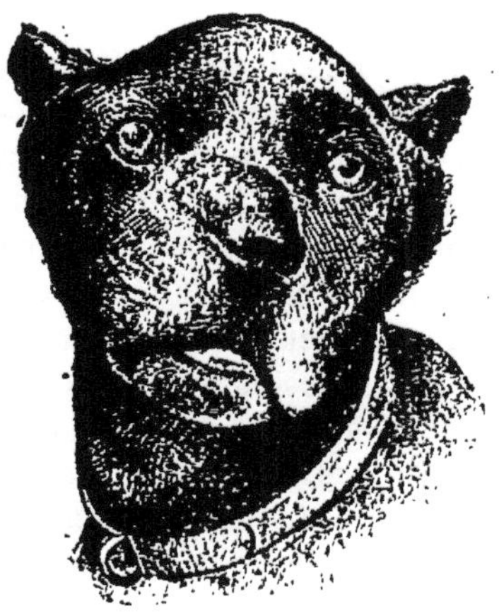

Fig. 169. — Sarcome du nez.

On ne négligera pas l'examen histologique d'un fragment de la tumeur lorsqu'il sera possible de l'effectuer. Le plus souvent on sera ainsi immédiatement fixé sur la gravité du mal.

Chez le chien, la plupart des tumeurs des cavités nasales sont des polypes myxomateux, qui tendent à la transformation sarcomateuse.

Au point de vue de l'intervention, ici, comme en toute autre région, une grande différence existe entre les *tumeurs bénignes* et les *tumeurs malignes*. Chez les animaux, on doit généralement renoncer au traitement de ces dernières.

Le plus ordinairement, ainsi qu'il a été dit plus haut, il s'agit de *polypes muqueux* ou *fibreux*. Dans quelques cas, la tumeur a fini par être expulsée : elle a été rejetée sous l'influence des ébrouements ou de la toux (Stockfleth). Mais on ne doit point compter sur une pareille éventualité. Chez les grands animaux, si la tumeur est pédiculée et développée en avant, dans le sens des cornets, si surtout elle s'avance jusqu'au voisinage du naseau, il faut en pratiquer l'ablation par l'excision, l'écrasement, la ligature, l'arrachement ou la torsion.

L'opéré sera couché sur le côté opposé à la cavité où est développée la tumeur. Dans certains cas seulement, lorsqu'il s'agira d'animaux très irritables, on aura recours à l'anesthésie.

L'*excision simple* ne convient que pour les polypes fixés sur la muqueuse de la partie inférieure de l'une des cavités nasales et dont la base est accessible aux instruments. Par l'inspection de cette cavité, on se rend compte du point d'insertion de la tumeur, on exerce sur elle une traction avec une érigne ou la pince de Museux, et on la coupe le plus près possible de sa base avec un bistouri boutonné ou avec de longs ciseaux courbes. L'hémorragie oblige parfois à cautériser la surface d'excision, soit en la touchant légèrement avec un caustique chimique, soit en y passant la lame du thermo-cautère ou l'extrémité d'une tige métallique chauffée au rouge sombre. — Effectuée par *écrasement*, en se servant de l'écraseur ordinaire ou du serre-nœud, l'ablation de ces tumeurs ne s'accompagne que d'une légère hémorragie.

Dans les cas où l'on est gêné par l'étroitesse du naseau, mais surtout dans ceux ou l'insertion de la tumeur est éloignée de cet orifice, on peut, ainsi que le faisait déjà Ruini, élargir le passage en débridant la fausse narine et en incisant la paroi supéro-externe de la cavité nasale jusqu'à l'angle formé par la réunion des os nasal et petit sus-maxillaire. Le débridement de la paroi externe de la fausse narine ne donne que très peu de sang, mais celui de la paroi profonde s'accompagne d'une hémorragie assez abondante, et le sang projeté au dehors par l'air brusquement expiré gêne l'opérateur. L'incision faite sur le milieu de cette paroi divise la partie inférieure du cornet ethmoïdal; on peut ménager celui-ci en sectionnant entre l'aile cartilagineuse et le cornet; il n'est d'ailleurs pas nécessaire d'inciser cette paroi profonde dans toute sa longueur, mais seulement en sa partie supérieure et sur une étendue de 4 à 6 centimètres (*fig.* 170); en procédant ainsi, la charpente cartilagineuse de l'orifice nasal n'est pas touchée, et la brèche ouverte par cette incision suffit pour explorer assez loin la cavité nasale et effectuer les manœuvres nécessaires.

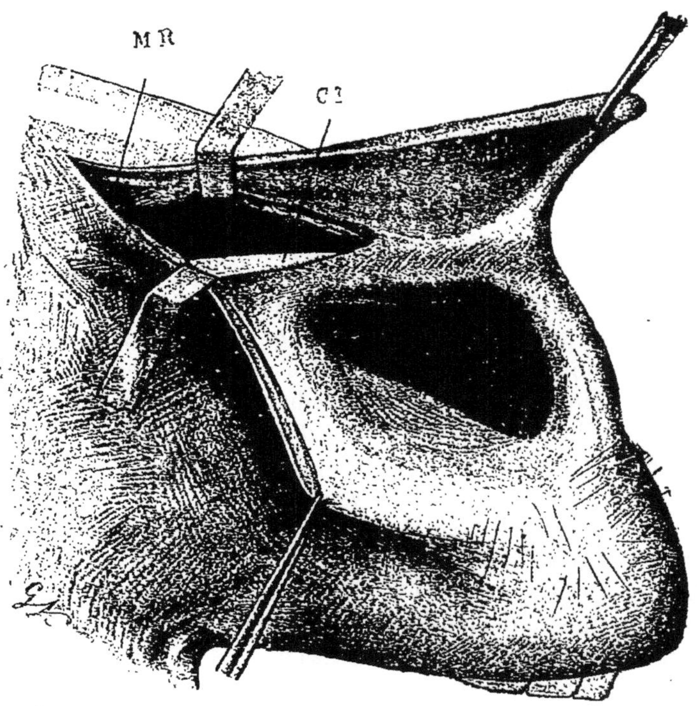

Fig. 170. — Incision des parois de la cavité nasale pour l'exploration de cette cavité; MR, muscle releveur de la lèvre supérieure; Cl, branche antérieure du cornet inférieur.

Ces opérations, que nous avons pratiquées plusieurs fois avec succès, ne conviennent que pour certains cas. Lorsque le polype est fixé haut dans la cavité, son point d'insertion sur la muqueuse se dérobe, et le néoplasme, développé surtout en avant, empêche l'introduction de l'instrument à l'aide duquel le pédicule pourrait être divisé. En semblable occurrence, on doit essayer d'abord l'*arrachement* combiné ou non à la *torsion*. A l'aide de pinces à pansement ou de pinces spéciales à mors larges et fenêtrés, on saisit la tumeur et on l'arrache par une traction associée à un mouvement de torsion, quand celui-ci est possible. Tantôt le polype se rupture près de sa base, tantôt on n'enlève ainsi qu'un fragment de la tumeur, et l'on est obligé de répéter plusieurs fois les mêmes manœuvres. Si le pédicule est large et riche en vaisseaux, l'arrachement peut donner lieu à une hémorragie abondante qui nécessite la trachéotomie (Bowmann).

Chez le chien et le chat, les narines sont trop étroites pour permettre l'extraction des polypes par ces orifices, mais on peut arracher par la voie buccale les tumeurs développées dans le fond des cavités nasales (Stockfleth). L'animal assujetti ou anesthésié, on fait maintenir les mâchoires écartées par l'application d'un spéculum ; à l'aide d'une spatule ou d'une érigne plate à gorge étroite, on relève le voile, on saisit la tumeur avec des pinces et on l'arrache. Quand l'opéré est anesthésié, une hémorragie abondante peut entraîner l'asphyxie.

Même chez les sujets des grandes espèces, l'ablation des polypes par les naseaux est souvent impossible lorsque ces tumeurs sont développées vers le fond des fosses nasales, difficiles à apercevoir et à saisir. Pour les cas de ce genre, il faut pratiquer l'*opération de Sind*.

Elle consiste à faire une brèche sur la voûte de la cavité nasale, en trépanant l'os nasal correspondant (*fig.* 171). Afin de pouvoir explorer la cavité aussi en arrière que possible, on trépanera la base de cet os à quelques centimètres en avant d'une perpendiculaire abaissée de l'angle interne de l'œil sur la ligne médiane. Dans la région supérieure de la cavité, le cornet ethmoïdal est presque appliqué sur la face interne de l'os nasal et sur la cloison, il s'éloigne peu à peu de l'os et de la cloison à mesure qu'on s'avance plus près de l'entrée de la cavité. La peau est divisée sur l'axe de l'os nasal, près de la ligne médiane et dans l'étendue que l'on veut donner à la brèche. Aux extrémités de cette première incision, on peut en faire deux autres, perpendiculaires, qui favorisent l'écartement des lèvres de l'incision principale. Sur la partie découverte de l'os nasal, à proximité de la cloison, on creuse avec le trépan, deux, trois ou quatre ouvertures ensuite, avec un ciseau, on réunit ces ouvertures en faisant sauter les portions d'os qui les séparent. Ainsi l'exploration de la cavité devient possible dans une grande étendue, l'extraction est clairvoyante et les manœuvres qu'elle comporte sont d'une facile exécution. Parfois la tumeur a envahi le méat supérieur, où elle arrive au contact du sus-nasal. Si elle est cantonnée dans le méat moyen, pour l'atteindre, on engage le doigt entre le cornet et la cloison, en déprimant le premier ; au besoin, on use d'une longue sonde ou du cathéter de Günther pour se rendre compte de sa situation exacte et de son point d'insertion. On l'enlève par arrachement ou par écrasement. Lorsque l'écoulement sanguin est très abondant, il peut être nécessaire de pratiquer le tamponnement du fond de la cavité ou la trachéotomie provisoire. Quand la tumeur a une large insertion, il est avantageux, pour en achever l'ablation, de recourir à la curette. — L'opération terminée, on tamponne la plaie avec de l'ouate introduite sur une double lame de gaze ; le pansement est laissé vingt-quatre heures, protégé par un bandage.

Chez le chien, l'hémorragie abondante nécessite d'ordinaire le tamponnement à la gaze. Le nettoyage de la cavité nasale exige parfois plusieurs séances.

L'ablation totale d'un polype développé dans les fosses nasales est assez souvent suivie de succès ; la tumeur ne se reproduit pas. S'il y a récidive, une intervention est nécessaire au bout d'un temps variable. On a observé la transformation en tumeurs malignes de néoplasmes incomplètement extirpés et qui avaient d'abord présenté les caractères anatomiques de vulgaires polypes : alors des accidents graves ne tardent pas à apparaître. Sur un cheval opéré par Möller, il survint au bout de quelque temps une méningo-encéphalite mortelle.

Pour la plupart des autres tumeurs bénignes, on emploiera les mêmes procédés. — Les *kystes séreux* de la cloison doivent, comme les hématomes, être traités par la ponction et les injections antiseptiques. La guérison est obtenue s'il n'y a pas d'altérations graves du septum cartilagineux.

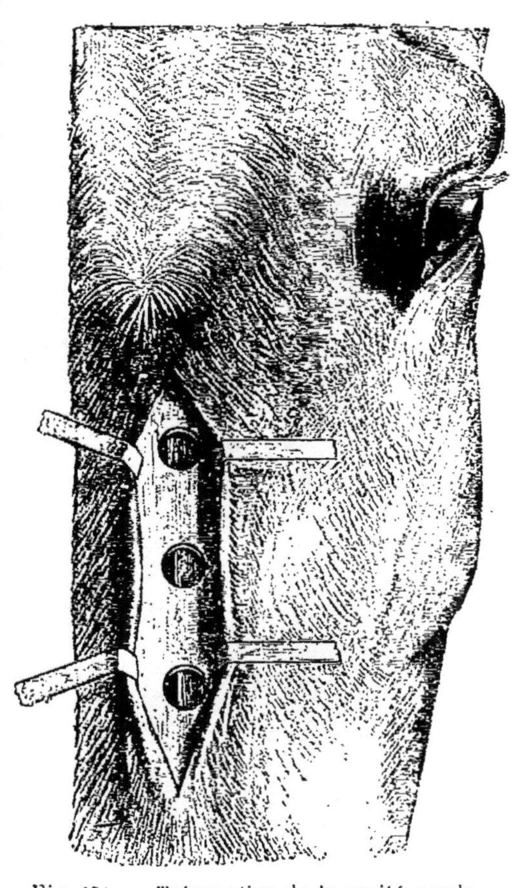

Fig. 171. — Trépanation de la cavité nasale.

Les *tumeurs malignes* toutes récentes et sises près de l'entrée des cavités nasales, dont l'ablation totale est possible, sont les seules pour lesquelles l'intervention soit indiquée. Et le résultat est toujours incertain, car, qu'il s'agisse d'un sarcome ou d'un épithéliome, la récidive est fort à craindre.

Quand ces tumeurs sont situées plus ou moins profondément dans les fosses nasales, leur ablation, voire partielle, ne serait praticable qu'après de larges opérations préliminaires, et elle exigerait des délabrements étendus. A moins de circonstances exceptionnelles, il n'y a qu'à s'abstenir.

III. — SINUS

I. — **Lésions traumatiques.**

Les lésions traumatiques des sinus sont ordinairement produites par des corps contondants. Parfois, surtout chez le cheval, elles résultent d'un heurt violent de la face contre un corps dur ou d'une chute, la face antérieure de

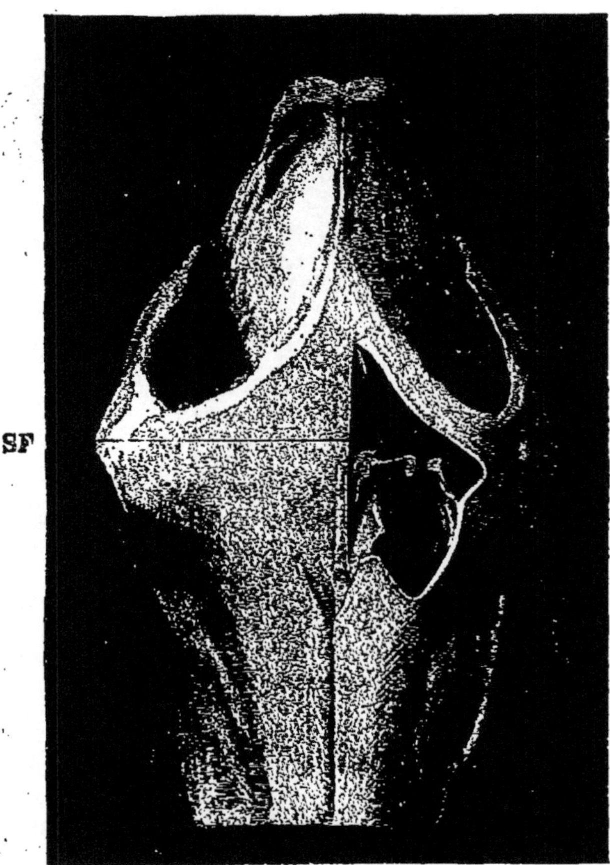

Fig. 172. — SF, sinus frontal du cheval.

la tête ayant porté sur le sol. Il est possible qu'un corps vulnérant, après avoir pénétré dans les sinus, atteigne les fosses nasales ou la paroi cranienne, mais, excepté dans la chirurgie de guerre, les cas de ce genre sont rares.

En outre des *symptômes locaux*, variables suivant les cas, presque toutes ces lésions s'accompagnent d'une épistaxis plus ou moins abondante qui peut se renouveler plusieurs fois.

Le diagnostic des *fractures des sinus* n'offre aucune difficulté quand il y a plaie. Lorsque la peau a résisté, on peut encore le plus souvent reconnaître la nature de la lésion à la dépression qui existe au niveau du foyer fractural, à la crépitation osseuse dans quelques cas, ou aux caractères de la pneumatocèle qui survient consécutivement.

Hormis les larges plaies faites par des instruments tranchants ou conton-

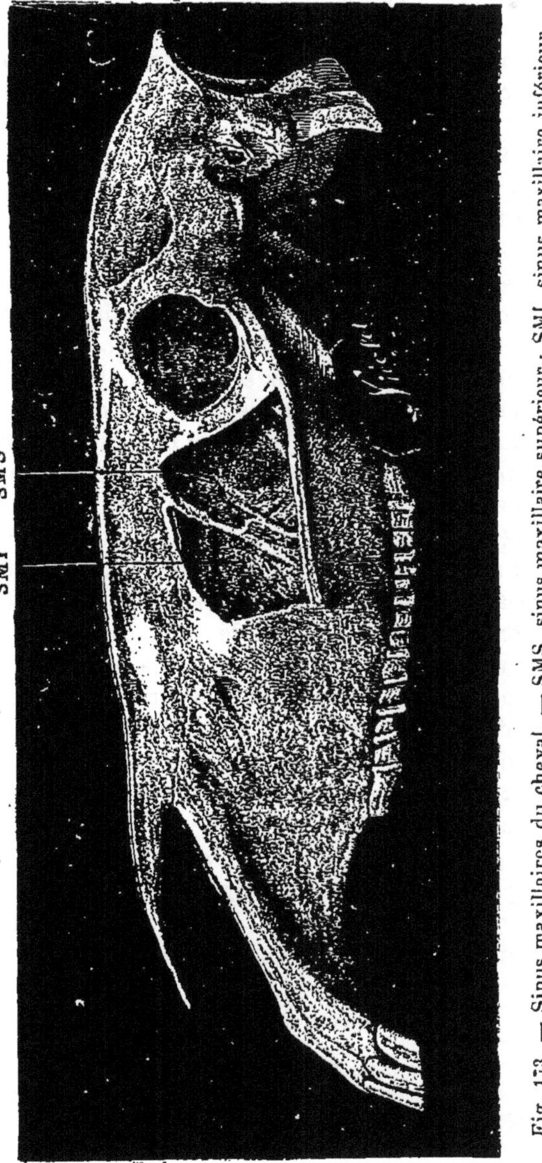

Fig. 173. — Sinus maxillaires du cheval. — SMS, sinus maxillaire supérieur ; SMI, sinus maxillaire inférieur.

dants, les lésions traumatiques des sinus sont en général peu graves ; toutefois, il faut tenir compte du degré d'infection de la plaie, de l'introduction possible de corps étrangers dans les sinus, du danger d'inflammation suppurative de la muqueuse.

Les contusions simples ou avec fracture seront traitées par des lotions tièdes et par des fumigations antiseptiques. — Lors de fracture fermée, même s'il y a enfoncement de la paroi externe des sinus, on laissera les choses en état et l'on emploiera les mêmes moyens. Mégnin, ayant à soigner un cheval dont le sinus frontal fracturé offrait une large et profonde dépression, se contenta de mettre le blessé à l'irrigation continue. Au bout d'une semaine la guérison était obtenue.

Lorsqu'il y a plaie pénétrante, on la sondera après l'avoir nettoyée ; on extraira les esquilles et les corps étrangers s'il en existe. Parfois on doit remettre en place les fragments en se servant du tire-fond ou de l'érigne ; quand on n'y arrive pas, il faut trépaner et, à l'aide d'un élévatoire agissant par un levier du premier genre, coapter les fragments déplacés. Le trauma est ensuite suturé, drainé et recouvert d'un pansement antiseptique. — Lacoste ne pouvant ramener en bonne position la lame externe du frontal, enfoncée dans le sinus, se contenta de faire une suture à la plaie cutanée ; la guérison survint en quinze jours. — Sur le blessé de Salins, le frontal était dénudé, fracturé, et sa partie inférieure enfoncée loin dans le sinus. On trépana le sus-nasal gauche à quelques centimètres de sa base ; par cette ouverture, on introduisit un élévatoire avec lequel on souleva les principaux fragments. On enleva les esquilles complètement détachées et l'on sutura les bords de la peau. Longtemps le jetage fut abondant ; mais au bout de trois mois il ne restait plus trace de l'accident. — La jument dont Salle a relaté l'observation portait au sinus maxillaire droit une ouverture longue de 8 à 9 centimètres, large de 2 centimètres. Les fragments enlevés et la peau suturée, on appliqua sur la plaie un bandage matelassé et on la traita par l'irrigation continue. Au bout de trois semaines, il ne persistait qu'une légère tuméfaction de la région.

Dans les cas plus graves, lorsque la plaie, située sur le sinus frontal ou la partie supérieure de l'antre d'Highmore, est compliquée d'inflammation purulente de la muqueuse, on doit faire la trépanation et instituer le traitement de l'empyème des sinus.

II. — Inflammation et collection purulente.

L'inflammation de la muqueuse des sinus — la *sinusite* — est particulièrement fréquente chez le cheval, plus rare chez les autres animaux. Presque toujours unilatérale, tantôt elle intéresse les différents sinus d'un côté, tantôt elle est d'abord circonscrite aux sinus supérieurs ou au sinus maxillaire inférieur ; mais lorsqu'elle est ainsi limitée au début, le plus souvent elle ne tarde pas à se propager à la totalité des diverticules d'un même côté, bien que, chez le cheval, les deux sinus maxillaires soient séparés par une cloison toujours imperforée. Quelle qu'en soit la cause, la phlegmasie ne tend pas vers la résolution, parce que, en raison de la déclivité des sinus relativement à la situation de l'ouverture qui les fait communiquer avec la fosse nasale correspondante, le produit de sécrétion de la muqueuse malade s'accumule dans ces cavités et y entretient le processus à l'état chronique.

La cause la plus commune de la *sinusite primitive* est le *traumatisme*, une action contondante quelconque qui a porté sur la région des sinus frontal ou maxillaires. On conçoit que les contusions avec *fracture* y exposent davantage. Elle est à craindre lors de traumatisme pénétrant, souvent accompagné d'esquilles, de lésions graves et étendues de la muqueuse, d'infection de celle-ci. Dans un certain nombre de cas, elle est provoquée ou entretenue par un corps étranger (projectile, morceau de fer ou de bois, rondelle d'os coupée par le trépan). Elle peut aussi être le résultat de l'action du froid s'exerçant localement, lorsque, par exemple, on a recours à l'irrigation de la tête pour combattre une affection médicale ou chirurgicale. — *Secondaire*, la sinusite est subordonnée à des affections diverses. Assez fréquemment elle est d'*origine dentaire*, consécutive à une périodontite fistuleuse ou à la carie de l'une des quatre dernières molaires. Les affections des cinquième et sixième molaires retentissent sur le sinus maxillaire supérieur; celles de la quatrième et de la troisième, sur le sinus maxillaire inférieur. L'inflammation peut se propager de la paroi alvéolaire à la muqueuse, par contiguïté de tissus; mais souvent il y a perforation du fond de l'alvéole; une communication est établie entre la bouche et les sinus; les aliments pénètrent dans ces dernières cavités. On rencontre aussi communément des sinusites provoquées par des *tumeurs* développées sur la muqueuse ou dans le maxillaire. — L'inflammation de la muqueuse peut encore résulter de la propagation à cette membrane, par continuité de tissu, d'une phlegmasie d'abord localisée à la pituitaire. Certaines inflammations infectieuses de la muqueuse nasale, en particulier celle de la gourme, peuvent se comporter ainsi. On a relaté des faits d'obstruction de l'orifice de communication des sinus avec la cavité nasale correspondante, et de production, par ce mécanisme, d'une *hydropisie des sinus* aboutissant à l'empyème. — Rarement la maladie est provoquée par des parasites (botryomycètes, échinocoques).

Chez le bœuf, pour l'inflammation catarrhale d'origine traumatique, aux causes que nous avons indiquées il faut ajouter certaines blessures faites par le joug, les fractures et l'amputation des cornes. — Chez le mouton, cette affection peut encore être provoquée par les larves d'œstre, et chez le chien par les linguatules.

Le symptôme principal de la sinusite, celui qui, à toutes les périodes, est révélateur du mal, c'est le *jetage*. Toujours unilatéral quand les sinus d'un seul côté sont affectés, il est d'abord, pendant quelques jours, séro-purulent, grisâtre, peu odorant, quelquefois sanguinolent; quand il a revêtu ses caractères définitifs, il est franchement purulent, grumeleux, mélangé de caillots blanc jaunâtre, et exhale une odeur très fétide. En général continu, il est surtout abondant pendant le travail, ce qui est dû aux mouvements de la tête et à l'accélération de la respiration, aux courants plus actifs de l'air qui pénètre dans les sinus au temps d'expiration et en sort à l'inspiration. Irrités par la lymphe provenant de la muqueuse enflammée, les ganglions sous-glossiens forment une glande multilobulée, indolore ou très peu doureuse, mobile sous la peau. — Comme symptômes locaux, on peut constater une plaie avec ou sans fracture, une tuméfaction de la région des sinus, un bombement de la paroi externe de ces cavités, de la douleur et de la matité à la percussion. Dans quelques cas, l'affection s'accompagne de troubles généraux.

On peut confondre les sinusites avec l'*inflammation purulente des cornets* ou des *poches gutturales*, avec la *morve* et les *tumeurs du nez*.

La *collection purulente des cornets*, assez commune autrefois et le plus souvent liée à la morve, est aujourd'hui des plus rares. Elle s'accuse par un jetage offrant à peu près les mêmes caractères que celui de l'empyème des sinus, jetage qui augmente aussi pendant le travail; mais, toujours peu abondant, il s'écoule par le méat moyen et parfois s'accumule au-dessous de l'extrémité inférieure du cornet ethmoïdal, lequel est ordinairement tuméfié. (Delafond.)

Lors de *collection purulente d'une poche gutturale*, le jetage est bilatéral, inodore ou à peine fétide, surtout abondant pendant les mouvements de déglutition. Ordinairement la région parotidienne du côté correspondant est tuméfiée.

Dans la *morve du nez et des sinus*, le jetage est visqueux, grisâtre, verdâtre ou strié de sang, adhérent aux ailes du nez où il se prend en croûtes poisseuses; généralement la glande est dure, profonde, fixée à la base de la langue par un cordon lymphangitique. Si le diagnostic différentiel reste incertain par les signes cliniques, on fera une injection de malléine.

Les *tumeurs des cavités nasales*, qui provoquent des symptômes éveillant parfois l'idée d'une phlegmasie purulente des sinus, peuvent en être séparées par un examen attentif. Le jetage ne varie guère comme quantité et il est souvent strié de sang à certains moments; la respiration est ordinairement gênée ou s'accompagne d'un bruit sifflant ou ronflant. Lors de tumeur épithéliale, les ganglions sous-glossiens sont le siège d'une adénopathie métastatique très volumineuse et très dure.

La ponction des sinus maxillaires en leur partie déclive assure le diagnostic. On la pratique avec la tréphine, après avoir fait à la peau une étroite incision.

Récent et de nature traumatique, l'empyème des sinus guérit d'ordinaire rapidement. Produit par une affection dentaire, il exige une intervention chirurgicale plus complexe. Ancien ou compliqué de nécrose partielle des parois des sinus, ou lié à la présence d'une tumeur, il comporte un pronostic plus sévère, et parfois il est incurable. — La persistance ou la récidive de la sinusite sont quelquefois dues à la présence d'un corps étranger.

Lorsque la région des sinus ayant été vulnérée, l'inflammation catarrhale de la muqueuse est à craindre, on doit chercher à la conjurer par des fumigations antiseptiques, que l'on répète plusieurs fois par jour. Quelques faits semblent établir que dans les cas où la maladie est récente, la guérison peut être obtenue par ces fumigations (Schlampp); mais comme les autres moyens médicaux, elles échouent très généralement. — Une fois éteints les phénomènes inflammatoires aigus qui apparaissent au début de l'affection, celle-ci a une *marche chronique*; ses symptômes peuvent persister des mois, sans subir de modifications notables et sans qu'il survienne de complications. Il peut s'en produire cependant, soit par le fait de l'épaississement de la muqueuse et de l'oblitération de l'orifice naturel des sinus, soit par l'extension de l'inflammation aux parois osseuses de ces cavités. On a constaté des nécroses partielles du maxillaire supérieur, des cornets, de l'ethmoïde (Lustig), de la paroi antérieure du crâne, et la méningo-encéphalite (Friedberger).

Non seulement la situation profonde et l'étroitesse de l'orifice de communication des sinus avec la cavité nasale correspondante s'opposent à toute intervention directe par cette voie, mais en raison de la déclivité des sinus relativement à cet orifice, dès que la muqueuse est enflammée, l'exsudat s'accumule dans leur bas-fond et s'y putréfie ; la collection purulente est constituée ; elle n'a aucune tendance à la guérison spontanée.

Le *traitement chirurgical* de l'empyème des sinus comprend deux indications principales : 1° ouvrir ces cavités par la trépanation et les débarrasser de leur contenu ; 2° tarir la sécrétion morbide de la muqueuse par des injections antiseptiques, astringentes ou substitutives. On fait ordinairement deux ouvertures : l'une sur le sinus frontal, à la hauteur de l'angle interne de l'œil, à égale distance de l'orbite et de la ligne médiane ; l'autre sur le sinus maxillaire inférieur, au niveau de la partie déclive de celui-ci, un peu en avant de la crête zygomatique et près de son extrémité (*fig.* 176).

L'animal couché sur le côté opposé aux sinus malades, la tête est débarrassée de la bride ou du licol qui la garnit et portée dans l'extension par un ou deux aides.

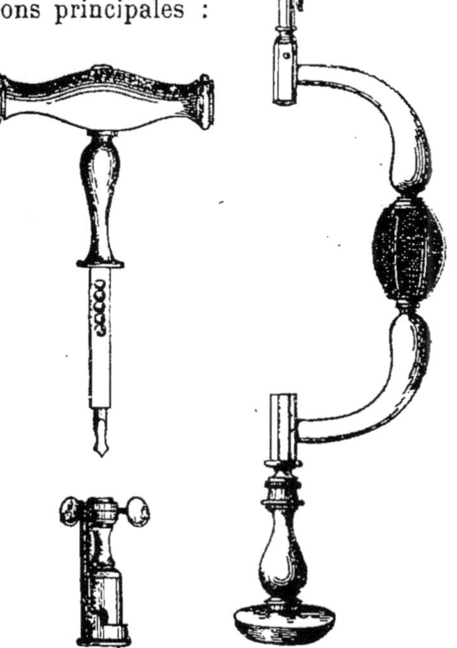

Fig. 174. — Tréphine.   Fig. 175. — Trépan.

Pour l'exécution de chaque ouverture, la technique comprend deux temps :

Premier temps : Incision en V *et dissection du lambeau cutané.* — Au lieu d'élection, faites d'arrière en avant deux incisions convergentes réunies à leur extrémité inférieure. Avec des pinces et le bistouri droit, disséquez le lambeau cutané ainsi délimité. On conseille de ruginer la surface osseuse ou de décoller le périoste sur une étendue qui corresponde au diamètre de l'ouverture que l'on va pratiquer ; il vaut mieux décoller la peau au ras de l'os et s'abstenir ensuite de gratter ce dernier.

Deuxième temps : Trépanation. — Le trépan préparé, — la pointe de la pyramide dépassant de quelques millimètres le bord de la couronne et le curseur arrêté sur celle-ci à 1 centimètre du bord, — le lambeau cutané est saisi avec des pinces et tenu relevé par un aide. La pointe de la pyramide placée au centre de la portion osseuse

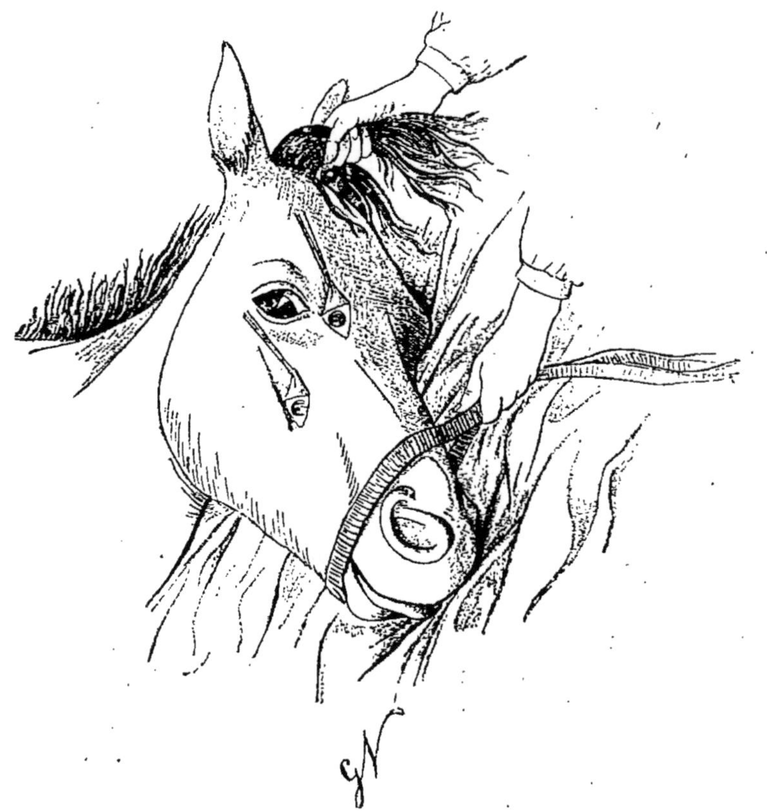

Fig. 176. — Trépanation des sinus.

découverte, on applique une main sur la plaque du trépan ; avec l'autre, on imprime à celui-ci un mouvement de rotation qui fait successivement pénétrer dans l'os la pyramide et la scie. Bientôt celui-ci est divisé. Ordinairement la rondelle coupée reste fixée dans la couronne ; si elle tombe dans le sinus, on la retire avec les pinces.

On émousse les bords des ouvertures. On établit ensuite une large communication entre les deux sinus maxillaires en déchirant, au moyen des ciseaux courbes introduits dans l'ouverture inférieure, la mince cloison qui les sépare. Une abondante irrigation avec de l'eau tiède ou une solution antiseptique légère chasse le pus collecté dans les sinus.

Il n'est pas toujours nécessaire de faire deux ouvertures. La trépanation du sinus maxillaire inférieur peut suffire si l'on établit une large communication entre ce diverticule et le sinus maxillaire supérieur (Friez). — La perforation de la paroi interne du compartiment profond du sinus maxillaire inférieur, pratiquée au niveau du méat inférieur de la cavité nasale, ainsi que l'a préconisé Siedamgrotzky, favorise la guérison : l'ouverture ainsi faite se fistulise, assure l'écoulement du pus et des liquides thérapeutiques qui arrivent dans cette partie du sinus.

Par l'exploration du plancher des sinus maxillaires, on reconnaîtra s'il y a des lésions d'origine dentaire ; on fera aussi un examen soigné de l'arcade molaire correspondante. Si une dent doit être extraite ou refoulée, on y procédera immédiatement. On est alors obligé d'élargir l'ouverture du sinus maxillaire inférieur ou d'en pratiquer une autre sur l'antre d'Highmore. La brèche résultant de l'ablation d'une molaire sera tamponnée à l'ouate par la voie des sinus.

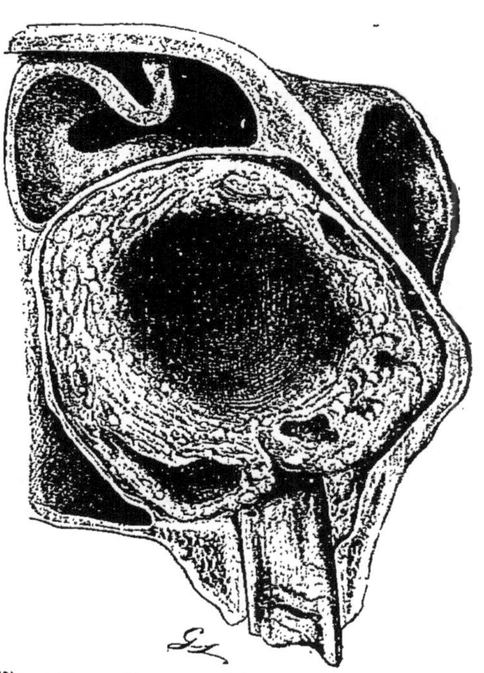

Fig. 177. — Hypertrophie myxomateuse de la muqueuse des sinus.

Dans les cas où la sinusite est purement inflammatoire, la muqueuse est plus ou moins épaissie, injectée, infiltrée, recouverte d'un exsudat fibrineux. Quand on la trouve exagérément hypertrophiée, il se peut que l'on ait affaire à une dégénérescence myxomateuse de cette membrane (*fig.* 177).

L'hémorragie provoquée par la trépanation est parfois assez abondante ; mais elle ne persiste pas longtemps. — Dans la suite, les orifices ont une grande tendance à se fermer. On doit les tamponner avec des bouchons d'étoupe ou d'ouate, ou passer dans les sinus un fort drain de caoutchouc maintenu en place par deux chevilles de bois qui en traversent les extrémités. Silvestrini garnit ces ouvertures de petits cylindres de bois, creusés d'un canal quadrangulaire, pourvus sur leur face externe d'un pas de vis qui permet leur engagement et en assure la fixité (*fig.* 178). Pour faire les injections, on adapte à la canule de la seringue un tube de caoutchouc garni lui-même d'un tube métallique avec collerette d'arrêt qui en limite la pénétration dans le cylindre de bois (*fig.* 179). Ainsi sont évitées les actions traumatiques de la canule sur les bords des ouvertures et les blessures de la muqueuse ou de la paroi profonde des sinus, si l'animal vient à réagir pendant les injections. — Les tubes de Silvestrini peuvent être remplacés par des rondelles de caoutchouc dur à double rebord.

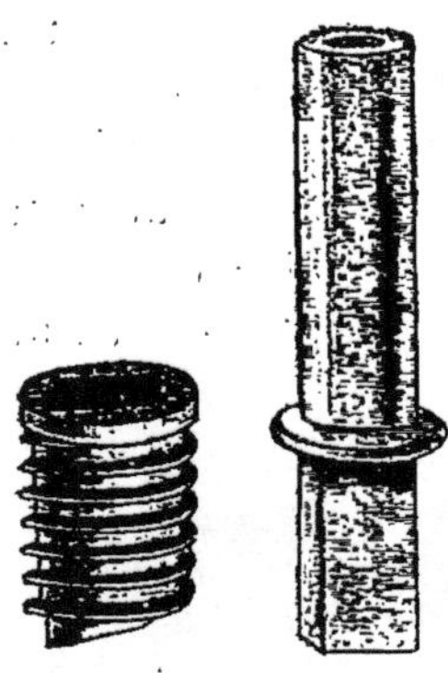

Fig. 178.   . Fig. 179.

Le traitement consécutif consiste à irriguer deux fois par jour les sinus avec de l'eau tiède, et à y faire, après chaque irrigation, une injection médicamenteuse. On a recommandé une foule d'agents thérapeutiques. Pendant la première semaine, on emploiera de préférence les solutions d'acide phénique, de créoline ou de lysol (1-2 p. 100). Ensuite on a le choix entre un grand nombre de préparations : solutions de permanganate de potasse (1-2 p. 1000), d'alun, de tanin ou de sulfate de zinc (2-3 p. 100), d'iode (teinture d'iode 50 à 100 gr. ; iodure de potassium 10 gr. ; eau 1 litre), de créosote (1 p. 100), de goudron soluble (5-10 p. 100). Les préparations créolinées, iodées, créosotées et tanniques, à différents degrés de concentration, sont les plus efficaces. La régularité des pansements et les soins avec lesquels on y procède ont d'ailleurs plus d'importance que le choix de l'agent thérapeutique. Toutefois, il convient, au bout d'un certain temps, de varier les substances employées, ainsi que le degré de concentration des solutions. On n'aura recours aux injections substitutives que si l'affection traîne en longueur et si la sécrétion morbide de la muqueuse persiste abondante.

Quand la sinusite n'est pas sous la dépendance d'une autre affection — tumeur ou morve, — généralement la sécrétion morbide de la muqueuse diminue bientôt, l'odeur de l'air qui s'échappe par les ouvertures de la face et par le naseau devient moins fétide : la maladie est en voie de guérison. La durée moyenne du traitement est d'environ un mois. Rarement la suppuration se tarit plus tôt ; plus souvent les injections doivent être continuées pendant cinq à six semaines.

On laisse d'abord se fermer l'ouverture du sinus frontal. On doit empêcher l'occlusion de l'ouverture inférieure tant que la sécrétion purulente n'est pas tarie. Si l'on a perforé la paroi interne du sinus maxillaire inférieur, le muco-pus du compartiment profond s'écoule par la cavité nasale.

Les trous de trépanation se comblent par un tissu de granulations qui subit la transformation osseuse ; parfois la partie centrale reste indéfiniment à l'état fibreux.

Au cours du traitement, on peut avoir à combattre une nécrose du bord d'une ouverture de trépanation, complication accusée par un gonflement de la peau au niveau de l'îlot osseux mortifié. Quand les injections sont faites avec les précautions requises, la nécrose d'un pilier ou d'une partie de la paroi profonde des sinus est exceptionnelle.

Si l'on a pratiqué l'extraction d'une molaire, on maintiendra béante, par le tamponnement, l'ouverture externe des sinus maxillaires, tant que la brèche buccale ne sera pas entièrement fermée.

Lorsque la phlegmasie purulente des sinus est consécutive au développement d'une tumeur dans ces cavités, l'opération est plus laborieuse. On ne doit tenter la guérison que s'il s'agit d'une tumeur bénigne. (V. *Tumeurs du sinus.*)

Chez les animaux de l'*espèce bovine*, les sinus frontaux se prolongent dans la cheville osseuse qui supporte la corne, dans le pariétal et le temporal, de sorte qu'ils enveloppent complètement la partie antéro-supérieure du crâne. Ces sinus ne communiquent point avec ceux des os sus-maxillaires; ils s'ouvrent de chaque côté, dans les cavités nasales, par quatre trous ordinairement percés sous la base de la grande volute ethmoïdale (Chauveau et Arloing).

Sous l'influence de causes diverses, le plus souvent de traumatismes, la muqueuse qui les tapisse s'enflamme; un jetage plus ou moins abondant se manifeste. Si l'ouverture nasale vient à s'obstruer, le pus s'accumule dans le sinus; il peut comprimer le cerveau et déterminer des symptômes très graves ; on constate de l'hyperthermie de la corne et du front, ainsi qu'une tuméfaction des os (Deneubourg).

On peut évacuer le pus par l'amputation de la corne, par la trépanation du cornillon ou du sinus frontal. Beaucoup de praticiens se bornent à sectionner la corne à sa base, ou ils amputent successivement les deux chevilles cornées. Quelques-uns préfèrent trépaner le sinus frontal près de l'angle interne de l'œil. Parfois une grande quantité de pus s'écoule : sur un sujet opéré par Deneubourg, il en sortit près d'un litre. Chez certains animaux, des gaz fétides s'échappent par l'orifice. Dans le premier fait de Coculet, il se produisit un « souffle bruyant » ; dans le second, on entendit une « vraie détonation ».

En général, l'évacuation du pus ou des gaz est suivie d'une rapide amélioration. Deux fois par jour on déterge les sinus à l'eau tiède et l'on agit sur la muqueuse par des injections avec l'une des solutions indiquées pour le cheval, ayant soin de faire tenir la tête inclinée par un aide, afin de favoriser la sortie du pus et du liquide injecté dans les sinus. Quand l'affection est rebelle ou compliquée, on doit renoncer au traitement.

Il est exceptionnel que l'on ait à intervenir pour combattre l'empyème des sinus chez les petits animaux. Si le cas se présentait, le traitement ne comporterait pas d'autres indications que celles qui viennent d'être formulées. Il faudrait ouvrir les sinus malades, les déterger, ensuite y faire des injections avec un liquide antiseptique tiède. On devrait s'assurer, ici encore, que l'affection n'est pas liée à la présence d'un néoplasme ou à une affection des os.

III. — Corps étrangers. — Parasites.

On peut rencontrer dans les sinus des corps étrangers de nature diverse. Les uns, inertes, se sont développés sur place ou ils proviennent de l'extérieur. Les premiers, qui consistent d'ordinaire en des concrétions formées par l'exsudat de la muqueuse malade (Mathiesen), sont beaucoup plus rares dans les sinus que dans les poches gutturales. On a trouvé aussi des esquilles nécrosées, des fragments d'os coupés par le trépan ou le ciseau. Comme principaux corps étrangers provenant de l'extérieur, il faut signaler : les matières alimentaires qui pénètrent dans les sinus par une brèche de leur paroi inférieure, consécutive à une lésion dentaire, à une tumeur ou au repoussement d'une molaire ; les projectiles ou des fragments de corps métalliques, les boulettes d'étoupe ou les drains qui y sont tombés après la trépanation.

Les corps étrangers métalliques peuvent être longtemps tolérés par les sinus sans amener aucun trouble sérieux. Sur le blessé de Kopp, une balle avait pénétré dans le sinus maxillaire inférieur en produisant un petit trou régulier, sans éclat : on apercevait le projectile au fond du trajet, « logé dans le cornet inférieur ». N'ayant pu l'extirper avec des pinces, l'auteur l'abandonna dans la plaie. Il survint un peu de jetage, mais au bout d'un mois, plaie et jetage avaient disparu. — Les corps putrescibles provoquent vite une phlegmasie purulente de la muqueuse, et lorsque les sinus sont ouverts sur la face, la plaie se fistulise.

Quelle que soit la nature du corps étranger, on doit essayer d'en faire l'extraction. Dans les cas où l'ouverture des sinus est insuffisante, on l'agrandit à l'aide du trépan ou du ciseau.

Les soins consécutifs se réduisent à peu de chose. Des injections antiseptiques tièdes amènent généralement, en quelques jours, la cicatrisation de la plaie. Si la muqueuse est enflammée, il n'y a qu'à assurer l'écoulement du pus tant que persiste la sécrétion morbide, et à traiter comme il a été dit pour l'*Empyème des sinus*.

Les principaux *parasites des sinus* sont les *linguatules* du chien et les *larves d'œstres* du mouton.

Les *linguatules* ne pénètrent qu'exceptionnellement dans les sinus frontaux du chien. Elles se cantonnent généralement en certaines régions de la cavité nasale, surtout dans les méats et les interstices des volutes ethmoïdales.

Chez le *mouton* et quelquefois, chez la *chèvre*, les sinus peuvent contenir des *larves d'œstre cavicole* en plus ou moins grand nombre. En général, on en trouve de 2 à 6, quelquefois jusqu'à 50, 60, 80 (Zurn). A l'ordinaire, elles sont cantonnées dans les sinus frontaux et dans l'étui osseux des cornes ; parfois il y en a aussi dans les sinus maxillaires (Hertwig). Si elles sont nombreuses et avancées dans leur développement, elles provoquent des troubles plus ou moins graves : jetage séreux ou muqueux, éternuements et ébrouements, frottements du nez avec les pattes ou contre un corps dur. A l'article *Parasites des cavités nasales*, nous avons indiqué les moyens à opposer aux linguatules, ainsi que le traitement préventif.

Pour le *mal d'œstres du mouton*, on a conseillé différentes mesures prophylactiques. On a recommandé de ne pas conduire les troupeaux aux pâturages pendant l'essaimage des œstres, surtout de ne pas les mener dans les pâturages voisins des forêts et des plantations, où se réfugient ces insectes; d'éloigner ceux-ci en recouvrant le nez des moutons avec du goudron, de l'huile empyreumatique ou de la créoline. L'entretien soigné de la bergerie, le lavage des murs fait de temps à autre avec de l'eau de chaux, la destruction des larves, sont des moyens plus pratiques.

On a préconisé de nombreux traitements curatifs. Rappelons que les larves d'œstres opposent une grande résistance aux agents que l'on peut diriger contre elles. Les poudres sternutatoires (tabac, ellébore blanc), ainsi que l'huile empyreumatique en suspension dans l'eau salée ou vinaigrée, le mélange d'éther et d'essence de térébenthine, n'ont d'action que sur les larves encore fixées dans les cavités nasales.

Une fois parvenus dans les sinus, les parasites ne peuvent en être chassés que par des injections faites directement dans ces diverticules après trépanation ou résection d'une corne. Les sinus ouverts, on y fait une injection de benzine étendue d'eau. Cette intervention n'est pas toujours suivie de succès. Lorsque les sinus maxillaires renferment des larves, celles-ci résistent aux injections, et toutes celles contenues dans les sinus frontaux ne sont pas sûrement détruites. Aussi le traitement n'est-il indiqué que pour les animaux de prix.

IV. — Tumeurs.

Signalées dans presque toutes les espèces animales, les *tumeurs des sinus* sont particulièrement communes chez le cheval. Il s'agit tantôt de *tumeurs primitives*, développées dans la muqueuse ou la paroi osseuse des sinus, tantôt de tumeurs secondaires, nées dans les cavités nasales, buccale ou pharyngienne, et propagées aux sinus. Chez les animaux domestiques, on y rencontre des *kystes*, des *myxomes*, des *polypes*, des *sarcomes*, des *épithéliomes*, des *ostéomes*.

Dans une partie des cas, on peut établir le *diagnostic* par l'examen clinique. On doit tenir compte surtout de la déformation de la face et du jetage sanguinolent ou des épistaxis, mais souvent il est difficile de dire si la tumeur a pris naissance dans les sinus, si elle a son siège d'implantation dans ces cavités. De même qu'une tumeur pédiculée des sinus peut s'avancer dans la cavité nasale, y prendre un grand développement et simuler un polype du nez (Trasbot), de même une tumeur née dans la cavité nasale peut se développer du côté des sinus. L'exploration minutieuse de la cavité nasale et de la bouche éclaire le diagnostic. Toutefois, chez un certain nombre de sujets, il ne peut être fixé, au début, que par la trépanation. Après cette opération, l'examen microscopique d'un fragment du néoplasme en précisera la nature.

L'adénopathie sous-glossienne précoce, volumineuse et dure, indique une tumeur épithéliale.

Le *pronostic* des tumeurs des sinus est toujours grave, parce que, si l'on en tente la guérison, il faut recourir à une opération assez laborieuse et dont le succès est incertain. Mais ce pronostic comporte des degrés liés à la nature même de ces tumeurs. En raison de leur extension aux tissus voisins, des difficultés d'une ablation radicale, du danger de récidive, les néoplasies

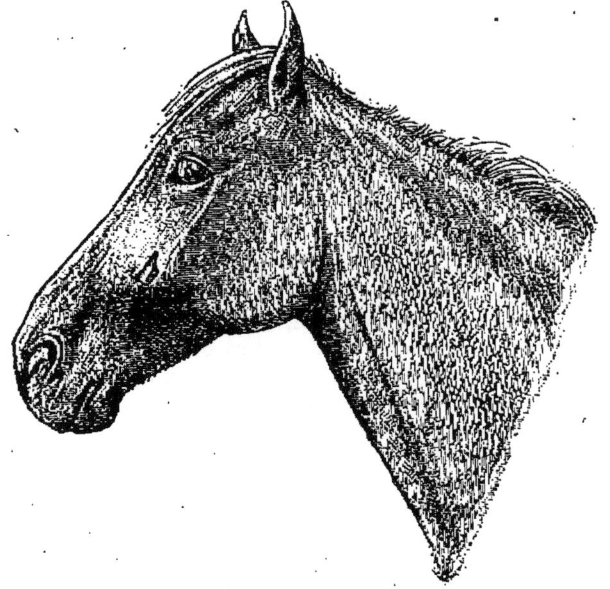

Fig. 180. — Tumeur maligne des sinus.

malignes sont, ici encore, d'une suprême gravité, et doivent être considérées comme incurables économiquement. Pour les tumeurs bénignes, les chances de succès sont d'autant plus grandes que l'on intervient à un moment plus rapproché du début, que la tumeur est plus accessible et sa surface d'implantation moins étendue.

Le seul traitement efficace est l'ablation par arrachement ou par écrasement s'il s'agit d'un polype pédiculé, par excision ou par abrasion si le néoplasme est à large base.

Selon le siège et les dimensions de la tumeur, on ouvrira plus ou moins largement les sinus. On n'hésitera pas à faire des brèches étendues ; elles facilitent les manœuvres et l'ablation totale.

On découvre la paroi externe du sinus frontal en détachant un lambeau cutané, limité en dedans par une première incision faite de haut en bas, près de la ligne médiane, parallèlement à celle-ci, et par une autre tirée de l'angle interne de l'œil sur la première, dans une direction légèrement oblique d'arrière en avant. On découvre de même la paroi externe des sinus maxillaires par une incision en **T** ou en **V**, suivant le point culminant de la tuméfaction formée par la tumeur. Avec un trépan à large couronne, on fait à cette paroi trois, quatre ou cinq trous contigus, on les réunit en faisant sauter les travées osseuses qui les séparent, et l'on régularise au couteau ou à la rénette le bord des ouvertures.

Les tumeurs pédiculées sont d'une facile excision, mais pour celles qui remplissent plus ou moins complètement les sinus et qui ont une large surface d'implantation, l'opération est laborieuse. On les enlève par morceaux avec le bistouri ou la feuille de sauge, ensuite on fait le curettage de la muqueuse. Ordinairement l'hémorragie est abondante ; il faut, à de courts intervalles, recourir au tamponnement ou au cautère. Parfois, pour enlever la totalité du néoplasme, pour fouiller les recoins et faire place nette, il convient d'opérer en plusieurs fois, à vingt-quatre ou quarante-huit heures d'intervalle. — L'ablation terminée, on lave les sinus avec une solution antiseptique tiède, on les tamponne à la gaze ou à l'ouate, et l'on panse ensuite tous les jours, comme il a été dit pour la collection purulente des sinus. Sauf le cas de récidive, les phénomènes consécutifs sont en général très simples. Mais lorsqu'on a dû ouvrir largement les sinus, la brèche ne se répare pas complètement. Quand l'animal est remis en service, on obvie à cet inconvénient en adaptant au montant ou au frontal de la bride un disque de cuir qui recouvre l'orifice.

Cette opération a donné maintes fois des résultats satisfaisants. Nous l'avons faite avec succès sur plusieurs chevaux atteints de polypes ou de kystes. — Le cheval opéré par Liautard avait dans le sinus maxillaire inférieur trois kystes dentaires. On fit sans difficulté l'extraction des dents hétérotopiques et l'on curetta légèrement la paroi de leur cavité d'insertion. En quelques semaines, la guérison fut obtenue. — Un cheval de huit ans, opéré par Labat, avait dans les sinus maxillaire supérieur et frontal un volumineux polype qui en soulevait la paroi externe. Sur la paroi du sinus maxillaire supérieur, on enleva une lame triangulaire dont les bords mesuraient 7, 9 et 10 centimètres. La tumeur, insérée sur le plancher du sinus, put être extirpée en totalité. L'ouverture pratiquée à l'os était réduite des deux tiers au bout de deux mois, mais elle ne se combla pas entièrement. — Les publications vétérinaires contiennent un certain nombre d'autres cas analogues. — Moussu a même guéri un cheval atteint de tumeur maligne des sinus, qui avait causé des dégats considérables.

Les tentatives d'ablation de tumeurs épithéliales faites jusqu'à présent n'ont abouti qu'à des insuccès.

Nous formulerons ainsi la conduite à tenir : les tumeurs bénignes qui n'ont altéré les os qu'en les soulevant, en exerçant sur eux une pression prolongée, sont curables et doivent être extirpées si le malade vaut les frais du traitement ; — lorsqu'il s'agit d'un néoplasme *envahissant*, propagé aux parois osseuses des sinus sans toutefois retentir sur les ganglions voisins, presque toujours on est en présence d'un sarcome : le mieux est de s'abstenir ; — et quand on a affaire à une tumeur accompagnée d'adénopathies spécifiques, elle est de nature épithéliale ; toute intervention est formellement contre-indiquée.

Bibliographie. — **I. Nez et cavités nasales.** — I. Exploration des cavités nasales. — Bayer, *Koch's Monatsschrift*, 1884. — Polansky u. Schindelka, *Œsterr. Zei.scär. für Veterinärkunde*, 1888. — Lanzilloti, *Trattato di tecnica e terapeutica chirurgica.*

II. Lésions traumatiques, Fractures et Nécrose cartilagineuse. — Fromage de Feugré, *Correspondance*, t. II. Paris, 1810. — Youatt, *The Veterinarian*, 1841. — Blavette, *Mém. de la Soc. vét. du Calvados*, 1833-36. — Renault, *Comptes rendus des travaux de l'École d'Alfort*, 1834-35 ; *Recueil de méd. vét.*, 1835. — Gourdon, *Journal de méd. vét.*, 1847. — Lafosse, *Journal des vét. du Midi*, 1856. — Simone, *Giornale delle razze degli animali*, 1863. — Barreau, *Journal de méd. vét. milit.*, 1856-66. — Leisering, *Sächs. Bericht*, 1868. — Voigtlander, *Ibid.*, 1873. — Kitt, *München. Jahresber.*, 1895. — Williams, *The Journ. of comp. med. and vet. Archives*, 1897. — Lanzillotti-Buonsanti, *La Clinica vet.*, 1898. — Peuch et Toussaint, *Précis de chirurgie vétérinaire.* — Bayer, *Lehrbuch der Veterinärchirurgie.* — Vachetta, *La Chirurgia speciale degli animali domestici.* — Lanzillotti-Buonsanti, *Trattato di tecnica e terapeutica chirurgica.* — Möller u. Frick, *Lehrbuch der Chirurgie.* — Cadiot, *Études de pathologie et de clinique.*

III. Épistaxis. — Eiselen, *Repertorium*, 1841. — Négrier, *Mém. de la Soc. vét. du Calvados*, 1845-46. — Kohne, *Magazin*, 1861. — Jost, *Thierärztl. Mittheil.*, 1868. — Anacker, *Thierarzt*, 1868. — Ackermann, *Sächs. Bericht*, 1868. — Bonnaud. *Recueil de méd. vét.*, 1869. — Bigoteau, *Ibid.*, 1886. — Söhngen, *Thierärztl. Mittheil.*, 1882 — Schindelka, *Wiener Vierteljahrsschr.*, 1886. — Köber, *Repertorium*, 1888. — Ronsagnoli, *Il moderno Zooïatro*, 1893, an. in *Journal de méd. vét.*, 1893. — Soucail, *Revue vét.*, 1894. — Cadéac, *Journ. de méd. vét.*, 1895. — Riajew, *Archives de Pétersbourg*, 1897. — Reck, *Preuss. veterinär-Bericht*, 1898. — Tapken, *Deutsche thierärztl. Wochenschrift*, 1899. — Pedse, an. in *Annales de méd. vét.*, 1900.

IV. Corps étrangers et Parasites. — Barrère, *Journal des vét. du Midi*, 1844. — Joly, *Ibid.*, 1848. — Rey, *Journal de méd. vét.*, 1848. — Dusseau, *Repertorium*, 1852. — Tannenhauer, *Magazin*, 1862. — Colin, *Bullet. de la Soc. cent. de méd. vét.*, 1863. — Spaethe, *Preuss. Mittheil.*, 1872-1873. — Garano, *Revue vét.*, 1877. — Lammers, *Preuss. Mittheil.*, 1881. — Kühne, *Ibid.*, 1883-84. — Parsons, *American vet. Review* 1884-85. — Chauvrat, *Recueil de méd. vét.*, 1890. — Schwammel, an. in *Ibid.*, 1892. — Morot, *Bullet. de la Soc. cent. de méd. vét.*, 1892. — Zboril, *Œsterr. Zeitschr. f. Veterinärkunde*, 1895. — Neumann, *Traité des maladies parasitaires des animaux domestiques.*

V. Phlegmasies et Ulcérations de la pituitaire. — Dupuis, *Journal pratique de méd. vét.*, 1829. — Cruzel, *Ibid.*, 1830 ; *Recueil de méd. vét.*, 1830 ; *Journal des vét. du Midi*, 1840. — Jacob, *Mém. de la Soc. vét. du Calvados*, 1854-56. — Steiner, *Archiv für Thierheilkunde*, 1851. — Rey, *Journal de méd. vét.*, 1851. — Lander, *Repertorium*, 1855, an. in *Annales de méd. vét.*, 1855. — Naf, *Journal des vét. du Midi*, 1856. — Baillif, *Ibid.*, 1856. — Lafosse, *Ibid.*, 1856. — Greeves, *The Veterinarian*, 1857, an. in *Recueil de méd. vét.*, 1859. — Delwart, *Annales de méd. vét.*, 1858. — Overbosch, *Ibid.*, 1867. — Serres, *Journal des vét. du Midi*, 1859. — Reboul, *Ibid.*, 1860. — Adenot, *Journal de méd. vét.*, 1862. — Trinchera, *La Clinica vet.*, 1872. — Salles, *Bullet. de la Soc. cent. de méd. vét.*, 1873. — Lafosse, *Revue vét.*, 1876. — Siedamgrotzky, *Sächs. Bericht*, 1878. — Schindelka, *Œsterr. Vierteljahrsschr.*, 1885. — Wolff, *Berliner Archiv*, 1886. — Friedberger, *München. Jahresber.*, 1890-91. — Dezuttere, *Annales de méd. vét.*, 1890. — Bayer, *Milit. veterinär-Bericht*, 1890. — Röder, *Sächs. Bericht*, 1891. — Debrade, *Recueil de méd. vét.*, 1892. — Jacobs, *Berlin. thierärztl. Wochenschr.*, 1892. — Hoffmann, *Ibid.*, 1894. — Nocard, *Bullet. de la Soc. cent. de méd. vét.*, 1893. — Berndt, *Berliner Archiv*, 1894. — Dieckerhoff *Spec. Pathologie*, 1892. — Kitt, *Pathol.*

anatom. Diagnostik, 1895. — Friedberger u. Fröhner, *Lehrbuch der speciellen Pathol. und Therapie*, 1896.

VI. Affections des cornets. — Jessen et Unterberger, *Clinique de Dorpat*, 1860-61. — Haubner, *Sächs. Bericht*, 1858. — Erler, *Ibid.*, 1860, — Zundel, *Journal de méd. vét.*, 1863. — Delamotte, *Journ. de méd. vét. milit.*, 1873-74. — Siedam-grotzky, *Sächs. Bericht*, 1876. — Bagge, *Tidskrift de Copenhague*, 1876. — Sand, *Monatshefte für prakt. Thierheilkunde*, 1893. — Schlegel, *Deutsche thierärztl. Wochenschrift*, 1895. — Fröhner, *Monatshefte für Thierheilkunde*, 1896. — Goossen, *Annal. de méd. vét.*, 1896. — Knudsan, *Tidskrift de Copenhague*, 1897. — Nielsen *Ibid.* — Francesco, *La Clinica vet.*, 1898. — Solimani, *Ibid.*, 1898. — Cadiot, *Bull. de la Soc. cent. de méd. vét.*, 1898. — Eberlein, *Monatshefte für prakt. Thierheilkunde*, 1898. — Breton, *Recueil de méd. vét.*, 1900. — Cadiot, *Etudes de pathologie et de clinique.*

VII. Kystes, abcès et ulcérations de la cloison. — Leblanc, *Clinique vét.*, 1843. — Leisering, *Sächs. Bericht.*, 1871. — Campagne, *Revue vét.*, 1877. — Montané, *Ibid.*, 1884. — Scharenberger, *Recueil de méd. vét.*, 1895.

VIII. Tuberculose. — Strerat, *Thierarztl. Mittheil.*, 1876. — Brissot, *Recueil de méd, vét.*, 1886. — Zimmermann, *Berlin. thierärztl. Wochenschr.*, 1890. — Zschokke, *Deutsche thierärztl. Wochenschr.*, 1895.

IX. Tumeurs. — Icart, *Instructions et observ. sur les maladies des animaux domestiques*, 1794. — Rohlwes, *Magazin*, 1801. — Godine, *Éléments d'hygiène*. Paris, 1815. — Gohier, *Mémoires et observations*, t. II. Lyon, 1816. — Rigot, *Recueil de méd. vét.*, 1827. — Sewel, *The Veterinarian*, 1833. — Hertwig, *Magazin*, 1836. — Lacoste, *Mém. de la Soc. vét. du Calvados*, 1843-44. — Delwart, *Journal vét. et agric. de Belgique*, 1844. — Weyden, *Ibid.*, 1846. — Rietzel, *Magazin*, 1848. — Schmidt, *Zeitschr. für Thierheilkunde*, 1851. — Yvon, *Mém. de la Soc. vét. du Calvados*, 1852-53. — Ercolani, *Giorn. di vet.*, 1854. — Goffé, *Ibid.* — Dickin-son, *The Veterinarian*, 1855. — Gamgee, *Ibid.*, 1855. — Falkirk, *Ibid.*, 1858. — Lafosse, *Journal des vét. du Midi*, 1856. — Schmidt, *Repertorium*, 1859. — Kopp, *Recueil de méd. vét.*, 1859. — Hering, *Repertorium*, 1860. — Oreste e Falconio, *Studii sulle neoplasie a massa distinta*. Napoli, 1866. — Robelet, *Journal de méd. vét.*, 1866. — Ehrler, *Sächs. Bericht*, 1866. — Colin, *Bullet. de la Soc. centr. de méd. vét.*, 1867. — Trélat, *Journal des vét. du Midi*, 1867. — Ackermann, *Sächs. Bericht*, 1868. — Leisering, *Ibid.*, 1869. — Roloff, *Preuss. Mittheil.*, 1872-73. — Vachetta e Molina, *La Clinica vet.*, 1888. — Anacker, *Thierarzt*, 1878. — Czak, *Monatsschr. für Thierheilkunde*, 1879. — Fleming, *The vet. Journal*, 1881. — Deigen-desch, *Repertorium*, 1882. — Bryce, *The vet. Journal*, 1882. — Heyne, *Wochenschr. für Thierkeilkunde*, 1886. — Fincke, *Deutsche med. Wochenschr.*, 1885; an. in *Recueil de méd. vét.*, 1886. — Hamburger, *Berlin. thierärtzl. Wochenschr.*, 1889. — Trasbot, *Bullet. de la Soc. cent. de méd. vét.*, 1889. — Urban, *Wochenschr. für Thierheilkunde*, 1887. — Prietsch, *Sachs. Bericht*, 1890. — Strebel, *Schweizer Archiv*, 1891. — Besnoit, *Revue vét.*, 1891. — Trasbot, *Bull. de la Soc. centr. de méd. vét.*, 1893. — Bossi, *L'Allevatore*, 1895, an. in *Berlin. thierärztl. Wochenschr.*, 1895. — Lubke, *Zeitschr. für Veterinärkunde*, in *B. T. W.*, 1895. — Schlegel, *Deutsche thierärztl. Wochenschr.*, 1895. — Guittard, le *Progrès vét.*, 1896. — Rivière, *Journal de méd. vét.*, 1896. — Röder, *Sächs. Bericht*, 1896. — Berg, *Tidskrift de Copenhague*, 1896. — Neyrand et Fromonot, *Journal de méd. vét.*, 1897. — Höijer, *Tidskrift de Stockholm*, 1898. — Sibley, *The journal of comp. med. and vét. Archiv*, 1898. — Lanzillotti-Buonsanti, *La Clinica vét.*, 1898. — Fröhner, *Monatshefte für prakt. Thierheilkunde*, 1896-98. — Schulz, *Zeitschr. für Veterinärkunde*, 1898. — Frick, *Deutsche thierärztl. Wochenschrift*, 1898. — Vennerholm, *Tidskrift de Stockholm*, 1900. — Stockfleth, *Chirurgie.* — Vachetta, *La chirurgia speciale degli animali domestici.* — Lanzillotti, *Trattato di tecnica e terapeutica chirurgica.* — Cadiot, *Études de pathologie et de clinique.*

II. Sinus. — I. Lésions traumatiques et Fractures. — Lacoste, *Recueil de méd. vét.*, 1839. — Oreste, *Giornale delle razze degli animali domestici*, 1861. — De Simone, *Ibid.*, 1863. — Kopp, *Journ. de méd, vét. milit.*, 1862-63. — Salles, Mégnin, *Ibid.*, 1865-66. — Bassi, *Il medico vet.*, 1872. — Prietsch, *Sächs. Bericht*, 1872. — Cadéac, *Bull. de la Soc. des sciences vét. de Lyon*, 1900. — Vachetta, *La chirurgia speciale degli animali domestici.*

II. Inflammation catarrhale et collection purulente. — Coulom, *Journal des vét. du Midi*, 1841. — Haubner, *Magazin*, 1842. — Hering, *Repertorium*, 1845. — Stockfleth, *Ibid.*, 1857. — Cruzel, *Recueil de méd. vét.*, 1856. — Delwart, *Annales de méd. vét.*, 1858. — Landel, *Repertorium*, 1863; an. in *Annales de méd. vét.*, 1864. — Guilmot, *Annal. de méd. vét.*, 1864. — Leisering, *Sächs. Bericht*, 1864. — Varnell, *The Veterinarian*, 1867. — Linstadt, *Magazin*, 1870. — Voigtlander, *Sächs. Bericht*, 1870. — Siedamgrotzky, *Ibid.*, 1874. — Friedberger, *München. Jahresbericht*, 1877-78. — Stubbe, *Écho vét.*, 1877. — Friez, *Recueil de méd. vét.*, 1880. — Degive, *Annales de méd. vét.*, 1880. — Harisson, *American veterin. Review*, 1881-82. — Roche, *Annales de méd. vét.*, 1880. — Silvestrini, *Giornale di anat. fis. e. patol.*, 1882. — Mollereau, *Archives vét.*, 1883. — Polansky, *OEsterr. Vierteljahrsschr.*, 1883. — Schindelka, *ibid.*, 1884. — Robertson, *The Veterinarian*, 1887. — Deupser, *Berlin. thierärztl. Wochenschr.*, 1891. — Bongartz, *Ibid.*, 1892. — Baum, *Berliner Archiv*, 1894. — Siedamgrotzky, *Ibid.*, 1894. — Schlampp, *München. Jahresber.*, 1895. — Münch. *Ibid.* — Fröhner, *Monatshefte für prakt. Thierheilkunde*, 1897. — Nagy, *Veterinarius*, 1897. — Scruemacher, *Deutsche thierärztl. Wochenschrift*, 1897. — Tempel, *Ibid.*, 1897. — Siedamgrotzky, *Sächs. Bericht*, 1897. — Menveux, *Bull. de la Soc. cent. de méd. vét.*, 1898. — Himmelstoss, *Wochenschr. für Thierheilkunde*, 1898. — Brante, *Tidskrift de Stockholm*, 1899. — Ries, *Recueil de méd. vét.*, 1899. — Röder, *Sächs. Bericht* 1900. — Scott, *Journal of comp. Pathol. and Therap.* 1900. — Peuch et Toussaint, *Précis de chirurgie vétérinaire*. — Vachetta, *La chirurgia speciale degli animali domestici*. — Lanzillotti, *Trattato di tecnica e terapeutica chirurgica*. — Möller u. Frick, *Lehrbuch der Chirurgie*. — Friedberger u. Fröhner, *Lehrbuch der speciellen Pathol. u. Therapie*. — Cadiot, *Études de pathologie et de clinique*.

III. Corps étrangers et parasites. — Ruber, *Archiv für Thierheilkunde*, 1851. — Gilis, *Journal des vét. du Midi*, 1862. — Spaethe, *Preuss. Mittheil.*, 1872-73. — Neumann, *Traité des maladies parasitaires des animaux domestiques*.

IV. Tumeurs. — Hertwig, *Magazin*, 1836. — Gurlt, *Ibid.*, 1838. — Barthélemy, *Journal de méd. vét.*, 1849. — Rychner, *Archiv. für Thierheilkunde*, an. in *Journal de méd. vét.*, 1851. — Barlow, *The Veterinarian*, an. in *Recueil de méd. vét.*, 1856. — Woss, *Preuss. Mittheil.*, 1855-56. — Falke, *Magazin*, 1857, an. in *Journal des vét. du Midi*, 1860. — Kopp, *Journ. des vét. du Midi*, 1859. — Schmidt, *Repertorium*, 1860, an. in *Recueil des méd. vét.*, 1860. — Leisering, *Sachs. Bericht*. 1863. — Trasbot, *Archives vét.*, 1877-79. — Liautard, *Bullet. de la Soc. centr. de méd. vét.*, 1818. — Csokor, *Wiener Vierteljahrsschr.*, 1881. — Besnard et Malet, *Revue vét.*, 1885. — Kitt, *Koch's Revue*, 1887. — Labat, *Revue vét.*, 1887. — Czako. in Ellenberger u. Schutz's, *Jahresbericht*, 1888. — Bassi, Colucci e Veraldi, *Il Med. vet.*, 1888. — Vanderstraeten, *État sanit. des anim. domest. dans la province de Brabant*, 1878. — Duchanek, *OEsterr. Monatsschr.*, 1889. — Besnoit, *Revue vét.*. 1891. — Nesbitt, *American veter. Review*, 1882. — Cadéac, *Journal des méd. vét.*, 1893. — Trasbot, *Bullet. de la Soc. cent. de méd. vét.*, 1893. — Moussu, *Ibid.*. 1893. — Cagny, *Ibid.*, 1894. — Bossi, *L'Allevatore*, 1895. — Fröhner, *Monatshefte für prakt. Thierheilkunde*, 1897. — Ludwig, *Zeitschr. für Veterinärkunde*, 1899. — Stockfleth, *Chirurgie*. — Vachetta, *La Chirurgia speciale degli animali domestici*. — Kitt, *Pathol. anat. Diagnostik*.

CHAPITRE VI

AFFECTIONS DES MACHOIRES

I. — FRACTURES.

La *fracture du maxillaire supérieur* est tantôt limitée à cet os, tantôt accompagnée de lésions du sus-nasal, du lacrymal ou du zygomatique. On observe parfois des fractures du bord alvéolaire, ordinairement produites par l'avulsion ou le repoussement d'une dent. En d'autres cas, c'est l'apophyse palatine qui est brisée.

La déformation de la région, la salivation, la sensibilité, la crépitation, l'hémorragie nasale ou buccale, la gêne dans la préhension et la mastication permettent en général facilement le diagnostic.

Pour les fractures abritées, la réparation peut se faire rapidement. Les fractures avec plaie sont plus graves. On doit craindre l'empyème des sinus, une nécrose partielle, unse fitule dentaire et des complications septiques.

Les indications thérapeutiques varient avec la modalité de la fracture et l'étendue des lésions. S'il n'existe ni plaie, ni déplacement des fragments, on se gardera de toute intervention chirurgicale : on pourrait transformer une fracture fermée en fracture ouverte. Maintes fois on a vu des dents branlantes se consolider. On ne les extraira qu'après quelques jours, si l'alvéolite suppurative survient.

On donnera au blessé des aliments liquides. Si la muqueuse buccale est déchirée, on fera dans la bouche de fréquentes irrigations antiseptiques. Les légers enfoncements sans troubles manifestes du côté de la cavité nasale (cornage) ou de l'œil (exophtalmie) doivent être respectés.

D'ordinaire il y a plaie esquilleuse, écrasement de la table externe des sinus, ébranlement des dents. Sur l'animal couché, on fera la toilette du trauma, se rappelant que les esquilles, si peu adhérentes qu'elles soient, reprennent facilement. A l'aide des pinces, de l'érigne pointue, du tire-fond, on soulèvera les fragments déplacés. Un coup de trépan au voisinage de la fracture est parfois nécessaire : il permet l'introduction de l'élévatoire et le soulèvement de la lame osseuse brisée. Un dernier lavage antiseptique et un pansement à l'ouate ou à la gaze terminent l'opération. — Il est prudent d'assujettir le blessé à reculons dans sa stalle, pour éviter qu'il ne se frotte la face contre la mangeoire ou le râtelier; on l'attachera non avec un licol, mais au moyen d'un collier à deux longes. — Pendant quelques jours, on le tiendra à la diète ou on le nourrira de légers barbotages et de lait.

Sur le cheval traité par Revel, un coup de pied porté sur le grand sus-maxillaire droit avait déterminé un enfoncement et de l'exophtalmie. Ce praticien coucha le blessé, fit une incision cruciale à la peau, disséqua les lambeaux, retira cinq pièces fracturées provenant du grand sus-maxillaire et du zygomatique, ligatura l'artère sous-zygomatique, enleva l'arcade zygomatique, « remit le globe dans son orbite », introduisit dans la plaie de « l'étoupe imbibée d'eau salée », qu'il maintint avec des fils cirés passés dans les angles des lambeaux cutanés. La guérison survint assez rapidement. Il ne persista qu'un enfoncement de « 5 centimètres de profondeur sur 8 de circonférence ».

Sur le mulet de Gourdon, les lésions étaient plus graves encore. Ce mulet était tombé; l'extrémité du brancard avait pénétré dans le chanfrein et la joue. Au niveau des avant-molaires inférieures existait

une vaste plaie ; deux dents et la voûte palatine étaient brisées ; le
grand sus-maxillaire, complètement séparé des os voisins, ne tenait
plus qu'à la peau ; le petit sus-maxillaire était brisé en trois fragments ; les muqueuses buccale et nasale, la langue, les gencives,
étaient déchirées. — L'auteur fit sur le chanfrein une incision d'environ 8 centimètres, donna un coup de trépan au niveau de la
jonction du sus-nasal avec le grand sus-maxillaire et, par cette
ouverture, enleva les esquilles, dont quelques-unes, venant du
palais, avaient 10 à 15 centimètres de longueur. Il extirpa la première avant-molaire inférieure qui tenait à peine, replaça le grand
sus-maxillaire en bonne position, combla « d'étoupe » les deux plaies
et les ferma par des sutures à bourdonnets. — L'animal reprit son
travail au bout de six semaines. Il ne restait qu'une fistulette qui ne
tarda pas à se fermer.

Dans la plupart des observations relatées, la contention a été négligée. S'il y avait tendance à l'exhaussement, un bandage de tête, une
pièce attachée au licol, quelques bandes fixées avec la poix ou l'appareil de Bourgelat suffiraient à l'empêcher. — On a conseillé de prévenir l'enfoncement par l'emploi d'une lame métallique placée en
dessous de la portion osseuse fracturée et s'appuyant sur les os voisins, ou en fixant dans le fragment déplacé une petite vis munie d'un
anneau dans lequel est passée une traverse dont les extrémités prennent appui sur des plumasseaux ; mais ces moyens sont peu pratiques. — Pour les fractures de la voûte palatine, la plaque de Lafosse
pourrait rendre des services. (V. *Fractures des petits sus-maxillaires.*) — Lorsque les lésions sont plus graves, un licol fortement
serré ou des tours de corde passés sur les deux mâchoires prévien-
draient, pendant les premiers jours, tout mouvement de celles-ci.

Les fractures du chanfrein exposent à diverses complications déjà
étudiées. (V. *Fractures des cavités nasales* et *Fractures des sinus.*)

Produites le plus souvent par les chutes en avant, quelquefois par des coups
de pied ou des coups de feu, les *fractures des petits sus-maxillaires* sont transversales ou longitudinales. Elles atteignent un seul os ou les deux ; elles sont
simples ou esquilleuses.

Que la déviation ait lieu en avant, en arrière ou latéralement, la
réduction est d'ordinaire facile sur l'animal couché. En général,
voici comment il convient de procéder : la tête renversée sur la nuque,
maintenue par plusieurs aides, et le spéculum appliqué, avec la
partie moyenne d'un bâton ou d'un tord-nez tenu des deux mains, on
presse sur l'os dévié jusqu'à ce qu'il ait repris sa place. Le résultat est
obtenu quand les incisives se correspondent exactement. Dans un cas
où l'arcade dentaire, avait basculé en arrière et touchait le palais,
Chuchu introduisit un bâton dans la bouche pour opérer la réduction.

L'animal ayant voulu mordre le bâton, les fragments furent immédiatement replacés.

Quelquefois nécessaire, la contention est toujours utile. Dans le fait de Chuchu, bien qu'il y eût fracture des deux os incisifs, on n'appliqua ni ligature, ni bandage ; néanmoins la guérison était complète au bout de trois semaines. Mais ce traitement ne convient que si les os n'ont aucune tendance à se déplacer. Dans le cas contraire, il faut utiliser l'un des moyens préconisés pour assurer la contention.

Pour les *fractures transversales* Lafosse recommandait une plaque en bois ou en métal, de la forme du palais, rembourrée et pourvue d'une traverse assez longue pour déborder les lèvres, traverse portant à ses extrémités, en dehors de la bouche, une double courroie qui, fixée sur le chanfrein et reliée au frontal, immobilisait la plaque.

Qu'il s'agisse d'une fracture transversale ou longitudinale, la contention par les fils métalliques est le procédé de choix. Elle nous a toujours donné d'excellents résultats. On se sert d'un bout de fil de fer recuit ou de laiton que l'on fixe sur les dents ; pour en éviter le glissement, il convient de tracer sur celles-ci, à l'aide d'une lime, une rainure d'arrêt. — Sur le blessé de Rey, la fracture occupait l'espace interdentaire supérieur, entre les crochets et les incisives. La partie terminale de la mâchoire supérieure était déviée en bas et à gauche ; les incisives supérieures ne touchaient plus les inférieures que par la mitoyenne et le coin droits. L'auteur creusa une rainure transversale sur le bord postérieur des crochets et sur la face antérieure des incisives supérieures, redressa la mâchoire, puis, pour obtenir la contention, il engagea dans la rainure des crochets et dans celle des incisives, un fil de fer qu'il serra à l'aide de pinces sur la partie médiane de l'arcade dentaire. Pendant quinze jours, l'animal fut nourri exclusivement de barbotages. Au bout d'un mois, la consolidation était obtenue. — Le cheval traité par Degive avait une double fracture du petit sus-maxillaire gauche : dans le sens longitudinal, suivant la ligne de jonction de la pince avec la mitoyenne ; dans le sens transversal, un peu en arrière du coin. Le fragment était dévié en dehors ; entre la pince et la mitoyenne existait un écartement de 2 centimètres. A l'aide d'un vilebrequin, on fora un trou entre les pinces et l'on creusa à la lime un léger sillon sur le bord postérieur du coin gauche. Un fil de fer fut passé dans le trou et dans la rainure du coin ; les extrémités en furent tordues et rabattues sur l'arcade, au niveau d'un interstice dentaire. Au bout d'un mois, la guérison était complète.

Les fractures esquilleuses exigent parfois l'ablation des lambeaux osseux dépériostés et d'une ou de plusieurs dents. La cavité est ensuite désinfectée et tamponnée avec de l'ouate ou de la gaze antiseptiques. Des lésions très graves pourraient légitimer l'amputation.

Ces fractures sont ouvertes dans la bouche : la septicémie est à
craindre ; de fréquentes irrigations antiseptiques de la cavité buccale
sont indispensables. Pendant les premiers jours, on évitera de donner
aux blessés des aliments nécessitant la mastication.

Assez fréquentes chez le cheval, les *fractures du maxillaire inférieur* sont
le plus souvent produites par les traumatismes (coups de pied), les chutes,
le repoussement des molaires (Hering), exceptionnellement par une violente
contraction des muscles masticateurs (Hertwig). Chez les chiens de berger,
elles sont ordinairement dues aux coups de pied donnés par les bovidés au
moment où ils sont menacés ou mordus. A la suite d'accouchements difficiles, on en observe parfois chez les nouveau-nés.

Particulièrement communes au niveau du *corps*, elles se rencontrent aussi
sur le *col*, les *branches*, le *condyle* et même l'*apophyse coronoïde*. Maints
auteurs ont prétendu qu'elles offraient une gravité exceptionnelle, que la
cure en était longue et difficile. On va voir que le pronostic est loin d'être
toujours aussi sombre. — Les *fractures du corps* sont longitudinales, transversales ou obliques, simples ou esquilleuses.

La *fracture de la symphyse*, rencontrée surtout chez les jeunes
sujets (D'Arboval, Vormeng), guérit facilement par la ligature
métallique. Sur un poulain traité par d'Arboval, les deux branches,
complètement séparées, laissaient entre elles un espace où logeait le
poing ; la lèvre inférieure était divisée. On immobilisa les branches du
maxillaire par l'application d'un fil de fer s'appuyant sur les dents, et
l'on sutura la lèvre inférieure. Au bout de six semaines, la fracture
était consolidée.

Chez le chien, Bourrel a aussi employé avec succès la ligature métallique. Dans un cas, la symphyse était complètement divisée ; les
deux branches du maxillaire, écartées, chevauchaient sur la lèvre
inférieure ; au niveau du col et du côté de la symphyse, à quelques
millimètres des alvéoles, la branche droite était brisée en trois fragments. On enleva les deux plus petits et les branches de l'os furent
rapprochées au moyen d'un fil de laiton fixé aux canines, sur lesquelles
on avait pratiqué des rainures. On appliqua en outre un bandage
destiné à borner les mouvements de la mâchoire. Pendant huit jours,
on alimenta le malade à l'aide d'une sonde œsophagienne. La guérison
fut parfaite.

Corroy, Aubert et beaucoup d'autres ont publié des exemples de
fracture du corps du maxillaire. — Sur le cheval de Corroy, le trait
de fracture allait du crochet gauche à la mitoyenne droite et se prolongeait, en dessous, jusque sur la branche gauche du maxillaire,
près de la symphyse du menton. On pouvait passer le doigt entre les
fragments. Une plaque métallique emboîtant la face inférieure de
l'extrémité de l'os et fixée par des liens tressés servit à la contention.
L'appareil fut supprimé le quarante-septième jour ; le maxillaire était
consolidé. — Sur le blessé d'Aubert, la moitié gauche du corps du

maxillaire inférieur était pendante. On en pratiqua l'ablation. Trente jours après, le cheval était remis en service.

Quand la solidité des incisives le permet, la fracture du corps, comme les précédentes, doit être contenue par la ligature métallique (*fig.* 181). Pour les blessés que nous avons traités jusqu'alors, la

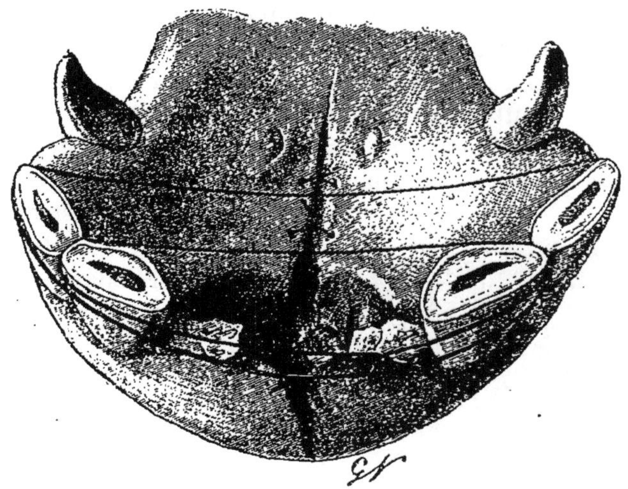

Fig. 181. — Fracture du corps du maxillaire inférieur.

simple ligature a été suffisante. Rarement on devra recourir à l'application d'une plaque métallique rembourrée, fixée sur les incisives au moyen d'un fil de fer, et sous le menton par une mentonnière à boucles, partant des angles postérieurs de la plaque.

Les *fractures transversales du col* ou *des deux branches, près de la symphyse*, s'accompagnent toujours d'un abaissement du corps de l'os, et l'extrémité inférieure de la mâchoire est plus ou moins pendante. Nous ne mentionnerons que les principaux appareils recommandés pour les cas de ce genre.

Blavette se servait d'un bandage fourchu, en tôle, embrassant le menton et divisé en arrière de la symphyse. Deux liens attachaient cet appareil sur le nez et sur la nuque. — Rigot utilisait une planche creusée d'une profonde rainure en V pour loger l'angle de la mâchoire, et fixée à la tête par plusieurs liens. — L'appareil de Barthélemy comprenait : 1° une têtière et une sous-gorge ; 2° quatre montants attachés inférieurement à une muserolle et fixés, l'antérieur à la têtière, le postérieur à la sous-gorge : les deux latéraux étaient réunis sur la nuque, formant une seconde têtière. Des courroies placées de distance en distance permettaient de serrer l'appareil. — Zundel employait des attelles appliquées sur les branches du maxillaire et maintenues par des courroies empêchant l'écartement des mâchoires. — Changeux a conseillé un appareil formé de deux montants en fer, du diamètre du petit doigt, disposés en **V** comme les branches du maxillaire, et réunis inférieurement par une branche transversale assez concave pour s'adapter à la forme du menton. Des courroies fixaient l'appareil sur le chanfrein et la nuque; l'écartement des mâchoires était impossible. — Gellé plaçait, sous la mentonnière fortement serrée d'un licol en sangle, une attelle avec laquelle il immobilisait la mâchoire. — Hath, Prinz, Mazza, fixaient dans l'auge une planchette imbibée de poix et maintenue par un bandage. — L'appareil de Marrel se composait d'une gouttière en fer, matelassée, emboîtant la mâchoire inférieure et maintenue par des courroies. — Celui de Sicard était formé d'une plaque de fer épaisse de 3 millimètres, large de 5 centi-

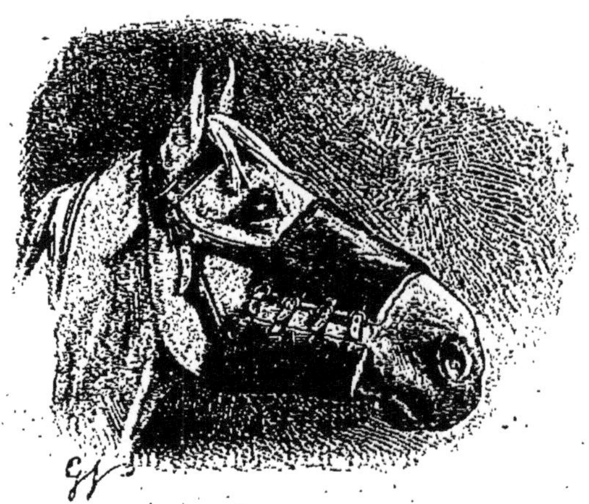

Fig. 182. — Bandage à courroies pour l'immobili- sation des mâchoires.

mètres, s'étendant de la gorge à l'extrémité de la lèvre inférieure; elle était rembourrée dans toute son étendue; la partie répondant au menton était disposée en cuillère. Trois courroies la fixaient à la nuque, au front et au chanfrein. — Delwart et Serres assuraient la contention par de simples bandelettes de toile recouvertes d'un mélange résineux. — Signalons encore les appareils d'Ohlsen et de Walker. Celui d'Ohlsen, construit pour les fractures de la portion alvéolaire, est en fer et a la forme d'un aimant. — Pour les petits animaux surtout, on a aussi employé les gouttières de gutta-percha.

Presque tous ces bandages ont des inconvénients : la plupart se déplacent, provoquent des excoriations et entravent la mastication.

La contention par les fils métalliques est souvent suffisante. Blavette utilisait déjà ce procédé. Dans un cas, Menot essaya d'abord le bandage de Barthélemy; la compression exercée par les muserolles détermina bientôt une tuméfaction œdémateuse du chanfrein, des lèvres et des ailes du nez; on dut enlever l'appareil. Les quatre pinces perforées, des fils de fer furent passés de dehors en dedans par les ouvertures des dents supérieures, ensuite de dedans en dehors dans les trous des pinces inférieures; les deux bouts furent rivés extérieurement, puis limés afin d'éviter la blessure de la face interne des lèvres. On enleva l'appareil le quarante-quatrième jour : un cal résistant était formé. Mais avec un tel procédé, il faut longtemps alimenter le malade à la seringue. — Le cheval dont parle Delamotte était atteint d'une fracture transversale complète des deux barres, à peu près à égale distance du crochet et de la première molaire. On pratiqua la contention à l'aide de deux fils de laiton (un de chaque côté) reliant les coins à la première molaire; pour percer le bord supérieur de la mâchoire entre les collets des deux premières molaires, on traversa la joue. Des fistules se formèrent dans la suite et l'on dut enlever plusieurs esquilles. La guérison ne fut complète qu'au bout de quatre mois.

En certains cas, on pourrait faire la *suture osseuse*, — perforer les fragments avec une vrille et les réunir à l'aide d'un fil métallique. Littlewood a traité ainsi avec succès une fracture double du maxillaire inférieur chez le cheval.

Quand la fracture n'intéresse qu'*une branche du maxillaire*, l'écartement est nul ou peu accusé, et souvent la guérison survient sans traitement. Les fragments sont peu mobiles en cette région, et si, pour satisfaire le propriétaire, le praticien doit faire quelque chose, très généralement une friction vésicante ou le bandage à la poix suffit. — Chez le cheval et le mulet, dans huit cas de fracture d'une seule branche, avec déplacement nul ou peu prononcé, L. Lafosse se borna à une application vésicante faite au niveau de la fracture. L'engorgement ainsi provoqué réalisa la contention. Deux fois des esquilles se firent jour du côté de la bouche et durent être extraites. Trois fois, au moment de la formation du cal, il persistait une déviation latérale qui s'effaça peu à peu. — Pour une fracture de la branche droite du maxillaire, dont le trait séparait les deux premières molaires, Serres pratiqua d'abord la réduction, puis il appliqua un bandage à la poix. Au bout de quinze jours, le malade commençait à mastiquer. — Leblanc cite un cas où, par la seule privation d'aliments solides, il obtint la guérison d'une fracture de la branche droite du maxillaire au niveau de la dernière molaire.

Dans les cas de fractures du corps et du col, lorsque les moyens de contention échouent, l'ablation du corps du maxillaire est indiquée. Elle a été effectuée d'abord par Bouley, puis par Basarjaninow sur le cheval, par Sozzo sur une mule, par Mac Gillivray sur un jeune bovidé, par Schleg sur un chien. La mutilation ainsi faite ne cause qu'une faible gêne dans l'alimentation du blessé. — Sur le cheval traité par Bouley, la fracture s'était produite un peu en avant des crochets et suivant une direction très oblique en arrière et en haut. On fit de chaque côté une ligature métallique s'appuyant, en avant, sur les coins, en arrière sur les crochets, et l'on appliqua l'appareil de Barthélemy. Les fils de laiton cédèrent; le corps du maxillaire se nécrosa et l'on dut pratiquer l'amputation du grand fragment de l'os, en arrière des crochets. L'hémorragie fut insignifiante. Deux jours après, le cheval pouvait manger l'avoine avec tant de facilité « qu'on n'aurait pu croire, en le voyant, qu'il était privé de ses incisives inférieures. »

Les *fractures de l'apophyse coronoïde* et du *condyle* sont bien plus rares que les précédentes. Daprey, Soumille, Goubaux, en ont publié des exemples. Celles de l'apophyse coronoïde guérissent avec cal fibreux. Pour les fractures articulaires, l'ankylose est à craindre. Ici, tout appareil est inutile ; une friction vésicante ou quelques bandes poissées suffisent.

Souvent les fractures du maxillaire sont ouvertes et esquilleuses. On doit alors désinfecter soigneusement la plaie, enlever les lambeaux osseux dépériostés, puis combler le trauma avec de l'ouate ou de la gaze. Tout foyer fractural en communication avec la bouche expose à la septicémie et à la pyémie ; il exige de fréquents lavages antiseptiques de la cavité buccale.

Les barbotages, le lait, les substances de facile mastication, doivent constituer la nourriture de tous les fracturés de mâchoire.

II. — OSTÉOPÉRIOSTITE DES MAXILLAIRES.

L'*ostéopériostite des maxillaires* est le plus souvent localisée au bord alvéolaire de ces os et succède à une affection des gencives, des dents ou des barres. Elle est quelquefois déterminée par des traumatismes qui atteignent une partie peu protégée des maxillaires, — la peau, à ce niveau, étant divisée ou seulement contusionnée. Le bord libre du maxillaire inférieur est assez fréquemment le siège, près de la symphyse ou à la hauteur des premières molaires, d'une ostéo-périostite produite par des actions contondantes, notamment par les heurts de cette partie de l'os sur le bord de la mangeoire. — Si la phlegmasie est légère, mais entretenue par la répétition de la cause qui l'a déterminée, elle donne lieu à une exostose. — L'ostéopériostite suppurée, qui s'accuse par une tuméfaction diffuse, entraîne parfois l'exfoliation d'une portion de la couche superficielle de l'os, la production d'un îlot de nécrose ou d'un séquestre. Au niveau des dents, elle peut être suivie d'une *pseudo-fistule dentaire*. (V. *Maladies des dents*.)

Le *traitement* consiste, au début, à atténuer les phénomènes inflammatoires par le froid ou les antiseptiques, suivant le cas. Si la suppuration survient, on donnera issue au pus et l'on fera dans le foyer des injections détersives. Plus tard, on pourra avoir à extraire un fragment d'os nécrosé. Pour les séquestres consécutifs à l'ostéite des barres, on opérera par la voie buccale ou la voie cutanée, selon le siège des fistules et l'épaisseur de la néoformation osseuse qui retient l'îlot nécrosé.

Les exostoses pédiculées sont facilement extirpées à l'aide du ciseau à froid ou de la scie, après incision de la peau. Les périostoses diffuses doivent être respectées.

III. — TUMEURS.

Les *tumeurs des mâchoires* sont assez communes chez les sujets de quelques-unes de nos espèces domestiques. C'est sur le cheval et le chien qu'on en rencontre le plus d'exemples. Dans la plupart des cas de *tumeur du maxillaire chez les bovidés*, il s'agissait d'actinomycose. (V. *Actinomycose*, t. 1, p. 238.)

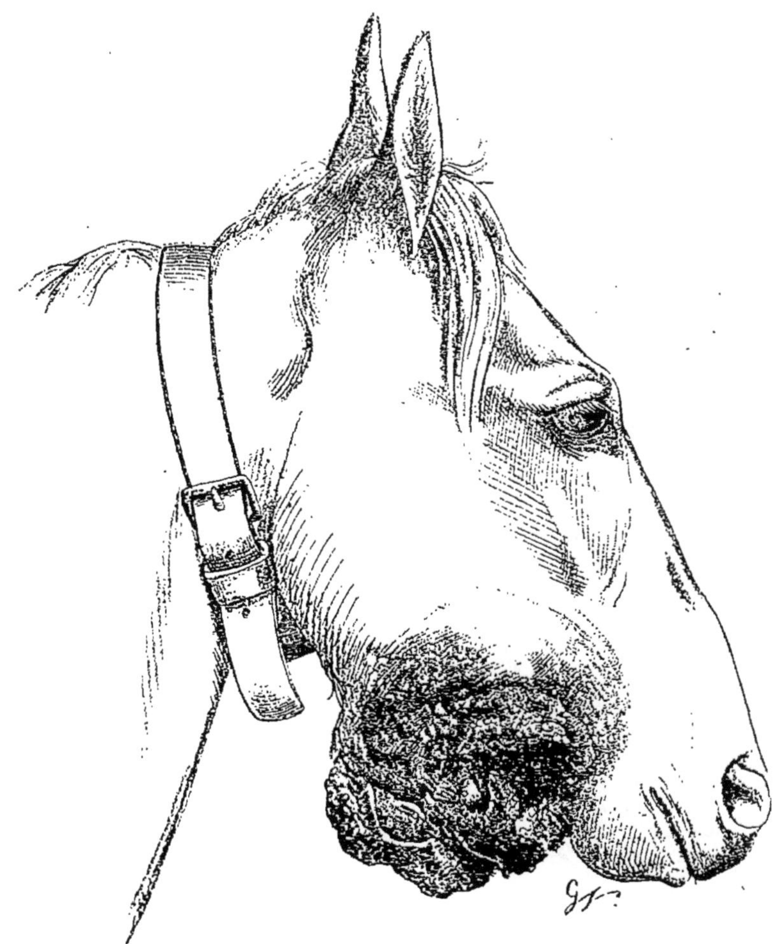

Fig. 183. — Epithéliome pavimenteux de la mâchoire inférieure.

Les *tumeurs d'origine dentaire* — les *pseudo-odontomes* et *les kystes dentifères* — ont une très lente évolution et peuvent persister longtemps sans provoquer de troubles sérieux. Quand des accidents inflammatoires et la suppuration surviennent, des fistules se creusent et parfois le maxillaire est frappé de nécrose partielle.

Les *ostéomes centraux* et *sous-périostiques*, rares d'une façon générale, provoquent dans la région où ils siègent un gonflement régulier, arrondi, indolent. Chez le cheval et le chien, nous avons vu plusieurs tumeurs de ce genre qui avaient acquis de grandes dimensions. — Les exostoses plus ou moins pédiculées qui, chez le premier de ces animaux, se développent sur le bord libre de la portion rectiligne du maxillaire inférieur, sont toujours d'origine traumatique. — Rencontrés chez le chien, les *fibromes* occupent le plus souvent le rebord alvéolaire et rarement ils pénètrent loin dans l'os; leur évolution est très lente; avec le temps, ils peuvent se calcifier ou s'ossifier. — Les *chondromes* naissent dans l'épaisseur de l'os ou sous le périoste. Ils forment des tumeurs dures, assez régulières (chondromes centraux) ou bosselées (chondromes périphériques). Les chondromes purs évoluent d'ordinaire lentement, sans tendance marquée à l'envahissement des tissus voisins. Les *chondro-sarcomes* et les *tumeurs ostéoïdes* ont au contraire une marche rapide.

Les *sarcomes* naissent au sein des mâchoires ou sous le périoste. Ceux qui partent du bord alvéolaire sont désignés sous le nom d'*épulis*. Observés sur tous les animaux, ils sont assez communs chez le chien; chez le cheval, nous les avons trouvés notablement moins fréquents que les *épithéliomes*. Leur développement est en général rapide; ils saillent plus ou moins à l'extérieur, envahissent vite les tissus voisins, la cavité nasale, la bouche, l'orbite, même le crâne. Par leur extension, la pituitaire, la muqueuse buccale et la peau s'ulcèrent, la mastication et la respiration sont gênées, les dents deviennent mobiles et tombent; des hémorragies se produisent dans la bouche et le nez.

Ces tumeurs peuvent acquérir de grandes dimensions; quelquefois elles se généralisent, et souvent elles récidivent après l'ablation. Les ganglions lymphatiques voisins sont indemnes ou peu affectés.

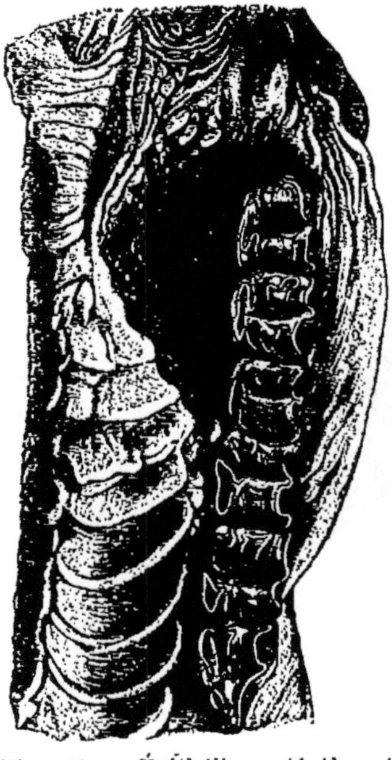

Tandis que les tumeurs précédentes se rencontrent sur des sujets de tout âge, les *épithéliomes* ne s'observent guère que sur les adultes et les vieux. Chez les animaux, comme chez l'homme, les *tumeurs épithéliales* des mâchoires ont ordinairement pour point de départ les débris épithéliaux paradentaires. Elles sont beaucoup plus communes à la mâchoire supérieure qu'à l'autre. — Nous avons observé un cas d'épithéliome du maxillaire inférieur (*fig.* 183), remarquable par la rapidité de son évolution. En deux mois, la tumeur détruisit la partie moyenne de la branche droite de l'os, produisit de graves désordres locaux, causa des troubles qui entraînèrent la cachexie et la mort. On observe assez communément sur le cheval, au maxillaire supérieur, la variété d'épithéliome décrite chez l'homme, par Verneuil et Reclus, sous le nom d'*épithéliome térébrant*. Il débute au sein du maxillaire, ordinairement au niveau d'une racine dentaire, creuse dans l'os une cavité

Fig. 181. — Épithéliome térébrant du maxillaire supérieur.

spacieuse tapissée de bourgeons épithéliaux, se propage à la gencive, au plancher nasal, aux sinus et quelquefois à l'orbite. Dès qu'il a atteint le rebord alvéolaire, on constate dans la bouche, de chaque côté de l'arcade molaire,

mais surtout du côté du palais et dans une étendue variable, des bourgeons
fongueux plus ou moins saillants. Entre les dents ébranlées et les fongosités
existe un sillon dans lequel s'accumulent les aliments. La sonde y pénètre
loin, sans rencontrer de tissu osseux, dénonçant ainsi une destruction profonde
du maxillaire. Parfois, comme chez le sujet dont les lésions sont représentées
par la *figure* 184, tandis que les bourgeons sont très peu développés, la
brèche est large : l'ulcération est le caractère dominant. — Les mâchoires
peuvent encore être envahies par des *épithéliomes pavimenteux tubulés* ou *lo-
bulés* résultant de l'extension à ces os de néoplasmes développés dans les organes voisins, sur la gencive ou sur la peau, et par des *épithéliomes cylindriques* nés dans la muqueuse des fosses nasales. — L'évolution rapide de
ces tumeurs, l'envahissement des cavités voisines et les troubles fonctionnels
qui en résultent, un jetage unilatéral plus ou moins fétide, parfois sanguinolent, l'ébranlement et la chute des dents, le bombement de la joue et
plus tard l'amincissement de l'os, puis l'ulcération de la peau, enfin l'adénopathie métastatique précoce des ganglions de l'auge : tels sont les principaux
caractères de ces tumeurs, dont le pronostic est de la dernière gravité.

Pour nos malades, le traitement est limité aux tumeurs bénignes.
Les *pseudo-odontomes*, rarement volumineux, seront extraits par la
voie buccale, à la faveur d'une brèche faite sur la table externe de
l'une ou de l'autre mâchoire, brèche par laquelle on pratique le
repoussement. — Les *kystes dentifères* suppurés ne peuvent guérir
que par l'extraction de la dent ou des dents qu'ils renferment, et il
convient de compléter cette opération par l'ablation de la paroi du
kyste. (V. *Maladies des dents*.)

L'ablation large des *chondromes* est ordinairement suivie de succès.
Il y a récidive si l'excision a été incomplète, souvent aussi lorsque
le chondrome est sarcomateux.

Les *sarcomes* exigent l'ablation totale et précoce, encore fréquemment
ne donne-t-elle pas la guérison. Nous avons opéré avec succès plusieurs
chiens atteints d'épulis sarcomateuse des maxillaires. Dans un cas où
il y avait eu récidive après une première ablation, nous avons obtenu
la guérison définitive par une nouvelle intervention, complétée par le
curettage des points suspects et la cautérisation au thermocautère.

Pour la généralité des tumeurs *épithéliales*, toute intervention chirurgicale est contre-indiquée (V. *Tumeurs*, t. I, p. 253, et *Tumeurs
des sinus*, t. I, p. 641).

IV. — AFFECTIONS DE L'ARTICULATION TEMPORO-MAXILLAIRE.

Les *contusions* récentes réclament tout d'abord le repos de l'articulation (aliments liquides) et le froid, plus tard la chaleur humide,
quelquefois les vésicants et la cautérisation. Elles peuvent entraîner
la formation d'exostoses qui immobilisent complètement la jointure
(Gurlt).

Les *plaies* para-articulaires et certains traumatismes pénétrants gué rissent rapidement par des soins antiseptiques : irrigation phéniquée ou sublimée, suture, application de collodion iodoformé, de gélatine antiseptique ou d'un pansement fixé par des bandes agglutinatives. — Dans un cas de plaie pénétrante, Brissot lava la blessure avec une solution de sublimé, la combla d'iodoforme et la recouvrit d'un pansement ouaté. Au bout de huit jours, on leva celui-ci : l'écoulement synovial était tari. Beaucoup de praticiens ont recueilli des faits analogues.

Si la plupart des *plaies articulaires* et les *arthrites temporo-maxillaires* sont graves, en raison de l'impossibilité de condamner au repos absolu l'article malade, maints auteurs, Rey entre autres, en ont pourtant assombri le pronostic. On sait qu'il existe à cette articulation deux synoviales superposées, séparées par un disque fibro-cartilagineux, — disposition anatomique pouvant, au début, limiter l'inflammation à un étage de la jointure.

Nos publications périodiques renferment de nombreux exemples de guérison de ces lésions. — Gellé rapporte qu'il a observé quatre fois l'arthrite temporo-maxillaire et qu'il a été assez heureux pour conserver ses blessés. Dans un cas, le seul sur lequel il donne quelques détails, la plaie fut cautérisée au fer rouge et la tuméfaction recouverte de pointes de feu; on enleva une esquille douze jours après; au bout d'un mois, la plaie était cicatrisée. — Pigeaire employa les mêmes moyens pour une plaie produite par un coup de pied de cheval : trois cautérisations successives et des injections de teinture d'aloès. La guérison fut obtenue en trois semaines. — Une jument traitée par Tisserant avait reçu quatre jours auparavant un coup de fourche au niveau de l'articulation temporo-maxillaire. Déjà celle-ci était tuméfiée et la mastication difficile ; on utilisa d'abord les émollients, puis on fit une application vésicante; la guérison était complète le huitième jour. — Le sublimé a donné à Saint-Cyr d'excellents résultats. Une jument atteinte d'arthrite temporo-maxillaire était traitée sans succès, depuis trois semaines, par les émollients; la plaie était bourgeonneuse, creusée d'une étroite fistule, laissant couler la synovie en abondance, surtout pendant la mastication. On appliqua un emplâtre au sublimé; huit jours après la cicatrisation était complète. — Dubois a relaté un fait dans lequel la guérison fut obtenue par l'application successive de plusieurs emplâtres de sublimé. — La salutaire action de cet agent thérapeutique fut confirmée par Payan. Sur une mule atteinte d'arthrite temporo-maxillaire avec plaie fistuleuse laissant écouler de la synovie purulente, cet auteur recouvrit le trauma d'une rondelle de cuir souple enduite, sur l'une de ses faces, de poix de Bourgogne saupoudrée de sublimé corrosif; au bout de huit jours, on leva l'appareil : une escarre solide fermait la fistule; quinze jours plus tard, l'animal était guéri. — Rey a vanté les vésicants; Gury, l'acétate de plomb; Guy, la liqueur de Villate.

A ces moyens, et malgré les succès qui témoignent de leur efficacité, on doit préférer l'antisepsie combinée à un pansement protecteur et à l'immobilisation. Sur le premier cheval traité par Delamotte, le licol à breuvage avec une muserolle matelassée et bien serrée servait à limiter les mouvements des mâchoires, de façon à permettre seulement la préhension des liquides. Un vésicatoire sur l'induration, des injections avec la solution de Van Swieten (trois ou quatre chaque jour) et un pansement iodoformé pour la nuit lui ont toujours donné la guérison. Sur le blessé de l'observation V, trois esquilles se détachèrent, dont une assez volumineuse ; on fit dans la jointure, quatre fois par jour, des injections antiseptiques ; celle du matin et celle du soir étaient suivies d'une injection de glycérine iodoformée et d'une application de collodion ; pansement pour la nuit. Au bout de quinze jours, la fistule était complètement fermée ; la jointure récupéra peu à peu son libre fonctionnement. — Clerc a obtenu la guérison d'une arthrite grave en appliquant tous les matins le traitement suivant : lavage de la plaie avec une solution de sublimé, puis introduction, dans l'entrée de la fistule, d'un tampon d'ouate saupoudré d'un mélange de camphre et de quinquina. — Sur un cheval atteint de fracture comminutive du condyle de l'articulation temporo-maxillaire gauche, Fröhner enleva les esquilles, réséqua le condyle, désinfecta la cavité et appliqua un pansement antiseptique. Quinze jours plus tard, les mouvements de l'articulation étaient rétablis. — Le blessé dont Goubaux a rapporté l'observation était, une année après l'accident, dans un état satisfaisant et travaillait, bien qu'il persistât un léger écoulement de synovie.

Tous ces faits — et nous en pourrions citer beaucoup d'autres — montrent que les plaies de l'articulation temporo-maxillaire, malgré leur réelle gravité, sont loin d'être incurables. L'immobilisation, les injections antiseptiques dans la jointure et les pansements occlusifs donnent souvent la guérison.

Mais lorsque l'affection est ancienne ou qu'il existe des lésions graves, le succès devient incertain. Dans l'un des cas relatés par Verrier, où les surfaces articulaires avaient été fracturées, « l'égyptiac lui-même ne put rien » ; plusieurs esquilles furent extraites, les cartilages disparurent, la jointure s'ankylosa, et l'animal mourut dans le marasme. — Un nouveau fait relaté par Fröhner montre les avantages que peut donner la résection de la jointure, — l'ouverture large de celle-ci, l'ablation du disque fibro-cartilagineux et la rugination des surfaces articulaires.

L'arthrite sèche temporo-maxillaire est rencontrée principalement sur le cheval et le chien. Goubaux et Bösenroth en ont décrit les altérations sur le cheval. Dans un cas, Goubaux a vu des rayures sur les surfaces articulaires et le disque était perforé ; dans un autre, l'articulation renfermait un corps libre. Sur un chien dont les muscles masticateurs étaient atrophiés, Möller a trouvé aux deux articulations temporo-maxillaires les lésions de l'arthrite sèche. Siedamgrotzky a relaté un cas analogue.

Cette arthrite déformante cause une forte gêne de la mastication ; dans la plupart des cas, la jointure est gonflée et dure ; parfois il n'y a point d'altérations extérieures. C'est pour ces cas que Goubaux s'est demandé si l'auscultation médiate de la région ne permettrait pas d'établir le diagnostic.

Le *traitement* est celui de toutes les arthrites sèches (V. t. I, p. 458). Si l'on veut intervenir, on appliquera un feu en pointes pénétrantes sur la région et l'on prescrira l'iodure de potassium à l'intérieur.

La LUXATION DE LA MACHOIRE INFÉRIEURE, rare dans toutes les espèces, est constatée le plus souvent chez les carnivores. La longueur de l'apophyse coronoïde et la moindre mobilité de l'articulation temporo-maxillaire la rendent difficile chez les herbivores. On en a cependant vu des exemples chez le cheval et chez l'âne. Les auteurs ne semblent pas fixés sur le sens du déplacement qu'a subi le maxillaire inférieur. La luxation peut se produire en arrière, même en dehors ; mais on ne rencontre guère que la luxation en avant.

Cette luxation est unilatérale ou bilatérale ; parfois elle est compliquée de fracture. Presque toujours elle est le résultat, soit d'un écartement excessif des mâchoires lorsque l'animal mord ou saisit un corps dur et volumineux, soit d'une traction ou d'un effort violent exercé sur le maxillaire inférieur. Elle peut se produire chez les jeunes chiens lorsqu'ils jouent avec des objets volumineux, chez les chiens de chasse quand ils saisissent le gibier, chez les chiens de berger, par la brusque détente d'un membre postérieur au moment où ils infligent une morsure.

Les symptômes sont significatifs. La bouche est entr'ouverte ; l'animal ne peut la fermer, et il est impossible d'affronter les mâchoires ; la salive s'écoule plus ou moins abondante, la langue est pendante, la préhension des aliments impossible ; souvent il y a de l'exophtalmie due au déplacement de l'apophyse coronoïde. — Si la luxation est unilatérale, le maxillaire inférieur est dévié du côté opposé à la lésion.

On pourrait confondre cette luxation avec la *paralysie de la mâchoire inférieure* ou les *corps étrangers de la bouche*, surtout quand ceux-ci sont situés entre les dents ; mais le diagnostic différentiel est facile. — Dans les akinésies de la mâchoire qui ne relèvent pas de la rage, on peut imprimer à cette partie divers mouvements, on peut l'affronter à la mâchoire supérieure, et lors de paralysie rabique, d'autres signes existent qui ne passent point inaperçus pour un œil exercé. — L'exploration buccale permet de reconnaître les corps étrangers.

Pour faire réintégrer au condyle son domicile glénoïdien, il faut l'abaisser et le déplacer en arrière ou en avant. Le sujet doit être couché et anesthésié. Quand la luxation est unilatérale, il suffit parfois, la tête étant fixée, d'exercer sur la mâchoire inférieure une traction en sens inverse du déplacement. Sur un cheval, Massot réussit à réduire une luxation du condyle gauche en tirant fortement la mâchoire inférieure à droite. — Mais, en général, avant de chercher à déplacer le maxillaire inférieur latéralement ou en arrière, il faut l'abaisser. Pour cela, on introduit entre les arcades molaires supérieure et inférieure, le plus loin possible dans le fond de la bouche, un bâton de 30 à 40 centimètres de longueur sur 4 à 5 centimètres de diamètre si l'on opère sur le cheval, de 20 à 25 centimètres de long sur 1 centimètre à 1 centimètre et demi de diamètre pour le chien; ensuite on saisit le maxillaire inférieur par son corps, on le porte vers le maxillaire supérieur et on le pousse en arrière. (Lanzillotti-Buonsanti.)

Pour les grands animaux, L. Lafosse conseillait le manuel suivant : — Opérer la contre-extension aux cornes ou aux épaules, et l'extension au moyen d'un billot de bois placé sur les arrière-molaires, mu par une tige prolongée hors de la bouche et fixée en arrière des incisives inférieures, par une courroie. En portant la tige vers les incisives supérieures, le billot pousse la partie postérieure du maxillaire en bas ; si on la tire en avant, on fait avancer cet os, dont les condyles sont ainsi remis en place. — Nous avons dit que la luxation avait lieu presque toujours en avant; c'est donc en arrière que l'on doit porter le maxillaire. — Sur un poulain, malgré des manœuvres variées et exercées à l'aide de forts leviers, Buhl ne put opérer la réduction.

Chez le chien, ordinairement les mains suffisent à la réduction. Protégés par un linge ou deux doigtiers, les pouces sont appliqués sur la partie postérieure du rebord alvéolaire, les autres doigts embrassent le bord inférieur de la mâchoire ; la réduction comporte un premier mouvement d'abaissement imprimé à la mâchoire par les pouces, puis un autre d'avant en arrière.

Afin de prévenir la récidive, on ne donnera pendant quelques jours que des aliments liquides. Si, comme sur le sujet traité par Massot, une arthrite close survenait consécutivement, on aurait recours aux vésicants ou à la cautérisation.

V. — PARALYSIE DE LA MACHOIRE INFÉRIEURE.

La paralysie de la mâchoire inférieure est observée le plus souvent chez le chien et le chat. Röll, Waltrup, Lydtin, l'ont signalée chez le cheval. Elle est d'*origine centrale* ou *périphérique, unilatérale* ou *bilatérale*; cette dernière est la plus fréquente. Il ne sera question ici que des akinésies indépendantes de la rage.

Les lésions encéphaliques sises au voisinage du pont de Varole, celles du nerf maxillaire inférieur (qui innerve les masséters et le temporal) ou de son tronc d'origine, le trijumeau, peuvent la déterminer. — Sur le cheval autopsié par Röll, on trouva des lésions de méningite et une dégénérescence du nerf maxillaire inférieur. —Le cheval de Lydtin portait, au niveau du ganglion de Gasser, un fibro-sarcome du volume d'un œuf ; le poids du masséter, du temporal et des muscles des ailes du nez n'était que le huitième de celui des mêmes muscles du côté sain. — Dans certains cas où la paralysie ne persiste que quelques jours, elle semble être d'origine toxique ou rhumatismale. Rabieaux parle d'une altération passagère du noyau masticateur du trijumeau ou des fibres qui en émergent.

Les *symptômes* sont significatifs : la bouche, entr'ouverte, ne peut se fermer d'elle-même ; on rapproche facilement les mâchoires avec la main, mais l'inférieure s'abaisse dès qu'elle est abandonnée à elle-même ; la langue est sèche, parfois elle saille hors de la bouche. Si le chien ne peut prendre aucun aliment, il cherche à manger et déglutit sans difficulté les substances qu'on lui donne à la cuillère. Il est calme, caressant, sans propension agressive vis-à-vis de ses congénères ni de l'homme. Tantôt la paralysie disparaît au bout de peu de jours ; tantôt, définitive, elle entraîne l'atrophie des masséters et des temporaux. Dans le cas de Körber, il y avait paralysie de la mâchoire, du pharynx et de l'œsophage.

Le *diagnostic* différentiel avec la paralysie rabique et la luxation de la mâchoire inférieure est ordinairement facile. Sauf la béance de la bouche, la physionomie des paralysés de la mâchoire n'a rien du facies rabique.

Le *pronostic* varie avec la cause de la paralysie. Si celle-ci est récente ou incomplète, la guérison peut survenir très vite; chez le chien, dans la généralité des cas, elle a lieu du cinquième au dixième jour. Le sujet de l'observation I de Möller était guéri au bout de six jours ; chez les malades de Fröhner, de Cadéac, de Rabieaux, la terminaison fut la même. Sur le cheval de Waltrup, on observa une amélioration progressive. Mais il est des cas incurables (Möller, Röll, Lydtin). Si déjà il y a atrophie musculaire prononcée, tout traitement est inutile.

En présence d'un cas de paralysie de la mâchoire inférieure, il importe tout d'abord de déterminer s'il s'agit ou non d'une akinésie rabique. Un premier examen peut être insuffisant pour se prononcer ; dans certains cas de rage mue, pendant un ou deux jours, le tableau clinique simule celui de la paralysie simple. Tant qu'un doute subsiste, le sujet doit être séquestré et observé. — La paralysie rhumatismale tend naturellement vers la guérison. Lorsqu'elle persiste un certain temps, il convient de nourrir le sujet : d'ordinaire il suffit de déposer les aliments dans le fond de la bouche, l'animal les déglutit (Möller, Cadéac); pour certains animaux, on peut recourir à la sonde œsophagienne. Les paralysies rebelles seront traitées par l'iodure de potassium et l'électricité.

Bibliographie. — I. **Fractures du grand sus-maxillaire.** — FROMAGE DE FEUGRÉ, *Correspondance sur les maladies des anim. domest.*, t. II, 1810. — REVEL, *Recueil de méd. vét.*, 1830. — LACOSTE, *Ibid.*, 1839. — PRADAL, *Journal théor. et prat. de méd. vét.*, 1836. — GOURDON, *Journal de méd. vét.*, 1847. — PERCIVALL, an. in *Recueil de méd. vét.*, 1852. — LORD, *The Veterinarian*, 1855. — SALLES, *Journal de méd. vét. milit.*, t. III. — LAFOSSE, *Pathol. vét.*, 1861, t. II. — KREKEHR, *Preuss. Mittheil.*, 1863-64. — GRESSWELL, *Veter. Journal*, 1888.

II. **Fractures du petit sus-maxillaire.** — VOLLET, *Recueil de méd. vét.*, 1825. — KELLER, *Repertorium*, 1841. — GUNGINGER, *Ibid.*, 1842. — PEUCH, *Journal de méd. vét.*, 1869. — DEGIVE, *Annales de méd. vét.*, 1873. — CHUCHU, *Bullet. de la Soc. cent. de méd. vét.*, 1885. — LAFOSSE, *Pathol. vét.*, t. II.

III. **Fractures du maxillaire inférieur.** — CHANGEUX, *Recueil de méd. vét.*, 1825. — CLICHY, *Ibid.*, 1826. — CROS, *Ibid.*, 1831. — MENOT, *Ibid.*, 1832. — *Ibid.*, 1838. — BOULEY, *Ibid.*, 1838. — CORROY, *Mém. de la Soc. vét. du Calvados*, 1840. — HORSBURGH, *The Veterinarian*, 1840. — MAYOR, *Ibid.*, 1843. — TAYLOR, *Ibid.* — DAPREY, *Recueil de méd. vét.*, 1843. — LEBLANC, *La Clinique vét.*, 1844. — PORTAL, *Journal de méd. vét.*, 1845. — MARREL, *Ibid.*, 1845-46. — SOUMILLE, *Ibid.*, 1847. — SICARD, *Journal des vét. du Midi*, 1846. — HOLLOWAY, *The Veterinarian*, 1856. — BOURREL, *Recueil de méd. vét.*, 1859. — SERRES, *Journal des vét. du Midi*, 1860. — BÖSENROTH, *Magazin*, 1860. — SOZZO, *Giornale di med. vet.*, 1862. — SCHMIDT, *Repertorium*, 1863. — FONTAN, *Journal des vét. du Midi*, 1866. — GOUBAUX, *Journal de méd. vét.*, 1866. — GOFFAUX, *Ibid.*, 1869. — SUYKERBUYCK, *Annales de méd. vét.*, 1869. — SERRIÈS, *Recueil de méd. vét.*, 1869. — DEBRADE, *Ibid.*, 1890. — DELA-

MOTTE, *Revue vét.*, 1887. — AUBERT, *Recueil d'hygiène et de méd. vét. milit.*, 2ᵉ série, 1888. — BRIGHENTI, *La Clinica vet.*, 1892. — LANZILLOTTI-BUONSANTI, *Ibid.*, 1859. — COLIN, *Recueil de méd. vét.*, 1895. — STEWART, *The Vet. Journal*, 1896. — HODGKINS, *The Veterinarian*, 1896. — MOLLEREAU, *Bull. de la Soc. cent. de méd.*, 1897. — MOUQUET, *Ibid.*, 1898. — MOREY, *Journ. de méd. vét.*, 1899 et 1900. — D'ARBOVAL et ZUNDEL, *Dict. vét.*, t. I. — LAFOSSE, *Pathol. vét.*, t. I. — LANZILLOTTI, *Trattato di tecnica e terapeutica chirurgica.* — MÖLLER u. FRICK, *Lehrbuch der Chirurgie.*
IV. **Lésions inflammatoires des maxillaires.** — ROLOFF, *Preuss. Mittheil.*, 1869-70. — SORENSEN, *Repertorium*, 1876. — AUREGGIO, *Journal de méd. vét. milit.*, 1874-75. — FÜSSL, *Oesterr. Monatsschrift für Thierheilkunde*, 1879. — RUSSI, *La Clinica vet.*, 1879. — BURKE, *The Veter. Journal*, 1885. — UTZ, *Thierärztl. Mittheil.*, 1886. — JOUET, *Bull. des Sciences vét. de Lyon*, 1899. — ROUSSELOT et SAVARY, *Recueil de méd. vét.*, 1901.
V. **Tumeurs des mâchoires.** — MERCIER, *Journal vét. et agricole de Belgique*, 1845. — MAY, *Magazin*, 1854. — ARNOLD, *The Veterinarian*, 1855. — DIERCX, *Annales de méd. vét.*, 1855. — KOPP, *Journal des vét. du Midi*, 1859. — VOIGTLANDER, *Sächs. Bericht*, 1864. — LEISERING, *Ibid.*, 1866-71. — DELWART, *Annales de méd. vét.*, 1866. — ROLOFF, *Magazin*, 1868. — MÉGNIN, *Bullet. de la Soc. cent. de méd. vét.*, 1876. — STREBEL, *Pütz's Zeitschrift*, 1877. — BARRIER, *Archives vét.*, 1878. — JOHNE, *Sächs. Bericht*, 1880. — GABBEY, *Preuss. Mittheil.*, 1881-82. — VACHETTA, *La Clinica vet.*, 1882. — ALLEN, *American vet. Review*, 1884-85. — KITT, *München. Jahresbericht*, 1896. — WILLYOUNG, *The Journ. of comp. med. and vet.*, 1896. — LANZILLOTI-BUONSANTI, *La Clinica vet.*, 1896. — BORN, *Veterinarius*, 1897. — CADÉAC, *Journ. de Méd. vét.*, 1899. — DERAIN, *Ibid.* — RÖDER, *Sächs. Bericht*, 1899. — CADIOT, *Bull. de la Soc. cent. de Méd. vét.*, 1899 ; — *Études de pathologie et de clinique.* — LIÉNAUX, *Annales de Méd. vét.*, 1900.
RECLUS, *Clinique et critiques chirurgicales.*
VI. **Arthrite temporo-maxillaire.** — PIGEAIRE, *Journal des vét. du Midi*, 1842. — WEISS, *Wochenschrift*, 1859. — DUBOIS, *Répertoire de méd. vét.*, 1850. — SAINT-CYR, *Journal de méd. vét.*, 1850. — PAYAN, *Ibid.*, 1866. — GURLT, *Magazin*, 1860. — GURY, *Journal de méd. vét. milit.*, 1864-65. — BARREAU, *Ibid.*, 1868-69. — GUY, *Ibid.* 1870-71. — SIEDAMGROTZKY, *Sächs. Bericht*, 1874-79. — GOUBAUX, *Recueil de méd. vét.*, 1876. — OW, *Thierärztl. Mittheil.*, 1879. — MOLLEREAU, *Bullet. de la Soc. cent. de méd. vét.*, 1891. — DELAMOTTE, *Revue vét.*, 1891. — BRINGARD, *Recueil d'hygiène et de méd. vét. milit.*, 2ᵉ série, 1887. — CLERC, *Ibid.*, 1896.
VII. **Luxation de la mâchoire inférieure.** — MASSOT, *Journ. prat. de méd. vét.*, 1826. — BUHL, *Repertorium*, 1856. — LAFOSSE, *Traité de pathol. vét.*, t. II. — LANZILLOTTI, *Trattato di tecnica e terapeutica chirurgica.*
VIII. **Paralysie de la mâchoire inférieure.** — CAUSSÉ, *Journal de méd. vét.*, 1860. — PIETRONI, *Giornale di An. fis. e pat. an. domest.*, 1879. — LYDTIN, *Bad. Mittheil.*, 1881. — CADÉAC, *Journal de méd. vét.*, 1893. — RABIEAUX, *Journal de méd. vét.*, 1899. — TRINCHERA, *La Clinica vet.*, 1899. — MÖLLER u. FRICK, *Lehrbuch der Chirurgie.*

CHAPITRE VII

AFFECTIONS DE LA BOUCHE

Exploration de la cavité buccale.

On fait l'exploration de la bouche à l'aide des mains seules ou au moyen d'appareils spéciaux — les *spéculum oris*. — Chez le cheval, pour un examen rapide de la cavité buccale, on saisit la langue avec la main gauche et on la tire au dehors vers la commissure droite ; on écarte de la main droite la commissure gauche des lèvres et la partie antérieure de la joue, on découvre ainsi le côté gauche de la bouche : dents, barre, palais, joue. Prenant ensuite la langue de la main droite et écartant la commissure droite avec la main libre, on inspecte la partie droite de la cavité. On évitera les tractions brutales ou excessives, capables de déchirer le frein de la langue. — Chez les chiens de caractère docile, on peut écarter les mâchoires après avoir saisi chacune d'elles avec une main.

Pour maintenir les mâchoires écartées, explorer complètement la bouche et pratiquer la plupart des opérations que l'on a à effectuer dans cette cavité, il faut recourir à l'emploi du *spéculum*. Très nombreux en sont les modèles. Avec Lanzillotti, nous les rangeons en quatre groupes : 1° *spéculums à axes fixes* ; 2° *spéculums à axes mobiles* ; 3° *spéculums agissant sur les barres par l'intermédiaire de courroies* ; 4° *spéculums à coin*. Nous ne mentionnerons que les principaux.

Les *spéculums à axes fixes*, formés de deux axes horizontaux et de deux tiges verticales réunies ou non sur un manche, sont les moins usités, parce qu'ils ne permettent pas de varier l'écartement des mâchoires suivant

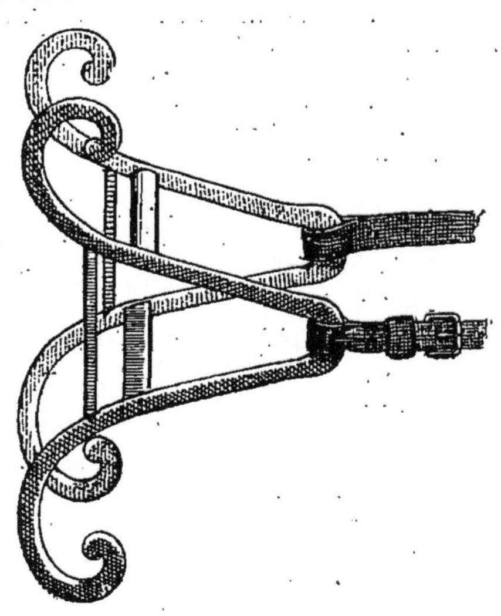

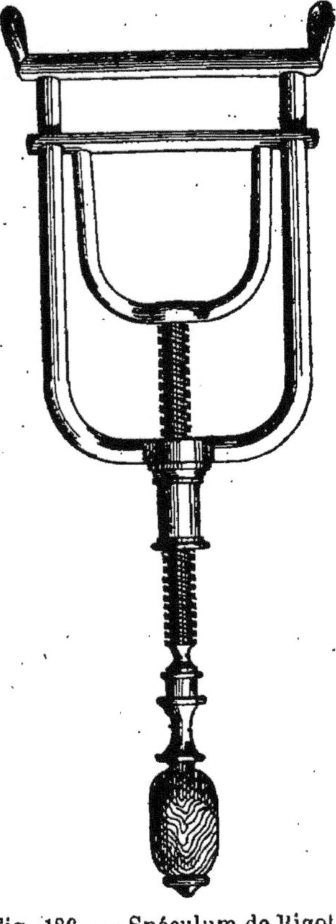

Fig. 185. — Spéculum de Martin.   Fig. 186. — Spéculum de Rigot.

les besoins. L'appareil de Martin (*fig.* 185) est l'un des plus simples et des plus pratiques.

Les *spéculums à axes mobiles* permettent de graduer l'écartement des mâchoires. Tantôt c'est le manche taraudé de l'appareil qui permet le déplacement de l'axe horizontal inférieur, tantôt l'axe mobile est fixé plus ou moins haut sur les tiges verticales à l'aide de vis, tantôt enfin cet axe est mobilisé au moyen d'un écrou ou d'un engrenage. Les modèles de Rigot (*fig.* 186) et de Mauri sont les plus répandus. On introduit dans la bouche les deux axes horizontaux rapprochés ; la mâchoire inférieure est comprise entre l'axe horizontal inférieur et le demi-cercle sur lequel est fixée la vis du manche ; il suffit alors de tourner ce dernier pour obtenir l'écartement des maxillaires. Pour éviter les blessures des barres, on entoure d'un manchon de cuir ou de caoutchouc les axes horizontaux. — Dans le même but, Mauri a remplacé les axes transversaux par deux plateaux garnis d'une bordure métallique, haute d'un centimètre environ ; l'appareil dilatateur agit non sur les barres, mais sur les incisives de l'une et de l'autre mâchoire : ces dents appuient par leurs tables sur les plateaux ; les arcades qu'elles forment y sont comme encastrées, ce qui assure la fixité de l'appareil.

— Dans le spéculum de Varnell (*fig.* 187), l'axe horizontal supérieur est fixé à une tige verticale taraudée dans sa moitié inférieure ; l'autre axe horizontal est fixé sur un cylindre de bois, dans lequel se

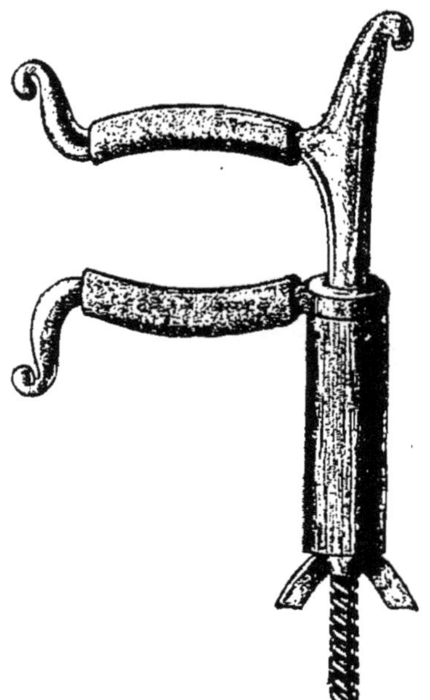

Fig. 187. — Spéculum de Varnell.

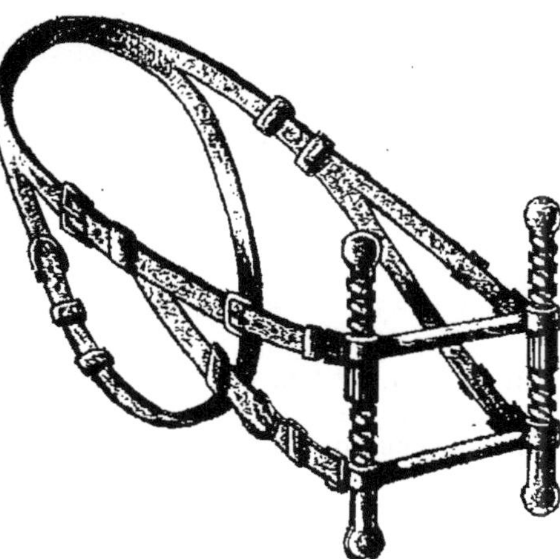

Fig. 188. — Spéculum de Mackel.

meut la tige verticale à l'aide d'un écrou. Les deux axes, revêtus d'un tube de gomme élastique, peuvent être rapprochés ou éloignés par l'action de l'écrou.

Le spéculum de Mackel (*fig.* 188), comme celui de Martin, est fixé à l'aide

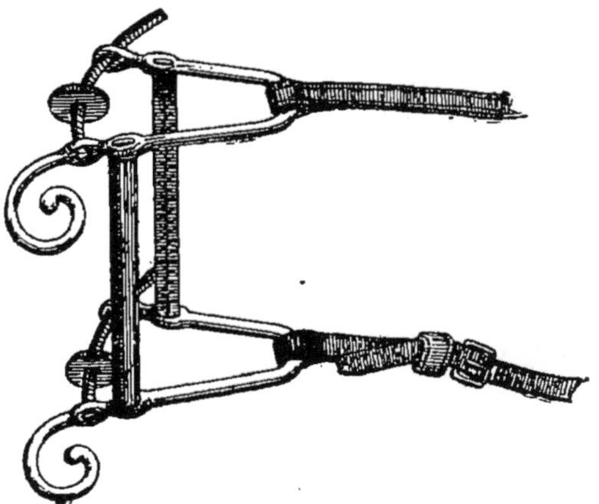

Fig. 189. — Spéculum de Bissauge.

d'une courroie de cuir passant sur la nuque ; mais la traverse supérieure, au lieu d'être fixe, peut être rapprochée ou éloignée de l'autre à l'aide d'écrous glissant sur les tiges filetées qui constituent les montants de l'appareil. — Dans le spéculum de Bissauge (*fig.* 189), le mécanisme est le même. — L'appareil de Saillant se compose de deux axes ou mors, de deux biellettes (celles-ci articulées en arrière en compas) et de deux crémaillères. Une mani-

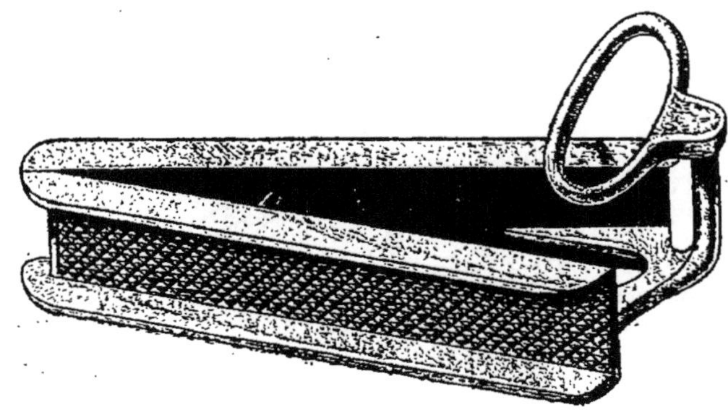

Fig. 190. — Spéculum de Bayer.

velle fait tourner l'un des axes qui s'engrène sur les dents de la crémaillère ; on éloigne et on rapproche ainsi à volonté les deux axes horizontaux. Ainsi que ceux de Martin, de Mackel et de Bissauge, cet appareil est fixé sur la nuque à l'aide d'une courroie.

Le *spéculum à coin* de Bayer (*fig.* 190) est formé de deux solides plaques métalliques rectangulaires, réunies à angle aigu à l'une de leurs extrémités, et reliées à l'autre par un axe fixe portant un anneau

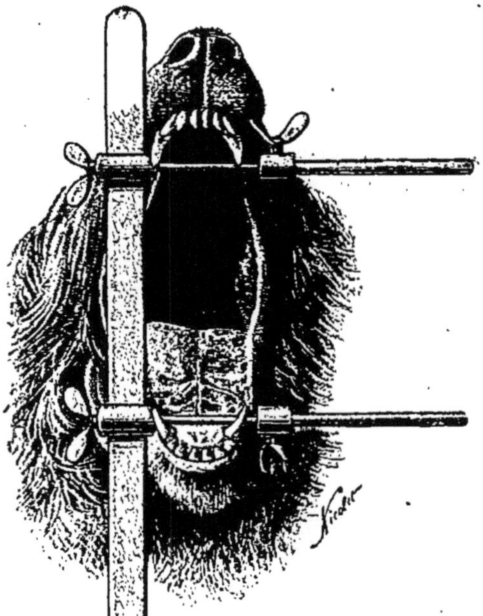

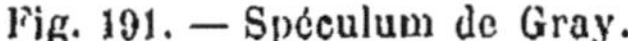

Fig. 191. — Spéculum de Gray.

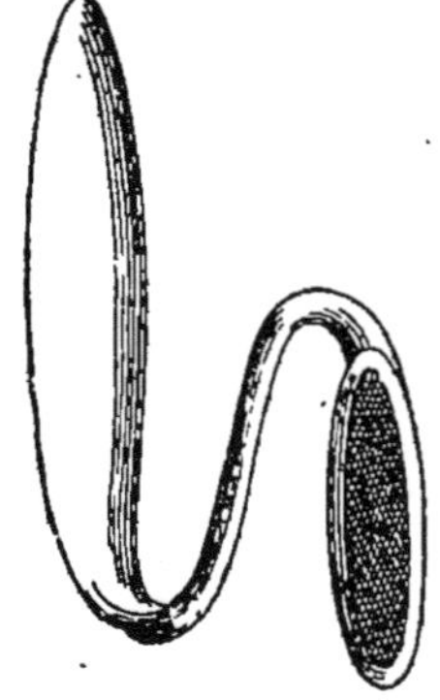

Fig. 192. — Spéculum de Reynal.

servant de poignée ; ces plaques sont dentelées sur leur face externe, ce qui en prévient le glissement sur les arcades dentaires ; elles sont limitées par des bords saillants pour éviter tout mouvement de latéralité de l'instrument. — La langue étant tirée et maintenue à l'aide d'une main, l'autre saisit le spéculum par l'anneau et le pousse entre les arcades dentaires du côté opposé.

Lorsque le cheval est assujetti en position décubitale, si l'on ne dispose pas d'un spéculum, on écartera les mâchoires à l'aide de plates-longes fixées au niveau des barres et tirées en sens opposé. On évitera les tractions excessives : Goubaux a montré qu'elles peuvent entraîner la déchirure des crotaphites. — Ce moyen ne convient pas quand la main doit être introduite dans la cavité buccale.

Pour le *bœuf*, on peut faire usage de l'un des spéculums employés pour le cheval ou se servir d'un bâillon, d'une sorte de planchette à bords mousses, percée d'une large ouverture et munie à ses extrémités de courroies ou de cordes.

Pour le *chien*, on a construit des spéculums de petites dimensions. Citons particulièrement les modèles de Rigot, de Varnell, de Bayer, de Gray, de Bissauge. Le plus souvent, on se sert de cordelettes ou de deux lanières de bande serrées sur les mâchoires et tirées en sens inverse. — Le procédé recommandé par Bourrel est bien connu : un morceau de bois, placé entre les arcades molaires et s'appuyant sur les commissures des lèvres, est fixé par un ruban derrière la nuque, il maintient les mâchoires écartées ; un ruban serré sur les mâchoires, en arrière du bâillon, les empêche de s'ouvrir davantage.

Pour l'éclairage de la bouche et l'examen des arcades molaires, on peut utiliser le dépresseur ou spéculum de Reynal, le miroir ophtalmoscopique de Follin, la lampe de Priestley-Smith, le réflecteur de Lustig, le réflecteur à lumière électrique de Bayer.

Chez le chien, pour écarter la joue, examiner les gencives et les molaires, nous nous servons d'une mince lame métallique nickelée.

I. — AFFECTIONS DES LÈVRES ET DES JOUES.

Particulièrement fréquentes chez le cheval, les *plaies des lèvres et des joues* sont déterminées par des morsures, des coups, des chutes, par des instruments piquants, tranchants ou contondants (crochets, boucles des harnais). Les commissures peuvent être excoriées, déchirées par des tractions violentes exercées sur les rênes ou les guides.

Si la guérison de ces traumas est quelquefois rendue difficile par la mobilité des parties et la septicité buccale, la riche vascularité des tissus meurtris en favorise la réparation.

Dans les traumatismes externes sans large perte de substance, qu'ils résultent d'un instrument tranchant ou contondant, il faut rechercher la réunion par première intention. Les poils coupés, les parties mortes abrasées, la plaie est soigneusement nettoyée avec un liquide antiseptique ; on en réunit les bords par des points séparés ou une suture entortillée, et l'on recouvre la couture d'une couche de collodion. — L'animal doit être placé à reculons dans une stalle et attaché à deux longes. Le premier jour, on ne lui donnera que des boissons (eau ou lait); les jours suivants, on le nourrira de barbotage et d'aliments de facile mastication; au bout d'une semaine, on enlèvera les fils de suture. — Lorsque le canal de Sténon

est ouvert, sa cicatrisation est possible ; s'il a été complètement
sectionné, pour éviter une fistule salivaire externe, on peut provoquer
une fistule interne en perforant la muqueuse buccale au niveau de la
blessure et en suturant la peau ou en recouvrant la plaie cutanée
d'un pansement adhésif.
(V. *Maladies des glandes
salivaires*.) — Pour les
plaies pénétrantes de la
joue avec perte de subs-
tance, Lanzillotti recom-
mande une opération plas-
tique. Deux incisions
horizontales parallèles, tangentes à la plaie et d'une
longueur proportionnelle à
l'étendue de la perte de
substance, délimitent deux
lambeaux cutanés rectan-
gulaires séparés par la
brèche (*fig.* 193). Les bords
de celle-ci sont avivés, les
lambeaux disséqués puis
rapprochés par des points
de suture (*fig.* 194). L'o-
péré est maintenu à la
diète pendant quatre ou
cinq jours ; des irrigations
antiseptiques favorisent la
cicatrisation de la plaie
buccale.

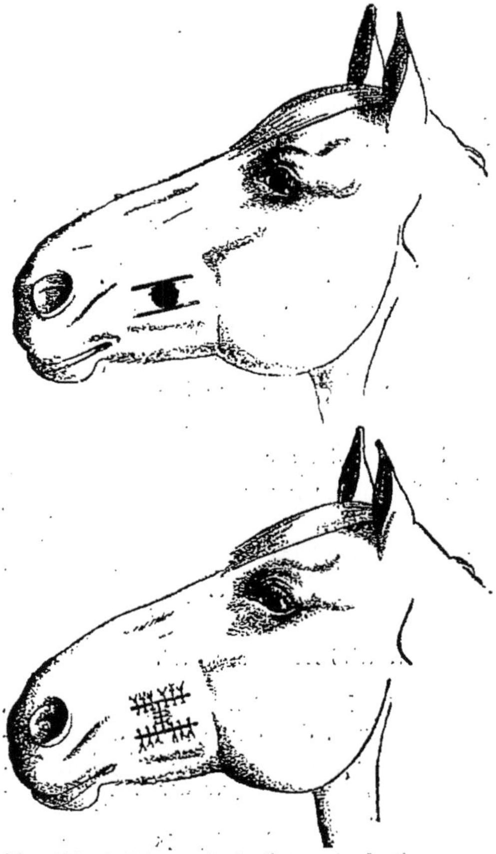

Fig. 193 et 194. — Opération autoplastique pour
les plaies avec perte de substance des joues.

Les plaies internes ou
muqueuses, produites par
les corps étrangers, le
mors ou les irrégularités dentaires, cèdent aux gargarismes antiseptiques et à une nourriture liquide.

Pour remédier aux pertes de substance des lèvres, on peut utiliser
le procédé d'autoplastie que Syme a recommandé pour l'homme. Dans
ce procédé, si l'on opère à la lèvre supérieure, on prolonge par une
double incision cutanée les deux bords de la perte de substance au-
dessus du sommet de celle-ci, et à l'extrémité de chacune de ces
incisions, on en pratique une autre délimitant la base des deux
lambeaux cutanés qui doivent être affrontés (*fig.* 195). Par la dissection, on mobilise ces lambeaux, on les réunit par une suture à points
séparés ou entortillée, et l'on en ourle le bord libre afin de mettre en

contact la peau et la muqueuse (*fig.* 196). — Les deux petits espaces triangulaires supérieurs se comblent par granulation. Tant que la cicatrisation n'est pas achevée, l'application d'une muselière est

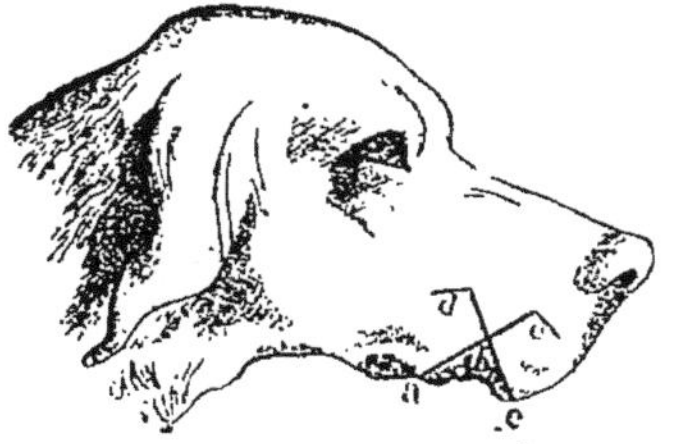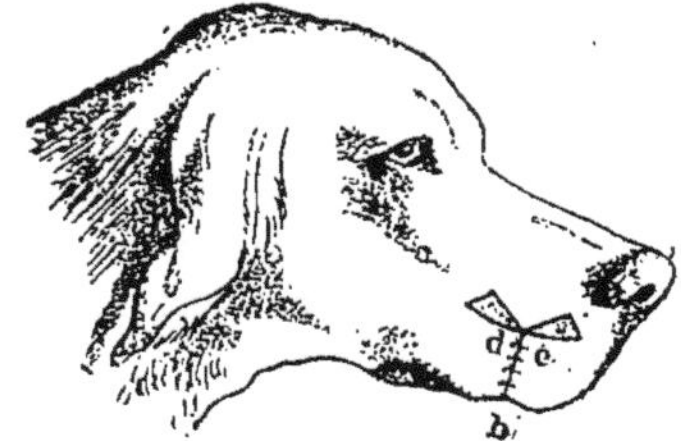

Fig. 195 et 196. — Opération autoplastique pour les plaies avec perte de substance des lèvres.

indispensable pour mettre la suture à l'abri des frottements et des grattages.

Les lèvres et les joues sont parfois le siège de *lésions inflammatoires* ou *ulcéreuses* dues à des agents irritants (vésicatoire), à des maladies infectieuses (gourme, farcin, fièvre aphteuse) ou parasitaires (gales), à l'eczéma, à la dermatite phlegmoneuse. — Chez le chien, souvent les premières plaques de gale folliculaire apparaissent sur la lèvre supérieure.

Chez les jeunes chiens, la *stomatite gangreneuse* s'accompagne parfois de lésions nécrotiques et d'ulcérations des lèvres et des joues. Les îlots cutanés mortifiés, de couleur gris brunâtre ou jaunâtre, exhalent une odeur très fétide. (V. *Stomatite*.)

La *fissure congénitale de la lèvre supérieure* — le *bec-de-lièvre* — occupe une hauteur variable de cette lèvre. Unilatérale ou bilatérale, elle

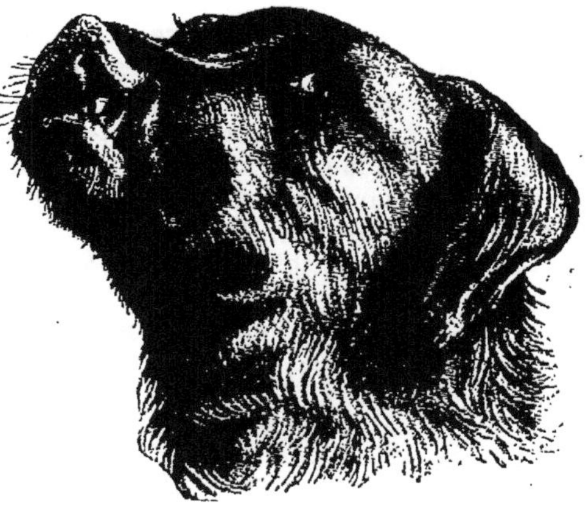

Fig. 197. — Bec-de-lièvre.

peut exister seule ou compliquée de fissure médio-palatine. (V. *Maladies du palais*.)

L'intervention opératoire comporterait deux temps : l'avivement et la suture. L'avivement se ferait avec le bistouri ou les ciseaux droits ; il porterait sur toute l'épaisseur de chaque bord. La suture comprendrait toute la tranche, sauf la muqueuse; on utiliserait de préférence la suture entortillée ou les points séparés au crin de Florence. La couture serait recouverte de collodion et l'on appliquerait une muselière pour empêcher les grattages.

La *fissure congénitale de la lèvre inférieure* est médiane et due à la non coalescence des deux arcs maxillaires inférieurs (Rudolphi, Gurlt, Goubaux, Barrier, Larcher). La lèvre inférieure est divisée sur une étendue variable.

Les deux parties du maxillaire inférieur peuvent être séparées. On a aussi constaté la bifidité de la langue.

Peut-être, dit Larcher, une main habile, guidée par une connaissance anatomique désormais plus complète des difficultés à surmonter, pourrait-elle tenter la guérison. Mais jusqu'alors on n'a fait que de rares essais de ce genre.

Festal a décrit, chez le bœuf, une affection caractérisée par la *rétraction de la lèvre supérieure*. Celle-ci, ne s'affrontant plus à la lèvre inférieure, les incisives sont en partie découvertes. Pour remédier à cette difformité, l'auteur a pratiqué la *labiotomie*.

L'animal étroitement assujetti, la main gauche saisit la lèvre supérieure, qu'elle renverse en haut, de façon à en découvrir toute la face interne. Avec le bistouri introduit entre la lèvre et l'arcade maxillaire, en suivant le contour de cette dernière on divise la muqueuse et le tissu conjonctif sous-jacent sur une longueur d'environ dix centimètres. La couche profonde est formée de tissu fibreux, très résistant, qui fixe intimement la lèvre à la gencive. Il suffit le plus souvent d'en inciser une épaisseur de deux centimètres : la lèvre est mobilisée et assez large pour recouvrir les dents. Si la défectuosité est portée à un haut degré, il est préférable de pratiquer deux incisions parallèles. L'hémorragie est faible. De simples lavages assurent la guérison.

En diverses contrées, on observe sur les agneaux une *affection contagieuse des lèvres*, déterminée par des parasites encore incomplètement étudiés, mais qui paraissent être des sarcosporidies (Mégnin). Cette affection s'accuse d'abord par des érosions de la peau, puis par des végétations formant des sortes de bourrelets qui garnissent le pourtour des lèvres, peuvent obstruer partiellement les narines et entraver la respiration. — Après l'excision de ces végétations, des lavages avec un liquide antiseptique ou de légères cautérisations donnent la guérison. Pour prévenir de nouveaux cas, il faut désinfecter la bergerie avec une solution cuprique.

Le chat est sujet à un *ulcère labial* microbien, contagieux, improprement appelé *cancroïde*, qui siège le plus souvent à la lèvre supérieure, tantôt vers la ligne médiane, tantôt sur l'une des parties latérales. Presque toujours il débute au bord libre de la lèvre, qu'il creuse peu à peu. Dans les premiers temps, on remarque une petite plaie concave, régulière, grisâtre, sèche, avec une étroite base indurée. Par son extension graduelle, cet ulcère entraîne une perte de substance demi-circulaire qui peut mesurer un centimètre et demi à deux centimètres de largeur sur un centimètre de hauteur, perte

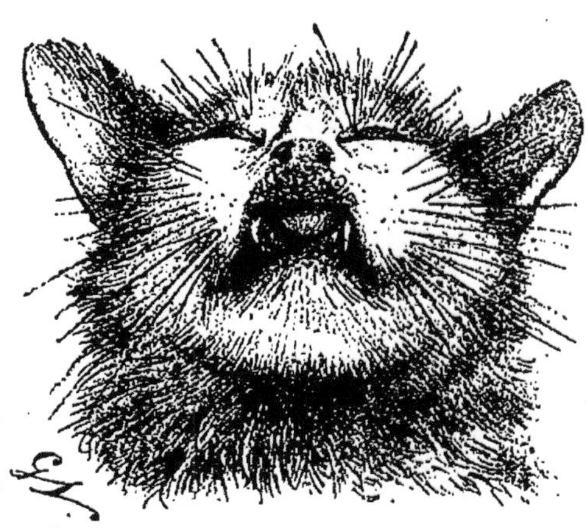

Fig. 198. — Pseudo-cancroïde de la lèvre.

de substance qui découvre les dents et la gencive. Quand la lésion siège sur la ligne médiane, le nez peut être affecté (*fig.* 198). Le retentissement sur les ganglions est peu accusé.

En général, l'ulcère labial s'arrête, rétrocède et guérit, ne laissant à la lèvre touchée qu'une échancrure à peine visible; dans certains cas il est tenace, envahissant, creuse lentement les tissus et paraît provoquer des douleurs assez vives qui entraînent l'amaigrissement des animaux, quelquefois la mort.

On isolera le malade; on lui donnera une nourriture substantielle, surtout de la viande. L'ulcère sera lotionné plusieurs fois par jour avec une solution antiseptique, puis touché soit avec la teinture d'iode diluée, soit avec une solution aqueuse de bleu de méthylène.

Les *tumeurs bénignes des lèvres et des joues* ne sont pas rares. — Chez le cheval et le bœuf, on observe quelquefois des *verrues* dont le seul traitement efficace est l'ablation. Si elles sont nombreuses, on les enlèvera en plusieurs

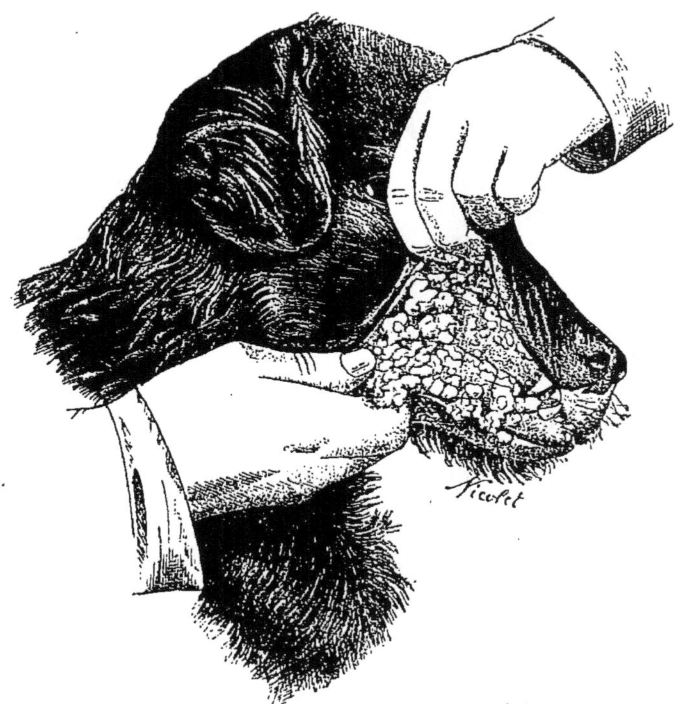

Fig. 199. — Papillomes de la muqueuse buccale.

séances. — Les *papillomes* de la muqueuse buccale (*fig.* 199) sont fréquents chez le chien. On se borne d'ordinaire à les toucher, tous les deux ou trois jours, avec un topique légèrement irritant (solution d'ammoniaque ou d'acide acétique) : les tumeurs se flétrissent et tombent. Quelques auteurs croient à l'efficacité d'un traitement interne consistant en l'administration de sous-nitrate de bismuth ou de magnésie calcinée; mais on sait que ces papillomes finissent par disparaître sans aucun traitement. Lorsqu'ils sont nombreux, la bouche exhale une odeur fétide. On doit alors enlever les plus volumineux avec les ciseaux et toucher les autres, à des intervalles de quelques jours, avec un pinceau trempé dans l'acide acétique dilué ou dans une solution ammoniacale à 1 p. 10.

Sur la face interne des lèvres, on observe assez communément des *kystes salivaires*, des glandules labiales solitaires ou multiples, de volume variable. A l'incision, il s'en écoule un liquide clair, un peu visqueux. Le traitement consiste en l'excision partielle avec cautérisation de la paroi. — Pour les kystes externes ou sous-cutanés, beaucoup plus rares, l'intervention est la même.

Les principales *tumeurs malignes* sont les *sarcomes simples* ou *mélaniques* et les *épithéliomes*.

L'*épithéliome* ou *cancroïde des lèvres* (*fig.* 200) est fréquent sur le chien.

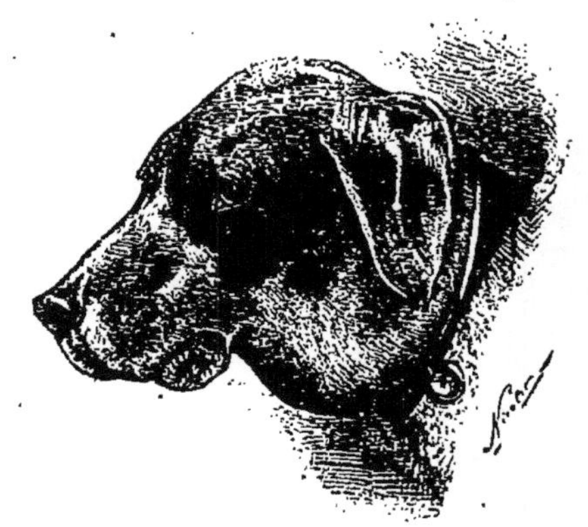

Fig. 200. — Cancroïde de la lèvre inférieure avec adénopathie cervicale.

Il débute ordinairement par une petite tumeur qui ne tarde pas à s'ulcérer; sa surface est rougeâtre, granuleuse, saignante, recouverte de croûtes. Quelquefois il est mamelonné, d'aspect mûral. Le cancroïde s'étend peu à peu en largeur et en profondeur; il peut envahir toute la lèvre et atteindre le maxillaire inférieur. Les ganglions sous-glossiens sont vite affectés. — Facile est le diagnostic différentiel avec les *ulcérations* des lèvres chez le chien, et avec le *pseudo-cancroïde*, chez le chat.

Cette tumeur exige l'excision totale et précoce. Lorsqu'elle est peu volumineuse, on la circonscrit par deux incisions en V droit ou renversé, dont la base correspond au bord libre de la lèvre. On réunit les bords de la plaie par une suture à points séparés ou par une suture entortillée, ayant soin de prendre, dans la suture, toute l'épaisseur de la lèvre, sauf la muqueuse. Si la perte de substance était très étendue, on pourrait recourir au procédé d'autoplastie de Syme (*fig.* 195 et 196).

Quand déjà les ganglions lymphatiques sont atteints, on peut les enlever, mais généralement il est préférable de s'abstenir. Lorsque la lèvre est profondément envahie, à plus forte raison lorsque la tumeur est propagée au maxillaire, l'opération est contre-indiquée.

Paralysie faciale. — Tic de la face.

La *paralysie du facial*, surtout fréquente chez le cheval, est unilatérale ou bilatérale. Suivant que le nerf facial est atteint plus ou moins loin de son origine, les symptômes diffèrent. On reconnaît : 1° une *paralysie d'origine périphérique*; 2° une *paralysie d'origine intratemporale*; 3° une *paralysie d'origine bulbaire*; 4° une *paralysie d'origine cérébrale*.

Les *paralysies périphériques* résultent ordinairement de contusions exercées sur le nerf facial à son point d'inflexion sur le bord du maxillaire inférieur. On en a observé dans le cours ou à la suite de maladies infectieuses (pneumonie, anasarque). Elles sont quelquefois provoquées par le froid. Trofimow a rattaché à l'action du froid un cas d'hémiplégie faciale avec paralysie de la paupière supérieure observée chez une chienne. — Les tumeurs de la région parotidienne, les altérations inflammatoires du canal de Fallope, peuvent comprimer le nerf et en provoquer la paralysie. Il est des cas où celle-ci reconnaît pour cause des lésions bulbaires ou cérébrales (Möller, Gotze, Lydtin, Thomassen et Hamburger).

Lors d'hémiplégie faciale, les lèvres sont tirées du côté sain ; si la paralysie
est bilatérale, elles sont pendantes, la préhension des aliments est difficile,
l'animal ne peut les saisir qu'avec les dents ; pour boire, il doit plonger la
tête dans le liquide jusqu'aux commissures. Les deux naseaux rétrécis suffisent d'ordinaire au passage de l'air pendant le repos, mais aussitôt que la
respiration est accélérée par les mouvements, le cornage nasal se manifeste.
On rencontre des cas où la respiration est bruyante au repos. — Si le nerf
facial est intéressé dans son trajet parotidien, en arrière du point d'origine
du nerf auriculaire antérieur, l'orbiculaire des paupières est paralysé, l'animal ne peut fermer l'œil. Chez le cheval et le bœuf, ordinairement la paupière supérieure est paralysée. — Dans les akinésies d'origine intra-tempo-
rale, l'oreille du côté malade est pendante et il y a des troubles de l'audition
(Zahn), quelquefois aussi une déviation de la langue et une légère dysphagie.
— L'hémiplégie faciale d'origine bulbaire est habituellement associée à une
hémiplégie croisée des membres (hémiplégie alterne). — Lorsque les troubles
sont d'origine cérébrale, l'hémiplégie de la face occupe le même côté
que l'hémiplégie des membres, et ordinairement l'orbiculaire des paupières
est indemne.

Les paralysies faciales périphériques disparaissent le plus souvent
en quatre à six semaines, même quand aucun traitement actif n'est
institué. Beaucoup plus graves sont les paralysies d'origine temporale
ou centrale. Le retour de l'excitabilité faradique est un signe de guérison prochaine.

Le traitement doit varier avec la cause de l'akinésie. Contre les
paralysies périphériques, Goubaux a conseillé l'électricité et les frictions irritantes. Baldoni a traité par les courants continus un cheval
atteint de paralysie bilatérale ; la guérison a été obtenue en un mois.
— Dans un cas où la paralysie était due à une forte contusion de la
région temporale, Mossé fit sur cette région des frictions excitantes,
puis des onctions avec une pommade de strychnine. — Quand la
paralysie faciale est due à une tumeur, l'ablation de celle-ci pourrait
seule donner la guérison. — Dans les cas d'hémiplégie d'origine encéphalique, on essaiera pendant quelque temps la médication iodurée.

On veillera à l'alimentation, surtout quand il s'agit de paralysie
double. On peut donner des grains écrasés et les disposer en couche
épaisse, de façon que l'animal puisse facilement les saisir avec les
dents (Ellenberger). Pour remédier à la dyspnée, Söhngen et Schöne-
berger ont soulevé les ailes du nez par deux fils de laiton fixés sur le
chanfrein.

Degive a observé sur les chevaux de la Flandre occidentale une affection
qui rappelle la *paralysie labio-glosso-laryngée* de l'homme. L'ensemble des
symptômes indiquait une paralysie progressive des nerfs bulbaires, en particulier du facial et du grand hypoglosse.
La paralysie des lèvres et de la langue entraînait des troubles de plus en
plus accusés de la préhension, de la mastication et de la déglutition. On
constatait du ptyalisme et, à la longue, l'atrophie des muscles de la langue,
des lèvres et des mâchoires. La mort survenait le plus souvent par une pneumonie gangreneuse. — Tous les traitements essayés ont été inefficaces.

Voigtländer a traité un cheval qui présentait dans le territoire du nerf facial droit des *contractions convulsives périodiques*. La paupière supérieure était d'abord agitée par quelques mouvements convulsifs ; ensuite un léger tremblement passait du masséter sur la lèvre ; enfin apparaissaient des contractions violentes qui tiraient en haut et en arrière la partie droite de la lèvre supérieure et s'étendaient à toutes les régions supérieures de la moitié droite de la tête. Les accès duraient environ cinq minutes ; ils étaient séparés par des intervalles à peu près égaux. Ces symptômes ont persisté pendant plusieurs années.

Sur un cheval atteint de convulsions cloniques de la face, Williams a pratiqué avec succès la *névrotomie du facial*.

Le *tic convulsif de la face*, quelquefois constaté chez le chien, est rattaché à la chorée. Nous avons observé une chienne de six ans, dont le côté droit de la face était le siège de secousses rappelant exactement celles du *tic facial humain*. A chacune de ces secousses, l'oreille était portée en arrière, l'œil se fermait légèrement, la lèvre supérieure se levait et se plissait, la commissure labiale était tirée en arrière, la peau du cou et de l'épaule remontait un peu, l'os hyoïde subissait un léger déplacement. Les mouvements prédominants étaient ceux de la lèvre supérieure, de la commissure et de l'oreille. La sensibilité était conservée dans toute la zone affectée. Lorsque la chienne était tranquille, on comptait de trente-cinq à quarante contractions par minute ; lorsqu'elle devenait sérieusement attentive, les contractions diminuaient d'intensité et de fréquence au point de disparaître complètement pendant quelques instants. Durant les repas et le sommeil, le tic persistait avec les caractères qu'il offrait à l'état de veille.

Cette affection, survenue à la suite de la maladie du jeune âge, a persisté pendant cinq ans, sans modification appréciable.

II. — LÉSIONS TRAUMATIQUES ET INFLAMMATOIRES
DE LA CAVITÉ BUCCALE

Les parois buccales peuvent être traversées par des corps vulnérants qui, agissant de dehors en dedans, les atteignent dans la région de la joue ou pénètrent par l'auge. Parfois il y a des lésions dentaires ou fracture de l'un des os entrant dans la constitution des parois de la bouche. On a publié des exemples de fracture de la voûte palatine produite par le mors. Quand il n'existe aucune perte de substance, ces plaies n'offrent de gravité que si elles intéressent un organe important (artère, canal de Sténon, os).

Très communes sont les *blessures de la muqueuse* causées par les dents, vers le bord libre des lèvres par les incisives, sur les joues par les aspérités des molaires. Fréquentes aussi sont les *blessures des barres*, déterminées par les tractions violentes exercées sur le mors. Elles peuvent se compliquer d'ostéite et de nécrose partielle du maxillaire inférieur. — Aux diverses régions de la bouche, on peut observer des plaies provoquées par des aliments fibreux, piquants, ou par des corps étrangers (clous, épingles, hameçons). — Le palais est quelquefois le siège de plaies faites par la corne de chamois dont se servent encore journellement les empiriques et les maréchaux pour remédier au légendaire *lampas*.

En général, les plaies de la bouche sont bénignes et se cicatrisent rapidement. Pour la plupart, le traitement se réduit à des détersions de la cavité par des irrigations froides. Dans certains cas, on devra tout d'abord supprimer la cause (corps étranger, aspérités dentaires, mors); dans d'autres, il convient de nourrir l'animal pendant quelque temps avec des barbotages ou du lait. — Les blessures des barres sont limitées à la muqueuse ou elles atteignent l'os. Quand le chorion muqueux est contusionné ou entamé, on doit garnir le mors d'un linge, d'un caoutchouc, ou le supprimer momentanément. La région des barres est parfois affectée d'ostéo-périostite simple ou suppurée. On combattra l'ostéite suppurée par les solutions antiseptiques fortes ou escarrotiques portées sur l'îlot osseux malade, au moyen de la sonde garnie d'un peu d'ouate, ou injectées dans les fistules. Il se forme ordinairement une ou plusieurs esquilles qu'il faut enlever dans la suite.

Certaines plaies de la bouche — celles du palais notamment — s'accompagnent d'un écoulement sanguin abondant. Les hémorragies artérielles peuvent nécessiter la ligature du vaisseau blessé. La blessure de l'artère palatine a quelquefois donné lieu à une hémorragie mortelle. — Lorsque la lésion occupe la partie antérieure du palais, on a d'ordinaire recours à la compression: on applique sur la plaie une compresse imbibée d'un liquide antiseptique, maintenue par une éclisse fixée au moyen d'une courroie ou de quelques tours de bande.

Les *corps étrangers* de la bouche se rencontrent surtout chez le chien et le bœuf. Ce sont le plus souvent des os, des aiguilles ou des morceaux de bois. Ces corps étrangers sont implantés dans le plancher buccal, dans les joues ou entre les dents. Chez le chien, des morceaux d'os fixés entre les dents peuvent maintenir les mâchoires écartées, empêcher la fermeture de la bouche ainsi que la mastication, et, à première vue, éveiller l'idée de la rage mue.

Sur un dogue qui refusait toute nourriture depuis plusieurs jours et dont les lèvres étaient souillées d'une salive striée de sang, nous avons trouvé, dans le fond de l'interstice gingivo-lingual, une ficelle arrêtée sous la base de la langue et dont les bouts étaient dans l'œsophage.

L'extraction se fait avec la main ou à l'aide d'une pince *ad hoc*. Chez un cheval, pour détacher un fragment de bois arrêté au niveau de la base de la langue, entre les arcades molaires supérieures, Métivet se servit d'une barre de fer au moyen de laquelle il put exercer une pesée vigoureuse.

Les *brûlures* sont ordinairement déterminées par les boissons, les aliments ou les médicaments trop chauds, les fumigations, les breuvages caustiques, quelquefois par l'usage du cautère. Nous avons vu chez le cheval des brûlures étendues provoquées par l'administration d'un breuvage contenant de l'ammoniaque. L'œsophage et l'estomac peuvent être atteints en même temps que la bouche. Si l'épithélium est quelquefois seul détruit, on observe dans certains cas des escarres et des ulcérations.

On neutralise les alcalis par le vinaigre; les acides par l'eau de chaux, la magnésie calcinée ou la solution de bicarbonate de soude. Plus tard, les gargarismes antiseptiques (crésyl à 1 p. 100, thymol à 1 p. 1000, borate de soude à 3 p. 100) préviennent les infections secondaires. On nourrira les animaux de barbotage, de lait, et l'on nettoiera la bouche après chaque repas par une irrigation froide.

Les *affections inflammatoires* de la muqueuse buccale — les *stomatites* — sont communes dans toutes les espèces animales. Tantôt primitives, elles sont produites par des irritations traumatiques, chimiques ou thermiques ; tantôt secondaires ou symptomatiques, elles résultent de l'extension à la muqueuse buccale d'une phlegmasie du voisinage, ou elles sont sous la dépendance d'une maladie infectieuse.

La plupart des stomatites sont d'ordre médical. Nous n'envisagerons ici que la *stomatite érysipélateuse* et la *stomatite ulcéreuse*.

La *stomatite érysipélateuse* se développe d'ordinaire à la suite de plaies de la muqueuse ou de lésions produites par l'éruption des dents. Chez les herbivores, elle est due parfois à la consommation d'aliments irritants ou altérés par des cryptogames.

La *stomatite ulcéreuse* est observée principalement chez le *veau*, l'*agneau*, le *chevreau* et le *chien*. On la rencontre particulièrement sur les sujets jeunes, débilités, affaiblis par une affection antérieure. — Chez le *chien*, souvent elle apparaît dans le cours ou à la suite de la maladie du jeune âge. Caractérisée par des plaques gangreneuses et des ulcérations de la muqueuse buccale ainsi que par l'odeur très fétide de l'air expiré, elle expose à la septicémie. — La stomatite ulcéreuse des *agneaux* et des *chevreaux* sévit pendant le tout jeune âge, d'autant plus grave que les animaux sont plus jeunes. Elle est provoquée par un microorganisme spécifique. La forme suraiguë s'accompagne de complications gastro-intestinales ou pulmonaires presque toujours mortelles (Besnoit). — Des stomatites de nature diverse peuvent d'ailleurs s'accompagner d'ulcérations de la muqueuse.

Les formes légères de la *stomatite érysipélateuse* guérissent par de simples lavages à l'eau froide. Les gargarismes avec l'eau vinaigrée ou la solution boriquée à 3-4 p. 100 sont utiles. Si l'inflammation est vive, on multipliera les irrigations buccales; les plaies seront touchées avec la teinture d'iode diluée. — Pour les herbivores, si les aliments sont avariés, on en atténuera les propriétés nocives par le battage, l'exposition au soleil, ou en les humectant d'eau salée, quand on ne peut les remplacer par d'autres de bonne qualité.

La *stomatite ulcéreuse* du chien réclame un traitement plus actif. Plusieurs fois par jour il faut désinfecter la bouche par des lavages antiseptiques. On emploiera de préférence les solutions d'acide borique à 3-4 p. 100, de crésyl à 1 p. 100, de thymol à 1 p. 1000 ou l'eau oxygénée diluée. Les plaies, soigneusement détergées, seront touchées avec la teinture d'iode ou une solution d'acide chromique à 1 p. 10. On surveillera l'état des gencives; on en cautérisera les parties ulcérées; les dents branlantes seront arrachées. — Il faut en outre instituer une médication interne. On soutiendra les malades par des aliments liquides (lait, bouillon, jus de viande) et par des boissons excitantes (café ou thé additionné d'alcool).

Les *stomatites gangreneuses des veaux*, des *agneaux* et des *chevreaux* réclament des moyens thérapeutiques analogues (gargarismes boriqués, détersion des ulcères avec la teinture d'iode), l'isolement des malades et la désinfection des locaux.

III. — AFFECTIONS DE LA LANGUE ET DU PLANCHER BUCCAL

I. — Lésions traumatiques. — Corps étrangers. — Glossites.

Les *plaies* de la langue sont communes dans toutes les espèces. Les fragments métalliques, les aiguilles, les morceaux de verre ou de silex qui existent parfois dans les aliments, les irrégularités dentaires, les tractions violentes sur la langue, les chutes, l'attache du cheval avec une longe pass dans la bouche : telles en sont les principales causes.

Elles sont très diverses quant à leurs caractères et leur gravité. Tantôt il n'existe qu'une plaie superficielle ou une déchirure du frein, tantôt la langue est profondément entamée ou complètement sectionnée ; sa partie libre peut être coupée net par la longe qui l'étreint. Dans le cas d'Hanoteau, elle tomba dans la litière, à deux mètres de l'animal. On a cru que, dans la grande majorité des cas, la section était faite par les incisives ; mais une longe en cuir ou en corde, une chaîne (Cailleux) passées dans la bouche ou serrées sur la langue, peuvent produire cet accident si l'animal « tire au renard », et c'est bien ainsi que la section est faite le plus souvent.

Quelle que soit la profondeur de la blessure, l'hémorragie est d'ordinaire peu abondante. Même quand la section est totale ou suivie de gangrène, le pronostic n'est très grave que dans le cas où la langue est coupée au-dessus du frein.

Si la blessure est bénigne, on se bornera à des lavages à l'eau froide ou avec une solution antiseptique. Pour assurer le repos de l'organe lésé, on nourrira le malade avec du barbotage ou du lait.

Une plaie profonde, même contuse, pourrait être suturée. Blâmée par Serres, cette opération a donné des succès à Horsburgh, Fry, Zink, Leconte. La vache dont ce dernier a rapporté l'observation avait été mordue par un cheval. La langue, coupée en travers à environ 8 centimètres de son extrémité libre, était divisée dans toute son épaisseur sur une largeur de 6 centimètres ; elle ne tenait plus que par un pédicule large de 2 centimètres. L'auteur raviva les surfaces de section et pratiqua une suture à points continus en passant l'aiguille loin des bords pour éviter la section des tissus. Les surfaces affrontées se réunirent. — Aujourd'hui on se servirait de soie et l'on multiplierait les points de suture. — Pourvu que la langue tienne encore par un pédicule, quand on est appelé de bonne heure, on doit, après désinfection soignée, pratiquer la suture, quitte à amputer les jours suivants si l'extrémité se mortifie. Lorsque la langue n'est profondément entamée que d'un côté, la gangrène peut être limitée à une portion de la moitié correspondante de la partie libre, et, dans la suite, l'organe fonctionne comme à l'état normal. — L'absence de toute la partie libre de la langue (*fig.* 201) rend d'abord la mastication difficile ; mais une fois la cicatrisation achevée, en général le sujet reprend son embonpoint, il est seulement un peu plus long à consommer sa ration. Toutefois, dans certains cas, il persiste des phénomènes graves (Rosenkranz, Jacotin). Pour donner plus de liberté au moignon lingual, on pourrait, ainsi que l'a fait Blanc, le libérer à sa partie inférieure, par la section du frein.

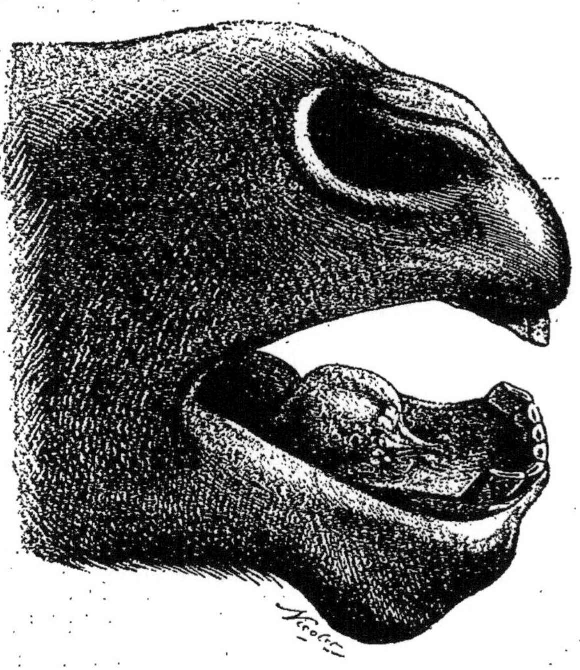

Fig. 201. — Langue sectionnée par la longe. Le moignon est cicatrisé.

Les *corps étrangers* de la langue sont de nature fort diverse : on y a trouvé des aiguilles, des épingles, des bouts de fil de fer, des hameçons, des débris de verre, des fragments de dent, des arêtes de poisson, des os, des brins de fourrage. L'intervention consiste à extraire le corps vulnérant et à irriguer la bouche pendant quelques jours avec un liquide antiseptique.

La langue peut être enserrée, étranglée par certains corps étrangers. Un anneau de caoutchouc (Peuch), un morceau d'aorte (Igel, Bourgeois et Philippe, Caruci), un bout de trachée (Stockfleth), un anneau métallique (Kitt), peuvent déterminer cet accident. — Les lésions produites sont subordonnées à la durée de la constriction. Pour prévenir la gangrène, on doit, après suppression de l'étranglement, faire des scarifications de la langue et des lavages de la bouche avec une solution antiseptique. Sur le chien dont Peuch a rapporté l'observation, la partie antérieure de la langue se mortifia sur une longueur de 4 à 5 centimètres. Bien qu'il persistât des troubles de la préhension et de la mastication, l'animal ne perdit rien de son embonpoint. Le lappement étant impossible, le blessé humait à la manière du porc.

Les *inflammations de la langue* — les *glossites* — sont aiguës ou chroniques, superficielles ou profondes. — Les *glossites aiguës* sont surtout fréquentes chez le cheval et le bœuf. Elles résultent ordinairement de blessures produites par des aliments durs, épineux, qui réalisent une infection locale; tantôt elles surviennent comme accident d'une maladie infectieuse (fièvre aphteuse, horsepox) ou elles en sont la détermination initiale (charbon symptomatique);

tantôt encore elles sont provoquées par une morsure venimeuse. Parfois la glossite est secondaire, causée par l'extension à la langue d'une phlegmasie de voisinage.

Dans les glossites, la langue, tuméfiée et inerte, peut acquérir deux, trois, quatre fois ses dimensions normales ; le voile du palais est refoulé en arrière et en haut, les mâchoires sont écartées ; de l'orifice buccal béant tombent des filaments de salive ; quelquefois la langue saille fortement en dehors de la bouche (Larrat). La respiration est gênée, bruyante. La mort peut survenir par asphyxie.

Chez les ruminants, la glossite aiguë revêt parfois le caractère enzootique (Tholke, Ollmann). Dans cette forme, la gangrène de la langue est fréquente. — Kolb a observé chez le bœuf des cas multiples de glossite subaiguë spéciale, caractérisée par des nodosités du volume d'un œuf de pigeon à celui d'un œuf de poule.

Les glossites aiguës doivent être combattues par des scarifications faites sur la ligne médiane de la face inférieure de la langue, et par de fréquentes irrigations antiseptiques. Chez les bêtes bovines, si la langue pend hors de la bouche, on peut l'envelopper dans un sachet en fil fixé aux cornes. (Lafosse, Larrat, Guittard.)

La *glossite chronique* ou *macroglossie* est le plus souvent une affection parasitaire de nature mycotique ou microbienne. Les glossites chroniques superficielles ou interstitielles non parasitaires (Imminger, Pflüg) sont rares. On les a cependant rencontrées comme terminaison de la forme aiguë ou causées par un corps étranger. Exception faite pour ce dernier cas, il n'est pas de traitement efficace.

Certains *ulcères* de la langue sont dus à la présence d'un corps étranger. — L'extraction de celui-ci et des lavages antiseptiques donnent la guérison. Dans un cas, Lacoste crut devoir pratiquer l'amputation. — On rencontre aussi des ulcères produits par l'action vulnérante de dents surnuméraires ou anormalement situées, et dont la cicatrisation ne peut être obtenue que par l'ablation de ces dents.

II. — Tumeurs. — Grenouillette.

Les *tumeurs* de la langue sont rares chez les animaux. — Les *kystes* sont glandulaires, séreux, dermoïdes ou mucoïdes. Ordinairement situés sur la face supérieure et à la base de l'organe, ils gênent la mastication, la déglutition et peuvent amener l'asphyxie (Lesbre). Dans les cas où l'extirpation est impossible, le traitement comporte l'incision large et la cautérisation de la paroi du kyste. Nocard y a eu recours pour un cheval atteint de kyste mucoïde de la base de la langue. La déglutition était impossible et l'amaigrissement déjà très accusé. Une ponction au trocart donna issue à 350 grammes de liquide très riche en mucine. Sept jours plus tard, la tumeur était reproduite. Nouvelle ponction suivie d'injection iodée ; nouvelle récidive. On incisa alors le kyste sur une longueur de 6 à 7 centimètres et l'on cautérisa sa surface interne avec le fer rouge. La guérison fut enfin obtenue.

Les tumeurs vasculaires (*anévrismes* ou *angiomes*), les *lipomes*, les *fibromes*, les *sarcomes*, les *épithéliomes* sont très rares dans toutes les espèces. Le cancer de la langue est tout exceptionnel chez les animaux. Souvent on a pris pour du cancer des tumeurs quelconques. Sous le titre de « tumeur cancéreuse », Ponchy a rapporté l'observation d'un bœuf qui présentait à la base de la langue une tumeur du volume d'un gros œuf de poule. On extirpa cette tumeur ; elle ne récidiva point. Dans quelques autres faits, le résultat a été le même. Mais ce n'est pas ainsi que se comporte le cancer. — Blavette

a publié l'observation d'un « polype carcinomateux » situé sur la face supérieure de la base de la langue chez une vache. L'ablation suivie de cautérisation n'empêcha pas le marasme et la mort. — Dans l'observation de Benjamin, il s'agissait d'une tumeur épithéliale développée en avant de l'épiglotte, sur le plancher du pharynx. — Nous avons recueilli sur le cheval un

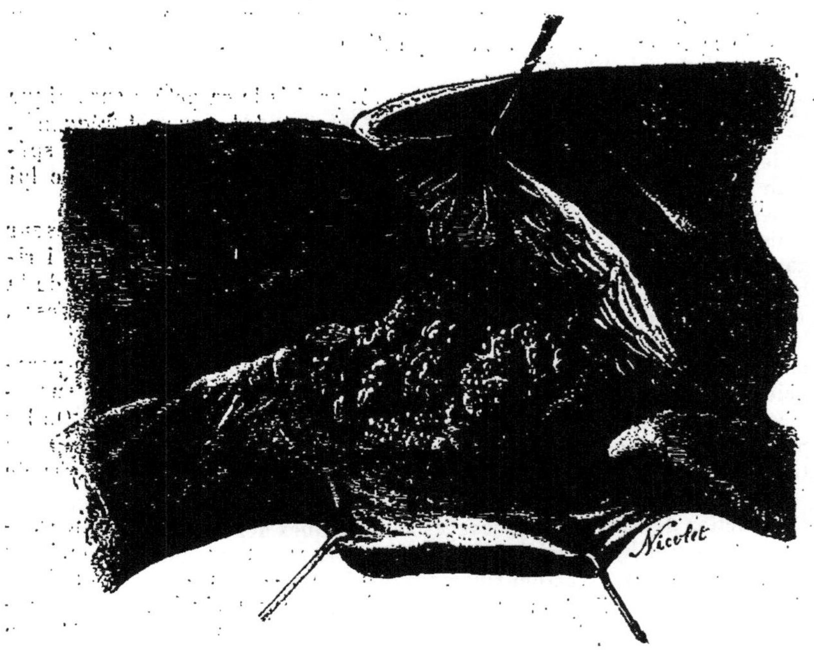

Fig. 202. — Épithéliome de la base de la langue chez le cheval.

exemple de cancer épithélial de la base de la langue et du pilier droit du
voile du palais (*fig*. 202).

L'ablation totale et précoce est le seul traitement efficace des tumeurs épithéliales de la langue, et elle n'est possible que pour celles
développées sur la partie libre de l'organe. Pour cette intervention,
on a préconisé toute une série de procédés : ligature simple ou ligature élastique, écraseur linéaire, thermocautère, anse galvanique. Le
bistouri est préférable. L'opération, dit Reynal, peut se faire d'un
seul coup ; l'hémorragie n'est pas à craindre. Sur des chevaux destinés à être abattus, cet auteur a enlevé toute la partie libre de la
langue, le frein y compris, sans jamais avoir remarqué d'hémorragie abondante. Si les artères linguales et sublinguales donnaient
abondamment, on les saisirait avec des pinces. — Dans les jours qui
suivent, on fera des lavages antiseptiques de la bouche, et l'on nourrira l'opéré avec des barbotages ou du lait. — Lorsque déjà les
ganglions sous-maxillaires sont le siège d'une adénopathie métastatique, toute intervention opératoire est contre-indiquée.

L'actinomycose de la langue, fréquente chez les animaux de l'espèce bovine, a été quelquefois rencontrée sur le cheval (Truelsen, Struve, Gruber). — Le traitement consiste en l'administration d'iodure de potassium à la dose de 8 à 10 grammes par jour ; souvent il donne de bons résultats (Thomassen, Nocard, Ostertag). Les scarifications et les badigeonnages journaliers à la teinture d'iode hâtent la guérison. Strebel, qui a traité ainsi une centaine de malades, en aurait guéri complètement un tiers et amélioré un certain nombre ; d'après lui, la proportion des succès de la médication iodurée est d'environ 50 p. 100.

La *tuberculose de la langue* est extrêmement rare. Les quelques cas publiés jusqu'alors sont des exemples de bacillose secondaire.

On rencontre chez les animaux, notamment chez le chien, les diverses variétés de tumeurs enkystées d'origine salivaire décrites chez l'homme (Defays, Wiart, Siedamgrotzky, Fröhner). — La *grenouillette sublinguale* (*fig.* 203) se présente sous l'aspect d'une tumeur cylindrique ou ovoïde, arrondie ou multilobulée, molle, fluctuante, située sur le plancher buccal, entre le frein de la langue et l'arcade molaire, d'un côté ou de l'autre. Si elle est le plus souvent de faibles dimensions, elle peut dépasser le volume d'un œuf, et bien qu'indolore elle cause alors une grande gêne de la mastication et de la déglutition. — Au lieu de saillir dans la bouche, la tumeur peut se développer profondément et former dans la région de la gorge, sur le côté du larynx, une sorte de kyste sous-cutané dont le vo-

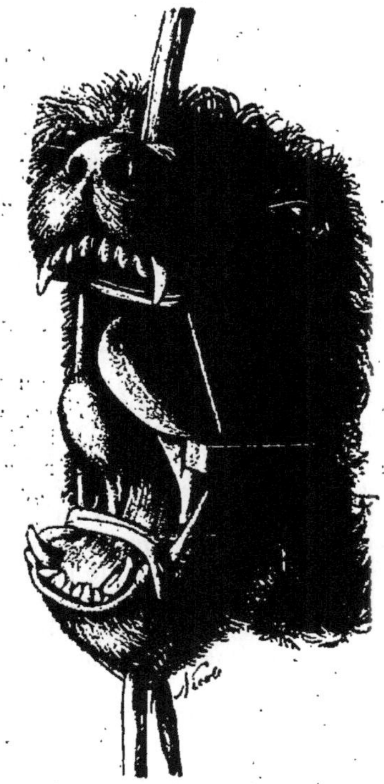

Fig. 203. — Grenouillette sublinguale.

lume augmente graduellement (*grenouillette sus-hyoïdienne*). On peut observer sur le même sujet un *kyste salivaire buccal* et un *kyste salivaire cervical*, et parfois les deux tumeurs sont en communication (Fröhner). — En général, il s'agit de tumeurs kystiques formées par la rétention du produit de sécrétion des glandes salivaires situées sous la muqueuse buccale ; plus rarement elles ont pour origine les glandes sublinguale ou maxillaire.

On s'assurera d'abord qu'il ne s'agit pas d'une obstruction du canal de Wharton par un corps étranger ou un calcul. Pour cela, il suffit de passer le doigt sur le canal ou de déposer dans la bouche du malade un peu de sel ou de vinaigre qui fait jaillir la salive par le barbillon. S'il y avait obstruction, on rétablirait le passage de la salive ou l'on pratiquerait une ponction intra-buccale du canal en amont de l'obstacle.

La *ponction* simple du kyste est insuffisante. La ponction suivie d'une injection de teinture d'iode, d'une solution de chlorure de zinc au 1/10e ou au 1/5e donne des succès. Néanmoins, ce traitement est peu usité : il faut craindre des phénomènes réactionnels trop intenses, de l'œdème de la glotte, des troubles asphyxiques, et le résultat est incertain.

L'ouverture large du kyste est l'intervention de choix. On saisit la partie supérieure de la poche avec des pinces à dents de souris ou une érigne pointue, on l'enlève d'un coup de ciseaux ; on évacue la glaire filante et l'on touche la paroi avec un bourdonnet d'ouate trempé dans une solution légèrement caustique : teinture d'iode, solution de nitrate d'argent à 1 p. 5 ou de chlorure de zinc.

Au cas où les parois sont indurées, on a recommandé l'*extirpation*, mais cette opération est assez délicate. Mieux vaut s'en tenir à l'excision partielle et à la cautérisation.

III. — Paralysie de la langue.

La *paralysie de la langue* ou *glossoplégie* est due à une lésion de l'hypoglosse ou de l'encéphale (Yvon, Huet, Kater, Mergel, Möller, Hallander).

Le plus souvent elle est d'*origine encéphalique* (méningite, hydrocéphalie aiguë, lésions de la protubérance ou du bulbe), et avec la langue d'autres organes sont atteints ; elle est généralement le premier symptôme de la *paralysie labio-glosso-laryngée*. A l'autopsie d'un cheval atteint d'abord d'hémiplégie linguale gauche, puis de paralysie totale, Hallander trouva la moitié gauche de la moelle allongée envahie par un sarcome qui avait débuté dans la poche gutturale. — La glossoplégie peut apparaître au cours de diverses *maladies infectieuses* (rage, pneumonie contagieuse, influenza, maladies des chiens). Huet l'a constatée sur une jument atteinte de fièvre typhoïde. — Elle a été quelquefois déterminée par un traumatisme de la langue ou par une violente traction exercée sur cet organe.

Dans la plupart des cas de paralysie unilatérale, la pointe de la langue est manifestement déviée vers le côté malade, par l'action du muscle génioglosse du côté sain. Quand les deux hypoglosses sont paralysés, la langue, inerte, saille plus ou moins hors de la bouche.

Lorsque les malades atteints de paralysie unilatérale sont conservés, la langue subit une atrophie partielle. Sur un poulain atteint d'hémiplégie linguale gauche, l'atrophie des muscles de la moitié gauche de la langue était si prononcée que, dans cette partie de l'organe, la muqueuse de la face supérieure était en contact avec celle de la face inférieure (Kater).

On ne confondra pas avec la glossoplégie la pseudo-paralysie qui accompagne les processus inflammatoires aigus de la langue (Jürgens, Truffi), non plus que le « tic de la langue pendante ».

Les paralysies traumatiques et certaines paralysies d'origine infectieuse peuvent disparaître assez vite et complètement. L'administration de noix vomique, les injections sous-cutanées de strychnine, les frictions excitantes sur la langue, sont les principaux moyens employés pour les combattre. Dans deux cas obervés par Yvon, sur le bœuf, la guérison survint naturellement en une dizaine de jours. Huet traita sa malade par la noix vomique (8 à 16 grammes par jour) et obtint également la guérison. Lorsque la glossoplégie paraît être d'origine encéphalique, on essaiera pendant quelque temps la médication iodurée.

IV. — AFFECTIONS DE LA VOUTE PALATINE ET DU VOILE DU PALAIS.

La voûte palatine et le voile du palais présentent parfois des fissures congénitales. La fissure du voile a été observée chez le cheval (Staumont, Stockfleth, Johne, Goubaux, Chedhomme, Holten). La fissure du palais est simple ou double. Goubaux et Guittard l'ont rencontrée sur le bœuf, Meyer sur le cheval, Mégnin sur le chien. Chez certains individus, on peut constater cette anomalie indépendamment de toute autre, mais le plus ordinairement on la rencontre dans divers cas de monstruosités dont elle constitue une simple particularité. (Goubaux.)

Ces fissures du palais et du voile gênent la déglutition ; une par: o des matières alimentaires revient par les naseaux : on croit à de la pharyngite. L'amaigrissement et la mort sont les terminaisons habituelles de ces malformations. — Le poulain dont Staumont a rapporté l'observation ne pouvait déglutir qu'une très faible partie du lait qu'il suçait ; le reste revenait par les naseaux. Le voile du palais était complètement divisé en deux moitiés égales, sensiblement écartées l'une de l'autre. — Goubaux a relaté le cas d'une pouliche de dix à quinze mois sur laquelle des aliments s'échappaient par les naseaux. Elle s'amaigrit et succomba. A l'autopsie, on trouva une fissure complète du voile du palais. — Le poulain de Chedhomme rejetait par le nez une grande quantité de matières alimentaires et de liquides. Une exploration attentive de la bouche montra le voile du palais divisé dans les trois quarts environ de sa longueur, à partir de son bord libre. — Guittard a vu un bœuf de trois ans qui rejetait par la narine droite des matières alimentaires mélangées de salive. Sur la voûte palatine, à droite et près de la ligne médiane, il constata une division longitudinale dans laquelle il put introduire plusieurs doigts ; cette fente se prolongeait en arrière jusque vers le quart postérieur de la voûte palatine, et en avant jusqu'à l'arcade incisive. — Les trois chiens observés par Mégnin périrent au bout de quelques jours : tous trois présentaient un double bec-de-lièvre ; les scissures se prolongeaient et se confondaient à la partie antérieure de la voûte palatine ; une fente médiane intéressant la voûte et le voile faisait communiquer largement les cavités nasales avec la bouche.

Le *diagnostic* de ces fissures congénitales est facile. Il suffit de pratiquer l'examen de la cavité buccale.

Bien qu'on ne cherche généralement pas à remédier à ces anomalies chez les animaux, nous indiquerons succinctement les méthodes opératoires utilisées chez l'homme. — La fissure du voile exige la *staphylorraphie*; celle de la voûte palatine, l'*uranoplastie*.

La *staphylorraphie* a pour but de réunir les deux moitiés du voile du palais. Elle est d'une exécution très difficile chez les grands animaux, en raison de la profondeur de la bouche. — Le sujet anesthésié et les mâchoires maintenues écartées, on place la tête en position renversée, débordant la table. De cette façon on est à l'aise pour opérer ; on peut éponger le sang ; celui-ci ne passe qu'en petite quantité dans la trachée et l'œsophage, et l'on évite ainsi la trachéotomie préventive conseillée par Lanzillotti.

L'opération comprend deux temps : l'*avivement* et la *suture*. On avive les bords de la fente à l'aide d'une longue pince à griffes, du bistouri ou des ciseaux, puis on les réunit par des points séparés à la soie. Si l'affrontement était impossible sans tension forte du voile et des sutures, on l'obtiendrait en faisant sur la muqueuse buccale, de chaque côté de la fente, une incision parallèle à celle-ci et suffisamment profonde pour supprimer toute tension des sutures.

Les jours suivants, on fait dans la bouche de fréquentes irrigations antiseptiques. On ne donne à l'opéré que du lait ou des lavements alimentaires. On enlève les fils le cinquième ou le sixième jour.

Pour pratiquer l'*uranoplastie*, on prépare le sujet comme pour la staphylorraphie.

Très excentriquement ou tout près des dents, pour ne pas blesser l'artère palatine, on divise la fibro-muqueuse jusqu'à l'os, sur une longueur proportionnée à celle de la fente. — Avec une spatule mousse, on décolle de chaque côté la fibro-muqueuse palatine dans toute l'étendue comprise entre l'incision et la perforation. — L'avivement des bords et la suture se pratiquent comme pour la staphylorraphie. Les soins consécutifs sont identiques.

Après l'opération, il reste de chaque côté, près des dents, une surface plus ou moins large où la paroi osseuse de la voûte palatine est à nu, mais il n'y survient ordinairement pas de nécrose.

Les *plaies superficielles* de la voûte et du voile, comme celles des autres régions de la cavité buccale, seront traitées par des gargarismes antiseptiques.

Les *plaies perforantes* déterminent les mêmes accidents que les fissures congénitales. Degive a publié deux cas de division complète du voile du palais déterminée par la dernière dent molaire. La jument de l'observation I jetait par le naseau gauche. A l'examen de la bouche, on constata sur le voile du palais, près de son bord gauche, une plaie longitudinale qui l'intéressait dans toute son épaisseur. — La jument de l'observation II jetait par le naseau droit. Son voile était le siège d'une plaie offrant les mêmes caractères que sur la première.

La blessure de l'artère palatine donne lieu parfois à une hémorragie abondante. Nous avons dit précédemment comment l'on intervient d'ordinaire pour l'arrêter. Il est rare que l'on doive pratiquer la ligature de l'artère.

On peut rencontrer sur la voûte palatine des *tumeurs primitives* ou *secondaires, bénignes* ou *malignes*. — Les *papillomes* du palais sont fréquents chez le chien. On les traite comme il a été dit à propos des verrues labiales. — Les autres tumeurs primitives du palais sont exceptionnelles; la plupart de celles qu'on y observe ont pris naissance dans le maxillaire ou les cavités nasales (*sarcomes, épithéliomes*). — Avec Brun, nous avons examiné et autopsié un cheval atteint d'un épithéliome ulcéré du voile du palais qui avait perforé cette membrane (*fig.* 204). — Sur un taureau, Roche-Lubin a extrait une dent hétérotopique implantée dans le milieu du palais.

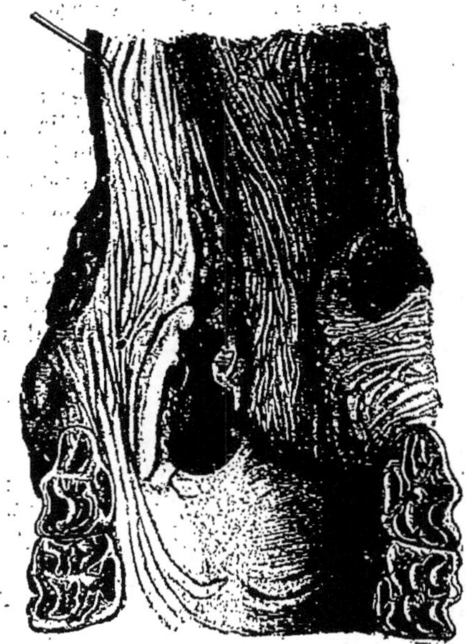

Fig. 204. — Épithéliome du voile du palais.

— Les angiomes seront excisés au bistouri ou détruits par le cautère. Dans le cas de Grebe, la première opération fut suivie de récidive; une seconde intervention donna lieu à une hémorragie mortelle.

V. — AFFECTIONS DES DENTS.

La pathologie dentaire comprend : 1° des *anomalies* dans le développement des dents; 2° des *irrégularités* dans l'usure des dents; 3° des *altérations de la substance dentaire* ; 4° des *maladies du périoste alvéolaire.*

Les *anomalies de développement des dents* ont trait au *nombre* de celles-ci, à leur *position défectueuse* ou à quelque *irrégularité dans le remplacement des dents de lait.*

On rencontre assez souvent des incisives, des crochets ou des molaires supplémentaires. Lafosse et Goubaux ont vu des chevaux pourvus d'une double rangée d'incisives : on en comptait douze à chaque mâchoire. Schmidt a observé un cheval qui avait à la mâchoire supérieure dix incisives permanentes : six à gauche et quatre à droite. — Dans leur *Traité de l'extérieur du cheval,* Goubaux et Barrier signalent une foule d'anomalies plus communes : sur un premier sujet, on trouvait deux incisives et une mitoyenne surnuméraires ; sur un autre, deux mitoyennes ; sur un troisième, il y avait une mitoyenne couchée transversalement; sur un quatrième, il existait une pince supplémentaire déviée. Ces incisives supplémentaires sont toujours de seconde dentition ; elles diffèrent des surdents ou des chicots, vestiges des dents de lait. — Rares sont les crochets supplémentaires ; Morot a vu un cheval adulte qui en avait trois (deux en haut et un en bas), situés en arrière et tout près des normaux. — Les molaires supplémentaires sont au contraire assez fréquentes. Elles siègent presque toujours à la mâchoire supérieure, soit dans l'axe de l'arcade normale, soit en dehors ou en dedans. — Les *anomalies par diminution des dents* sont signalées pour les incisives, les crochets et les molaires.

Les *irrégularités dans la chute des dents* ne sont pas sans importance. Souvent, chez le cheval, une ou plusieurs dents de remplacement prennent une position défectueuse, parce que la dent de lait correspondante est restée en place.

Très fréquentes sont les *anomalies de position* et *de direction des dents.* Au moment de leur éruption, les incisives de l'une ou de l'autre arcade, au lieu de se ranger régulièrement, peuvent soit chevaucher les unes par-dessus les autres, soit affecter une position oblique ou transversale, comme si elles avaient pivoté sur elles-mêmes dans leurs alvéoles. L'inégalité de longueur des maxillaires a souvent pour résultat de fausser le rapport des incisives (prognatisme, brachygnatisme). Elle n'a aucun inconvénient pour les carnivores; pour les herbivores, au contraire, elle gêne d'abord la préhension des aliments; plus tard, les incisives très longues peuvent heurter le palais ou les barres.

Dans une dentition normale, les couronnes d'une même arcade doivent se toucher; s'il n'y a pas contact, les fourrages s'amassent entre elles, fermentent, irritent la gencive et provoquent la périodontite.

Chez les vieux chevaux, les incisives, en raison de leur extrême obliquité, ne se rencontrent plus que par leur bord postérieur; parfois les pinces supérieures atteignent une grande longueur et constituent ce que l'on désigne sous le nom de *bec-de-corbin* ou *bec-de-perroquet.* — Les canines du verrat prennent assez souvent une fausse direction et blessent les joues.

Les anomalies de développement des dents n'entraînent parfois aucun accident, mais souvent elles gênent la préhension des aliments et la mastication ; certaines dents se développent démesurément ou leur usure est irrégulière ; elles blessent la langue, les joues, le palais. Si les dents supplémentaires ne s'usent pas, elles peuvent perforer le palais (Roll, Dieckerhoff) et saillir dans les cavités nasales. Sur un cheval observé par Schrader, la première molaire de l'une des arcades supérieures était située immédiatement en arrière du crochet, et la seconde molaire en dedans de la troisième, de sorte qu'entre celles-ci et la première il existait un espace de 6 centimètres ; les deux premières molaires inférieures avaient perforé le palais.

Le traitement de ces anomalies comporte le *raccourcissement* ou l'*extraction* des dents vulnérantes ou ectopiques.

Les *irrégularités dans l'usure des dents* sont fréquentes, particulièrement chez le cheval. Souvent les mouvements de latéralité sont insuffisants, le bord externe des tables dentaires supérieures et le bord interne des inférieures deviennent exubérants : il y a des *pointes* qui blessent les joues ou la langue. La première molaire supérieure dépassant quelque peu la dent correspondante de la mâchoire inférieure, et la dernière inférieure sa correspondante supérieure, on s'explique qu'il y ait communément une pointe sur la première dent de l'arcade supérieure, et sur la dernière de l'arcade inférieure.

Les mouvements de diduction sont gênés par les pointes elles-mêmes ; l'effet devient cause ; les tables dentaires ne se correspondent plus que par une partie de leur surface, elles sont bientôt très obliques : on a la *dentition en ciseaux*. Aux deux mâchoires, ces tables dentaires finissent par former des plans tellement inclinés qu'elles deviennent presque parallèles l'une à l'autre et s'entre-croisent à la manière des mors des cisailles. Les bords les plus saillants des arcades molaires ne se rencontrant plus, les dents continuent à s'accroître ; celles de la mâchoire supérieure blessent la muqueuse au niveau du sillon gingival, les dents inférieures entament la voûte palatine.

Il existe d'autres modes vicieux d'usure des dents. On voit parfois l'arcade inférieure usée suivant une courbe concave, alors que les dents supérieures décrivent une courbe convexe (dentition ondulée de Möller). — Il est fréquent aussi de voir une ou plusieurs dents prendre immédiatement, sans transition, une longueur bien supérieure à celle de leurs voisines (dentition en escalier). Ce fait se produit quand la dent correspondante manque ou est partiellement détruite.

On remédie aux irrégularités d'usure par le *nivellement* des arcades dentaires.

Observées chez tous les animaux, les *fractures* dentaires sont assez communes chez le cheval. Elles se rencontrent bien plus souvent sur les incisives que sur les molaires. Tantôt un ou plusieurs fragments se détachent (*fig.* 181) ; tantôt la fissure se fait suivant la longueur et se prolonge jusque dans l'alvéole. Les fragments dentaires peuvent blesser la langue, la joue, et rendre la mastication difficile. Les aliments pénètrent dans la fissure et dans l'alvéole. La pulpite, la périodontite, la carie sont des complications possibles.

Le *tartre dentaire* est fréquent chez le chien, surtout chez les sujets âgés, abondamment nourris ou qui manquent d'exercice. Il est plus rare chez les herbivores et chez le chat. — Le tartre est formé de carbonate et de phosphate de chaux, de carbonate de magnésie et de substances organiques. Depuis les travaux de Galippe, on sait qu'il est dû à des microorganismes divers qui provoquent la précipitation des sels terreux de la salive en même temps que l'inflammation du bord libre de la gencive. Le tartre s'insinue peu à peu entre ce bord libre et la surface de la dent; la cavité alvéolaire est bientôt infectée.

Le dépôt se fait sur les incisives, les canines et les molaires. Il est particulièrement abondant à la base de la dent, au contact de la gencive ; parfois il encapsule toute la couronne ; souvent il irrite la gencive et finit par amener la chute des dents. — Chez le chat, un abondant dépôt calcaire et le déchaussement des molaires peuvent donner lieu à des symptômes qui simulent la rage. (Stempel.)

On prévient la formation du tartre par les lavages de la bouche avec une solution d'acide borique à 3 p. 100 ou de thymol à 1 p. 3000. Lorsque la couche de tartre est épaisse, il faut l'enlever avec un instrument mousse, et comme la muqueuse enflammée saigne à la moindre blessure, on doit racler la dent en allant de sa base vers son extrémité. Pour enlever les dernières parcelles, on lave la base des dents avec un peu d'eau aiguisée d'acide chlorhydrique (1 p. 100).

La *gingivite* sera traitée par des lavages antiseptiques. S'il y a des ulcérations, on les touchera avec la teinture d'iode ou une solution d'acide chromique (1 p. 10). Toute dent fortement branlante doit être extirpée.

La *carie dentaire* est rare chez les animaux, moins cependant chez les herbivores que chez les carnassiers. Si elle n'affecte pas exclusivement les molaires, elle est tout exceptionnelle sur les incisives (Besnard, Cornevin et Lesbre). D'après Stockfleth, chez le cheval elle se rencontrerait le plus souvent de la huitième à la dixième année ; à un âge plus avancé, comme dans la jeunesse, elle serait moins fréquente.

La gêne de la mastication, le ptyalisme, l'odeur fétide de la bouche, la constatation sur la dent d'une tache noire, d'une légère excavation ou d'une cavité remplie de matières alimentaires permettent toujours d'établir facilement le diagnostic. La gencive est parfois enflammée et l'os tuméfié dans la région correspondante. La perforation complète de la dent amène la pulpite suppurative, de la périodontite et parfois une fistule dentaire. — La carie des deux premières molaires supérieures peut se compliquer de lésions des cavités nasales ; celle des autres molaires, de collection purulente des sinus. — Parfois on doit se servir du cure-dent pour enlever les aliments accumulés dans la cavité dentaire, pour juger des dégâts causés par la carie et de l'état de la gencive.

Chez l'homme, on arrête la carie par la désinfection soignée de la cavité, suivie de son obturation par un métal (or, amalgame), par la gutta-percha ou un ciment spécial.

Bouley a recommandé la rugination et la cautérisation profonde de l'exca-

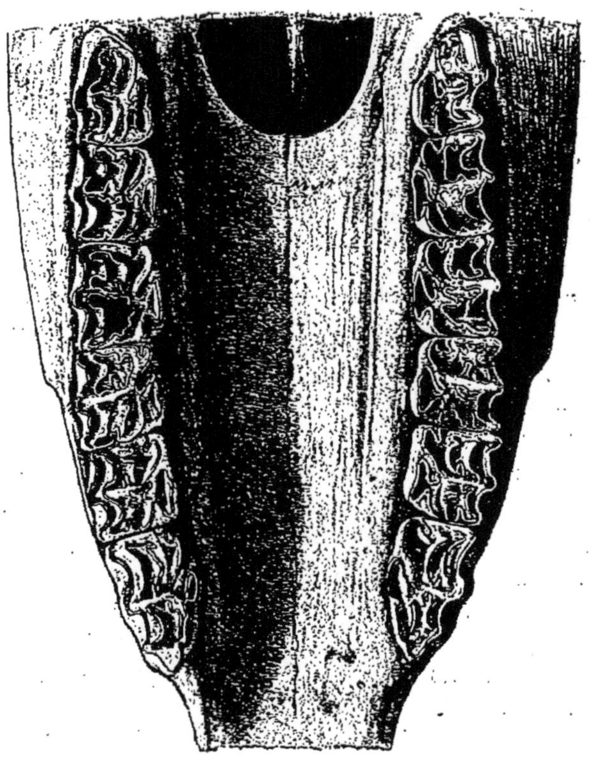

Fig. 205. — Carie dentaire chez le cheval. — La quatrième molaire des deux
arcades est cariée.

vation creusée par la carie. Il aurait ainsi obtenu un succès (?) sur un cheval de luxe atteint de carie de la troisième molaire supérieure. L'animal assujetti en position décubitale et les mâchoires écartées par un spéculum, la cavité de la dent cariée fut détergée avec un petit tampon trempé dans l'acide chlorhydrique pur, ruginée ensuite avec un instrument acéré, enfin cautérisée au fer rouge. « Le résultat fut excellent ; la mastication redevint régulière. »

Chez le cheval, Varnell, Warsage, Bayer, ont tenté *l'occlusion de la cavité dentaire* avec la gutta-percha ; Ollmann et Wulff, avec un ciment. — L'opération comprend la *préparation de la dent* et l'*obturation* proprement dite. On prépare la dent en curant la cavité au moyen d'instruments spéciaux, en enlevant toutes les portions altérées de l'ivoire et en donnant à l'excavation une

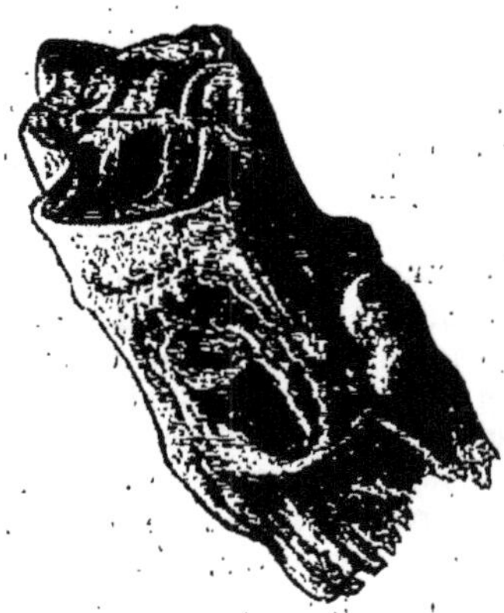

Fig. 206. — Molaire perforée par
la carie.

disposition telle que la substance qui doit la combler y soit solidement fixée, enfin en traitant la pulpe s'il y a lieu. Souvent des pansements provisoires sont nécessaires. Aseptisée et asséchée, la cavité doit être obturée par une substance malléable, qui se moule exactement sur les anfractuosités des parois et se durcisse rapidement. On a le choix entre la gutta-percha, divers métaux, les amalgames et les ciments.

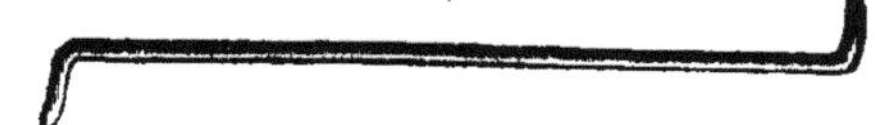

Fig. 207. — Cure-dent pour le cheval et le bœuf.

La *transplantation dentaire*, qui a plusieurs fois réussi chez l'homme (Magitot), a été tentée sur le cheval (Suth, Scheff). Suth dit avoir remplacé « avec succès » une molaire supérieure cariée, par la dent correspondante prise sur un vieux cheval ; mais aucun renseignement n'est donné sur la destinée de la dent de remplacement.

Si les tentatives de conservation des dents cariées et de transplantation dentaire faites chez les animaux méritent une mention, elles sont sans importance pratique. Chez nos malades, toute dent cariée doit être extraite. On agira avec prudence pour ne pas briser la couronne, en partie détruite. Parfois l'alvéolite facilite beaucoup l'extirpation. Quand celle-ci échoue, il faut recourir au repoussement.

En général, la plaie alvéolaire se comble sans qu'il survienne la moindre complication, si l'on observe bien les indications formulées plus loin. (V. *Repoussement des molaires.*)

La *périostite alvéolaire* ou *périodontite* — l'inflammation de la membrane alvéolo-dentaire — est commune dans les diverses espèces. L'introduction des aliments entre la dent et la gencive, les plaies et l'inflammation de celle-ci, les fissures de la dent, la carie, le tartre en sont les causes habituelles. Dans la forme aiguë, la gencive est rouge, décollée ; la dent se détache, devient branlante. L'inflammation ne reste pas toujours localisée à la paroi alvéolaire ; elle peut s'étendre au maxillaire, déterminer de l'ostéite purulente, et sur la face externe de l'os, de la périostite accusée par une forte tuméfaction ; si le pus perfore l'os et ulcère le tégument, une fistule dentaire est créée. L'alvéolite des dernières molaires supérieures s'accompagne très souvent de collection purulente des sinus, et celle des premières molaires, de perforation du plancher des fosses nasales. Sous sa forme chronique, la périodontite est la cause habituelle des végétations osseuses de la racine, — des *pseudo-odontomes*.

Le *traitement* doit commencer par la suppression de la cause. On enlèvera le tartre, les aliments accumulés dans les intervalles dentaires, les corps étrangers introduits entre la gencive et la dent. Si l'intervention est précoce, on traitera la gingivite et l'alvéolite par les lavages antiseptiques, par les applications de permanganate de potasse à 1-5 p. 100, d'acide chromique à 1 p. 10 ou de teinture d'iode. Lorsqu'il y a alvéolite suppurée ou carie dentaire, on extirpera la dent malade. Les jours suivants, on fera de fréquentes irrigations buccales. Quelquefois une partie de la paroi alvéolaire est nécrosée, et l'on doit extraire une ou plusieurs esquilles.

Les *fistules dentaires* sont communes chez le cheval. On distingue des *fistules vraies*, produites et entretenues par une lésion dentaire, et des *fistules fausses*, consécutives à des actions traumatiques qui ont provoqué de l'ostéite suppurée et un foyer de nécrose au niveau d'une racine dentaire. — Les fistules de la mâchoire supérieure, presque toujours consécutives à la périostite alvéolo-dentaire, s'ouvrent sur le chanfrein, dans le nez ou dans les sinus ; elles entraînent parfois une hypertrophie du cornet maxillaire. — A la mâchoire inférieure, la fistule est souvent l'effet d'un traumatisme qui a atteint le maxillaire au niveau d'une racine dentaire : une ostéopériostite se développe, l'os se nécrose, la peau s'ulcère et la plaie se fistulise. — Chez le chien, les fistules dentaires sont habituellement constatées à la mâchoire supérieure, le plus souvent au niveau de la troisième molaire, parfois de la seconde ou de la quatrième.

Les *fistules dentaires fausses* doivent être traitées par le débridement, le curettage, et par des injections antiseptiques ou le tamponnement à la gaze. Ces moyens donnent généralement la guérison en trois à quatre semaines.

Pour les *fistules dentaires vraies*, il faut pratiquer l'extraction ou le refoulement de la dent. — Chez une jument atteinte de deux fistules du maxillaire inférieur, l'une ouverte sur la branche droite, l'autre dans l'espace intermaxillaire, Lanzillotti dut enlever les cinquième et sixième molaires. — La jument traitée par Aubert et Meyraux portait, sur la branche droite du maxillaire inférieur, une fistule laissant écouler du pus fétide. La cautérisation et les injections antiseptiques n'ayant donné aucun résultat, l'opération fut décidée. L'os maxillaire trépané, on trouva de nombreuses esquilles ; la fistule principale, sise entre la deuxième molaire et la table externe de l'os, s'ouvrait dans la bouche. Une lame osseuse, limitée par deux traits de scie tracés sur la face externe de l'alvéole et distants de 5 centimètres, fut extirpée ; on fit sauter un tiers environ de la racine de la dent, on rugina les fistules et l'on pansa méthodiquement. Les suites furent des plus simples.

Chez le chien, Reul conseille l'extraction dans tous les cas. Même quand la couronne de la dent qui correspond à la fistule semble saine, la racine est toujours plus ou moins altérée. — Une chienne traitée par Pauchenne présentait sur la partie droite de la face, à environ 1 centimètre de l'orbite, une tumeur douloureuse à la pression et non fistulisée. On fit sans succès l'incision de cette tumeur et des pansements à la teinture d'iode. A la percussion, la troisième molaire rendait un son particulier ; bien qu'elle parût saine, l'extraction en fut décidée : à sa surface, on trouva un point carié. La guérison survint en quelques jours.

Les néoplasmes d'origine dentaire se rangent naturellement en deux groupes : les *tumeurs liquides* et les *tumeurs solides*. Les premières comprennent les *kystes qui se développent à l'époque de l'évolution dentaire* et les *kystes qui se forment après le développement des dents.* Nous avons parlé des kystes dentifères des parois craniennes ; on en peut constater sur les parois de la cavité buccale, qui ont pris naissance dans l'épaisseur des os maxillaires. — Les *tumeurs solides* sont distinguées en *odontomes*, néoplasmes liés à une anomalie de développement des dents, et en *pseudo-odontomes* ou *tumeurs de cément*, véritables exostoses résultant d'une irritation causée par des traumatismes légers et répétés ou par la périodontite chronique. Ces exostoses des racines dentaires ont été signalées dans la plupart des espèces animales. Bouley, Degive, Mégnin, Trasbot, en ont publié des observations chez le cheval. Elles sont quelquefois indolentes, mais en général la mastication devient difficile et le malade s'amaigrit. A l'examen de la bouche, souvent on trouve, dans le sillon gingival, du côté de la dent altérée, une accumulation de matières alimentaires fétides ; parfois il y a du jetage du côté correspondant, des lésions des cavités nasales et des sinus. Dans un cas de Morot, la dent malade pesait 77 grammes et sa congénère saine 31 grammes seulement. Une dent enlevée par Degive pesait presque une livre.

L'extraction de la dent, seule indication rationnelle, est souvent fort laborieuse. Avec le davier, Trasbot ne put que briser la couronne de la quatrième molaire; il dut recourir au repoussement : la dent fut extraite en cinq fragments. Le bord alvéolaire externe était fracturé et la plaie « effrayante ». Le lendemain, la troisième molaire se détacha, la racine était doublée de volume; la cavité de la pulpe avait à peu près disparu. La cicatrisation se produisit rapidement et la bête récupéra toute sa valeur. — Un cheval traité par Degive jetait du naseau droit. On crut à une collection des sinus, mais, après trépanation, on constata la présence d'une néoformation dure, osseuse, très résistante, remplissant le sinus et obstruant en partie la cavité nasale correspondante. Toutes les tentatives de repoussement furent d'abord vaines. A l'aide du ciseau et du maillet, on dut cliver cette tumeur, qui était développée sur la cinquième molaire supérieure.

Les *diverses tumeurs des gencives* ont été confondues sous le nom d'*épulis*, bien que l'on désigne plus particulièrement ainsi les *sarcomes* et le plus souvent l'*ostéosarcome à myéloplaxes.* L'ablation totale donne des succès. — Le Maître a publié l'observation d'une vache qui portait sur le bord alvéolaire interne des deuxième et troisième molaires gauches un « volumineux polype ». Les dents étaient déviées en dehors. L'auteur arracha les deux dents déviées, extirpa la tumeur, rugina les alvéoles et cautérisa au fer rouge. La guérison se fit régulièrement. (V. *Tumeurs des mâchoires.*)

Opérations dentaires.

Les principales opérations de la chirurgie dentaire sont: 1° le *nivellement* et la *section* des dents ; 2° l'*évulsion* ; 3° le *repoussement*.

1° Nivellement et section des dents.

Le *nivellement des dents* se pratiquait autrefois à l'aide de la râpe du maréchal ou de la gouge. Quand les pointes étaient peu développées, on introduisait et l'on maintenait dans la bouche du cheval, entre les arcades molaires, une râpe ordinaire; par les mouvements des mâchoires, les pointes sautaient ou s'usaient; on répétait cette opération plusieurs jours de suite. — Pour faire disparaître les

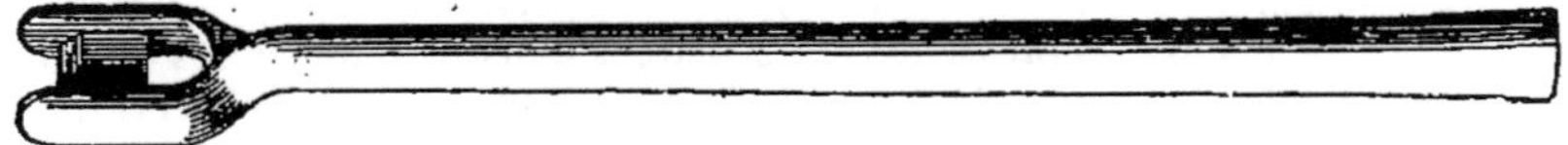

Fig. 208. — Gouge dentaire.

saillies plus volumineuses, on taillait les molaires en se servant de la gouge. Le cheval était maintenu debout, la langue immobilisée, les mâchoires écartées par le spéculum. On appliquait la partie tranchante de l'instrument sur les pointes; armé d'un marteau, un aide frappait à petits coups sur l'extrémité de la gouge. Lorsqu'on opérait ainsi, dans une échappée la gouge pouvait blesser l'une des mâchoires, la langue, la joue, le voile du palais; chez les vieux chevaux, parfois la dent était luxée. — Aujourd'hui, on emploie peu la gouge, même celle dont la lame est bordée de deux lèvres arrondies. Pour les saillies de faibles dimensions, on se sert du *rabot* de Brogniez (*fig.* 209), auquel Charlier, Prangé et divers constructeurs ont apporté quelques modifications. Si le cheval est docile, on l'accule contre un mur, dans un coin; au besoin, on applique un tord-nez. La langue est tirée hors de la bouche, alternativement à droite et à gauche. Lorsque l'animal se défend ou que les surdents sont volumineuses, l'écartement des mâchoires par le spéculum facilite l'opération. Le rabot tenu de la main gauche en sa partie moyenne, on en applique le tranchant sur les aspérités dentaires (bord externe des molaires supérieures, bord interne des inférieures), puis, avec la main droite, on manœuvre le propulseur, agissant avec d'autant plus de force que les pointes sont plus épaisses. On achève le nivellement avec une râpe à lame fixe ou à lame mobile.

Une volumineuse saillie constituée par une dent entière ou par la plus grande partie de son épaisseur résiste au rabot. On pourrait la couper avec la gouge, le ciseau de Brogniez ou celui de Gowing; mais ces instruments sont défectueux: il faut se servir du marteau pour donner l'impulsion à la lame mobile. Mieux vaut employer un *coupe-dent*. Divers modèles ont été recommandés: ceux de Méricant, de Brogniez, de Lecellier, de Bassi, de Möller, de Korizek sont les plus usités. Celui de Möller, modifié par Johne, diffère des précédents par ses mors à tranchant concave. — Le coupe-dent américain et celui imaginé par Bournay (*fig.* 216) permettent de déployer une bien plus grande force qu'avec les modèles anciens. — Quand on veut se servir du coupe-dent, l'animal peut être assujetti dans le travail; mais les chevaux difficiles doivent être couchés. Si l'opéré est en position décubitale, il importe de prendre les précautions nécessaires pour que l'extrémité dentaire sectionnée ne soit pas déglutie. Les mâchoires maintenues écartées par le spéculum, l'opérateur introduit dans la bouche les mors de l'appareil et saisit la couronne de la dent à la hauteur de la table des molaires voisines; rapprochés à l'aide de la vis, ces mors entament la dent et la tranchent. La manœuvre de l'instrument n'est délicate que si l'on a affaire à l'une des dernières

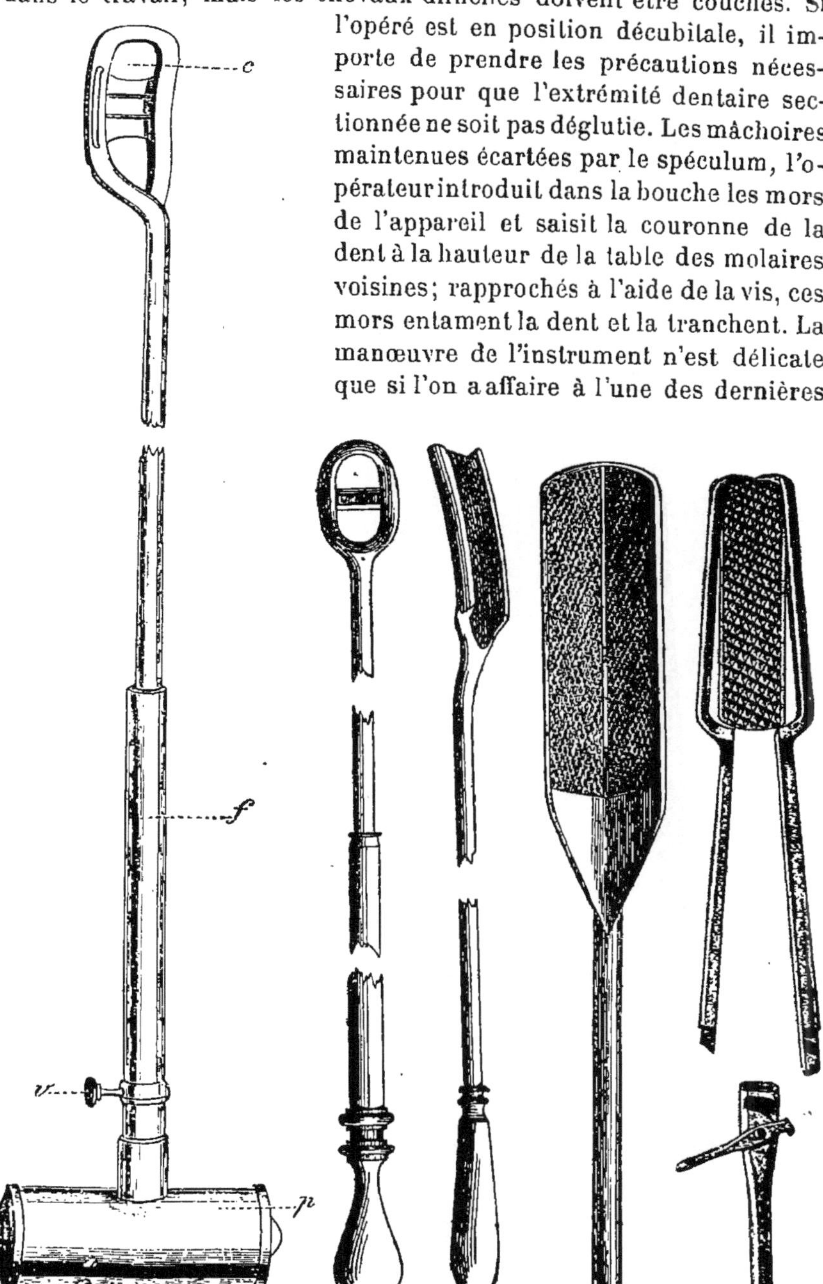

Fig. 209 et 210. — Rabots dentaires.　　Fig. 211, 212 et 213. — Râpes dentaires.

molaires ou à une surface dentaire très oblique sur laquelle glissent

44.

les mors. — Pour les incisives, on se sert des coupe-dents ordinaires ou de la pince représentée par la *figure* 217.

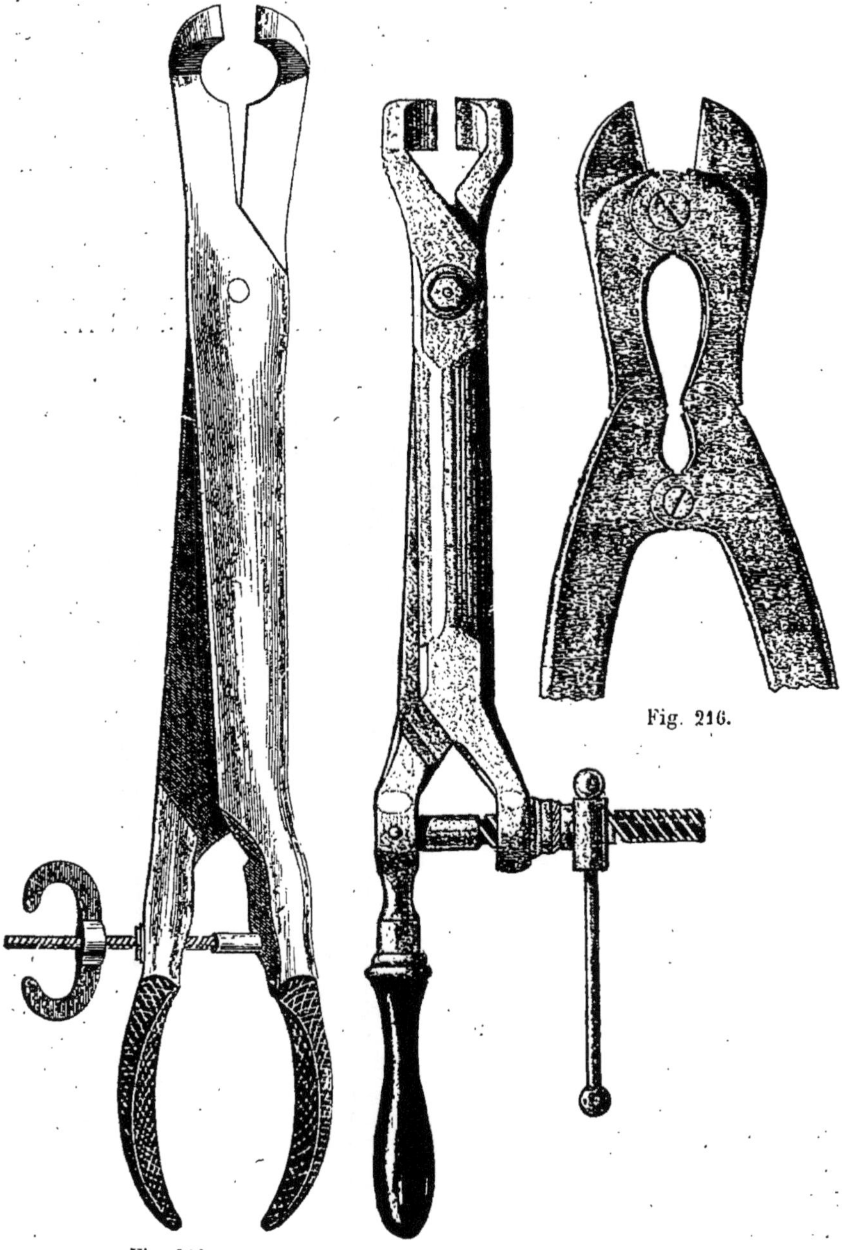

Fig. 216.

Fig. 214.

Fig. 215.

Coupe-dents.

La résection des dents peut encore se faire à l'aide de scies. La scie

ordinaire n'est applicable que pour les incisives. Pour couper les molaires, il convient de recourir à la scie en couteau, à la scie de Larrey,
à la scie en chaînette ou à la scie montée sur châssis. L'opération est longue, parfois très pénible, tant l'émail des molaires est dur et épais.

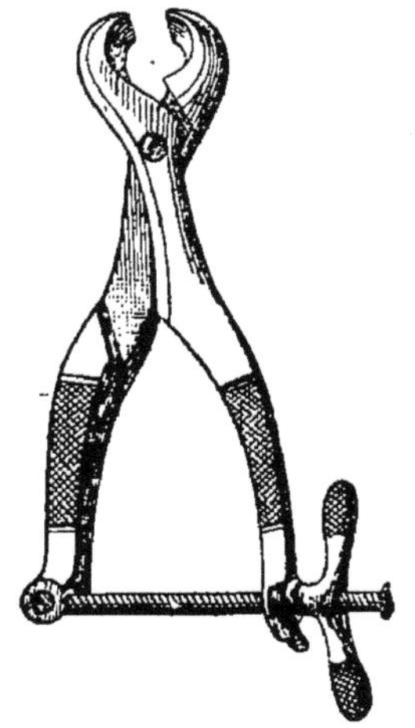

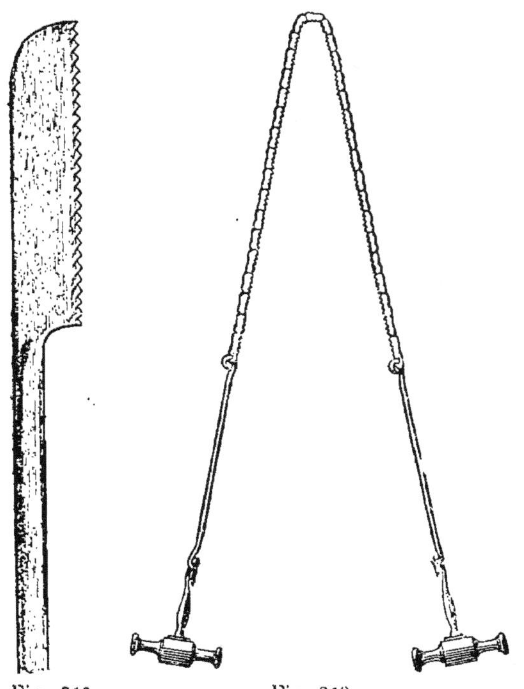

Fig. 217. — Pince pour la résection des incisives.

Fig. 218.

Fig. 219.

Scies pour la résection des dents.

Bien qu'elle donne une surface de section beaucoup plus régulière que le coupe-dent, on lui préfère généralement celui-ci. Quand on utilise la scie, il faut, durant l'opération, faire couler sur l'instrument un mince filet d'eau froide, sans quoi la lame se dilate, s'enclave dans la dent et ne glisse plus.

2° Évulsion.

L'*évulsion* est indiquée pour les dents surnuméraires qui gênent la mastication ou blessent la muqueuse, pour les dents caduques, et dans les cas de carie, de fistule dentaire, de périodontite.

L'*évulsion des incisives* peut être effectuée au moyen des tricoises. On se sert parfois d'un instrument rappelant la langue-de-carpe, le pied-de-biche ou levier des dentistes. Le plus ordinairement, on fait usage de daviers à branches droites ou courbes, analogues à ceux utilisés pour l'homme.

L'*évulsion des molaires* du chien est facile à l'aide d'un petit davier ou de la clef de Garengeot. — Chez les grands animaux, chez le cheval en particulier, c'est une opération qui exige de la force et de la patience ; elle est toutefois moins laborieuse chez les vieux sujets que chez les jeunes, moins pour les dents caduques que pour les persistantes, moins aussi pour les molaires antérieures que pour les postérieures. Lors de carie ou de périodontite, souvent la dent est partiellement décollée ; l'extraction en est facile. L'usure irrégulière des dents (dents en ciseaux) et surtout les tumeurs de la racine rendent l'évulsion difficile ou impossible. — Toujours l'extraction sera d'abord essayée si, avec l'appareil employé, on peut saisir la couronne de la dent. Un grand nombre d'instruments ont été recommandés. Citons la clef de Garengeot, le davier de Plasse, les pinces de Brogniez, de

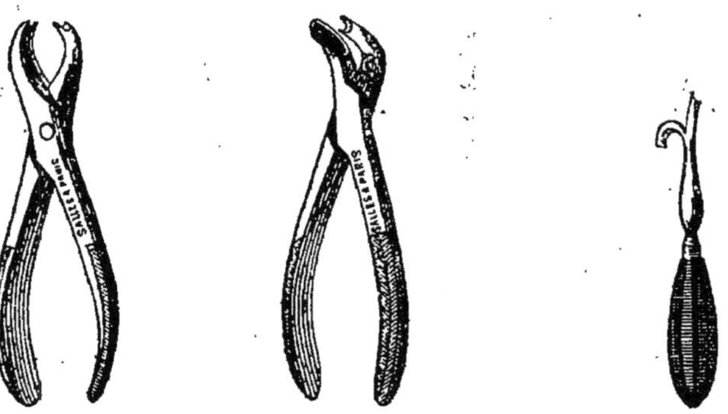

Fig. 220 et 221. — Pinces pour l'extraction des incisives. Fig. 222. — Pied-de-biche.

Pillwax, de Gowing, de Bouley, de Lecellier, de Wendenburg, de Frick-Hauptner, de Thomassen, de Günther. En France, on utilise encore la clef de Garengeot, mais les instruments préférés sont le davier de Plasse, celui de Bouley et la pince de Thomassen. En Allemagne, on emploie surtout le davier de Frick et les pinces de Günther, dont on a construit quatorze modèles appropriés aux différents cas qui se présentent dans la pratique.

La clef de Garengeot ou clef anglaise, employée pour le cheval, se compose d'une tige métallique longue de 50 centimètres environ, munie à une extrémité d'un levier transversal de 35 à 40 centimètres, et à l'autre d'une partie élargie — le *panneton* — sur laquelle peut s'adapter un crochet courbe de dimension variable (*fig.* 223). — Delafond a décrit le mode d'emploi de cet instrument. Le sujet couché, deux aides lui tiennent la tête renversée sur la nuque. Un spéculum est appliqué et la langue tirée hors de la bouche. On incise circulairement la gencive au niveau du collet de la dent, on appuie le panneton de la clef sur l'une des faces latérales de la dent et l'on rabat le crochet par-dessus la table dentaire, de façon que son extrémité libre vienne s'appliquer sur la face opposée. L'opérateur appuie la tige de la clef sur les incisives de la mâchoire supérieure ou inférieure, puis, par un brusque mouvement de torsion du crochet sur le panneton, il arrache la dent. Souvent la racine n'est ébranlée que du

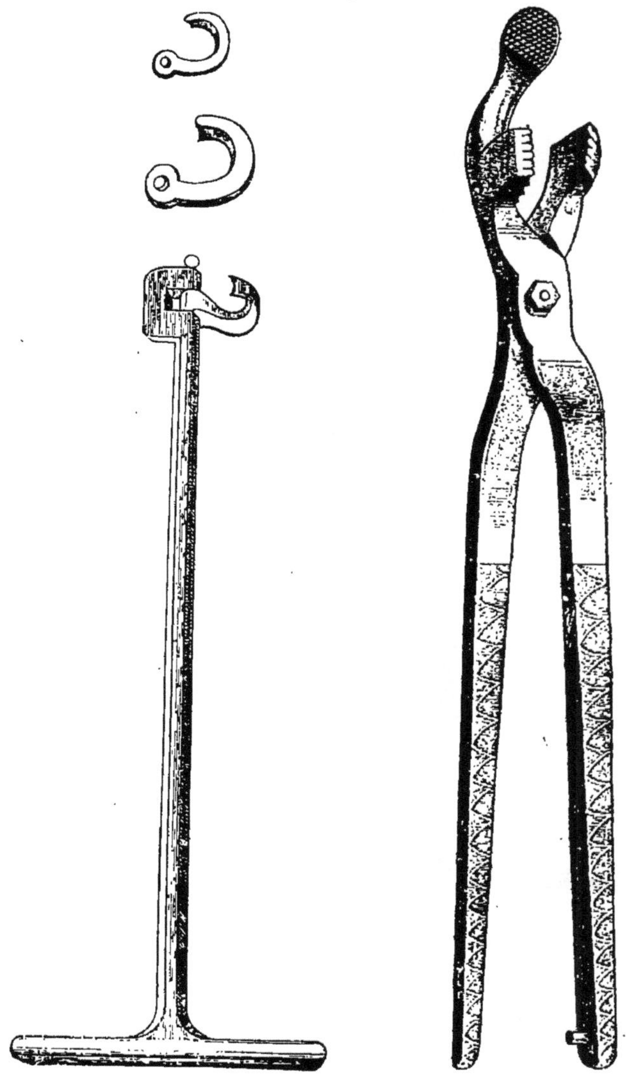

Fig. 223. — Clef de Garengeot.   Fig. 224. — Pince de Wendenburg.

côté où le crochet est appliqué ; pour ne pas déchirer la gencive ou enlever une portion de la table de l'os, du côté où le panneton a été appuyé, on donne un second coup après avoir appliqué le crochet de ce côté. Quand la dent est fortement enchassée, on peut engager sous le crochet de la clef une tige de fer longue de 1^m,20 environ et de 12 à 15 millimètres de diamètre ; un aide, prenant avec cette tige un point d'appui sur les molaires situées en arrière de celle à extraire, agit par un levier du second genre pendant que l'opérateur imprime à la clef le mouvement de torsion. — La clef de Garengeot expose à deux acci-

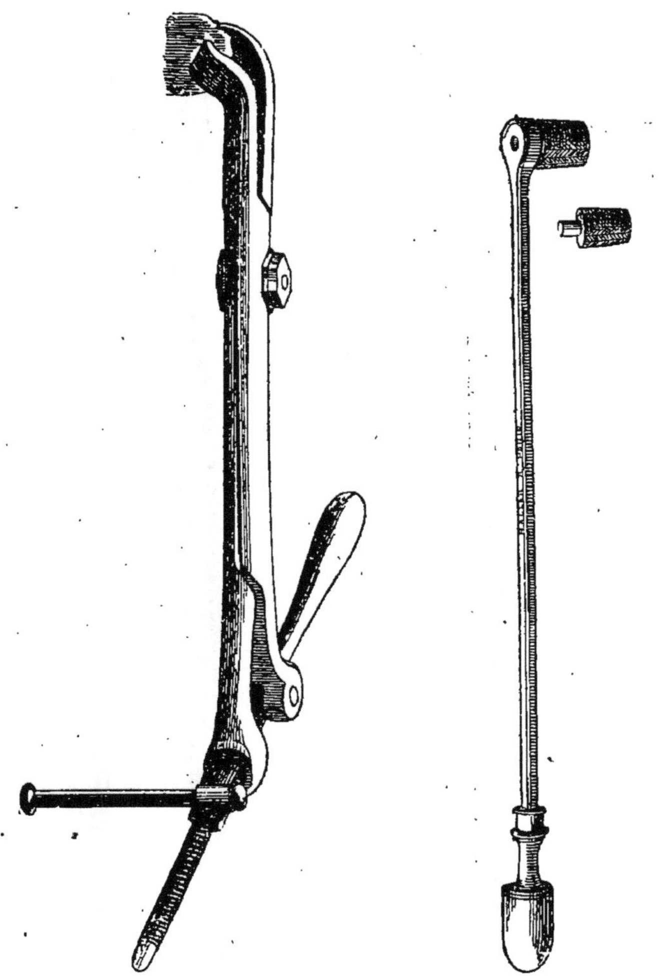

Fig. 225. — Davier de Plasse.   Fig. 226. — Support à manche.

dents : à la *fracture de la dent*, qui survient si l'opérateur agit trop brusquement, et à la *déglutition de la dent* ou de la portion arrachée. Deux fois Bouley a vu ce dernier accident entraîner la mort. Dans le premier cas, la dent provoqua une tympanite qui tua par asphyxie; dans le second, elle détermina l'ulcération de la pointe du cæcum.

Le *davier de Plasse* a la forme d'une longue tenaille dont les mors, garnis de pointes en acier trempé, peuvent être rapprochés au moyen d'une vis. L'instrument primitif portait, entre l'articulation des branches et les mors, un relief destiné à prendre appui sur l'arcade molaire. — Le davier de Bouley, à mors plus larges et hérissés de pointes, diffère aussi de celui de Plasse en ce que, près de leur articu-

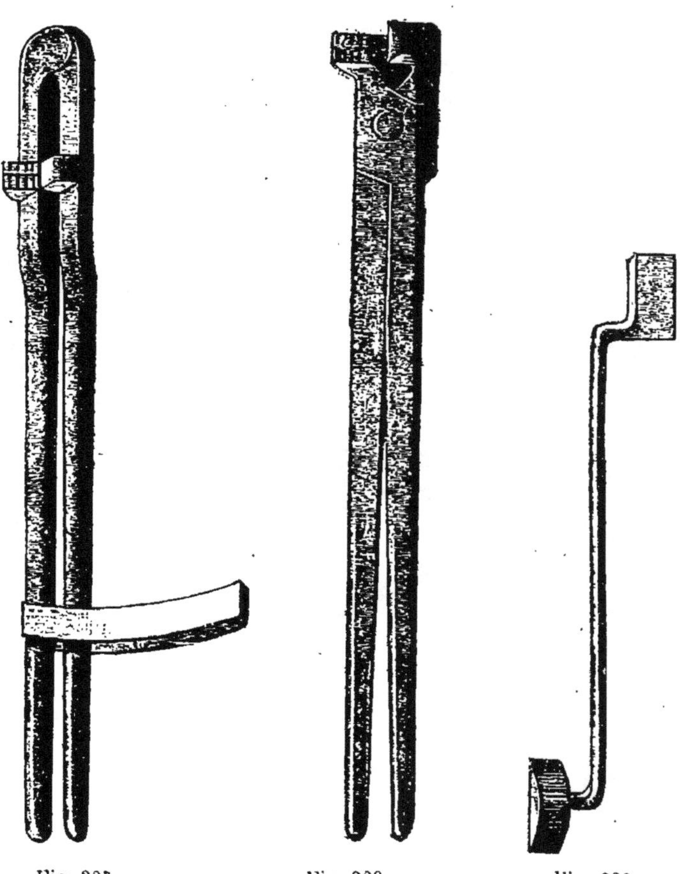

Fig. 227.   Fig. 228.   Fig. 229.

Pinces et support de Günther.

lation, les branches sont courbées sur le plat, de façon à former une saillie qui prend appui sur les dents antérieures à celle que l'on veut extirper. — Pour se servir de ces instruments, l'animal est assujetti comme nous venons de l'indiquer. L'opérateur introduit le davier dans la bouche, saisit la dent et l'enserre à l'aide de la vis. En imprimant au davier des mouvements de latéralité à gauche et à droite; on mobilise la dent dans son alvéole. Dès que ce résultat est obtenu, on fait exécuter à l'instrument un mouvement de bascule : il agit alors par un levier du premier genre, dont le point d'appui est la table dentaire sur laquelle porte la saillie des branches. On peut encore faire reposer cette éminence sur un coussin de bois, de fer ou de cuir recouvrant soit les dents, soit la barre si l'on extirpe une molaire antérieure. Quand on emploie le davier à branches droites, sans saillie entre l'articulation et les mors (*fig.* 225), une fois la dent saisie, on glisse sur l'arcade molaire un support (*fig.* 226), que l'on pousse le plus près possible des mors et qui permet de faire exécuter au davier le mouvement de bascule nécessaire pour soulever la dent.

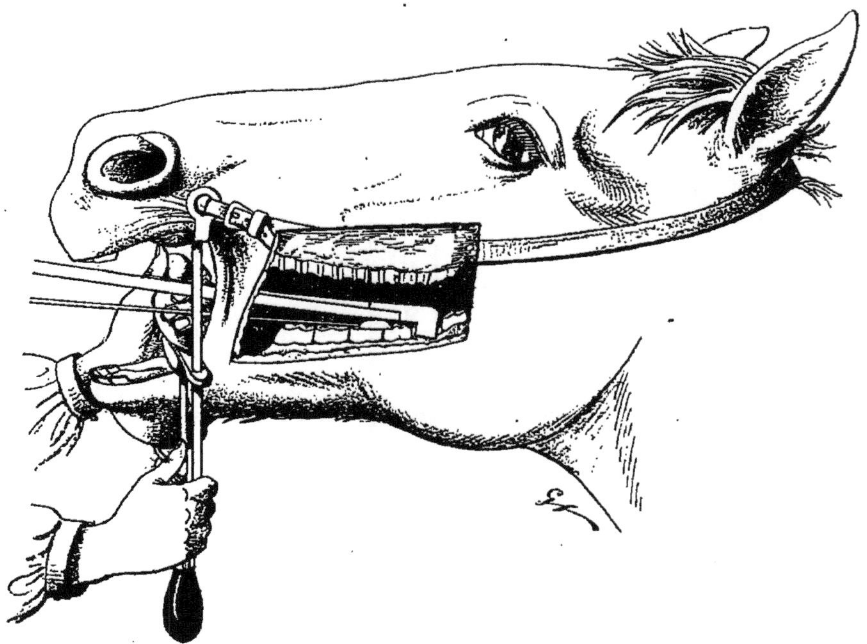

Fig. 230. — Évulsion des molaires avec les pinces de Günther.

Le *davier de Lecellier*, analogue à celui de Plasse, est destiné surtout à l'extraction des molaires caduques.

La *pince de Wendenburg* (*fig.* 224), pourvue de mors longs et crénelés, porte sur l'une de ses branches un prolongement destiné à prendre appui sur l'arcade molaire, en arrière de la dent à extraire. Elle fonctionne à la façon d'un levier du second genre.

Les *pinces de Günther* utilisées pour les trois premières molaires ont les branches articulées en compas à l'une de leurs extrémités (*fig.* 227) et agissent par un levier du second genre. Les pinces destinées aux trois dernières molaires se composent de deux branches

articulées tout près de leurs mors (*fig.* 228); elles prennent un point
d'appui sur un coin ou support (*fig.* 229) et agissent par un levier du
premier genre. — Le manuel opératoire est le suivant : 1° saisir la
dent avec la pince, que les mains tiennent ensuite fermée; 2° l'ébranler par des mouvements de latéralité imprimés à l'instrument; 3° s'il
s'agit d'une molaire antérieure, l'évulser en exerçant sur elle une forte
traction; si l'on opère sur l'une des trois dernières molaires, soulever
les branches de la pince, faire glisser le support sur l'arcade, le
plus près possible de la dent malade, et extraire celle-ci en pressant
sur les branches de la pince (*fig.* 230). Les dents courtes sont d'ordinaire arrachées du premier coup; les dents longues, chez les jeunes
animaux surtout, doivent être le plus souvent saisies à deux reprises,
la seconde fois plus près de la gencive. — Pour extraire deux molaires supplémentaires développées en dedans des arcades, Bassi
appuya sa pince sur un support métallique en forme de **7**, dont la
petite branche était placée transversalement dans la bouche, posée
sur les deux arcades molaires, un peu en avant des dents à enlever.

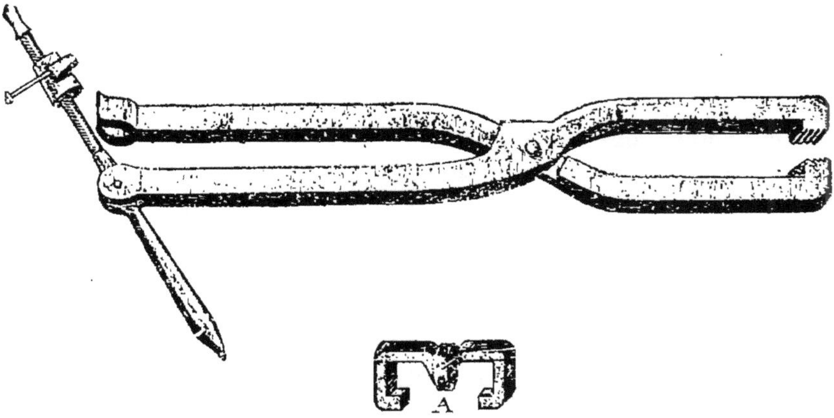

Fig. 231. — Pince de Thomassen.

La *pince de Thomassen* (*fig.* 231) a des mors longs, qui restent
écartés de 3 centimètres lorsqu'elle est fermée, ce qui permet de
l'adapter facilement en la faisant glisser le long de l'arcade molaire,
sans qu'elle butte contre les dents de la mâchoire opposée. La dent une
fois enserrée, un support A, large de 8 centimètres, dont la partie
annulaire est recouverte de caoutchouc, est placé en avant de la dent
à extraire. Ici encore, on agit par un levier du premier genre. L'usage
de cette pince est avantageux pour les dernières molaires.

La *pince de Frick-Hauptner* (*fig.* 232) se compose de deux branches
réunies par deux anneaux et une vis; en serrant celle-ci, la branche B

tourne et les deux mors cannelés se rapprochent; l'autre branche
est fixée aux anneaux. La pince est munie d'un support qui permet
de l'employer comme celle de Thomassen. En outre, grâce à un pro-

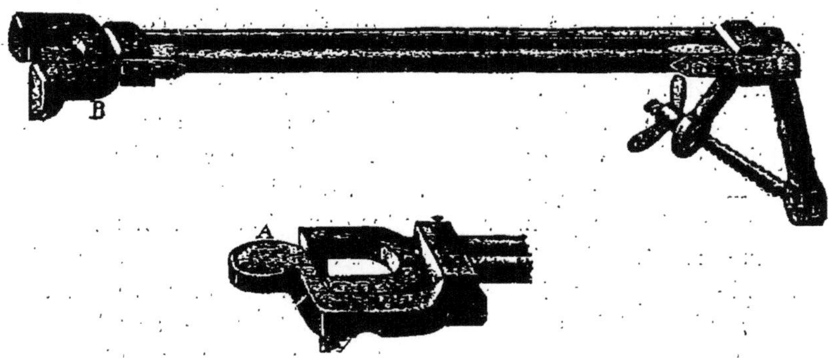

Fig. 232. — Pince de Frick.

longement A, qui s'adapte à la pince, on peut utiliser celle-ci à la
façon d'un levier du deuxième genre pour l'extraction des premières
molaires.

Comme soins consécutifs à l'évulsion d'une dent, on se borne
généralement à faire des lavages de bouche, surtout après les
repas. — Parfois la paroi alvéolaire est nécrosée où cariée; on peut
avoir à enlever quelques esquilles et à curetter l'alvéole. — S'il existe
une large fistule dentaire, on doit la combler avec un tampon d'ouate
recouvert d'une lame de gaze et introduit par l'orifice cutané.

3° Repoussement des molaires.

Le *repoussement des molaires* est indiqué quand la couronne de
la dent malade est détruite et l'usage des daviers impossible, ou
lorsqu'une volumineuse tumeur cémenteuse est développée sur la
racine.

L'animal est couché sur le côté opposé à celui où l'on doit opérer.
On l'anesthésie au chloroforme. On enlève la bride ou le licol. Un aide
tient la tête.

Le *refoulement d'une molaire supérieure* comprend trois temps :

Premier temps : Incision et décollement de la peau. — Au niveau
de l'extrémité profonde de la dent que l'on veut repousser, on fait
une large incision cutanée en **V**; on dissèque le lambeau de peau
ainsi délimité; s'il y a lieu, on incise les tissus sous-jacents, et l'on
écarte les vaisseaux et les nerfs.

Deuxième temps : Trépanation du maxillaire supérieur. — Sur la table externe de cet os, on pratique trois ouvertures tangentes, dont deux parallèles à l'arcade dentaire et l'autre en avant des premières; on régularise l'ouverture avec le ciseau ou la rugine.

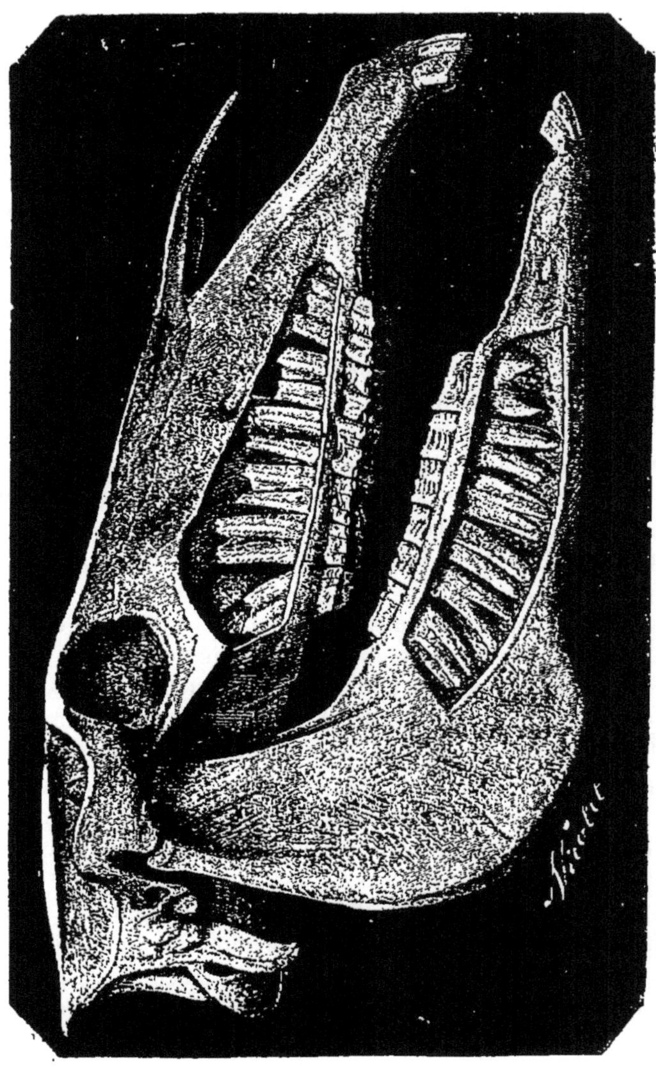

Fig. 233. — Disposition des molaires chez le cheval.

Troisième temps : Repoussement de la dent. — Les mâchoires sont écartées à l'aide d'un spéculum; celui-ci est tenu par un aide. Le repoussoir disposé parallèlement à la dent à refouler, on en applique une extrémité sur la racine de cette dent. Tandis qu'un aide, armé d'un marteau à la tête lourde, frappe à petits coups sur le repoussoir, avec la main libre introduite dans la bouche on se rend compte de l'effet produit ; d'ordinaire, au bout de quelques minutes, la dent est ébranlée et chassée de son alvéole. On la saisit avec la main ou avec des pinces.

Pour le *repoussement d'une molaire inférieure*, la technique est la même que pour les molaires supérieures ; mais, en raison des dangers de fracture du maxillaire, on ne doit frapper qu'à très petits coups sur le repoussoir.

Que l'on opère sur l'une ou l'autre mâchoire, si l'on ne veut pas s'exposer à refouler une dent voisine de celle qui est malade, il faut se rappeler que les racines des trois molaires antérieures de chaque côté sont dirigées un peu en avant, que celles des trois autres sont inclinées en arrière (*fig.* 233).

Les soins consécutifs consistent en des irrigations de la bouche avec de l'eau froide et en des détersions de la plaie alvéolaire, que l'on tamponne ensuite à la gaze par l'orifice cutané. L'opéré sera nourri d'aliments de facile mastication, de barbotage, de lait, de thé de foin. La pénétration de ces aliments dans les sinus est prévenue par le tamponnement de la plaie alvéolaire. En général, le travail de réparation est assez rapide ; en six semaines à deux mois, cette plaie est cicatrisée. Il persiste parfois une fistule, surtout quand on a dû repousser deux dents contiguës. En ce cas, on peut combler la brèche avec de la gutta-percha.

Nous avons eu recours à ce moyen pour un cheval chez lequel la brèche faite par le repoussement de la quatrième molaire gauche était restée large, tapissée par une pseudo-muqueuse de consistance fibreuse. — Le cheval couché sur la table, la bouche fut maintenue entr'ouverte par un spéculum, et la langue modérément tirée à droite, de manière à dégager les molaires gauches. On nettoya soigneusement le sinus et la cavité alvéolaire, puis on les assécha avec des tampons d'ouate. Deux fragments de gutta-percha, ramollis dans l'eau à 45°, furent poussés par le sinus dans l'alvéole, puis serrés avec l'index gauche, engagé dans le sinus, et l'index droit introduit par la voie buccale, entre la troisième et la cinquième molaire. Nous eûmes le soin d'étaler un peu la partie supérieure de la pièce sur la paroi du sinus, au pourtour de l'orifice alvéolaire, et sa partie inférieure sur les deux molaires voisines, ainsi que le montre les *figures* 234 et 235. Afin de hâter le durcissement de la gutta, on l'irrigua d'eau froide pendant quelques minutes, par la bouche et par le sinus. Celui-ci fut ensuite tamponné à la gaze. On renouvela le pansement les jours suivants. Un suintement s'établit autour de la partie supérieure du bouchon de gutta, mais l'écoulement, très faible, n'exhalait plus d'odeur fétide. On laissa libre l'orifice de trépanation, qui se rétrécit peu à peu. — Au bout d'une semaine, ce cheval n'avait plus qu'un léger jetage, et la plaie de trépanation suppurait à peine. Revu au bout de six mois,

cet opéré se nourrissait bien et son état d'embonpoint était devenu
excellent. Le naseau gauche n'était souillé que d'un peu de jetage
muco-purulent, n'exhalant pas d'odeur fétide. Au niveau de la plaie
de trépanation existait une étroite fistule donnant un peu de pus

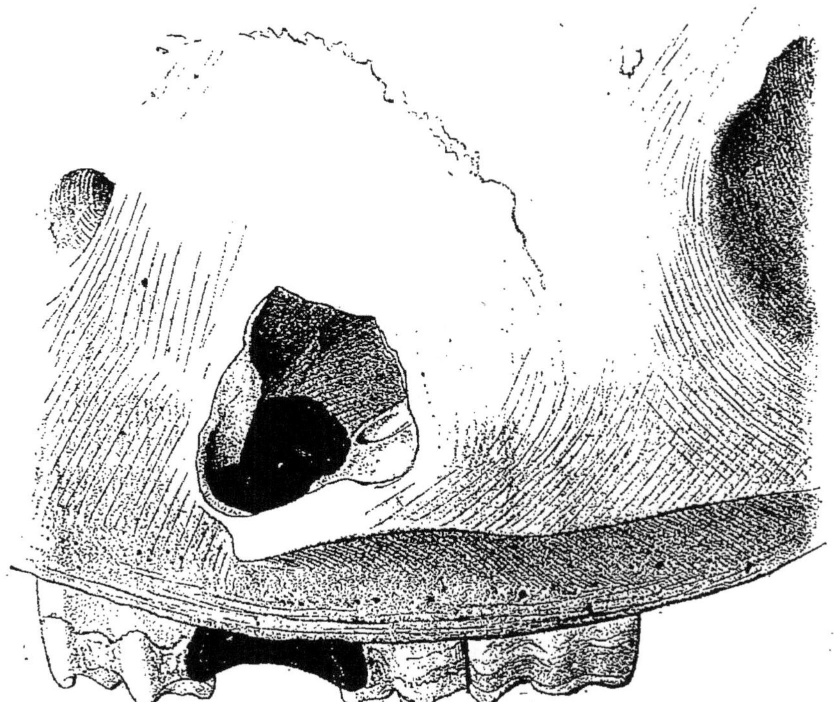

Fig. 234. — Occlusion par une pièce de gutta-percha d'une brèche bucco-sinusale
consécutive au repoussement d'une molaire.

blanchâtre sans fétidité. Examinée par la voie buccale, la pièce de
gutta-percha n'avait subi aucun déplacement; elle continuait à faire
parfaitement son office.

Sur un cheval auquel Möller avait repoussé la première molaire
supérieure, il persista un jetage de mauvaise odeur. Les cavités
nasales contenaient des matières alimentaires arrivées là par l'alvéole
de la dent extirpée. Ces aliments retirés, l'alvéole fut nettoyé et comblé avec de la gutta-percha ramollie dans l'eau chaude; pour l'assujettir plus fortement, on avait préalablement pratiqué quelques rainures à la lime sur les molaires voisines. Après cette opération, le
jetage s'arrêta; au bout de plusieurs mois, la gutta était toujours en
place et la mastication n'était nullement gênée. — Moore dit avoir
comblé ainsi sur un cheval, par la voie des sinus, l'alvéole de la quatrième molaire, avec résultat excellent qui s'est maintenu pendant six
ans. — Déjà Gamgee avait, chez un cheval, obturé avec du caoutchouc

durci l'alvéole de la deuxième molaire supérieure. Quatre ans plus tard, « la pièce était encore en place ».

La molaire verticalement opposée à celle qui a été enlevée n'éprouve

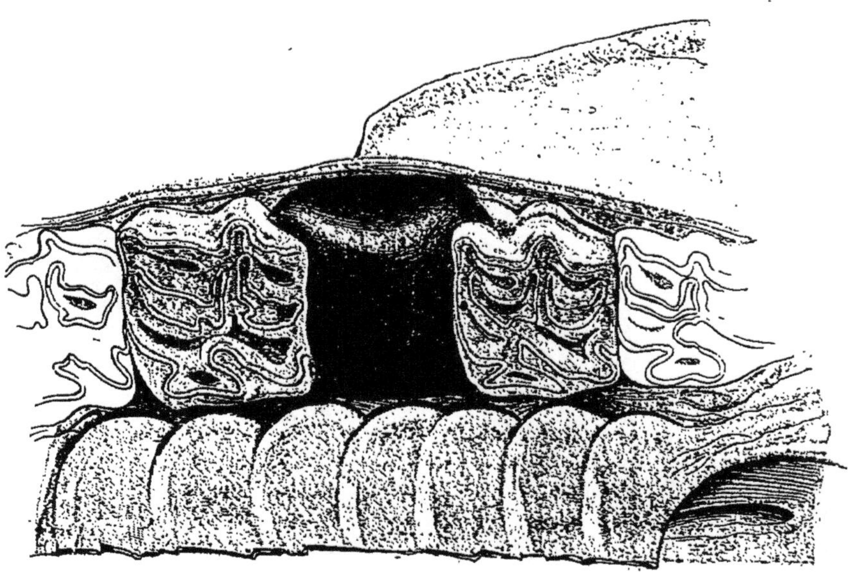

Fig. 235. — Occlusion d'une brèche bucco-sinusale. Face inférieure de la pièce.

plus d'usure ; elle dépasse bientôt les dents voisines, gêne la mastication et peut blesser la gencive. On doit la raccourcir avec le coupe-dent ou la scie.

Bibliographie. — I. Exploration de la bouche. — Goubaux, *Journal de méd. vét.*, 1866. — Mackel, *Repertorium,* 1880. — Bayer, *Koch's Monatsschrift*, 1884. — Miska, *Ibid.*, 1885. — Rogers, *The Veterinarian*, 1866. — Essen, *Wochenschrift*, 1887. — Bissauge, *Bullet. de la Soc. cent. de méd. vét.*, 1896. — Saillant, *Ibid.* Roussy, *Ibid.*
D'Arboval, *Dict. vét.*, t. I. — Peuch et Toussaint, *Chirurgie vét.*, t. I. — Lanzillotti, *Trattato di tecnica e terapeut. chirurgica*, t. I.
II. **Lèvres et joues.** — I. Paralysie. — Noyes, *Journal des vét. du Midi*, 1838. — Lapoussée, *Ibid.*, 1842. — Jurgens, *Journal vétérinaire et agricole de Belgique*, 1842. — Goubaux, *Recueil de méd. vét.*, 1848. — Mossé, *Journal des vét. du Midi*, 1849. — Burmeister, *Preuss. Mittheil.*, 1853-54. — Söhngen, *Ibid.*, 1872-73. — Gotti, *Alcune osservazioni di paralisi unilaterale del nervo faciale del cavallo.* Bologna, 1875. — Hochberger, *Oesterr. Monatsschrift*, 1889. — Jobelot, *Recueil de méd. vét.*, 1891. — Thomassen, *Annales de méd. vét.*, 1893. — Hoffmann, *Repertorium*, 1893. — Fuchs, *Deutsche thierärztl. Wochenschrift*, 1894. — Montfallet, *Revue vét.*, 1895. — Dexler, *Monatshefte für prakt. Thierheilkunde*, 1896. — Baldoni, *La Clinica vet.*, 1897, (avec bibliographie). — Mouquet, *Bullet. de la Soc. cent. de méd. vét.*, 1899. — Lanzillotti, *Op. cit.* — Vachetta, *La Chirurgia speciale degli animali domestici.* — Koenig, *Handbuch der thierärztl. Chirurgie* von Bayer u. Fröhner.
II. Tumeurs. — Duvard, *Journal des vét. du Midi*, 1845. — Cherry, *The Veterinarian*, 1855. — Leblanc, *Recueil de méd. vét.*, 1863. — Bourgès, *Revue vét.*, 1882. — Gratia, *Annales de méd. vét.*, 1886. — Morot, *Bullet. de la Soc. centr. de méd.*

vét., 1887. — Silvestrini. *Giorn. di an. fis. e pat. degli an. dom.*, 1887. — Frick, *Deutsche thierärztl. Wochenschrift*, 1898.

III. Divers. — Festal, *Recueil de méd. vét.*, 1856. — Mégnin, *Bullet. de la Société de Biologie*, 1895.

III. **Langue et plancher buccal.** — I. Lésions traumatiques et corps étrangers. — Cailleux. *Mém. de la Soc. vét. du Calvados*, 1835. — Blanc, *Journal des vét. du Midi*, 1839. — Horsburgh. *The Veterinarian*, 1837. — Osborne, *Ibid.*, 1841. — Mayer, *Ibid.*, 1841. — Lacoste, *Recueil de méd. vét.*, 1841. — Reynal, *Ibid.*, 1846 et *Journal des vét. du Midi*, 1846. — Stockfleth, *Repertorium*, 1857. — Bauerlein, *Wochenschrift*, 1858. — Serres, *Journ. des vét. du Midi*, 1858. Leconte. *Mémoires de la Soc. vét. du Calvados*, 1859-61, et *Recueil de méd. vét.*, 1862. — Markam, *The Veterinarian*, 1867. — Peuch, *Journ. de méd. vét.*, 1869. — Igel, *Repertorium*, 1870. — Steffen. *Wochenschrift*, 1871. — Tossins. *Écho vét.*, 1879, — Barrier. *Bullet. de la Soc. cent. de méd. vét.*, 1885. — Jacotin, *Presse vét.* 1886. — Servais, *Annales de méd. vét.*, 1893. — Schaller, *Sächs. Bericht*, 1895. — Cagny, *Bullet. de la Soc. centr. de méd. vét.*, 1897. — Ehlers. *Berlin. thier. Wochenschrift*, 1897. — Ries, *Recueil de méd. vét.*, 1897. — Hobday, *The Journal of comp. pathol. and therap.*, 1897. — Irwing, *The veterinary Record*, 1898. — Amichau, *Bullet. des Sciences vét. de Lyon*, 1900. — Pröger, *Sächs. Bericht*, 1900. André et Thierry, *Journ. de méd. vét.*, 1900.

Koenig, *Handbuch der thierärztl. Chirurgie* von Bayer u. Fröhner. — Cadiot, *Études de pathol. et de clinique.*

II. Glossites et actinomycose. — Perroncito, *Il Med. vet.*, 1869. — Anacker, *Thierarzt*, 1870. — Siedamgrotzky, *Sächs. Bericht*, 1875. — Singard, *The Veterinarian*, 1883. — Greswell, *The vet. Journal*, 1886. — Kolb, *Adam's Wochenschr.*, 1886.—Noack, *Berliner thier. Wochenschrift*, 1892. — Pflüg, *Ibid.*, 1892. — Truelsen, *Ibid.*, 1893. — Larrat, *Progrès vét.*, 1892. — Guittard, *Ibid.*, 1892. — Guillebeau, *Journ. de méd. vét.*, 1893. — Kitt, *Lehrbuch der pathol. Anat. Diagnostik*, 1894. — Klepzoff, *Bullet. de la Société des vétérinaires de Moscou*, 1894. — Imminger, *Thierärztl. Centralblatt*, an. in *Revue vét.*, 1895. — Buti, *La Clinica vet.*, 1895. — Gruber, *Deutsche thierärztl. Wochenschrift*, 1895. — Theiler, *Schweizer Archiv*, 1895. — Riedinger, *Wochenschrift für Thierheilkunde*, 1897. — Höflich, *München. Jahresbericht*, 1898. — Nessl, *Thierärztl. Centralblatt*, 1899. — Zwicker, *Berlin. thierärztl. Wochenschrift*, 1899. — Guittard, *Progrès vétérinaire*, 1899. — Hendrickx et Liénaux, *Annales de méd. vét.*, 1899. — Spinka, *Thierärztl. Centralblatt*, 1900. — Bassi, *Il moderno Zooïatro*, 1901.

III. — Tumeurs. — Ponchy. *Mém. de la Société vét. du Calvados*, 1840. — Reynal, *Ibid.*, 1845. — Reddal. *The Veterinarian*, 1841. — Banister, *Ibid.*, 1842. — Dick, *Ibid.*, 1843. — Relph, *Ibid.*, 1843. — Anacker, *Magazin*, 1853-68. — Götze, *Sächs. Bericht*, 1863. — Leisering, *Ibid.*, 1871. — Varnell, *The Veterinarian*, 1866. — Anacker, *Thierarzt*, 1875. — Roloff, *Archiv für Thierheilkunde*, 1877 et *Repertorium*, 1877. — Mackel, *Repertorium*, 1878. — Johne. *Sächs. Bericht*, 1879. — Nocard, *Archives vét.*, 1888. — Benjamin, *Bull. de la Soc. cent. de méd. vét.*, 1885.

IV. Paralysie. — Huet, *Annales de méd. vét.*, 1845. — Jürgens, *Magazin*, 1846. — Goubaux, *Recueil de méd. vét.*, 1848. — Kater, *Thierärztl. Mittheil.*, 1870. — Truffi, *Il Med. vet.*, 1882. — Thomassen, *Annales de méd. vét.*, 1893.

V. Grenouillette. — Wiart. *Recueil de méd. vét.*, 1870. — Defays. *Annales de méd. vét.*, 1871. — Siedamgrotzky, *Sächs. Bericht*, 1878. — Fröhner. *Monatshefte für Thierheilkunde*, 1896. — Hobday, *The Journal of comp. pathol. and therap.*, 1897. — Albrecht, *Wochenschr. für Thierheilkunde*, 1898.

IV. **Voûte palatine et voile du palais.** — Roche-Lubin, *Le Zooïatre*, 1838. — Bouley, *Recueil de méd. vét.*, 1841. — Meynen, *Preuss. Mittheil.*, 1853-54. — Bayer, *Ibid.*, 1856-57. — Staumont, *Annales de méd. vét.*, 1865. — Stockfleth, *Repertorium*, 1868. — Guittard, *Journal des vét. du Midi*, 1869. — Goubaux, *Mémoires de la Soc. de Biologie*, 1872. — Johne. *Sächs. Bericht*, 1873. — Mégnin, *Recueil de méd. vét.*, 1873. — Micellone, *Il Med. vet.*, 1875. — Harling, *Preuss. Mittheil.*, 1874-75. — Chedhomme, *Archives vét.*, 1877. — Degive, *Annales de méd. vét.*, 1881. — Grebe, *Archiv für Thierheilkunde*, 1883. — Dufour, *Recueil d'hygiène et de méd. vét. milit.*, 1896.

V. **Dents.** I. — Anomalies et irrégularités. — Delwart, *Journ. vét. et agricole de*

Belgique, 1842. — BOULEY, *Recueil de méd. vét.*, 1843. — LEBLANC, *Clinique vét.*,
1845. — LINDENBERG, *Magazin*, 1847. — HIRZEL, *Archiv. für Thierheilkunde*, 1851. —
GOUBAUX, *Recueil de méd. vét.*, 1854. — GURLT, *Magazin*, 1857. — MÜLLER, *Ibid.*,
1857. — CARLIER, *Recueil de méd. vét.*, 1858. — PRANGÉ, *Ibid.*, 1858. — SCHRADER,
Magazin, 1861. — VIVES, *Recueil de méd vét.*, 1862. — STAUMONT, *Annales de méd.
vét.*, 1865. — LORGE, *Ibid.*, 1869. — JESSEN, *Magazin*, 1870. — ADAM, *Wochenschrift*,
1871. — HARTUNG, *Ibid.*, 1874. — LECELLIER, *Bullet. de la Société cent. de méd. vét.*,
1875. — GOUBAUX, *Ibid.*, 1877. — BASSI, *Il Med. vet.*, 1876. — MÖLLER, *Archiv. für
Thierheilkunde*, 1877-79. — JOHNE, *Ibid.*, 1879. — DEGIVE, *Annales de méd. vét.*,
1881. — KANDLER, *Oesterr. Monatsschrift*, 1886. — PREISZ, *Ibid.*, 1888. — MOROT,
Bullet. de la Soc. cent. de méd. vét., 1888 et 1897. — LANZILLOTTI, *La Clinica vet.*,
1893-94. — SUSSDORF, *Deutsche thierärztl. Wochenschrift*, 1896. — KNUDSEN,
Tidskrift de Copenhague, 1897.

GOUBAUX et BARRIER, *Traité de l'Extérieur du cheval.* — MÖLLER u. FRICK, *Lehrbuch
der chirurgie.*

II. CARIE et FISTULES DENTAIRES. EXTRACTION DES DENTS. — RISS, *Recueil de méd.
vét.*, 1826-31. — DELAFOND, *Ibid.*, 1831. — PLASSE, *Ibid.*, 1832-39. — RENAULT,
Ibid., 1835. — SURMON, *The Veterinarian*, 1829. — WENDENBURG, *Magazin*, 1836. —
RYCHNER, *Archiv für Thierheilkunde*, 1842. — CARTWRIGHT, *The Veterinarian*, 1844.
— GOWING, *Ibid.*, 1851. — WEIDEN, *Magazin*, 1846-48. — LIÉNARD, *Recueil de méd.*,
vét., 1849. — SMITH, *The Veterinarian*, an. in *Ibid.*, 1851. — REYNAL, *Recueil de
méd. vét.*, 1852. — PILLWAX, *Oesterr. Vierteljahrsschr.*, 1851. — FORSTER, *Ibid.*,
1858. — PATELLANI, *Il Veterinario*, 1855. — LAFOSSE, *Journ. des vét. du Midi*, 1855.
— JOST, *Preuss. Mittheil.*, 1855-56. — KEILKELLER u. STOLTZ, *Ibid.*, 1856-57. —
HORSBURGH, *The Veterinarian*, 1856. — WARSAGE, *Annales de méd. vét*, 1859. —
SERRES, *Journal des vét. du Midi*, 1859. — HAUBNER, *Magazin*, 1859. — STOCKFLETH,
Repertorium, 1859. — SCHMID, *Wochenschrift*, 1860. — GENÉE, *Recueil de méd. vét.*,
1861. — CARPENTIER, *Annales de méd. vét.*, 1866. — SCHINDLER, *Magazin*, 1862. —
ERLER, *Sächs. Bericht*, 1863. — SANTY, *The Veterinarian*, 1875. — SABBIA, *Il Med.
vet.*, 1875. — VACHETTA, *La Clinica vet.*, 1878. — BASSI, *Ibid.*, 1878. — HERZ,
Wochenschrift, 1882. — REUL, *Annales de méd. vét.*, 1885. — PAUCHENNE, *Ibid.*,
1886. — THOMASSEN, *Recueil de méd. vét.*, 1889. — FRICK, *Deutsche Zeitschr. f.
Thiermed.*, 1889. — LINARD, *Annales de méd. vét.*, 1890. — MOROT, *Bullet. de la
Soc. cent. de méd. vét.*, 1892. — AUBERT et MEYRAUX, *Recueil d'hygiène et de méd.
vét. milit.*, 1894. — MOORE, *American vet. Review*, 1894. — STEMPEL, *Tijdschrift
d'Utrecht*, 1895. — KOROLEW, *Archives de Pétersbourg*, 1895. — IMMINGER, *München.
Wochenschr.*, 1895. — CORNEVIN et LESBRE, *Journal de méd. vét.*, 1896. — BASSI,
Il moderno Zooïatro, 1896. — LANZILLOTTI, *La Clinica vet.*, 1897. — RIBS, *Recueil
de méd. vét.*, 1897. — FRÖHNER, *Monatshefte für Thierheilkunde*, 1898. — BRUNER,
Journal de méd. vét., 1899. — BOURNAY, *Revue vét.*, 1900. — VOGT, *Deutsche
thierärztl. Wochenschr.*, 1900.

BOULEY, *Dict. vét.*, t. IV. — PEUCH et TOUSSAINT. LANZILLOTTI, MÖLLER u. FRICK,
Op. cit. — BAYER, *Handbuch der thierärztl. Chirurgie*, 1896. — CADIOT, *Études de
pathol. et de clinique*, 1899.

III. TUMEURS. — ERLER, VOIGTLANDER, *Sächs. Bericht*, 1861. — DAMMANN, *Magazin*, 1865.
— ROLOFF, *Ibid.*, 1868. — LEISERING, *Sächs. Bericht*, 1868-71. — SIEDAMGROTZKY,
Ibid., 1876-78. — TRASBOT, *Bullet. de la Soc. cent. de méd. vét.*, 1878. — DREWS,
Wochenschrift, 1883. — DEGIVE, *Annales de méd. vét.*, 1887. — MOROT, *Bullet. de
la Soc. cent. de méd. vét.*, 1891. — LANZILLOTTI, *La Clinica vet.*, 1891. — GAUTHIER,
Revue vét., 1895. — WILLIAMS, *American vet. Review*, 1899.

CHAPITRE VIII

AFFECTIONS DU PHARYNX

I. — LÉSIONS TRAUMATIQUES. — CORPS ÉTRANGERS. — PARASITES.

Signalées dans toutes les espèces, les *plaies* du pharynx sont habituellement produites, chez le cheval, par l'usage maladroit d'instruments utilisés pour les opérations dentaires, ou de la baguette, du jonc, qui servent à administrer les bols; chez le bœuf, par les poussoirs œsophagiens. Ceux-ci peuvent déchirer le pharynx et entraîner des accidents mortels. Les corps étrangers pointus traversent facilement les parois pharyngiennes et arrivent au dehors après avoir provoqué un abcès : le fait, banal chez le chien et le chat, a été observé aussi sur le bœuf. Les blessures produites de dehors en dedans sont rares.

Les symptômes fonctionnels de ces plaies sont en général ceux de la pharyngite ou de la pharyngo-œsophagite. Quand elles font communiquer le pharynx avec l'extérieur, il y a écoulement de salive et de matières alimentaires. Quelquefois accompagnées d'hémorragie due à la blessure d'un vaisseau important, elles exposent à des accidents septiques et peuvent persister longtemps à l'état fistuleux.

Les plaies intrapharyngiennes non perforantes réclament des lavages antiseptiques de la bouche et une nourriture liquide. — Dans le cas de plaie pénétrante récente et régulière, on réunira les lèvres par une suture étagée. Quand le trauma est ancien, le traitement est celui des fistules.

Les *corps étrangers* du pharynx sont particulièrement communs chez le chien et le chat (épingle, aiguille, arête de poisson, os, morceau de bois). Chez le cheval et le bœuf, on a trouvé des morceaux de bois, des aiguilles, des épingles à cheveux. Dans la poche pharyngienne particulière au porc, on rencontre assez souvent des morceaux de pomme de terre ou de navet (Franck, Lothes).

La toux, la dysphagie, la salivation, les efforts de vomissement (chien) portent à examiner le pharynx. La bouche maintenue ouverte, on abaisse la langue avec une spatule; on peut aussi la tirer au dehors avec les doigts ou à l'aide de pinces. Chez le chien et le chat, la vue renseigne exactement. Chez les grands animaux, l'introduction de la main ou d'une sonde œsophagienne permet le diagnostic; après application d'un spéculum, l'exploration manuelle est sans danger.

Chez les grands animaux, on extrait le corps étranger avec la main ou une longue pince. Les jours suivants, on donne des aliments liquides (barbotage et lait). Les aiguilles non extraites traversent d'ordinaire les parois pharyngiennes et sortent au niveau de la gorge ou dans l'auge en provoquant un abcès. — Sur la vache de Mathis, on notait de l'inappétence, un fort bruit de cornage et une tuméfaction phlegmoneuse de la région gutturale gauche. La main,

introduite dans le pharynx, en retira un crochet à tricoter long de
11 centimètres. — Chez les petits animaux, l'extraction avec une
pince est facile.

Les principaux *parasites* du pharynx sont les *sangsues* et les *larves d'œstres*.
— Les *hémopis* ou *sangsues du cheval* se rencontrent parfois dans la cavité
pharyngienne des équidés, du bœuf et du dromadaire. En Espagne et en
Algérie, on y a trouvé non seulement la sangsue du cheval, mais encore la
sangsue grise, la sangsue verte, la sangsue truite ou sangsue dragon (Blaise).
— Les hémopis pénètrent dans la bouche avec l'eau de boisson. Elles se fixent
sur les joues, la langue, le voile du palais, dans le pharynx ou le larynx;
elles entament la muqueuse et se gorgent de sang. Comme elles rejettent
une partie du sang qu'elles absorbent, on constate souvent des hémorragies
buccales ou nasales. Peu à peu l'anémie survient, les muqueuses pâlissent,
l'animal maigrit et s'essouffle vite au travail. Si les parasites sont fixés
dans le pharynx ou à l'entrée du larynx, ils provoquent une dyspnée plus
ou moins accusée, pouvant aller jusqu'à l'asphyxie (Neumann). — On établira
le diagnostic par l'exploration de la bouche et du pharynx.

Le traitement prophylactique consisterait à supprimer les sangsues
des abreuvoirs ou à en prévenir l'ingestion. A Mustapha, Lemichel fit
placer dans ces derniers des anguilles qui dévorèrent les sangues.
L'hippiatre arabe Abou-Bekr conseillait de faire boire les chevaux
avec une musette : l'eau ingérée était ainsi filtrée, débarrassée de
tout parasite. On a aussi proposé de filtrer l'eau sur du charbon pulvérisé ou sur du sable.

Quelques vétérinaires ont attaqué les sangsues par les gargarismes
vinaigrés ou salés. Blaise a utilisé avec succès les fumigations de goudron, de baies de genièvre, de tabac, répétées deux fois par jour.
Souvigny portait dans le pharynx, à l'aide d'une sonde œsophagienne,
une éponge imbibée d'éther. On peut encore essayer de détacher les
parasites en les saisissant avec une pince ou avec la main.

Au cas où la dyspnée serait forte, on pratiquerait d'abord la trachéotomie.

Pendant l'automne et l'hiver (d'octobre à avril), le pharynx du cheval,
celui du poulain surtout, peut héberger de nombreuses *larves d'œstres*, dont
la présence est accusée par les symptômes de la pharyngite : diminution de
l'appétit, dysphagie, ptyalisme, accès de toux, dyspnée. — L'exploration du
pharynx pratiquée avec la main, après application du spéculum, assure le
diagnostic.

Les fumigations de goudron, de baies de genièvre, de chloroforme ou
d'éther sont insuffisantes (Stockfleth). L'intervention directe est seule
efficace. Après avoir appliqué un spéculum, il faut détacher les parasites, soit avec la main portée dans le pharynx, soit à l'aide d'une
sonde œsophagienne ou urétrale dont l'extrémité est garnie d'un
linge solidement ficelé, ou encore au moyen d'une tige de bois à

l'extrémité de laquelle est fixée une éponge, sonde ou tige que l'on manœuvre en tous sens et avec douceur dans la cavité pharyngienne. Les jours suivants, on donne des boissons mucilagineuses tièdes.

II. — AFFECTIONS INFLAMMATOIRES. — PARALYSIE.

Les pharyngites aiguës sont de nature infectieuse, provoquées par des microbes divers (cocco-bacille, streptocoques, staphylocoques, colibacille). Des causes nombreuses favorisent l'entrée en scène de ces micro-organismes : boissons glacées, aliments couverts de givre, refroidissement général, brûlure ou lésions traumatiques de la muqueuse. — L'inflammation n'est pas toujours localisée au pharynx ; souvent elle est étendue à la bouche, aux cavités nasales, au larynx, à la trachée et aux bronches ; parfois elle semble limitée au voile du palais ou aux amygdales. — D'après les caractères anatomiques de la phlegmasie, on reconnaît des pharyngites *catarrhales*, *phlegmoneuses* et *pseudo-membraneuses*. — Dans les *pharyngites phlegmoneuses* (gourme), le tissu conjonctif sous-muqueux est souvent le siège d'abcès ou d'une infiltration purulente diffuse ; les ganglions sous-glossiens et péripharyngiens se tuméfient et suppurent. — La forme *pseudo-membraneuse*, accusée par la présence de fausses membranes à la surface de la muqueuse (angine croupale ou diphtérique), est particulièrement fréquente dans les espèces aviaires.

La dysphagie, un jetage alimentaire, le rejet des boissons par les naseaux, un ptyalisme intermittent, une réaction fébrile plus ou moins vive sont les principaux symptômes de la pharyngite. La tuméfaction de la gorge, le cornage, une fièvre vive, les abcès sous-glossiens et péripharyngiens dénoncent la forme phlegmoneuse. Les troubles sont plus accusés encore dans la forme pseudo-membraneuse : le thermomètre monte à 40 — 41° ; la gorge est œdématiée ; il y a une forte dyspnée ; le jetage renferme parfois des fausses membranes. L'exploration de la cavité pharyngienne, facile à pratiquer sur le chien et les gallinacés, renseigne exactement.

La pharyngite catarrhale guérit d'ordinaire en dix à douze jours. Les formes phlegmoneuse et pseudo-membraneuse sont beaucoup plus graves.

La notion de l'origine infectieuse des angines commande certaines mesures prophylactiques. Placés dans un local bien aéré et à douce température, les malades seront nourris de barbotage tiède et de lait. — Les principaux agents de la médication interne sont le kermès, l'iodure de potassium, le salol et le sulfate de quinine. L'essence de térébenthine et l'eau de goudron sont indiquées quand la maladie tend à passer à l'état chronique.

On combat la phlegmasie pharyngienne par l'application, sur la gorge, d'une préparation vésicante : charge Lebas, vésicatoire mercuriel, pommade stibiée (1 p. 4), ou de compresses humides et chaudes fréquemment renouvelées.

On peut agir directement sur la muqueuse malade par les fumigations, les gargarismes, les injections et les pulvérisations. — On prescrit des fumigations antiseptiques répétées plusieurs fois dans la journée. — On nettoie la bouche avec des solutions tièdes de thymol, de borate de soude, d'acide borique ou de crésyl.

Chez les petits animaux, on a conseillé de badigeonner la muqueuse malade avec des tampons d'ouate montés sur des pinces et trempés dans un collutoire au salol :

Salol...................................... 3 grammes.
Alcool..................................... q. s. pour dissoudre.
Glycérine.................................. 60 grammes.

Dieckerhoff et Trinchera ont eu recours aux injections de solutions antiseptiques dans le pharynx. Le premier se servait d'une seringue munie d'une canule courbe introduite à travers le ligament crico-trachéal, puis poussée dans le larnyx et le pharynx. Friedberger a montré les dangers de ce procédé. — Trinchera pulvérisait le liquide dans le pharynx avec l'appareil de Frick, dont le tube était engagé dans l'une des cavités nasales, ou au moyen d'une canule introduite par le larynx après avoir pratiqué la trachéotomie de Krishaber.

Le traitement des *angines pseudo-membraneuses* comporte les trois indications suivantes : 1º détachement des fausses membranes ; 2º application d'un topique désinfectant sur la muqueuse ; 3º nettoyage de la cavité bucco-pharyngée par des irrigations antiseptiques. Toutes les fois qu'il sera possible, on enlèvera les fausses membranes avec une sonde dont l'extrémité sera garnie de coton hydrophile, et l'on touchera ensuite les points malades de la muqueuse avec un topique antiseptique (créosote 1, glycérine 20 ; ou acide phénique 1, glycérine 20 — 40). — Les irrigations buccales sont faites avec de l'eau bouillie, de l'eau boriquée ou de l'eau crésylée à 1 p. 200.

Une dyspnée intense indique l'extension de l'affection au larynx ou une collection purulente péripharyngienne et commande la trachéotomie.

Les pharyngites se compliquent parfois d'*abcès péripharyngiens*. D'après leur siège, on distingue des abcès *rétro* et *latéro-pharyngiens*. Les lymphatiques transportent aux ganglions pharyngiens des agents infectieux qui y provoquent l'inflammation et la suppuration. Ces abcès déterminent de la dysphagie, de la dyspnée, du cornage et une forte tuméfaction œdémateuse de la région parotido-gutturale. Tantôt ils s'ouvrent dans le pharynx, tantôt ils tuent par asphyxie ou se compliquent d'ulcération vasculaire mortelle, de pneumonie par corps étrangers, de septicémie ou d'infection purulente.

Pendant la période phlegmoneuse, on appliquera sur la gorge des compresses chaudes antiseptiques fréquemment renouvelées. Dès que le pus est collecté, il faut lui donner issue, et si l'abcès est profond, il convient de suivre la technique indiquée pour l'ouverture des abcès sous-parotidiens (V. t. I, p. 119). On déterge ensuite la cavité et on la draine. Souvent il est avantageux de pratiquer une contre-ouverture.

Le passage des aliments et des boissons par la plaie indique l'existence d'une *fistule pharyngienne*. Le pronostic de cette lésion ne semble pas très grave ; chez le cheval, la guérison a été fréquemment obtenue en quelques semaines. — Le *traitement* comprend les lavages de la fistule et le tamponnement à la gaze ou à l'ouate. Il faut se garder de faire dans la plaie des injections irritantes, le liquide peut en effet pénétrer dans la trachée et déterminer une broncho-pneumonie (Stockfleth). On nourrira le malade d'aliments liquides. — Sur la jument traitée par Chevalier, la cicatrisation de la fistule se fit en huit jours, par de simples soins de propreté et des pansements à la teinture d'aloès. — Ayant à combattre cet accident sur le cheval, Rey prescrivit une application vésicante sur la région parotidienne et l'introduction dans la plaie d'un petit trochisque de sublimé ; au bout de trois semaines, l'animal était guéri. — Sur un poulain observé par Romant, la fistule fut traitée par des lotions excitantes et tamponnée avec de l'étoupe ; le blessé fut nourri de boissons farineuses. En moins d'un mois, la cicatrisation était complète. — Parfois la fistule s'oblitère plus lentement. Dans un cas relaté par Stockfleth, la guérison ne fut obtenue qu'après plusieurs mois.

Assez commune sur le cheval, la *pharyngite chronique* succède d'ordinaire à la forme aiguë. Dans quelques cas elle survient d'emblée et évolue insidieusement. Quelle qu'en soit l'origine, il n'y a pas de symptômes locaux manifestes, mais, en outre de la toux, les aliments et les boissons refluent par les naseaux, et le malade s'amaigrit. La dysphagie persistante et l'émaciation qu'elle entraîne peuvent être dus à une inflammation chronique, à un corps étranger, à une tumeur, à la paralysie du pharynx. Il en faut préciser la cause par l'exploration de la cavité pharyngienne. Chez le chien et le chat, on reconnaît tout de suite l'absence de corps étranger ou de tumeur, et si, en touchant le voile et les parois pharyngiennes, on provoque des contractions, la paralysie est éliminée. — Chez le bœuf, l'exploration, après application d'un spéculum, est encore relativement facile. — Sur le cheval, les manœuvres sont plus délicates. Leblanc coucha son malade, maintint les mâchoires écartées à l'aide d'un spéculum, dirigea la tête de façon que la lumière du jour éclairât le fond de la bouche et fit tirer la langue en avant par un aide. A l'aide d'une spatule, il chercha à abaisser la base de la langue, sans arriver à vaincre complètement les contractions de celle-ci. Examinant le fond de la bouche, il ne put découvrir que les deux tiers supérieurs du voile du palais ; à l'aide d'un scalpel fixé à une tige de bois, il l'incisa sur une longueur de 7 à 8 centimètres ; mais, gêné par la base de la langue, il ne put le diviser jusqu'à son bord inférieur. Par la plaie ainsi faite, il explora le pharynx avec les doigts et la sonde ; il ne trouva ni corps étranger, ni tumeur, et s'arrêta au diagnostic de *pharyngite chronique*. — Ce n'est pas là une opération à recommander. Si la main ne peut franchir le voile du palais, mieux vaut explorer le pharynx par la voie nasale (cathéter de Günther, rhino-laryngoscope) ou par la voie laryngienne (trachéotomie de Krishaber ou laryngotomie).

Le *pronostic* de la pharyngite chronique est grave. Ses lésions (hypertrophie des amygdales, sclérose de la muqueuse et hypertrophie de ses follicules, atrophie des muscles) sont le plus souvent irréparables.

L'iodure de potassium, l'essence de térébenthine, l'eau et les fumigations de goudron, les vésicants, le feu, les sétons autour de la gorge sont les agents que l'on oppose ordinairement à la pharyngite chronique, mais avec peu de succès. Aussi a-t-on cherché à agir directement sur la muqueuse malade. — Sur un cheval atteint de pharyngite datant de trois mois, Delwart utilisa le traitement suivant : tous les jours, par la voie buccale, application sur la muqueuse pharyngienne d'une solution de nitrate d'argent de plus en plus concentrée; on porta la proportion de nitrate d'argent jusqu'à 1^{gr},5 pour 30 grammes d'eau. Au bout d'une quinzaine de jours, une angine aiguë se développa. L'animal rejetait les escarres que la cautérisation avait produites ; plusieurs abcès péri-pharyngiens apparurent successivement. Quelques jours plus tard, l'animal déglutissait comme avant sa maladie. La guérison fut obtenue complète. — Malgré cet encourageant résultat, peu de praticiens ont imité Delwart. Si l'on voulait agir directement sur la muqueuse par les solutions alunée, argentique ou iodo-iodurée, il faudrait suivre le manuel de Trinchera.

Signalée par de nombreux auteurs, la *paralysie du pharynx* se rencontre surtout sur le cheval. La dysphagie est très accusée : les aliments et les boissons sont rejetés par les naseaux. Il n'y a point de symptômes inflammatoires, point de douleur à la pression, point de tuméfaction de l'auge. La respiration et la circulation sont normales. Après application du spéculum, *si l'on introduit la main dans le pharynx, on ne perçoit aucune contraction de celui-ci ni du voile du palais.*

En général, l'animal maigrit rapidement. La mort par inanition survient le plus souvent de la deuxième à la quatrième semaine; parfois elle est amenée par une pneumonie gangreneuse. La guérison est exceptionnelle.

Quand la paralysie est incomplète, le malade consomme encore une partie de sa ration ; lorsqu'elle est complète, on peut le nourrir par des lavements alimentaires (lait, bouillon, thé de foin) ou à l'aide de la sonde œsophagienne. L'alimentation à la bouteille ou à la seringue expose à la pneumonie par corps étrangers. A l'intérieur, on prescrira l'iodure de potassium à la dose de 8 à 15 grammes par jour. — Les vésicants, la cautérisation, les injections de strychnine, l'électricité (courants faradiques) constituent les principaux agents du traitement local, et ils n'ont qu'une très médiocre efficacité. On leur préférera le séton passé d'un côté à l'autre de la gorge (Cadéac) ou le drainage profond réalisé par l'hyovertébrotomie double.

III. — ACTINOMYCOSE. — TUMEURS.

L'actinomycose du pharynx, surtout fréquente sur le bœuf, aboutit ordinairement à la production de « tumeurs polypeuses », que Roloff prenait pour des kystes par rétention et Harms pour des lymphomes. Sur 73 cas de tumeurs de la région pharyngienne du bœuf, Zimmer a trouvé 54 actinomycomes, 4 fibromes, 1 mélanome, 5 adénopathies tuberculeuses, 2 kystes colloïdes, 7 kystes dermoïdes. — Les actinomycomes occupent le plus souvent la paroi postérieure du pharynx. Les symptômes fonctionnels sont ceux provoqués par les néoplasmes pharyngiens. Parfois l'exploration externe de la gorge permet de reconnaître une déformation de cette région. Portée dans le pharynx, la main perçoit la tumeur. — L'actinomycose des amygdales a été observée chez le bœuf (Sticker, Mässen) et chez le porc (Johne).

Pour le *traitement,* on a le choix entre l'administration d'iodure de potassium et l'ablation. Celle-ci se fait par la bouche ou par une voie artificielle. — Meier couchait l'animal sur le côté droit; la tête était ensuite renversée sur la nuque. Après application du spéculum, il introduisait la main dans le pharynx, saisissait l'actinomycome et l'arrachait; dans certains cas où la tumeur, abcédée, ne pouvait être détachée, il la ponctionnait avec le doigt et en évacuait le contenu. — Harms couchait le malade et le faisait maintenir en position dorsale. Il incisait sur la ligne médiane du larynx la peau et les muscles; la main introduite dans la plaie décollait ceux-ci, gagnait la face latérale du larynx et arrivait ainsi sur la tumeur, qui était arrachée avec les doigts ou excisée à l'aide d'un instrument. — En général, on se borne à prescrire la médication iodurée.

Rencontrés surtout chez le cheval, le bœuf et le chien, les néoplasmes pharyngiens sont de nature et de gravité très variables. Le plus souvent il s'agit de *kystes par rétention*, de *polypes*, de *sarcomes* ou d'*épithéliomes.* — Un polype ou un kyste peut se pédiculiser et s'engager dans l'œsophage (Diericx) ou dans le larynx (Stockfleth, Fricker). L'animal présente les symptômes de la pharyngite chronique : il y a de la dysphagie, quelquefois des épistaxis, de la dyspnée et, chez les carnassiers, des efforts de vomissement. — Chez un bœuf de labour qui présentait depuis plusieurs mois des symptômes de dysphagie pharyngienne avec accès de toux quinteuse et cornage, Ries a trouvé sur la paroi postérieure du pharynx, une tumeur du volume d'un petit œuf de poule. — Nous avons observé un cheval atteint de kyste pharyngien pédiculé, chez lequel, depuis plusieurs semaines, sous l'influence de la marche ou de la mastication, il survenait fréquemment des accès de suffocation dus soit au spasme de glotte, soit à l'occlusion momentanée de l'orifice laryngien par la tumeur : le malade grattait le sol, les naseaux étaient dilatés, la bouche entr'ouverte, le facies exprimait une angoisse profonde; après quelques instants de repos, tous ces symptômes disparaissaient.

La palpation de la région parotidienne permet le plus souvent le *diagnostic* des tumeurs péripharyngiennes; mais celui des néoplasmes développés sur la muqueuse ne peut être établi qu'en explorant le pharynx par la bouche, par les cavités nasales ou la voie laryngienne. La sonde œsophagienne et les rhino-laryngoscopes rendent ici des services.

Le *pronostic* est toujours grave. Même les tumeurs qui, par leurs caractères histologiques, doivent être considérées comme bénignes, peuvent entraîner la mort par inanition, pneumonie ou asphyxie ; toutefois, quand elles sont pédiculées, l'ablation en est facile (Delafoy, Diericx). Pour les tumeurs épithéliales, presque toujours accompagnées d'adénopathies métastatiques, toute intervention serait stérile.

L'ablation des tumeurs opérables se fait par la bouche ou par une voie artificielle. L'extirpation par la bouche est la méthode de choix. L'animal couché, les mâchoires maintenues écartées par un spéculum, la tumeur est saisie avec la main ou une longue pince, puis enlevée par torsion ou à l'aide de l'écraseur. Pour extraire un polype du pharynx chez une vache, Delafoy coucha celle-ci, fit maintenir élevée

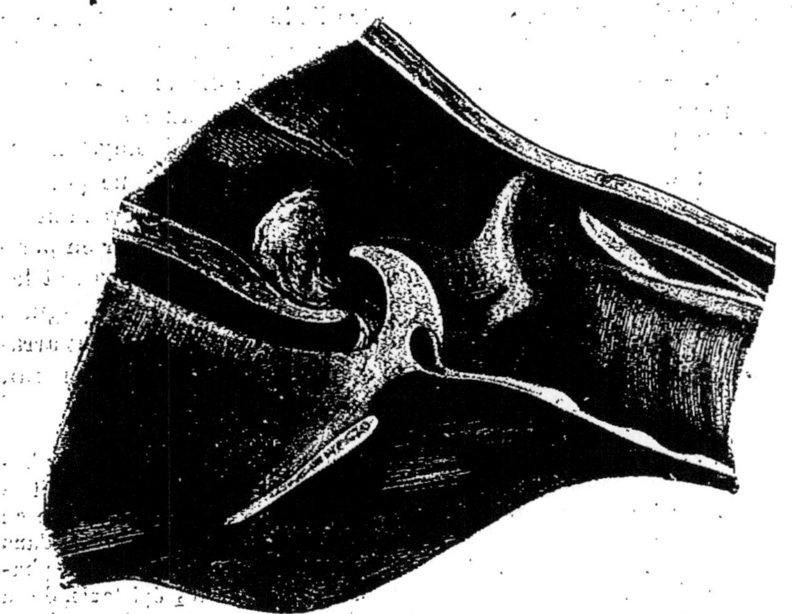

Fig. 236. — Kyste pédiculé de la base de l'épiglotte.

par deux aides la partie inférieure de la tête et plaça dans la bouche une mordache. Avec des tenailles à longs mors, il saisit la tumeur ; quelques mouvements de torsion la détachèrent sans la moindre hémorragie ; elle pesait 380 grammes. La bête, qui était fort émaciée, recouvra vite son embonpoint. — Le cheval opéré par Almy était atteint de kyste pharyngien ; il fut couché sur le Daviau après avoir subi la trachéotomie provisoire. L'administration du chloroforme provoquant des troubles inquiétants, on dut se contenter d'une demi-anesthésie. Après application du spéculum, la main introduite dans le pharynx trouva, engagée dans le larynx, une tumeur pédiculée fixée par un frein muqueux sur la base de l'épiglotte (*fig.* 236).

L'ablation avec l'écraseur fut facile. Il s'agissait d'un kyste multiloculaire du volume d'un œuf et pesant 60 grammes. — Sur un chien, Diericx appliqua d'abord un nœud coulant à la base du polype, puis sectionna celui-ci un peu au-dessus de la ligature. Mais, pour les petits animaux, la torsion des polypes au moyen d'une pince est le meilleur procédé.

Les voies artificielles pour l'ablation des tumeurs intrapharyngiennes comprennent la *laryngotomie* et les diverses *pharyngotomies*. — La *laryngotomie* (V. *Maladies du larynx*) permet de saisir et d'enlever par torsion, à l'aide de pinces spéciales, certains polypes pharyngiens. Sur un cheval, Labat a extirpé par cette voie, avec l'écraseur, un polype fibreux fixé sous la base du crâne, au niveau de la jonction du vomer et du sphénoïde. — La *pharyngotomie sus-hyoïdienne* consiste à diviser sur la ligne médiane les tissus qui recouvrent le larynx et l'hyoïde, puis à inciser transversalement la membrane thyro-hyoïdienne. On arrive ainsi dans le pharynx, immédiatement en avant de l'épiglotte. — Pour la *pharyngotomie latérale*, voici la technique. Un peu au-dessous de l'extrémité inférieure de l'aile de l'atlas, suivant la direction de la gouttière jugulaire et sur une longueur suffisante pour donner passage à la main, incisez la peau, le tissu conjonctif et l'aponévrose sous-parotidienne. Introduits en cône dans la plaie, les doigts arrivent au point de division de la carotide primitive. Refoulez la parotide en dehors, la carotide en haut, et portez la main en avant : vous percevrez presque immédiatement la face postérieure du larynx et du pharynx ; faites une incision ou une ponction sur la paroi de ce dernier, introduisez deux doigts dans la cavité pharyngienne et explorez-la ; vous pouvez, s'il est nécessaire, y introduire toute la main. Rendez-vous exactement compte de la situation de la tumeur, ainsi que de son mode d'implantation ; si elle est opérable, enlevez-la avec les doigts, à l'aide de pinces ou de l'écraseur. Au besoin, pour éviter l'accumulation des aliments dans le trajet creusé, faites une contre-ouverture dans le triangle de Viborg. La région a des points dangereux ; les instruments tranchants doivent y être maniés avec prudence.

Bibliographie. — I. Lésions traumatiques et Corps étrangers. — Friedberger, *München. Jahresber.*, 1876-77. — Ackermann, *Sächs. Bericht*, 1879. — Bräuer, *Ibid.*, 1887. — Liehmann, *Koch's Monatsschrift*, 1887. — Merkt, *Wochenschrift*, 1889. — Hopsomer, *Progrès vét.*, 1892. — Guittard, *Ibid.*, 1892. — Nemo, *The veterin. Journal*, 1895. — Pearson, *Ibid.* — Mathis, *Journal de méd. vét.*, 1897. — Albrecht. *Wochenschrift für Thierheilkunde*, 1900. — Fournier, *Le Progrès vét.*, 1900. — Koenig, *Handbuch der thierärztl. Chirurgie* von Bayer u. Fröhner.
II. Parasites. — 1° Sangsues. — Blavette, *Corresp. sur les anim. domest. de Fromage de Feugré*, t. IV, 1811. — Rodet, *Journal prat. de méd. vét.*, 1827. — Forthomme, *Ibid.* — Lemichel, *Recueil de méd. vét.*, 1852. — Blaise, *Journ. de méd. vét. milit.*, 1875. — Neumann, *Traité des maladies parasitaires des animaux domestiques*.
2° Larves d'œstres. — Vitry, *Journal prat. de méd. vét.*, 1826. — Crépin, *Ibid.*.

1826. — Pigeaire, *Journal des vét. du Midi*, 1852. — Mather, *The Veterinarian*, an. in *Recueil de méd. vét.*, 1862. — Schleg, *Sächs. Bericht*, 1876. — Limann, *Berlin. thierärztl. Wochenschr.*, 1893. — Lafosse, *Pathol. vétérinaire*. — Stockfleth, *Chirurgie*. — Neumann, *Op. cit.*

III. Abcès et Fistules. — Chevalier, *Recueil de méd. vét.*, 1841. — Rey, *Annales de méd. vét.*, 1852. — Romant, *Journal de méd. vét.*, 1862. — Withworth, *Veterin. Journal*, 1880. — Haubold, *Sächs. Bericht*, 1887. — Delamotte et Debrade, *Revue vét.*, 1888. — Beylot, *Ibid.*, 1889. — Jogen, *Berlin. thierärztl. Wochenschr.*, 1892. — Reynal, *Dict. méd. vét.*, t. I. — Stockfleth, *Chirurgie*. — Möller u. Frick, *Lehrbuch der Chirurgie*. — Friedberger u. Fröhner, Koenig, *Op. cit.* — Lanzillotti, *Trattato di tecnica e terapeutica chirurgica*.

IV. Paralysie. — Straub, an. in *Journal des vét. du Midi*, 1858. — Palat, *Bullet. de la Soc. cent. de méd. vét.*, 1866. — Bongartz, *Archiv für Thierheilkunde*, 1881. — Bassi, *Il Medico vet.*, 1881. — Philippi, *Sächs. Bericht*, 1886. — Dettling, *Repertorium*, 1891. 1888. — Schmidt, *Berlin. thierärztl. Wochenschr.*, 1889. — Langer, *Ibid.*, — Stietenrath, *Ibid.*, 1895. — Jobelot, *Recueil d'hygiène et de méd. vét. milit.*, 1892. — Hamoir, *Annales de méd. vét.*, 1895. — Stockfleth, Koenig, *Op. cit.*

V. Actinomycose. Tumeurs. — Delafoy, *Recueil de méd. vét.*, 1826. — Dupuy, *Journal prat. de méd. vét.*, 1829. — Goodworth, *The Veterinarian*, 1835. — Worz, *Repertorium*, 1842. — Migeotte, *Annales de méd. vét.*, 1853. — Diericx, *Ibid.*, 1854. — Luschka, *Thierarzt*, 1870. — Harms, *Hannover. Jahresbericht*, 1872-76-77. — Schneidemühl, *Preuss. Mittheil.*, 1877-78. — Degive, *Annales de méd. vét.*, 1881. — Johne, *Sächs. Bericht*, 1881. — Siedamgrotzky, Johne, *Ibid.*, 1886. — Lesbre, *Recueil de méd. vét.*, 1886. — Salenave, *Ibid.*, 1888. — Harms, *Deutsche Zeitschr. für Thiermed.*, 1888. — De Jong, *Ibid.*, 1889. — Guinard, *Journal de méd. vét.*, 1889. — Labat, *Revue vét.*, 1891. — Mathis, *Dict. vét.*, t. XXII. — Zimmer, *Berliner thierärztl. Wochenschrift.*, 1891. — Casper, *Ibid.*, 1893. — Buti, *La Clinica vet.*, 1895. — Nothnagel, *Zeitschr. für Veterinärkunde*.

Traités de Chirurgie de Lanzillotti, Möller, u. Frick, Koenig.

CHAPITRE IX

AFFECTIONS DES GLANDES SALIVAIRES

I. — LÉSIONS TRAUMATIQUES.

Parmi les *lésions traumatiques* des glandes salivaires, celles qui intéressent la parotide ou le canal de Sténon sont de beaucoup les plus communes. Les plaies parotidiennes, assez souvent compliquées de lésions vasculaires ou nerveuses, sont quelquefois suivies de fistule salivaire.

On parera d'abord à l'hémorragie. Lorsque celle-ci est due à la section d'une collatérale, la compression peut l'arrêter ; quand elle résulte de la blessure de l'un des troncs principaux (artères carotide externe, carotide interne, occipitale, ou veine jugulaire), une intervention directe est nécessaire. Si la plaie est large, on enlève les caillots, puis l'on cherche le vaisseau blessé et l'on fait l'hémostase par l'application de pinces ou de ligatures. Parfois la plaie parotidienne est étroite ; on est obligé de l'agrandir. En cette région, on risque de blesser des vaisseaux et des nerfs importants ; il faut agir avec précaution. — Au cas où la ligature dans la plaie semble impossible, on peut la faire à distance : si, par exemple, la carotide externe est blessée, on lie ce vaisseau à son point d'origine sur la carotide primitive ; s'il s'agit d'une plaie de la carotide interne, on a le choix entre la ligature de cette artère à son origine et celle de la carotide primitive ; mais cette dernière opération n'a pas plus d'efficacité que la première contre les hémorragies dues à la section de la carotide interne ; celle-ci, en effet, communique largement avec l'artère similaire opposée ; la ligature faite, l'hémorragie continue par le bout périphérique. Donc, pour les blessures de la carotide interne et lorsque l'hémostase dans la plaie est irréalisable, la ligature, elle aussi, est d'ordinaire inefficace. — Lorsqu'il y a paralysie des lèvres du côté correspondant, le nerf facial est coupé ; la suture des bouts, possible dans certains cas, serait avantageuse. Pour éviter une fistule salivaire, le trauma sera désinfecté, ses lèvres seront régularisées et suturées.

Les *plaies du canal de Sténon* sont transversales ou obliques, complètes ou incomplètes. Caractérisées par un écoulement de salive abondant pendant la mastication, elles peuvent se terminer par la cicatrisation, par la formation d'une poche salivaire et d'une fistule, quelquefois par l'oblitération du canal suivie de l'atrophie de la glande.

Aux plaies récentes, on réunira les lèvres cutanées par une suture. Si la blessure siège au niveau de la joue, il est indiqué de perforer les couches profondes de celle-ci avant de réunir les lèvres de la plaie externe : la salive fistulisera le trauma muqueux ; celui de la peau pourra se cicatriser facilement. — Le traitement des plaies anciennes est celui des fistules.

II. — FISTULES.

Assez fréquentes chez les solipèdes, les *fistules salivaires* siègent sur la parotide, le canal de Sténon, la glande maxillaire ou le canal de Wharton.

Les *fistules de la parotide* sont bien moins graves que celles de son canal excréteur. Leur cicatrisation spontanée est la règle très générale : l'abondance de l'écoulement diminue peu à peu, l'orifice se rétrécit et finit par se fermer. Ce résultat est d'ordinaire obtenu en quelques semaines. — Beaucoup plus importantes que celles de la glande, les *fistules du canal de Sténon* ont été l'objet de nombreuses observations. Qu'elles succèdent à un traumatisme, à un abcès, à un calcul, à un corps étranger, le pronostic en est toujours sérieux ; toutefois, Solleysel, Vitet, Lafosse, Leblanc, en ont exagéré la gravité.

Pour les *fistules parotidiennes*, les frictions vésicantes réitérées sur une certaine surface autour de la plaie, la cautérisation de la fistule avec le fer rouge ou le nitrate d'argent, l'avivement de ses lèvres et la suture sont les moyens habituellement usités. — On a obtenu la guérison de *fistules récentes du canal de Sténon* par de simples lavages de la plaie (Olivier, Vatel, Delafond, Bettinger, Philippe,

Crépin, Reynal), par une application vésicante autour de la fistule (Reynal, Morand, Arnal), par la cautérisation de celle-ci avec le fer rouge, le nitrate d'argent ou l'acide phénique, par des applications d'égyptiac (Serres), par la suture (Delafond, Lecoq, Tassy, Arnal, Leech).

Si ces moyens échouent, si surtout le bout périphérique est rétréci ou obturé, on peut recourir : 1° au rétablissement du canal normal; 2° à la création d'une voie artificielle vers la bouche; 3° à la ligature du conduit; 4° aux injections irritantes faites dans la partie supérieure de celui-ci.

Le *rétablissement du canal* n'est possible que si le bout périphérique est seulement rétréci: dans ce cas, on le dilate par des mèches de plus en plus grosses; dès qu'il a récupéré son calibre, on supprime la mèche, on avive les bords de la fistule et on les suture. Ce procédé, employé en vétérinaire par Strauss, Lafosse, Mottet, est peu usité.

La *création d'une voie artificielle vers la bouche* (Hübner, Lafosse, Prampolini, Fleming, Nocard, Labat) est le procédé de choix lorsque la fistule siège sur la joue. A l'aide du trocart ou du thermo-cautère, on transperce la joue au niveau de la plaie (*fig.* 237), ou, quand la fistule occupe un point rapproché du bord inférieur du maxillaire, on creuse avec le trocart un conduit qui aboutit sur la muqueuse, dans le sillon gingivo-buccal. Le trajet est fistulisé par un drain de caoutchouc, un fil métallique (Serres) ou une mèche de chanvre dont les extrémités sont réunies au niveau de la commissure labiale correspondante, et la plaie cutanée est recouverte d'un emplâtre à la poix. Au bout de quelques jours, on supprime la mèche, on applique un nouveau pansement, ou l'on avive les lèvres de la plaie externe et on les suture: la salive s'écoule dans la bouche par le conduit artificiel ; on a ainsi substitué une fistule muqueuse à la fistule cutanée. Dans certains cas, la seule suppression du drain est suffisante, la cicatrisation s'opérant plus vite vers la peau que sur la muqueuse. — La mèche nouée sur la commissure prépare la fistule buccale ; mais elle irrite les bords de la plaie cutanée et retarde la fermeture de celle-ci. — Le procédé que Deguise a recommandé pour l'homme permet de créer la fistule muqueuse sans gêner la cicatrisation cutanée. On fait dans la joue une double perforation, que l'on draine par un fil métallique ou un séton de filasse dont les extrémités sont réunies dans la bouche; ainsi on peut fermer immédiatement la fistule cutanée. — Celle-ci demeure également libre dans le procédé de Richelot. Il consiste à transpercer en deux temps et dans une direction oblique d'arrière en avant toute l'épaisseur de la joue (*fig.* 238). Avec le trocart introduit dans la fistule, on traverse d'abord de dehors en dedans les couches profondes de la joue, et l'on passe un drain dans la perforation; puis, l'instrument, dirigé en arrière, traverse de dedans en dehors les couches superficielles ; le drain est engagé dans cette seconde ouverture ; il est laissé en place jusqu'à cicatrisation de la fistule cutanée, que l'on favorise par les cautérisations ou la suture. Le drain enlevé, la plaie externe qui lui livrait passage se ferme rapidement. — Pour les animaux, on préférera

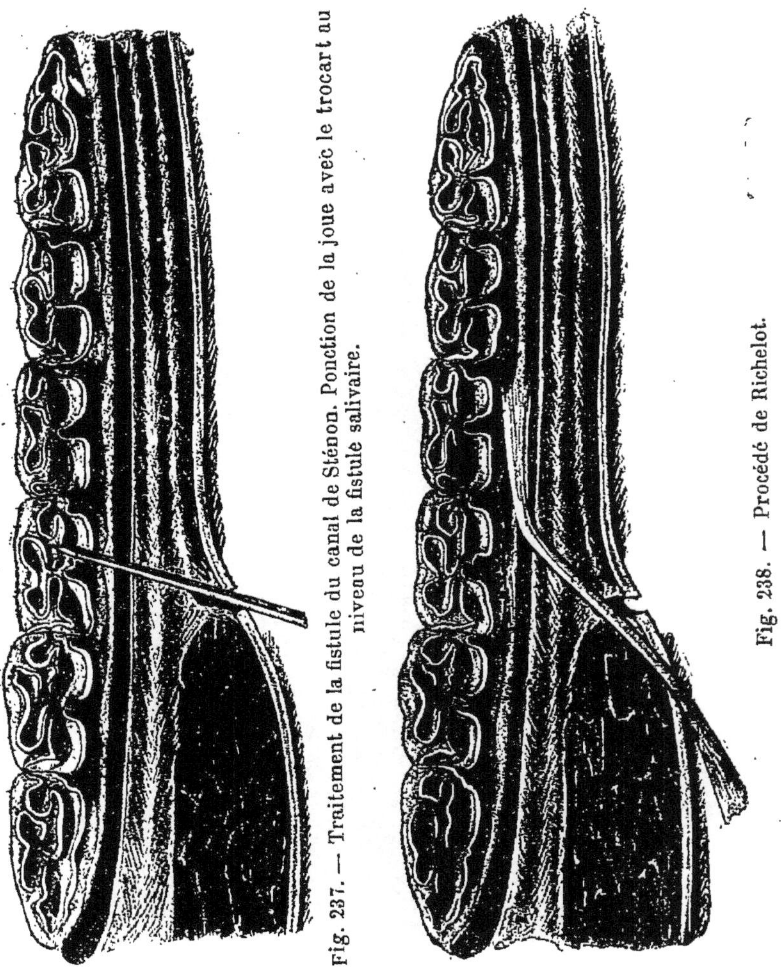

Fig. 237. — Traitement de la fistule du canal de Sténon. Ponction de la joue avec le trocart au niveau de la fistule salivaire.

Fig. 238. — Procédé de Richelot.

au drain de caoutchouc le séton de filasse noué sur la commissure labiale.

La *ligature du canal de Sténon*, conseillée par Viborg, a été souvent pratiquée avec succès. Dans quelques cas, l'opération a été faite sur la joue, immédiatement au-dessous de la fistule. Rappelons qu'après avoir contourné le bord inférieur du maxillaire, le canal de Sténon monte le long du bord antérieur du masséter, en arrière de la veine glosso-faciale, puis s'engage sous celle-ci et sous l'artère pour aller s'ouvrir dans la cavité buccale. A deux travers de doigt du bord inférieur du maxillaire et à un centimètre en arrière de l'artère glosso-faciale, on fait une étroite incision ; on divise la peau, le peaucier, et l'on dissèque avec précaution la couche conjonctive sous-jacente, en évitant de blesser la veine. Le canal apparaît sous forme d'un cordon blanchâtre étroit et aplati. Il n'y a qu'à l'isoler et à le

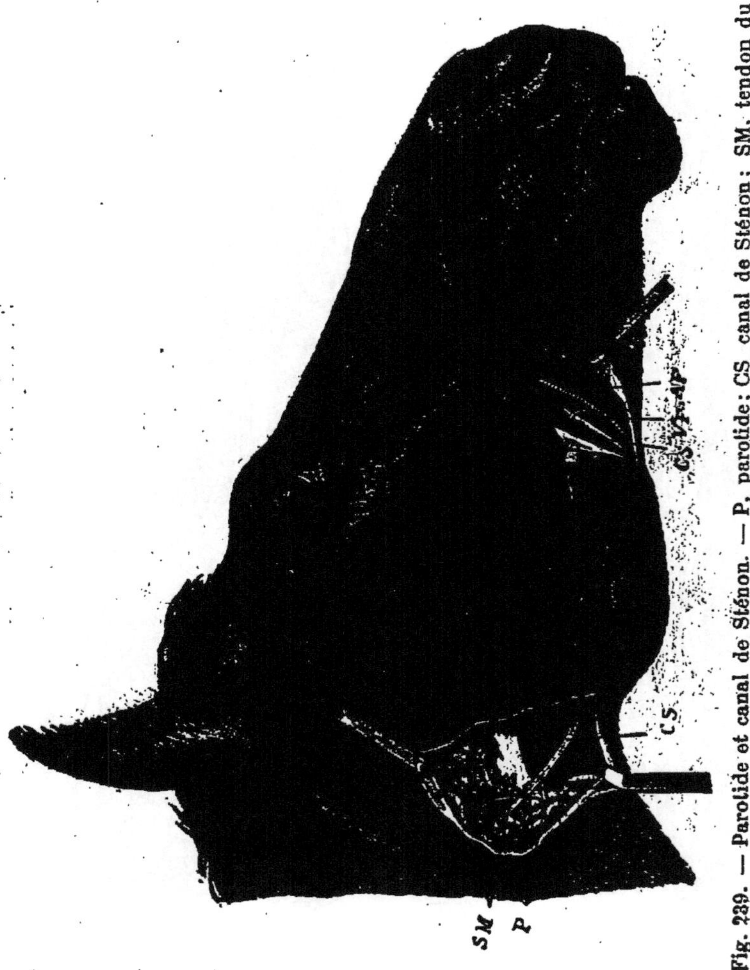

Fig. 239. — Parotide et canal de Sténon. — P, parotide; CS, canal de Sténon; SM, tendon du sterno-maxillaire; AF, artère faciale; VF, veine faciale.

lier. — Mais quand la fistule salivaire siège sur la joue, on doit s'efforcer de conserver la parotide, et créer une fistule buccale par l'un des procédés que nous venons de décrire.

La ligature n'est indiquée que dans les cas où, le canal étant ouvert loin de son orifice buccal, on ne peut recourir à ces procédés. Alors elle doit être faite près de l'origine du conduit (*fig.* 239), en procédant de la façon suivante. A 1 ou 2 centimètres en arrière de la branche ascendante du maxillaire inférieur, près de l'angle antéro-inférieur de la parotide, au niveau du tendon du sterno-maxillaire, on fait, suivant une direction légèrement oblique en bas et en avant, une incision de 3 à 4 centimètres portant sur la peau et le peaucier.; on divise ensuite la couche cellulaire dans laquelle est situé le canal.; celui-ci découvert, on l'isole et on en fait la ligature.

Dans les jours qui suivent, les parois du conduit sont distendues au-dessus du lien par l'accumulation de la salive ; elles résistent à la pression du liquide ; si la ligature ne cède pas trop tôt, la sécrétion salivaire diminue peu à peu, et la glande finit par s'atrophier ; mais souvent ce résultat n'est constaté qu'au bout de deux à trois mois. — La ligature est parfois suivie d'abcès de la parotide, et elle ne réussit pas toujours (Bassi). Sur un cheval atteint de fistule salivaire ancienne, Jensen l'a pratiquée trois fois sans succès : une fistule a persisté au niveau de la dernière ligature.

L'atrophie de la glande parotide peut aussi être provoquée par des *injections irritantes* faites dans la partie supérieure du canal. On a employé l'ammoniaque (Haubner), les solutions de nitrate d'argent (Cartwright) ou d'acide lactique (Bergeron), la teinture d'iode pure (Hertwig, Lafosse, Delamotte, Labat) ou diluée (Labat, Pellerini, Eletti), l'alcool éthylique rectifié à 36° (Bassi, Spizzu), la créosote (Bassi). — Il est quelquefois nécessaire de pratiquer plusieurs injections. Dans un cas, Labat fit d'abord une première injection iodée (teinture d'iode, 20 grammes ; iodure de potassium, 1 gramme ; eau distillée, 60 grammes), puis, quatre jours après, une seconde avec un liquide renfermant, pour les mêmes quantités d'iodure de potassium et d'eau, 40 grammes de teinture d'iode, enfin une troisième avec cette dernière solution. La glande s'atrophia peu à peu. Les observations de Bassi montrent que ce but est presque toujours atteint par une seule injection de 25 à 30 grammes d'alcool éthylique.

L'*ablation de la parotide*, recommandée par Leblanc, a été faite sur le cheval par Brogniez, Delwart, Van Haelst, et par Favresse sur le chien. C'est une suprême ressource pour les rares fistules rebelles aux autres moyens. (V. p. 727.)

Les *fistules de la glande maxillaire* et du *canal de Wharton* sont bien plus rares et moins graves que celles de la parotide et du canal de Sténon. On en obtient facilement la cicatrisation par les vésicants ou la cautérisation légère et répétée.

III. — CORPS ÉTRANGERS. — CALCULS.

Des *corps étrangers* de nature diverse, mais surtout des corps végétaux (brin de fourrage, épillet de brome, grain d'avoine), peuvent pénétrer dans les conduits salivaires, dans le canal de Wharton notamment, où leur intro-duction est favorisée par l'amputation du barbillon. L'accident s'accuse d'ordinaire par une inflammation aiguë du canal : du barbillon, turgescent et rouge, sourd un pus blanchâtre, fétide ; la salivation est abondante. — C'est là l'étiologie banale de la maxillite aiguë. Exceptionnellement le corps étranger peut ne déterminer qu'une légère irritation et devenir le centre d'un calcul.

Le *traitement* comprend l'extraction du corps étranger par la voie buccale. Les pressions exercées d'arrière en avant sur le canal de Wharton réussissent dans certains cas ; dans d'autres, on doit inciser le conduit au niveau de la tuméfaction. Les soins consécutifs se réduisent à des lavages antiseptiques.

Les *calculs* des canaux de Wharton et de Rivinus sont exceptionnels, mais ceux du canal de Sténon sont relativement fréquents chez le cheval. Leur surface est ordinairement lisse, quelquefois bosselée. Le plus souvent ils sont de petites dimensions et pèsent quelques grammes seulement ; ils peuvent acquérir un fort volume et un poids considérable : 240 grammes (Martin), 282 grammes (Mégnin), 405 grammes (Stockfleth), 532 grammes (Morot), 600 grammes, 1028 grammes (Verheyen). Un calcul trouvé dans le canal de Sténon d'un baudet et dont le moulage est au Musée d'Alfort mesurait 27 centimètres de long, 28 de circonférence et pesait 2640 grammes. Habituellement il n'y a qu'un calcul ;

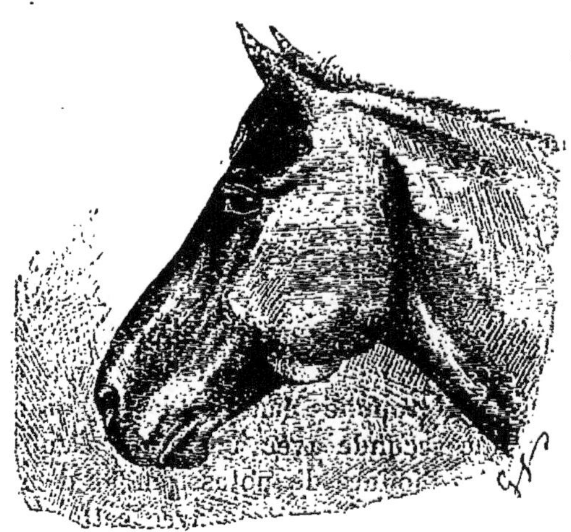

Fig. 240. — Calcul du canal de Sténon.

parfois on en rencontre plusieurs, contigus ou séparés. Mazure en a extrait trois ; Portal, Marly et Logeay, cinq ; Gerstner, dix-sept. Sur un cheval, Labat a retiré du canal de Sténon gauche deux calculs pesant ensemble 65 grammes, et du canal droit, sept calculs pesant 44 grammes.

Leur pathogénie est connue : ils sont déterminés par des corps étrangers ou des micro-organismes qui ont pénétré dans les conduits salivaires. A leur centre, on a trouvé soit des brins de paille ou des épillets de brome, soit des fragments de l'enveloppe corticale de grains d'orge (Marly et Logeay) ou de grains d'avoine (Mégnin). Un caillot sanguin, une parcelle de tartre dentaire peuvent leur donner naissance. Le corps étranger n'agirait qu'en transportant des bactéries qui provoquent la fermentation de la salive. Galippe a démontré l'existence constante de microbes dans les calculs, et il a pu provoquer la formation de calculs en injectant des micro-organismes dans les canaux des glandes salivaires.

Le siège de la tumeur sur la joue ou dans l'auge, sa dureté et l'absence de phénomènes inflammatoires laissent rarement le diagnostic indécis. On peut d'ailleurs l'assurer en piquant le canal à l'aide d'une aiguille ou d'un fin stylet.

L'*extraction du calcul* est la seule intervention efficace. Quand il est situé près de l'ouverture buccale, de simples pressions suffisent parfois pour l'expulser. Sur un cheval, André fit sortir ainsi du canal de Sténon un calcul pesant 90 grammes. Mais, en général, le débridement est nécessaire. Si le calcul occupe la dernière portion du canal, sur le côté de la bouche, on opérera par la face interne de la joue. On peut employer soit une lame « en faucille » tranchante sur son bord concave, fixée à l'extrémité d'une tige de bois, soit le bistouri à serpette ou le bistouri boutonné. Le cheval couché, les mâchoires sont écartées par un spéculum ; une pression exercée sur le calcul fait saillir la tumeur dans la bouche ; à son niveau, on incise la muqueuse buccale et le canal de Sténon. La plaie se rétrécit vite ; parfois, il persiste une fistule, mais pas de sialorrhée. — Ce procédé intrabuccal est loin d'être toujours applicable. Lorsque le calcul est arrêté loin de la bouche ou dans la partie supérieure du canal, il faut opérer par la voie cutanée, en incisant à son niveau le tégument, puis la paroi du conduit. On a recommandé de déplacer légèrement la peau, afin que les deux plaies ne se correspondent pas, — précaution utile seulement si le calcul est de petites dimensions. La suture du canal est superflue ; il suffit de fermer l'incision cutanée. — Les jours suivants, on ne donnera à l'opéré que des boissons : la mastication active l'écoulement de salive et retarde la cicatrisation de la plaie. D'ordinaire celle-ci se ferme assez rapidement, et quand une fistule s'établit, il est rare qu'elle persiste longtemps.

Si le calcul était développé dans la parotide, on ferait de même l'incision du tégument et de la poche, puis la suture de la peau. La guérison prompte est la règle. La fistulisation de la plaie serait une complication bénigne, très facilement curable.

IV. — AFFECTIONS INFLAMMATOIRES.

(Parotidite. — Maxillite.)

Observée dans toutes les espèces domestiques, la *parotidite aiguë* revêt parfois le caractère enzootique sur les bovidés (Bissauge), sur la chèvre (Franze), sur le chien et le chat (Schüssele, Hertwig). La *parotidite aiguë traumatique* ne se voit guère. La maladie est presque toujours le résultat d'une infection qui se fait, soit par les voies du sang ou de la lymphe, soit par le canal de Sténon, — les agents pathogènes étant remorqués jusque dans la parotide par quelque corps étranger. — Busquet et Boudeaud ont signalé, chez le chien, une phlegmasie infectieuse et contagieuse des glandes salivaires, analogue aux *oreillons* de l'homme.

Les symptômes sont nettement accusés. Localement il y a une tuméfaction diffuse, chaude, douloureuse, œdémateuse ; la tête est étendue, immobile ; toute flexion latérale est extrêmement douloureuse ; la mastication et la déglutition sont difficiles, la salivation exagérée ; parfois on entend un bruit de cornage. — La résolution est exceptionnelle. La phlegmasie se termine habituellement par la suppuration, quelquefois par la gangrène partielle de la parotide.

Longtemps on a employé les cataplasmes, l'onguent populéum ou la pommade camphrée. A ces topiques, on préfère aujourd'hui les compresses antiseptiques chaudes. — Quand la suppuration semble inévitable, on peut hâter la maturation de l'abcès par les vésicants. La ponction doit être pratiquée comme il a été dit pour les collections purulentes sous-parotidiennes : incision de la peau, pénétration dans l'abcès avec la sonde cannelée, élargissement de l'ouverture au moyen de ciseaux. La cavité sera détergée et drainée s'il est nécessaire. Les jours suivants et jusqu'à cicatrisation, on y fera des injections antiseptiques.

La *parotidite chronique* est rare dans toutes les espèces. On en a relaté d'assez nombreux cas chez les bovidés; mais, dans la plupart, il s'agissait d'actino-mycose. — Les vésicants, les applications répétées ou les injections intra-parenchymateuses de teinture d'iode ont donné des succès. On a quelquefois pratiqué l'extirpation de la glande.

Assez commune chez le cheval, la *maxillite* est le plus souvent causée par la pénétration, dans le canal de Wharton, d'un corps étranger (épillet de graminée, parcelle de fourrage).—La salivation, l'inappétence, le gonflement de l'auge et de la région parotidienne inférieure conduisent à l'examen de la cavité buccale. On trouve le barbillon volumineux et rouge. A l'exploration du canal, on reconnaît parfois la présence d'un corps étranger.

Ainsi que nous l'avons dit déjà, des pressions exercées au niveau du corps étranger et d'arrière en avant peuvent le faire sortir par le barbillon; si l'on ne réussit pas, il n'y a qu'à inciser le conduit. Le corps étranger extrait, le pus s'écoule dans la bouche; des garga-rismes antiseptiques donnent la guérison en quelques jours. — L'ab-cédation de la glande exige la ponction précoce. Quand l'intervention est différée, l'abcès finit par s'ouvrir dans la bouche ou à l'extérieur, non sans avoir causé parfois de sérieux dégâts.

V. — TUBERCULOSE. — ACTINOMYCOSE. — TUMEURS.

La *tuberculose* des glandes salivaires est rare, mais les ganglions lymphati-ques voisins sont fréquemment affectés. Godbille a insisté sur l'importance de l'exploration des ganglions sous-maxillaires, parotidiens, rétro-pharyn-giens, dans le diagnostic de la tuberculose des bovidés.

Assez fréquente chez le bœuf, l'*actinomycose de la parotide* est presque tou-jours consécutive à une lésion cutanée (excoriation, plaie) qui a livré passage aux actinomycètes. Relativement bénigne, elle peut rester localisée à la glande pendant des années, sans altérer notablement l'état général.

Pour l'actinomycose, selon l'étendue des lésions, on instituera le traitement ioduré (iodure de potassium à l'intérieur, teinture d'iode sur la tumeur et en injections interstitielles) ou l'on aura recours à l'opération. Après incision de la peau, on pratiquera l'énucléation avec les doigts ou une pointe mousse, au besoin en s'aidant du bistouri, et, autant que possible, en tissu sain, de façon à ne laisser aucun foyer actinomycotique. L'ablation partielle complétée par l'emploi du cautère ou des caustiques a donné des succès (Harms, Hansen, Liphardt, Frick). Pour les actinomycomes peu volumineux et fistuleux, quelques praticiens en ont également obtenu par le curettage et les injections iodées ou caustiques.

Les glandes salivaires peuvent être le siège de *tumeurs bénignes* et de *tumeurs malignes*. Les plus communes sont les *kystes*, les *sarcomes* simples ou mélaniques et les *épithéliomes*. — On traite les kystes par la ponction et l'injection iodée. Les tumeurs bénignes sont enlevées en évitant de blesser le facial et les vaisseaux importants de la région. Pour les *tumeurs malignes*, l'abstention est la règle. Si l'on intervient, il faut généralement pratiquer l'extirpation de la glande.

L'*ablation de la parotide* est une opération laborieuse. — Le malade couché, la peau de la région parotidienne est rasée et aseptisée. La tête solidement maintenue dans l'extension, divisez sur le milieu de la glande, depuis la base de l'oreille jusqu'au delà de la veine maxillaire, la peau et le parotido-auriculaire. Une ou deux autres incisions transversales, perpendiculaires à la première, favorisent les manœuvres. Si le néoplasme adhère à la peau dans une certaine étendue, deux incisions curvilignes circonscrivent la zone d'adhérence. Par une rapide dissection, découvrez toute la face externe de la parotide et allez un peu au delà de ses limites. Avec le bistouri, le doigt et la sonde cannelée, détachez d'abord le bord antérieur de la glande des tissus adjacents et sous-jacents, en évitant de blesser le nerf facial et les vaisseaux sous-zygomatiques. Liez la veine auriculaire postérieure; coupez-la ensuite ainsi que l'anse atloïdienne. Découvrez la jugulaire, puis enlevez successivement, de bas en haut, la portion de la glande située au-dessus de cette veine, et, de haut en bas, la partie inférieure, respectant les vaisseaux et les nerfs importants sis dans la couche sous-parotidienne. Tordez ou liez les canaux qui saignent abondamment. — Nettoyez la plaie, saupoudrez-la d'iodoforme et réunissez-en les bords cutanés après avoir placé un drain en sa partie déclive. L'animal relevé, recouvrez la région d'un pansement ouaté qui applique la peau sur la couche profonde de la plaie, efface les espaces morts et favorise la cicatrisation.

Bibliographie. — I. Lésions traumatiques et Fistules salivaires. — Leblanc *Recueil de méd. vét.*, 1824. — Olivier, *Journal théor. et prat. de méd. vét.*, 1828. — Percivall, *The Veterinarian*, 1828-29. — Bettinger, *Recueil de méd. vét.*, 1829. — Delafond, *Ibid.*, 1829. — Philippe, *Journal théor. et prat. de méd. vét.*, 1829. — Leblanc, *Ibid.*, 1829. — *Ibid.*, 1833. — Crépin, *Ibid.*, 1834. — Lecoq, *Ibid.*, 1837. Wüstefeld, *Magazin*, 1838. — Lindenberg, *Ibid.* — Reynal, *Recueil de méd. vét.*, 1841-45. — Van Haelst, *Journal vét. et agr. de Belgique*, 1842. — Tassy, *La Clinique vét.*, 1845. — Morand-Valois, *Ibid.*, 1846. — Leblanc, *Ibid.*, 1846. — Mercier, *Recueil de méd. vét.*, 1846. — Brogniez, *Journal vét. et agricole de Belgique,*

1846. — Leech, *Ibid.*, 1846. — Marrel, *Journal des vét. du Midi*, 1849. — Haubner, *Magazin*, 1849. — Lupke, *Zeitschr. für Thierheilkunde*, 1849. — André, *Journal de méd. vét.*, 1851. — Dickens, *The Veterinarian*, 1852. — Wallada, *Journal de méd. vét.*, 1855. — Fleming, *The Veterinarian*, 1857. — Serres, *Journal des vét. du Midi*, 1860. — Probstmayr, *Wochenschrift*, 1860. — Bassi, *Il Med. vet.*, 1860. — Rolando, *Ibid.*, 1864. — Hengeveld, *Repertorium*, 1861. — Köhne, *Magazin*, 1861. — Arnal, *Journ des vét. du Midi*, 1864. — Hahn, an. in *Annales de méd. vét.*, 1864. — Erler, *Sächs. Bericht*, 1866. — Schleg, *Ibid.* — Nicouleau, *Journal de méd. vét. milit.*, 1866-67. — Gerlach, *Hannov. Jahresbericht*, 1869. — Günther, *Ibid.*, 1872. — Serres, *Journal des vét. du Midi*, 1869. — Lafosse, *Recueil de méd. vét.*, 1871. — Bianchi, *Giornale di med. vet. prat.*, 1871-72. — Tazzari, *Ibid.*, 1877-78. — Siedamgrotzky, *Sächs. Bericht*, 1874. — Trinchera, *La Clinica vet.*, 1880-81. — Labat, *Revue vét.*, 1882-87. — Nocard, *Bullet. de la Soc. cent. de méd. vét.*, 1885. — Brissot, *Recueil de méd. vét.*, 1887. — Delamotte, *Revue vét.*, 1887. — Bergeron, *Annales de méd. vét.*, 1892. — Bassi, *Il moderno Zoöiatro*, 1893. — Spizzu, *Ibid.*, 1897.

D'Arboval et Zundel, *Dictionn. vét.*, t. II. — Koenig, *Handbuch der thierärztl. Chirurgie von Bayer u. Fröhner*.

II. Affections inflammatoires. — Lecoq, *Mém. de la Soc. vét. du Calvados*, t. III. — Renault, *Recueil de méd. vét.*, 1830. — Simpson, *The Veterinarian*, 1833. — Bettinger, *Repertorium*, 1840. — Bouley, *Recueil de méd. vét.*, 1843. — Colin, *Journ. de méd. vét.*, 1853. — May, *Magazin*, 1854. — Schell, *Preuss. Mittheil.*, 1856-57. — Serres, *Journal des vét. du Midi*, 1860. — Leisering, *Sächs. Bericht*, 1865. — Toussaint, *Journ. de méd. vét.*, 1869. — Callot, *Journ. de méd. milit.*, 1872-73. — Kopp, *Thierärztl. Mittheilungen*, 1879. — Molean, *American vet. Review*, 1883-84. — Hill, *The Veterinarian*, 1888. — Aruch, *La Clinica vet.*, 1894. — Hermans, *Annal. de méd. vét.*, 1901. — Busquet et Boudeaud, *Presse médicale*, 1901.

III. — Tumeurs et Actinomycose. — Leblanc, *Recueil de méd. vét.*, 1824. — Jeffery, *The Veterinarian*, 1838. — Delwart, *Journal vét. et agricol, de Belgique*, 1842. — Brogniez, *Ibid.*, 1846. — Merrick, *The Veterinarian*, 1852. — Sticker, *Magazin*, 1852. — Delwart, *Annales de méd. vét.*, 1854. — May, *Magazin*, 1848. — Siedamgrotzky, *Sächs Bericht*, 1871. — Harms, *Hannov. Jahresber.*, 1872 et 1877. — Dupont, *Archiv. vét.*, 1878. — Esser, *Berlin. thierärztl. Wochenschr.*, 1889. — Liphardt, *Ibid.*, 1895. — Mathis, *Journ. de méd. vét.*, 1893. — Fröhner, *Monatshefte f. Thierheilkunde*, 1895. — Frick, *Deutsche thierärztl. Wochenschr.*, 1896. — Koenig, *Handbuch der thierärztl. Chirurgie* von Bayer u. Fröhner.

IV. Corps étrangers et Calculs salivaires. — Olivier, *Journal prat. de méd. vét.*, 1828. — Mazure, *Mém. de la Société vét. du Calvados*, 1830. — Lise, *Journ. théor. et prat. de méd. vét.*, 1833. — Rigot, *Recueil de méd. vét.*, 1834. — Schumann, *Magazin*, 1835. — Rehoul, *Journal des vét. du Midi*, 1838. — Delalande, *Mém. de la Soc. vét. du Calvados*, 1840; *Recueil de méd. vét.*, 1841. — Garnier, *Journal des vét. du Midi*. 1842. — Estampes, *Ibid.*, 1844. — Lafosse, *Ibid.*, 1845. — Mazza, *Recueil de méd. vét.*, 1844. — Fabre, *La Clinique vét.*, 1844. — Fürstenberg, *Magazin*, 1846. — Kölling, *Preuss. Mittheilungen*, 1855-56. — Portal, *Journal de méd. vét.*, 1852. — Mottet, *Ibid.*, 1861. — Seguin, *Ibid.*, 1861. — Colot, *Recueil de méd. vét.*, 1861. — Tocco, *Giorn. di med. vet. prat.*, 1861. — Marly et Logeay, *Journal de méd. vét. milit.*, t. I, 1862-63. — Drewe, *The Veterinarian*, 1863. — André, *Annales de méd. vét.*, 1878. — Foucher, *Recueil de méd. vét.*, 1878. — Nocard et Delamotte, *Bull. de la Soc. cent. de méd. vét.*, 1878. — Nocard, *Ibid.*, 1879. — Mégnin, *Ibid.*, 1883. — Fiedeler, *Preuss. Mittheilungen*, 1878-79. — Martin, *Journ. de méd. vét.*, 1879. — Vigezzi, *La Clinica vet.*, 1879. — Morot, *Journ. de méd. vét.*, 1880. Botallo, *Giorn. di med. vet. prat.*, 1882. — Perroncito, *Il med. vet.*, 1885. — Pellegrini, *La Clinica vet.*, 1888. — Früs, *Deutsche Zeitschr. für Thiermed.*, 1889. — Desoubry, *Recueil de méd. vét.*, 1892. — Curtiss, *American veter. Review*, 1896. — Gagne, *Revue vét.* 1901.

Koenig, *Op. cit.*

Section II. — **COU**.

CHAPITRE PREMIER

AFFECTIONS TRAUMATIQUES ET INFLAMMATOIRES DU COU

I. — AFFECTIONS DE LA NUQUE.

La complexité anatomique de la région de la nuque explique la diversité des lésions que l'on y rencontre chez les grands animaux, en particulier chez le cheval. Les *contusions*, les *tumeurs sanguines*, les plaques d'*œdème chaud* sont souvent produites par les dessus de bride, de bridon ou de licol trop durs, trop serrés ou trop larges ; elles sont surtout communes sur les chevaux qui tirent au renard. Les traumatismes, les coups de manche de fourche ou de fouet, les morsures, les heurts contre la partie inférieure de la mangeoire, sont également des causes fréquentes de ces lésions.

Les *cors* siègent le plus ordinairement sur la région médiane. Dus aux pressions de la têtière, ils sont arrondis, plus ou moins larges, noirâtres et secs. Quand la mortification est limitée au tégument, l'élimination est facile et la cicatrisation rapide ; si elle atteint les tissus tendineux, aponévrotique, ou le ligament cervical, la suppuration est abondante : — le *mal de nuque* est constitué.

Les *plaies* peuvent intéresser le ligament cervical, le tendon du grand complexus, les muscles obliques et les droits postérieurs de la tête, les os, même le ligament atloïdo-occipital et la moelle. Elles sont longitudinales, obliques ou transversales. Profondes, ces dernières constituent une demi-décapitation ; par suite de la section du ligament cervical, la tête est pendante et l'écartement des bords considérable. La blessure des artères occipito ou atloïdo-musculaires donne lieu à une hémorragie abondante.

Les *kystes* sont *superficiels* ou *profonds*. Les premiers, rares, succèdent ordinairement à des lésions traumatiques. Le *kyste profond* — l'*hygroma* de la nuque — est formé par l'hydropisie de la bourse séreuse qui facilite le glissement de la corde cervicale sur l'atlas. Signalé par Laguérinière et Lafosse, décrit par Vatel et d'Arboval, il a été bien étudié par Loiset. S'il est habituellement le résultat d'un coup, d'un heurt, de frottements ou de pressions exercés par la têtière du licol ou de la bride, on le voit parfois se développer sans cause appréciable. Il peut apparaître du jour au lendemain sous la forme d'une tumeur molle, fluctuante, un peu aplatie (Loiset). Généralement bilobé, fluctuant dans toute son étendue et plutôt froid, il peut s'indurer ou s'enflammer. Accompagné de parabursite, l'hygroma ne présente plus qu'une fluctuation obscure. Lorsqu'une phlegmasie aiguë s'y développe, la tuméfaction augmente, devient sensible et chaude ; le malade se tient immobile, l'encolure allongée, la tête basse. Parfois, au niveau du mince ligament capsulaire de l'articulation occipito-atloïdienne, la tumeur comprime le bulbe et provoque des troubles de la respiration et de la circulation, du coma, de la parésie ou la paralysie du tronc et des membres. — Le *diagnostic* est aisé par les seuls signes cliniques. Dans les cas douteux, on l'établira par une ponction exploratrice. — En général, l'hygroma persiste longtemps avec ses caractères de chronicité. La résolution et l'abcédation sont rares.

Les *abcès superficiels* se compliquent parfois de nécrose des tissus fibreux de la nuque. — Les *abcès profonds* s'accusent toujours par des symptômes graves : l'animal est abattu et présente tous les signes d'une fièvre vive; l'encolure est allongée, la tête tenue basse ou appuyée sur la mangeoire; la nuque est le siège d'une tuméfaction chaude, diffuse, uniformément dure ou vaguement fluctuante. Si un doute subsiste, la ponction capillaire assure le diagnostic.

Les expressions de *mal de la nuque*, de « *mal de taupe* », doivent s'entendre de la nécrose des tissus ligamenteux, tendineux ou osseux de cette région. Surtout fréquente sur le cheval, l'âne et le mulet, cette affection est également observée sur le bœuf (Chabert, d'Arboval). — Que le mal de nuque succède à un traumatisme pénétrant, ou qu'il complique les cors, les tumeurs sanguines ou les kystes infectés, les abcès, il est nettement caractérisé par les attributs des plaies fistuleuses graves : induration, sensibilité; trajet canaliculaire aboutissant sur une partie nécrosée, le plus souvent sur le ligament cervical ou le tendon du grand complexus, quelquefois sur l'occipital, l'atlas ou l'axis; pus abondant, fétide, de mauvaise nature. Quand il est ancien, la nuque est creusée de fistules multiples et profondes ; le pus peut perforer le mince ligament atloïdo-occipital, pénétrer dans le canal rachidien et déterminer ainsi des troubles rapidement mortels. L'ankylose des premières articulations vertébrales, signalée dans quelques observations, est exceptionnellement rare.

Les *contusions* et les *tumeurs sanguines* de la nuque ne réclament aucune indication spéciale; elles seront traitées d'après les règles formulées au chapitre général des *Lésions traumatiques*. — On s'efforcera de conjurer la suppuration et la nécrose. Après avoir supprimé la cause (bride et licol), on utilisera d'abord le froid ou la chaleur humide, ensuite les vésicants. Si une ponction exploratrice est jugée utile, elle sera faite aseptiquement. — Les *contusions profondes*, en particulier celles produites par les chutes à la renverse, sont parfois compliquées de fracture du crâne. — Le traitement de l'*œdème chaud* est simple : modérer l'inflammation par des épithèmes antiseptiques (compresses imbibées d'une solution de sublimé à 1-2 p. 1000, vaseline phéniquée ou crésylée). Dès que la douleur est apaisée, on favorise par un léger massage la résorption du liquide infiltré.

On dégagera les *cors* en coupant les crins et les poils à leur pourtour ; on en activera la délimitation par une application vésicante, ou mieux, on la favorisera par des compresses antiseptiques chaudes, enfin on s'opposera à la stagnation du pus dans le sillon disjoncteur par un débridement ou une contre-ouverture. — L'escarre éliminée, si la plaie est simple, partout granuleuse, il suffit de la nettoyer chaque jour et de la protéger par une préparation adhésive (collodion iodoformé, gélatine d'Unna, pâte de Socin) ou par un pansement. Pendant toute la durée de la cure, le sujet sera laissé en liberté dans un box; on donnera les aliments non dans le râtelier, mais en les plaçant à la hauteur de la tête ou dans la mangeoire. On veillera aussi à ce que l'animal ne puisse se gratter contre la partie infé-

rieure de l'auge. Ce sont là d'ailleurs des indications communes à
tous les traumas de cette région.

La plupart des *plaies* de la nuque doivent être traitées par une désinfection soignée, la suture et un pansement protecteur. Aux plaies
transversales, les sutures favorisent beaucoup la cicatrisation, mais
elles cèdent facilement, et il est impossible d'immobiliser la tête dans
l'extension. Pour l'hémostase, on aura recours à la forcipressure, à la
ligature ou au tamponnement aseptique (gaze et ouate). Les plaies
avec perte de substance seront de même désinfectées, drainées ou
tamponnées à la gaze iodoformée et recouvertes d'un pansement, ou
encore traitées par l'irrigation continue. L'atteinte de l'un des
organes à vitalité languissante qui existent dans la région (ligament cervical, aponévroses, tendons) peut entraîner sa nécrose.

Les *kystes superficiels* cèdent rapidement aux moyens usuels :
vésicants, feu en aiguilles ou ponction et injections antiseptiques.
— On appliquera à l'*hygroma* les moyens utilisés pour combattre les
hydropisies des bourses séreuses.La bursite récente sera traitée par
les épithèmes froids ; une légère compression favorisant la résorption de l'exsudat, on disposera sur la tuméfaction des compresses ou
des serviettes pliées en plusieurs doubles et fixées sous la gorge.
Débarrassé de son licol, le sujet sera laissé libre dans un box ou
attaché avec un collier. Dès que les symptômes inflammatoires auront
disparu, on utilisera les vésicants (vésicatoire, pommade au biiodure
de mercure ou au sublimé). Le plus souvent, il est nécessaire d'en
répéter l'application. — Bien que la cautérisation en raies ou en
pointes ait donné maints bons résultats, le feu en aiguilles est un
moyen plus sûr (Peuch, Lanzillotti). — La ponction est d'ordinaire
inefficace ; quand on y a recours, il faut la compléter par une injection
iodée ou phéniquée ; encore le résultat est-il long et incertain. Si, à
l'exemple de Loiset, on se décidait à drainer la poche, il faudrait, par
de fréquentes injections antiseptiques, prévenir l'inflammation nécrotique des tissus durs de la région. — Quand, à l'intérieur du kyste, il
existe des grains hordéiformes, ces procédés échouent ; on doit
débrider dans la direction de l'encolure, évacuer les concrétions,
curetter et drainer. Nous avons observé un curieux exemple de ce
genre. Après incision d'un hygroma remontant à six mois, nous avons
retiré de la cavité plusieurs centaines de grains riziformes mélangés
à des grumeaux fibrineux. Le drainage et les injections antiseptiques
amenèrent la guérison, mais celle-ci ne fut obtenue qu'au bout de
deux mois.

Les *abcès* de la nuque seront ponctionnés hâtivement. Ordinairement on assujettit le cheval dans l'attitude debout ; parfois il convient

de le coucher et de surélever l'encolure et la tête. La région préparée, on incise la tumeur en sa partie centrale et l'on débride parallèlement où obliquement à la ligne médiane. En général, le pus est profond : le bistouri doit traverser une épaisse couche de tissus enflammés. Introduit dans la plaie, le doigt reconnaît la gravité des lésions. Parfois l'abcès est à deux compartiments séparés par la corde cervicale; il est alors avantageux de pratiquer, du côté opposé, une incision parallèle à la première et parfois de sectionner la corde. Lorsque le pus a fusé loin en arrière ou en dehors, une contre-ouverture est indispensable. Soigneusement détergée, la cavité est drainée par un tube de caoutchouc ou tamponnée à la gaze. — Les pansements ultérieurs seront renouvelés une ou deux fois par jour, selon l'abondance de la suppuration. On utilisera surtout les irrigations ou les pulvérisations antiseptiques chaudes. La région sera protégée par un bandage. On laissera l'opéré en liberté dans un box, ou on l'attachera à l'aide d'un collier maintenu vers la partie moyenne de l'encolure.

Longtemps on a traité le *mal de nuque* par des mèches de chanvre passées dans les trajets qu'avait creusés le pus et par des injections escarrotiques. On préfère aujourd'hui les larges débridements, le curettage des bas-fonds, le drainage avec de la gaze iodoformée ou des tubes de caoutchouc et les injections antiseptiques ou l'irrigation continue. — Dans les rares cas où la pseudo-muqueuse des trajets fistuleux et la mobilité de la région sont les seuls obstacles à la cicatrisation, on fera sur toute la surface tuméfiée une application vésicante, et dans les fistules des injections irritantes ou caustiques (teinture d'iode pure, solutions antiseptiques fortes, pommade au biiodure de mercure ou vésicatoire dilués).

Si les tissus enflammés sont bridés par la corde cervicale, on doit sectionner celle-ci sur l'atlas, ainsi que l'ont conseillé Langenbacher, Hertwig et Lafosse. Cette desmotomie est de facile exécution en se servant de la sonde cannelée et du bistouri boutonné. On engage la première sous le ligament, l'index servant de guide ; on introduit ensuite à plat la lame du bistouri boutonné en la glissant le long de la sonde. Après avoir retiré celle-ci, on tourne le tranchant du bistouri contre le ligament et on le coupe par un double mouvement de bascule et de scie, en évitant de débrider la peau. Dès que la corde est divisée, les deux bouts s'écartent, les tissus enflammés sont plus à l'aise; la tension, les pressions, les frottements sont beaucoup moindres. — Lorsque le ligament est nécrosé, on peut le sectionner en arrière de la partie mortifiée, puis l'exciser jusqu'à son insertion à l'occipital et ruginer celui-ci. Chabert redoutait cette ablation; il craignait que la tête ne restât ensuite constamment abaissée ; mais des faits cliniques et des expériences ont appris que les mouvements d'extension de la tête reparaissent peu de temps après l'opération, et que le cheval finit par la porter aussi haut et la mouvoir aussi librement que les sujets dont le ligament est intact.

Les lésions osseuses (carie ou nécrose) doivent être traitées par l'ablation, le curettage et l'antisepsie. — L. Lafosse a vu s'éliminer un séquestre de deux centimètres de large, aplati, dont la face inférieure, concave, était tapissée par une couche cartilagineuse : il

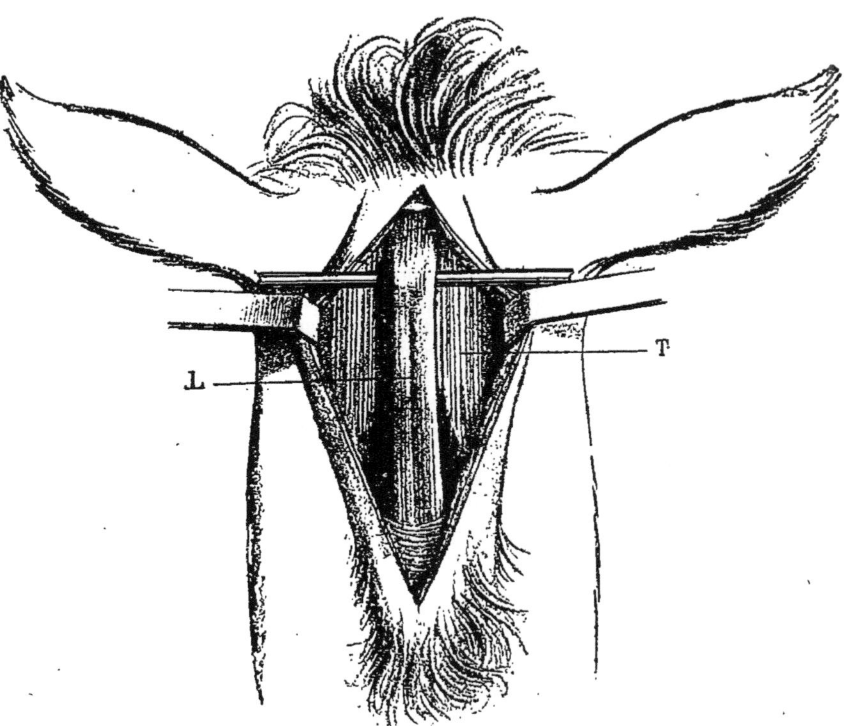

Fig. 241. — Région de la nuque. — L, ligament cervical ;
T, tendon du grand complexus.

s'agissait de la partie supérieure de la cavité articulaire gauche de l'atlas. Pendant plus d'un mois, de la synovie s'écoula de l'articulation occipito-atloïdienne. La guérison fut néanmoins obtenue.

Durant le traitement, il convient de protéger la nuque par un bandage. L'opéré peut être attaché avec un collier que l'on maintient à mi-hauteur de l'encolure, entre deux tresses de la crinière. Rey a conseillé l'emploi d'un collier réuni au surfaix au moyen de quatre courroies : l'une passée sur le garrot, une autre sous le poitrail, les deux dernières sur les épaules ; ce collier porte deux anneaux qui servent au passage de cordes fixées de chaque côté de la stalle.

Mais il est préférable de placer le cheval dans un box dont le râtelier et la mangeoire sont disposés de façon qu'il ne puisse s'y frotter.

Bibliographie. — CHABERT, *Instruct. et observ. sur les maladies des animaux*, Paris, 1808. — HERTWIG, *Magazin*, 1835, trad. in *Recueil de méd. vét.*, 1839. — CURDT, *Ibid.*, 1841-45. — RIGOT, *Recueil de méd. vét.*, 1837. — LAFOSSE, *Journal des vét. du Midi*, 1840. — LOISET, *Recueil de méd. vét.*, 1842. — LEBLANC. *La Clinique vét.*, 1844-45. — HOFFMANN, *Magazin*, 1853. — LAFOSSE, *Journal des vét. du Midi*, 1855. SERRES, *Ibid.*, 1859. — DEIJERMANNS, *Repertorium*, 1864; an. in *Annales de méd. vét.*, 1867. — FRANCESCHI, *Il Med. vet.*, 1867. — BROAD, *The Veterinarian*, 1870. — LAFOSSE, *Recueil de méd. vét.*, 1875. — PEUCH, *Journal de méd. vét.*, 1876. — GOUBAUX, *Archives vét.*, 1877. — JOHNE, *Sächs. Bericht*, 1877. — PEUCH, *Journal de méd. vét.*, 1896. — PEUCH et TOUSSAINT, *Précis de chirurgie vét.*, t. II. — BOULEY et NOCARD, *Dictionnaire de méd. vét.*, t. XII.

II. — AFFECTIONS DE L'ENCOLURE.

I. — Lésions traumatiques et inflammatoires.

Constituée par des plans musculaires multiples, séparés par des fascia conjonctifs et, sur la ligne médiane, par le ligament cervical, l'encolure est sujette à des affections nombreuses, diversifiées, la plupart étudiées dans des chapitres spéciaux (V. *Rachis*, *Larynx*, *Trachée*, *Œsophage*, *Jugulaire*). Nous n'envisagerons ici que les lésions chirurgicales de la peau, des muscles et du ligament cervical.

Les *contusions* de l'encolure sont accompagnées d'altérations variables selon la région vulnérée : épanchements sanguins superficiels ou profonds, dilacérations musculaires, fractures de l'hyoïde, du larynx, de la trachée, lésions vertébrales, commotion de la moelle.

En étudiant les *Maladies de la Nuque*, nous avons dit qu'on observait en cette région diverses altérations fréquemment produites par la têtière. Le bord supérieur de l'encolure et le bord antérieur de l'épaule sont souvent affectés de lésions offrant une grande analogie avec les précédentes. Le collier et la bricole, les morsures, les grattages, les traumatismes de toute sorte y provoquent des *excoriations*, de l'*œdème chaud*, des *cors*, des *abcès*, des *plaies* et le *mal d'encolure*.

Les *excoriations* et l'*œdème chaud* se voient habituellement aux surfaces qui supportent le collier ou la bricole. — Les *cors* sont *uniques* ou *multiples*, *superficiels* ou *profonds*. Les *cors superficiels* ou *miliaires* se rencontrent au bord supérieur de l'encolure, principalement chez les chevaux entiers. Limités au derme cutané, très riche en filets nerveux, ils sont toujours le siège d'une vive sensibilité. Si l'on explore le tégument de la crinière, on perçoit entre les crins, au sommet des plis ou dans les sillons que présente le tégument, de nombreux petits corps durs, arrondis, donnant la sensation de grains de plomb enchâssés dans la couche superficielle du derme, ou déjà détachés sur leur contour et n'adhérant plus que par un étroit pédicule. Ce sont des sortes de petites escarres noirâtres, sèches, de consistance cornée, laissant autant d'étroites plaies circulaires limitées à la couche superficielle de la peau. Ces corps miliaires semblent consécutifs à une éruption eczémateuse ou acnéique localisée au tégument de la crinière.

Le *cor profond*, fréquent au bord supérieur de l'encolure, n'est qu'une forme de gangrène sèche. Un îlot cutané plus ou moins large, privé de ses liquides nutritifs par les pressions longtemps prolongées qu'exerce le collier, est frappé de nécrose; si ces pressions continuent à s'exercer sur l'escarre racornie, elles sont transmises aux tissus sous-jacents, lesquels se mortifient à leur tour : ainsi se forment les cors volumineux, *pénétrants*, dont la « racine » est fixée dans la profondeur de la région, et qui entraînent si fréquemment le mal d'encolure. La marche de cette lésion est celle de toutes les nécroses circonscrites. — Le cor de la ligne médiane est plus grave que celui des faces latérales : souvent la mortification se propage au ligament cervical.

Les *plaies du cou, superficielles* ou *profondes*, produites par des instruments piquants, tranchants, contondants, ou par des armes à feu, sont ordinairement limitées aux couches musculaires ; quelquefois elles atteignent le ligament cervical, un vaisseau ou un organe important de la région.

Les *abcès de l'encolure* sont fréquents vers le bord supérieur de la région. Ceux qui sont situés au voisinage du ligament cervical s'accusent habituellement par une tuméfaction bilatérale. — Pour les abcès profonds, les symptômes sont souvent obscurs dans les premiers jours. Le diagnostic ne peut être fixé que par des ponctions exploratrices.

La *nécrose du ligament cervical* — le *mal d'encolure* — est tantôt circonscrite à la corde cervicale ou à la portion lamellaire du ligament, tantôt étendue à ces deux parties. Dans la portion lamellaire, assez riche en tissu conjonctif, la mortification peut s'arrêter, mais la corde est d'une texture serrée, sa trame est pauvre en vaisseaux ; aussi, très généralement la nécrose y progresse-t-elle d'arrière en avant jusqu'à l'occipital (V. *Mal de nuque*). — Le mal d'encolure est toujours caractérisé par les symptômes des plaies fistuleuses : tuméfaction ou induration diffuse et vive sensibilité de la région, abondance du pus. — Le *pronostic* est très grave. L'intervention la mieux conduite, les soins les plus assidus ne donnent souvent la guérison qu'après plusieurs mois.

La *prophylaxie* d'un bon nombre de lésions de l'encolure réside dans le traitement rationnel des affections psoriques, des éruptions eczémateuses ou acnéiques de cette région. Le collier sera léger, bien ajusté, bien entretenu sous le double rapport de la propreté et de la souplesse. — Dès qu'une blessure est déterminée, on remplacera le collier par la bricole ou on laissera le cheval au repos pendant quelque temps.

Les *tumeurs sanguines* réclament le traitement ordinaire des hématomes : froid au début, plus tard vésicants ou cautérisation. Volumineuses, elles peuvent comprimer la trachée et l'œsophage, gêner la respiration et la déglutition. Une respiration dyspnéique commande la trachéotomie. Quant aux dilacérations musculaires, aux ruptures partielles, leur réparation naturelle est assurée.

Quelques lotions antiseptiques, le froid et le massage suffisent à la guérison des *excoriations* et de *l'œdème chaud*.

Pour les *cors miliaires*, l'intervention est simple. Couper les crins, savonner la région à l'eau tiède, faire des frictions d'onguent mercuriel double ou une application de vésicatoire mercuriel, puis, au bout d'une semaine, terminer par un nettoyage soigné : voilà les moyens qui donnent les meilleurs résultats.

Le traitement des *cors profonds* doit satisfaire à une triple indication : 1° supprimer le collier ; 2° activer la chute de l'escarre ; 3° éviter les complications. — On facilite la délimitation du cor par les émollients, les épithèmes antiseptiques ou les vésicants. On doit utiliser surtout les compresses antiseptiques chaudes souvent renouvelées. Quand le sillon disjoncteur est creusé, les lotions désinfectantes, les débridements, le drainage, les poudres absorbantes, préviennent la stagnation du pus et son action nécrosante sur le ligament cervical. La pratique qui consiste à arracher le cor est mauvaise ; il faut se borner à exciser avec le bistouri ou les ciseaux la partie détachée de l'escarre.

Les *plaies* limitées aux couches musculaires ne nécessitent aucun traitement spécial. La désinfection et la suture avec drainage suffisent habituellement à la guérison. Aux plaies suppurantes, de fréquentes détersions antiseptiques sont nécessaires. Le mal d'encolure est une complication à redouter si le ligament cervical est touché. — Poncet a traité un cheval dont l'encolure avait été traversée obliquement par une baguette de fusil, qui avait pénétré à gauche, un peu au-dessus de la quatrième vertèbre cervicale et était sortie sur la face opposée, près du bord supérieur de l'encolure, un peu en avant du garrot. Bien que le ligament vertical fût atteint, la plaie se cicatrisa rapidement. — Olivier a rapporté l'observation d'un cheval qui, lancé au galop, se heurta violemment le côté gauche de l'encolure contre l'extrémité d'un brancard. Le corps vulnérant pénétra de bas en haut, à huit centimètres au-dessus de la pointe de l'épaule, divisa le mastoïdo-huméral, le trapèze, écorna le bord antérieur du scapulum et s'engagea sous l'épaule. Au bout d'un mois, la boiterie avait disparu. — Le cheval traité par Godfrin avait culbuté dans un profond ravin avec le tombereau auquel il était attelé ; l'un des bras de celui-ci l'avait embroché, traversant l'encolure de part en part. Pour le dégager il fallut scier le brancard. L'hémorragie fut insignifiante et la guérison se fit régulièrement.

Dans certains cas, le corps vulnérant a pénétré loin entre l'épaule et le thorax, il a lésé le scapulum, fracturé les premières côtes. Alors il faut redoubler de soins, faire des débridements, des contre-ouvertures, placer des drains, prescrire de fréquentes injections antiseptiques ou recourir à l'irrigation continue. Le blessé peut être emporté par la pyémie, la septicémie ou la pleurésie purulente.

Parfois le traumatisme ouvre l'un des gros vaisseaux de l'encolure : carotide primitive et jugulaire, artère vertébrale, cervicale supérieure, branche antérieure de la dorsale. Tandis que l'ouverture large de la carotide est en général rapidement mortelle, sa simple piqûre ou la blessure de vaisseaux moins volumineux peut fournir au praticien l'occasion d'intervenir. Selon l'abondance de l'hémorragie, on aura recours au tamponnement ou à la ligature. Pour pratiquer celle-ci, souvent on doit élargir le trauma ; avec les doigts ou la sonde cannelée, on isole l'artère, on applique une ligature en amont et une ligature en aval de la plaie, puis le vaisseau est sectionné entre les deux.

La blessure du pneumogastrique détermine des troubles de la respiration, de la circulation, et souvent elle entraîne des altérations pulmonaires mortelles. — Les lésions du récurrent provoquent le cornage ; celles du grand sympathique passent ordinairement inaperçues, si elles ne s'accompagnent pas de sudation localisée à la moitié correspondante de l'encolure ou de la tête.

Pour les *abcès profonds*, le traitement comporte la ponction hâtive, le drainage, et des injections antiseptiques pour prévenir la nécrose du ligament cervical.

Le *mal d'encolure* ne cède généralement qu'à une intervention énergique et à des soins assidus. — On doit tout d'abord favoriser l'écoulement du pus par des débridements et des contre-ouvertures. Si l'hémorragie est abondante, on l'arrête par un tamponnement à la gaze, ou, quand l'encolure est traversée, en passant en sens inverse, dans le trajet, deux fortes mèches qui compriment les vaisseaux (L. Lafosse). Après débridement des fistules, on peut utiliser soit les injections escarrotiques et surtout la liqueur de Villate, soit les solutions antiseptiques fortes (sublimé à 1 p. 500-250 ; acide phénique, créoline, chlorure de zinc à 3-5 p. 100) et la teinture d'iode. Ces derniers agents sont ceux que nous employons habituellement, et ils nous donnent de bons résultats ; mais nous avons soin d'assurer, par des opérations préliminaires (incisions, contre-ouvertures, application de drains), leur action directe sur les foyers de nécrose. — Lafosse complétait le débridement par l'extirpation de l'îlot mortifié. Une fois la fistule largement débridée, il extirpait « toutes les parties cariées du ligament » ; maintes fois il a obtenu la cicatrisation en quatre à six semaines. — Complété par des soins antiseptiques, ce procédé donne la guérison dans un certain nombre de cas ; mais les insuccès sont fréquents.

La *desmotomie cervicale* est une opération faite dans le but de limiter la nécrose en provoquant la formation, en avant du foyer mortifié, d'un îlot de tissu fibreux. Elle est d'une exécution très simple. On la fait à deux ou trois travers de doigt en avant de la limite de l'induration. Le cheval couché, un tord-nez appliqué à la lèvre supérieure, la tête est portée dans l'extension. La région préparée — peau rasée et désinfectée, — on implante la lame du ténotome droit dans la profondeur du cou, immédiatement au-dessous du bord inférieur de

la corde cervicale ; on introduit dans la plaie la lame du bistouri boutonné, on en tourne le tranchant contre le ligament et l'on coupe
celui-ci par un double mouvement de bascule et de scie imprimé à
l'instrument.

Dans la plaie, entre les deux bouts du ligament cervical, il se produit un tissu embryonnaire d'abord, puis fibreux, mais dont la vascularité et la vitalité sont assez grandes pour arrêter la nécrose quand
elle arrive à son niveau. Dès que la plaie opératoire est cicatrisée, on

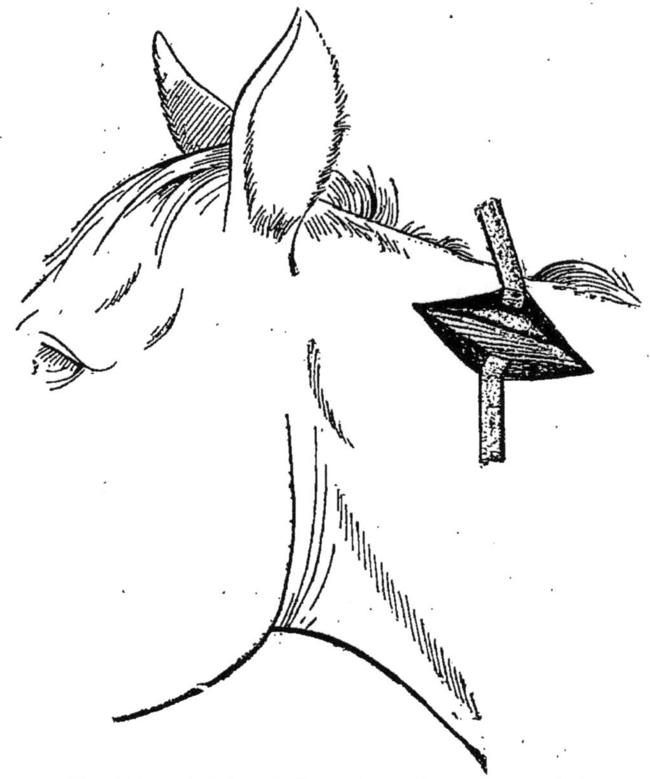

Fig. 242. — Région de l'encolure. Ligament cervical.

peut débrider les fistules et extirper toute la portion de ligament sise
en arrière de ce tissu de cicatrice sur lequel la nécrose n'a pas prise.
— Imaginée par Langenbacher, recommandée par la plupart des auteurs, la desmotomie cervicale est incontestablement une opération
dont les résultats sont bons.

Lafosse, Siedamgrotzky, Brun, ont extirpé toute la partie du ligament cervical antérieure à la dernière fistule, au siège de la nécrose,
et ruginé l'occipital. Cette opération exige un débridement étendu ; la
plaie qui en résulte est lente à se cicatriser. La tête, d'abord portée
basse, reprend peu à peu son attitude normale.

II. — **Fistule congénitale. — Tumeurs. — Tuberculose.**

Produite par la persistance de quelque état fœtal temporaire ou par l'ouverture d'un kyste congénital, la *fistule congénitale du cou* est ordinairement incomplète, terminée en cul-de-sac dans les tissus ; on l'a cependant trouvée ouverte dans le pharynx, le larynx, l'œsophage, la trachée. Elle est tapissée par une pseudo-muqueuse empêchant l'adhésion de ses parois. — Les injections irritantes (teinture d'iode, liqueur de Villate) et la cautérisation (crayon de nitrate d'argent, cautère) peuvent donner la guérison. Le traitement le plus sûr consiste en la dissection et l'excision de la paroi du conduit fistuleux.

Exception faite pour les kystes, les *tumeurs* du cou sont rares et la plupart ne présentent aucun caractère spécial. Il peut s'en développer au sein des différentes couches de la région ; toutefois, elles ont le plus habituellement pour siège la profondeur des gouttières jugulaires, la zone trachéale et la partie du cou qui confine à la parotide. — On a relaté quelques observations de *lipomes* et de *fibromes* superficiels ou profonds, de *sarcomes*, de *carcinomes*, de *lymphadénomes* et de *kystes*.— Chez les chevaux atteints de mélanose généralisée, on peut constater à l'encolure un certain nombre de tumeurs de toutes dimensions, localisées principalement au voisinage de la trachée et de l'œsophage, et donnant lieu parfois à des troubles fonctionnels graves.

Suivant la nature et l'âge de ces néoplasmes, leurs caractères cliniques sont fort diversifiés. Il n'y a à signaler que la tendance des tumeurs solides nées dans le tissu cellulaire péritrachéal à descendre peu à peu vers l'entrée du thorax, tant qu'elles n'ont pas de solides adhérences. — Une jument de douze

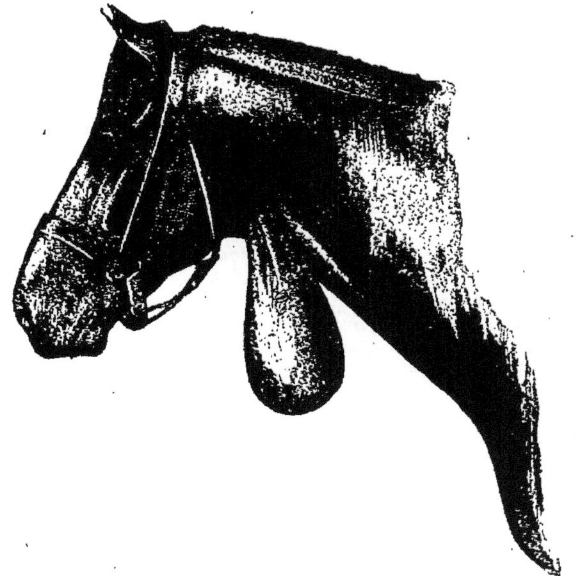

Fig. 243. — Sarcome kystique de l'encolure. (Fröhner.)

ans observée par Fröhner portait, à la partie supérieure du cou, une volumineuse tumeur molle fixée au niveau de la glande thyroïde, très peu au-dessus du larynx, par un long pédicule pourvu de plusieurs prolongements se perdant dans la profondeur de la région. Fatigué par le poids de cette tumeur, le cheval, lorsqu'il était au repos, tenait la tête et l'encolure abaissées. L'ablation ne se fit pas sans quelques difficultés : le pédicule, qui se prolongeait loin, était riche en vaisseaux, ce qui nécessita l'application de plusieurs ligatures. Les suites de l'opération furent simples; la plaie se cicatrisa rapidement et la tumeur ne récidiva point. L'examen microscopique montra qu'il s'agissait d'un sarcome dont le centre avait subi la dégénérescence kystique.

L'extirpation totale est le seul traitement applicable aux tumeurs solides de l'encolure. Le voisinage de la gouttière jugulaire commande la plus grande prudence. Sur un cheval, pour extirper un sarcome volumineux développé sur le côté droit et au tiers supérieur de l'encolure, Martin lia la jugulaire et la carotide du côté correspondant. L'opéré ne parut pas gêné par la perte de ces vaisseaux, mais le néoplasme se reproduisit.

Chez la plupart des animaux, surtout chez le chien, les *kystes* du cou sont assez fréquents. Il s'agit tantôt de kystes séreux, uniloculaires ou multiloculaires, tantôt de kystes sanguins ou d'épanchements traumatiques de sérosité, tantôt enfin de kystes hydatiques. Nous avons parlé ailleurs des kystes d'origine traumatique. Les kystes séreux, qu'ils soient d'origine lymphatique ou glandulaire (V. *Grenouillette*), seront traités par l'injection iodée, par l'incision suivie de la cautérisation des parois ou par l'ablation totale. Delalande extirpa ainsi sur une jument un kyste du poids de cinq kilos, occupant tout l'intervalle des branches de l'os maxillaire et la partie supérieure de la face trachélienne de l'encolure. La guérison se fit régulièrement.

Les *kystes hydatiques* sont justiciables des mêmes moyens. Abandonnés à eux-mêmes ou traités par la ponction, ils peuvent s'abcéder et s'ouvrir, donnant lieu ainsi à des plaies ou à des fistules qui parfois persistent longtemps.

On rencontre chez le chien des tumeurs molles, des plaies, des fistules objectivement analogues aux précédentes et qui sont de nature tuberculeuse. En quelques années nous en avons recueilli douze observations (V. p. 249). Sur tous nos malades atteints d'ulcères tuberculeux du cou, il existait d'autres lésions spécifiques; sur presque tous, les poumons étaient gravement affectés, partiellement détruits par des cavernes.

Bibliographie. — DELALANDE, *Mémoires de la Société vét. du Calvados*, 1830. — PONCHY, *Ibid.*, 1854-56. — LAFOSSE, *Journal des vét. du Midi*, 1841-46. — NEIDMANN, *Archiv für Thierheilkunde*, 1846. — OLIVIER, *Journal de méd. vét.*, 1853. — PONCET, *Journal de méd. vét. milit.*, 1862-63. — KOPP, *Ibid.*, 1863-64. — BROAD, *The Veterinarian*, 1870. — LEONHARDT, *Pütz's Zeitschr.*, 1873. — SIEDAMGROTZKY, *Sächs. Bericht*, 1874. — TRASBOT, *Archives vét.*, 1877. — BRUN, *Ibid.*, 1880. — GODFRIN, *Annales de méd. vét.*, 1882. — MARCELLI, *La Clinica vet.*, 1882. — MARCHI, *Il Med. vet.*, 1889. — DELAMOTTE, *Blessures de harnachement*, Paris, 1889. — MOROT, *Journal de méd. vét.*, 1897. — BOULEY et NOCARD, *Dictionnaire vét.*, t. XII. — PEUCH et TOUSSAINT, *Chirurgie vét.*, t. II. — LANZILLOTTI, *Trattato di tecnica e terapeutica chirurgica.* — CADIOT, *La Tuberculose du chien*, et *Études de pathologie et de clinique.*

III. — AFFECTIONS TRAUMATIQUES ET INFLAMMATOIRES DE LA JUGULAIRE.

I. — Thrombus.

La *saignée à la jugulaire*, si fréquemment pratiquée sur les grands animaux, donne lieu parfois à une tumeur sanguine sous-cutanée au niveau de la ponction veineuse, — à un *thrombus* plus ou moins volumineux. On conjurera cet accident en observant les indications données au sujet du *thrombus* en général. On ne saignera pas au niveau d'une ectasie de la veine ; on se gardera d'exercer une traction sur la peau en fermant la plaie cutanée ; on évitera les causes capables de provoquer l'extravasation du sang dans le tissu conjonctif périveineux, en particulier les frottements, les grattages, la stase dans la veine par l'application du collier et les efforts de traction. On se rappellera que la plaie veineuse n'est fermement occluse qu'au bout de quelques jours. Si, après avoir enlevé l'épingle, les lèvres de la plaie cutanée s'écartaient, on en favoriserait la cicatrisation par l'emploi des antiseptiques.

Chez le cheval, quand la tumeur sanguine développée au niveau de la saignée n'est pas infectée, elle se comporte comme les épanchements sanguins abrités ; elle se résorbe graduellement. Récente, elle doit être traitée par le froid ou les lotions astringentes, jamais par les vésicants. Ceux-ci ne conviennent que pour les thrombus rebelles, et seulement lorsque la suppuration et la phlébite ne sont plus à redouter. — Le thrombus purulent exige une intervention plus active. Si la ligature est encore en place, on doit couper le fil, enlever l'épingle et faire un débridement qui assure le libre écoulement du pus. Avec la pointe mousse de la sonde cannelée, on évacue les parcelles désagrégées du caillot, on déterge le foyer par une irrigation désinfectante et l'on en badigeonne la paroi à la teinture d'iode. Les ours suivants, on continue les détersions antiseptiques.

Chez les *animaux de l'espèce bovine*, le thrombus de la jugulaire sera combattu par les mêmes moyens.

II. — Phlébite.

Récente, la *phlébite de la jugulaire* s'accuse par une tuméfaction de la gouttière cervicale au-dessus de la plaie de saignée. Parfois celle-ci, déjà fistuleuse, aboutit dans la veine et donne écoulement à un pus grisâtre ou sanguinolent. Une fois la jugulaire oblitérée au point où elle a été blessée, on constate, dans la partie supérieure de la gouttière, un cordon dur, formé par le vaisseau thrombosé, et un engorgement œdémateux diffus, qui disparaît dès qu'une circulation supplémentaire, établie par les veines collatérales, permet le retour du sang. Au-dessous de la plaie, la jugulaire est affaissée jusqu'au point où la circulation est rétablie par une collatérale.

La *résolution* de la phlébite adhésive avec conservation de la veine n'est possible que si la thrombose est incomplète. L'*oblitération définitive* du vaisseau est la terminaison à peu près constante. — Lorsque la phlébite est le résultat d'un processus infectieux aigu, elle est bientôt *suppurative* : le caillot subit la fonte purulente, la paroi veineuse bourgeonne, le vaisse au se transforme en conduit fistuleux ; toujours les tissus périveineux sont le siège d'une vive inflammation. — La phlébite devient *hémorragique* si le caillot se désagrège, en haut, jusqu'au point où la circulation persiste, ou s'il est décollé et expulsé par la pression sanguine. — La *gangrène* de la veine peut survenir lorsque l'inflammation atteint un haut degré d'acuité. Elle est la règle pour les phlegmasies consécutives aux injections de chloral faites dans la jugulaire. Plusieurs fois nous avons vu celle-ci se mortifier dans plus de la moitié de sa longueur, s'isoler ensuite des tissus voisins et être éliminée par la suppuration.

Lors de *phlébite adhésive*, il faut prescrire le repos, l'immobilisation de la région, la soustraction de celle-ci aux diverses causes d'irritation. On évitera les frottements du bord inférieur de l'encolure sur les objets à portée des animaux, et les grattages avec les membres postérieurs. On peut laisser le sujet en liberté dans un box, l'encolure garnie d'un collier de bois, ou l'attacher au râtelier. Dans les premiers jours, il est prudent, pour éviter l'ébranlement du caillot par une forte pression sanguine, de nourrir l'animal avec des barbotages ou des aliments de facile mastication.

Les affusions froides ou les douches en pluie sur la région sont utiles. Les pommades émollientes à l'axonge ont l'inconvénient de rancir, d'irriter la peau, de susciter des frottements ou des grattages ; on emploiera plutôt celles à base de vaseline.

Renault, Bouley, Rey et beaucoup d'autres ont recommandé les *résicants*. La *cautérisation en pointes superficielles* ou *en pointes pénétrantes* sur toute la zone tuméfiée est encore usitée par quelques praticiens. Malgré les « résultats avantageux » qu'ont donnés ces moyens, nous les considérons comme dangereux lors de phlébite adhésive récente. Leur emploi n'est réellement indiqué que quand l'affection est ancienne et accompagnée d'une forte induration de la région.

La fistule exige des soins spéciaux : désinfection et débridement, irrigations antiseptiques.

Une fois constituée, la *phlébite suppurative* a une remarquable tendance à se propager aux racines de la jugulaire. L'infection et la destruction du caillot intraveineux se produisent lentement dans certains cas, très vite dans d'autres. Ordinairement, à mesure que le caillot se désagrège en sa partie inférieure, il s'accroît en haut par l'addition de nouvelles couches; parfois il est détruit dans toute sa hauteur ou décollé; le sang s'engage dans la partie fistulisée de la veine et s'échappe par la plaie : — la phlébite est devenue *hémorragique*.

La *pyémie* est une complication fréquente de la phlébite suppurative diffuse, étendue aux veines de la tête. Elle peut se produire par un autre mécanisme. Quand la phlébite est récente et qu'au-dessous de la plaie de saignée la veine n'est oblitérée que dans une faible étendue, la circulation étant rétablie par une collatérale, le caillot peut être détaché ou désagrégé par le pus, qui pénètre alors dans la partie inférieure de la jugulaire. Mais la pyémie ainsi produite au cours de la phlébite suppurative, par une sorte d'injection du pus dans la veine, est exceptionnelle.

La phlébite suppurative peut encore se compliquer de méningo-encéphalite (Reynal), de méningo-myélite (Rey), de cornage (Rey, Gallier), d'immobilité (Rey).

La *phlébite suppurative* doit être combattue par des moyens plus énergiques que la forme adhésive. Les *résicants* et la *cautérisation* étaient fort en usage autrefois. Rainard traversait la peau et les parois de la veine, à des intervalles de trois centimètres, avec le cautère en pointe chauffé au rouge cerise. Après avoir appliqué quelques pointes profondes sur la ligne du vaisseau, Rey en cautérisait la paroi interne à l'aide d'une mince tige de fer portée au rouge et introduite dans la veine, en la glissant dans la rainure de la sonde. Ce procédé était infidèle, et il exposait à des lésions de la trachée, à des fistules salivaires, à des hémorragies secondaires.

Le *débridement de la fistule* et les *injections antiseptiques* (teinture d'iode, solution de sublimé ou d'acide phénique) faites dans la partie suppurante de la veine, poussées aussi haut que possible à l'aide d'une canule courbe, constituent un traitement avantageux au début, lorsque la suppuration est limitée à une faible hauteur du conduit veineux, mais insuffisant quand la phlébite en a fistulisé une portion étendue.

Le *séton simple* ou *animé*, passé dans la partie suppurante de la veine, après avoir pratiqué une contre-ouverture aussi près que possible du caillot et sans ébranler celui-ci, est un vieux moyen déjà indiqué par Lafosse et qui donne très généralement la guérison.

Pour drainer la veine, l'animal est couché sur le côté opposé à la phlébite et la tête est maintenue étendue sur l'encolure. On coupe les poils sur toute la surface indurée, on lave la plaie et l'on fait une injection détersive dans la veine. La fistule de saignée débridée en haut, suivant la direction du vaisseau, au moyen d'une sonde cannelée et d'un bistouri, on introduit une sonde en *S* dans la veine et on la pousse avec précaution jusqu'à ce que l'extrémité atteigne la base du caillot, point indiqué par la limite supérieure de l'induration et par une sensation de légère résistance qu'éprouve la main. Là on fait de dehors en dedans une incision de 3 à 4 centimètres, en se guidant sur la saillie que produit l'extrémité de la sonde. Celle-ci dégagée et poussée au dehors, on glisse dans sa rainure un bistouri droit et l'on fait, de dedans en dehors, un débridement de 2 à 3 centimètres, puis l'on passe dans l'œil de la sonde une mèche de chanvre, iodée ou phéniquée, que l'on engage dans la veine en retirant l'instrument. — Pour effectuer la contre-ouverture de dedans en dehors, Charlier a conseillé l'emploi d'un trocart spécial ; on peut aussi se servir de la sonde à extrémité tranchante et acérée de Legouest et Sédillot (Peuch); mais le vieux procédé est plus simple et plus sûr. — Bien que le caillot obturateur n'ait parfois qu'une faible longueur, il est rare que la sonde l'ébranle, le détache, et qu'une hémorragie se produise. En opérant avec précaution, cet accident est facilement évité. S'il se produisait, on arrêterait le sang par une mèche volumineuse oblitérant la plaie de débridement, par le tamponnement ou par la ligature faite un peu au-dessus de la contre-ouverture. — Le séton peut être remplacé par un drain de caoutchouc fenêtré. Gallier conseille l'emploi d'une mèche composée de chanvre et de crins, ces derniers coupés par places, « en brosse », mèche enduite d'onguent vésicatoire. Au bout de vingt-quatre heures, il lui imprime un mouvement de va-et-vient qui facilite le nettoyage de la veine. — La portion drainée de celle-ci sera fréquemment détergée par des injections antiseptiques.

Le drainage de la jugulaire doit être prolongé jusqu'au moment où la suppuration est presque tarie. S'il est supprimé trop tôt, la phlébite continue sa marche ascendante.

Le *débridement de la veine* a été préconisé par Barthélemy aîné, Delafond et Leblanc. Pour l'effectuer, on engage dans la partie fistuleuse du vaisseau, par l'orifice de saignée, une sonde cannelée dans la rainure de laquelle on glisse un bistouri droit. On incise la veine, les tissus périveineux et la peau jusqu'à la base du caillot. Leblanc faisait cette opération sur l'animal debout, après avoir appliqué un tord-nez à la lèvre supérieure ; souvent la remise en service avait lieu au bout de deux à trois semaines. — Rey complétait le débridement par la cautérisation des parois de la veine. A l'exemple d'Hoffmann, on peut aussi débrider la veine dans toute la partie suppurante, en faire la toilette par le curettage, ne laisser aucun point altéré au voisinage du caillot, déterger le champ opératoire avec une solution antiseptique, puis suturer les deux lèvres de la plaie. Mais cette opération ne convient que pour les cas où la phlébite est peu étendue.

La *ligature* faite sur une partie saine de la veine, recommandée par Renault et Gourdon, n'est plus guère pratiquée aujourd'hui dans les cas de phlébite suppurative. On la réserve pour la phlébite hémorragique.

Empruntée à l'ancienne hippiatrie, étudiée dans ses effets par d'Arboval, Delwart, Rossignol, Valtat et surtout par Rey, l'*ablation* de la partie suppurée de la veine était pratiquée suivant deux procédés. Dans l'un, on extirpait les trois membranes du vaisseau ; dans l'autre, on n'enlevait que les deux membranes profondes, après avoir séparé avec le doigt les tuniques moyenne et externe. Pour disséquer la veine, on faisait sur son axe une longue incision ou des boutonnières multiples. Rey a souvent enlevé la partie supérieure de la jugulaire jusqu'au milieu de la parotide, ainsi que la partie inférieure de la faciale ; dans certains cas où un caillot ferme n'existait pas à ces veines, il y appliquait une ligature ; jamais il n'a eu à faire la ligature dans l'incision inférieure, c'est-à-dire au-dessous du point où l'on avait pratiqué la saignée ; là, il a toujours trouvé la jugulaire solidement oblitérée.

Le meilleur traitement de la phlébite suppurative est encore le drainage de la portion fistuleuse de la veine. Dans les cas où la suppuration a progressé jusque vers le milieu de la région parotidienne, il convient de faire deux contre-ouvertures, — l'une au niveau du bord inférieur de la parotide, l'autre au point où est parvenue la suppuration, — et de passer deux drains.

La contre-ouverture doit être fréquemment irriguée avec une solution antiseptique forte ou la teinture d'iode et tamponnée à la gaze. Au-dessus, la phlébite reste ordinairement adhésive. Quand la suppuration atteint les branches d'origine de la jugulaire et leurs collatérales, la cautérisation en pointes pénétrantes, appliquée sur toute la région parotidienne supérieure, est un dernier moyen qui n'est pas à dédaigner.

La *phlébite hémorragique* est traitée par le *tamponnement*, la *suture* ou la *ligature*.

Le *tamponnement* consiste à appliquer sur la plaie, préalablement nettoyée et désinfectée, une épaisse couche d'ouate que l'on maintient en place au moyen d'une toile solide ou de bandes superposées, fixées sur les régions adjacentes par une préparation agglutinative (poix, mélange de poix ou de térébenthine). Il peut réussir dans quelques cas, à la condition de laisser assez longtemps le bandage à demeure.

On pratique la *suture entortillée* au moyen de deux ou trois épingles longues et fortes, avec lesquelles on traverse les lèvres de la plaie. La *suture enchevillée* se fait suivant le manuel ordinaire.

La *ligature de la veine est l'opération de choix.* Urgente si, les pertes de sang ayant été considérables, la vie est menacée par le danger de nouvelles hémorragies, elle doit être faite *aseptiquement* sur une partie saine de la jugulaire, et en appliquant le lien immédiatement sur les parois de celle-ci.

On couche l'animal sur le côté opposé à la phlébite. Étendue sur l'encolure, la tête est tenue solidement au moyen d'une plate-longe embrassant le col du maxillaire inférieur (V. *fig.* 176). Dans les cas urgents, lorsque l'on procède à l'opération au moment où le sang s'échappe en abondance de la plaie, il convient d'arrêter provisoirement l'hémorragie par le tamponnement.

L'opération comprend trois temps essentiels : 1° *Incision des tissus qui recouvrent la veine;* 2° *Isolement de celle-ci;* 3° *Application du lien.*

La région préparée, faites sur l'axe du vaisseau une incision de 4 à 6 centimètres portant sur le tégument et la couche musculo-conjonctive sous-jacente; ensuite, le sang étanché avec des tampons d'ouate, divisez avec précaution le tissu périveineux : la veine apparaît avec sa teinte bleuâtre.

L'isolement de la jugulaire peut se faire avec les doigts (Bouley, Reynal) ou avec la sonde cannelée. Par des manœuvres effectuées parallèlement au vaisseau, détachez de celui-ci le tissu conjonctif périveineux dans une étendue aussi limitée que possible ; il suffit de frayer un passage au lien qui doit enserrer le vaisseau.

La ligature sera faite de préférence avec un fort fil de soie. Glissez

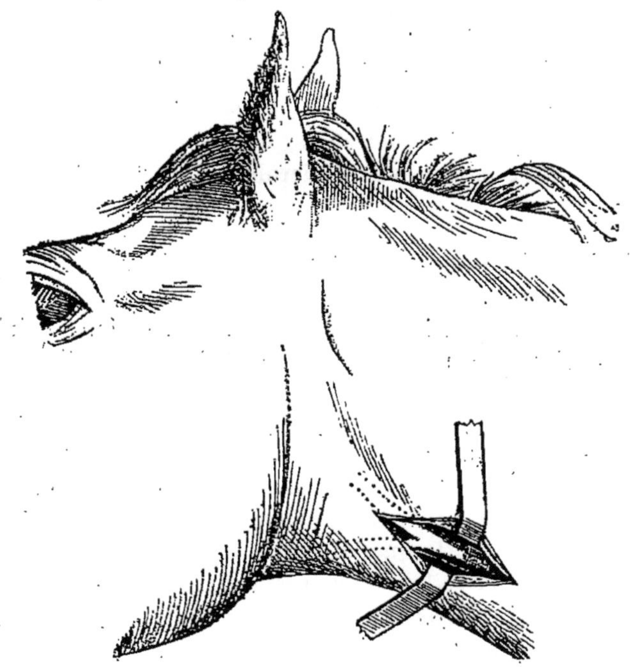

Fig. 244. — Veines jugulaire et faciale.

celui-ci sous la veine, faites un nœud droit, coupez les chefs au ras du nœud, ou conservez-en un long de quelques centimètres. A défaut de fil de soie, on peut employer du fil de Bretagne ou une mèche de chanvre préalablement aseptisés.

La plaie est ensuite irriguée, saupoudrée d'iodoforme, et ses lèvres sont réunies par deux ou trois points de suture ; si l'un des chefs a été conservé, on le coupe à 1 centimètre de la peau. On recouvre la couture d'une couche de collodion iodoformé.

Dans certains cas où la phlébite est ancienne, très étendue, et où l'induration remonte haut, on est obligé de lier la jugulaire dans la région parotidienne, ainsi que la faciale. Il est rarement nécessaire d'appliquer une ligature en aval de la plaie de saignée. Là, nous l'avons dit, la veine est presque toujours oblitérée dans une certaine étendue.

Les *phénomènes post-opératoires* et les soins consécutifs sont en général très simples. L'opéré sera attaché au râtelier et exclusivement nourri de barbotages pendant quelques jours. Malgré son état de faiblesse, on attendra une semaine avant de le remettre à son régime ordinaire : si l'action de la ligature sur les parois veineuses était trop rapide, la pression sanguine, accrue par des mouvements de mastication, pourrait surmonter la résistance ou les adhérences du caillot.

Lorsque la veine est ligaturée, la tension vasculaire augmentée au-dessus du lien donne lieu à un œdème plus ou moins abondant qui occupe la région parotidienne et l'auge ; il y a un peu de gêne dans les mouvements des mâchoires ; mais la résorption de cet œdème commence au bout de quelques jours. L'inflammation provoquée dans les parois veineuses par la constriction du lien aboutit à leur section au bout d'un temps variable, en général du huitième au dixième jour. La plaie se cicatrise ensuite rapidement.

Dès que l'on peut recourir à la suralimentation, les animaux récupèrent rapidement leur embonpoint et leur vigueur.

Chez le *bœuf*, l'inflammation traumatique de la jugulaire se termine habituellement par la suppuration d'une partie plus ou moins étendue de la veine.

Les indications thérapeutiques sont les mêmes que pour le cheval.

Bibliographie. — Vatel, *Journal prat. de méd. vét.*, 1826. — Lecoq, *Ibid.*, 1827. — Coulom, *Journ. des vét. du Midi*, 1839. — Renault et Bouley, *Recueil de méd. vét.* 1840. — Cartwright, *The Veterinarian*, 1840. — Peters, *Magazin*, 1840. — Wilke, *Ibid.*, 1842. — Lafosse, *Journ. des vét. du Midi*, 1840. — Lafore, *Ibid.*, 1842. — Goux, *Ibid.*, 1843. — Anginiard, *Ibid.*, 1843. — Rossignol, *Journal de méd. vét.* 1845. — Bouley et Reynal, *Recueil de méd. vét.*, 1847. — Rey, *Journal de méd. vét.* 1848-49. — Bouley, *Recueil de méd. vét.*, 1849. — Bouley jeune, *Ibid.*, 1850. — Serres, *Journal des vét. du Midi*, 1852. — Leblanc, *Recueil de méd. vét.*, 1853. — Western, *The Veterinarian*, 1853. — Duvieusart, *Annales de méd. vét.*, 1853. — Vanderlinden et Bourdeaux, *Ibid*, 1854. — Rey, *Journ. de méd. vét.*, 1854-55-56. — Saint-Cyr, *Ibid.*, 1856. — Cauvet, *Journ. des vét. du Midi*, 1855. — Leblanc, *Recueil de méd. vét.*, 1856. — Delorme, *Ibid.*, 1857. — Gourdon, *Ibid.*, 1857. — Leblanc, *Journal de méd. vét.*, 1858. — Hertwig, *Magazin*, 1859. — Erler, *Sächs. Bericht*, 1862. — Maury, *Journal des vét. du Midi*, 1863. — Johne, *Sächs. Bericht*, 1871. — Albrecht, *Wochenschrift*, 1878. — Eletti, *Giornale di medico vet.*, 1878. — Bouquet, *Annales de méd. vét.*, 1882. — Cadiot, *Archives d'Alfort*, 1884, et *Dictionnaire* de Bouley et Reynal, t. XXII. — Passet, *Giornale di Anal. fis. e patol.*, 1888. — Gallier, *Bullet. de la Soc. cent. de méd. vét.*, 1891. — Lavedan, Barbey, *Bullet. de la Soc. de méd. vét. prat.*, 1895. — Lanzillotti, *Trattato di tecnica e terapeutica chirurgica.*

CHAPITRE II

AFFECTIONS DU CORPS THYROÏDE

La pathologie de la *glande thyroïde* est comprise presque tout entière dans l'étude du *goitre*. On observe cependant des cas de *thyroïdite* ou de *goitre inflammatoire*. Lucet, qui a vu cette affection sur des bovins âgés de six à dix-huit mois, en a esquissé la symptomatologie. Elle apparaît subitement et s'accuse par l'hypertrophie plus ou moins considérable des lobes de la thyroïde ou de l'un d'eux. Très saillants, empâtés, douloureux, ils compriment les premières voies respiratoires et provoquent un bruit de cornage parfois fort accentué. Le malade porte la tête étendue sur l'encolure, il déglutit difficilement, mange peu, rumine rarement, et souvent on note les signes d'un état fébrile assez marqué, mais passager. Habituellement ces symptômes disparaissent en peu de jours; parfois ils persistent quelque temps. L'affection peut prendre les allures d'une maladie septique localisée à la région trachéo-laryngienne et amener la mort.

On traitera la thyroïdite par des applications de teinture d'iode ou des compresses antiseptiques chaudes et par l'administration d'iodure de potassium à l'intérieur. S'il survenait de la suppuration, on débriderait sans retard. Dans quelques cas, le cornage est intense au point de nécessiter la trachéotomie.

Chez les animaux, toutes les hypertrophies thyroïdiennes sans symptômes inflammatoires bien prononcés ont été jusqu'ici désignées sous le nom de *goitre*. On observe celui-ci chez le chien, le cheval, le bœuf et le mouton. De 1857 à 1862, Vicat (de Genève) l'a constaté sur 25 chevaux, sur 1 bœuf et sur plus de 40 chiens. Il est très rare dans certaines contrées. Durant une période de quarante années, Élouet, qui exerçait en Bretagne, n'en a vu qu'un cas chez le cheval. A la clinique d'Alfort aussi, nous le rencontrons bien plus rarement chez le cheval que chez le chien. Sur 643 tumeurs enlevées sur des chiens dans le service de Fröhner, à l'École de Berlin, on a relevé 14 cas de goitre.

L'étiologie de cette affection n'est pas mieux connue dans les espèces animales que chez l'homme. On a surtout accusé l'eau de boisson, qui véhiculerait un agent pathogène spécial.

Le volume, la forme, les caractères anatomiques sont très dissemblables (goitres parenchymateux, colloïde, fibreux, kystique, vasculaire, carcinomateux). Quelquefois la tumeur est cartilagineuse, calcifiée ou ossifiée. Certains *goitres aberrants* sont produits par l'hypertrophie des glandes thyroïdes accessoires.

En général, le siège de la tumeur et ses caractères en dénoncent nettement la nature; toutefois, pour les goitres aberrants qui occupent la partie moyenne ou inférieure du cou, le diagnostic est délicat. Lorsque la tumeur est vasculaire ou hémorragique, on peut l'assurer par une ponction capillaire (Ries).

Quand le goitre est volumineux, souvent il survient des phénomènes de compression. Sur la jument de Neyraud, la respiration, la circulation et la déglutition étaient gênées. Les agneaux dont parle Feulay-Dun présentaient de la dyspnée, de la difficulté de la déglutition et des accès de toux. Sur le chien observé par Liénaux, la dysphagie était le symptôme fonctionnel dominant. — Parfois la tumeur thyroïdienne coexiste avec une exophtalmie double, des palpitations, de la tachycardie, des tremblements, et relève de la *Maladie de Basedow*.

Le *traitement* varie suivant la forme anatomique du goitre. La *médication iodurée* semble assez active dans les goitres mous ou parenchymateux. On donnera l'iodure de potassium à la dose de 8 à 16 grammes par jour pour le cheval, de 0^{gr},50 à 1^{gr},50 pour le chien, et l'on fera sur la tumeur des applications de pommade iodurée ou de teinture d'iode. Sur 13 chiens, 2 chevaux et 1 vache ainsi traités, Prévost a obtenu 7 guérisons, 6 grandes améliorations et 3 insuccès. Le même auteur cite encore le fait d'une chienne âgée qui, atteinte de deux goitres volumineux, flasques, mobiles, guérit entièrement.

Qu'ils soient scléreux ou kystiques, les vieux goitres résistent ordinairement à la médication iodurée. — Pour les tumeurs kystiques, on peut faire la ponction avec le trocart ou l'appareil de Dieulafoy ; mais, quand le résultat est favorable, il ne dure généralement pas ; presque toujours la tumeur se reforme. Vantée surtout par Velpeau et Leblanc, la ponction suivie d'injection iodée a donné des guérisons ; elle a aussi trouvé des cas rebelles. Si elle a raison des kystes uniloculaires, à parois jeunes, souples, à contenu très fluide, elle est sans action contre les kystes à parois épaissies et coriaces, qui ne peuvent plus s'accoler. Nous en dirons autant des injections d'eau phéniquée. — Lanzillotti préfère la cautérisation en aiguilles ; d'autres, l'incision, l'application d'un drain et les injections antiseptiques. L'incision simple et les injections d'eau d'iodée au 1/3 ont donné maints succès sur le chien.

Contre les *goitres fibreux*, souvent on a eu recours aux injections interstitielles : la teinture d'iode, l'alcool, le perchlorure de fer, la solution d'ergotine, l'éther iodoformé, l'arséniate de soude ont été préconisés. C'est ordinairement la teinture d'iode pure que l'on emploie. — Le tégument savonné, rasé, aseptisé, la canule de la seringue de Pravaz est plongée d'un trait dans la tumeur thyroïdienne. On s'assurera que l'extrémité de l'aiguille n'est pas dans un vaisseau : l'injection iodée pourrait provoquer des embolies mortelles. S'il ne s'écoule pas de sang par la canule, la teinture d'iode est injectée, au début, à la dose de quelques gouttes chez le chien, de 20 à 30 gouttes chez le cheval. On tâte la susceptibilité du malade ; on arrive rapidement à injecter chaque fois, chez le cheval, trois à cinq grammes de teinture d'iode, suivant le volume et l'ancienneté de la tumeur. Lorsque celle-ci est bosselée, on partage la dose entre les lobes composants. — Une réaction locale plus ou moins vive se produit ; mais quand les précautions indiquées ont été prises, la suppuration n'est pas à craindre. — Au bout de quelques jours, lorsque l'inflammation déterminée par l'opération a disparu, on renouvelle l'injection. On pratique ainsi huit, dix, quinze injections. Le plus souvent la guérison n'arrive qu'après plusieurs mois. — Chez le chien, Bizard a obtenu la fonte d'un goitre par des injections sous-cutanées de teinture d'iode, à coup sûr moins actives que les injections intraparenchymateuses.

Lorsque ces procédés échouent et que des symptômes graves forcent la main, le praticien peut recourir à la *thyroïdectomie*. Très en faveur au début de l'antisepsie, elle a perdu de sa vogue depuis que l'on connaît les redoutables accidents auxquels elle expose. Les chiens qui ont subi une thyroïdectomie totale seraient presque fatalement voués à la mort (31 cas de mort sur 35 opérés, d'après les expériences de Rogovitch et de Schiff). Mais les physiologistes ont démontré que les troubles ne surviennent que si l'ablation dépasse les deux tiers de la glande. Pour le chien donc, c'est la thyroïdectomie partielle que l'on devra pratiquer ; il suffirait même, pour éviter tout accident aigu, de respecter les parathyroïdes (Moussu). Chez le cheval, la thyroïdectomie totale est sans inconvénient ; à preuve les observations de Schmid, Éléouet, Massot, Lanzillotti, Fröhner.

La *thyroïdectomie* doit être pratiquée sur l'animal couché. Le cheval est maintenu en position costale, costo-dorsale ou dorsale ; le chien est fixé dans la gouttière et anesthésié.

Le tégument rasé et désinfecté, divisez suivant le grand axe de la tumeur ou parallèlement à la trachée (Fröhner) la peau, le peaucier et l'omoplat-hyoïdien. L'incision cruciale (Éléouet) ou en Y est avantageuse dans certains cas.

L'*isolement du goitre* se fait par dissection mousse à l'aide du doigt, de la sonde cannelée ou des ciseaux. Tout vaisseau important sera lié à la soie ou au catgut. — Pour l'une des deux tumeurs qu'il enleva sur un poulain de trois mois, Éléouet dut appliquer dix-sept ligatures ; la jugulaire et la carotide étaient refoulées par la tumeur, mais elles fournissaient à celle-ci de nombreuses divisions. L'autre tumeur était traversée par la jugulaire, sur laquelle on dut appliquer une double ligature. — Touvé lia d'abord l'artère thyroïdienne accessoire, puis la thyroïdo-laryngienne ; les veines furent ligaturées en masse. — Massot, au lieu de lier un à un les vaisseaux, saisit la tumeur et la soumit à des torsions répétées, de façon à intercepter la circulation ; cela fait, il appliqua une forte ligature à la base du pédicule. — Malgré une dissection prudente, Liénaux ne put éviter une abondante hémorragie en nappe ; le chien mourut sur la table.

L'*extirpation de la tumeur* est facile quand l'isolement a été bien fait ; avec des pinces, on exerce des tractions sur la masse et l'on dilacère le tissu conjonctif sous-jacent. Si quelques vaisseaux pénètrent par la face profonde, on les lie et on les sectionne. — Les deux glandes hypertrophiées enlevées par Éléouet pesaient, l'une 425 grammes, l'autre 450. Celles extirpées par Fröhner sur une jument pesaient 290 et 210 grammes. Dans le cas de Liénaux, il s'agissait d'un goitre cancéreux mesurant 14 centimètres de long sur 24 de circonférence.

La plaie est lavée, débarrassée des caillots qu'elle renferme, tamponnée à la gaze iodoformée, puis suturée.

Les soins ultérieurs sont ceux que réclame toute plaie avec perte
de substance. En général, la cicatrisation se fait vite et sans accidents.

La médecine de l'homme a tiré profit, dans le traitement du goitre, de
l'administration de substance thyroïdienne (glande fraîche ou tablettes de
thyroïdine), médication qui ne doit pas être négligée pour nos malades.
— Sur 60 sujets traités par la pulpe de corps thyroïdes crus du mouton ou du
veau (tous les huit jours 10 grammes pour les adultes, 5 grammes pour
les enfants), Bruns a obtenu 14 guérisons, 20 grandes améliorations et
9 améliorations très notables. — On a publié beaucoup d'autres faits établis-
sant l'efficacité de cette médication.

Bibliographie. — Prévost, *Recueil de méd. vét.*, 1831. — Haubner, *Magazin*,1835.,
— Percivall, *The Veterinarian*, 1847. — Gluge, *Répert. de méd. vét.*, 1850. --
Delafond, *Recueil de méd. vét.*, 1859. — Rey, *Journal de méd. vét.*, 1863. — Vicat,
Ibid., 1863. — Baillarger, *Recueil de méd. vét.*, 1863. — Éléouet, *Ibid.*, 1866. —
Siedamgrotzky, *Sächs. Bericht*, 1871. — Adam, *Wochenschrift*, 1876 ; an. in *Recueil
de méd. vét.*, 1877. — Trasbot, *Bullet. de la Soc. cent.de méd. vét.*, 1877. —
Baruchello, *Giornale di med. vet. prat.*, 1877-78. — Luatti, *Ibid.* — Bizard,
Archives vét., 1878. — Johne, *Sächs. Bericht*, 1885. — Massot, *Journal de méd.
vét.*, 1886. — Neyraud, *Ibid.*, 1889. — Feulay-Dun, *Recueil de méd. vét.*, 1890. —
Lanzillotti, *La Clinica vet.*, 1891. — Cadiot, *Bullet. de la Soc. cent. de méd. vét.*,
1893. — Lucet, *Recueil de méd. vét.*, 1894. — Chénier, *Revue vét.*, 1894. — Touvé.
Recueil d'hygiène, t. XVII. — Liénaux, *Annales de méd. vét.*, 1895. — Ries, *Recueil
de méd. vét.*, 1894. — Giovanni Croce, *La Clinica vet.*, 1895. — Blanc et Carougeau, *Journ. de méd. vét.*, 1896. — Fröhner, *Monatshefte für Thierheilkunde*,
1895-96, an. in *Annales de méd. vét.*, 1896. — Bruns, *Semaine médicale*, 1895. —
Moussu, *Thèse de Paris*, 1897.

CHAPITRE III

AFFECTIONS DU LARYNX ET DE LA TRACHÉE

Exploration du larynx et de la trachée.

La *vue* et la *palpation* permettent de reconnaître les *déviations*, les *déformations* et le *degré de mobilité* du conduit laryngo-trachéal. Sur le cheval, en
faisant porter la tête dans l'extension, l'opérateur peut explorer facilement
le larynx et la trachée, juger de leur volume, de leur forme, de leur mobilité.
Pour les petits animaux, le pouce et l'index suffisent à la palpation méthodique de ces organes.

L'*exploration interne*, sans appareil spécial, est possible dans certaines
espèces. Chez le bœuf, nous avons dit que l'on peut aisément porter la main
dans la cavité pharyngienne et opérer l'extraction directe des corps étrangers qui y sont arrêtés; on peut aller un peu plus loin et introduire un doigt
dans la cavité du larynx. Chez le cheval, cette exploration directe est plus difficile, en raison de la longueur du voile du palais.

En maintenant écartées les mâchoires d'un petit animal (chien, chat) et en
abaissant la base de la langue à l'aide d'une spatule, on aperçoit l'entrée du
larynx et les mouvements de la glotte. On peut utiliser les *laryngoscopes*.
Immobilisé ou anesthésié, le sujet est placé dans un endroit peu éclairé; la
bouche est maintenue largement ouverte et la langue tirée au dehors. Une
lampe est fixée sur le côté et un peu en arrière de la tête de l'animal. L'opérateur porte au front un miroir concave dont l'orifice central correspond à

l'axe visuel, miroir qui sert à projeter les rayons lumineux dans la gorge du malade. Une spatule, tenue de la main gauche, abaisse la langue ; la main droite introduit, au fond de la bouche, un petit miroir de un à deux centimètres de diamètre, soudé à 110 ou 120 degrés sur une longue tige et chauffé au préalable afin d'en éviter le ternissement par l'haleine du patient. Le contact du miroir avec la langue ou le voile du palais détermine souvent des réactions violentes et des nausées : une pulvérisation avec la solution de cocaïne à 1 p. 100 est alors utile. La régularité de la respiration facilite beaucoup l'examen.

Chez le cheval, pour l'examen du larynx, on se sert des rhino-laryngoscopes de Polansky et Schindelka ou de Leiter (V. p. 605). Avec ces instruments, on peut reconnaître les moindres lésions de l'épiglotte, des cordes vocales ou des aryténoïdes. Celui de Leiter donne une image laryngoscopique

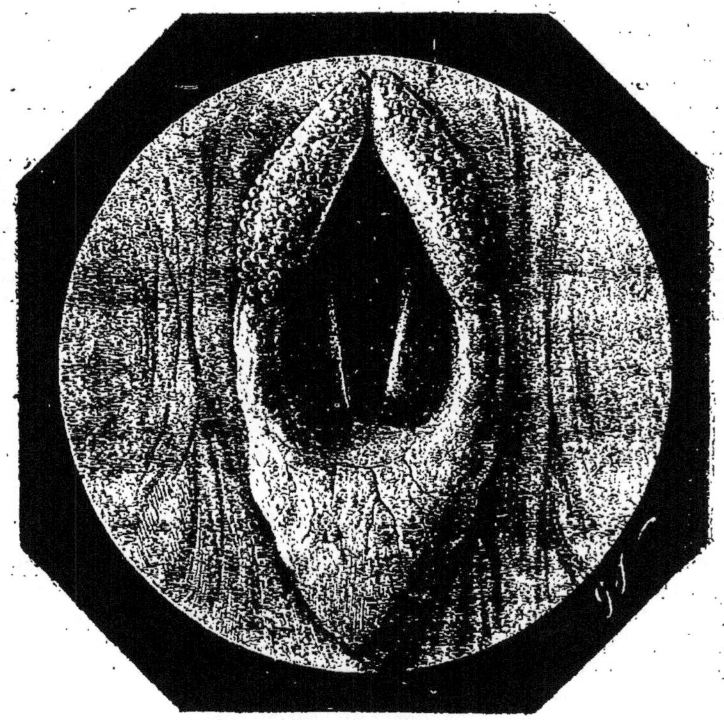

Fig. 245. — Image laryngoscopique donnée chez le cheval
par le rhino-laryngoscope de Leiter.

d'une parfaite netteté (*fig. 245*). — L'ouverture du larynx sur la ligne médiane permet encore d'inspecter l'intérieur de ce conduit, ainsi que le pharynx et la première partie de la trachée. On incise seulement le cartilage cricoïde et le ligament crico-thyroïdien, ou l'on ouvre « à deux battants » la cavité laryngée en divisant sa paroi inférieure et les premiers cerceaux de la trachée. (V. *Aryténoïdectomie*.)

I. — LÉSIONS TRAUMATIQUES.

Les *contusions* du larynx et de la trachée sont assez communes chez le cheval. Tantôt leur action se borne à quelques ruptures vasculaires sous-cutanées ou sous-muqueuses avec ou sans épistaxis; tantôt elles sont compliquées de *fracture des cartilages;* exceptionnellement elles peuvent s'accompagner de troubles graves.

Les traumatismes portant sur la région antérieure du cou peuvent déterminer une perte de connaissance, une syncope cardiaque et respiratoire. On sait, en effet, que les irritations mécaniques exercées sur le larynx, la trachée, voire sur la peau qui les recouvre s'accompagnent parfois d'inhibition du cœur, de la respiration et de toutes les activités cérébrales. Mais c'est là un accident d'une extrême rareté dans toutes les espèces.

Les *plaies* sont *chirurgicales* (laryngotomie, trachéotomie) ou *accidentelles*. Celles-ci sont fort diversifiées dans leurs caractères cliniques. S'il y a défaut de parallélisme entre la plaie cutanée et celle du conduit aérien, souvent il se développe de l'emphysème. Une abondante hémorragie intratrachéale peut amener l'asphyxie. La trachéo-bronchite, la broncho-pneumonie, la pleurésie sont des complications à redouter.

Pour les plaies larges, irrégulières, à bords contus, le traitement comporte la désinfection, des lavages avec une solution antiseptique et quelquefois l'application d'un pansement. Si la plaie de la peau et celle du conduit aérien ne se correspondaient pas et qu'il survînt de l'emphysème, on débriderait la première. Aux blessures nettes, la suture du larnyx ou de la trachée pourrait être tentée. En présence d'une hémorragie intratrachéale, si l'hémostase semblait difficile, on ferait la trachéotomie au-dessous de la plaie, et l'on appliquerait un tube à canule recouverte de lames de gaze (V. *Aryténoïdectomie*). — Sur un cheval traité par Reynard, la trachée avait été perforée d'un coup de corne au tiers supérieur de l'encolure; la corne avait divisé les muscles sterno-hyoïdiens et sterno-thyroïdiens; elle avait pénétré entre deux cerceaux, faisant là une ouverture qui permettait l'entrée du petit doigt et par laquelle l'air s'échappait avec bruit. La plaie des tissus superficiels correspondait à celle de la trachée. L'auteur sutura la peau, mais l'air s'insinua dans les tissus sous-cutanés, et, en quelques heures, l'emphysème s'étendit à toute l'encolure. On dut défaire la suture et placer un tube à trachéotomie. La guérison fut obtenue en huit jours. — La jument dont Gervais a relaté l'observation s'était blessée à la gorge en tombant sur une grille. Il existait une plaie longue de 20 centimètres, s'étendant en avant entre les branches du maxillaire, en arrière sur les premiers cerceaux de la trachée. Le cartilage thyroïde était nettement divisé en son milieu et ses ailes écartées. Avec l'index introduit dans la plaie, on pouvait explorer les cordes vocales. Nettoyée et protégée par un pansement, la plaie se cicatrisa en peu de jours. — Des expériences faites sur le chien (Albert, Czerny et autres) ainsi que les opérations pratiquées sur le cheval pour remédier au cornage chronique, ont appris que les plaies du larynx sont d'une remarquable bénignité chez les animaux. De simples soins de propreté suffisent d'ordinaire pour en obtenir la cicatrisation.

II. — FRACTURES DE L'HYOIDE, DU LARYNX ET DE LA TRACHÉE.

Signalée chez le cheval, le bœuf et le chien, la *fracture de l'os hyoïde* est un accident rare, résultant d'actions traumatiques qui ont porté sur la région de la gorge (coup de pied, coup de corne, strangulation). Dans les cas publiés jusqu'à présent, elle n'a été qu'une trouvaille d'autopsie. Sur le malade d'Hérard, il y avait une infiltration séreuse du tissu cellulaire de la tête ; la langue était œdématiée et pendante; la respiration et la déglutition étaient très difficiles. La mort survint le lendemain : l'hyoïde fut trouvé fracturé en trois pièces. — Le blessé de Zipperlin était dans l'impossibilité de déglutir. Il mourut d'inanition au bout de quelques semaines. A l'autopsie, on trouva fracturée l'une des grandes branches de l'hyoïde. — Le cheval traité par Dieckerhoff et Rupprecht avait d'abord présenté de la difficulté de la déglutition et une tuméfaction de la région parotidienne gauche. Le gonflement disparut, mais cette région demeura sensible; de légères pressions exercées sur elle provoquaient des quintes de toux. Il y avait en outre un jetage muco-purulent, mêlé de parcelles alimentaires et surtout abondant pendant les repas. On crut à une pharyngite chronique ou à un abcès de l'arrière-bouche. Un matin, on trouva l'animal mort dans sa stalle, la litière couverte de sang. L'autopsie révéla une fracture de la branche gauche de l'hyoïde siégeant vers son tiers supérieur, une collection purulente secondaire de la poche gutturale correspondante et une phlegmasie suppurative diffuse des tissus environnants.

Pour ces fractures, le diagnostic reste indécis et il n'est pas de traitement efficace. La difficulté de la respiration ou de la déglutition pourrait nécessiter la trachéotomie, l'alimentation par la voie rectale ou l'emploi de la sonde œsophagienne.

Les *fractures du larynx* sont très rares dans toutes les espèces. Elles donnent lieu à de la dyspnée, quelquefois à une hémorragie naso-buccale et à de la dysphagie. Les symptômes locaux pourraient seuls renseigner exactement. Une gêne respiratoire accusée nécessiterait la trachéotomie ; celle-ci permettrait dans certains cas le redressement des cartilages. On pourrait aussi ouvrir le larynx, adapter une canule, réduire les fragments et combler le conduit avec des tampons de gaze iodoformée fixés par les fils de la suture musculaire. (V. *Aryténoïdectomie.*)

On rencontre sur la *trachée* des fractures longitudinales ou transversales et des ruptures totales. Les coups de brancard (Dudfield, Benjamin, Bru), les morsures (Cavalin et Bournay, Godbille), les coups de pied (Riquet), les chutes sur le bord de la mangeoire (Blaise), en sont les causes habituelles. — Le foyer traumatique est le siège d'un épanchement sanguin plus ou moins abondant ou le point de départ d'un emphysème sous-cutané. La dyspnée et le cornage sont fréquents. Godbille a montré que l'emphysème généralisé du mouton reconnaît pour cause une fracture de la trachée produite par la morsure du chien.

Ces lésions peuvent tuer par asphyxie (Hubert, Bru, Bournay et Cavalin,

Cajory). — La pneumonie et les complications septiques sont aussi à redouter. — Dans le cas rapporté par Benjamain, un abcès se forma au point contus et le cheval succomba à une pleurésie secondaire. La trachée offrait, au bas de l'encolure, une ouverture irrégulière, large de 3 centimètres, intéressant les anneaux cartilagineux et les ligaments interannulaires. — Le cheval traité par Humbert mourut asphyxié. A l'autopsie, on trouva rompu transversalement, sur une longueur de 4 centimètres environ, le ligament qui réunit les vingt-cinquième et vingt-sixième cerceaux, et le premier de ces anneaux fracturé longitudinalement en sa partie antérieure. — Les blessés de Bru, de Bournay et Cavalin succombèrent également. Sur l'un, on trouva une rupture des trois premiers cerceaux de la trachée. A l'autopsie de l'autre, on constata, à l'entrée de la poitrine, sur une longueur de 5 à 6 centimètres, une destruction des cartilages trachéaux : ils étaient remplacés par un manchon charnu, dépressible, fort épais, dont la face interne était recouverte de végétations polypeuses remplissant presque complètement le conduit.

Quelle que soit la gravité de semblables lésions, on doit intervenir. On incisera largement la peau et les muscles, de façon à reconnaître l'état de la trachée, ensuite on fera à celle-ci une ouverture, ou l'on régularisera la plaie accidentelle, et l'on appliquera un tube à trachéotomie ou mieux une canule recouverte de gaze plissée.

Les *déformations* de la trachée, signalées dans la plupart des espèces, sont assez fréquentes chez le cheval. Qu'elles soient acquises ou congénitales, tantôt la trachée est aplatie d'avant en arrière ou latéralement, tantôt elle a la forme d'un V droit ou renversé, tantôt encore elle est tordue, sa face antérieure est devenue latérale ou postérieure ; parfois enfin les extrémités des cartilages sont recourbées vers l'intérieur du conduit, ou elles se chevauchent. Dans l'aplatissement antéro-postérieur, on a trouvé les extrémités des cerceaux écartées de 6, 7, 10 centimètres.

Toutes ces déformations sont d'ordinaire limitées à une portion de la trachée ; parfois elles occupent la plus grande partie de la section cervicale ou thoracique du conduit. Elles diminuent le calibre de ce dernier ; aussi, en dehors des symptômes locaux que la palpation permet de reconnaître quand elles existent dans la région cervicale, on observe quelquefois du cornage, même de la dyspnée pouvant aller jusqu'à l'asphyxie.

Un traitement palliatif de ces déformations n'est possible que si la lésion est limitée et siège dans la région supérieure du cou. Au cas où elle s'accompagnerait de cornage, on pratiquerait la trachéotomie au-dessous de la partie rétrécie, en un point où le conduit a conservé sa disposition normale (V. *Tumeurs de la trachée* et *Trachéotomie*.)

III. — CORPS ÉTRANGERS.

Les *corps étrangers* des voies aériennes sont liquides ou solides. Quand un liquide est avalé de travers, en général une contraction de la glotte l'arrête et une toux convulsive l'expulse ; mais il n'en est pas toujours ainsi ; des boissons ou des aliments peuvent tomber dans la trachée. C'est là un accident observé au cours des pharyngites graves, de la paralysie ou de la contracture du pharynx, de l'obstruction de l'œsophage, de l'anasarque, de la fièvre vitulaire.

On peut rencontrer dans le larynx des corps étrangers solides. Il s'agit le plus souvent de corps métalliques (aiguilles, épingles, fragments de fil de

fer). Rowland a retiré un hameçon du larynx d'un cheval. Chez la vache,
Eckard a trouvé une aiguille fixée dans l'épiglotte, et Schneider un fil de
laiton implanté dans l'un des ventricules. — A l'autopsie d'une vache abattue après avoir présenté des accès de toux, une certaine difficulté de la
déglutition et un bruit de cornage surtout prononcé pendant les repas, Degive trouva une aiguille à coudre, fixée en travers de la cavité du larynx, à
peu de distance de son orifice pharyngien. La pointe de l'aiguille était implantée dans la partie droite de la base de l'épiglotte, à 1 centimètre de la
ligne médiane, et le talon dans la paroi gauche du larynx, au niveau du bord
inférieur du cartilage aryténoïde. — Sur le chien autopsié par Bournay, un
caillou de forme ovale, aplati, mesurant 16 millimètres de largeur et 22 millimètres de longueur, était fixé au-dessous des cordes vocales et obstruait
presque complètement la trachée. Pendant plusieurs jours, il avait donné
lieu à un cornage intense; à chaque instant, une toux sifflante, quinteuse,
provoquait des efforts de vomissement.

Des corps solides très divers peuvent tomber dans la trachée. Le *Recueil*
de 1851 mentionne l'observation d'un porcelet chez lequel un poisson happé
prit la voie laryngo-trachéale et provoqua l'asphyxie ; on le trouva au niveau
de la bifurcation de la trachée. — Lisizin a traité un cheval qui rejeta de la
trachée un fragment d'écorce d'arbre. — Dans d'autres faits recueillis sur
le cheval, le bœuf et le chien, la mort a été provoquée par la pénétration,
dans le conduit trachéal, d'un morceau de bois (Ujhelyi), d'une branche
d'acacia (Zboril), d'une branche de ronce (Zboril), d'une branche de sapin
(Béranek), d'une pelote de fil (Prietsch). Il est arrivé aussi que la canule du
tube à trachéotomie, détachée du pavillon, a glissé dans la trachée (Brogniez, Mollard, Lafosse, Hering, Henderson, Babeau). — Chez les oiseaux, le
gavage expose à l'introduction d'aliments dans le larynx et la trachée.

Les corps étrangers des voies aériennes déterminent immédiatement des
accès de toux et de la suffocation. Si l'obstruction est plus ou moins complète,
la mort survient rapidement. Des corps étrangers de faible volume, des
liquides peu irritants sont mieux tolérés, mais la pneumonie gangreneuse est
toujours à craindre.

Le *diagnostic* est difficile. Il doit répondre à ces deux questions : 1° Y
a-t-il un corps étranger dans les voies aériennes? 2° Quel en est le siège?
— Parfois les commémoratifs renseignent : le chien, subitement pris de
suffocation, mangeait un os ou jouait avec un corps solide quelconque.
Mais le plus souvent les phénomènes observés, en particulier la toux et le
cornage, ne permettent même pas de résoudre la première question. Ils
peuvent être causés par une laryngite suraiguë, l'œdème ou le spasme de la
glotte, un polype du pharynx ou des cavités nasales, aussi bien que par un
corps étranger des voies aériennes.

On ne perdra pas de temps à asseoir le diagnostic, à préciser le
siège du corps étranger ; l'essentiel est d'aller vite ; toute tempori-
sation peut être fatale. — La dyspnée extrême commande une trachéotomie d'urgence ; le malade suffoque, il faut tout de suite lui
donner de l'air. — La canule introduite, la dyspnée disparaît si le
corps est en amont; elle persiste s'il est en aval. En cette dernière
occurrence, si le corps étranger est mobile, chassé vers le larynx par
les efforts de la toux, on peut le saisir à la faveur de la plaie de trachéotomie et l'extraire. Parfois il convient de pratiquer une nouvelle
brèche sur la partie inférieure de la trachée. On pourrait encore, à

l'aide de pinces, extraire un corps fixé non loin de l'ouverture. Pour les corps tombés dans la partie inférieure de la trachée, on s'est quelquefois servi de pinces à longues branches ou de fil de fer recuit, disposé en crochet à l'extrémité introduite dans le conduit.

Revenons à notre premier cas : Après la trachéotomie, la suffocation disparaît, la respiration se régularise. On a le loisir de préciser le diagnostic. Chez le chien et le chat, on peut facilement examiner le larynx en abaissant la base de la langue après avoir appliqué un spéculum. Sur les sujets des grandes espèces, on fera par la voie buccale l'exploration manuelle de l'entrée du larynx ou l'on se servira du rhino-laryngoscospe.

Chez les petits animaux, l'extraction d'un corps étranger du larynx est possible par les voies naturelles, en se servant de longues pinces. Pour les grands, l'extraction directe avec la main a été conseillée, mais il vaut mieux ouvrir une voie artificielle le plus près possible du corps étranger, en pratiquant la *laryngotomie* (V. *Aryténoïdectomie*). Le larynx ouvert, on enlève le corps étranger avec les doigts ou à l'aide de pinces.

IV. — AFFECTIONS INFLAMMATOIRES.

La plupart des affections inflammatoires du larynx et de la trachée sont d'ordre médical. Observées dans toutes les espèces, les laryngites se présentent sous des formes multiples. Elles sont quelquefois produites par des corps étrangers, par des sondages maladroits, par l'action de fumées ou de gaz irritants.

Les principaux symptômes des laryngites aiguës sont : une toux forte, d'abord sèche, puis grasse, la sensibilité du larynx à la palpation, un jetage muqueux ou muco-purulent. L'absence de symptômes bronchiques ou pulmonaires suffit pour différencier ces affections d'avec la bronchite et la pneumonie. La laryngoscopie, facile chez les petits animaux, permettrait de constater les lésions inflammatoires de la muqueuse. Dans la *laryngite striduleuse*, il y a une forte dyspnée et un cornage intense. Dans la *laryngite croupale*, des fausses membranes sont quelquefois rejetées par les naseaux.

Le *traitement* des angines aiguës est avant tout hygiénique. Les malades seront laissés au repos dans des locaux bien aérés, à température douce et uniforme. On leur donnera des boissons tièdes et des aliments de facile déglutition (barbotages, racines cuites). La saignée générale, les révulsifs, les vésicants sur la gorge, sont quelquefois utilisés; mais le plus souvent on recouvre cette région d'un bandage matelassé ou de compresses humides et chaudes. A l'intérieur, on administre le kermès au début, l'iodure de potassium, l'essence de térébenthine et l'eau de goudron à la période de déclin.

Le traitement local comprend les *fumigations* et les *injections intralaryngiennes*. Pour les premières, que l'on répète deux ou trois fois dans la journée, on utilise l'eau tiède additionnée de quelques têtes de pavot et d'une petite quantité de crésyl ou d'acide phénique. — On a rarement recours aux injections. A l'aide d'une aiguille creuse et courbe introduite dans le ligament crico-trachéal, la pointe dirigée vers la glotte, Dieckerhoff injecte dans le larynx 20 à 30 grammes de la solution de Lugol (iode, 1 gramme; iodure de potassium, 5 grammes; eau distillée, 100 grammes), d'une solution d'alun à 1 p. 200 ou d'acétate de plomb à 1 p. 300. Chez le chien, Friedberger et Fröhner pratiquent ces injections au travers du ligament crico-thyroïdien. Aruch a conseillé les pulvérisations intralaryngiennes faites au moyen d'une canule spéciale adaptée au pulvérisateur de Richardson. Dès que le cornage est intense, la *trachéotomie* s'impose d'urgence. Non seulement elle prévient l'asphyxie, mais elle favorise la résolution de la maladie en supprimant le passage de l'air froid à la surface de la muqueuse malade.

Dans la *laryngite œdémateuse* et l'*œdème de la glotte*, le tissu conjonctif sous-muqueux du larynx est le siège d'une infiltration séreuse abondante. Suivant son siège, l'infiltration laryngée est *sus-glottique, glottique* ou *sous-glottique*. L'œdème sus-glottique est le plus fréquent. — Que l'œdème soit primitif ou secondaire, la muqueuse forme des bourrelets plus ou moins saillants qui peuvent occlure presque complètement le larynx. Dans certains cas, l'infiltration s'étend aux régions voisines, au pharynx, à la base de la langue, aux cavités nasales. — Les œdèmes aigus provoquent très vite de la gêne respiratoire, une forte dyspnée et un cornage intense; parfois la mort par asphyxie survient en quelques heures. — Quand l'affection est chronique, elle peut persister longtemps sans causer de troubles graves. Quelquefois le cornage est intermittent : il se produit lorsque le sujet est au repos et disparaît par l'exercice.

Le *traitement* de l'œdème de la glotte doit viser surtout la maladie causale. On peut employer les révulsifs sur la gorge, les astringents en applications locales, en inhalations ou en pulvérisations (Aruch et Trinchera); mais très généralement ces moyens échouent. Dès que le cornage est intense, il faut pratiquer la trachéotomie.

Dans la *laryngite chronique*, rare chez les animaux, la muqueuse est épaissie, sclérosée; il y a à sa surface des granulations, quelquefois des érosions ou des ulcérations; le tissu conjonctif sous-muqueux est induré; on a également observé l'hypertrophie et la déformation des cartilages aryténoïdes, l'ossification et l'ankylose des diverses pièces du larynx. L'inflammation du péricondre et des cartilages du larynx peut aboutir à la nécrose de ces derniers (Kühnert, Hutchinson). Tantôt la péricondrite est le résultat d'un traumatisme, tantôt elle est sous la dépendance d'une maladie générale ou infectieuse. Ces lésions chroniques provoquent généralement de la toux et du cornage; souvent elles nécessitent la trachéotomie.

Chez le cheval, avant d'entreprendre le traitement, il convient de soumettre le sujet à l'épreuve de la malléine. Les injections et surtout les pulvérisations de liquides astringents et antiseptiques pourraient rendre des services (Dieckerhoff, Trinchera, Aruch).

V. — TUMEURS. — TUBERCULOSE. — PARASITES.

Dans les diverses espèces domestiques, les *tumeurs* du larynx sont plus communes que celles de la trachée. Sur vingt et une observations de tumeurs laryngiennes colligées par Lanzillotti, cet auteur a trouvé : 10 tumeurs épiglottiques dont 7 sur le cheval (Mecke, Scruby, Fricker, Schmidt, Besnard, Degive) et 3 sur le bœuf (Weber, Schirlitz, Werner); 7 tumeurs intralaryngiennes, toutes chez les bovidés (Cartwright, Schwerdtfeger et Leisering, Peschel et Leisering, Johne, Tholke, Harms, Burger), et 4 à siège non précisé. — Chez le cheval et le bœuf, les polypes sont les plus communs des néoplasmes trachéaux (Fleming, Jobert, Gürlt, Gerlach, Hinck). La muqueuse trachéale du chien peut être le siège de *tubercules vermineux*, de *papillomes* qui déterminent des accès de dyspnée et de violentes quintes de toux.

Chez les petits animaux, certaines tumeurs bénignes du larynx peuvent être enlevées par la voie buccale. L'arrachement et l'écrasement avec des pinces, le grattage, l'incision, la cautérisation avec le galvano-cautère, sont les principaux moyens d'intervention. Sur un cheval, Dieck a enlevé par la bouche une tumeur de la grosseur d'un œuf de poule développée sur l'épiglotte. (V. *Maladies du pharynx*). — En général, pour les grands animaux, il faut ouvrir le larynx (V. *Aryténoïdectomie*). Chez le cheval, Lee et Möller ont ainsi extirpé les cordes vocales hyperplasiées. On enlèvera tout ce qui est malade, même si l'on doit attaquer le squelette du larynx.

L'extirpation des tumeurs bénignes de la trachée se ferait avec une curette ou avec des pinces, à la faveur d'une incision pratiquée sur la paroi antérieure du conduit. Pour éviter l'accumulation du sang dans les bronches, l'application d'une canule entourée de gaze est parfois utile.

Le traitement des tumeurs malignes n'est que palliatif. Il comporte la trachéotomie en aval du néoplasme.

La *tuberculose du larynx et de la trachée* a été observée chez le bœuf, le porc et le chien. Elle n'offre aucun intérêt au point de vue thérapeutique. Dans tous les cas relatés, il existait des lésions viscérales plus ou moins généralisées, surtout abondantes dans les poumons.

Le larynx et la trachée renferment parfois des *parasites* pouvant donner lieu à des interventions chirurgicales.

Les *larves de gastrophiles* ont été rencontrées dans le larynx. Sur un cheval atteint d'une affection caractérisée par des quintes de toux sèche, par des accès de dyspnée, et qui mourut d'asphyxie au bout de deux mois, Vitry trouva, à l'autopsie, cinq larves de gastrophiles fixées sur le bord de l'épiglotte. — Le cheval traité par Crépin fut soulagé par l'introduction, dans l'œsophage, d'une baguette garnie d'un linge à son extrémité; on retira ainsi plusieurs larves de gastrophiles; la répétition de cette manœuvre donna la guérison. Günther Renner, Pigeaire, Mather, ont observé des faits semblables.

Quand le cornage est causé par un obstacle ayant pour siège le larynx, l'incision de celui-ci précise le diagnostic étiologique, et au cas où la gêne respiratoire est provoquée par des larves d'œstres, il est facile de les enlever avec des pinces.

Les *sangsues* peuvent s'engager dans le larynx, même dans la trachée et provoquer de graves phénomènes dyspnéiques. On a proposé d'extraire avec une pince ou avec la main celles qui sont fixées dans le larynx. On a aussi conseillé d'en provoquer l'expulsion par les gargarismes vinaigrés ou salés, les fumigations de goudron, de baies de genièvre ou de tabac, répétées deux fois par jour. Souvigny portait dans le larynx une éponge imbibée d'éther. Dans les cas où la dyspnée est intense, on fera la trachéotomie. L'extraction des parasites serait facile après la laryngotomie. (V. *Maladies du pharynx*.)

VI. — CORNAGE CHRONIQUE. — PARALYSIE DU LARYNX.

Parmi les états morbides qui donnent lieu au cornage chronique, il en est un — la paralysie des muscles du larynx — dont l'extrême fréquence a été révélée par les recherches anatomo-pathologiques faites dans le courant du siècle dernier. Ces recherches ont établi que, sur 100 cas de cornage incurable, 95 au moins sont sous la dépendance de la paralysie du larynx. Celle-ci est très généralement unilatérale, localisée au côté gauche. Lorsqu'elle survient à la suite des maladies des bronches ou du poumon, l'hémiplégie laryngienne semble être le résultat de l'inflammation du nerf laryngé inférieur correspondant ou de sa

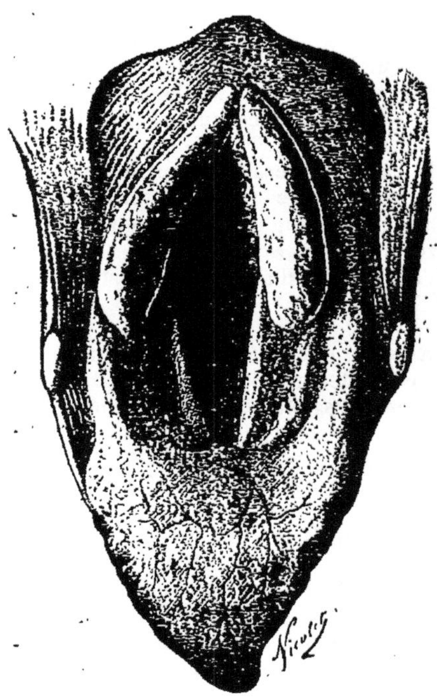

compression par les ganglions bronchiques hypertrophiés. La différence de rapports des récurrents à leur point d'émergence des pneumogastriques rend compte de la localisation des désordres laryngiens, de leur fréquence à gauche, de leur rareté à droite.

Il suffit de jeter un coup d'œil sur l'orifice supérieur d'un larynx frappé d'hémiplégie pour juger de la déformation éprouvée par l'organe. Cet orifice est rétréci et rendu asymétrique par la situation anormale de l'aryténoïde gauche, abaissé et plus rapproché de la ligne médiane que son congénère. L'affaissement de ce cartilage entraîne nécessairement un changement de position de la corde vocale fixée à son bord inférieur : elle est portée en arrière et en dedans, par conséquent vers la corde vocale opposée, ce qui produit encore un rétrécissement notable de la partie inférieure de la glotte. Ces modifications anatomiques, plus ou

Fig. 246. — Larynx d'un cheval atteint de cornage chronique.

moins accusées suivant le degré, l'ancienneté de la paralysie, sont généralement en rapport avec l'intensité du bruit respiratoire constaté pendant la vie. Dès qu'elles existent, le fonctionnement de l'appareil laryngien devient très imparfait. Dégénérés, atrophiés, les muscles crico-aryténoïdiens postérieur et latéral, thyro-aryténoïdien et aryténoïdien, sont incapables de remplir leur rôle physiologique ; l'ouverture supérieure du larynx, dont les dimensions transversales sont déjà diminuées, ne peut plus s'agrandir, et elle se resserre encore pendant l'inspiration lorsque les mouvements respiratoires sont accélérés. Tant que la respiration est calme, l'air traverse silencieusement le détroit laryngien, mais dès qu'elle est activée par l'exercice, l'aryténoïde gauche, au lieu d'être porté en haut et en dehors par l'action du crico-aryténoïdien postérieur, se déplace en sens inverse ; poussé par l'air inspiré, il se porte en bas et en dedans, vers la glotte et le cartilage aryténoïde opposé, entraînant la corde vocale ; l'entrée du larynx étant ainsi considérablement rétrécie, la respiration devient insuffisante, pénible, bruyante.

Dans les cas exceptionnels de paralysie totale, les deux aryténoïdes se portant simultanément au devant de la glotte pendant l'inspiration et les cordes vocales exécutant le mouvement commandé par ces cartilages, la largeur du conduit se trouve considérablement réduite, et le cornage se fait entendre avec son maximum d'intensité.

C'est à Günther que l'on doit les premiers essais de traitement chirurgical du cornage. Cet auteur effectua d'abord la *résection des deux cordes vocales* sur un certain nombre de corneurs; l'opération ne fut suivie d'aucune amélioration. Il essaya ensuite successivement *l'ablation de la corde du côté paralysé*, *l'excision partielle de l'aryténoïde*, *l'extirpation de ce cartilage*, *l'ablation de la corde vocale et du ventricule correspondant*, enfin la *fixation de l'aryténoïde au thyroïde*. Ces diverses interventions ne réussirent guère mieux que la pre-

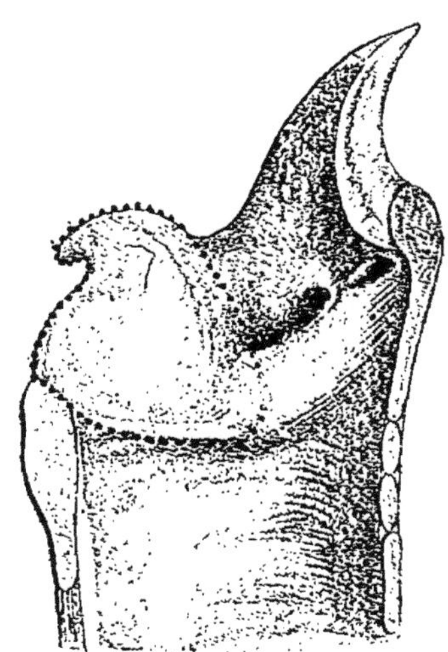

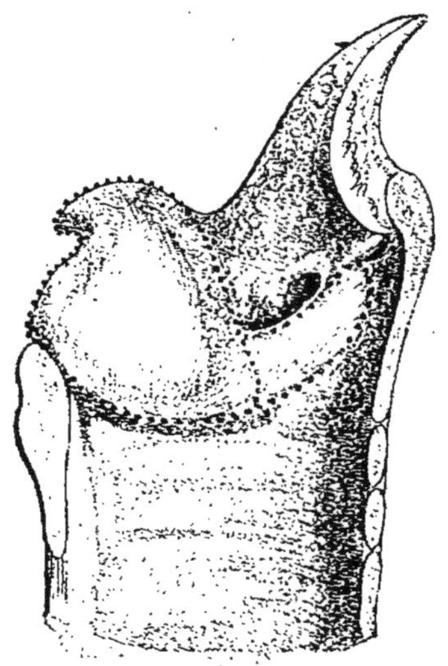

Fig. 247. — Opération de Möller. Coupe verticale et antéro-postérieure du larynx. Ligne pointillée représentant l'incision de la muqueuse sur les bords de l'aryténoïde.

Fig. 248. — Opération de Fleming. Coupe du larynx. Lignes pointillées montrant les incisions faites sur la muqueuse pour pratiquer l'ablation de l'aryténoïde et de la corde vocale.

mière ; quelques animaux succombèrent, et, sur presque tous ceux qui survécurent, le cornage persista aussi intense qu'avant l'opération. Günther obtint pourtant quelques résultats favorables par l'ablation partielle de l'aryténoïde et par la fixation de ce cartilage au thyroïde.

D'autres tentatives de traitement chirurgical du cornage ont été faites en Allemagne, par Möller, et en Angleterre, par Fleming.

Après s'être assuré que l'excision des cordes vocales ne peut donner la guérison, Möller, convaincu que l'obstacle produisant le cornage existe à l'orifice supérieur du larynx, fit une série de recherches dans le but d'arriver à immobiliser l'aryténoïde en l'ankylosant sur le cricoïde ou en le fixant au thyroïde. Un premier procédé consistait à sectionner, sur la ligne médiane, le cricoïde et les deux premiers cerceaux de la trachée, puis, avec la pointe d'un bistouri, à ouvrir l'articulation crico-aryténoïdienne en incisant le ligament capsulaire de cette petite arthrodie. On pouvait espérer que l'aryténoïde, ankylosé sur le cricoïde, ne s'affaisserait plus sous la poussée de l'air inspiré. L'état de la plupart des chevaux ainsi traités fut sensiblement amélioré, mais le cornage ne disparut sur aucun d'eux. — Möller expérimenta ensuite une autre opération permettant de fixer le cartilage aryténoïde au thyroïde au moyen d'une ligature, sans ouverture préalable du larynx ni de la trachée; cette aryténopexie fut généralement suivie d'une aggravation du cornage. — La myotomie du crico-aryténoïdien postérieur paralysé, effectuée en découvrant le larynx par une incision faite au bord inférieur de la parotide, entre les veines jugulaire et maxillaire externe, fut également reconnue inefficace, et Möller arriva à cette conclusion que la seule opération à tenter est l'*excision complète du cartilage aryténoïde*.

Les premières expériences de Fleming remontent à 1878. Cet auteur expérimenta, sans succès ou à peu près, l'excision de la corde vocale gauche, celle de la partie supérieure de l'aryténoïde, l'ablation de la corde et de la plus grande partie du cartilage. Il pratiqua ensuite l'extirpation totale de l'aryténoïde et obtint tantôt la guérison, tantôt seulement une atténuation du bruit. A l'examen de larynx provenant de chevaux sur lesquels l'opération n'avait pas réussi ou n'avait donné que des demi-succès, il lui sembla que la persistance du cornage était due à la corde vocale, et il recommanda d'exciser celle-ci en même temps que le cartilage aryténoïde. Ce procédé lui aurait donné « des résultats satisfaisants ».

L'opération de Möller a sur celle de Fleming l'avantage de ne faire à la muqueuse laryngienne qu'une brèche limitée et régulière. D'ailleurs, quand elle n'est pas exubérante, la cicatrice ne peut que tendre la corde dans la situation qu'elle occupe ou en la portant légèrement en dehors. — Nous avons pratiqué l'aryténoïdectomie en y apportant diverses modifications, mais sans arriver à augmenter beaucoup la proportion des succès que donne cette intervention.

Aryténoïdectomie.

Pour effectuer méthodiquement l'excision du cartilage aryténoïde, quelques instruments spéciaux sont nécessaires :

1° Un *couteau rasoir* ou *bistouri boutonné* à lame étroite ;

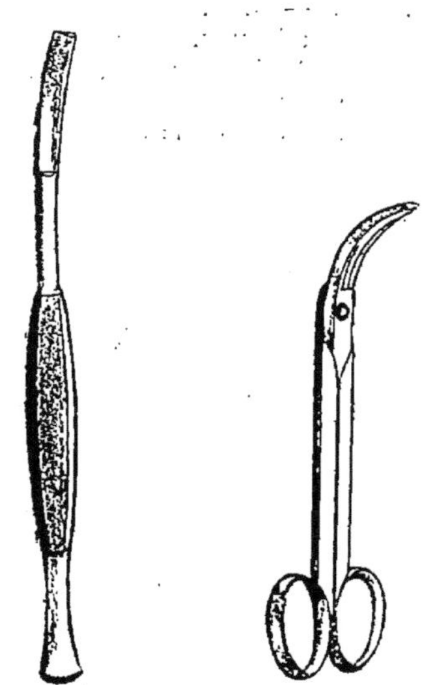

Fig. 249. — Bistouri boutonné. Fig. 250. — Ciseaux courbes.

2° Des *ciseaux à lames très courbes*, dont la partie active est presque perpendiculaire aux branches ;

3° Une forte *érigne à ressort* ;

4° Une *canule* entourée de gaze plissée et fixée au moyen de deux ligatures.

L'animal est couché, placé en position dorsale et maintenu dans cette attitude au moyen d'une barre passée sous les entravons. La tête solidement tenue, dans l'extension, on rase la peau de la gorge sur une surface limitée en avant par l'hyoïde, en arrière par le quatrième cerceau trachéal, latéralement par les branches du maxillaire inférieur et le tendon du sterno-maxillaire. La peau est savonnée à l'eau tiède, puis lavée avec une solution de sublimé à 1 p. 1000. — L'anesthésie est inutile si l'on est habitué aux manœuvres de l'opération.

Manuel opératoire. — *Premier temps : Incision de la peau et des muscles qui recouvrent le larynx.* — L'incision des tissus qui recouvrent la face inférieure du larynx doit être faite sur la ligne médiane et s'étendre du corps du thyroïde au deuxième cerceau trachéal. Ces repères fixés, divisez la peau en donnant d'emblée à l'incision toute son étendue; incisez ensuite la couche musculaire et le tissu conjonctif prélaryngien. L'hémorragie est faible; quelques

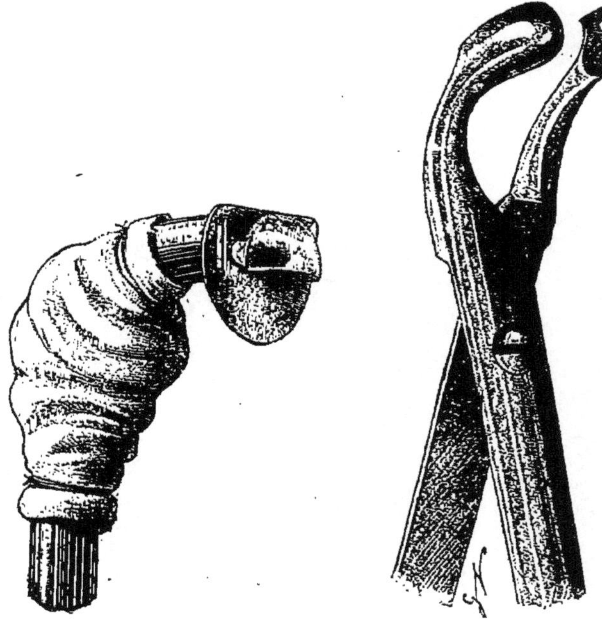

Fig. 251. — Canule. Fig. 252. — Pince emporte-pièce.

affusions froides suffisent pour l'arrêter. Il est rarement nécessaire de recourir à la torsion ou à l'application de pinces.

Deuxième temps: Incision du larynx et du premier cerceau de la trachée. Introduction et fixation de la canule. — Pour éviter l'atteinte des cordes vocales, faites cette incision en deux temps : incisez d'abord d'avant en arrière le cartilage cricoïde, le ligament crico-trachéal et le premier cerceau de la trachée; puis, les lèvres de l'incision laryngo-trachéale éloignées l'une de l'autre par des écarteurs ou par l'érigne dilatatrice, et le bistouri tenu en archet renversé, divisez d'arrière en avant la membrane crico-thyroïdienne.

Introduisez la canule dans la trachée; comme elle tend à glisser vers le larynx, faites-la tenir provisoirement au moyen d'un anse de bourdonnet ou de bande placée sous le pavillon et dont les chefs sont tirés en arrière (*fig.* 253).

Troisième temps : Ablation du cartilage aryténoïde. — Il suffit d'examiner comparativement le jeu des aryténoïdes pour reconnaître immédiatement celui qui est frappé de paralysie et juger du degré de celle-ci. Presque toujours c'est le cartilage gauche qui est frappé,

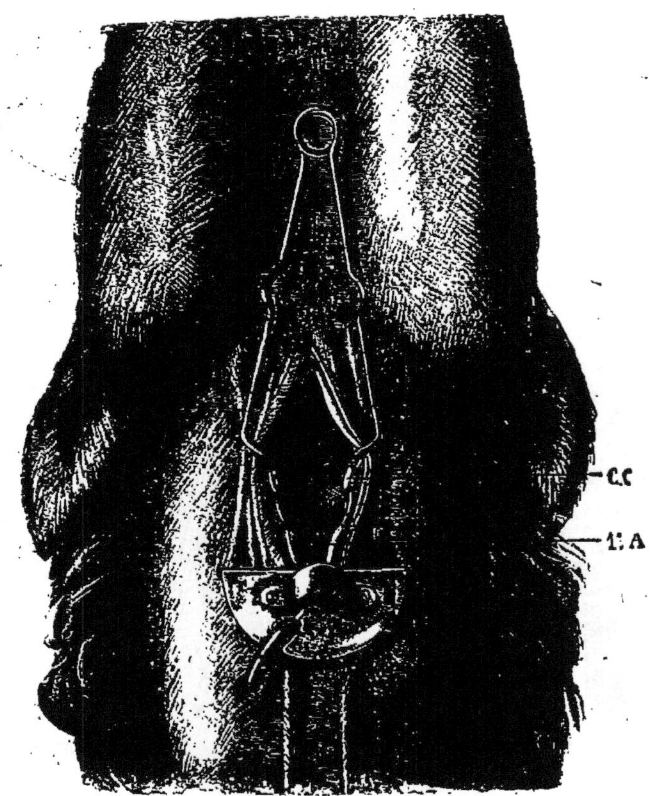

Fig. 253. — Aryténoïdectomie. — Le deuxième temps est effectué. Le ligament crico-thyroïdien, le cartilage cricoïde, le ligament crico-trachéal et les deux premiers anneaux de la trachée sont sectionnés. — La canule et l'érigne sont placées. — *cc*, cricoïde; 1er A, premier anneau trachéal.

et, dans les cas où les deux sont atteints, le gauche l'est généralement à un degré bien plus accusé que l'autre.

Avec le bistouri boutonné, incisez la muqueuse le long des bords supérieur et postérieur de l'aryténoïde. L'instrument est porté à l'entrée du larynx, sur la ligne médiane, puis dirigé en arrière jusqu'au cricoïde, ensuite en dehors et en haut, jusqu'à l'insertion de la corde vocale. Afin de ménager la muqueuse, faites cette incision un peu en deçà des bords du cartilage. — Avec de longs ciseaux droits, coupez la corde vocale près de son insertion sur l'aryténoïde et disséquez celui-ci à petits coups, d'arrière en avant, en sectionnant la muqueuse le long de son bord inférieur et les fibres musculaires (crico-aryténoïdien et thyro-aryténoïdien) qui s'insèrent sur sa face externe ; puis, tenant les ciseaux verticalement, détachez la muqueuse qui garnit son bord antérieur. Pour favoriser l'exécution de cette partie du troisième temps, le cartilage, fixé à l'aide d'une pince, doit être

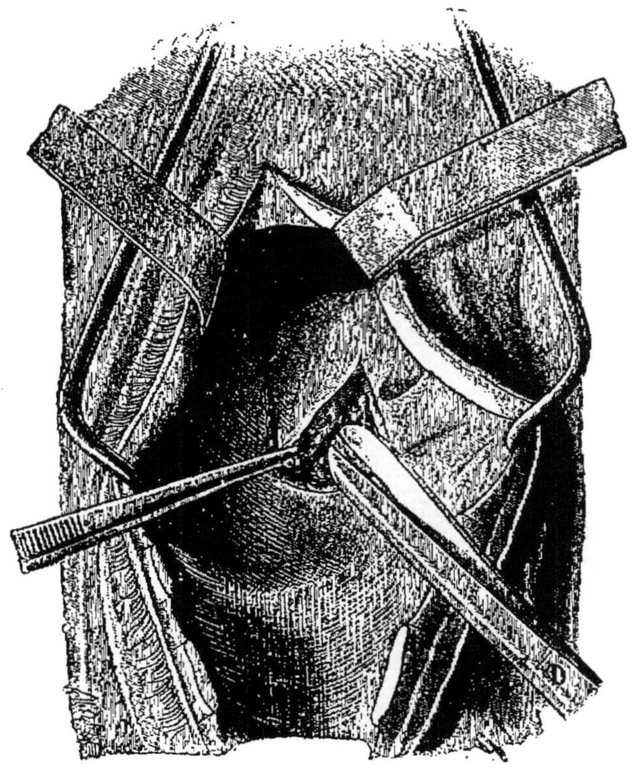

Fig. 254. — Troisième temps : Dissection de l'aryténoïde sur son bord inférieur et sa face externe. — (Pour la clarté de la démonstration, l'incision du deuxième temps est prolongée, en haut jusqu'à la partie moyenne de l'épiglotte, en bas jusqu'au quatrième anneau trachéal).

porté vers la ligne médiane lorsqu'on détache les tissus fixés sur sa face externe, et tiré un peu en arrière quand on incise la muqueuse sur son bord antérieur. Il importe de tenir toujours la pointe des ciseaux au contact du cartilage, afin de ménager la muqueuse et le ventricule laryngien. Au moment où l'on détache les fibres du muscle thyro-aryténoïdien, la section de la branche laryngienne de l'artère thyroïdienne donne lieu à une hémorragie parfois assez abondante.

L'aryténoïde est sectionné de dehors en dedans, près de son angle articulaire, au moyen du bistouri boutonné tenu verticalement, le tranchant porté sur la face externe de ce cartilage, immédiatement en avant du cricoïde (*fig.* 255); lorsque l'aryténoïde est partiellement ossifié, il faut agir avec assez de force. Pour achever de détacher ce cartilage, on le soulève avec la pince, on engage sous sa partie postérieure l'extrémité des ciseaux courbes, et, rasant sa face supérieure d'arrière en avant, on coupe les fibres du muscle aryténoïdien. On peut abandonner

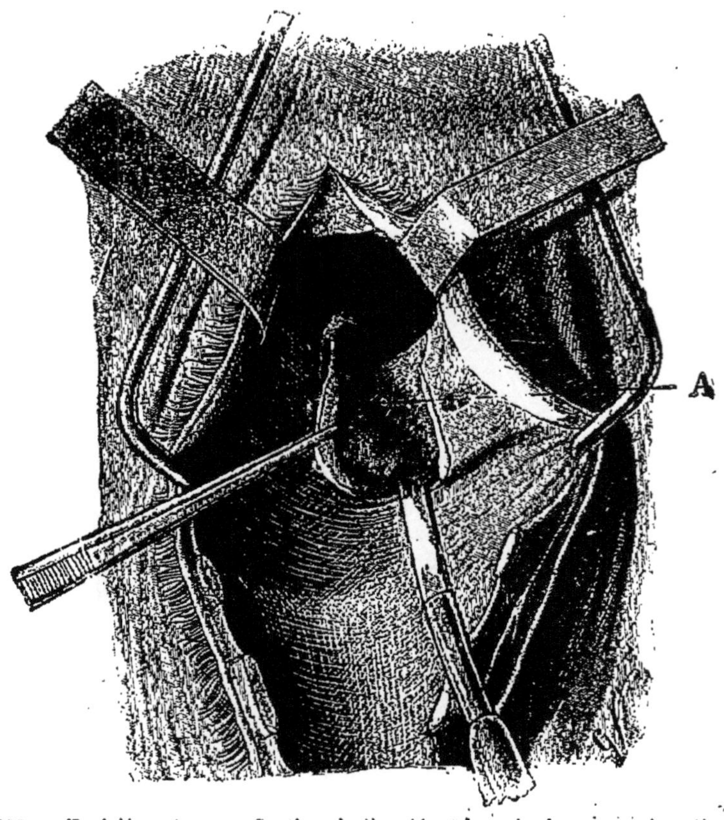

Fig. 255. — Troisième temps : Section de l'aryténoïde près de son angle articulaire. — A, branche laryngienne de l'artère thyroïdienne.

dans la plaie l'angle articulaire de l'aryténoïde ; mais il est préférable d'en exciser la plus grande partie avec une pince emporte-pièce (*fig.* 252). Si le sang voile le champ opératoire, on l'étanche avec des tampons d'ouate ou de petites éponges serrés entre les mors de pinces hémostatiques.

Les bords antérieur et postérieur de la plaie peuvent être réunis par deux ou trois fils de catgut, passés au moyen d'une aiguille courbe montée sur manche et pourvue d'un chas près de sa pointe. Munie d'un fil long de 35 à 40 centimètres, l'aiguille est portée sur la lèvre

antérieure de la plaie, à environ 1 centimètre 1/2 de la ligne médiane;
là elle traverse la muqueuse de dehors en dedans, puis, en un [point
correspondant, celle de la lèvre postérieure de dedans en dehors; avec
une pince, on saisit le fil dont on amène un des chefs à l'extérieur ;
l'aiguille est retirée, son chas garni de l'autre bout du fil; celui-ci
dégagé, on fait un nœud droit que l'on serre sans exercer de traction
sur la muqueuse, mais au moyen des pouces ou des index introduits
dans le larynx et agissant sur chacun des chefs, que l'on coupe ensuite

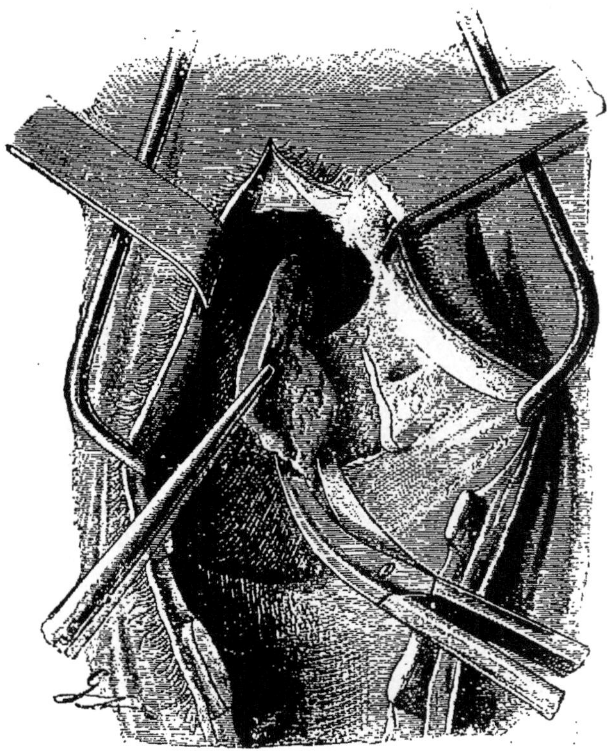

Fig. 256. — Troisième temps : Excision du cartilage avec les ciseaux courbes.

à quelques millimètres du nœud. On place de la même manière les
deux autres points. — Cette suture n'est pas nécessaire; souvent nous
ne la faisons pas.

Après avoir débarrassé le larynx du sang qu'il renferme, on y dispose un ou deux tampons de gaze iodoformée, pourvus de fils permettant de les fixer. Il est avantageux de faire usage de tampons
aplatis que l'on place de champ et dont le bord inférieur est traversé
par les fils de la suture musculaire.

Les bords de la plaie externe sont réunis par deux sutures
étagées à points séparés, distants d'un centimètre et demi à deux

centimètres ; la première est faite sur la couche musculaire, l'autre sur la peau.

Soins consécutifs. — L'animal relevé est placé dans un box sans litière. Le premier jour, diète absolue ou seulement un peu d'eau. Le lendemain, on enlève le pansement et la canule : les environs de la plaie sont nettoyés, les fils des deux sutures sont coupés successive-ment, puis les tampons et la canule sont retirés.

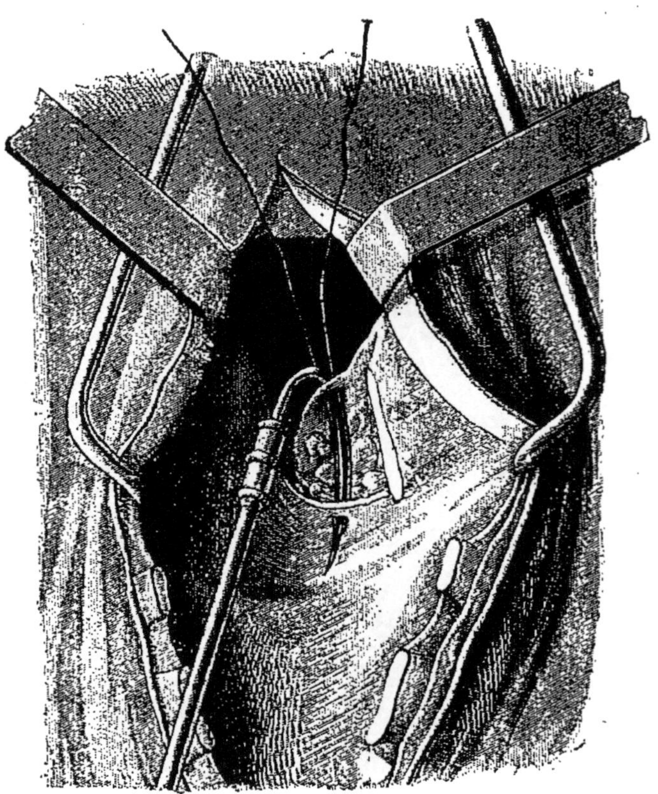

Fig. 257. — Quatrième temps : Suture. — Manière de passer les fils. — L'aiguille doit traverser les lèvres antérieure et postérieure en des points également dis-tants de la ligne médiane et à 3 millimètres environ de leur bord libre.

On favorise la cicatrisation régulière de la plaie en appliquant sur chacune des lèvres trois points de suture qui réunissent la peau à la couche musculaire sous-jacente. Afin de permettre la libre exécution de la respiration, les fils du point médian de chaque lèvre, conservés longs, sont noués, modérément tendus, au bord supérieur de l'encolure. Ils maintiennent la plaie béante et empêchent l'affrontement de ses bords pendant l'inspiration. Le troisième ou le quatrième jour, on enlève ces fils.

Les soins ultérieurs consistent à nettoyer la plaie externe deux ou
trois fois par jour, sans chercher à agir sur la plaie intralaryngienne.
Toutes deux se cicatrisent assez rapidement. Généralement la première est entièrement fermée au bout d'un mois.

On a recommandé de ne donner à l'animal que du foin et de l'eau
pendant la première semaine, mais on peut le remettre à son régime
ordinaire au bout de vingt-quatre heures. Il importe de placer les
aliments et le seau à une faible hauteur ou sur le sol, afin de favori-

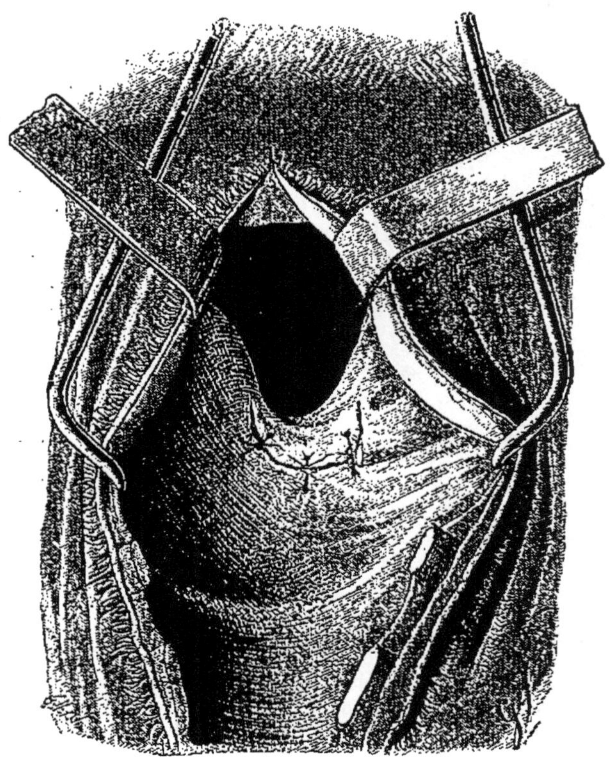

Fig. 258. — La suture est terminée. Position des trois points. (Lorsque la suture
est bien faite, les trois fils sont à peu près parallèles entre eux et à la ligne
médiane.)

ser la sortie, par la plaie, des parcelles alimentaires et du liquide qui,
les premiers jours, pénètrent dans le larynx. — La réaction fébrile
provoquée par l'opération est peu accusée et ne persiste que quelques
jours.

On doit laisser l'animal au repos complet pendant quatre à cinq
semaines ; on le promène ensuite matin et soir ou on le remet à un
léger service.

Dans le but de favoriser la résorption des éléments néoformés

CADIOT et ALMY. — Thérap. chir., 2° édit.   49 dont l'évolution à l'état de tissu stable n'est pas achevée, et d'éviter, dans la mesure du possible, la formation d'une cicatrice saillante, nous faisons donner à nos opérés, dans leur boisson, de la deuxième à la cinquième semaine, une dose quotidienne de 6 à 12 grammes d'iodure de potassium.

Accidents et complications. — Les *blessures de l'aryténoïde conservé* résultent d'échappées faites pendant l'exécution des manœuvres que comporte le troisième temps, mais surtout au moment où l'on sectionne le cartilage près de son angle articulaire; la muqueuse peut être lésée plus ou moins gravement si, l'animal venant à réagir, la tête n'est pas solidement maintenue. Lorsque ce cartilage s'enflamme, la muqueuse qui le recouvre se tuméfie, s'indure, acquiert une épaisseur énorme, et le cornage persiste intense.

Il semblerait que la *pneumonie par corps étrangers* dût survenir assez fréquemment, la brèche faite à la voûte aryténoïdienne permettant la pénétration, dans le larynx, de matières alimentaires, de salive et d'eau de boisson. En réalité, elle est extrêmement rare, et, dans les cas où on l'a observée, l'inattention, la négligence dans les soins n'ont pas été étrangères à sa production. On a toutes les chances de l'éviter si l'on a soin de placer le fourrage, la vannette et le seau sur le sol ou à une faible hauteur, et de ne laisser pénétrer aucune substance irritante dans la trachée lorsqu'on procède au nettoyage de la plaie.

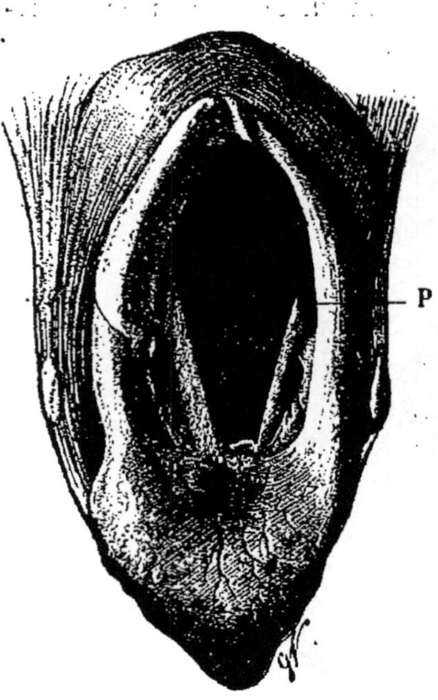

Fig. 259. — Larynx d'un cheval corneur mort de pneumonie dix-huit jours après l'opération. Les lèvres de la plaie résultant de l'ablation de l'aryténoïde n'ont pas été suturées. — P, plaie en voie de réparation.

On a quelquefois constaté la *déformation du cricoïde et du cerceau trachéal sectionné,* par aplatissement latéral de ces anneaux. L'ossification partielle de ces cartilages reste limitée à la partie qui borde la plaie; elle n'entraîne aucune déformation du larynx.

La *toux persistante et le rejet par les cavités nasales de parcelles alimentaires ou d'eau de boisson* sont des accidents rares, qui surviennent généralement vers la quatrième semaine. La toux, qui apparaît surtout au début de l'exercice ou pendant les repas, est occasionnée soit par l'irritabilité anormale du tissu de cicatrice, soit par la pénétration, dans le larynx, de matières alimentaires ou d'eau. — Quant au rejet, par les cavités nasales, des substances ingérées, il tient à une cicatrisation irrégulière de plaie aryténoïdienne, entraînant une gêne dans le fonctionnement du pharynx et de l'origine de l'œsophage.

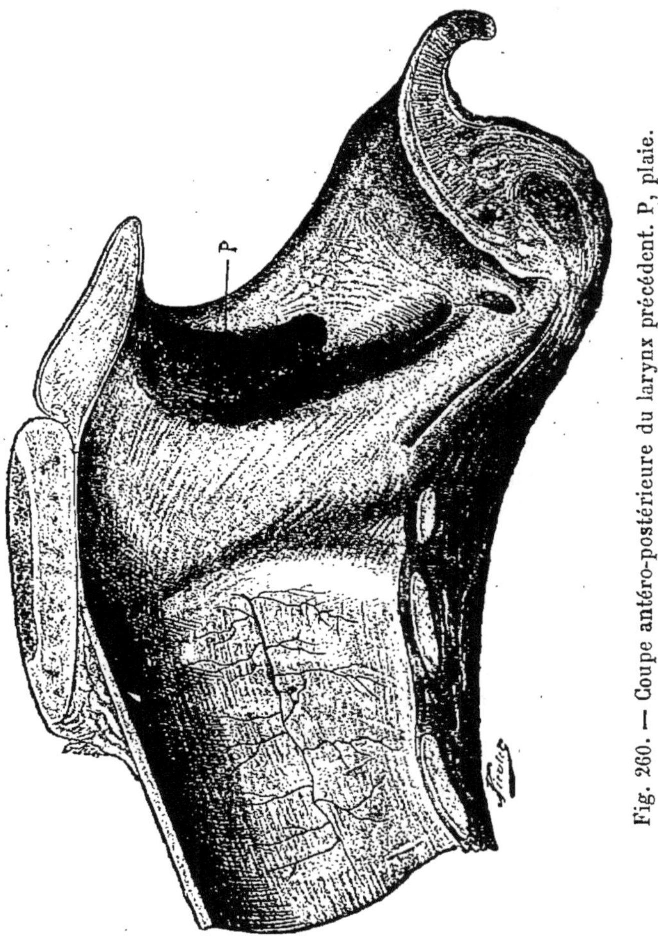

Fig. 260. — Coupe antéro-postérieure du larynx précédent. P, plaie.

L'aryténoïdectomie a été diversement appréciée par les vétérinaires qui l'ont pratiquée. En Allemagne et en Angleterre, on a, dans le principe, exagéré sa valeur et la proportion de ses succès. Mais la preuve est faite que, pour les cas d'hémiplégie laryngienne, elle procure souvent une notable amélioration, la preuve est faite que, parfois, elle donne la guérison complète et durable du cornage, *quand celui-ci est bien provoqué par la paralysie d'un seul aryténoïde*. — Les nombreux insuccès s'expliquent : chez certains chevaux corneurs, les deux aryténoïdes sont paralysés; chez d'autres, ils sont déformés par la péricondrite; chez d'autres encore, il y a une sténose laryngienne plus ou moins accusée. Dans ces différents cas, l'opération ne peut rien. Même lorsque les conditions opératoires paraissent favorables, elle échoue également si la réparation de la plaie intralaryngienne se fait mal, si la cicatrice est vicieuse, exubérante ou sténosante. Et elle n'est évidemment indiquée que pour les chevaux de luxe, pour les animaux de prix ou pour ceux auxquels on tient particulièrement.

L'aryténoïdorraphie — l'opération récemment préconisée par Merillat — a été peu pratiquée jusqu'alors. Elle nécessite parfois la trachéotomie provisoire et ne paraît supérieure en rien à l'aryténoïdectomie.

Blanchard dit avoir obtenu des améliorations, même des guérisons, par la *cricotomie* ou *cricoïdectomie partielle*. L'opération consiste à exciser sur la ligne médiane, en respectant la muqueuse laryngienne, une portion du cricoïde large de 15 millimètres à 2 centimètres.

L'animal est assujetti debout, comme pour la trachéotomie. La région de la gorge préparée, avec le bistouri convexe, on fait à la face inférieure du larynx, sur la ligne médiane, une incision de 8-10 centimètres dont la partie moyenne correspond au cartilage cricoïde. La peau et la couche musculaire divisées, on écarte les lèvres de la plaie, on dissèque le tissu conjonctif qui recouvre le cricoïde, on saisit ce dernier à l'aide de pinces, et avec le bistouri on le coupe, à droite et à gauche, à environ 1 centimètre de la ligne médiane. On dissèque ce lambeau, on le détache de la muqueuse sans diviser celle-ci, puis on fait une suture cutanée, ou l'on réunit successivement la couche musculaire et la peau. Les suites sont des plus simples.

Bien exécutée, cette opération n'expose à aucune complication. Elle permettrait un certain élargissement du larynx quand agissent les forces inspiratrices, et ainsi elle pourrait atténuer le cornage.

Dans les cas où ces opérations pratiquées pour remédier au cornage chronique échouent ou ne procurent qu'une amélioration insuffisante, il reste, comme dernier moyen, la *trachéotomie permanente*.

Trachéotomie.

La *trachéotomie* a pour but d'ouvrir une voie artificielle à la respiration lorsqu'un obstacle, siégeant dans le larynx ou les premières voies de l'air, menace d'entraîner l'asphyxie ou provoque des troubles respiratoires qui rendent l'animal inutilisable. — On l'effectue tantôt pour remédier à des maladies aiguës (laryngites, œdème de la glotte, anasarque), tantôt comme intervention purement palliative apportée à des maladies chroniques (paralysie ou sténose laryngiennes, rétrécissement de la trachée, déformation ou tumeur des cavités nasales).

Si l'obstacle qui entrave l'entrée de l'air est passager, on fait la *trachéotomie provisoire* ou *temporaire;* au contraire, tout espoir est-il perdu de voir disparaître cet obstacle, la voie artificielle devra persister indéfiniment; il faut effectuer la *trachéotomie permanente.*

On a surchargé inutilement l'arsenal opératoire d'une foule d'instruments destinés à faciliter une intervention toujours des plus simples. Les trocarts de Hayne, de Gowing, de Murray, les trachéotomes de Brogniez, de Thompson, de Spooner, de Bailleux, de Vandermarken, ainsi que les dilatateurs de Chelchowsky et de Vandermarken ne méritent pas une description. — Les tubes à trachéotomie, eux aussi, sont nombreux et divers : on a distingué des tubes à

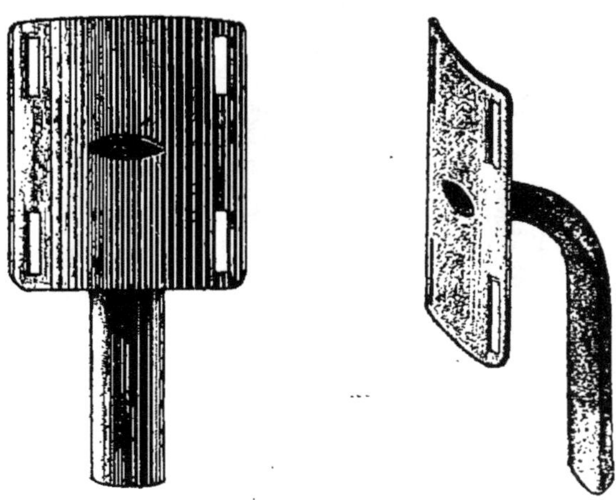

Fig. 261. — Tube pour la trachéotomie provisoire.

canule simple et des tubes à double canule; — des tubes à pavillon fixe et des tubes à pavillon mobile. Les tubes à canule simple sont surtout utilisés pour la trachéotomie provisoire, et ceux à double canule pour la trachéotomie permanente. Nous ne signalerons que les plus usités.

Le tube qui sert pour la trachéotomie provisoire se compose : 1° d'une canule aplatie, longue de 10 à 12 centimètres et courbée sur le plat; 2° d'une plaque convexe antérieurement, percée à son centre d'une ouverture au pourtour de laquelle la canule est soudée. Ce tube est maintenu en place par quatre bandes fixées aux angles de la plaque et nouées sur le bord supérieur de l'encolure.

Les tubes de Vachette, de Degive et de Peuch ont la plus grande analogie. Ils se composent de deux canules avec pavillon, recourbées en sens inverse; l'externe est introduite dans la partie inférieure ou supérieure de la trachée, l'interne, glissée en sens inverse dans la première, est fixée à celle-ci par une goupille. Dans le tube de Trasbot, la canule supérieure est remplacée par une languette.

Le tube de Vandenmaegdenbergh, que Degive a déclaré supérieur
au sien, se compose de deux canules cylindriques (*fig.* 267 *a* et *b*) ter-

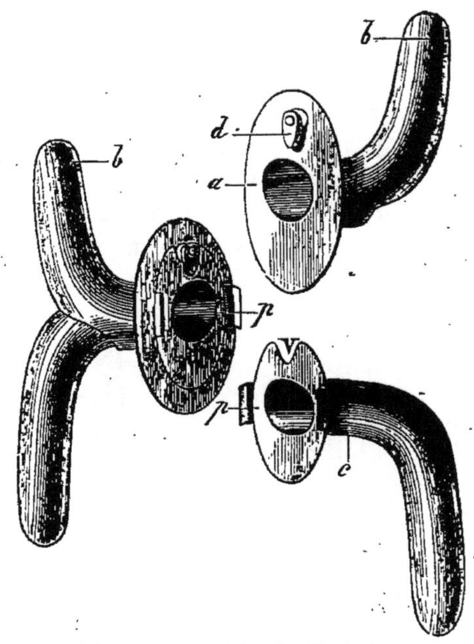

Fig. 262. — Tube de Vachette.

minées par un prolongement formant un coude droit avec la partie
principale. On introduit ces canules disposées comme le montre la

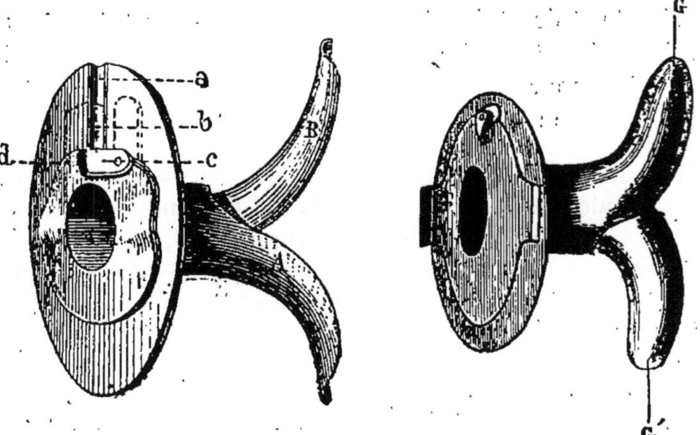

Fig. 263. — Tube de Degive.   Fig. 264. — Tube de Peuch.

figure 267, on imprime ensuite à l'interne, au moyen de la tige
articulée *c*, un mouvement de rotation pour placer les deux

canules dans la position qu'elles doivent avoir (*fig.* 268). La tige *c* est

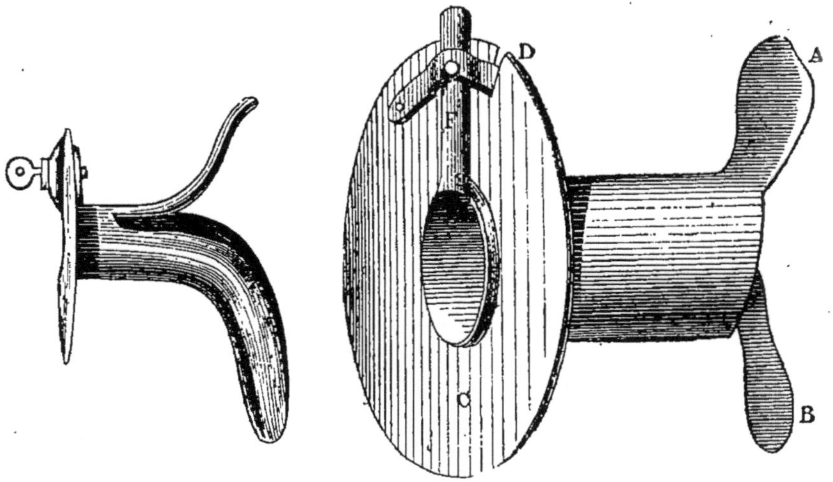

Fig. 265. — Tube de Trasbot. Fig. 266. — Tube de Van Passen.

ramenée dans la gouttière de la canule externe et fixée par la cli-

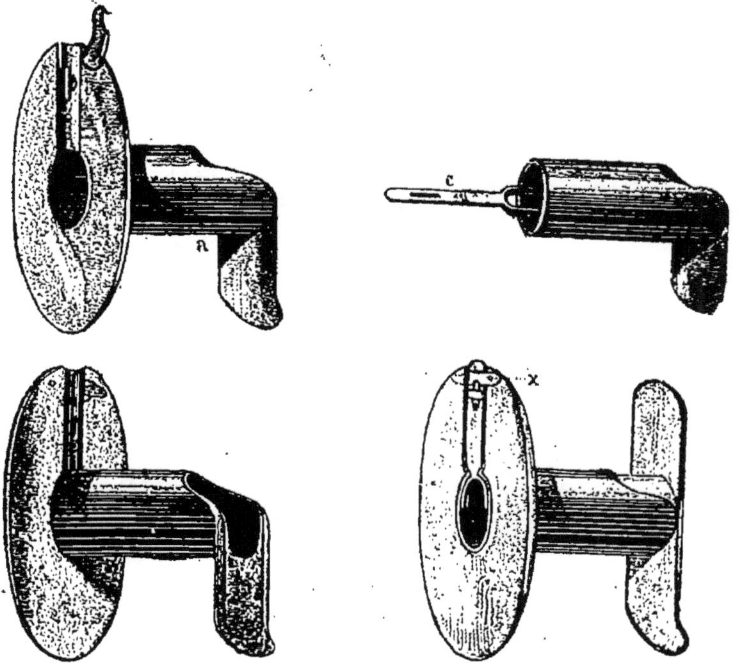

Fig. 267 et 268. — Tube de Vandenmaegdenbergh.

chette X. — Dans le tube de Van Passen, la tige F est fixée perpendiculairement à la canule interne (*fig.* 266). — Le tube Mansion diffère peu des précédents, mais comme le pavillon est mobile, il peut s'adapter à l'épaisseur variable des tissus qui recouvrent la trachée. Celui que Musci a décrit sous le nom de tube automatique ne nous paraît présenter aucun avantage.

Le tube à canule simple pour la trachéotomie provisoire, et ceux à double canule de Degive, de Peuch, de Trasbot, pour la trachéotomie permanente, suffisent à tous les besoins.

Avec un tube de calibre approprié au diamètre de la trachée, les nstruments nécessaires sont : des ciseaux courbes, un bistouri con-

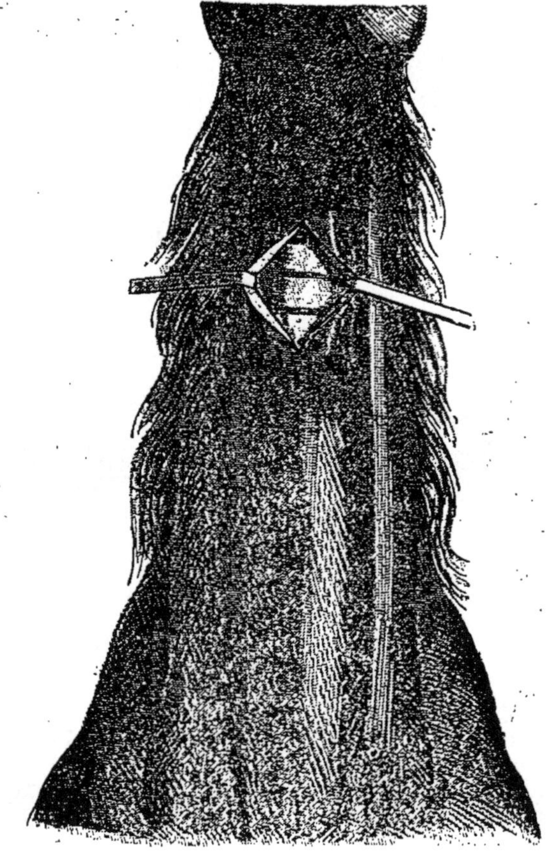

Fig. 269. -- Trachéotomie. — Incision. Face antérieure de la trachée.

vexe, un bistouri droit ou une feuille de sauge à lame étroite ; des pinces anatomiques et trois érignes dont l'une pointue.

Voyons d'abord le manuel opératoire de la *trachéotomie permanente*.

L'opéré est maintenu debout sur un sol meuble ou fixé dans un travail, les membres antérieurs entravés.

Premier temps : Incision et dissection des tissus qui recouvrent la trachée. — La tête est tenue fortement relevée. Placé en avant du sujet, on coupe les poils sur une longueur de 10 centimètres au bord antérieur de l'encolure, à la limite du tiers moyen et du tiers supérieur. Avec le bistouri convexe, on fait à la peau une incision verticale de 5 à 6 centimètres, puis l'on divise sur la ligne médiane les muscles sterno-hyoïdiens et sterno-thyroïdiens. Ces muscles et les lèvres cutanées de la plaie sont écartés à l'aide des érignes plates tenues par deux aides. On soulève avec des pinces le tissu conjonctif qui recouvre la face antérieure de la trachée et on l'incise sur la ligne médiane ; ensuite deux coups de bistouri donnés à plat, l'un à droite, l'autre à gauche, le détachent de la trachée sur la hauteur de trois ou quatre anneaux ; ces lames conjonctives placées dans la gorge des érignes, les cerceaux sont à nu.

Deuxième temps : Ouverture de la trachée. — Elle peut se faire : 1° par excision de la moitié de deux cerceaux ; 2° par ablation de la partie moyenne d'un cerceau dans toute sa hauteur ; 3° par incision verticale de trois ou quatre cerceaux.

1° Pour l'excision partielle de deux cerceaux contigus, implantez de

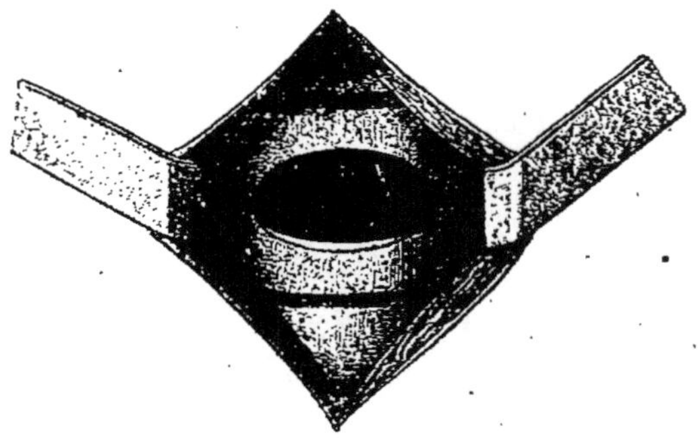

Fig. 270. — Trachéotomie par excision partielle de deux cerceaux.

gauche à droite, dans le ligament interannulaire, l'érigne aiguë ; tenez-la de la main gauche. A gauche de l'érigne et tout près d'elle, faites pénétrer dans le ligament la pointe du bistouri droit ou de la feuille de sauge ; avec la partie du tranchant voisine de la pointe et par un mouvement de scie, divisez de gauche à droite le cerceau supérieur, en y faisant une incision semi-elliptique ; entamez ensuite le cerceau inférieur et divisez-le de la même manière, de droite à gauche. Revenu à son point de départ, l'instrument a excisé un lambeau trachéal elliptique qui reste fixé à l'érigne. — On peut aussi couper chaque moitié du cerceau en deux temps : on implante horizontalement la lame du bistouri à la partie moyenne du cerceau supérieur et on le divise par deux incisions courbes faites successivement, l'une à gauche, l'autre à droite. Mêmes manœuvres pour le cerceau inférieur.

2° A l'exemple de Viborg, quelques praticiens enlèvent la partie médiane d'un cerceau dans toute sa hauteur. Avec la pointe du bistouri, ils sectionnent verticalement ce cerceau, de chaque côté de

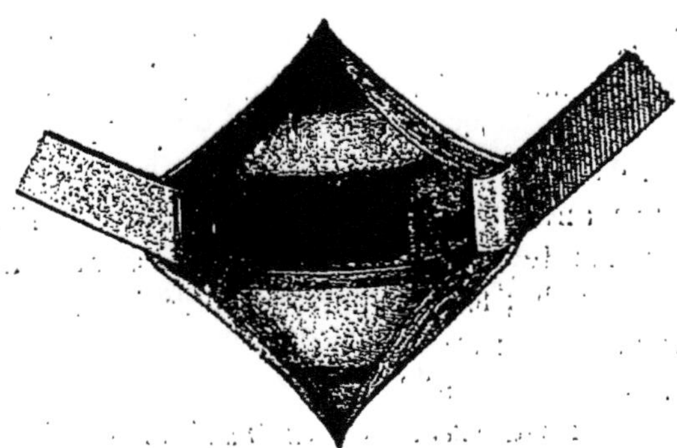

Fig. 271. — Trachéotomie par excision de la portion médiane d'un cerceau.

la ligne médiane, de façon à en délimiter un lambeau de 3 à 4 centimètres. Ils incisent ensuite le ligament supérieur dans l'étendue de ce lambeau, et, saisissant celui-ci avec des pinces, il achèvent de le détacher en coupant le ligament inférieur.

3° Pour diviser verticalement les anneaux, on implante entre deux d'entre eux, à la partie supérieure de la plaie cutanée, la lame du bis-

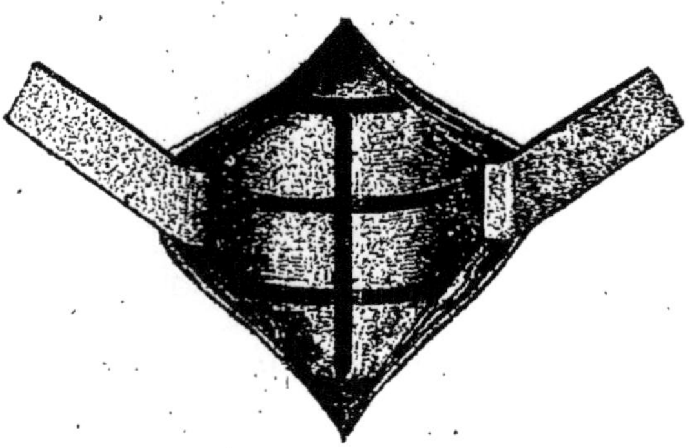

Fig. 272. — Trachéotomie par section verticale de plusieurs cerceaux.

touri droit tenu en plume à écrire, tranchant en bas, puis on en incise nettement trois ou quatre, suivant le calibre du tube.

Ces divers modes opératoires ont leurs partisans. — Le premier n'aurait pas les avantages qu'on lui a attribués. Selon Peuch, c'est le dernier qui mérite la préférence ; il exposerait moins que les autres à la sténose et à la trachéocèle.

Troisième temps : Application du tube. — On introduit d'abord dans l'orifice trachéal la canule inférieure, on engage ensuite dans

celle-ci la canule ascendante, et on les fixe en tournant la goupille.
Si le tube joue, on l'immobilise en enroulant un peu de filasse sur la
canule externe, entre le pavillon et la peau. — Quand on emploie pour
quelques jours un tube à canule unique, on engage celle-ci avec précaution, puis on l'assujetit par quatre bouts de bande fixés au pavillon
et noués sur l'encolure.

Pour la *trachéotomie provisoire*, le *premier temps* est le même que
dans la trachéotomie permanente. Au lieu de faire au conduit trachéal
une large ouverture en entamant les cerceaux, on effectue le *deuxième
temps* en incisant transversalement et sur une longueur de 4 à 5 centimètres un ligament interannulaire. Pour cela, on engage dans ce
ligament, à droite de la ligne médiane, la pointe du bistouri, le tranchant dirigé vers la gauche, et, par un mouvement de scie, ayant
soin de limiter la pénétration de l'instrument, on divise le ligament
dans une étendue suffisante pour permettre l'application du tube.
— En raison de la disposition aplatie de la canule, l'introduction du
tube est facile, si la tête et l'encolure sont portées dans l'extension,
ce qui augmente l'écartement des cerceaux.

Quant à la *trachéotomie rapide*, réservée pour les cas où l'asphyxie
est imminente, où le malade, cyanosé, chancelle quand il n'est pas
étendu sur le sol, elle consiste à diviser d'un seul coup et verticalement, sur une longueur de 8 à 10 centimètres, la trachée et les tissus
qui la recouvrent. — On implante dans la trachée le bistouri tenu un
peu obliquement en bas, le tranchant tourné vers le poitrail ; ensuite,
par un débridement, on divise la paroi antérieure du conduit et les
tissus qui la recouvrent. On porte immédiatement les doigts dans la
plaie et l'on en écarte les lèvres, afin de donner un large passage
à l'air. Si l'on n'a pas de tube sous la main, ces lèvres seront maintenues écartées par des bourdonnets noués sur le bord supérieur de
l'encolure. Parfois l'hémorragie est assez abondante pour nécessiter
l'application de pinces hémostatiques.

Dans la *laryngo-trachéotomie* — l'opération de Krishaber, — on
applique le tube à l'origine de la trachée ; l'ouverture est faite dans le
ligament crico-trachéal. — L'assujettissement est le même que pour la
trachéotomie. On emploie les mêmes instruments et un tube spécial à
canules courtes. L'opération comprend trois temps.

Premier temps : Incision de la peau et des muscles. — La tête de
l'animal tenue élevée par un aide, on se place en avant de l'encolure
et l'on explore la région laryngienne. Celle-ci préparée et le ligament
crico-trachéal reconnu, on fait sur la ligne médiane une incision
cutanée allant du bord antérieur du cricoïde au deuxième cerceau
trachéal, on divise la couche formée par les muscles sterno et sous-

scapulo-hyoïdiens, on applique les érignes mousses et l'on fait écarter les lèvres de la plaie.

Deuxième temps : Incision du ligament crico-trachéal. — Avec le bistouri tenu horizontalement, on sectionne de gauche à droite, sur une étendue de 5 centimètres, le ligament crico-trachéal.

Troisième temps : Application du tube. — Dans l'ouverture, assez largement béante, on introduit successivement les deux canules et on les fixe comme il a été dit pour la trachéotomie ordinaire.

Ce procédé opératoire est d'une facile exécution. Il laisse intacts les anneaux de la trachée et permet de dissimuler la canule. Krishaber pensait que, peut-être, la canule ascendante introduite entre les cordes vocales agirait mécaniquement sur le larynx rétréci et lui rendrait son calibre normal. Mais un tel résultat n'est point à espérer, et l'irritation intralaryngienne ainsi déterminée peut entraîner de graves lésions. Ce procédé s'est peu répandu dans la pratique.

Pansés avec soin, certains trachéotomisés peuvent être longtemps utilisés. Un cheval opéré par Leblanc a fait un excellent service pendant dix-huit ans. — Le tube doit être chaque jour retiré et remplacé par un autre, propre et enduit de vaseline. Un tube de rechange est indispensable. L'introduction et la sortie des canules doivent se faire avec précaution, sans effort. — Dans la trachéotomie provisoire, on retire le tube dès que la respiration par les voies naturelles est rétablie ; la plaie se cicatrise d'ordinaire régulièrement. Il suffit de la nettoyer pendant deux ou trois jours par quelques lavages antiseptiques.

La trachéotomie se complique communément d'accidents divers, dont quelques-uns très graves.

L'*hémorragie*, due à la blessure de veinules ou d'une artériole émanant de l'une des carotides, cède aux moyens habituels d'hémostase. La compression à l'aide d'une mèche de chanvre enroulée sur le tube, entre le pavillon et la peau, suffit généralement. — L'*emphysème*, la *gangrène septique*, la *nécrose* des anneaux trachéaux divisés et la *pneumonie* sont rares.

Bien plus fréquente est la *sténose de la trachée*. Dans la trachéotomie provisoire, on la préviendra en plaçant le tube entre deux cerceaux. Les larges délabrements, le poids exagéré des tubes, les manœuvres maladroites effectuées en changeant ceux-ci, en sont les causes principales. Elle est produite soit par l'épaississement de la muqueuse trachéale, soit par le développement à sa surface de granulations, de polypes de dimensions variables (trachéocèle). Fréquemment l'induration des tissus et de la muqueuse se complique de calcification ou d'ossification de la trachée. On peut aussi observer l'aplatissement antéro-postérieur ou latéral du conduit.

Le *traitement* de la sténose varie avec les lésions qui la produisent. On enlèvera les polypes avec un bistouri boutonné ou une rénette étroite ; on arrêtera l'hémorragie en cautérisant légèrement leur base. — L'épaississement considérable des lèvres de la plaie et la calcification de la trachée nécessitent l'élargissement de l'orifice en se servant de la rénette et l'emploi d'un tube à longue canule. — Si les lésions sont très accusées, on n'hésitera pas à pratiquer une seconde ouverture au-dessous de la première.

La *chute de la canule dans la trachée* a été observée par Brogniez, Mollard, Lafosse, Hering, Henderson, Babeau. Elle peut avoir lieu lorsque la canule et le pavillon sont mal soudés ou que l'on doit exercer de fortes tractions pour enlever le tube. — On a conseillé de provoquer la toux pour faire remonter la canule et pour la saisir plus facilement. Sur l'opéré d'Henderson, elle aurait été rejetée au moment d'une quinte. Dans quelques cas, on a dû agrandir l'ouverture de la trachée et extraire la canule avec des pinces. (V. *Corps étrangers de la trachée.*)

La *laryngotomie partielle* consiste en l'incision, sur la ligne médiane, de la membrane crico-thyroïdienne. Cette opération serait indiquée : 1° comme procédé de trachéotomie ; 2° pour combattre le rétrécissement et la paralysie du larynx ; 3° dans le but d'explorer l'intérieur du larynx ; 4° pour pratiquer l'examen laryngoscopique avec les appareils *ad hoc*; 5° pour le traitement local des affections laryngées. (Lanzillotti.)

Si l'opération est faite pour remplacer la trachéotomie ordinaire, on se munit d'un tube à double canule d'un diamètre de 10 à 15 millimètres, l'inférieure d'une longueur de 8 à 10 centimètres. La canule supérieure doit s'engager entre les cordes vocales, sans toutefois remonter trop haut et gêner les mouvements de l'épiglotte.

L'assujettissement est le même que pour la trachéotomie; la tête est tenue fortement relevée. La région préparée et les repères (thyroïde et cricoïde) fixés, on tend la peau avec le pouce et l'index de la main gauche, puis, en deux ou trois coups de bistouri, on divise sur la ligne médiane, entre ces repères, les tissus qui recouvrent le larynx. Les écarteurs placés et la membrane crico-thyroïdienne à découvert, on la traverse sur la ligne médiane avec le bistouri, immédiatement en arrière du thyroïde, en évitant de blesser les cordes vocales, et on l'incise jusqu'au cricoïde. — Préalablement stérilisées et enduites de vaseline, les canules sont introduites, l'externe en bas, l'interne vers l'épiglotte. Le tube est changé tous les jours.

Bibliographie. — I. PLAIES. — *Recueil de méd. vét.*, 1838. — GERVAIS, *Journal de méd. vét. milit.*, 1876-77. — BRAUER, *Sächs. Bericht*, 1887. — DOLLAR, *The Veterinarian*, 1896.

II. Fractures. — Nicholson, *The Veterinarian*, 1839. — Dudfield, *Ibid.*, 1855. — Hagen, *Preuss. Mittheil.*, 1866, — Frick, *Ibid.*, 1873. — Liquet, *Journal de méd. vét. milit.*, 1875-76. — Humbert, *Ibid.*, 1876-77. — Blaise, *Ibid.* — Trasbot, *Recueil de méd. vét.*, 1876. — Benjamin, *Ibid.*, 1876. — Warner, *American vet. Review*, 1886-87. — Bru, *Revue vét.*, 1891. — Cavalin et Bournay, *Journal de méd. vét.*, 1892. — Högrell, *Tidskrift de Stockholm*, 1896. — Schmidt, *Wochenschrift für Thierheilkunde*, 1897. — Quiclet, *Recueil de méd. vét.*, 1899. — Reynal, *Dictionnaire vét.*, t. IV.

III. Déformations. — Gohier, *Mém. et observations*, t. I. — Imlin, *Recueil de méd. vét.*, 1836. — Lafosse, *Journal des vét. du Midi*, 1853. — Goubaux, *Recueil de méd. vét.*, 1855 et 1863. — Leisering, *Sächs. Bericht*, 1866. — Mensa, *Il Med. vet.*, 1868. — Lorge, *Annales de méd. vét.*, 1874. — Fogliata, *Giorn. di an. fis. e pat. degli animali*, 1874. — Vigezzi, *La Clinica vet.*, 1882. — Johne, *Sächs. Bericht*, 1885. — Baldoni, *La Clinica vet.*, 1894. — Pleindoux, *Journ. de méd. vét.*, 1898. — Bergier et Bernard, *Recueil de méd. vét.*, 1899. — Reynal, *Dict. vét.*, t. IV. — Stockfleth, *Chirurgie.* — Vachetta, *La Chirurgia speciale degli animali domestici.* — Möller u. Frick, *Lehrbuch der Chirurgie.*

IV. Corps étrangers. — Grull, *Magazin*, 1844. — Schrader, *Preuss. Mittheil.*, 1869. — Mayer, *Repertorium*, 1875. — Eckardt, *Wochenschrift*, 1880. — Rowland, *American vet. Review*, 1884. — Degive, *Annales de méd. vét.*, 1885. — Stubbe, *Ibid.*, 1890. — Bournay, *Journal de méd. vét.*, 1893. — Hajnal, *Veterinarius*, 1894. — Zboril, *Oesterr. Zeitschr. für Veterinärkunde*, 1895. — Babeau, *Revue vét.*, 1897. — *American vet. Review*, 1898.

V. Lésions inflammatoires et Œdème de la glotte. — Lafosse, *Pathol. vét.*, t. III. — Dieckerhoff, *Speciellen Pathologie.* — Friedberger u. Fröhner, *Lehrbuch der speciellen Pathologie. u. Therapie.* — Cadéac, *Pathologie interne.* — Cuillé et Sendrail, *Revue vét.*, 1899. — Drouin, *Bullet. de la Société cent. de méd. vét.*, 1900.

VI. Tumeurs. — 1º Larynx. — Cartwright, *The Veterinarian*, 1841. — Younghusband, *Ibid.*, 1846. — Gerlach, *Magazin*, 1854. — Loser, *Preuss. Mittheil.*, 1858. — Scruby, *The Veterinarian*, 1859. — Leisering, *Sächs. Bericht*, 1859 et 1871. — Fricker, *Repertorium*, 1866. — Werner, *Preuss. Mittheil.*, 1876. — Roloff, *Archiv für Thierheilkunde*, 1876. — Johne, *Sächs. Bericht*, 1879. — Tholke, *Preuss. Mittheil.*, 1880. — Hahn, *Wochenschrift*, 1881. — Harms, *Hannover. Jahresber.*, 1882. — Johne, *Sächs. Bericht*, 1882. — Schmidt, *Wochenschrift*, 1884. — Besnard, *Revue vét.*, 1885. — Degive, *Annales de méd. vét.*, 1886. — Goubaux, *Bullet. de la Soc. cent. de méd. vét.*, 1888. — Leclainche, *Recueil de méd. vét.*, 1888. — Salenave, *Recueil de méd. vét.*, 1888. — Friis, *Tidskrift de Copenhague*, 1896. — Mathis, *Journal de méd. vét.*, 1900. — Almy, *Recueil de méd. vét.*, 1901. — Möller, Lanzillotti, *Op. cit.*

2º Trachée. — Fleming, *The Veterinarian*, 1856. — Lepper, *Ibid.*, 1862. — Watson, *Ibid.*, 1863. — Jobert, *Journal de méd. vét.*, 1863. — Guilmot, *Annales de méd. vét.*, 1868. — Leisering, *Sächs. Bericht*, 1873. — Guttler, *Arch. für Thierheilkunde*, 1885. — Hink, *Thierärztl. Mittheil.*, 1889. — Peuch et Toussaint, Möller, *Op. cit.*

VII. Hémiplégie laryngienne. Aryténoïdectomie. — F. Günther, *Zeitschr. für gesammt. Thierheilkunde*, 1834. — K. Günther, *Die topographische myalogie des Pferdes.* Hannover, 1866 et *Hannover. Jahresber.*, 1872. — Stockfleth, *Tidskrift de Copenhague*, 1857 et *Chirurgie*, t. II. — Bouley, *Bullet. de la Soc. cent. de méd. vét.*, 1868. — Goubaux, *Ibid.*, 1869. — Colin, *Ibid.* — Möller, *Das Kehlkopfpfeifen der Pferde*, Stuttgart, 1888, et *Lehrbuch der chirurgie.* — Fleming, *Roaring in Horses.* London, 1888. — Cadiot, *Recueil de méd. vét.*, 1889; et *Traitement chirurgical du cornage chronique*, Paris, 1891. — Mathis, *Journal de méd. vét.*, 1889. — Buttler, *The veter. journal*, 1889. — Burke, *Ibid.*, 1890 et *American vet. Review*, 1891. — Eberhardt, *Repertorium*, 1889. — Hardy, *Annales de méd. vét.*, 1889. — Degive, *Ibid.*, 1890. — Labat, *Revue vét.*, 1892 et 1894. — Siedamgrotzky, *Dresden. Bericht*, 1892. — Günther, *Deutsche thierärztl. Wochenschr.*, 1893. — Plosz, *Veterinarius*, 1893, an. in *Jahresbericht*, 1893. — Vennerholm, *Tidskrift de Stockholm*, 1894 et 1900. — Haslam, *The Veterinarian*, 1894. — Lanzillotti, *La Clinica vet.*, 1896. — Sand, *Tidskrift de Copenhague*, 1896. — Nielsen,

Ibid. — Blanchard, *Bullet. de la Soc. cent. de méd. vét.*, 1897. — Cadiot, *Ibid*. — Röder, *Sachs. Bericht*, 1900.

Merillat, *American vet. Review*, 1898. — Pfeiffer-Williams, *A Course in Surgical Operations*. New-York, 1900.

VIII. Trachéotomie. — Vatel, *Recueil de méd. vét.*, 1828. — Taiche, *Journal théor. et prat. de méd. vét.*, 1828. — Leblanc, *Ibid.*, 1831. — Hales, *The Veterinarian*, 1830. — Toombs, *Ibid.*, 1831. — Renault, *Recueil de méd. vét.*, 1832. — Youatt, *The Veterinarian*, 1832. — Carlish, *Ibid.*, 1841. — Leblanc, *Journal théor. et prat. de méd. vét.*, 1836. — Hertwig, *Magazin*, 1842. — Parisot, *La Clinique vét.*, 1844. — Faber, *Journal vét. et agricole de Belgique*, 1845. — Brogniez, *Ibid.*, 1845. — Pernaud, *Journal de méd. vét.* 1845. — Rey, *Ibid.*, 1846. — Vatel, *Recueil de méd. vét.*, 1848. — Gowing, *The Veterinarian*, 1850. — Murray, *Ibid.*, 1850. — *Recueil de méd. vét.*, 1851. — Reynal, an. in *Ibid.* 1853. — Lafosse, *Journal des vét. du Midi*, 1853 et 1854. — Ringuet, *Ibid.*, 1855. — Marty, *Ibid.*, 1856. — Portal, *Journal de méd. vét.*, 1853. — Barry, *Annales de méd. vét.*, 1857. — Prangé, *Recueil de méd.*, *vét.*, 1857. — Leblanc, *Ibid.*, 1858. — Serres, *Journal des vét. du Midi*, 1859. — Van Haelst, *Annales de méd. vét.*, 1859. — Mollard, *Recueil de méd. vét.*, 1860; *Journal de méd. vét.*, 1860. — Charlier, *Bullet. de la Soc. cent. de méd. vét.*, 1860. — Henderson, *The Veterinarian*, 1862. — Roche, *Journal de méd. vét.*, 1864. — Ayrault, *La Clinique vét.*, 1865. — Dominik, *Preuss. Mittheil.*, 1866. — Bailleux, *Annales de méd. vét.*, 1865. — Wehenkel, *Ibid.*, 1867. — Degive, *Ibid.*, 1871. — Woronzoff, *Ibid.*, 1875. — Vandenmaegdenbergh, *Ibid.*, 1877. — Degive et Mansion, *Ibid.*, 1878. — Vandermarken, *Ibid.*, 1878. — Krishaber, *Recueil de méd. vét.*, 1878. — Cornevin, *Journal de méd. vét.*, 1878. — Peuch, *Ibid.*, 1878. — Degive, *Annales de méd. vét.*, 1879. — Johne, *Sächs. Bericht*, 1879-1883, et *Deutche Zeitschr. für Thiermed.*, 1884. — Benjamin, *Bullet. de la Soc. cent. de méd. vét.*, 1883. — Chelchowki, *Koch's Monatsschrift*, 1884 et 1885. — Van Passen, *Annales de méd. vét.*, 1884. — Musci, *Giornale vet. mil.*, 1888. — Griglio, *Ibid.*, 1889. — Quayret, *Presse vét.*, 1889. — Cagny, *Bullet. de la Soc. cent. de méd. vét.*, 1890. — Delattre, *Ibid.*, 1890. — Schümacher, *Thierärztl. Mittheil.*, 1890. — Buteau, *Revue vét.*, 1897. — Degive, *Annal. de méd. vét.*, 1898.

Peuch et Toussaint, *Précis de chirurgie vét.* — Lanzillotti, *Trattato di tecnica e terapeut. chirurgica.* — Hoffmann, *Tierärztliche Chirurgie.* — Bayer u. Fröhner, *Handbuch der Tierärztlichen Chirurgie*, 1896.

CHAPITRE IV

AFFECTIONS DE L'ŒSOPHAGE

Moyens d'exploration de l'œsophage. — Cathétérisme.

Tendu entre le larynx et l'estomac, l'œsophage parcourt toute l'encolure, le thorax et une petite partie de l'abdomen. Son orifice supérieur est situé sur la paroi supérieure du larynx, immédiatement au-dessus des cartilages aryténoïdes. De là il descend obliquement dans la profondeur du cou, derrière la trachée et sur la ligne médiane, jusqu'au milieu de la région cervicale, où il commence à se dévier à gauche, pour se placer sur le côté correspondant de la trachée. C'est dans cette situation qu'il franchit l'entrée du thorax; il reprend ensuite sa position première sur la trachée, passe au-dessus de la bifurcation de celle-ci et de la base du cœur, traverse le médiastin postérieur, s'engage dans l'ouverture du pilier droit du diaphragme et vient se terminer à la petite courbure de l'estomac. La déviation de l'œsophage à gauche, dans la partie inférieure du cou, n'est pas sans quelques exceptions (Goubaux).

Chez le cheval, la longueur de l'œsophage varie de 1^m,10 à 1^m,50, et son diamètre de 3 à 4 centimètres suivant la taille des sujets. Pour quelques autres animaux, voici les dimensions : Bœuf : longueur 1^m,10 à 1^m,30; dia-

mètre, 0^m,06 à 0^m,07; — Mouton et chèvre : longueur, 0^m,40 à 0^m,45; diamètre,
0^m,035; — Chien : longueur, 0^m,25 à 0^m,50; diamètre, 0^m,02 à 0^m,04.

Le conduit œsophagien est constitué par deux tuniques emboîtées l'une
dans l'autre, l'externe musculaire, l'interne muqueuse. Celle-ci présente dans
toute son étendue de nombreux plis longitudinaux qui permettent l'ampliation
du canal. Entre ces deux membranes existe une mince couche conjonctive peu adhérente à la musculeuse, plus intimement unie à la muqueuse.

Chez le *cheval*, dans la portion thoracique de l'œsophage, la tunique musculaire est très épaisse et peu dilatable; dans sa courte portion abdominale,
son épaisseur est telle que la lumière du canal est presque complètement
effacée. Chez les sujets des autres espèces, l'œsophage s'évase en entonnoir
à son insertion sur l'estomac, et il n'a pas de diamètre absolument uniforme
dans toute sa longueur. Les mensurations accusent un léger rétrécissement :
chez le bœuf, à la limite du tiers supérieur et du tiers moyen; chez la chèvre
et le porc, vers la partie moyenne du conduit; chez le chien et le chat, à
quelques centimètres de l'orifice œsophagien et en avant du diaphragme.

Bien qu'en raison de sa situation profonde, dans la plus grande partie de
son trajet, l'œsophage soit difficilement explorable, la *vue* est un premier
moyen qui fournit parfois des indications assez précises, lorsque, par
exemple, le conduit est ectasié ou obstrué dans sa portion cervicale. — La
palpation des gouttières jugulaires révèle d'autres données qu'on peut utiliser
pour le diagnostic de certaines affections. Elle permet de préciser quelques
caractères des tumeurs œsophagiennes ou périœsophagiennes, de s'assurer si
elles sont réductibles ou non, de reconnaître leur degré de consistance,
leur délimitation nette ou vague, l'existence ou l'absence de phénomènes
inflammatoires (douleur et œdème). Mais les renseignements obtenus sont
souvent incomplets et insuffisants; d'autre part, les portions thoracique et
abdominale se dérobent à ces premiers moyens d'investigation. Par le cathétérisme, on précise le diagnostic des affections qui ont leur siège dans ces
portions, et celui des lésions intéressant la partie cervicale de l'œsophage.

Pour l'effectuer, on doit se munir d'un *spéculum* et d'une *sonde*. Chez le
cheval, l'exploration de l'œsophage exige un long cathéter terminé par un
renflement olivaire de petit calibre. Pour le bœuf, on utilise un spéculum en

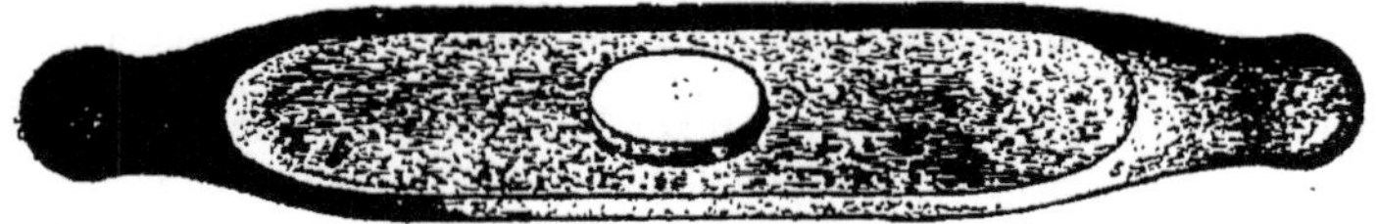

Fig. 273. — Spéculum pour le cathétérisme de l'œsophage chez le bœuf.

bois et la *sonde œsophagienne* (*fig.* 273 et 274); à défaut de ce dernier instrument, on peut se servir du *poussoir* ou stylet, tige en baleine d'environ 1^m,50
de long et 1 centimètre et demi de diamètre, terminée par un renflement
olivaire ou en forme de cône tronqué à base concave (*fig.* 275 et 276). Le spéculum doit être tenu par un aide vigoureux ou fixé par une courroie passée
sur la nuque. La sonde est enduite de vaseline ou d'huile.

Chez le cheval, le cathétérisme peut être pratiqué sur l'animal debout, les
membres antérieurs entravés, un tord-nez appliqué à la lèvre supérieure,
la tête étendue sur le cou autant qu'il est possible, afin d'effacer l'angle
que forment l'axe de la cavité bucco-pharyngienne et la première partie
de l'œsophage. Mais l'opération est plus facile sur l'animal couché.

La tête du patient portée dans l'extension, la langue est sortie de la bouche et immobilisée par un aide. La sonde, tenue à deux mains, est engagée dans l'ouverture du spéculum et poussée au fond de la cavité buccale en suivant la voûte palatine : on évite ainsi les déplacements que provoqueraient les mouvements de la langue. Arrivée au fond de la bouche, elle est arrêtée par le voile du palais, — résistance ordinairement facile à surmonter par un léger effort. A l'entrée de l'œsophage, nouvel arrêt : si l'instrument est bien sur la ligne médiane, une pression douce et soutenue suffit pour que l'orifice œsophagien s'entr'ouvre. Poussé par la main droite, le cathéter glisse dans la gauche et descend rapidement le long de l'œsophage s'il n'existe aucun obstacle, — corps étranger, engouement ou rétrécissement. Dans la dernière portion du conduit, où la couche musculaire est très épaisse, souvent la progression de l'instrument se ralentit un peu, mais, sans exercer de manœuvres violentes, on parvient au cardia ; une sensation de résistance surmontée indique la pénétration de la sonde dans l'estomac.

Le *bœuf* sera assujetti debout, la tête portée dans l'extension par un aide. Le manuel est le même que pour le cheval, et l'opération est facile.

Les *sujets des petites espèces* seront fixés sur une table, debout ou couchés, la tête étendue, les mâchoires écartées à l'aide d'un spéculum ou de deux ligatures tirées en sens contraire. Pour eux, on se servira de cathéters spéciaux ou des sondes utilisées pour l'exploration de l'urètre chez le cheval.

Chez tous les animaux, pour le cathétérisme de l'œsophage, comme pour tout autre, il importe d'agir avec douceur. Des manœuvres violentes exposent à la fausse route, à l'introduction de la sonde dans le larynx et à la déchirure du conduit.

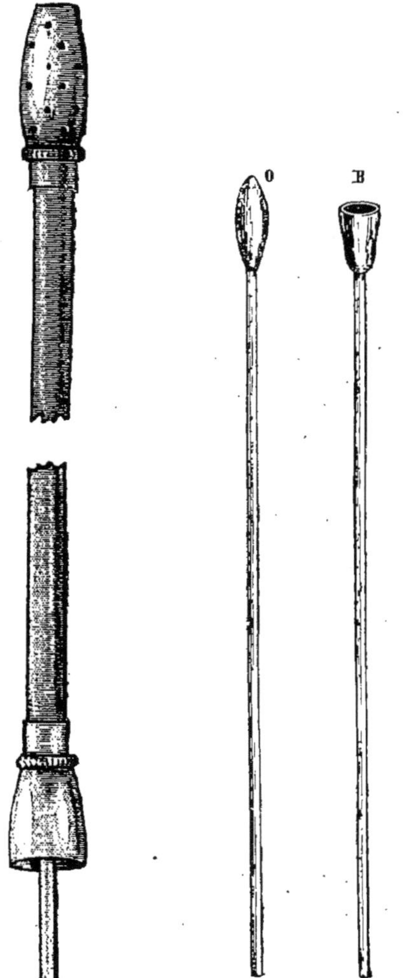

Fig. 274. — Sonde œsophagienne.

Fig. 275 et 276. — Poussoirs œsophagiens (Peuch et Toussaint).

I. — PLAIES. — RUPTURES. — FISTULES.

Les plaies de l'œsophage sont le plus souvent produites par des corps tranchants ou mousses, par des coups de pied, des coups de corne ou des morsures. Au moment où le bol alimentaire descend dans l'œsophage, si un corps mousse porte violemment sur la gouttière jugulaire au point même où le conduit est dilaté par la pelote, ses parois peuvent être divisées sans qu'il y ait solution de continuité de la peau et des tissus sous-cutanés. A la région de l'encolure, les actions contondantes et les morsures déterminent des plaies complexes dans lesquelles l'œsophage et la trachée, les vaisseaux et les nerfs voisins sont plus ou moins endommagés. Dans toutes ses parties, l'œsophage peut être vulnéré par des corps étrangers qui l'obstruent ou s'implantent dans ses parois.

En général, les simples solutions de continuité exposées de l'œsophage se cicatrisent assez rapidement et n'entraînent ni ectasie, ni sténose (Michel, Dufour, Bouley, Collin, Moisant, Girodet, Lourdel). Les plaies avec perte de substance comportent un pronostic bien plus sévère ; elles persistent plus ou moins longtemps à l'état fistuleux et la plupart sont suivies d'un rétrécissement du canal.

Des expériences faites sur le chien ont établi la possibilité de rétablir la continuité de l'œsophage après l'ablation d'une courte portion du conduit (Billroth), à plus forte raison après sa simple division transversale.

Le traitement des plaies de l'œsophage comprend des indications locales, variables suivant les cas, et un régime alimentaire. Dans la plupart des observations relatées, la solution de continuité œsophagienne a été laissée béante ; on s'est borné à déterger la plaie ou à la recouvrir d'un pansement et à prescrire une alimentation spéciale. Pour les blessés de l'œsophage, Lafosse voulait une diète absolue et longtemps continuée ; dans un cas, il l'a prolongée « pendant dix-sept jours, et le sujet a guéri ». Beaucoup de praticiens (d'Arboval, Collin, Moisant, Lourdel, Dieterichs, Brogniez, Haubner, entre autres) n'ont fait donner à leurs malades que des boissons alimentaires et des grains cuits. Afin de prévenir plus sûrement le phlegmon périœsophagien, Bouley, Reynal, Peuch, prescrivaient, au contraire, des aliments fibreux et de l'eau comme boisson ; mais avec l'un et l'autre régime, quand la plaie œsophagienne était laissée ouverte, des parcelles alimentaires et de la salive s'en échappaient, les tissus étaient souillés : il y avait danger de complications infectieuses. Le phlegmon périœsophagien était un accident assez fréquent. — Dans le cas de Lourdel, où l'on avait appliqué sur la plaie une étoupade phéniquée maintenue par des bourdonnets, la jugulaire s'ulcéra et dut être ligaturée ; quelques jours plus tard, un abcès se développa dans la gouttière jugulaire opposée, au niveau de la plaie de l'œsophage. — Les accidents de ce genre, ainsi que les complications mortelles, ont été assurément plus communs qu'on ne serait porté à le croire en compulsant les faits publiés.

Quand la plaie œsophagienne est largement exposée et sans perte de substance, on doit d'abord en réunir les lèvres par une suture continue ou à points séparés. Appliquée sur les deux tuniques, la suture est d'une exécution assez difficile, et, souvent, par les contractions de la musculaire, les lèvres se coupent sur les fils (Colin). Il est préférable soit de suturer seulement la tunique muqueuse avec du catgut ou de la soie (Malzew), soit de faire une double suture, la première au catgut, sur la muqueuse, l'autre à la soie ou au fil ordinaire sur la musculaire. — Si la division des tissus périœsophagiens était trop étroite pour amener l'œsophage au dehors, on l'agrandirait par un débridement.

L'œsophage suturé et replacé, on déterge la plaie externe avec une solution antiseptique, on fixe à l'angle inférieur un drain de caoutchouc fenêtré ou une mèche de gaze et l'on applique une suture cutanée. — Les blessures de la jugulaire, de la carotide, de la trachée, peuvent nécessiter le tamponnement à la gaze, une ligature ou la trachéotomie.

Pour obtenir la cicatrisation rapide de la plaie œsophagienne, il convient de tenir l'animal à la diète pendant deux ou trois jours, et de ne lui donner ensuite, jusqu'à la fin de la première semaine, que des boissons alimentaires. Au besoin, on utilisera les lavements nutritifs. Aux sujets qui supporteraient mal l'abstinence, on pourrait encore, dès le deuxième jour, donner de l'eau, du lait et du thé de foin.

Dans les cas où l'œsophage ayant éprouvé une perte de substance, on n'a pas suturé les lèvres de la plaie, quelques auteurs ont préconisé l'usage de la sonde œsophagienne pour porter les aliments dans l'estomac. Il se produit presque toujours, au niveau de la lésion, un rétrécissement du canal. Lors de plaie œsophagienne avec large perte de substance, le sacrifice immédiat des animaux est une mesure économique.

Qu'elles succèdent à une plaie, à une déchirure ou à un abcès, les *fistules œsophagiennes* tendent naturellement vers la guérison. La plupart se rétrécissent graduellement et finissent par se fermer. Il est rare qu'elles persistent plus de deux à trois mois. On en favorise la cicatrisation par des injections irritantes (en utilisant très peu de liquide, afin d'éviter la pénétration de celui-ci dans le conduit) ou par des cautérisations légères et répétées. Les cas sont exceptionnels où l'on doit débrider la fistule et faire la suture de l'œsophage.

Les ruptures de l'œsophage résultent d'un effort excentrique assez violent pour surmonter la résistance des parois du conduit : tantôt la muqueuse seule est déchirée ; tantôt les deux tuniques sont perforées. — On les a observées aux différentes parties de l'œsophage, le plus souvent dans sa portion cervicale, en avant du thorax, quelquefois dans la région thoracique, exceptionnellement dans la région abdominale (Dèle). Les sondes introduites dans le canal pour en pratiquer le cathétérisme (Serres, Sanders, Dubos) et les corps étrangers sont les agents qui les déterminent habituellement. Les cas de rupture de l'œsophage par les efforts de vomissement sont extrêmement rares chez les animaux.

Dans la région cervicale, les phénomènes inflammatoires consécutifs à la perforation œsophagienne donnent lieu à un abcès, puis à une plaie dont le traitement doit être celui que nous venons d'indiquer à propos des traumatismes de l'œsophage. Quand elle occupe les parties thoracique ou abdominale du canal, elle entraîne des désordres presque toujours mortels.

II. — OBSTRUCTION PAR UN CORPS ÉTRANGER.

L'arrêt des corps étrangers dans l'œsophage, observé dans toutes les espèces animales, mais surtout commun chez les ruminants, s'explique par l'étroitesse de ce conduit, comparée à la capacité des deux premiers compartiments de l'appareil digestif. La disposition si particulière de l'œsophage du cheval dans sa partie inférieure rend compte aussi de la fréquence plus grande, en cette partie, de l'obstruction et des divers accidents qui en sont la conséquence. Chez les ruminants, celle-ci a lieu le plus souvent à la partie inférieure de l'encolure, parce que là, plus que chez les autres animaux, la première côte et la trachée font obstacle à la progression des corps étrangers (Tisserant).

Chez les *animaux de l'espèce bovine*, l'obstruction est produite par des corps durs, plus ou moins volumineux, réguliers ou irréguliers, étrangers ou non à l'alimentation : — par une racine ou un tubercule (morceau de [betterave, navet, pomme de terre), par un fruit (pomme, poire) ou un fragment de tourteau ; — par des chiffons, des gants, un soulier, une côte de melon, une écaille d'huître (Coculet), une pierre, un fragment de porcelaine (Grimm), une branche d'arbuste ou un morceau de bois, un égagropile (Iwersen), une couleuvre (Daudrieu). Dans quelques cas, ce sont des corps acérés (clous, épingles, aiguilles) qui, s'implantant dans les parois œsophagiennes, constituent un obstacle à la descente des aliments et sont ainsi une cause d'obstruction. — Chez le *cheval*, parfois aussi elle est déterminée par des corps étrangers à l'alimentation (fragment de bois, manche de fouet, dent extraite et déglutie) : mais dans cette espèce elle est habituellement produite par des fourrages ou des grains (engouement). — Chez le *chien*, le plus souvent il s'agit d'os, de cartilages, d'arêtes de poisson ou de corps métalliques acérés qui obstruent le conduit où sont implantés dans ses parois. — Chez les *oiseaux*, on peut observer l'obstruction par un corps étranger unique et l'engouement. Larcher en a relaté plusieurs exemples, entre autres celui d'un faisan dont l'œsophage était obstrué dans toute sa longueur par un morceau de corde.

Sous l'influence des efforts de déglutition et des contractions péristaltiques de l'œsophage, il arrive qu'un corps arrêté au voisinage du pharynx descend peu à peu jusqu'à la partie inférieure de l'encolure, quelquefois même s'engage dans la cavité thoracique (Deneubourg, Schaack). L'obstruction produite d'emblée dans la portion thoracique du conduit est rare chez les ruminants.

Pour éviter l'obstruction de l'œsophage chez les animaux de l'*espèce bovine*, on a imaginé différents appareils. Les deux plus répandus sont la bricole et la muselière automatique.

La *bricole* n'est, à proprement parler, qu'une martingale de corde qui tient la tête rapprochée du poitrail et l'empêche de s'élever à la hauteur des branches les plus basses des pommiers. — La *muselière automatique* est un appareil composé d'une partie fixe, s'adaptant à la tête de l'animal, et d'une partie mobile qui joue sur la première. La partie fixe est une sorte de licol à montants métalliques portant, en un certain point de leur longueur, un clou rivé servant de pivot à la partie mobile. Celle-ci est formée de deux tiges de fer parallèles qui supportent, à leur partie antérieure, un grillage faisant muselière; leur extrémité postérieure est réunie par une branche courbe à concavité supérieure. Cette partie mobile est équilibrée de façon à rester horizontale, quelle que soit la position de la tête. Quand un animal muni de cet appareil lève la tête pour saisir les pommes sur les branches à sa portée, la muselière vient se placer en avant du mufle et de la bouche : elle s'oppose à la sortie de la langue; à ce moment, la tige transversale qui réunit en arrière les deux branches de l'armature mobile, vient s'appliquer sur la gorge ou la partie supérieure de l'encolure et arrête la muselière juste en face de l'orifice buccal

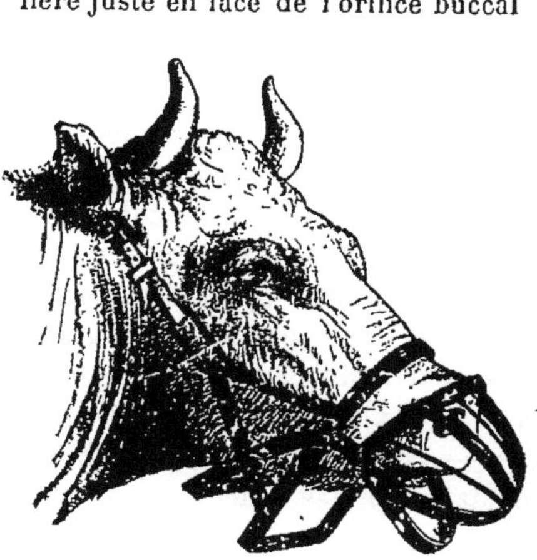

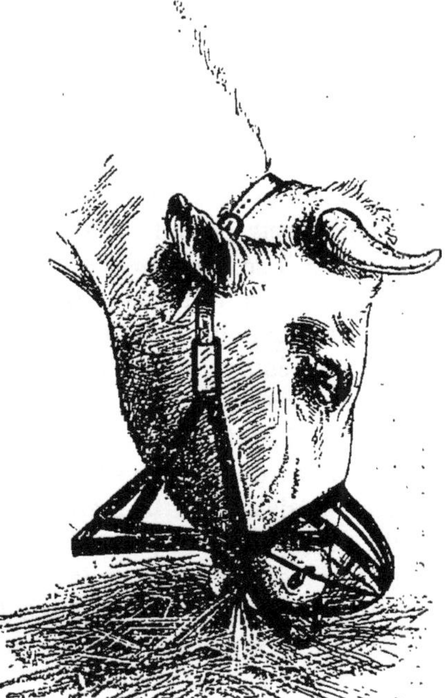

Fig. 277 et 278. — Muselière automatique.

(*fig.* 277). Dès que la tête s'abaisse, la muselière se relève, la bouche se trouve dégagée, et le sujet peut pâturer à l'aise (*fig.* 278). Cet instrument a l'inconvénient d'être un peu lourd et de fatiguer les animaux. (Favereau.)

Les nombreux moyens usités pour combattre l'obstruction œsophagienne se rangent en quatre groupes :

1° Procédés d'extraction par la bouche ; 2° moyens de propulsion ; 3° procédés qui permettent de diminuer le volume du corps étranger en le divisant ou en l'écrasant; 4° œsophagotomie. — Voyons d'abord leur application chez le *cheval* et le *bœuf.*

1° *Extraction des corps étrangers par la bouche. Taxis. Extra- pulsion.* — Chez les grands animaux, les corps étrangers de la partie cervicale de l'œsophage, surtout ceux qui sont arrêtés au voisinage du pharynx, peuvent être extraits par la voie bucco-pharyngienne.

Si l'on se décidait à intervenir ainsi pour le *cheval*, on devrait coucher le patient (de Simone, Lanzillotti). Tandis que chez cet animal, l'opération est assez difficile en raison de l'étroitesse de l'œsophage, du petit volume du corps étranger et de la longueur du voile du palais, chez les *sujets de l'espèce bovine* elle est souvent effectuée suivant divers procédés que nous allons décrire.

Delafoy couchait l'animal sur le côté droit, lui administrait un verre d'huile et faisait maintenir la tête dans l'extension. Au moyen de ses doigts, il exerçait sur le corps étranger un mouvement rétrograde qui le faisait remonter vers le pharynx. Pour l'extraire de cette dernière cavité, les mâchoires étaient écartées par un spéculum, puis la main, introduite au fond de la bouche, sortait le corps étranger.

Deneubourg assujettissait la bête debout et faisait tenir la tête étendue sur le cou. Pour ramener le corps étranger dans l'arrière-bouche, il se plaçait du côté droit de l'encolure, appliquait par-dessus celle-ci la main gauche dans la gouttière jugulaire gauche, la main droite dans la gouttière opposée, au niveau de la première, les extrémités des doigts immédiatement au-dessous du corps étranger, et par des pressions méthodiquement effectuées d'un côté et de l'autre, il le faisait remonter jusque dans le pharynx. A ce moment, les mains d'un aide venaient remplacer celles de l'opérateur. Ce dernier saisissait de la main gauche la mâchoire inférieure en arrière du col du maxillaire, entr'ouvrait la bouche de l'animal et introduisait la main droite dans le pharynx où elle saisissait le corps étranger, poussé d'arrière en avant par l'aide. — Lorsqu'on n'a pas l'habitude de ces manœuvres, il convient de maintenir les mâchoires écartées à l'aide d'un spéculum.

Schaack, comme Deneubourg, opérait sur l'animal debout, les membres postérieurs de celui-ci liés ensemble au-dessus des jarrets. Un spéculum en fer était adapté à la bouche ; deux ou trois hommes maintenaient dans une direction horizontale la tête du patient. Placé à gauche de ce dernier, en avant de l'épaule, les mains appliquées sur les côtés de l'encolure, l'opérateur refoulait le corps étranger dans le pharynx et l'y maintenait ; l'extraction était faite par un aide. — Ce manuel a toujours réussi à Schaack, et les corps irréguliers, anguleux, méplats, ne lui ont pas donné beaucoup plus de mal que les autres.

Le procédé de Martin diffère des précédents en plusieurs points. L'extension de la tête, recommandée par Deneubourg et Schaack, a pour effet de provoquer une légère tension de l'œsophage, d'en rétrécir le calibre, conséquemment de créer une condition défavorable au mouvement rétrograde que doit effectuer le corps étranger. On évite cet inconvénient en faisant tenir la tête abaissée par deux aides, ou en l'attachant solidement, de sorte que le mufle soit à environ 35 centimètres du sol. On se place à gauche de l'encolure, le bras droit est passé par-dessus celle-ci, les deux mains sont appliquées sur le bord trachélien du cou, les pouces dans les gouttières jugulaires, l'un à droite, l'autre à gauche ; par des pressions exercées d'arrière en avant sur le corps étranger, on le fait remonter jusque dans le pharynx. Là, le voile du palais fait obstacle ; par une pression exercée en bas et en avant sur le corps étranger, la base de la langue est déprimée, le passage agrandi, et le corps est rejeté aussitôt. — Si l'action des pouces est insuffisante, un aide est chargé de maintenir le corps étranger dans le pharynx. Les mâchoires de l'animal écartées à l'aide d'un spéculum, l'opérateur saisit la langue de la main gauche et l'immobilise ; avec la main droite garnie d'un gant ou armée de longues pinces, il saisit le corps et l'extrait. Cette dernière manœuvre doit être exécutée rapidement, afin d'éviter l'asphyxie par occlusion de la glotte. — Lorsque le corps étranger étant ramené dans l'arrière-bouche, l'opérateur va exercer une dernière poussée en avant, Favereau conseille de faire porter la tête dans l'extension et entr'ouvrir fortement la bouche ; ainsi l'expulsion est facilitée.

Quelques praticiens disposent sur l'encolure, immédiatement au-dessous du corps étranger, une corde qu'un aide serre au moyen d'un nœud coulant et qu'il fait remonter le long de la région au fur et à mesure que le corps est déplacé : la pression de la corde empêche celui-ci de redescendre. Si, à certains moments, les jugulaires sont très distendues, on cesse pendant quelques instants toute traction sur l'anse, que l'on resserre ensuite au degré utile.

Par l'un ou l'autre de ces procédés on réussit généralement sur les animaux maigres ; mais lorsque les couches qui recouvrent l'œsophage sont très épaisses, il est difficile de faire rétrograder le corps étranger, et il est des sujets qui se débattent avec une telle violence qu'il faut, ou recourir à la propulsion, ou s'en tenir à l'expectation après avoir ponctionné le rumen.

L'extraction par la bouche peut encore être faite à l'aide d'instruments divers : de longues pinces ou de crochets, de sondes creuses présentant à l'extrémité qui doit être introduite dans le canal, soit des languettes métalliques mousses qui s'écartent et se rapprochent successivement par les mouvements imprimés à une tige centrale (*fig.* 279 et 280), soit un pavillon abritant une sorte de tire-bouchon fixé à la baguette de la sonde, se déplaçant avec elle et pouvant s'implanter dans le corps étranger. Tandis que la sonde à griffes semble pouvoir être utilisée pour l'extraction des divers objets arrêtés dans

le canal, l'instrument à pointe spiralée n'a de prise que sur les corps
ne présentant pas une trop grande résistance à la pénétration. On
introduit ces instruments dans l'œsophage
en suivant le manuel décrit pour le cathétérisme. Ainsi que tous les appareils similaires (sondes de Coculet, de Rostock et
autres) et tout en paraissant réunir les conditions du succès, non seulement ils laissent
souvent le praticien dans l'embarras quand
il en veut tirer parti, mais ils ne sont pas
sans exposer à de graves accidents, notamment à la déchirure des tuniques œsophagiennes.

Signalons encore les injections hypoder-

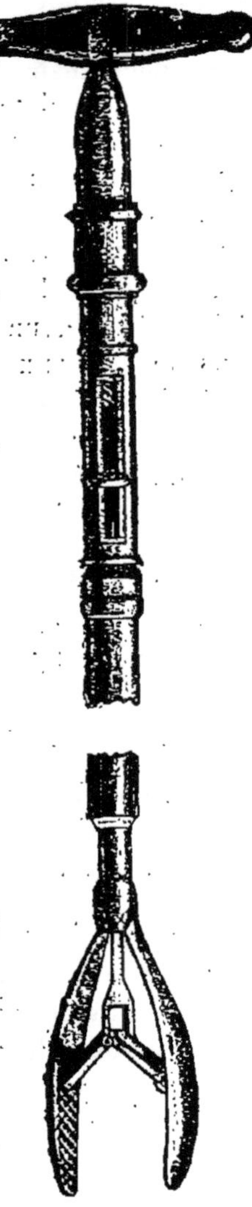

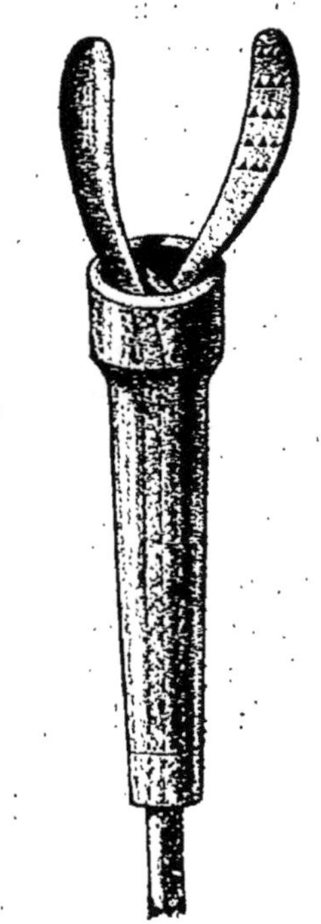

Fig 279. — Sonde de Wegerer.   Fig. 280. — Sonde de Delvos.

miques d'apomorphine, la projection de sel marin au fond de la
bouche, la titillation du voile du palais, moyens conseillés pour provoquer des nausées et le rejet du corps étranger.

2° *Propulsion des corps étrangers dans l'estomac.* — Bien que les
tuniques œsophagiennes exercent souvent une forte constriction sur
les corps arrêtés dans le conduit, ceux-ci n'y restent pas absolument

stationnaires ; sous l'influence des efforts incessants de déglutition, parfois ils s'engagent dans la partie thoracique et se dérobent ainsi aux manœuvres des procédés de rétropulsion.

Longtemps la *propulsion directe* a été le traitement préféré. Avec un cathéter enduit d'axonge ou d'huile, on exerçait des pressions sur le corps étranger. — Le manuel opératoire est celui que nous avons indiqué à propos du cathétérisme. Les faits relatés par Cholet et Walther témoignent que ce moyen peut aussi réussir sur le *cheval*.

Pour les bêtes bovines, à défaut de sonde, on se sert d'un cathéter improvisé : manche de fouet, branche de saule ou de coudrier garnie à son extrémité d'une pelote d'étoupe, d'ouate et d'un linge, le tout solidement fixé au moyen d'une longue ficelle enroulée ensuite sur la tige, afin de pouvoir retirer la totalité de celle-ci, si elle venait à se briser dans l'œsophage (Degive). On a quelquefois utilisé une forte corde rendue rigide par l'immersion dans l'eau froide, puis huilée (Strebel, Jouanne).

Quel que soit l'instrument employé, il est essentiel de procéder lentement, de n'exercer sur le corps qu'une pression faible, continue, ou des efforts légers et répétés. On parvient généralement à chasser le corps jusque dans l'estomac, résultat accusé par une sensation de résistance vaincue, par des réjections gazeuses et par la cessation des troubles que causait l'obstruction. Quand la propulsion exige des manipulations de longue durée, le météorisme peut devenir inquiétant et nécessiter la ponction du rumen.

Les manœuvres que comporte la propulsion ne sont pas toujours innocentes. Au moment où la sonde est introduite, elle peut faire fausse route : une vive agitation, des mouvements de défense et des quintes de toux indiquent qu'elle heurte le larynx ou qu'elle s'engage dans la glotte. Et quand elle a pénétré dans l'œsophage, si elle est mue avec violence, elle peut déchirer les parois du conduit, blesser la trachée (Serres, Dubos, Sanders, Favereau) ou l'un des gros vaisseaux adjacents, déterminer ainsi de l'emphysème, une hémorragie mortelle, des abcès du cou ou du médiastin.

Lorsque l'obstruction est produite par un corps étranger susceptible de se ramollir et de se déplacer sous l'action des contractions de l'œsophage (pomme, poire, tubercule, fragment de betterave), nombre de praticiens conseillent d'abandonner le corps à lui-même, d'administrer seulement de petites quantités d'huile pour en favoriser le glissement, et de faire la ponction du rumen pour éviter ou combattre la tympanite. Dans maints cas où l'obstruction produite par une pomme avait résisté aux moyens ordinaires, Favereau s'est borné à faire la ponction du rumen, laissant à demeure pendant quelques jours la canule du trocart : toujours la pomme s'est ramollie et a fini par descendre dans le rumen. Pour cet auteur, c'est là le meilleur moyen lorsque les animaux se débattent violemment pendant les manœuvres de l'extraction ou de la propulsion.

Certains agents thérapeutiques (pilocarpine, arécoline, ésérine, vératrine, chlorure de baryum), administrés en injection hypodermique, ont une action des plus avantageuses, soit qu'ils activent les contractions de l'œsophage, soit qu'ils provoquent une hypersécrétion de salive qui lubrifie la muqueuse et favorise le ramollissement du corps étranger.

L'emploi de ces agents est à recommander, non seulement pour les bêtes bovines, mais aussi pour le cheval. En général, quand l'obstruction est produite par un corps étranger susceptible de se ramollir rapidement — fruit ou tubercule, — l'injection hypodermique de pilocarpine ou d'un mélange de pilocarpine et d'ésérine est le traitement initial de choix. On répétera l'injection au bout de douze heures si cela est nécessaire, et quand les symptômes n'ont rien d'alarmant, on sursoiera à toute intervention chirurgicale. Les faits sont nombreux déjà qui prouvent l'efficacité de cette intervention, aussi bien chez le cheval que chez les ruminants. — Nous avons traité dans notre service un cheval dont l'œsophage était obstrué par une carotte. L'accident remontait à environ huit heures. On percevait nettement le corps étranger à environ 15 centimètres du pharynx. Les tentatives faites pour l'extraire par la bouche ayant échoué, le cheval fut placé dans un box, sans aliments ni litière ; on lui fit une injection d'un mélange de 12 centigrammes de pilocarpine et de 3 centigrammes d'ésérine. Moins d'une heure après, l'œsophage était libre.

3° *Écrasement ou division du corps étranger*. — Lorsque le corps étranger est arrêté dans la région cervicale et que les tentatives faites pour l'extraire ou le pousser dans l'estomac sont restées infructueuses, on a recommandé des moyens permettant de l'écraser ou de le sectionner.

Divers instruments ont été employés dans ce but. Le brise-racine de Bonnetain est formé de deux tiges métalliques concaves, articulées en compas, pouvant embrasser dans leur concavité le bord trachélien de l'encolure, leurs extrémités s'appliquant dans les gouttières jugulaires. L'une de ces extrémités présente une surface élargie, oblongue et concave, destinée à servir de point d'appui au corps étranger ; l'autre est percée d'un trou taraudé dans lequel s'adapte une tige filetée, terminée par une surface élargie analogue à celle de la première branche. Par un mouvement lent, graduel, imprimé à la tige filetée, la racine ou la pomme interposée entre les deux plaques de l'instrument est écrasée. — On a encore proposé d'agir par la percussion, en se servant d'un maillet, un aide faisant contre-appui au moyen d'une planchette ou d'un objet résistant quelconque. — Mais avec ces procédés les insuccès sont fréquents : le corps étranger résiste ou les parois œsophagiennes sont meurtries.

L'*incision sous-cutanée du corps étranger*, indiquée par L. Lafosse a été pratiquée avec succès par Chapard (1855) sur une vache dont l'œsophage était obstrué par un morceau de betterave. La propulsion ayant échoué, Chapard fit avec le ténotome droit, au-dessous de l'obstacle, une étroite ponction et, à l'aide du ténotome courbe introduit dans celle-ci, il divisa la racine. On effectue aujourd'hui cette division après avoir mis à nu les tuniques œsophagiennes.

Quand le corps étranger arrêté dans la portion cervicale de l'œsophage est dur, irrégulier ou fortement enserré, il résiste aux manœuvres exercées sur lui pour le déplacer ou le diviser. Alors il faut recourir à l'*œsophagotomie*.

4° ŒSOPHAGOTOMIE. — Elle doit être faite au point où est arrêté le corps étranger, et, pour plus de facilité dans l'exécution des manœuvres qu'elle comporte, *dans la gouttière jugulaire gauche*. Le *lieu d'élection* est le tiers inférieur de cette gouttière, là où l'œsophage est dévié à gauche.

Les grands animaux peu irritables seront assujettis dans l'attitude debout, les membres antérieurs immobilisés à la façon ordinaire ou au moyen de l'entrave Legoff. Mais, en général, si les troubles dyspnéiques sont peu accusés, si l'asphyxie n'est pas à craindre, il est préférable de coucher l'opéré sur le côté droit. — Chez les sujets de l'espèce bovine, il y a parfois un fort tympanisme qui nécessite d'abord la ponction du rumen.

Manuel opératoire. — Il comprend quatre temps : 1° Incision des couches qui recouvrent l'œsophage ; 2° isolement de l'œsophage ; 3° incision des parois du conduit et extraction du corps étranger ; 4° suture.

Premier temps : Incision des tissus qui recouvrent l'œsophage. — Coupez les poils et rasez la peau dans la gouttière jugulaire sur une longueur de 15 centimètres. Faites à la peau, immédiatement au-dessus de la jugulaire, une incision de 10 centimètres ; divisez ensuite la couche musculaire formée par le peaussier et le mastoïdo-huméral ; avec le pouce gauche introduit dans la plaie, écartez la lèvre antérieure de l'incision et la jugulaire, puis la carotide quand — après la section du sous-scapulo-hyoïdien (si l'opération est faite au tiers moyen du cou), — disséquant le tissu conjonctif, vous arriverez au niveau de cette artère. Incisez le tissu cellulaire lamelleux qui engaine l'œsophage ; ne déchirez pas ce tissu avec les doigts et évitez les décollements au-dessous de l'angle inférieur de la plaie. — Afin de faciliter l'écoulement des sécrétions de celle-ci, Colin, Desse, Möller, ont conseillé de faire l'incision en avant de la jugulaire.

Deuxième temps : Isolement de l'œsophage. — Lorsque le conduit est distendu par le corps étranger, pour l'isoler dans une étendue suffisante, il n'y a qu'à détacher de la musculeuse, avec l'index, le tissu conjonctif qui l'entoure.

Dans le cas où les parois œsophagiennes ne sont pas distendues par un corps étranger, elles n'ont pas, à beaucoup près, la consistance, la fermeté qu'elles offrent sur le cadavre. Chez l'animal vivant, l'œsophage est flasque, mou, très mobile; souvent des doigts peu exercés le méconnaissent. Mais il suffit de se rappeler sa situation sur la face gauche de la trachée pour le percevoir immédiatement. — Quand l'opération est faite au lieu d'élection, dès que les lames conjonctives qui l'enveloppent sont entièrement divisées, on le saisit entre le pouce et l'index de la main droite, on l'amène au dehors, et l'on passe en dessous les ciseaux courbes, pointe en avant.

Troisième temps : Incision de l'œsophage et extraction du corps étranger. — Au niveau de celui-ci et dans le sens de la longueur du conduit, incisez avec le bistouri la musculeuse et la muqueuse dans une étendue suffisante pour permettre la sortie du corps étranger. Saisissez ce dernier avec des pinces et enlevez-le. Ordinairement la plaie est souillée par des parcelles alimentaires et de la salive ; détergez-la avec une solution antiseptique tiède. Achevez ensuite l'isolement du conduit et chargez-le sur les ciseaux courbes.

Quand l'œsophage a été placé sur les ciseaux à la fin du deuxième temps et que sa lumière est effacée au point où on doit l'inciser, procédez de la manière suivante : Le pouce de la main gauche comprime l'œsophage sur les ciseaux ; avec la pointe du bistouri tenu de la main droite, faites une étroite incision à la musculeuse et à la muqueuse ; par cette ouverture, engagez dans la partie supérieure de l'œsophage une sonde cannelée, rainure en dehors ; glissez dans celle-ci le dos du bistouri et débridez le conduit — muqueuse et musculeuse — sur une longueur de quelques centimètres. — L'œsophage étant comprimé sur les ciseaux, la déglutition par l'opéré d'un peu de salive ou d'une gorgée de liquide permet de faire d'un coup de bistouri la ponction et le débridement, sans danger de transpercer la muqueuse.

Quatrième temps : Suture. — L'œsophage reposant sur les ciseaux, à l'aide des pinces et d'une aiguille fine, suturez les lèvres de la plaie comme il a été dit précédemment (V. *Plaies de l'œsophage*). Désinfectez ensuite la plaie externe, saupoudrez-la d'iodoforme et suturez-en les lèvres après avoir fixé à l'angle inférieur un drain ou une mèche de gaze.

Tardivon a apporté au manuel opératoire de l'œsophagotomie une modification applicable aux cas où l'œsophage est obstrué par des corps susceptibles d'être facilement divisés. Au lieu d'effectuer le troisième temps comme dans le procédé classique, on fait aux tuniques œsophagiennes une simple ponction, et, à l'aide d'un ténotome, on

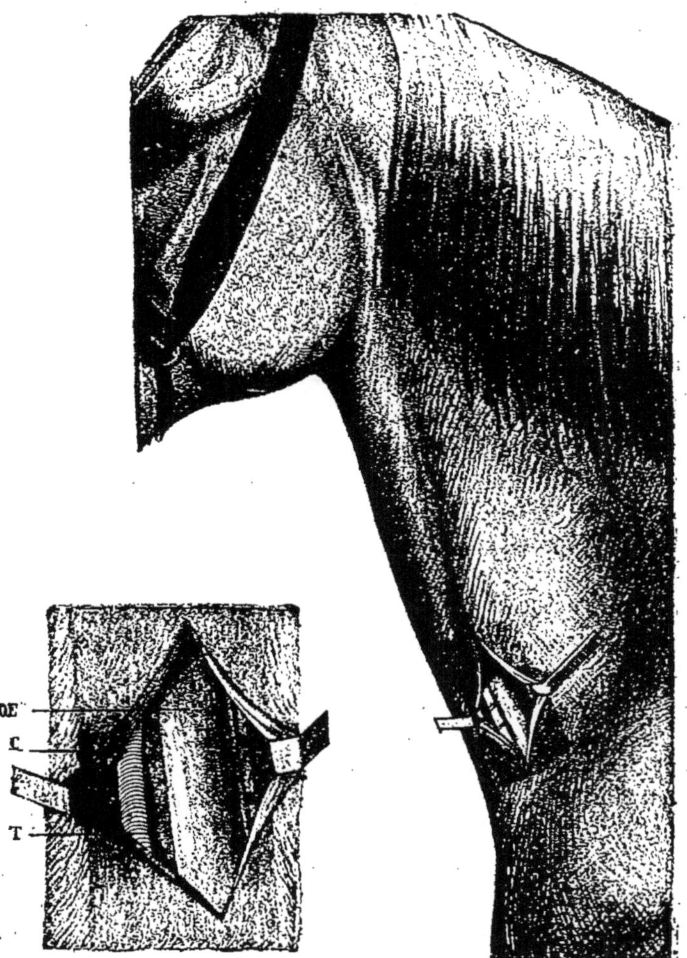

Fig. 281 et 282. — Œsophagotomie. — OE, œsophage ; T, trachée ; C, carotide.

coupe le corps étranger en deux ou plusieurs morceaux, ainsi que l'avait déjà fait Chapard, sans incision préalable des tissus qui recouvrent le conduit. — Quand l'opération a été bien exécutée, la plaie des parois œsophagiennes est insignifiante et se ferme rapidement.

Cagny a fait connaître une autre modification opératoire, applicable aux cas d'obstruction par des corps durs (morceaux de tourteau) dont

la force de cohésion peut céder à des actions contondantes légères
exercées à travers les parois œsophagiennes. Les deux premiers temps
de l'opération classique terminés, l'œsophage est sorti et placé sur
les quatre derniers doigts de la main gauche, de façon que le corps
étranger repose sur eux à plat, position favorable à l'écrasement ;
avec un maillet tenu de la main droite, on porte sur sa partie centrale
quelques petits coups qui le fragmentent.

Les phénomènes consécutifs, les accidents possibles, les soins
nécessaires sont ceux que nous avons indiqués à propos des *Plaies
de l'œsophage.* Ordinairement la plaie est cicatrisée au bout de trois
semaines à un mois.

Chez les *ruminants*, certains corps étrangers arrêtés dans la dernière
portion de l'œsophage et qui résistent à l'action de la sonde pourraient être
extraits *par le rumen.* Celui-ci incisé au lieu d'élection et débarrassé de son
contenu, il est aisé de percevoir la gouttière œsophagienne et d'engager une
sonde ou des pinces dans la portion terminale de l'œsophage (Gohier, Colin).
Il y a un siècle que Saloz retira par cette voie, chez une vache, une moufle
qui obturait le conduit, au niveau du diaphragme.

Chez le *porc*, en général, on n'intervient pas pour combattre l'obstruction œsophagienne : les malades sont sacrifiés. On a cependant
réussi, par des pressions méthodiquement effectuées d'arrière en
avant, à ramener dans le pharnyx des corps étrangers arrêtés dans
l'œsophage, et à les extraire avec un crochet mousse ou avec de
longues pinces (Stockfleth). — Si le corps étranger résistait aux manipulations faites pour le ramener vers la bouche, ou s'il était arrêté
dans la partie thoracique du canal, on pourrait encore tenter la
propulsion dans l'estomac au moyen d'une sonde ou d'une tige de
bois flexible. Les injections hypodermiques d'apomorphine, de pilocarpine ou d'arécoline donneraient des succès. — Au cas enfin où
l'animal n'étant pas gras à l'excès, l'obstruction siégerait dans la partie
cervicale du conduit, elle serait justiciable de l'œsophagotomie, comme
chez les autres animaux. Hering a eu l'occasion de pratiquer deux
fois cette opération ; on laissa béante la plaie œsophagienne dans les
deux cas ; néanmoins la guérison fut obtenue sans complication.

Chez le *chien*, on a recours à l'extraction, à la propulsion ou à
l'œsophagotomie.

L'extraction par la bouche est facile en procédant comme pour
le porc. L'animal assujetti sur une table, les mâchoires écartées par
un spéculum ou deux bouts de corde, on saisit le corps étranger
au moyen de longues pinces et l'on exerce sur lui, en bonne direction,
les tractions nécessaires pour le mobiliser et le sortir. Lorsqu'il est
inaccessible, on peut essayer de le pousser dans l'estomac au moyen

d'un cathéter *ad hoc*, ou en employant, en injection hypodermique, l'un des agents dont il a été parlé plus haut. Si ces moyens échouent alors que l'obstruction siège dans la région cervicale, on doit pratiquer l'*œsophagotomie*.

L'animal est maintenu sur le côté droit, la tête étendue sur le cou. Au niveau du corps étranger, on divise, couche par couche, ayant soin d'éviter les vaisseaux, les tissus qui recouvrent l'œsophage ; on isole celui-ci, on incise ses tuniques, on saisit avec des pinces le corps étranger et on l'extrait. La suture de la plaie œsophagienne n'est pas indispensable. De trois sujets opérés par nous, un seul conserva pendant deux mois une étroite fistule. Même quand l'œsophage est déjà gravement endommagé, la guérison peut être obtenue (Möller). Dans la plupart des cas, en quinze jours la plaie externe est cicatrisée.

Sur l'un de ses opérés, Peuch, après avoir extrait le corps étranger, introduisit dans l'œsophage un tube de caoutchouc fixé par une ligature serrée sur le conduit. Le neuvième jour, on coupa la ligature qui fixait ce tube dans l'œsophage. L'incision cutanée était aux trois quarts cicatrisée, et la plaie œsophagienne complètement fermée ; aucune goutte de liquide ne s'en échappait. Dégluti, le tube fut vomi le onzième jour.

III. — OBSTRUCTION PAR LES ALIMENTS. — ENGOUEMENT.

L'engouement de l'œsophage est commun chez les solipèdes, ainsi qu'en témoignent de nombreux faits cliniques. Cette fréquence s'explique par la disposition anatomique de la dernière partie du conduit. Chez le bœuf, le porc et le chien, l'œsophage est susceptible d'une assez grande ampliation ; il présente dans toute sa longueur une texture à peu près uniforme et s'abouche sur l'estomac par un large orifice ; au contraire, chez les solipèdes, la tunique musculaire de l'organe est très épaisse, presque inextensible dans sa portion médiastine, et les anses supérieures du plan musculaire profond de l'estomac, qui embrassent la terminaison du conduit, y produisent une sorte de constriction permanente, conditions favorables à l'engouement.

Dans la plupart des cas, l'accident est occasionné par des grains ou du fourrage artificiel demi-sec. Il survient ordinairement le soir, après une journée de travail pénible : pressés par la faim, les animaux se jettent avidement sur leur nourriture, l'ingèrent avant qu'elle soit imprégnée de salive et qu'elle ait subi une mastication suffisante ; d'abord quelques bouchées s'arrêtent, mais soit que le malaise qui en résulte n'éveille pas de sensations bien pénibles, soit que la faim l'emporte sur ce malaise, le cheval continue à déglutir des aliments qui s'entassent sur les premiers et distendent l'œsophage dans une étendue variable, tantôt en sa partie thoracique seulement, quelquefois aussi dans la région cervicale. L'engouement peut se produire d'un jour à l'autre sur les sujets atteints de jabot ou de rétrécissement. L'âge avancé et le mauvais état de l'appareil dentaire y prédisposent.

De même que l'obstruction par un corps étranger, l'engouement œsophagien provoque invariablement des symptômes fonctionnels et souvent aussi des signes physiques qui permettent le diagnostic.

Le traitement comprend le *taxis*, le *cathétérisme* et l'*œsophagotomie*.

On doit tout d'abord chercher à ramollir les matières alimentaires
par des liquides introduits dans l'œsophage. L'administration répétée
d'eau tiède, d'une décoction mucilagineuse ou d'huile, est un moyen
qui, dans les cas bénins, peut donner la guérison. Si l'obstruction
existe dans la région cervicale, on essayera d'ébranler l'obstacle par
le taxis, en effectuant des pressions méthodiques et sans violence
(Tisserand). Les moyens de propulsion indiqués au sujet des corps
étrangers sont ici applicables (Duvieusart, Brown), mais souvent, ou
ils sont insuffisants, ou ils compriment les aliments et affermissent
l'obstruction.

Si ces premiers moyens sont infructueux, l'œsophagotomie est indiquée. Au lieu de faire une large incision aux membranes œsophagiennes, on y pratique une simple ponction permettant le passage
d'une sonde de petit calibre, avec laquelle on pénètre la masse
alimentaire que l'on cherche à ébranler (Mauri). A la faveur de
cette ouverture, il convient aussi de faire des injections d'eau tiède
afin de fluidifier les matières. — Sur un cheval traité par Brown, la
respiration devint très pénible et l'asphyxie menaçante ; on dut pratiquer la trachéotomie. — Des parcelles alimentaires ramenées dans
le pharynx peuvent pénétrer dans les voies respiratoires et provoquer
une pneumonie gangreneuse.

IV. — ŒSOPHAGITE.

L'œsophagite est provoquée le plus souvent par l'ingestion de liquides trop
chauds, de substances âcres ou d'agents thérapeutiques irritants, par les
corps trop volumineux qui s'arrêtent dans le conduit ou dont les aspérités
blessent la muqueuse.

La dysphagie est le premier symptôme qui attire l'attention. La descente
des bols alimentaires ou des ondées liquides le long de l'œsophage produit
une douleur éphémère, que les malades accusent d'ordinaire par un mouvement d'extension de la tête sur l'encolure et par un grippement particulier
de la face. Si l'inflammation œsophagienne est intense, le passage des matières
peut être empêché.

Les pressions exercées sur l'œsophage par les doigts appliqués dans les
gouttières jugulaires causent de la douleur. Tantôt celle-ci est localisée,
tantôt on la constate sur toute la longueur de l'encolure (Rey). Dans quelques
cas, on perçoit nettement une infiltration œdémateuse du tissu conjonctif
périœsophagien (Berthet, Serres).

Si l'appétit est conservé, on supprimera les aliments solides, surtout les
fourrages. On soutiendra le malade par les boissons farineuses. Le lait et
les liquides mucilagineux exercent une action salutaire sur la muqueuse
enflammée. — Pour atténuer les douleurs de l'œsophagite aiguë, on peut
utiliser les boissons froides, les préparations opiacées et les lotions froides
ou les applications de glace fréquemment renouvelées sur les gouttières
jugulaires.

Rares dans toutes les espèces animales, les *brûlures de l'œsophage* résultent presque toujours de l'administration forcée de liquides caustiques. Limitées ou étendues à la plus grande partie du conduit, elles intéressent tantôt la muqueuse seule, tantôt cette membrane et la musculeuse. Avec les symptômes de l'œsophagite, notamment la dysphagie et une douleur plus ou moins vive provoquée par des pressions exercées le long du conduit, il y a ordinairement des escarres sur les muqueuses buccale et pharyngienne. Bien que les brûlures légères ne provoquent parfois que de légers troubles, elles peuvent être suivies d'un rétrécissement du conduit. Les brûlures graves exposent aux abcès périœsophagiens et, par la chute des escarres, à la perforation du conduit.

Pour instituer un traitement efficace, il importe de déterminer la substance qui a produit la brûlure. S'il s'agit d'un acide, on administrera des boissons alcalines, — solution de magnésie, eau de chaux (seconde), eau de savon, potasse; — si au contraire c'est un alcali, on fera prendre des breuvages acidulés avec 3 p. 100 de vinaigre, 1 p. 100 d'acide citrique ou tartrique. On combat la douleur par les préparations opiacées. Tant que la déglutition est gênée, on nourrit l'animal de lait et de thé de foin.

V. — RÉTRÉCISSEMENTS.

Les rétrécissements de l'œsophage sont presque toujours la conséquence de blessures qui ont endommagé ses parois ; la coarctation se produit mécaniquement, en vertu de la rétractilité inhérente au tissu d'origine inflammatoire. Exceptionnellement ils sont dus à l'œsophagite ou, chez le cheval, à l'hypertrophie de la couche musculaire dans la partie thoracique du conduit. — Les compressions permanentes exercées sur celui-ci donnent lieu à un *rétrécissement extrinsèque,* qui entraîne les mêmes effets que la structure proprement dite. Les tumeurs développées à proximité de l'œsophage peuvent à un moment donné le comprimer au point d'en effacer la lumière et d'arrêter les matières qui y sont introduites (Röll, Kopp). Le rétrécissement congénital est extrêmement rare.

Le *pronostic* des rétrécissements œsophagiens, toujours très grave, varie cependant avec l'affection causale, avec le siège et l'étendue de la lésion.

On peut remédier aux rétrécissements circonscrits de l'œsophage par la *dilatation* ou l'*incision*.

La dilatation brusque est un procédé dangereux. La dilatation progressive, qui consiste à élargir graduellement le canal par des sondages répétés, est seule recommandable. Elle doit être douce, lente et prolongée. — Pour l'homme, on emploie une série de sondes œsophagiennes cylindro-coniques, dont les dimensions sont appropriées à celles du conduit œsophagien. On fait l'opération tous les deux ou trois jours et trois ou quatre fois avec un cathéter du même calibre. L'instrument est laissé en place durant cinq à huit minutes. Lorsque la dilatation est suffisante, il faut, dans la suite, continuer à passer la sonde une fois par mois, pour mettre le malade à l'abri des récidives. — L'incision peut être pratiquée par la voie buccale, à l'aide d'un long cathéter spécial à double lame (œsophagotomie interne), ou après avoir fait préalablement l'œsophagotomie externe un peu au-dessus du rétrécissement. Dans ce dernier procédé, une fois l'œsophage ponctionné, on engage dans le conduit un bistouri boutonné à l'aide duquel on sectionne directement le point rétréci. Mais l'élargissement obtenu n'est que momentané.

Pour certains rétrécissements par compression, de la partie cervicale du conduit, une intervention chirurgicale peut donner la guérison. (V. *Tumeurs de l'œsophage.*)

VI. — DILATATIONS. — ECTASIE. — JABOT.

Les dilatations de l'œsophage sont *circonscrites* ou *diffuses, circonférentielles ou limitées à une partie de la paroi.* — Les dilatations circonférentielles (ectasies proprement dites), produites par la stagnation et l'accumulation des matières alimentaires, sont le plus souvent consécutives au rétrécissement ou à la paralysie de l'œsophage. — Les dilatations limitées à un point de la paroi (dilatations sacciformes, diverticules ou jabots) résultent habituellement d'une propulsion, d'une poussée excentrique produite sur la paroi œsophagienne par les aliments ou par un corps étranger, quelquefois d'une traction exercée sur cette paroi par un processus cicatriciel évoluant dans les tissus périœsophagiens. La plupart de ces diverticules sont formés par une hernie de la muqueuse à travers la musculeuse. — Presque toutes les observations publiées ont été recueillies sur les solipèdes et les bovidés.

Très variables dans leur étendue et leurs dimensions, ces dilatations peuvent se développer en un point quelconque du conduit; elles sont toutefois plus communes dans la région thoracique qu'à l'encolure. Pour les vingt-six observations d'ectasie œsophagienne du cheval compulsées par Rubeli, huit fois seulement la lésion existait au cou ; dix-huit fois elle occupait la partie médiastine du conduit, et dans sept cas elle était située immédiatement en avant du diaphragme. — Si le jabot est particulièrement fréquent sur le cheval, c'est parce que, chez cet animal, la tunique musculaire est très épaisse, rigide, presque inextensible dans toute la partie thoracique du conduit, condition très favorable à l'obstruction et à ses conséquences.

Dans la généralité des cas, le développement du jabot est lent et silencieux ; mais parfois il est rapide et s'accuse d'emblée par des symptômes très graves. On l'a vu se constituer à la suite d'une fausse manœuvre effectuée pendant le cathétérisme (Lafosse), ou de violences extérieures qui, portant sur un certain point de la région jugulaire, ont endommagé l'œsophage (Bruckmüller, Véret).

Dès que la dilatation œsophagienne existe, qu'il s'agisse d'ectasie ou d'œsophagocèle, la condition de l'engouement est donnée : sa production dépend de circonstances qui se présentent tous les jours.

Dans la plupart des cas, le traitement est purement palliatif. On doit nourrir les sujets d'aliments divisés, de grains entiers ou concassés, de boissons farineuses, et donner ces aliments en petite quantité à la fois. On entretiendra en bon état l'appareil dentaire, afin d'assurer une complète mastication des substances ingérées. Voilà les seules indications utiles pour conjurer l'engouement et l'obstruction du conduit. — Si ces accidents surviennent, on y remédiera par les injections hypodermiques d'agents capables de provoquer une abondante salivation, des contractions de la tunique musculaire du conduit ou le vomissement (pilocarpine, ésérine, arécoline, chlorure de baryum, apomorphine), par le sondage, et pour le jabot cervical, par le massage de la tumeur.

Pour les ectasies œsophagiennes diffuses et les jabots thoraciques, il n'y a point d'intervention chirurgicale efficace. Celle-ci n'est possible que pour les diverticules de la région cervicale. Elle comprend la *compression* et l'*opération du jabot.*

La guérison complète du jabot cervical récent peut être obtenue en exerçant sur la tumeur, au moment des repas, une compression permanente. Chez le cheval, Véret a obtenu en six semaines la guérison d'un jabot récent, en faisant pratiquer sur la tumeur, pendant les repas, une compression qui la maintenait réduite, et en ne donnant au malade que des barbotages et des aliments divisés. Pendant quelque temps, on put percevoir la cicatrice sous-cutanée qui s'était formée au niveau du diverticule. Pour exercer une compression permanente sur la dilatation œsophagienne, on pourrait y appliquer un bandage fixé sur l'encolure au moyen d'une substance agglutinative, ou une préparation vésicante.

Lorsque l'ectasie est ancienne et qu'il n'y a plus lieu de compter sur les effets de la cicatrisation de la couche musculaire ou des tissus périœsophagiens, le seul traitement offrant des chances de succès est l'*opération du jabot.*

En général, nous l'avons dit, les diverticules œsophagiens de la région cervicale sont formés par une hernie de la muqueuse à travers la couche musculaire. Pour les cas de ce genre, l'intervention consiste, comme dans l'œsophagotomie classique, à inciser couche par couche, au niveau de la tumeur et dans la direction du conduit, les tissus qui recouvrent celui-ci. Largement découvert, le jabot est incisé, vidé. nettoyé; ensuite on excise sur chacune des lèvres un lambeau elliptique de la muqueuse, lambeau de largeur proportionnée au volume de l'ectasie. On ferme la plaie œsophagienne par une simple suture de la muqueuse, ou, quand l'état des parois le permet, en réunissant successivement les deux lèvres de la muqueuse et de la musculeuse. — Si l'on intervenait pour une ectasie circonférentielle et pas trop étendue, l'excision devrait évidemment porter sur les deux tuniques. — La plaie externe réclame les soins dont nous avons parlé à propos des traumas de l'œsophage.

Cette opération n'est pas à conseiller pour les animaux de consommation ; mais elle a été pratiquée maintes fois avec succès chez le cheval (Michel, Tekyll, Collin, Aubry, Moisant, Schindelka). Sur le poulain opéré par Collin, la plaie se cicatrisa en deux semaines. Avec les moyens de la chirurgie actuelle, les complications sont peu à craindre.

VII. — TUMEURS. — PARASITES.

Chez les animaux, les tumeurs les plus communes de l'œsophage sont les *papillomes,* les *polypes,* les *kystes,* les *actinomycomes* et les *mélanomes.* On y rencontre aussi le *sarcome*, le *carcinome*, et, chez le cheval, le *myome à fibres lisses* localisé à la partie thoracique du conduit. Certains de ces néoplasmes sont développés sur la muqueuse; d'autres occupent le tissu conjonctif sous-muqueux; d'autres encore sont situés dans le tissu conjonctif périœsophagien et compriment simplement le conduit. Les tumeurs malignes débutent ordinairement sur la muqueuse et se propagent ensuite à la musculeuse.

Les papillomes de la muqueuse œsophagienne sont d'ordinaire nombreux, isolés ou confluents; les kystes et les mélanomes sont quelquefois multiples; les autres néoplasmes sont habituellement solitaires. Les tumeurs bénignes développées sur la muqueuse et plus ou moins en saillie à sa surface, poussées ou entraînées par le bol alimentaire, tendent à prendre une forme cylindrique et à se péridiculiser; peu à peu elles s'étendent dans le conduit, au-dessous de leur point d'insertion. Si leur pédicule se rétrécit, un moment arrive où il peut se rupturer, soit sous la pression du bol alimentaire, soit par les contractions de l'œsophage. — Chez le chien notamment, un polype à long pédicule et développé dans la partie supérieure du canal peut être chassé dans le pharynx, même rejeté par le vomissement.

Pour les tumeurs de la partie cervicale de l'œsophage, le *diagnostic*, souvent difficile, est basé sur la dysphagie, sur les signes perçus à l'exploration des gouttières jugulaires et sur ceux fournis par le cathétérisme. Pour les tumeurs de la portion thoracique, il est impossible de l'établir d'une façon précise; on n'a que les renseignements donnés par cette dernière opération.

Le traitement est limité aux tumeurs bénignes et circonscrites de la région cervicale. L'ablation des tumeurs périœsophagiennes qui exercent une compression sur le conduit ou n'ont altéré que sa tunique musculaire est facile. Il importe seulement d'éviter la blessure des vaisseaux et des nerfs de le région, en procédant comme il est indiqué pour l'œsophagotomie. Si la tumeur est développée dans le tissu conjonctif qui sépare les deux tuniques (kyste, mélanome), à son niveau on incisera la couche musculaire dans le sens du canal et l'on isolera la tumeur en évitant de blesser la muqueuse. — Dandrieu fit cette opération sur un bélier; entre les deux tuniques du conduit, il trouva une tumeur fibreuse qu'il put disséquer sans traverser la muqueuse; il sutura la musculeuse et appliqua un pansement qui fut levé le troisième jour. Aucune complication ne survint; aucun des troubles que provoquait la tumeur ne persista. — L'ablation d'un néoplasme intraœsophagien exigerait l'œsophagotomie classique faite au niveau même de la tumeur, l'excision de celle-ci, en ménageant autant que possible la muqueuse, une suture simple (muqueuse) ou étagée, et les soins que nous avons indiqués à l'article *Plaies de l'œsophage*.

Les *parasites* de l'œsophage ne provoquent le plus souvent aucun symptôme pouvant en faire soupçonner l'existence. Il en est cependant qui déterminent des troubles graves. — Chez les petits ruminants, on a quelquefois rencontré des *filaires* et des *psorospermies* dans les parois œsophagiennes.

Chez le chien, on y peut trouver des kystes muqueux remplis de *spiroptères ensanglantés*.

VIII. — ŒSOPHAGISME. — PARALYSIE.

L'*œsophagisme* est dit *essentiel* lorsqu'il ne paraît lié à aucune autre affection ; il est *symptomatique* quand il survient dans le cours d'une autre maladie (affections de la gorge, de l'estomac, maladies nerveuses).

Ordinairement la résolution du spasme œsophagien est aussi rapide que l'invasion. Les symptômes disparaissent tout à coup : la salive est facilement déglutie ; le jeu des mâchoires et les vomituritions s'arrètent ; le cheval s'ébroue, récupère sa gaieté et se met à manger comme si aucun phénomène anormal n'était survenu.

Rien n'est plus irrégulier que la durée des accès. Quelquefois très fugaces et disparaissant en quelques minutes, ils peuvent persister un certain temps, même se prolonger pendant plusieurs heures (trois quarts d'heure à six heures). Dans les deux cas observés par Guilmot, il n'y eut qu'un accès ; au contraire, sur les malades de Mollereau, les crises se renouvelèrent, chez l'un à des intervalles d'environ quinze jours, chez l'autre au bout de deux mois.

Dans les quelques faits publiés, les spasmes œsophagiens se sont toujours terminés par la guérison.

On les combat par la dilatation mécanique du canal avec un cathéter de fort calibre, par la médication antispasmodique ou par la faradisation. Si l'œsophagisme était observé sur un animal de l'espèce bovine, on devrait recourir au premier moyen. — On a employé avec plus ou moins de succès un grand nombre d'agents antispasmodiques. On utilisera de préférence ceux qui peuvent être administrés par la voie hypodermique. — Les malades de Mollereau ont été traités par le bromure de potassium, donné pendant un certain nombre de jours, à la dose quotidienne de 20 grammes. Guilmot s'est borné à faire sur le trajet de l'œsophage des embrocations d'huile chloroformée. — Chez le chat, Rabieaux a employé avec succès la faradisation.

La *paralysie de l'œsophage*, rare chez les animaux (Bornhauser, Möller, Dieckerhoff, Puschman, Cadéac), n'est qu'un accident commun à diverses affections des centres ; souvent elle coexiste avec celle du pharynx. Maintes fois on a pris l'obstruction pour de la paralysie.

La déglutition est impossible ; les solides et les liquides sont rejetés par les cavités nasales. — A l'autopsie de son malade, Bornhauser trouva l'œsophage rempli de matières alimentaires tassées.

Dégager l'œsophage par l'emploi des moyens indiqués à propos de l'engouement et combattre l'affection d'où procède la paralysie : telle serait l'intervention en pareille circonstance.

IX. — OBSTRUCTION DU JABOT.

L'obstruction du jabot chez les oiseaux cède habituellement au massage, à des pressions méthodiques exercées sur la tumeur. La résolution est favorisée par l'administration de liquides excitants (vin, café ou thé additionnés d'un peu d'eau-de-vie) ou d'une solution d'acide chlorhydrique à 2-5 p. 1000 (Zürn). Si ces moyens échouent, on doit faire l'incision du jabot.

L'opération est indiquée quand l'obstruction est produite par un corps dur. Les plumes arrachées sur la face antérieure de la tumeur, on divise vertica-

lement la peau et la paroi du réservoir, de façon à pouvoir vider celui-ci ou
extraire le corps qu'il renferme. L'intérieur du jabot est lavé avec une solution boriquée tiède. On suture ensuite les lèvres de la plaie. — Les pigeons,
surtout les femelles qui couvent et dont la muqueuse du jabot est tuméfiée et
hyperémiée (Zürn, Möller), supportent mal l'opération.

Bibliographie. — I. Lésions traumatiques. Plaies. Ruptures. — Hugues, *Journal
th. et prat. de méd. vét.*, 1826. — Dufour, *Mém. de la Soc. vét. du Calvados*, 1830.
— Raynard, *Recueil de méd. vét.*, 1835 et 1841. — Leblanc, *Journal th. et
prat. de méd. vét.*, 1836. — Eichel, *Magazin*, 1837. — Rehrs, *Ibid.*, 1841.
— Putot, *Mém. de la Soc. vét. du Calvados*, 1840. — Canu, *Ibid.*, 1841-42. —
Tisserant, *Journal des vét. du Midi*, 1844. — Pascal, *Journ. de méd. vét.*, 1849.
— Collin, *Ibid.*, 1857. — Sanders, *The Veterinarian*, 1851, an. in *Recueil*, 1852. —
Carwright, *Ibid.*, 1852. — S. Bouley, *Recueil de méd. vét.*, 1855. — Dillon, *Ibid.*
1860. — Moisant, *Ibid.*, 1860. — Laurent, *Ibid.*, 1873. — Eck, *Magazin*, 1865. —
Schmidt, *Ibid.*, 1866. — Braun, *Ibid.*, 1867. — Cuthbert, *The Veterinarian*, 1866.
— Bonnaud, *Journal des vét. du Midi*, 1867. — Roloff, *Preuss. Mittheil.*, 1869. —
Leisering, *Sächs. Bericht*, 1870. — Monlandri, *Giornale di med. vet.*, 1874. —
Harms, *Hannov. Jahresber.*, 1876. — Friedberger, *München. Jahresber.*, 1877. —
Tayer, *American vet. Review*, 1878. — Hartenstein, *Archives vét.*, 1876. — Cadiot,
Ibid., 1884. — Laurent, *Bull. de la Soc. cent. de méd. vét.*, 1886. — Piot,
Ibid., 1888. — Chardin, *Ibid.*, 1888. — Gresswell, *The Veterinarian*, 1887. —
Nallet, *Recueil de méd. vét.*, 1886. — Brissot, *Ibid.*, 1888. — Roy, *Ibid.* —
Machenaud, *Ibid.*, 1888. — Perrey et Deysine, *Ibid.* — Dages, *Ibid.*, 1889. —
Brett, *The vet. Journal*, 1889. — Lawson, *Ibid.*, 1895. — Gribble, *Ibid.*, 1896. —
Regis, *Giornale di vet. milit.*, 1889. — Whitlamsmith, *The Veterinarian*, 1894. —
Lawson, *The veterin. Journal*, 1895. — Howasson, *Ibid.*, 1898. — Caron, *Recueil
de méd. vét.*, 1897. — Prettner, *Thierärztl. Centralblatt*, 1897. — Löfman, an. in
Jahresbericht von Ellenberger u. Schütz, 1899. — Fouilloud, *Journ. de méd.
vét.*, 1899. — Phail, *The Vet. Journal*, 1899. — Michalik, *Berlin. thierärztl.
Wochenschr.*, 1900. — Lanzillotti, *Trattato di tecnica e terapeutica chirurgica.*
II. Fistules. — Chevalier, *Recueil de méd. vét.*, 1841. — Woringer, *Repertorium*,
1841. — Dinter, *Sächs. Bericht*, 1871. — Laurent, *Recueil de méd. vét.*, 1873. —
Peuch, *Journal de méd. vét.*, 1877. — Stamm, *Thierärztl. Mittheil.*, 1881. — Nallet,
Recueil de méd. vét., 1886. — Haubold, *Sächs. Bericht*, 1887. — Quiclet, *Recueil
de méd. vét. et observation sur l'hygiène et la méd. vét. militaires*, t. XX, 2° série.
— Teetz, *Berliner thierärztl. Wochenschrift*, 1898. — Fekete, *Veterinarius*, 1899.
III. Corps étrangers. — Salcz, *Mémoires et observations de* Gohier, Lyon, 1816. —
Delafoy, *Recueil de méd. vét.*, 1826. — Dandrieux, *Ibid.*, 1826. — Hertwig, *Magazin*, 1836. — Garnier, *Journal des vét. du Midi*, 1842. — Duvieusart, *Journal vét.
et agricole de Belgique*, 1843. — Tisserant, *Journal des vét. du Midi*, 1844. —
Lafosse, *Ibid.*, 1846. — Dubos, *Recueil de méd. vét.*, 1844. — Bonnetain, *Ibid.*,
1851. — Brogniez, *Journ. vét. et agric. de Belgique*, 1845. — Lindenberg, *Magazin*,
1847. — Grissonanche, *Journal de méd. vét.*, 1848. — Deneubourg, *Annales de
méd. vét.*, 1855. — Dèle, *Ibid.* — Goubaux, *Recueil de méd. vét.*, 1854. — Chapard,
Ibid., 1857. — Prangé, *Ibid.*, 1856-57 et *Journal de méd. vét.*, 1857. — Rinquet,
Journal des vét. du Midi, 1856. — Ehlert, *Preuss. Mittheil.*, 1855. — Luth, *Ibid.*,
1857. — Kater, *Ibid.*, 1859. — Joyeux, *Journal de méd. vét.*, 1857, et *Journal des
vét. du Midi*, 1862. — Cruzel, *Recueil de méd. vét.*, 1859. — Richard, *Ibid.*, 1863.
— Louis, *Ibid.*, 1864. — Schaack, *Journal de méd. vét.*, 1859. — Serres, *Journal
des vét. du Midi*, 1859. — Coculet, *Ibid.*, 1862. — De Simone, *Giornale delle razze*,
1863. — Blanchi, *Giornale di med. vet.*, 1865. — Wegener, *Repertorium*, 1867. —
Pourquier et Lagrifoul, *Journal de méd. vét. milit.*, 1868-69. — *Ibid.*, 1874-75. —
Rabe, *Preuss. Mittheil.*, 1869. — Harms, *Magazin*, 1871. — Trinchera, *Giornale
delle razze*, 1873. — Menner, *Repertorium*, 1877. — Lagarde et Martin, *Revue vét.*,
1880. — Jouanne, *Archives vét.*, 1881. — Martin, *Journal de méd. vét.*, 1882. —
Courioux, *Presse vét.*, 1886. — Frick, *Archiv für Thiermedicin*, 1886. — Immelmann,
Ibid., 1890. — Walther, *Sächs. Bericht*, 1888. — Clerc, *Recueil de méd. vét.*,
1889. — Lucet, *Ibid.*, 1891 et 1894. — Rubeli, *Inaugural Dissert.* Berne, 1890. —

Drake, *Journal de méd. vét.*, 1892. — Morand, *Ibid.*, 1893. — Rolfes, *Veterinarius*, 1894. — Wöhner, *München. Wochenschr.*, 1894. — Becker, *Berlin. thierärztl. Wochenschr.*, 1894. — Haase, *Ibid.*, 1895. — Lavelanet, *Le Progrès vét.*, 1894. — Moulis, *Recueil de méd. vét.*, 1895. — Ales, an. in *Ibid.*, 1895. — Maury, *Revue vét.*, 1895. — Strond, *The Vet. Journal*, 1895. — Fröhner, *Monatshefte für Thierheilkunde*, 1896. — Gerosa, *La Clinica vet.*, 1896. — Thurston, *The Journ. of comp. medecine*, 1896. — Teetz, *Berlin. thierärztl. Wochenschr.*, 1896. — Berstl, *Oesterreich. Monatsschrift*, 1896. — Poninski, *Ibid.*, 1896. — Ries, *Recueil de méd. vét.*, 1896. — Gallier, *Bull. de la Soc. cent. de méd. vét.*, 1896. — De Bruin, *Tijdschrift d'Utrecht*, 1896. — Esmieu, *Recueil de méd. vét.*, 1897. — Hobday, *The Journal of comp. pathol. and therap.*, 1897. — Schrader, *Berliner thierärztl. Wochenschr.*, 1898. — Almy, *Bullet. de la Soc. cent. de méd. vét.*, 1898. — Fouilloud, *Bullet. de la Société des sciences vét. de Lyon*, 1898. — Ridge, *The journal of comp. méd. and. vet.*, 1899. — Mortensen, *Tidskrift de Copenhague*, 1899. — Mauby, *Revue vét.*, 1899. — Misier, *Recueil de méd. vét.*, 1899. — Mouquet, *Bullet. de la Soc. cent. de méd. vét.*, 1899. — Conradt, *Annales de méd. vét.*, 1900.

Peuch et Toussaint, *Précis de chirurgie vétérinaire.* — Vachetta, *La Chirurgia speciale degli animali domestici.* — Lanzillotti, *Op. cit.*

IV. Œsophagotomie. — Félix, *Recueil de méd. vét.*, 1825-26. — Michel, *Ibid.*, 1831. — Peyrou, *Journ. prat. de méd. vét.*, 1826 et 1835. — Harslay, *The Veterinarian*, 1840. — Chevalier, *Recueil de méd. vét.*, 1841. — Dieterichs, *Zeitschr. für Thierheilkunde*, 1846. — Brogniez, *Journal de méd. vét. et agr. de Belgique*, 1846. — Mossé, *Journal des vét. du Midi*, 1850. — Bouley, *Recueil de méd. vét.*, 1851. — Goubaux, *Ibid.*, 1854. — Peuch, *Ibid.*, 1872. — Landel, *Repertorium*, 1873. — Tardivon et Nocard, *Archives vét.*, 1879. — Winchester, *American vet. Review*, 1881, an. in *Recueil de méd. vét.*, 1881. — Cagny, *Bull. de la Soc. cent. de méd. vét.*, 1881. — Capitani, *Giorn. di an. fis. e patol.*, 1886. — Tainturier, *Journal de méd. vét.*, 1886. — Butler, *American vet. Review*, 1888-89. — Edwards, *The veterinarian*, 1889. — Hendrickx, *Annales de méd. vét.*, 1889. — *Bullet. de la Soc. cent. de méd. vét.*, 1890. — Malzew, *Archiv für Veterinärwissenschaften*, 1895. — Reed, *American vet. Review*, 1895. — Landi, *La Clinica vet.*, 1897. — Hobday. *Journal of compar. patholog. and therap.*, 1897. — Colemann, *The Veterinarian*, 1897. — Murgatrayd, *Ibid.*, 1897. — Glassko, *Bullet. de l'Institut vét. de Kasan*, 1899. — Morey, *Journ. de méd. vét.*, 1900.

V. Affections inflammatoires. Œsophagite. Abcès. — Renault, *Recueil de méd. vét.*, 1834. — Oger et Rossignol, *Ibid.*, 1845. — Rey *Journ. de méd. vét.*, 1847. — Berthéol, *Ibid.*, 1848. — Bayrou, *Journal des vét. du Midi*, 1849. — Joyeux, *Recueil de méd. vét.*, 1859. — Lemaire, *Ibid.* — Prietsch, *Sächs. Bericht*, 1863. — Servoles, *Journal de méd. vét. milit.*, 1868-69. — Reul, *Annales de méd. vét.*, 1876. — Revouy, *Journ. de méd. vét.*, 1876. — Charlois, *Ibid.*, 1878. — Schümacher, *Deutsche thierärztl. Wochenschr.*, 1895. — Jones, *The Journ. of comp. pathol. and therap.*, 1898.

VI. Rétrécissements. — Haycock, *The Veterinarian*, 1843. — Corvini, *Il Veterinario*, 1855. — Köhne, *Magazin*, 1860. — Varnell, *The Veterinarian*, 1865. — Haushalter, *Journal de méd. vét.*, 1869. — Marchi, *Giornale di med. vet.*, 1870. — Hess, *Schweizer Archiv*, 1879. — Fröhner, *Monatshefte für Thierheilkunde*, 1897.

VII. Dilatations. Jabot. — Mercier, *Journal théorique et pratique de méd. vét.*, 1826. — Tisserant, *Journ. des vét. du Midi*, 1844. — Mathieu, *Recueil de méd. vét.*, 1852. — Tekyll, *The Veterinarian*, 1853. — Douterluigne, *Annales de méd. vét.*, 1859. — Fuchs, *Wochenschrift*, 1860. — Aubry, *Recueil de méd. vét.*, 1863. — Roloff, *Preuss. Mittheil.*, 1874. — Cryé, *Bull. de la Soc. cent. méd. vét.*, 1876. — Hartenstein, *Archives vét.*, 1876. — Harms, *Hannover. Jahresbericht*, 1876. — Siedamgrotzky, *Sächs. Bericht*, 1878. — Lamy et Mirot, *Recueil de méd. vét.*, 1878. — Veret, *Ibid.*, 1878. — Mac Nicol, *American vet. Review*, 1881. — Griglio, *La Clinica vet.*, 1883. — Schafer, *Berlin. Archiv*, 1887. — Albrecht, *Wochenschrift*, 1889. — Mauri, *Revue vét.*, 1890. — Brissot, *Recueil de méd. vét.*, 1891. — Roy, *Ibid.*, 1896. — Dupas et Simonnet, *Ibid.* — Müller, *Sächs. Bericht*, 1893. — Novotny, *Thierärztl. Centralblatt*, 1895. — Marlot, *Le Progrès vét.*, 1896. — Christlieb, *Archives de Pétersbourg*, 1899. — Schurupoff, *Ibid.*, 1899. — Hickes,

The Journal of comp. Pathol. a. Therap., 1899. — Pœtschke, *Zeitschr. für Veterinärkunde*, 1899.

VIII. Tumeurs. — Dandrieu, *Recueil de méd. vét.*, 1828. — Olivier, *Ibid.*, 1829. — Caillau, *Journ. des vét. du Midi*, 1863. — Schütz, *Archiv für Thiermed.*, 1875. — Roloff, *Preuss. Mittheil.*, 1877. — Fessler, *Deutsche Zeitschr. f. Thiermed.*, 1886. — Hess, *Schweizer Archiv*, 1890. — Moens, *Annales de méd. vét.*, 1890. — Kitt, *München. Jahresber.*, 1892, — Littlewood, an. in *Journ. de méd. vét.*, 1891. — Walley, *Journ. of comparat. pathol. a. therap.*, 1894.

IX. Œsophagisme. Paralysie. — Chossé, *Journ. des vét. du Midi*, 1850. — Bornhauser, *Archiv für Thierheilkunde*, 1855. — Straub, *Repertorium*, 1858. — Guilmot, *Annal. de méd. vét.*, 1862. — Puschmann, *Preuss. Mittheil.*, 1867-68. — Degive, *Ibid.*, 1878. — Mollereau, *Archives d'Alfort*, 1881 et *Bullet. de la Soc. cent. de méd. vét.*, 1882. — Cadéac, *Journ. de méd. vét.*, 1888. — Lucet, *Recueil de méd. vét.*, 1891. Graf, *Berliner thierärztl. Wochenschr.*, 1891. — Meier, *Ibid.*, 1893. — Ries, *Recueil de méd. vét.*, 1897. — Bournay, *Revue vét.*, 1898. — Roy, *Ibid.* — Jost, *Berlin. thierärztl. Wochenschr.*, 1900. — Lafond et Leblanc, *Bullet. de la Soc. des sciences vét. de Lyon*, 1900. — Rabieaux, *Journ. de méd. vét.*, 1901. — Cadéac, *Pathologie interne*, t. I.

FIN DU TOME PREMIER.

10908-91. — Corbeil. Imprimerie Éd. Crété.